丁震医学教育 系列考试丛书
www.dzyxedu.com

中药学（士、师、中级）
应试指导及历年考点串讲

ZHONGYAOXUE（SHI、SHI、ZHONGJI）
YINGSHI ZHIDAO JI LINIAN KAODIAN CHUANJIANG

总主编　丁　震

主　编　郑　倩　王广伟

副主编　刘红娟　刘　涵　刘建海

编　者　（以姓氏笔画为序）

王　薇　王广伟　卞亚楠　刘　涵　刘红娟

刘建海　孙文丽　李　昌　张子杰　张倩倩

陈凡平　郑　霄　郑　倩　袁亚兰　郭利霄

靳夏飞

北京航空航天大学出版社
BEIHANG UNIVERSITY PRESS

图书在版编目（CIP）数据

中药学（士、师、中级）应试指导及历年考点串讲 /
郑倩，王广伟主编 . -- 北京：北京航空航天大学出版社，
2019.1

（丁震医学教育系列考试丛书 / 丁震主编）

ISBN 978-7-5124-2919-2

Ⅰ . ①中… Ⅱ . ①郑… ②王… Ⅲ . ①中药学－资格
考试－自学参考资料 Ⅳ . ① R28

中国版本图书馆 CIP 数据核字 (2019) 第 002399 号

中药学（士、师、中级）应试指导及历年考点串讲
总主编：丁 震
主 编：郑 倩 王广伟
责任编辑：沈 宁 赵 芊
*
北京航空航天大学出版社出版发行
北京市海淀区学院路 37 号（邮编 100191） http://www.buaapress.com.cn
发行部电话：(010) 82317024 传真：(010) 82328026
读者信箱：yxbook@buaacm.com.cn 邮购电话：(010) 82316936
北京时代华都印刷有限公司印装 各地书店经销
*
开本：787×1092 1/16 印张：42.5 字数：1088 千字
2019 年 1 月第 1 版 2019 年 1 月第 1 次印刷
ISBN 978-7-5124-2919-2 定价：118.00 元

图书目录

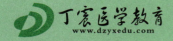

　　本书是全国卫生专业技术资格（中初级）中药学（士）、中药学（师）、中药学（中级）考试的复习指导教材。全书按照大纲要求，在分析历年上万道考试题、认真总结考试命题规律的基础上精心编写而成。本书未做标记的知识点为士、师、中级的共有考点，中药学（士）的特有考点标记为◇；中药学（师）的特有考点标记为△；中药学（中级）的特有考点标记为☆。全书内容包括中药学、中药化学、方剂学、中医学基础、中药药理学、药事管理、中药炮制学、中药鉴定学、中药药剂学及中药调剂学。每节内容后，对历年考试命题点作了详细串讲。编写精练且紧扣历年命题重点是本书的突出特点，使考生能够更准确地把握考试的方向和细节，提高复习效率，与本书配套出版的还有考试相对应的模拟试卷。

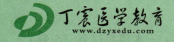
　　全国卫生专业技术资格（中初级）以考代评工作从2001年开始正式实施，参加并通过考试是单位评聘相应技术职称的必要依据。目前，除原初级护士并轨、独立为全国护士执业资格考试外，全国卫生专业技术资格（中初级）考试涵盖了护理、临床医学、药学、检验、影像、康复、预防医学、中医药等118个专业。考试涉及的知识范围广，有一定难度，考生对应考复习资料的需求较强烈。

　　2009年由我提出策划方案、组织全国数百名作者参与编写的全国卫生专业技术资格考试及护士执业资格考试丛书在人民军医出版社出版，共50余本，内容覆盖了护士、护理学（师）、护理学（中级）、药学、检验、临床医学等上百个考试专业。由于应试指导教材精练、准确，模拟试卷贴近考试方向、命中率高，已连续畅销10年，深受全国考生认可。

　　在图书畅销的同时，我和编写本套丛书的作者团队却感到深深的无奈，因为我们发现，市场上有相当比例的同类考试书和某些培训机构的网上试题都在抄袭我们的创作成果，有些抄袭的试题顺序都没有变。而市场上盗印、冒用"军医版"图书的情况更加严重，由我策划编著的《护考急救包》《单科一次过》等经典考试图书目前已有多个冒用版本在销售，使考生难辨"李逵"和"李鬼"。这些侵权、盗印、冒用出版物的质量粗劣，欺骗、误导考生，使原创作者和读者两方的利益都受到严重侵害。

　　因此，请考生一定认清，丁震是原人民军医出版社考试中心主任，原军医版的护士、护理学（师）、护理学（中级）及药学、检验、临床医学等职称考试图书均为丁震策划编写。人民军医出版社已从2017年后停止出版护理类及医学职称考试图书，丁震与原班作者队伍继续修订和出版本套考试图书，只有丁震编著的护理类或担任总主编的职称考试图书为原军医版的合法延续，目前市场上其他众多的"军医版""军医升级版"等考试图书均属冒用、盗印或侵权行为，我们将保留追究其法律责任的权利！

　　为了使本套考试书已经形成的出版价值得到进一步延续和提升，更好地为全国考生服务，2019年，由我编著的40本护理类考试图书和我担任总主编的84本卫生专业技术资格（中初级）考试图书全部授权北京航空航天大学出版社独家出版。

　　84本卫生专业技术资格（中初级）考试图书包括药学9本，临床医学检验学与技术10本，临床医学内科和外科及其亚专业（心血管内科、消化内科、呼吸内科、普通外科、骨外科、泌尿外科）、妇产科、全科、麻醉、眼科共28本，医学影像学含放射医学技术、放射医学和超声波医学共 13 本，中药学和中医内科学共 10 本，康复医学技术 7 本，预防医学与技术 5 本，口腔医学和口腔医学技术共 2 本。

我们为以上多数考试专业的考生提供了"一本应试指导教材 + 一本模拟试卷（5 套）+ 冲刺试卷（4 套）"的三本套图书应考方案，使考生能更加系统、全面地应考。

购买正版图书还可享受专业、丰富的网络增值服务，如人机对话练习、考后诊断分析报告、全程答疑、全国模考等。

2019 年版几乎所有试卷都做到了"全解析"，即每道试题都配有解析，对有干扰价值的选项逐一解析，以达到"举一反五"的目的；且根据近几年考试情况，删除了部分不常考的老题，增加了部分新题，尤其是临床医学专业，增加了大量案例分析题。

由于编写和出版的时间紧、任务重，书中如仍有不足，请广大考生批评指正。

总主编　丁　震

2018 年 11 月于北京

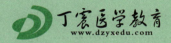
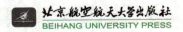

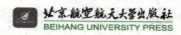

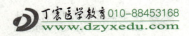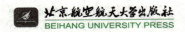

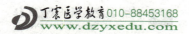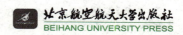

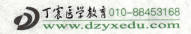
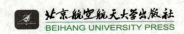

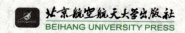

第一章　中药学

前言　中药的起源和发展

一、中药的发展

中药的发现和应用，在中国有着悠久的历史。中药就是指在中医药理论指导下，用于预防、治疗、诊断疾病并具有康复与保健作用的物质。

中药主要来源于天然的植物、动物、矿物及其加工品，其中植物药占绝大部分，故有"诸药以草为本"的说法。中药主要包括中药材、中药饮片和中成药。其中，中药材是指在中医药理论指导下，所采集的植物、动物、矿物经产地加工后形成的原料药材，可供制成中药饮片、提取物及中成药。中药饮片系指中药材经过炮制后可直接用于中医临床或制剂生产使用的处方药品。中成药是以中药饮片为原料，在中医药理论指导下，在中药方剂的基础上，按处方标准制成的一定剂型的中药制剂。

自古以来人们将中药称为本草，将记载中药的典籍中药学称为本草学，传统本草学近代始称中药学，它是中医药学宝库中的一个重要组成部分。

二、历代本草代表

1. 《神农本草经》约成书于东汉末年，具体著者不详。全书载药 365 种，按药物之有毒与无毒、养身延年与祛邪治病的不同，分为上、中、下品，即后世所说的"三品分类法"，是我国本草学的奠基之作。

2. 《本草经集注》为梁代陶弘景所著，成书于 5 世纪末，全书载药 730 种，对《神农本草经》原文逐一加以注释，并增补了大量有关药物采收、品种鉴别、加工、炮制方法。首创了按药物自然属性分类的方法。

3. 《新修本草》，又称《唐本草》，由苏敬等于 659 年修成，载药 850 种，开创了图文对照编撰药学专著的先河，是我国历史上第一部官修本草，也是世界上最早的药典性质的著作。

4. 《经史证类备急本草》，简称《证类本草》，由唐慎微于 1082 年撰成，载药 1746 种，是宋代本草学的代表作。本书图文对照，方药并收，保存了大量宝贵文献，具有很高的学术价值和文献价值。

5. 《本草纲目》为明代伟大的医药学家李时珍所著，全书共 52 卷，载药 1892 种，附药图 1109 幅，附方 11096 首，新增药物 374 种。本书按自然属性分类，是当时世界上最先进的分类法，对后世影响广泛。

6. 《本草纲目拾遗》，清代赵学敏著，成书于 1765 年，载药 921 种，补充修订了《本草纲目》，极大地丰富了本草学的内容。

7. 《中华本草》由国家中医药管理局组织全国中药专家编纂而成，1999 年出版。该书既系统总结历代本草学成果，又全面反映当代中药学科发展水平。

历年考点串讲

各时期代表性的本草著作的作者、成书时间和学术成就价值是考试必考内容。重点复习中药学的相关概念和各时期的代表性本草著作。

常考的细节有：

1. 中药的概念。

2.《神农本草经》是我国最早的药学专著。

3.《本草经集注》首创了按药物自然属性分类的方法。

4.《新修本草》是我国及世界历史上第一部药典性质的著作。

5.《证类本草》为宋代唐慎微所著。

6.《本草纲目》的成书于明代，由伟大的医药学家李时珍编著完成。

第一节　药性理论

一、四　气

1. **四气的概念**　四气，是寒、热、温、凉四种不同的药性，又称四性。反映了药物对人体阴阳盛衰、寒热变化的作用倾向。为药性理论的重要组成部分，是说明药物作用的主要理论依据之一。

2. **四气所表示药物的作用**

（1）温热药分别具有温里散寒、暖肝散结、补火助阳、温阳利水、温经通络、引火归原、回阳救逆等作用。

（2）寒凉药分别具有清热泻火、凉血解毒、滋阴除蒸、泻热通便、消热利尿、清化热痰、清心开窍、凉肝息风等作用。

3. **四气在临床上的应用**

（1）温热药多用治中寒腹痛、寒疝作痛、阳痿不举、宫冷不孕、阴寒水肿、风寒痹证、血寒经闭、虚阳上越、亡阳虚脱等阴寒证。

（2）寒凉药用于实热烦渴、温毒发斑、火毒疮疡、热结便秘、热淋涩痛、黄疸水肿、痰热喘咳、高热神昏、热极生风等阳热证。

二、五　味

1. **五味的概念**　五味即辛、甘、酸、苦、咸五种味。五味的实际意义在于标示药物的真实滋味和提示药物作用的基本范围。

2. **五味所代表的药物性质**

（1）辛：能散、能行，具有发散、行气、行血的作用。一般解表药、行气药、活血药多具有辛味，因此辛味药多用治表证及气血阻滞之证。如紫苏叶发散风寒、川芎活血化瘀等。

（2）甘：能补、能和、能缓，即有补益、和中、调和药性、缓急止痛的作用。一般滋补药、消食药多具有甘味。甘味药多用治正气虚弱、食积不化、脘腹挛急疼痛及调和药性、中毒解救等几个方面。如人参大补元气、神曲消食和胃、甘草调和药性并解毒等。

（3）酸：能收、能涩，具有收敛固涩的作用。一般固表止汗、敛肺止咳、涩肠止泻、固精缩尿的

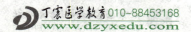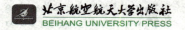

药物多具有酸味。酸味药可用治自汗盗汗、肺虚久咳、久泻久痢、遗精滑精、遗尿尿频、崩带不止等证。如山茱萸、五味子涩精、敛汗，五倍子涩肠止泻、乌梅敛肺止咳、金樱子固精缩尿止带等。

（4）苦：**能泄、能燥。具有消泄火热、泄降气逆、通泄大便、燥湿、泻火存阴等作用**。一般清热泻火、下气平喘、降逆止呕、通利大便、清热燥湿、散寒燥湿的药物多有苦味。多用治热证、喘咳、呕恶、便秘、湿证、阴虚火旺等。如大黄泻下通便、苦杏仁降泻肺气、枇杷叶降泻肺胃气。

（5）咸：**能软、能下，有软坚散结和泻下的作用**。一般泻下通便、消散结块的药物多具有咸味。咸味药可用治大便燥结、痰核、瘿瘤、癥瘕痞块等证。如海藻、昆布消散瘿瘤，鳖甲软坚消癥等。

（6）淡：**能渗、能利，有利水作用**。部分利水渗湿药物具有淡味，多用于治疗水肿、小便不利等证。后世医家将"淡附于甘"。如薏苡仁、通草、茯苓、猪苓等。

（7）涩：**能收敛固涩**，与酸味作用相似，多用治虚汗、泄泻、尿频、遗精、滑精、出血等证。如莲子固精止带，乌贼骨收敛止血等。古代本草常以酸味代表涩味功效，或与酸味并列。

三、升降浮沉

1．升降浮沉的概念 升降浮沉是表示药物对人体作用的不同趋向性。升，即上升提举，趋向于上；降，即下达降逆，趋向于下；浮，即向外发散，趋向于外；沉，向内收敛，趋向于内。

2．升降浮沉所示药物性质

（1）升浮：**味辛、甘，性温、热。质地要为轻清至虚之品，作用趋向多主上升、向外**。

（2）沉降：**味苦、酸、咸，性寒、凉。质地多为重浊坚实之品，作用趋向多主下行、内向**。

3．升降浮沉所示药物作用

（1）升浮药：多具有疏散解表、解毒消疮、宣肺止咳、温里散寒、温通经脉、通痹散结、活血行气、开窍醒神、升阳举陷、涌吐等作用。

（2）沉降药：多有清热泻火、泻下通便、利水渗湿、重镇安神、平肝潜阳、息风止痉、降逆平喘、止呕、止呃、消积导滞、固表止汗、敛肺止咳、涩肠止泻、收敛止血、收湿敛疮等作用。

4．影响药物升降浮沉的因素 中药的升降浮沉主要与四气五味、药物质地轻重有密切关系，并受到炮制和配伍的影响。

5．具体药物 花、叶、皮、枝等质轻的药物大多为升浮药，如紫苏叶、菊花、蝉蜕等。种子、果实、矿物、贝壳及质重者大多都是沉降药，如紫苏子、枳实、牡蛎、代赭石等。一些药物也有特殊性，如**旋覆花虽然是花，但功能降气消痰止呕，药性沉降而不升浮；苍耳子虽然是果实，但功能通窍发汗、散风除湿药性升浮而不沉降**。

四、归 经

1．归经的概念 归经是指药物对于机体某部分的选择性作用，即表示药物作用部位。

2．归经对临床用药的意义 归经理论便于临床辨证用药，即根据疾病的临床表现，通过辨证审因，诊断出病变所在脏腑经络部位，按照归经来选择适当药物进行治疗。

五、毒 性

1．毒性的概念 古代中药毒性的含义较广，既认为毒药是药物的总称，**毒性是药物的偏性**，又认为毒性是药物毒副作用大小的标志。

2．引起中药中毒的原因 品种混乱、剂量过大、炮制不当、剂型失宜、服法不当、配伍不当、

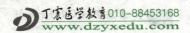
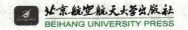

疗程过长、辨病不确导致药不对证、个体差异等。

3. 国家对毒性中药的管理 列入国务院《医疗用毒性药品管理办法》的中药品种：砒石、砒霜、水银、生马钱子、生川乌、生草乌、生白附子、生附子、生半夏、生南星、生巴豆、斑蝥、青娘虫、红娘虫、生甘遂、生狼毒、生藤黄、生千金子、生天仙子、闹羊花、雪上一枝蒿、红升丹、白降丹、蟾酥、洋金花、红粉、轻粉、雄黄。

历年考点串讲

四气所示药物的作用、五味的作用特点、具体的升浮药物和沉降药物、归经的概念和毒性药物是考试必考内容。重点复习四气、五味所表示的药物的作用；升浮与沉降的不同作用；毒性中药等内容。

常考的细节有：

1. 清热药、泻下药、利水渗湿药、安神药、平肝息风药、收涩药多具有沉降药性。

2. 辛味能散、能行，有发散、行气、行血等作用，可用于治疗气血阻滞的肝气不疏、胁肋胀痛、乳房胀痛之证。

3. 具有甘味的药材有白术、甘草、人参、黄芪等补虚药。

第二节 中药的配伍与用药禁忌

一、中药的配伍

1. 配伍的概念 配伍是指有目的地按病情需要和药性特点，有选择地将两味以上药物配合使用。

2.《神农本草经·序例》将药物的配伍关系归纳为"七情"。

（1）单行：是单用一味药来治疗某种病情单一的疾病。

（2）相须：是两种功效类似的药物配合应用，可以增强原有药物的功效。

（3）相使：是以一种药物为主，另一种药物为辅，两药合用，辅药可以提高主药的功效。

（4）相畏：是一种药物的毒副作用能被另一种药物所抑制。

（5）相杀：是一种药物能够消除另一种药物的毒副作用。

（6）相恶：是一种药物能破坏另一种药物的功效。

（7）相反：是两种药物同用能产生剧烈的毒副作用。

3. 七情配伍在临床上的应用 七情配伍中，相须、相使能起到协同增效的作用，是临床常用的配伍；相恶是药物可能产生拮抗作用，抵消或减弱其中一种药物的功效，用药时要注意；相畏、相杀可以减轻或消除毒副作用，保证安全用药，是临床使用毒性较强药物时的配伍方法；相反则是药物合用能产生或增强毒性反应，是临床配伍用药的禁忌。

二、中药的用药禁忌

1. 配伍禁忌

（1）十八反：乌头反贝母、瓜蒌、半夏、白及、白蔹；甘草反甘遂、大戟、海藻、芫花；藜芦反人参、丹参、玄参、沙参、细辛、芍药。

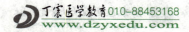
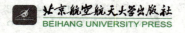

（2）十九畏：硫黄畏朴硝，狼毒畏密陀僧，巴豆畏牵牛，丁香畏郁金，川乌、草乌畏犀角，牙硝畏三棱，官桂畏赤石脂，人参畏五灵脂。

2. **妊娠用药禁忌**

（1）慎用的药物包括通经祛瘀、行气破滞、辛热滑利之品，如桃仁、红花、牛膝、大黄、枳实、附子、肉桂、干姜、木通、冬葵子、瞿麦等。

（2）禁用的药物是指毒性较强或药性猛烈的药物，如巴豆、牵牛子、大戟、商陆、麝香、三棱、莪术、水蛭、斑蝥、雄黄、砒霜。

3. **证候用药禁忌**　药物的药性不同，或寒或热，或补或泻，或升或降，或润或燥等，因而任何一种中药，对于特定的证候，都是有宜也有忌。如果药不对证，药物功效不适宜病情，则有可能使病情加重、恶化或产生新的疾病，属于临床用药禁忌。☆

4. **饮食禁忌**

（1）服药期间，一般应忌食生冷、油腻、腥膻、有刺激性的食物。

（2）热性病应忌食辛辣、油腻、煎炸性食物，寒性病应忌食生冷食物、清凉饮料等。

（3）胸痹患者应忌食肥肉、脂肪、动物内脏及烟、酒等。

（4）肝阳上亢头晕目眩、烦躁易怒等应忌食胡椒、辣椒、大蒜、白酒等辛热助阳之品。

（5）黄疸胁痛应忌食动物脂肪及辛辣烟酒刺激物品。

（6）脾胃虚弱者应忌食油炸黏腻、寒冷固硬、不易消化的食物。

（7）肾病水肿应忌食盐、碱过多的和酸辣太过的刺激食品。

（8）疮疡、皮肤病患者应忌食虾、蟹等腥膻发物及辛辣刺激性食品。

（9）甘草、黄连、桔梗忌猪肉；鳖甲忌苋菜；常山忌葱；地黄、何首乌忌葱、蒜、萝卜；丹参、茯苓、茯神忌醋；土茯苓、使君子忌茶；薄荷忌蟹肉。

（10）蜜反生葱、柿反蟹。

历年考点串讲

七情所示药物的配伍、有作用配伍禁忌的药物、妊娠禁忌的药物和一些药物的饮食禁忌是考试必考内容。重点复习七情配伍、十八反、十九畏、妊娠禁用药物及饮食禁忌的内容。

常考的细节有：

1. 两药合用，一种药物能减轻或消除另一药物的毒性或副作用的配伍称为相杀。

2. 七情配伍除单行外，相须、相使可以起到协同增效作用，相畏、相杀可以减轻毒副作用，相恶、相反属于配伍禁忌。

3. 传统医学认为甘草不宜与海藻同用，两者属于配伍禁忌"十八反"，会产生毒副作用。

4. 丁香畏郁金，不宜同服。

5. 疮疡、皮肤病患者应忌食虾、蟹等腥膻发物及辛辣刺激性食物。

第三节 中药的剂量与用法

一、剂 量

剂量，即药物的用量，一般指单味药饮片汤剂内服成人一日用量，也有指方剂中药与药之间的比例分量。药物剂量是否得当是确保药物安全的重要因素之一，影响中药剂量的因素有药物的药性、剂型、配伍关系、患者的年龄、体质、病情情况及居住地区、季节等。

二、用 法

1. 中药汤剂的煎煮方法 汤剂是中药最常用的剂型之一，一般中药在煎煮时，先将药材浸泡30～60分钟，用水量以高出药面为度，一般中药煎煮两次，第二煎加水量为第一煎的1/3～1/2，两次煎液去渣滤净混合后分2次服用。

2. 特殊药材的煎煮方法

（1）先煎：指一些有效成分难溶于水的金石、矿物、介壳类药物，应打碎先煎20～30分钟，再下其他药物同煎，以使有效成分充分析出。

（2）后下：指一些气味芳香的药物，久煎其有效成分易于挥发而降低药效，须在其他药物煎沸5～10分钟后放入。

（3）包煎：一些黏性强、粉末状及药材表面带有绒毛的药物，应先用纱布袋装好，再与其他药物同煎，以防止药液刺激咽喉或加热时糊化。

（4）另煎：某些贵重药材，为了更好地煎出有效成分，避免被吸附浪费，宜单独另煎。

（5）烊化：胶类药容易黏附化药或粘锅焦化，可单用水或黄酒将药物加热溶化后，再与其他药汁兑服。

（6）冲服：一些贵重药，用量较轻，为防止散失，常研成细粉用温开水或药物煎液冲服；有些药物，为提高药效，也常研末冲服；还有一些入水即化的药及原为汁液性的药，宜用煎好的其他药液或开水冲服。

（7）煎汤代水，指某些药物为了防止与其他药物同煎使煎液混浊，难以服用，宜先煎后取其上清液代水再煎煮其他药物。

3. 服药时间

（1）汤剂一般每天1剂，煎2次分服，两次间隔时间为4～6小时。

（2）对胃肠有刺激性的药物宜饭后服，可减少药物对胃的刺激。

（3）补益药宜空腹服。

（4）治疟药宜在疟疾发作前的2小时服用。

（5）安神药宜晚上睡前服。

（6）慢性病长期用药，宜规律服药，定时服。

（7）急性病、呕吐、惊厥及石淋、咽喉病须煎汤代茶饮者，均可不定时服。

4. 服药注意

（1）汤剂一般宜温服，解表药要偏热服，服后温覆以助汗出。

（2）寒证用热药宜热服，热证用寒药宜冷服。如出现真热假寒当寒药温服，真寒假热者当热药冷服，以防格拒药势。

（3）危重患者宜少量频服；呕吐患者可以浓煎药汁，少量频服；对于神志不清或因病不能口服时，可鼻饲给药。

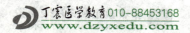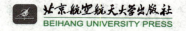

（4）在应用发汗、泻下、清热药时，要注意患者个体差异，一般得汗、泻下、热降即可停药，以免损伤人体正气。

历年考点串讲

中药的煎煮方法、服药时间和服药方法是考试必考内容。重点复习先煎、后下、包煎、另煎、烊化、冲服、煎汤代水等特殊的煎煮方法；安神药、治疟药、补益药等的服药时间与服药方法等内容。

常考的细节有：

1. 入煎剂宜包煎的中药有：车前子、蒲黄、旋覆花、青黛、灶心土、滑石等。
2. 入煎剂宜后下的中药有：薄荷、青蒿、香薷、砂仁、白豆蔻等。
3. 补益药多滋腻碍胃，宜空腹服。
4. 治疟药宜在疟疾发作前的2小时服用。
5. 服用解表药宜偏热服，服药后盖衣被以助汗出。

第四节 解表药

一、概 述

凡以发散表邪为主要功效，常用以治疗表证的药物，称解表药。

解表药物大多辛散轻扬，主入肺、膀胱经，偏行肌表，能促进机体发汗，使表邪由汗出而解，从而达到治愈表证，防止疾病传变的目的。主要用治恶寒发热、头身疼痛、无汗或有汗不畅、脉浮之外感表证。部分解表药尚可用于水肿、咳喘、麻疹、风疹、风湿痹痛、疮疡初起等兼有表证者。

使用发汗力较强的解表药时，用量不宜过大，以免发汗太过，耗伤阳气，损及津液，造成"亡阳""伤阴"的弊端。汗为津液，血汗同源，故表虚自汗、阴虚盗汗以及疮疡日久、淋证、失血患者，虽有表证，也应慎用解表药。使用解表药还应注意因时因地而异。解表药多为辛散轻扬之品，入汤剂不宜久煎，以免有效成分挥发而降低药效。

二、发散风寒药

发散风寒药性味辛温，辛以发散，温可祛寒，以发散肌表风寒邪气为主要作用，主治风寒表证，症见恶寒发热，无汗或汗出不畅，头身疼痛，鼻塞流涕，口不渴，舌苔薄白，脉浮紧等。

1. 麻黄

（1）药性：味辛，微苦，温。归肺、膀胱经。☆
（2）功效：发汗解表，宣肺平喘，利水消肿。
（3）应用
①风寒感冒：发汗力强，为发汗解表之要药。
②咳嗽气喘：为治疗肺气壅遏所致喘咳胸闷的要药。
③风水水肿。

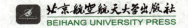

④风寒痹症。

（4）用法用量：煎服，2～10g。

（5）使用注意：发汗解表宜生用，止咳平喘多炙用。本品发汗宣肺力强，凡表虚自汗、阴虚盗汗及肺肾虚喘者均慎用。△☆

2. 桂枝

（1）药性：辛、甘，温。归心、肺、膀胱经。☆

（2）功效：发汗解肌，温通经脉，助阳化气。

（3）应用

①风寒感冒：对于外感风寒，不论表实无汗、表虚有汗及阳虚受寒者，均宜使用。

②脘腹冷痛、经闭痛经、关节痹痛等寒凝血滞诸痛证。

③痰饮，水肿。

④心悸，奔豚。

（4）用法用量：煎服，3～10g。

（5）使用注意：本品辛温助热，易伤阴动血，凡外感热病、阴虚火旺、血热妄行等证忌用。孕妇及月经过多者慎用。△☆

3. 紫苏

（1）药性：辛，温。归肺、脾经。☆

（2）功效：解表散寒，行气和胃，解鱼蟹毒。

（3）应用

①风寒感冒，咳嗽呕恶：风寒表证而兼气滞胸闷，用之尤为适宜。

②脾胃气滞，妊娠呕吐；治中焦气机郁滞之胸脘胀满，恶心呕吐。兼能理气安胎。

③鱼蟹中毒。

（4）用法用量：煎服，5～10g，不宜久煎。

4. 生姜△☆

（1）药性：辛，微温。归肺、脾、胃经。☆

（2）功效：解表散寒，温中止呕，化痰止咳，解鱼蟹毒。

（3）应用

①风寒感冒。发汗解表散寒作用较弱，适用于感冒轻症。

②脾胃寒证。

③胃寒呕吐。适于胃寒呕吐，素有"呕家圣药"之称。

④寒痰咳嗽。

⑤鱼蟹中毒。

（4）用法用量：煎服，3～10g。

（5）使用注意：本品助火伤阴，故热盛及阴虚内热者忌服。△☆

5. 香薷△☆

（1）药性：辛，微温。归肺、脾、胃经。☆

（2）功效：发汗解表，化湿和中，利水消肿。

（3）应用

①暑湿感冒。多用于暑天感受风寒而兼脾胃湿困，前人称之"香薷乃夏月解表之药"。

②水肿，小便不利，脚气浮肿。

（4）用法用量：煎服，3～10g。用于发表，量不宜过大，且不宜久煎；用于利水消肿，量宜稍大，且须浓煎。

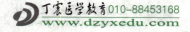
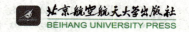

（5）使用注意：本品辛温发汗之力较强，表虚有汗及暑热证当忌用。

6. 荆芥

（1）药性：辛，微温。归肺、肝经。☆

（2）功效：解表散风，透疹，消疮。

（3）应用

①感冒，头痛；对于外感表证，无论风寒、风热或寒热不明显者，均可使用。

②麻疹不透，风疹瘙痒。

③疮疡初起。

④炒炭止血。

（4）用法用量：煎服，5～10g，不宜久煎。

7. 防风

（1）药性：辛、甘，微温。归膀胱、肝、脾经。☆

（2）功效：祛风解表，胜湿止痛，止痉。

（3）应用

①感冒，头痛。外感风寒、风湿、风热表证均可配伍使用。为治风通用之品。

②风湿痹痛。

③风疹瘙痒。

④破伤风。

⑤脾虚湿盛，清阳不升所致的泄泻。

（4）用法用量：煎服，5～10g。

（5）使用注意：本品药性偏温，阴血亏虚及热盛动风者不宜使用。△☆

8. 羌活

（1）药性：辛、苦，温。归膀胱、肾经。☆

（2）功效：解表散寒，祛风除湿，止痛。

（3）应用

①风寒感冒，头痛项强。适宜于外感风寒夹湿证。

②风寒湿痹，肩背酸痛。尤善治上半身风寒湿痹、肩背酸痛者。

（4）用法用量：煎服，3～10g。

（5）使用注意：本品辛香温燥之性较烈，故阴血亏虚者慎用。用量过多，易致呕吐，脾胃虚弱者不宜服。△☆

9. 白芷

（1）药性：辛，温。归肺、胃、大肠经。☆

（2）功效：解表散寒，祛风止痛，宣通鼻窍，燥湿止带，消肿排脓。

（3）应用

①风寒感冒。

②头痛，眉棱骨痛，牙痛，风湿痹痛。

③鼻渊，鼻塞流涕。

④带下。

⑤疮疡肿痛。

⑥皮肤风湿痛痒。

（4）用法用量：煎服，3～10g，外用适量。

（5）使用注意：本品辛香温燥，阴虚血热者忌服。△☆

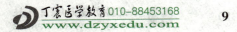
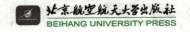

10．细辛

（1）药性：辛，温。归心、肺、肾经。☆

（2）功效：解表散寒，祛风止痛，通窍，温肺化饮。

（3）应用

①风寒感冒。宜于外感风寒，头身疼痛较甚者。

②头痛，牙痛，风湿痹痛。善于祛风散寒，且止痛之力颇强，尤宜于风寒头痛、牙痛、痹痛等多种痛证。

③鼻渊，鼻塞流涕。

④寒痰停饮，气逆咳喘。

（4）用法用量：煎服，1～3g；散剂每次服0.5～1g。外用适量。

（5）使用注意：本品辛香温散，故气虚多汗、阴虚阳亢头痛、阴虚燥咳或肺热咳嗽者忌用。不宜与藜芦同用。△☆

11．藁本△☆

（1）药性：辛，温。归膀胱经。☆

（2）功效：祛风散寒，除湿止痛。

（3）应用

①风寒感冒，巅顶疼痛。

②风寒湿痹。

（4）用法用量：煎服，3～10g。

（5）使用注意：本品辛温香燥，凡阴血亏虚、肝阳上亢、火热内盛之头痛者忌服。

12．苍耳子△☆

（1）药性：辛、苦，温；有毒。归肺经。☆

（2）功效：散风寒，通鼻窍，祛风湿，止痛。

（3）应用：风寒感冒；鼻渊；风疹瘙痒；湿痹拘挛。

（4）用法用量：煎服，3～10g。

（5）使用注意：血虚头痛不宜服用，过量服用易致中毒。

13．辛夷△☆

（1）药性：辛，温。归肺、胃经。☆

（2）功效：散风寒，通鼻窍。

（3）应用

①风寒感冒，头痛鼻塞。

②鼻渊，鼻塞流涕。为治鼻渊、鼻塞流涕之要药。

（4）用法用量：煎服，3～10g；本品有毛，刺激咽喉，内服时宜包煎。外用适量。

（5）使用注意：阴虚火旺者忌服。

14．鉴别用药☆

（1）荆芥、防风：荆芥与防风均辛、微温，温而不燥，长于发表散风，对于外感，无论是风寒感冒、恶寒发热、头痛无汗，还是风热感冒，发热、微恶风寒、头痛、咽痛等，两者均使用。同时，两者也都可用于风疹痛痒，但荆芥质轻透散，发汗之力较防风为强，风寒感冒、风热感冒均常选用；又能透疹、消疮。防风质松而润，祛风之力较强，为"风药之润剂""治风之通用药"，又能胜湿、止痛、止痉，又可用于外感风湿，头痛如裹、身重肢痛等证。

（2）细辛、麻黄与桂枝：细辛、麻黄、桂枝三药共同功效皆为辛温解表、发散风寒，均可用治风寒感冒。不同功效在于麻黄发汗作用较强，主治风寒感冒重证；桂枝发汗解表作用较为和缓，凡风寒

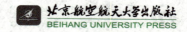

感冒，无论表实无汗，表虚有汗均可用之。细辛辛温走窜，达表入里，发汗之力不如麻黄、桂枝。但散寒力胜，适当配伍还常用治寒犯少阴之阳虚外感。

三、发散风热药

发散风热药物性味多辛苦而偏寒凉，辛以发散，凉可祛热，故以发散风热为主要作用，发汗解表作用较发散风寒药缓和。主要适用于风热感冒以及温病初起邪在卫分，症见发热、微恶风寒、咽干口渴、头痛目赤、舌边尖红、苔薄黄、脉浮数等。

1. 薄荷

（1）药性：辛，凉。归肺、肝经。☆

（2）功效：疏散风热，清利头目，利咽，透疹，疏肝行气。

（3）应用

①风热感冒，温病初起。其辛散之性较强，是辛凉解表药中最能宣散表邪，发汗之药。

②风热上攻，头痛眩晕，目赤多泪，喉痹，咽喉肿痛，口舌生疮。功善疏散上焦风热，清头目、利咽喉。

③麻疹不透，风疹瘙痒。

④肝郁气滞，胸胁胀闷。

⑤芳香辟秽，兼能化湿和中，可用治夏令感受暑湿秽浊之气。

（4）用法用量：煎服，3～6g，宜后下。薄荷叶长于发汗解表，薄荷梗偏于理气和中。

（5）使用注意：本品芳香辛散，发汗耗气，故体虚多汗者不宜使用。△☆

2. 牛蒡子

（1）药性：辛、苦，寒。归肺、胃经。☆

（2）功效：疏散风热，宣肺祛痰，利咽透疹，解毒消肿。

（3）应用

①风热感冒，温病初起，咳嗽痰多。善治风热感冒而咽喉红肿疼痛，或咳嗽痰多不利者。

②麻疹不透，风疹瘙痒。

③痈肿疮毒，丹毒，痄腮，咽喉肿痛。

（4）用法用量：煎服，6～12g。炒用可使其苦寒及滑肠之性略减。

（5）使用注意：本品性寒，滑肠通便，气虚便溏者慎用。△☆

3. 蝉蜕

（1）药性：甘，寒。归肺、肝经。☆

（2）功效：疏散风热，利咽开音，透疹，明目退翳，息风止痉。

（3）应用

①风热感冒，温病初起，咽痛音哑。长于疏散肺经风热以宣肺利咽、开音疗哑，风热感冒，温病初起，症见声音嘶哑或咽喉肿痛者尤为适宜。

②麻疹不透，风疹瘙痒。

③目赤翳障。

④惊风抽搐，破伤风。

⑤小儿夜啼不安。

（4）用法用量：煎服，3～6g。一般病证用量宜小、解痉则需大量。

（5）使用注意：孕妇慎用。△☆

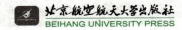

4．桑叶

（1）药性：甘、苦，寒。归肺、肝经。☆

（2）功效：疏散风热，清肺润燥，平抑肝阳，清肝明目。

（3）应用

①风热感冒，温病初起。

②肺热咳嗽，燥热咳嗽。

③肝阳上亢，头痛眩晕。

④目赤肿痛，目暗昏花。

⑤凉血止血。

（4）用法用量：煎服，5～10g。桑叶蜜炙能增强润肺止咳的作用，故肺燥咳嗽宜蜜制用。

5．菊花

（1）药性：辛、甘、苦，微寒。归肺、肝经。☆

（2）功效：疏散风热，平抑肝阳，清肝明目，清热解毒。

（3）应用

①风热感冒，温病初起。

②肝阳上亢，头痛眩晕。

③目赤肿痛，眼目昏花。

④疮痈肿毒。

（4）用法用量：煎服，5～10g。黄菊花偏于疏散风热，白菊花偏于平肝、清肝明目。△☆

6．蔓荆子☆

（1）药性：辛、苦，微寒。归膀胱、肝、胃经。

（2）功效：疏散风热，清利头目。

（3）应用

①风热感冒头痛。偏于清利头目、疏散头面之邪。

②目赤多泪，目暗不明，齿龈肿痛。

③头晕目眩。

④风湿痹痛。

（4）用法用量：煎服，5～10g。

7．柴胡

（1）药性：辛、苦，微寒。归肝、胆、肺经。☆

（2）功效：疏散退热，疏肝解郁，升举阳气。

（3）应用

①感冒发热，寒热往来。善于祛邪解表退热和疏散少阳半表半里之邪。为治少阳证之要药。

②肝郁气滞，胸胁胀痛，月经不调。

③气虚下陷，胃下垂，肾下垂，子宫脱垂，久泻脱肛。

④疟疾寒热。

（4）用法用量：煎服，3～10g。疏散退热宜生用；疏肝解郁宜醋炙，升举阳气可生用或酒炙。

（5）使用注意：柴胡其性升散，古人有"柴胡劫肝阴"之说，阴虚阳亢，肝风内动，阴虚火旺及气机上逆者忌用或慎用。△☆

8．升麻☆

（1）药性：辛、微甘，微寒。归肺、脾、胃、大肠经。

（2）功效：发表透疹，清热解毒，升举阳气。

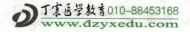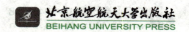

（3）应用

①风热感冒，发热头痛。

②麻疹不透。

③齿痛，口疮，咽喉肿痛，阳毒发斑。为清热解毒之良药，可用治热毒证所致的多种病证，因其尤善清解阳明热毒。

④气虚下陷，胃下垂，久泻脱肛，子宫脱垂，肾下垂，崩漏下血。善引脾胃清阳之气上升。

（4）用法用量：煎服，3～10g。发表透疹、清热解毒宜生用，升阳举陷宜蜜炙用。

（5）使用注意：麻疹已透、阴虚火旺，以及阴虚阳亢者均当忌用。

9．葛根

（1）药性：甘、辛，凉。归脾、胃、肺经。☆

（2）功效：解肌退热，生津止渴，透疹，升阳止泻，通经活络，解酒毒。

（3）应用

①外感发热头痛，项背强痛。无论风寒与风热，均可选用本品。又长于缓解外邪郁阻、筋脉失养所致的颈背强痛。

②热病口渴，消渴。能鼓舞脾胃清阳之气上升，而有生津止渴之功。

③麻疹不透。

④热泻热痢，脾虚泄泻。能升发清阳，鼓舞脾胃清阳之气上升而奏止泻痢之效。

⑤中风偏瘫，胸痹心痛，眩晕头痛。

⑥解酒毒。

（4）用法用量：煎服10～15g。解肌退热、生津止渴、透疹、通经活络、解酒毒宜生用，升阳止泻宜煨用。

10．淡豆豉☆

（1）药性：苦、辛，凉。归肺、胃经。

（2）功效：解表，除烦，宣发郁热。

（3）应用

①感冒，寒热头痛。无论风寒、风热表证，皆可配伍使用。

②热病烦躁胸闷，虚烦不眠。常与清热泻火除烦的栀子同用。

（4）用法用量：煎服，6～12g。

11．鉴别用药☆

（1）薄荷、牛蒡子与蝉蜕：薄荷、牛蒡子与蝉蜕三药皆能疏散风热、透疹、利咽，均可用于外感风热或温病初起，发热、微恶风寒、头痛；麻疹初起，透发不畅；风疹瘙痒；风热上攻，咽喉肿痛等证。但薄荷辛凉芳香，清轻凉散，发汗之力较强，故外感风热、发热无汗者薄荷首选，且薄荷又能清利头目、疏肝行气。牛蒡子辛散苦泄，性寒滑利，兼能宣肺祛痰，故外感风热、发热、咳嗽、咯痰不畅者，牛蒡子尤为适宜。同时，牛蒡子外散风热，内解热毒，有清热解毒消肿之功。蝉蜕甘寒质轻，既能疏散肺经风热而利咽、透疹、止痒，又长于疏散肝经风热而明目退翳，凉肝息风止痉。

（2）桑叶、菊花：桑叶与菊花皆能疏散风热，平抑肝阳，清肝明目，同可用治风热感冒或温病初起，发热、微恶风寒、头痛、肝阳上亢、头痛眩晕；风热上攻或肝火上炎所致的目赤肿痛，以及肝肾精血不足，目暗昏花等证。但桑叶疏散风热之力较强，又能清肺润燥，凉血止血。菊花平肝、清肝明目之力较强，又能清热解毒。

（3）柴胡、升麻与葛根：柴胡、升麻、葛根三者皆能发表、升阳，均可用治风热感冒、发热、头痛，以及清阳不升等证。其中柴胡、升麻两者均能升阳举陷，用治气虚下陷，食少便溏、久泻脱肛、胃下垂、肾下垂、子宫脱垂等脏器脱垂；升麻、葛根两者又能透疹，常用治麻疹初起、透发不畅。但柴胡主升肝胆之气，长于疏散少阳半表半里之邪、退热，疏肝解郁，为治疗少阳证的要药。又常用于伤寒邪在少阳，寒热往来、胸胁苦满、口苦咽干、目眩；感冒发热；肝郁气滞，胸胁胀痛、月经不调、痛经等证。升麻主升脾胃清阳之气，升阳举陷之力较柴胡为强，并善于清热解毒，又常用于多种热毒病证。葛根主升脾胃清阳之气而达到生津止渴、止泻之功，常用于热病烦渴，阴虚消渴；热泻热痢，脾虚泄泻。同时，葛根解肌退热，对于外感表证，发热恶寒、头痛无汗、项背强痛，无论风寒表证、风热表证，均可使用；且葛根能通经活络，解酒毒，也可用治眩晕头痛，中风偏瘫，胸痹心痛，酒毒伤中。

历年考点串讲

　　常用解表药的性能特点、功效、应用、使用注意事项及相似药物异同等是每年必考内容。重点复习发散风寒药中麻黄、桂枝、紫苏、生姜、香薷、荆芥、防风、羌活、白芷、细辛、藁本、苍耳子、辛夷的药性、功效、应用、用法用量、使用注意及相似药物的功用异同等内容。发散风热药中薄荷、牛蒡子、蝉蜕、桑叶、菊花、蔓荆子、柴胡、升麻、葛根、淡豆豉的药性、功效、应用、用法用量、使用注意及相似药物的功用异同等内容。

　　常考的细节有：

　　1．麻黄可治疗风寒表证而见咳喘者。

　　2．香薷发汗解表，化湿和中，利水消肿。用治夏季外感风寒、内伤暑湿，被称为"夏月解表之药"。

　　3．紫苏具有理气安胎之功。

　　4．牛蒡子与蝉蜕的共同功效是疏散风热、利咽透疹。

　　5．柴胡善于疏散少阳半表半里之邪，为治少阳证之要药，治疗伤寒邪在少阳，寒热往来，胸胁苦满等症。

　　6．防风具有祛风解表、胜湿止痛、止痉的功效，阴血亏虚、热病动风者慎用或忌用。

第五节　清热药

一、概　述

　　凡以清解里热为主要功效，常用以治疗里热证的药物，称为清热药。

　　本类药物药性寒凉，沉降入里，清热药通过清热泻火、清热燥湿、清热解毒、清热凉血及清虚热等不同作用，使里热得以清解。主要用治温热病高热烦渴，肺、胃、肝等脏腑实热证，湿热泻痢，湿热黄疸，温毒发斑，痈疮肿毒及阴虚发热等里热证。

　　清热药药性大多寒凉，易伤脾胃，故脾胃虚弱，食少便溏者慎用；苦寒药物易化燥伤阴，热病伤阴或阴虚津亏者慎用；禁用于阴盛格阳或真寒假热之证。

二、清热泻火药

　　清热泻火药性味多苦寒或甘寒，以清泄气分邪热为主要作用，主治温热病邪入气分、高热口渴、汗出、烦躁、甚则神昏谵语、脉洪大等气分实热证。

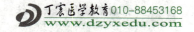
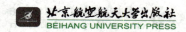

1. 石膏

（1）药性：甘、辛，大寒。归肺、胃经。☆

（2）功效：生用：清热泻火，除烦止渴；煅用：收湿，生肌，敛疮，止血。

（3）应用

①外感热病，高热烦渴。为清泻肺胃二经气分实热之要药。

②肺热喘咳。善于清泄肺经实热。

③胃火亢盛，头痛牙痛，内热消渴。

④溃疡不敛，湿疹瘙痒，水火烫伤，外伤出血。

（4）用法用量：生石膏煎服，15～60g，宜打碎先煎。煅石膏外用适量，研末撒敷患处。

（5）使用注意：脾胃虚寒及阴虚内热者忌用。△☆

2. 知母

（1）药性：苦、甘，寒。归肺、胃、肾经。☆

（2）功效：清热泻火，滋阴润燥。

（3）应用

①外感热病，高热烦渴。善治温热病邪在气分之壮热、烦渴、汗出、脉洪大者，常与石膏相须为用。

②肺热咳嗽，阴虚燥咳。

③骨蒸潮热。入肾经，能滋肾阴、泻肾火、退骨蒸。

④内热消渴。

⑤阴虚肠燥便秘。

（4）用法用量：煎服，6～12g。本品清热泻火宜生用，滋阴降火宜盐水炙用。

（5）使用注意：本品性寒质润，能滑肠通便，故脾虚便溏者慎用。△☆

3. 芦根

（1）药性：甘，寒。归肺、胃经。☆

（2）功效：清热泻火，生津止渴，除烦，止呕，利尿。

（3）应用

①热病烦渴。既能清泻肺胃气分实热，又能生津止渴、除烦。

②肺热咳嗽，肺痈吐脓。善于清泻肺热，祛痰排脓。

③胃热呕哕。

④热淋涩痛。

（4）用法用量：煎服，15～30g；鲜品用量加倍，或捣汁用。

（5）使用注意：脾胃虚寒者慎用。△☆

4. 天花粉

（1）药性：甘、微苦，微寒。归肺、胃经。☆

（2）功效：清热泻火，生津止渴，消肿排脓。

（3）应用

①热病烦渴。能清肺胃二经实热。

②肺热燥咳。

③内热消渴。

④疮疡肿毒。

（4）用法用量：煎服，10～15g。

（5）使用注意：孕妇慎用。不宜与川乌、制川乌、草乌、制草乌、附子同用。△☆

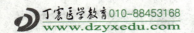
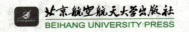

5. 淡竹叶△☆
（1）药性：甘、辛、淡，寒。归心、胃、小肠经。☆
（2）功效：清热泻火，除烦，生津，利尿。
（3）应用
①热病烦渴。长于清心火以除烦，又能泄胃火以止渴。
②口舌生疮，小便短赤涩痛。
（4）用法用量：煎服，6～10g。
（5）使用注意：阴虚火旺、骨蒸潮热者不宜使用。

6. 栀子
（1）药性：苦，寒。归心、肺、三焦经。☆
（2）功效：泻火除烦，清热利湿，凉血解毒；外用消肿止痛。
（3）应用
①热病烦闷。能清泻三焦火邪，泻心火而除烦，为治热病心烦、躁扰不宁之要药。
②湿热黄疸。善于清利下焦肝胆湿热，治肝胆湿热之黄疸。
③淋证涩痛。
④血热吐衄。
⑤目赤肿痛。
⑥热毒疮疡。
⑦扭挫伤痛。
（4）用法用量：煎服，6～10g。外用生品适量，研末调敷。生栀子走气分而清热泻火，焦栀子及栀子炭入血分而凉血止血。
（5）使用注意：本品苦寒伤胃，脾虚便溏者慎用。△☆

7. 夏枯草△☆
（1）药性：辛，苦，寒。归肝、胆经。☆
（2）功效：清肝泻火，明目，散结消肿。
（3）应用
①目赤肿痛，目珠夜痛，头痛眩晕。善清泻肝火以明目。
②瘿瘤，瘰疬。
③乳痈，乳癖，乳房胀痛。
（4）用法用量：煎服，9～15g。
（5）使用注意：脾胃虚弱者慎用。

8. 决明子△☆
（1）药性：甘、苦、咸，微寒。归肝、大肠经。☆
（2）功效：清肝明目，润肠通便。
（3）应用
①目赤涩痛，羞明多泪，目暗不明。功善清肝明目。
②头痛眩晕。
③肠燥便秘。
（4）用法用量：煎服，9～15g。用于润肠通便，不宜久煎。
（5）使用注意：气虚便溏者不宜用。

9. 谷精草☆
（1）药性：辛、甘，平。归肝、肺经。

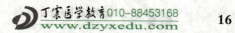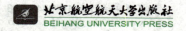

（2）功效：疏散风热，明目，退翳。

（3）应用

①风热目赤肿痛、眼生翳膜。

②风热头痛、齿痛。

（4）用法用量：煎服，5～10g。

（5）使用注意：阴虚血亏之眼疾者不宜用。

10. 鉴别用药☆

石膏与知母：石膏与知母均具有清热泻火，除烦止渴作用，用于治疗气分实热证，症见身热、口渴、汗出、脉洪大者，常相须为用。不同之处在于，石膏重在清脏腑实热，泻肺胃火，用于肺热咳嗽、胃火牙痛，此外，煅石膏收敛生肌，用于疮疡溃后不敛、湿疹、烧烫伤等；知母甘苦性寒质润，具有滋阴润燥作用，既用于肺热咳嗽，又用于阴虚燥咳、内热消渴骨蒸潮热、肠燥便秘。

三、清热燥湿药

药物性味苦寒，苦能燥湿，寒能清热，以清热燥湿为主要作用，主要用治湿热证，多见发热、苔腻、尿少等症状。

1. 黄芩

（1）药性：苦，寒。归肺、胆、脾、大肠、小肠经。☆

（2）功效：清热燥湿，泻火解毒，止血，安胎。

（3）应用

①湿温暑湿、胸闷呕恶，湿热痞满、泻痢、黄疸。能清肺胃、肝胆、大肠湿热，尤善清中上焦湿热。

②肺热咳嗽，高热烦渴。长于清肺热，为治肺热咳嗽之要药。

③痈肿疮毒。

④血热出血。

⑤胎热胎动不安。有清热安胎之功。

（4）用法用量：煎服，3～10g。清热泻火、解毒宜生用，安胎多炒用，清上焦热酒炙用，止血宜炒炭用。

（5）使用注意：本品苦寒伤胃，脾胃虚寒者不宜使用。△☆

2. 黄连

（1）药性：苦，寒。归心、脾、胃、肝、胆、大肠经。☆

（2）功效：清热燥湿，泻火解毒。

（3）应用

①湿热痞满，呕吐，泻痢。清热燥湿之力胜于黄芩，尤长于清泄中焦脾胃、大肠湿热，为治泻痢要药。

②高热神昏，心火亢盛，心烦不寐，心悸不宁。尤善清心火，对心热盛所致多种病证均有较好疗效。

③血热吐衄。

④胃热呕吐吞酸、消渴，胃火牙痛。善于清泄胃火。

⑤痈肿疔疮，目赤肿痛，口舌生疮。尤善疗疔毒。

⑥湿疹湿疮，耳道流脓。

（4）用法用量：煎服，2～5g。外用适量。

（5）使用注意：本品大苦大寒，过量久服易伤脾胃，脾胃虚寒者忌用。苦燥易伤阴津，阴虚津伤者慎用。△☆

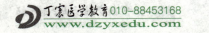
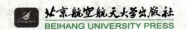

3. 黄柏

（1）药性：苦，寒。归肾、膀胱经。☆

（2）功效：清热燥湿，泻火解毒，除骨蒸。

（3）应用

①湿热泻痢，黄疸尿赤，带下阴痒，热淋涩痛，脚气。长于清泻下焦湿热。

②骨蒸劳热，盗汗，遗精。善泻相火、退骨蒸。

③疮疡肿毒，湿疹湿疮。

（4）用法用量：煎服，3～12g。外用适量。清热燥湿、泻火解毒宜生用，滋阴降火宜盐炙用，止血多炒炭用。

（5）使用注意：本品苦寒伤胃，脾胃虚寒者忌用。△☆

4. 龙胆草

（1）药性：苦，寒。归肝、胆经。☆

（2）功效：清热燥湿，泻肝胆火。

（3）应用

①湿热黄疸，阴肿阴痒，带下，湿疹瘙痒。

②肝火头痛，目赤肿痛，耳鸣耳聋，胁痛口苦，强中，惊风抽搐。善泻肝胆实火。

（4）用法用量：煎服，3～6g。

（5）使用注意：脾胃虚寒者忌用，阴虚津伤者慎用。△☆

5. 秦皮☆

（1）药性：苦、涩，寒。归肝、胆、大肠经。

（2）功效：清热燥湿，收涩止痢，止带，明目。

（3）应用

①湿热泻痢，赤白带下。

②肝热目赤肿痛，目生翳障。

（4）用法用量：煎服，6～12g。外用适量，煎洗患处。

（5）使用注意：脾胃虚寒者忌用。

6. 苦参

（1）药性：苦，寒。归心、肝、胃、大肠、膀胱经。☆

（2）功效：清热燥湿，杀虫，利尿。

（3）应用

①湿热泻痢、便血、黄疸。

②湿热带下，阴肿阴痒，湿疹湿疮，皮肤瘙痒，疥癣。

③湿热小便不利。

（4）用法用量：煎服，5～10g。外用适量。

（5）使用注意：脾胃虚寒者忌用，反藜芦。△☆

7. 白鲜皮△☆

（1）药性：苦，寒。归脾、胃、膀胱经。☆

（2）功效：清热燥湿，祛风解毒。

（3）应用

①湿热疮毒，黄水淋漓，湿疹，风疹，疥癣疮癞。

②湿热黄疸尿赤，风湿热痹。

（4）用法用量：煎服，5～10g。外用适量，煎汤洗或研粉敷。

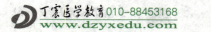 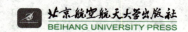

（5）使用注意：脾胃虚寒者慎用。

8. **鉴别用药** ☆

黄芩、黄连及黄柏：黄芩、黄连、黄柏性味皆苦寒，均能清热燥湿、泻火解毒，常用治湿热内盛或热毒炽盛之证，每相须为用。但黄芩偏泻上焦肺火，肺热咳嗽者多用。黄连偏泻中焦胃火，并长于泻心火，中焦湿热、痞满呕逆及心火亢盛、高热心烦者多用；黄柏偏泻下焦相火，除骨蒸，湿热下注诸证及骨蒸劳热者多用。

四、清热解毒药

药物性味多苦寒，以清热解毒为主要作用。主治各种热毒证，如疮痈疔疖、丹毒、温毒发斑、咽喉肿痛、痄腮、热毒下痢及虫蛇咬伤、癌肿、烧烫伤等。

1. 金银花

（1）药性：甘，寒。归肺、心、胃经。☆

（2）功效：清热解毒，疏散风热。

（3）应用

①痈肿疔疮，喉痹，丹毒。为治热毒疮痈之要药，适用于各种热毒壅盛之外疡内痈，喉痹，丹毒。

②风热感冒，温病发热。善散肺经热邪，透热达表。

③热毒血痢。

（4）用法用量：煎服，6～15g。疏散风热、清泄里热用生品；炒炭宜用于热毒血痢；露剂多用于暑热烦渴。

（5）使用注意：脾胃虚寒及气虚疮疡脓清者忌用。△☆

2. 连翘

（1）药性：苦，微寒。归肺、心、小肠经。☆

（2）功效：清热解毒，消肿散结，疏散风热。

（3）应用

①痈疽，瘰疬，乳痈，丹毒。长于清心火，解疮毒，又消散痈肿结聚，故前人有"疮家圣药"之称。

②风热感冒，温病初起，热入营血、高热烦渴、神昏发斑。

③热淋涩痛。

（4）用法用量：煎服，6～15g。

（5）使用注意：脾胃虚寒及气虚脓清者不宜用。△☆

3. 穿心莲

（1）药性：苦，寒。归心、大肠、膀胱经。☆

（2）功效：清热解毒，凉血，消肿，燥湿。

（3）应用

①风热感冒，温病初起。

②咽喉肿痛，口舌生疮。尤善清肺火，解热毒。

③顿咳劳嗽，肺痈吐脓。

④痈肿疮疡，蛇虫咬伤。

⑤湿热泻痢，热淋涩痛，湿疹瘙痒。

（4）用法用量：煎服，6～9g。因其味甚苦，入煎剂易致恶心呕吐，故多作丸、片剂服用。外用适量。

（5）使用注意：不宜多服久服；脾胃虚寒者不宜用。△☆

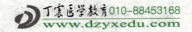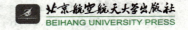

4．大青叶

（1）药性：苦、寒。归心、胃经。☆

（2）功效：清热解毒，凉血消斑。

（3）应用

①温病高热，神昏，发斑发疹。善于清解心胃二经实火热毒，又入血分而凉血消斑。

②痄腮，喉痹，口疮，丹毒，痈肿。

（4）用法用量：煎服，9～15g。外用适量。

（5）使用注意：脾胃虚寒者忌用。△☆

5．板蓝根

（1）药性：苦，寒。归心、胃经。☆

（2）功效：清热解毒，凉血，利咽。

（3）应用

①温疫时毒，发热咽痛。有类似大青叶的清热解毒之功，更以解毒利咽散结见长。

②温毒发斑，痄腮，烂喉丹痧，大头瘟疫，丹毒，痈肿。

（4）用法用量：煎服，9～15g。

（5）使用注意：体虚而无实火热毒者忌服，脾胃虚寒者慎用。△☆

6．青黛

（1）药性：咸，寒。归肝经。☆

（2）功效：清热解毒，凉血消斑，泻火定惊。

（3）应用

①温毒发斑，血热吐衄。善治温毒发斑。

②喉痹口疮，痄腮，火毒疮疡。

③肝火犯肺，咳嗽胸痛，痰中带血。

④小儿惊痫。

（4）用法用量：1～3g，宜入丸散用。外用适量。

（5）使用注意：胃寒者慎用。△☆

7．贯众

（1）药性：苦，微寒；有小毒。归肝、胃经。☆

（2）功效：清热解毒，驱虫，止血。

（3）应用

①时疫感冒，风热头痛，温毒发斑。善解时疫之毒，既能清气分之实热，又能解血分之热毒，可用于防治温热毒邪所致之证。

②痄腮，疮疡肿毒。

③虫积腹痛。

④血热出血。尤善治崩漏下血。

（4）用法用量：煎服，5～10g。清热解毒、驱虫宜生用；止血宜炒炭用。外用适量。

（5）使用注意：本品有小毒，用量不宜过大。服用本品时忌油腻。脾胃虚寒者及孕妇慎用。△☆

8．蒲公英

（1）药性：苦、甘，寒。归肝、胃经。☆

（2）功效：清热解毒，消肿散结，利湿通淋，清肝明目。

（3）应用

①痈肿疔疮，乳痈，肺痈，肠痈，瘰疬。为清热解毒、消痈散结之佳品，为治疗乳痈之要药。

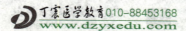 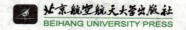

②热淋涩痛，湿热黄疸。

③肝火上炎，目赤肿痛。

（4）用法用量：煎服，10～15g。外用鲜品适量捣敷或煎汤熏洗患处。

（5）使用注意：用量过大，可致缓泻。△☆

9. 紫花地丁

（1）药性：苦、辛，寒。归心、肝经。☆

（2）功效：清热解毒，凉血消肿。

（3）应用

①疗疮肿毒，痈疽发背，丹毒，乳痈，肠痈。尤以治疗毒为其特长。

②毒蛇咬伤。

③肝热目赤肿痛以及外感热病。

（4）用法用量：煎服，15～30g。外用鲜品适量，捣烂敷患处。

（5）使用注意：体质虚寒者忌服。△☆

10. 野菊花△☆

（1）药性：苦、辛，微寒。归肝、心经。☆

（2）功效：清热解毒，泻火平肝。

（3）应用

①疗疮痈肿，咽喉肿痛。为治外科疗痈之良药。

②目赤肿痛，头痛眩晕。

（4）用法用量：煎服，9～15g。外用适量，煎汤外洗或制膏外涂。

11. 重楼

（1）药性：苦，微寒。有小毒。归肝经。☆

（2）功效：清热解毒，消肿止痛，凉肝定惊。

（3）应用

①疗疮痈肿，咽喉肿痛，毒蛇咬伤。为治痈肿疗毒，毒蛇咬伤的常用药。

②跌打损伤。

③惊风抽搐。

（4）用法用量：煎服，3～9g。外用适量，研末调敷。

（5）使用注意：体虚、无实火热毒者、孕妇及患阴证疮疡者均忌服。△☆

12. 拳参△☆

（1）药性：苦、涩，微寒。归肺、肝、大肠经。☆

（2）功效：清热解毒，消肿，息风定惊，止血。

（3）应用

①痈肿瘰疬，蛇虫咬伤，口舌生疮。

②热病神昏，惊痫抽搐。

③赤痢热泻。

④血热出血，痔疮出血。

⑤肺热咳嗽。

（4）用法用量：煎服，5～10g。外用适量。

（5）使用注意：无实火热毒者不宜使用。

13. 土茯苓

（1）药性：甘、淡，平。归肝、胃经。☆

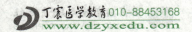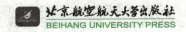

（2）功效：解毒，除湿，通利关节。

（3）应用

①梅毒及汞中毒所致的肢体拘挛、筋骨疼痛。为治梅毒的要药。

②淋浊带下，疥癣，湿疹瘙痒。

③痈肿，瘰疬。

（4）用法用量：煎服，15～60g。外用适量。

（5）使用注意：肝肾阴虚者慎服。服药时忌茶。△☆

14. 鱼腥草

（1）药性：辛，微寒。归肺经。☆

（2）功效：清热解毒，消痈排脓，利尿通淋，清热止痢。

（3）应用

①肺痈吐脓，痰热咳嗽。为治肺痈之要药。

②疮痈肿毒。

③热淋，热痢。善清膀胱湿热。

（4）用法用量：煎服，15～25 g。鲜品用量加倍，水煎或捣汁服。外用适量，捣敷或煎汤熏洗患处。

（5）使用注意：虚寒证及阴性疮疡忌服。△☆

15. 金荞麦☆

（1）药性：微辛、涩，凉。归肺经。

（2）功效：清热解毒，排脓祛瘀。

（3）应用

①肺痈吐脓，肺热喘咳。善治肺痈咯痰浓稠腥臭或咳吐脓血。

②瘰疬疮疖，咽喉肿痛。

③健脾消食。

（4）用法用量：煎服，15～45g。可用水或黄酒隔水密闭炖服。

16. 大血藤△☆

（1）药性：苦，平。归大肠、肝经。☆

（2）功效：清热解毒，活血，祛风止痛。

（3）应用

①肠痈腹痛，热毒疮疡。善散肠中瘀滞，为治肠痈要药。

②跌打损伤，血滞经闭痛经。

③风湿痹痛。

（4）用法用量：煎服，9～15g。外用适量。

（5）使用注意：孕妇慎服。

17. 败酱草

（1）药性：辛、苦，微寒。归胃、大肠、肝经。☆

（2）功效：清热解毒，消痈排脓，祛瘀止痛。

（3）应用

①肠痈肺痈，痈肿疮毒。为治疗肠痈腹痛之要药。

②产后瘀阻腹痛。

③肝热目赤肿痛及赤白痢疾。

（4）用法用量：煎服，6～15g。外用适量。

（5）使用注意：脾胃虚弱，食少泄泻者不宜服用。△☆

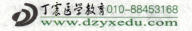
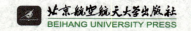

18. 射干

（1）药性：苦，寒。归肺经。☆

（2）功效：清热解毒，消痰，利咽。

（3）应用

①热毒痰火郁结，咽喉肿痛。为治热毒痰火郁结所致咽喉肿痛之要药。

②痰涎壅盛，咳嗽气喘。

（4）用法用量：煎服，3～10g。

（5）使用注意：本品苦寒，脾虚便溏者不宜使用。孕妇慎用。△☆

19. 山豆根

（1）药性：苦，寒；有毒。归肺、胃经。☆

（2）功效：清热解毒，利咽消肿。

（3）应用

①咽喉肿痛。为治疗咽喉肿痛的要药。凡热毒蕴结之咽喉肿痛者均可用之。

②齿龈肿痛，口舌生疮。

③湿热黄疸，肺热咳嗽，痈肿疮毒。

（4）用法用量：煎服，3～6g。外用适量。

（5）使用注意：本品苦寒有毒，过量服用易引起呕吐、腹泻、胸闷、心悸等副作用，故用量不宜过大，脾胃虚寒者慎用。△☆

20. 马勃

（1）药性：辛，平。归肺经。☆

（2）功效：清肺，解毒利咽，止血。

（3）应用

①风热郁肺，咽痛音哑，咳嗽。为治咽喉肿痛的常用药。对喉证有出血和溃烂者尤为适宜。

②衄血，疮伤出血。

（4）用法用量：煎服，2～6g。外用适量，敷患处。

（5）使用注意：风寒伏肺咳嗽、失音者不宜使用。△☆

21. 白头翁

（1）药性：苦，寒。归胃、大肠经。☆

（2）功效：清热解毒，凉血止痢。

（3）应用

①热毒血痢。尤善于清胃肠湿热及血分热毒，为治痢之良药。

②阴痒带下。

（4）用法用量：煎服，9～15g。外用适量。

（5）使用注意：虚寒泻痢者忌服。△☆

22. 马齿苋

（1）药性：酸，寒。归肝、大肠经。☆

（2）功效：清热解毒，凉血止血，止痢。

（3）应用

①热毒血痢。为治痢疾的常用药物。

②痈肿疔疮，丹毒，蛇虫咬伤，湿疹。

③便血，痔血，崩漏下血。

（4）用法用量：煎服，9～15g，外用适量，捣敷患处。

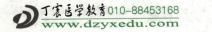 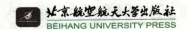

（5）使用注意：脾胃虚寒、肠滑泄泻者忌服。△☆

23．鸦胆子△☆

（1）药性：苦，寒；有小毒。归大肠、肝经。☆

（2）功效：清热解毒，止痢，截疟，外用腐蚀赘疣。

（3）应用

①热毒血痢，冷积久痢。本品苦寒，能清热解毒，尤善清大肠蕴热，凉血止痢，故可用治热毒血痢，大便脓血，里急后重。

②疟疾。

③赘疣鸡眼。

（4）用法用量：内服，0.5～2g，以干龙眼肉包裹或装入胶囊吞服，亦可压去油制成丸剂、片剂服，不宜入煎剂。外用适量。

（5）使用注意：本品对胃肠道及肝肾均有损害，内服需严格控制剂量，不宜多用久服。外用注意用胶布保护好周围正常皮肤，以防止对正常皮肤的刺激。孕妇及小儿慎用。胃肠出血及肝肾病患者不宜使用。

24．半边莲△☆

（1）药性：辛，平。归心、小肠、肺经。☆

（2）功效：清热解毒，利尿消肿。

（3）应用

①痈肿疔疮，蛇虫咬伤。

②臌胀水肿，湿热黄疸。

③湿疮湿疹。

（4）用法用量：煎服，9～15g；鲜品30～60g。外用适量。

（5）使用注意：虚证水肿忌用。

25．白花蛇舌草△☆

（1）药性：微苦、甘，寒。归胃、大肠、小肠经。☆

（2）功效：清热解毒，利湿通淋。

（3）应用

①痈肿疮毒，咽喉肿痛，毒蛇咬伤。

②热淋涩痛。

③湿热黄疸。

（4）用法用量：煎服，15～60g。外用适量。

（5）使用注意：阴疽及脾胃虚寒者忌用。

26．山慈菇☆

（1）药性：甘、微辛，凉。归肝、脾经。

（2）功效：清热解毒，化痰散结。

（3）应用

①痈肿疔毒，瘰疬痰核，蛇虫咬伤。

②癥瘕痞块。

③风痰癫痫。

（4）用法用量：煎服，3～9g。外用适量。

（5）使用注意：体虚者慎用。

27．熊胆△☆

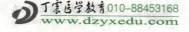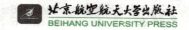

（1）药性：苦，寒。归肝、胆、心经。☆

（2）功效：清热解毒，息风止痉，清肝明目。

（3）应用

①热毒疮痈，痔疮，咽喉肿痛。

②热极生风，惊痫抽搐。

③肝热目赤，目生翳膜。

（4）用法用量：内服，0.25～0.5g，入丸、散剂。外用适量，研末或水调涂敷患处。

（5）使用注意：脾胃虚寒者忌服。

28. 白蔹☆

（1）药性：苦，微寒。归心、胃经。

（2）功效：清热解毒，消痈散结，敛疮生肌。

（3）应用

①痈疽发背，疔疮，瘰疬。

②烧烫伤，手足皲裂。

（4）用法用量：煎服，5～10g。外用适量，煎汤外洗或研成极细粉敷患处。

（5）使用注意：不宜与川乌、制川乌、草乌、制草乌、附子同用。

29. 鉴别用药☆

（1）连翘、金银花：连翘与金银花均有清热解毒、疏散风热作用，既能透热达表，又能清里热而解毒。对热毒疮疡、风热感冒、温热病等，常相须为用。不同之处在于，连翘清心解毒之力强，并善于消痈散结，为疮家圣药，亦治瘰疬痰核；而金银花疏散表热之效优，且炒炭后善于凉血止痢，用治热毒血痢。

（2）大青叶、板蓝根与青黛：大青叶、板蓝根、青黛三者大体同出一源，功效相近，皆有清热解毒、凉血消斑之作用。但大青叶凉血消斑力强，板蓝根解毒利咽散结效著，青黛清肝定惊功胜。

（3）野菊花、菊花：野菊花与菊花为同科植物，均有清热解毒之功，但野菊花苦寒之性尤胜，长于解毒消痈，痈肿疮疡多用之；而菊花辛散之力较强，长于清热疏风，上焦头目风热多用之。

五、清热凉血药

本类药物性味多为甘苦寒或咸寒，偏入血分以清热，多归心、肝经，具有清解营分、血分热邪的作用。主要用于营分、血分等实热证。

1. 生地黄

（1）药性：甘、苦，寒。归心、肝、肾经。☆

（2）功效：清热凉血，养阴生津。

（3）应用

①热入营血，舌绛烦渴，斑疹吐衄。为清热、凉血、止血之要药。

②阴虚内热，骨蒸劳热。

③津伤口渴，内热消渴，肠燥便秘。

（4）用法用量：煎服，10～15g。鲜品用量加倍，或以鲜品捣汁入药。

（5）使用注意：脾虚湿滞，腹满便溏者不宜使用。△☆

2. 玄参

（1）药性：甘、苦、咸，微寒。归肺、胃、肾经。☆

（2）功效：清热凉血，泻火解毒，滋阴。

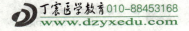
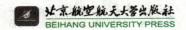

（3）应用

①温邪入营，内陷心包，温毒发斑。

②热病伤阴，津伤便秘，骨蒸劳嗽。

③目赤咽痛，瘰疬，白喉，痈肿疮毒。

（4）用法用量：煎服，10～15g。

（5）使用注意：脾胃虚寒，食少便溏者不宜服用。反藜芦。△☆

3. 牡丹皮

（1）药性：苦、辛，微寒。归心、肝、肾经。☆

（2）功效：清热凉血，活血祛瘀。

（3）应用

①温毒发斑，血热吐衄。善能清营分、血分实热。

②温病伤阴，阴虚发热，夜热早凉，无汗骨蒸。善于清透阴分伏热，为治无汗骨蒸之要药。

③血滞经闭、痛经、跌打伤痛。

④痈肿疮毒。

（4）用法用量：煎服，6～12g。清热凉血宜生用，活血祛瘀宜酒炙用。

（5）使用注意：血虚有寒、月经过多及孕妇不宜用。△☆

4. 赤芍

（1）药性：苦，微寒。归肝经。☆

（2）功效：清热凉血，散瘀止痛。

（3）应用

①温毒发斑，血热吐衄。善清泻肝火，泄血分郁热而奏凉血、止血之功。

②目赤肿痛，痈肿疮疡。

③肝郁胁痛，经闭痛经，癥瘕腹痛，跌打损伤。

（4）用法用量：煎服，6～12g。

（5）使用注意：血寒经闭不宜用。反藜芦。△☆

5. 紫草△☆

（1）药性：甘、咸，寒。归心、肝经。☆

（2）功效：清热凉血，活血，解毒透疹。

（3）应用

①温病血热毒盛，斑疹紫黑，麻疹不透。

②疮疡，湿疹，水火烫伤。

（4）用法用量：煎服，5～10g。外用适量，熬膏或用植物油浸泡涂搽。

（5）使用注意：本品性寒而滑利，脾虚便溏者忌服。

6. 水牛角

（1）药性：苦，寒。归心、肝经。☆

（2）功效：清热凉血，解毒，定惊。

（3）应用

①温病高热，神昏谵语，惊风，癫狂。

②血热妄行斑疹、吐衄。

③痈肿疮疡，咽喉肿痛。

（4）用法用量：镑片或粗粉煎服，15～30g，宜先煎3小时以上。水牛角浓缩粉冲服，每次1.5～3g，每天2次。

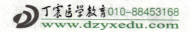
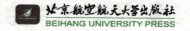

（5）使用注意：脾胃虚寒者忌用。△☆

7. 鉴别用药☆

（1）玄参、生地黄：**玄参与生地黄均能清热凉血、养阴生津**，用治热入营血、热病伤阴、阴虚内热等证，常相须为用。**但玄参泻火解毒力较强，故咽喉肿痛、痰火瘰疬多用；生地黄凉血养阴力较大，故血热出血、阴虚内热消渴多用。**

（2）牡丹皮、赤芍：牡丹应与赤芍二药均味苦性微寒，同归肝经。**两药均有清热凉血，活血化瘀功效。同可用治热入营血之斑疹、吐衄、血滞经闭、痛经、癥瘕腹痛、痈疮肿毒及跌打瘀肿等证。**不同功效：牡丹皮兼辛味，并入心肾经，善透阴分伏热而退虚热，又治热病后期之阴虚发热、久病阴伤之无汗骨蒸；赤芍苦泄而专入肝经，又善清泄肝火止痛，治肝郁化火之胸胁疼痛及肝火目赤肿痛。

六、清虚热药

清虚热类药物性寒凉，多归肝、肾经，主入阴分，以清虚热、退骨蒸为主要作用。主治肝肾阴虚所致的骨蒸潮热、午后发热、手足心热、虚烦不眠、遗精盗汗、舌红少苔、脉细数等，以及热病后期，余热未清，伤阴劫液，而致夜热早凉、热退无汗、舌质红绛、脉细数等。

1. 青蒿

（1）药性：苦、辛，寒。归肝、胆经。☆

（2）功效：**清透虚热，凉血除蒸，解暑，截疟。**

（3）应用

①温邪伤阴，夜热早凉。**长于清透阴分伏热。**

②阴虚发热，劳热骨蒸。

③暑热外感，发热口渴。

④疟疾寒热。

（4）用法用量：煎服，6～12g，不宜久煎；或鲜用绞汁服。

（5）使用注意：脾胃虚弱，肠滑泄泻者忌服。△☆

2. 地骨皮

（1）药性：甘，寒。归肺、肝、肾经。☆

（2）功效：**凉血除蒸，清肺降火，生津止渴。**

（3）应用

①阴虚发热，盗汗骨蒸。能清肝肾之虚热，除有汗之骨蒸，**为退虚热、疗骨蒸之佳品。**

②肺热咳嗽。善清泄肺热，除肺中伏火。

③血热出血证。

④内热消渴。

（4）用法用量：煎服，9～15g。

（5）使用注意：外感风寒发热及脾虚便溏者不宜用。△☆

3. 白薇

（1）药性：苦、咸，寒。归胃、肝、肾经。☆

（2）功效：**清热凉血，利尿通淋，解毒疗疮。**

（3）应用

①**阴虚发热，产后虚热。**

②热淋，血淋。

③疮痈肿毒，毒蛇咬伤，咽喉肿痛。

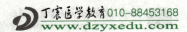 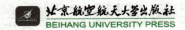

④阴虚外感。

（4）用法用量：煎服，4.5～9g。

（5）使用注意：脾胃虚寒、食少便溏者不宜服用。△☆

4. 银柴胡△☆

（1）药性：甘，微寒。归肝、胃经。☆

（2）功效：**清虚热，除疳热。**

（3）应用

①阴虚发热。**为退虚热除骨蒸之常用药。**

②疳积发热。

（4）用法用量：煎服，3～9g。

（5）使用注意：外感风寒、血虚无热者忌用。

5. 胡黄连△☆

（1）药性：苦，寒。归肝、胃、大肠经。☆

（2）功效：**退虚热，除疳热，清湿热。**

（3）应用

①骨蒸潮热。

②小儿疳热。**尤宜于小儿疳积发热，消化不良，腹胀体瘦，低热不退等症。**

③湿热泻痢。

④痔疮肿痛、痔漏成管。

（4）用法用量：煎服，1.5～9g。

（5）使用注意：脾胃虚寒者慎用。

6. 鉴别用药☆

（1）柴胡、银柴胡：柴胡与银柴胡二者名称相似，均有退热之功。其中银柴胡长于清虚热、除疳热，善治疗阴虚发热、小儿疳热；柴胡长于解肌退热，善治外感发热、邪在少阳之往来寒热。

（2）黄连、胡黄连：黄连与胡黄连二者名称相似，均为苦寒、清热燥湿之品，善除胃肠湿热，均为治湿热泻痢之良药。其中胡黄连药力不及黄连，善退虚热、除疳热；黄连苦寒尤甚，善清心火、泻胃热，为清热解毒要药。

历年考点串讲

　　具体清热药的性能特点、功效、适用范围和使用注意事项是每年必考内容。重点复习石膏、知母、芦根、天花粉、淡竹叶、栀子、夏枯草、决明子、谷精草、黄芩、黄连、黄柏、龙胆草、秦皮、苦参、白鲜皮、金银花、连翘、穿心莲、大青叶、板蓝根、青黛、贯众、蒲公英、紫花地丁、野菊花、重楼、拳参、土茯苓、鱼腥草、金荞麦、大血藤、败酱草、射干、山豆根、马勃、白头翁、马齿苋、鸦胆子、半边莲、白花蛇舌草、山慈菇、熊胆、白蔹、生地黄、玄参、牡丹皮、赤芍、紫草、水牛角、青蒿、地骨皮、白薇、银柴胡、胡黄连的药性、功效、应用、用法用量、使用注意及相似药物功用异同。

　　常考的细节有：

　　1. 能清心火的清热药物有连翘、黄连、淡竹叶。

　　2. 龙胆草清热燥湿，善泻肝胆实火。

　　3. 黄芩治邪在少阳，寒热往来。

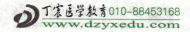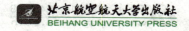

4．黄芩善清中上焦湿热；黄连尤长于清泄中焦脾胃、大肠湿热；黄柏长于清泻下焦湿热。

5．连翘长于清心火，有"疮家圣药"之称。

6．蒲公英为治疗乳痈之要药；紫花地丁善治乳痈肠痈；鱼腥草为治疗肺痈要药。大血藤为治疗肠痈要药。败酱草善治肠痈肺痈。

7．马勃为治疗咽喉肿痛的常用药，对喉证有出血及溃烂者尤为适宜。

8．山豆根具有清热解毒、消肿利咽的功效，为"解咽喉肿痛第一要药"。

9．牡丹皮善于清透阴分伏热，为治无汗骨蒸之要药。

10．青蒿清透虚热，凉血除蒸，解暑，截疟。为治疗疟疾之良药。

第六节　泻下药

一、概　述

凡能引起腹泻，或润滑大肠，以泻下通便为主要功效，常用以治疗里实积滞证的药物，称为泻下药。

本类药为沉降之品，主归大肠经。泻下药主要适用于大便秘结，胃肠积滞，实热内结及水肿停饮等里实证，部分药还可用于疮痈肿毒及瘀血证。

攻下药、峻下逐水药作用峻猛，或具有毒性，易伤正气及脾胃，故年老体虚、脾胃虚弱者当慎用；妇女胎前产后及月经期应当忌用；应用作用较强的泻下药时，当奏效即止，切勿过剂，以免损伤胃气；应用作用峻猛而有毒性的泻下药时，要严格炮制法度，控制用量，避免中毒。

二、攻下药

本类药大多苦寒沉降，主入胃、大肠经。既有较强的攻下通便作用，又有清热泻火之效。主要适用于实热积滞，大便秘结，燥屎坚结者。

1．大黄

（1）药性：苦，寒。归脾、胃、大肠、肝、心包经。☆

（2）功效：泻下攻积，清热泻火，凉血解毒，止血，逐瘀通经，利湿退黄。

（3）应用

①实热积滞便秘。为治疗积滞便秘之要药。实热积滞之便秘尤为适宜。

②血热吐衄，目赤咽肿，牙龈肿痛。

③痈肿疔疮，肠痈腹痛。

④瘀血经闭，产后瘀阻，跌打损伤。

⑤湿热痢疾，黄疸尿赤，淋证，水肿。

⑥烧烫伤。

（4）用法用量：煎服，3～15g。外用适量，研末敷于患处。生大黄泻下力较强，欲攻下者宜生用，入汤剂不宜久煎，或用开水泡服，久煎则泻下力减弱。

（5）使用注意：孕妇及月经期、哺乳期慎用。又本品苦寒，易伤胃气，脾胃虚弱者亦应慎用。△☆

2．芒硝

（1）药性：咸、苦，寒。归胃、大肠经。☆

（2）功效：泻下通便，润燥软坚，清火消肿。

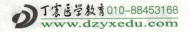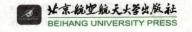

（3）应用

①实热积滞，腹满胀痛，大便燥结。对实热积滞，大便燥结者尤为适宜。

②肠痈腹痛。

③乳痈，痔疮肿痛，咽痛口疮，目赤肿痛。

（4）用法用量：6～12g，一般不入煎剂，待汤剂煎好后，溶入汤液中服用。外用适量。

（5）使用注意：孕妇、哺乳期慎用；不宜与硫黄、三棱同用。△☆

3. 番泻叶△☆

（1）药性：甘、苦、寒。归大肠经。☆

（2）功效：泻热行滞，通便，利水。

（3）应用

①实热积滞，便秘腹痛。适用于热结便秘，亦可用于习惯性便秘及老年便秘。

②水肿胀满。

（4）用法用量：煎服，2～6g，后下，或开水泡服。

（5）使用注意：孕妇及哺乳期、月经期慎用。

4. 芦荟

（1）药性：苦，寒。归肝、胃、大肠经。☆

（2）功效：泻下通便，清肝泻火，杀虫。

（3）应用

①热结便秘。

②惊痫抽搐。

③小儿疳积。

④癣疮。

（4）用法用量：2～5g，宜入丸散。外用适量，研末敷患处。

（5）使用注意：孕妇、哺乳期及脾胃虚弱、食少便溏者慎用。△☆

5. 鉴别用药　大黄与芒硝：大黄、芒硝均为泻下药，常相须为用，治疗肠燥便秘。大黄味苦泻下力强，有荡涤肠胃之功，为治热结便秘之主药。芒硝味咸，可软坚泻下，善除燥屎坚结。芒硝又清火消肿，但多外用，治疮痈肿痛。大黄苦寒沉降，又泻火凉血解毒，清利湿热，治疗热毒血证及湿热内蕴等证。且可活血通经，治血瘀诸证。☆

三、润下药

本类药物多为植物种子和种仁，富含油脂，味甘质润，多入脾、大肠经，能润滑大肠，促使排便而不致峻泻。适用于年老津枯、产后血虚、热病伤津及失血等所致的肠燥便秘。

1. 火麻仁

（1）药性：甘，平。归脾、胃、大肠经。☆

（2）功效：润肠通便。

（3）应用：血虚津亏，肠燥便秘。适用于老年人、产妇、体弱等津血不足的肠燥便秘者。

（4）用法用量：煎服，10～15g。

2. 郁李仁

（1）药性：辛、苦、甘，平。归脾、大肠、小肠经。☆

（2）功效：润肠通便，下气利水。

（3）应用

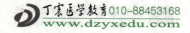
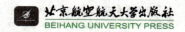

①津枯肠燥，食积气滞，腹胀便秘。润肠通便作用类似火麻仁而力较强。

②水肿，脚气浮肿，小便不利。

（4）用法用量：煎服，6～10g。

（5）使用注意：孕妇慎用。△☆

3. 松子仁

（1）药性：甘，温。归大肠、肺经。☆

（2）功效：润肠通便，润肺止咳。

（3）应用

①肠燥便秘。

②肺燥干咳。

（4）用法用量：煎服，5～10g。

（5）使用注意：脾虚便溏、痰湿壅盛者不宜使用。△☆

四、峻下逐水药

本类药物大多苦寒有毒，药力峻猛，服药后能引起剧烈腹泻，有的兼能利尿，能使体内潴留的水饮通过二便排出体外，消除肿胀。适用于全身水肿，大腹胀满，以及停饮等正气未衰，邪盛证急之证。

1. 甘遂

（1）药性：苦，寒。有毒。归肺、肾、大肠经。☆

（2）功效：泻水逐饮，消肿散结。

（3）应用

①水肿胀满，胸腹积水，痰饮积聚，气逆咳喘，二便不利。

②风痰癫痫。

③痈肿疮毒。

（4）用法用量：0.5～1.5g，炮制（醋炙减低毒性）后多入丸散用。外用适量，生用。

（5）使用注意：孕妇及虚弱者禁用。不宜与甘草同用。△☆

2. 京大戟

（1）药性：苦，寒；有毒。归肺、脾、肾经。☆

（2）功效：泻水逐饮，消肿散结。

（3）应用

①水肿胀满，胸腹积水，痰饮积聚，气逆咳喘，二便不利。本品泻水逐饮作用类似甘遂而力稍逊，多治水肿、臌胀而正气未衰者。

②痈肿疮毒，瘰疬痰核。

（4）用法用量：煎服，1.5～3g；入丸散服，每次1g；内服醋炙用，以减低毒性。外用适量，生用。

（5）使用注意：孕妇及虚弱者禁用。不宜与甘草同用。△☆

3. 芫花

（1）药性：苦，辛，温。有毒。归肺、脾、肾经。☆

（2）功效：泻水逐饮，祛痰止咳，杀虫疗疮。

（3）应用

①水肿胀满，胸腹积水，痰饮积聚，气逆咳喘，二便不利。

②疥癣秃疮，痈肿，冻疮。

（4）用法用量：煎服，1.5～3g；研末吞服，0.6～0.9g次；内服醋炙用，以减低毒性。外用适量。

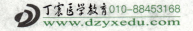
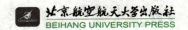

（5）使用注意：虚弱者及孕妇忌用。不宜与甘草同用。△☆

4. 商陆△☆

（1）药性：苦，寒。有毒。归肺、脾、肾、大肠经。☆

（2）功效：泻下逐水，消肿散结。

（3）应用

①水肿，臌胀。用治水肿，臌胀，大便秘结，小便不利的水湿肿满实证。

②疮痈肿毒。

（4）用法用量：煎服，5～10g。醋炙以降低毒性。外用适量。

（5）使用注意：孕妇忌用。

5. 牵牛子

（1）药性：苦，寒。有毒。归肺、肾、大肠经。☆

（2）功效：泻下逐水，去积杀虫。

（3）应用

①水肿，臌胀。其逐水作用较甘遂、京大戟稍缓。

②痰饮喘咳。

③虫积腹痛。能去积杀虫，并可借其泻下通便作用以排出虫体。

（4）用法用量：煎服，3～9g。入丸散服，每次1.5～3g。本品炒用药性减缓。

（5）使用注意：孕妇忌用。不宜与巴豆、巴豆霜同用。△☆

6. 巴豆

（1）药性：辛，热；有大毒。归胃、大肠经。☆

（2）功效：峻下冷积，逐水退肿，豁痰利咽；外用蚀疮。

（3）应用

①寒积便秘。

②小儿乳食停积。

③腹水臌胀，二便不通。

④喉风，喉痹。

⑤痈肿脓成未溃，疥癣恶疮，疣痣。

（4）用法用量：0.1～0.3g，多入丸散用。外用适量。

（5）使用注意：孕妇及虚弱者禁用。不宜与牵牛子同用。△☆

7. 千金子☆

（1）药性：辛，温。有毒。归肝、肾、大肠经。

（2）功效：泻下逐水，破血消癥；外用疗癣蚀疣。

（3）应用

①二便不通，水肿，痰饮，积滞胀满。

②血瘀经闭，癥瘕。

③顽癣，赘疣。

（4）用法用量：1～2g，去壳、去油用，多入丸散服。外用适量，捣烂敷患处。

（5）使用注意：孕妇及虚弱者禁用。

8. 鉴别用药☆

（1）甘遂、京大戟与芫花：甘遂、京大戟、芫花均为峻下逐水药，具有泻水逐饮之效，作用峻猛，常同用治疗水肿、臌胀、胸胁停饮之证。其中甘遂作用最强，其次为京大戟，最弱者为芫花。芫花还兼有祛痰止咳之效。另外，三者均有毒，且不宜与甘草同用；内服时，多醋炙，可降低其毒性。

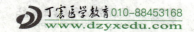
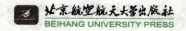

（2）巴豆、大黄：巴豆辛热燥烈，药力刚猛，峻下冷积，开通闭塞，主治冷积便秘重症；大黄苦寒泄降，峻下实热，荡涤胃肠，主治实热积滞便秘急症。

历年考点串讲

　　具体泻下药的性能特点、功效、适用范围和使用注意事项是每年必考内容。重点复习大黄、芒硝、番泻叶、芦荟、火麻仁、郁李仁、松子仁、甘遂、京大戟、芫花、商陆、牵牛子、巴豆、千金子的药性、功效、应用、用法用量、使用注意及相似药物功用异同等。

　　常考的细节有：

1. 大黄为治疗积滞便秘之要药，实热积滞之便秘尤为适宜。大黄的使用注意。
2. 芒硝对实热积滞，大便燥结者尤为适宜。
3. 番泻叶可用于习惯性便秘及老年便秘。
4. 芦荟的功效是泻下通便，清肝杀虫。
5. 峻下逐水药的毒性。
6. 大黄与芒硝的鉴别用药；甘遂、京大戟、芫花的鉴别用药。
7. 巴豆可治疗腹水、喉痹等。

第七节　祛风湿药

一、概　述

　　凡以祛除风湿之邪为主，常用以治疗风湿痹证的药物，称为祛风湿药。

　　本类药物味多辛苦，性温或凉。能祛除留着于肌肉、经络、筋骨的风湿之邪，有的还兼有舒筋、活血、通络、止痛或补肝肾、强筋骨等作用。主要用于风湿痹证之肢体疼痛，关节不利、肿大，筋脉拘挛等症。祛风湿药分为祛风寒湿药、祛风湿热药、祛风湿强筋骨药，分别适用于风寒湿痹，风湿热痹及痹证日久、筋骨无力者。

　　辛温性燥的祛风湿药，易伤阴耗血，故阴血亏虚者应慎用。

二、祛风寒湿药

　　祛风寒湿药药味多辛苦，性温，入肝脾肾经。辛能行散祛风，苦能燥湿，温通祛寒。具有较好的祛风、除湿、散寒、止痛、通经络等作用，尤以止痛为其特点，主要适用于风寒湿痹，肢体关节疼痛，痛有定处，遇寒加重等。

1. 独活

（1）药性：辛、苦，微温。归肾、膀胱经。☆

（2）功效：祛风除湿，通痹止痛，解表。

（3）应用

①风寒湿痹，腰膝疼痛。为治风湿痹痛主药，凡风寒湿邪所致之痹证，无论新久，均可应用。尤以下半身风寒湿痹为宜。

②风寒夹湿头痛。

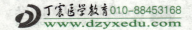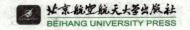

③少阴伏风头痛。**善入肾经而搜伏风，可治风扰肾经，伏而不出之少阴头痛。**

（4）用法用量：煎服，3～10g。外用适量。△☆

2. 威灵仙

（1）药性：辛、咸，温。归膀胱经。☆

（2）功效：**祛风湿，通经络，止痛，消骨鲠。**

（3）应用

①风湿痹痛。既能祛风湿，又能通经络而止痛，为治风湿痹痛要药。尤宜于风邪偏盛，拘挛掣痛，游走不定者。

②骨鲠咽喉。

（4）用法用量：煎服，6～10g。消骨鲠30～50g。

（5）使用注意：本品辛散走窜，气血虚弱者慎服。△☆

3. 川乌

（1）药性：辛、苦，热。归心、肝、肾、脾经。☆

（2）功效：**祛风除湿，温经止痛。**

（3）应用

①风寒湿痹，关节疼痛。

②心腹冷痛，寒疝作痛。

③跌扑伤痛，麻醉止痛。

（4）用法用量：制川乌煎服，1.5～3g，宜先煎、久煎。生品宜外用，适量。

（5）使用注意：生品内服宜慎，孕妇忌用。制川乌孕妇慎用。**不宜与半夏、川贝母、浙贝母、平贝母、伊贝母、湖北贝母、瓜蒌、瓜蒌皮、瓜蒌子、天花粉、白及、白蔹同用。**△☆

4. 蕲蛇

（1）药性：**甘、咸，温；有毒。**归肝经。☆

（2）功效：**祛风，通络，止痉。**

（3）应用

①风湿顽痹，麻木拘挛。**为截风要药，尤善治病深日久之风湿顽痹。**

②中风口眼㖞斜，半身不遂。

③小儿惊风，破伤风，抽搐痉挛。**为治痉挛抽搐常用药。**

④麻风，疥癣。

（4）用法用量：煎服，3～9g；研末吞服，一次1～1.5g，每天2～3次。或酒浸、熬膏，或入丸、散服。

（5）使用注意：血虚生风者慎服。△☆

5. 乌梢蛇

（1）药性：甘，平。归肝经。☆

（2）功效：**祛风，通络，止痉。**

（3）应用

①**风湿顽痹，麻木拘挛。**

②**中风口眼㖞斜，半身不遂。**

③**小儿惊风，破伤风，痉挛抽搐。**

④**麻风，疥癣。**

（4）用法用量：煎服，6～12g；研末，每次2～3g；或入丸剂、酒浸服。外用适量。

（5）使用注意：血虚生风者慎服。△☆

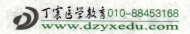
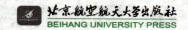

6. 木瓜

（1）药性：酸，温。归肝、脾经。☆

（2）功效：舒筋活络，和胃化湿。

（3）应用

①风湿痹证。尤为治湿痹、筋脉拘挛要药。

②脚气水肿。为脚气浮肿常用药。

③吐泻转筋。

④消化不良，津伤口渴。

（4）用法用量：煎服，6～9g。

（5）使用注意：内有郁热，小便短赤者忌服。△☆

7. 蚕砂☆

（1）药性：甘、辛，温。归肝、脾、胃经。

（2）功效：祛风除湿，和胃化湿。

（3）应用：风湿痹证；吐泻转筋；风疹、湿疹瘙痒。

（4）用法用量：煎服，5～15g，宜布包入煎。外用适量。

8. 伸筋草△☆

（1）药性：微苦、辛，温。归肝、脾、肾经。☆

（2）功效：祛风除湿，舒筋活络。

（3）应用

①风寒湿痹，关节酸痛，屈伸不利。

②跌打损伤。

（4）用法用量：煎服，3～12g。外用适量。

（5）使用注意：孕妇慎用。

9. 寻骨风☆

（1）药性：辛、苦，平。归肝经。

（2）功效：祛风湿，通络止痛。

（3）应用：风湿痹证；跌打损伤；胃痛、牙痛、痈肿。

（4）用法用量：煎服，10～15g。外用，适量。

10. 松节☆

（1）药性：苦、辛，温。归肝、肾经。

（2）功效：祛风除湿，通络止痛。

（3）应用

①风寒湿痹，历节风痛，转筋挛急。尤宜于寒湿偏盛之风湿痹证。

②跌打伤痛。

（4）用法用量：煎服，9～15g。外用适量。

（5）使用注意：阴虚血燥者慎服。

11. 海风藤△☆

（1）药性：辛、苦，微温。归肝经。☆

（2）功效：祛风湿，通经络，止痹痛。

（3）应用

①风寒湿痹，肢节疼痛，筋脉拘挛，屈伸不利。

②跌打损伤。

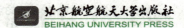

（4）用法用量：煎服，6～12g。外用适量。

12. 路路通☆

（1）药性：苦，平。归肝、肾经。

（2）功效：祛风活络，利水，通经。

（3）应用

①风湿痹痛，麻木拘挛，中风半身不遂。

②水肿胀满。

③跌打损伤。

④经行不畅，经闭。

⑤乳少，乳汁不通。

⑥风疹瘙痒。

（4）用法用量：煎服，5～10g。外用适量。

（5）使用注意：月经过多者不宜；孕妇慎用。

13. 鉴别用药☆

（1）独活、羌活：羌活与独活均能祛风湿，止痛，解表，以治风寒湿痹，风寒夹湿表证，头痛。但羌活性较燥烈，发散力强，常用于风寒湿痹，痛在上半身者；独活性较缓和，发散力较弱，多用于风寒湿痹在下半身者。若风寒湿痹，一身尽痛，两者常配伍应用。

（2）蚕砂、木瓜：蚕砂与木瓜均能祛风湿、和胃化湿，以治湿痹拘挛及湿阻中焦之吐泻转筋。但蚕砂作用较缓，又能祛风，故凡风湿痹痛，不论风重、湿重均可应用；木瓜善于舒筋活络，长于治筋脉拘挛，除常用于湿阻中焦吐泻转筋外，也可用于血虚肝旺，筋脉失养，挛急疼痛等。

三、祛风湿热药

祛风湿热药性味多为辛苦寒，入肝、脾、肾经。辛能行散，苦能降泄，寒能清热。具有良好的祛风除湿，通络止痛，清热消肿之功，主要用于风湿热痹，关节红肿热痛。经配伍亦可用于风寒湿痹。

1. 秦艽

（1）药性：辛、苦，平。归胃、肝、胆经。☆

（2）功效：祛风湿，清湿热，舒筋络，止痹痛，退虚热。

（3）应用

①风湿痹证，筋脉拘挛，骨节酸痛。为"风药中之润剂"。凡风湿痹痛，无问寒热新久，均可配伍应用。对热痹尤为适宜。

②中风半身不遂。

③湿热黄疸。

④骨蒸潮热，小儿疳积发热。为治虚热要药。

（4）用法用量：煎服，3～10g。

2. 防己

（1）药性：苦，寒。归膀胱、肺经。☆

（2）功效：祛风湿，止痛，利水消肿。

（3）应用

①风湿痹痛。对风湿痹证湿热偏盛，肢体酸重，关节红肿疼痛及湿热身痛者，尤为要药。

②水肿，脚气肿痛，小便不利。善走下行而泄下焦膀胱湿热，尤宜于下肢水肿，小便不利者。

③湿疹疮毒。

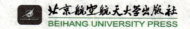

（4）用法用量：煎服，5～10g。

（5）使用注意：本品苦寒易伤胃气，胃纳不佳及阴虚体弱者慎服。△☆

3. 桑枝☆

（1）药性：微苦，平。归肝经。

（2）功效：**祛风湿，利关节。**

（3）应用：风湿痹证。**痹证新久、寒热均可应用，尤宜于风湿热痹，肩臂、关节酸痛麻木者。**

（4）用法用量：煎服，9～15g。外用适量。

4. 豨莶草

（1）药性：辛、苦，寒。归肝、肾经。☆

（2）功效：**祛风湿，利关节，解毒。**

（3）应用

①风湿痹痛，筋骨无力，腰膝酸软，四肢麻木。

②中风半身不遂。

③风疹，湿疮，痈肿疮毒。

（4）用法用量：煎服，9～12g。外用适量。治风湿痹痛、半身不遂宜制用，治风疹湿疮、痈肿疮毒宜生用。△☆

5. 臭梧桐☆

（1）药性：辛、苦、甘，凉。归肝经。

（2）功效：祛风湿，通经络，平肝。

（3）应用：风湿痹证；中风半身不遂；风疹，湿疮；肝阳上亢，头痛眩晕。

（4）用法用量：煎服，5～15g；用于高血压病不宜久煎。研末服，每次3g。外用适量。

6. 络石藤☆

（1）药性：苦，微寒。归心、肝、肾经。

（2）功效：祛风通络，凉血消肿。

（3）应用

①风湿热痹。**尤宜于风湿热痹，筋脉拘挛，腰膝酸痛者。**

②喉痹，痈肿。

③跌打损伤。

（4）用法用量：煎服，6～12g。

7. 雷公藤

（1）药性：苦、辛，寒；有大毒。归肝、肾经。☆

（2）功效：祛风除湿，活血通络，消肿止痛，杀虫解毒。

（3）应用

①风湿顽痹。**尤宜于关节红肿热痛、肿胀难消、晨僵、功能受限，甚至关节变形者。**

②麻风病，顽癣，湿疹，疥疮。

（4）用法用量：煎服，1～3g，先煎。外用适量，研粉或捣烂敷；或制成酊剂、软膏涂擦。

（5）使用注意：**本品有大毒，内服宜慎。外敷不可超过半小时，否则易起疱。凡有心、肝、肾器质性病变及白细胞减少者慎服。孕妇禁服。**△☆

8. 丝瓜络☆

（1）药性：甘，平。归肺、胃、肝经。

（2）功效：祛风，通络，活血，下乳。

（3）应用：风湿痹痛，筋脉拘挛；胸胁胀痛；乳汁不通，乳痈肿痛；跌打损伤。

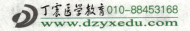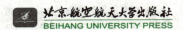

（4）用法用量：煎服，5～12g。外用适量。

四、祛风湿强筋骨药

本类药物主入肝肾经，除祛风湿外，兼有补肝肾、强筋骨作用，主要用于风湿日久，肝肾虚损，腰膝酸软，脚弱无力。

1. 五加皮

（1）药性：辛、苦，温。归肝、肾经。☆

（2）功效：祛风除湿，补益肝肾，强筋壮骨，利水消肿。

（3）应用

①风湿痹病。尤宜于老年人及久病体虚者。

②筋骨痿软，小儿行迟，体虚乏力。

③水肿，脚气肿痛。

（4）用法用量：煎服，5～10g；或酒浸、入丸散服。

2. 桑寄生

（1）药性：苦、甘，平。归肝、肾经。☆

（2）功效：祛风湿，补肝肾，强筋骨，安胎元。

（3）应用

①风湿痹痛，腰膝酸软，筋骨无力。对痹证日久，损及肝肾，腰膝酸软，筋骨无力者尤宜。

②崩漏经多，妊娠漏血，胎动不安。

③头晕目眩。

（4）用法用量：煎服，9～15g。

3. 狗脊△☆

（1）药性：苦、甘，温。归肝、肾经。☆

（2）功效：祛风湿，补肝肾，强腰膝。

（3）应用

①风湿痹痛。对肝肾不足，兼有风寒湿邪之腰痛脊强，不能俯仰者最为适宜。

②腰膝酸软，下肢无力。

③肾虚不固，遗尿尿频，带下清稀。

④金疮出血。狗脊的绒毛有止血作用。

（4）用法用量：煎服，6～12g。

（5）使用注意：肾虚有热，小便不利或短涩黄赤者慎服。

4. 千年健☆

（1）药性：苦、辛，温。归肝、肾经。

（2）功效：祛风湿，强筋骨。

（3）应用：风寒湿痹，腰膝冷痛，拘挛麻木，筋骨痿软。适用于老年人。

（4）用法用量：煎服，5～10g；或酒浸服。

（5）使用注意：阴虚内热者慎服。

5. 鹿衔草☆

（1）药性：甘、苦，温。归肝、肾经。

（2）功效：祛风湿，强筋骨，止血，止咳。

（3）应用

①风湿痹证。用于风湿日久，痹痛而腰膝无力者。

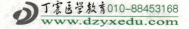
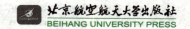

②月经过多，崩漏，咯血，外伤出血。

③久咳劳嗽。

④泻痢日久。

（4）用法用量：煎服，9～15g。外用适量。

历年考点串讲

常用祛风湿药的性能特点、功效、应用、使用注意事项及相似药物异同等是每年必考内容。祛风寒湿药重点复习独活、威灵仙、川乌、蕲蛇、乌梢蛇、木瓜、蚕砂、伸筋草、寻骨风、松节、海风藤、路路通的药性、功效、应用、用法用量、使用注意及相似药物的功用异同等内容。祛风湿热药重点复习秦艽、防己、桑枝、豨莶草、臭梧桐、络石藤、雷公藤、丝瓜络的药性、功效、应用、用法用量、使用注意及相似药物的功用异同等内容。祛风湿强筋骨药重点复习五加皮、桑寄生、狗脊、千年健、鹿衔草的药性、功效、应用、用法用量、使用注意及相似药物的功用异同等内容。

常考的细节有：

1. 独活具有祛风除湿、通痹止痛、解表的功效，为治风湿痹痛主药，尤以下半身风寒湿痹为宜。

2. 威灵仙具有祛风湿、通经络、止痛、消骨鲠的功效。

3. 川乌不宜与半夏、川贝母、浙贝母、平贝母、伊贝母、湖北贝母、瓜蒌、瓜蒌皮、瓜蒌子、天花粉、白及、白蔹同用。孕妇忌用。

4. 蕲蛇祛风、通络，止痉。为截风要药，尤善治病深日久之风湿顽痹。

5. 木瓜可舒筋活络，和胃化湿。善治风湿痹证、脚气水肿、吐泻转筋、消化不良。

6. 秦艽具有祛风湿、清湿热、舒筋络、止痹痛、退虚热的功效，为"风药中之润剂"。凡风湿痹痛，无问寒热新久，均可配伍应用。对热痹尤为适宜。

7. 防己具有祛风湿，止痛，利水消肿的功效。

第八节　化湿药

一、概　述

凡气味芳香，性偏温燥，以化湿运脾为主要作用，常用治湿阻中焦证的药物，称为化湿药。

本类药物辛香温燥，主入脾、胃经。芳香之品能醒脾化湿，温燥之药可燥湿健脾。其辛能行气，香能通气，能行中焦之气机，以解除因湿浊引起的脾胃气滞之病机。化湿药主要适用于湿浊内阻，脾为湿困，运化失常所致的脘腹痞满、呕吐泛酸、大便溏薄、食少体倦、口甘多涎、舌苔白腻等症。

化湿药物气味芳香，多含挥发油，一般以作为散剂服用疗效较好。入汤剂宜后下，不应久煎，以免其挥发性有效成分逸失而降低疗效。本类药物多属辛温香燥之品，易耗气伤阴，故阴虚血燥及气虚者宜慎用。

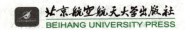

二、具体药物

1. 藿香

（1）药性：辛，微温。归脾、胃、肺经。☆

（2）功效：**芳香化湿，和中止呕，发表解暑。**

（3）应用

①湿浊中阻，脘腹痞闷。**为芳香化湿浊要药。**

②呕吐。**以治湿浊中阻所致之呕吐最为捷要。**

③暑湿表证，湿温初起，发热倦怠，胸闷不舒；寒湿闭暑，腹痛吐泻。

（4）用法用量：煎服，3 ～ 10g。

2. 佩兰

（1）药性：辛，平。归脾、胃、肺经。☆

（2）功效：**芳香化湿，醒脾开胃，发表解暑。**

（3）应用

①湿浊中阻，脘痞呕恶。

②脾经湿热，口中甜腻、口臭，多涎。

③暑湿表证，湿温初起，发热倦怠，胸闷不舒。

（4）用法用量：煎服，3 ～ 10g。

3. 苍术

（1）药性：辛、苦，温。归脾、胃、肝经。☆

（2）功效：**燥湿健脾，祛风散寒，明目。**

（3）应用

①湿阻中焦，脘腹胀满，泄泻，水肿。

②风湿痹痛，脚气。

③风寒感冒。

④夜盲，眼目昏涩。

（4）用法用量：煎服，3 ～ 9g。

4. 厚朴

（1）药性：苦、辛，温。归脾、胃、肺、大肠经。☆

（2）功效：**燥湿，行气，消积，消痰平喘。**

（3）应用

①湿滞伤中，脘痞吐泻。**为消除胀满的要药。**

②食积气滞，腹胀便秘。

③痰饮喘咳。

（4）用法用量：煎服，3 ～ 10g。

（5）使用注意：本品辛苦温燥，易耗气伤津，故气虚津亏者及孕妇当慎用。△☆

5. 砂仁

（1）药性：辛，温。归脾、胃、肾经。☆

（2）功效：**化湿开胃，温中止泻，理气安胎。**

（3）应用

①湿浊中阻，脾胃气滞，脘痞不饥。古人谓其"为醒脾调胃要药"，凡湿阻或气滞所致之脘腹胀痛等脾胃不和诸证常用，尤其是寒湿气滞者最为适宜。

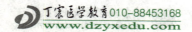
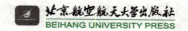

②脾胃虚寒，呕吐泄泻。

③妊娠恶阻，胎动不安。

（4）用法用量：煎服，3～6g，后下。

（5）使用注意：阴虚血燥者慎用。△☆

6. 白豆蔻△☆

（1）药性：辛，温。归肺、脾、胃经。☆

（2）功效：化湿行气，温中止呕，开胃消食。

（3）应用

①湿浊中阻，脾胃气滞，不思饮食，胸腹胀痛，食积不消。

②湿温初起，胸闷不饥。

③寒湿呕逆。尤以胃寒湿阻气滞之呕吐最为适宜。

（4）用法用量：煎服，3～6g，后下。

（5）使用注意：阴虚血燥者慎用。

7. 草豆蔻☆

（1）药性：辛，温。归脾、胃经。

（2）功效：燥湿行气，温中止呕。

（3）应用

①寒湿内阻，脾胃气滞，脘腹胀满冷痛，不思饮食。

②嗳气呕逆。

（4）用法用量：煎服，3～6g。

（5）使用注意：阴虚血燥者慎用。

8. 草果☆

（1）药性：辛，温。归脾、胃经。

（2）功效：燥湿温中，截疟除痰。

（3）应用

①寒湿内阻，脘腹胀痛，痞满呕吐。多用于寒湿偏盛之脘腹痞满胀痛。

②疟疾寒热，瘟疫发热。治疗疟疾寒热往来。

（4）用法用量：煎服，3～6g。

（5）使用注意：阴虚血燥者慎用。

9. 鉴别用药☆

（1）苍术、藿香与佩兰：苍术、藿香、佩兰均为芳香化湿药，具有化湿之力，用于湿阻中焦证，其中苍术苦温燥烈，可燥湿健脾，不仅适用于湿阻中焦，亦可用于其他湿邪泛滥之证；而藿香、佩兰性微温或平，以化湿醒脾为主，多用于湿邪困脾之证。

（2）厚朴、苍术：厚朴、苍术均为化湿药，味辛、苦，性温，具有燥湿之功，常相须为用，治疗湿阻中焦之证。但厚朴以苦味为重，苦降下气消积除胀满，又下气消痰平喘，既可除无形之湿满，又可消有形之实满，为消除胀满的要药；而苍术辛散温燥为主，为治湿阻中焦之要药，又祛风湿。

（3）豆蔻、砂仁：豆蔻、砂仁同为化湿药，具有化湿行气、温中止呕、止泻之功，常相须为用，用治湿阻中焦及脾胃气滞证。其中豆蔻化湿行气之力偏中上焦，砂仁偏中下焦。故豆蔻临床上可用于湿温痞闷，温中偏胃而善止呕；砂仁化湿行气力略胜，温中重在脾而善止泻。

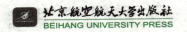

历年考点串讲

常用化湿药的性能特点、功效、应用、使用注意事项及相似药物异同等是每年必考内容。重点复习藿香、佩兰、苍术、厚朴、砂仁、白豆蔻、草豆蔻、草果的药性、功效、应用、用法用量、使用注意及相似药物的功用异同等内容。

常考的细节有：

1. 化湿药气味芳香，一般入丸、散服用。入汤剂宜后下，不应久煎。
2. 藿香芳香化湿，和中止呕，发表解暑。以治湿浊中阻所致之呕吐最为适宜。
3. 苍术具有燥湿健脾，祛风散寒，明目的功效。
4. 厚朴用于湿滞伤中，脘痞吐泻。为消除胀满的要药。
5. 砂仁化湿开胃，温中止泻，理气安胎。"为醒脾调胃要药"，入煎剂后下。

第九节　利水渗湿药

一、概　述

凡以通利水道，渗泄水湿为主要功效，常用以治疗水湿内停病证的药物，称利水渗湿药。

本类药物味多甘淡或苦，主归膀胱、小肠、肾、脾经，作用趋向偏于下行，淡能渗利，苦能降泄。利水渗湿药具有利水消肿，利尿通淋，利湿退黄等作用。主要用治水肿、小便不利、泄泻、痰饮、淋证、黄疸、湿疮、带下等水湿所致的各种病证。

利水渗湿药，易耗伤津液，对阴亏津少、肾虚遗精遗尿者，慎用或忌用。有些药物有较强的通利作用，孕妇应慎用。

二、利水消肿药

利水消肿药性味甘淡平或微寒，淡能渗泄水湿，服药后能使小便畅利，水肿消退，故具有利水消肿作用。用于水湿内停之水肿、小便不利，以及泄泻、痰饮等证。

1. 茯苓
（1）药性：甘、淡，平。归心、肺、脾、肾经。☆
（2）功效：利水渗湿，健脾，宁心安神。
（3）应用
①水肿尿少。为利水消肿之要药。可用治寒热虚实各种水肿。
②痰饮眩悸。
③脾虚食少，便溏泄泻。尤宜于脾虚湿盛泄泻。
④心神不安，惊悸失眠。
（4）用法用量：煎服，10～15g。

2. 薏苡仁
（1）药性：甘、淡，凉。归脾、胃、肺经。☆
（2）功效：利水渗湿，健脾止泻，除痹，排脓，解毒散结。
（3）应用

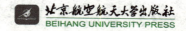

①水肿，脚气浮肿，小便不利。常用于脾虚湿胜之水肿腹胀。

②脾虚泄泻。尤宜治脾虚湿盛之泄泻。

③湿痹拘挛。常用治湿痹而筋脉挛急疼痛者。

④肺痈，肠痈。

⑤赘疣，癌肿。

（4）用法用量：煎服，9～30g。清利湿热宜生用，健脾止泻宜炒用。

（5）使用注意：本品性质滑利，孕妇慎用。△☆

3. 猪苓

（1）药性：甘、淡，平。归肾、膀胱经。☆△

（2）功效：利水渗湿。

（3）应用：水肿，小便不利，泄泻，淋浊，带下。

（4）用法用量：煎服，6～12g。

4. 泽泻

（1）药性：甘、淡，寒。归肾、膀胱经。☆

（2）功效：利水渗湿，泄热，化浊降脂。

（3）应用

①水肿胀满，小便不利，泄泻尿少，痰饮眩晕。能"利小便以实大便"。

②热淋涩痛，遗精。下焦湿热者尤为适宜。

③高脂血症。

（4）用法用量：煎服，6～10g。

5. 冬瓜皮☆

（1）药性：甘，凉。归脾、小肠经。

（2）功效：利尿消肿，清热解暑。

（3）应用

①水肿胀满，小便不利。善于利水消肿。

②暑热口渴，小便短赤。

（4）用法用量：煎服，9～30g。

6. 玉米须☆

（1）药性：甘，平。归膀胱、肝、胆经。

（2）功效：利水消肿，利湿退黄。

（3）应用

①水肿。尤宜于膀胱湿热之小便短赤涩痛。

②黄疸。

（4）用法用量：煎服，15～30g。鲜品加倍。

7. 葫芦☆

（1）药性：甘，平。归肺、肾经。

（2）功效：利水消肿。

（3）应用：水肿胀满；淋证；利湿退黄，用治湿热黄疸。

（4）用法用量：煎服，15～30g。

8. 香加皮△☆

（1）药性：辛、苦，温；有毒。归肝、肾、心经。☆

（2）功效：利水消肿，祛风湿，强筋骨。

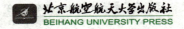

（3）应用

①下肢浮肿，心悸气短。

②风寒湿痹，腰膝酸软。为治风湿痹证常用药。

（4）用法用量：煎服，3～6g。

（5）使用注意：本品有毒，不宜长期或过量服用。

9. 鉴别用药☆

（1）茯苓、薏苡仁：茯苓、薏苡仁均归脾经，都能健脾利水渗湿，对于脾虚湿盛之证，常相须应用。其中薏苡仁性凉能除痹，排脓，解毒散结，对于湿痹拘挛、肺痈、肠痈、赘疣、癌肿为常用。茯苓性平和缓，为利水渗湿之要药，其利水渗湿、健脾之力较薏苡仁为强，对于水肿，无论寒热虚实，均可配伍使用。取其利水健脾之功，常用治痰饮病眩晕、心悸、咳嗽等，为治痰饮病之要药，又有宁心作用，常用治心悸怔忡、失眠多梦等。

（2）茯苓、猪苓：茯苓与猪苓皆甘淡性平，都能利水渗湿，对于水肿、小便不利，淋证等水湿内停者，常相须为用。但猪苓仅有利水渗湿之功，且利水作用较茯苓强；茯苓利中有补，能健脾补中，宁心安神，用于脾虚湿盛所致腹泻、便溏、食少等，以及失眠、健忘等。茯苓又为治痰要药。

（3）五加皮、香加皮：五加皮与香加皮均能祛风湿，强筋骨，利水消肿。但两药科属不同，功效有别。五加皮无毒，祛风湿、补肝肾、强筋骨作用较好；香加皮有毒，强心利尿作用强。

三、利尿通淋药

利尿通淋药药物性味多苦寒，或甘淡寒。苦能降泄，寒能清热，走下焦，尤能清利下焦湿热，以利尿通淋为主要作用，主要用于治疗热淋、血淋、石淋、膏淋。

1. 车前子

（1）药性：甘，寒。归肝、肾、肺、小肠经。☆

（2）功效：清热利尿通淋，渗湿止泻，明目，祛痰。

（3）应用

①热淋涩痛，水肿胀满。善于通利水道，清膀胱之热。

②暑湿泄泻。尤宜于湿盛之大便水泻，小便不利者。

③目赤肿痛，目暗昏花。

④痰热咳嗽。

（4）用法用量：煎服，9～15g，宜包煎。

（5）使用注意：孕妇及肾虚精滑者慎用。△☆

2. 滑石

（1）药性：甘、淡，寒。归膀胱、肺、胃经。☆

（2）功效：利尿通淋，清热解暑；外用祛湿敛疮。

（3）应用

①热淋，石淋，尿热涩痛。为治淋证常用药。

②暑湿烦渴，湿温初起。为治暑湿、湿温之常用药。

③湿热水泻。尤宜于湿热或暑湿水泻，小便不利。

④湿疮，湿疹，痱子。

（4）用法用量：煎服，10～20g；滑石块先煎，滑石粉包煎。外用适量。

（5）使用注意：脾虚、热病伤津及孕妇慎用。△☆

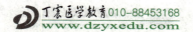
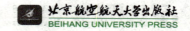

3. 木通

（1）药性：苦，寒。归心、小肠、膀胱经。☆

（2）功效：**利尿通淋，清心除烦，通经下乳。**

（3）应用

①淋证，水肿。

②心烦尿赤，口舌生疮。能上清心经之火，下泄小肠之热。

③经闭乳少，湿热痹痛。

（4）用法用量：煎服，3～6g。

（5）使用注意：孕妇慎用。不宜长期或大量服用。△☆

4. 通草△☆

（1）药性：甘、淡，微寒。归肺、胃经。☆

（2）功效：**清热利尿，通气下乳。**

（3）应用

①湿热淋证，水肿尿少。**尤宜于热淋之小便不利，淋沥涩痛。**

②产后乳汁不下。

③湿温初起及暑温夹湿。

（4）用法用量：煎服，3～5g。

（5）使用注意：孕妇慎用。△☆

5. 瞿麦

（1）药性：苦，寒。归心、小肠经。☆

（2）功效：**利尿通淋，活血通经。**

（3）应用

①热淋，血淋，石淋，小便不通，淋沥涩痛。**尤以热淋最为适宜。**

②瘀阻经闭，月经不调。**对于血热瘀阻之经闭或月经不调尤为适宜。**

（4）用法用量：煎服，9～15g。

（5）使用注意：**孕妇慎用。**△☆

6. 萹蓄

（1）药性：苦，微寒。归膀胱经。☆

（2）功效：利尿通淋，杀虫，止痒。

（3）应用

①热淋涩痛，小便短赤。**多用于热淋、石淋。**

②虫积腹痛，皮肤湿疹，阴痒带下。

（4）用法用量：煎服，9～15g。外用适量，煎洗患处。

7. 地肤子△☆

（1）药性：辛、苦，寒。归肾、膀胱经。☆

（2）功效：清热利湿，祛风止痒。

（3）应用

①小便不利，淋沥涩痛。

②阴痒带下，风疹，湿疹，皮肤瘙痒。

（4）用法用量：煎服，9～15g。外用适量，煎汤熏洗。

8. 海金沙△☆

（1）药性：甘、咸，寒。归膀胱、小肠经。☆

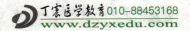
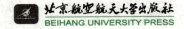

（2）功效：清热利湿，通淋止痛。

（3）应用：热淋，石淋，血淋，膏淋，尿道涩痛。尤善止尿道疼痛，为治诸淋涩痛之要药。

（4）用法用量：煎服，6～15g，包煎。

9. 石韦

（1）药性：甘、苦，微寒。归肺、膀胱经。☆

（2）功效：利尿通淋，清肺止咳，凉血止血。

（3）应用

①热淋，血淋，石淋，小便不通，淋沥涩痛。尤宜于血淋。

②肺热喘咳。

③血热出血。

（4）用法用量：煎服，6～12g。

10. 冬葵子☆

（1）药性：甘、涩，凉。归大肠、小肠、膀胱经。

（2）功效：清热利尿，下乳，润肠。

（3）应用：淋证，水肿，尿闭；乳汁不通，乳房胀痛；肠燥便秘。

（4）用法用量：煎服，3～9g。

（5）使用注意：本品寒润滑利，脾虚便溏及孕妇慎用。

11. 灯心草☆

（1）药性：甘、淡，微寒。归心、肺、小肠经。

（2）功效：利小便，清心火。

（3）应用：热淋，尿少涩痛；心烦失眠，口舌生疮。

（4）用法用量：煎服，1～3g。

12. 萆薢△☆

（1）药性：苦，平。归肾、胃经。☆

（2）功效：利湿去浊，祛风除痹。

（3）应用

①膏淋，白浊，白带过多。为治膏淋要药。

②风湿痹痛，关节不利，腰膝疼痛。

（4）用法用量：煎服，9～15g。

（5）使用注意：肾阴亏虚、遗精滑精者慎用。

四、利湿退黄药

利湿退黄药性味多苦寒，主入脾、胃、肝、胆经。苦寒则能清泄湿热，故以清利湿热、利胆退黄为主要作用，主要用于湿热黄疸，症见目黄、身黄、小便黄等。

1. 茵陈

（1）药性：苦、辛，微寒。归脾、胃、胆经。☆

（2）功效：清利湿热，利胆退黄。

（3）应用

①黄疸尿少。善于清利脾胃肝胆湿热，为治黄疸之要药。

②湿温暑湿。

③湿疮瘙痒。

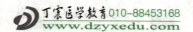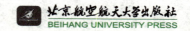

（4）用法用量：煎服，6～15g。外用适量，煎汤熏洗。

（5）使用注意：蓄血发黄者及血虚萎黄者慎用。△☆

2. 金钱草

（1）药性：甘、淡、咸，微寒。归肝、胆、肾、膀胱经。☆

（2）功效：利湿退黄，利尿通淋，解毒消肿。

（3）应用

①湿热黄疸，胆胀胁痛。本品既能清肝胆之热，又能除下焦湿热，有清热利湿退黄之功。

②石淋，热淋，小便涩痛。善排结石，尤宜于治疗石淋。

③痈肿疔疮，毒蛇咬伤。

（4）用法用量：煎服，15～60g。

3. 虎杖

（1）药性：苦，微寒。归肝、胆、肺经。☆

（2）功效：利湿退黄，清热解毒，散瘀止痛，化痰止咳。

（3）应用

①湿热黄疸，淋浊，带下。

②痈肿疮毒，水火烫伤，毒蛇咬伤。

③经闭，癥瘕，风湿痹痛，跌打损伤。

④肺热咳嗽。

（4）用法用量：煎服，9～15g。外用适量，制成煎液或油膏涂敷。

（5）使用注意：孕妇慎用。△☆

4. 垂盆草

（1）药性：甘、淡，凉。归肝、胆、小肠经。☆

（2）功效：利湿退黄，清热解毒。

（3）应用

①湿热黄疸，小便不利。

②痈肿疮疡，咽痛，毒蛇咬伤，烧烫伤

（4）用法用量：煎服，15～30g。

历年考点串讲

　　常用利水渗湿药的性能特点、功效、应用、使用注意事项及相似药物异同等是每年必考内容。利水消肿药重点复习茯苓、薏苡仁、猪苓、泽泻、冬瓜皮、玉米须、葫芦、香加皮的药性、功效、应用、用法用量、使用注意及相似药物的功用异同等内容。利尿通淋药重点复习车前子、滑石、木桶、通草、瞿麦、萹蓄、地肤子、海金沙、石韦、冬葵子、灯心草、萆薢的药性、功效、应用、用法用量、使用注意及相似药物的功用异同等内容。利湿退黄药重点复习茵陈、金钱草、虎杖、垂盆草的药性、功效、应用、用法用量、使用注意及相似药物的功用异同等内容。

　　常考的细节有：

1. 利水渗湿药的功效与应用。

2. 茯苓具有利水渗湿，健脾，宁心安神的功效。

3. 薏苡仁尤宜治脾虚湿盛之泄泻。

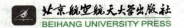

4. 猪苓与茯苓的功能异同比较。

5. 瞿麦以热淋最为适宜；石韦尤宜于血淋；草薢为治膏淋要药。

6. 茵陈清利湿热，利胆退黄，善于清利脾胃肝胆湿热，为治黄疸之要药。

7. 金钱草善排结石，尤宜于治疗石淋。

第十节　温里药

一、概　述

凡以温里祛寒为主要功效，常用以治疗里寒证的药物，称温里药。

本类药物味辛而性温热，辛能散、行，温能通，善走脏腑而能温里祛寒，温经止痛，用治里寒证，尤以里寒实证为主。个别药物尚能助阳、回阳，用以治疗虚寒证，亡阳证。

温里药多辛热燥烈，易伤阴动火，故天气炎热时或素体火旺者当减少用量；热伏于里，热深厥深，真热假寒证当禁用；凡实热证、阴虚火旺、津血亏虚者忌用；孕妇慎用。

二、具体药物

1. **附子**

（1）药性：辛、甘，大热；有毒。归心、肾、脾经。☆

（2）功效：回阳救逆，补火助阳，散寒止痛。

（3）应用

①亡阳虚脱，肢冷脉微。能上助心阳、中温脾阳、下补肾阳，为"回阳救逆第一品药"。

②肾阳虚衰，阳痿宫冷，虚寒吐泻、脘腹冷痛，阴寒水肿，心阳不足、胸痹冷痛，阳虚外感。

③寒湿痹痛。称其"为通十二经纯阳之要药"。

（4）用法用量：煎服，3～15g；先煎，久煎，口尝至无麻辣感为度。

（5）使用注意：孕妇慎用，阴虚阳亢者忌用。不宜与半夏、瓜蒌、瓜蒌皮、瓜蒌子、天花粉、川贝母、浙贝母、平贝母、伊贝母、湖北贝母、白蔹、白及同用。生品外用，内服须经炮制，若内服过量，或炮制、煎煮方法不当，可引起中毒。△☆

2. **干姜**

（1）药性：辛，热。归脾、胃、肾、心、肺经。☆

（2）功效：温中散寒，回阳通脉，温肺化饮。

（3）应用

①脾胃寒证，脘腹冷痛，呕吐泄泻。为温暖中焦之主药。

②亡阳证，肢冷脉微。

③寒饮喘咳。善于温肺散寒化饮。

（4）用法用量：煎服，3～10g。

（5）使用注意：本品辛热燥烈，阴虚内热、血热妄行者忌用。△☆

3. **肉桂**

（1）药性：辛、甘，大热。归肾、脾、心、肝经。☆

（2）功效：补火助阳，散寒止痛，温通经脉，引火归原。

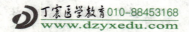
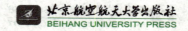

（3）应用

①肾阳不足，命门火衰，阳痿宫冷，腰膝冷痛。

②心腹冷痛，虚寒吐泻，寒疝腹痛。

③冲任虚寒、寒凝血滞之痛经经闭，寒湿痹痛，阴疽流注。

④肾虚作喘，虚阳上浮，眩晕目赤。

（4）用法用量：煎服，1～5g，宜后下或焗服；研末冲服，每次1～2g。

（5）使用注意：阴虚火旺，里有实热，有出血倾向者及孕妇慎用。不宜与赤石脂同用。△☆

4. 吴茱萸

（1）药性：辛、苦，热；有小毒。归肝、脾、胃、肾经。☆

（2）功效：散寒止痛，降逆止呕，助阳止泻。

（3）应用

①寒滞肝脉，厥阴头痛，经行腹痛，寒疝腹痛，寒湿脚气肿痛。为治肝寒气滞诸痛之主药。

②脘腹胀痛，呕吐吞酸。

③脾肾阳虚，五更泄泻。

（4）用法用量：煎服，2～5g。外用适量。

（5）使用注意：本品辛热燥烈，易耗气动火，故不宜多用、久服。阴虚有热者忌用。孕妇慎用。△☆

5. 小茴香△☆

（1）药性：辛，温。归肝、肾、脾、胃经。☆

（2）功效：散寒止痛，理气和胃。

（3）应用

①寒疝腹痛，睾丸偏坠胀痛，痛经，少腹冷痛。

②脾胃虚寒气滞，脘腹胀痛，食少吐泻。

（4）用法用量：煎服，3～6g。外用适量。

（5）使用注意：阴虚火旺者慎用。

6. 丁香△☆

（1）药性：辛，温。归脾、胃、肾经。☆

（2）功效：温中降逆，散寒止痛，温肾助阳。

（3）应用

①脾胃虚寒，呃逆呕吐，食少吐泻。为治胃寒呕吐呃逆之要药。

②心腹冷痛。

③肾虚阳痿，宫冷。

（4）用法用量：煎服，1～3g，或研末外敷。

（5）使用注意：不宜与郁金同用。

7. 高良姜△☆

（1）药性：辛，热。归脾、胃经。☆

（2）功效：温中止呕，散寒止痛。

（3）应用

①胃寒脘腹冷痛。为治胃寒脘腹冷痛之常用药。

②胃寒呕吐，嗳气吞酸。

（4）用法用量：煎服，3～6g。

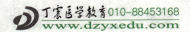 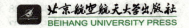

8. 胡椒☆

（1）药性：辛，热。归胃、大肠经。

（2）功效：温中散寒，下气，消痰。

（3）应用

①胃寒呕吐，腹痛泄泻，食欲不振。

②癫痫痰多。

（4）用法用量：每次 0.6～1.5g，研粉吞服。外用适量。

9. 花椒☆

（1）药性：辛，温。归脾、胃、肾经。

（2）功效：温中止痛，杀虫止痒。

（3）应用

①胃寒脘腹冷痛，呕吐泄泻。

②虫积腹痛。

③湿疹，阴痒。

（4）用法用量：煎服，3～6g。外用适量，煎汤熏洗。

10. 鉴别用药☆

（1）肉桂、附子与干姜：肉桂、附子、干姜性味均辛热，能温中散寒止痛，用治脾胃虚寒之脘腹冷痛、大便溏泄等。其中干姜主入脾胃，长于温中散寒、健运脾阳而止呕；肉桂、附子味甘而大热，散寒止痛力强，善治脘腹冷痛甚者及寒湿痹痛证，二者又能补火助阳，用治肾阳虚证及脾肾阳虚证。肉桂还能引火归原、温经通脉、用治虚阳上浮及胸痹、阴疽、闭经、痛经等。附子、干姜能回阳救逆，用治亡阳证。此功附子力强，干姜力弱，常相须为用。干姜尚能温肺化饮，用治肺寒痰饮咳喘。

（2）桂枝、肉桂：桂枝、肉桂性味均辛甘温，能散寒止痛、温经通脉，用治寒凝血滞之胸痹、闭经、痛经、风寒湿痹证。其中肉桂长于温里寒，用治里寒证；又能补火助阳，引火归原，用治肾阳不足、命门火衰之阳痿宫冷，下元虚衰、虚阳上浮之虚喘、心悸等。桂枝长于散表寒，用治风寒表证；又能助阳化气，用治痰饮、蓄水证。

历年考点串讲

常用温里药的性能特点、功效、应用、使用注意事项及相似药物异同等是每年必考内容。重点复习附子、干姜、肉桂、吴茱萸、小茴香、丁香、高良姜、胡椒、花椒的药性、功效、应用、用法用量、使用注意及相似药物的功用异同等内容。

常考的细节有：

1. 温里药具有的功效。

2. 附子用于亡阳证，为"回阳救逆第一品药"。

3. 干姜既能温中散寒，又能温肺化饮。

4. 肉桂具有补火助阳，引火归原、散寒止痛、温通经脉的功效，可用于治疗肾阳虚证、寒凝诸痛、寒凝血瘀等证。

5. 花椒具有温中止痛，杀虫止痒的功效。

6. 丁香温中降逆，散寒止痛，温肾助阳。为治胃寒脘腹冷痛之常用药。

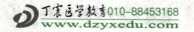
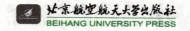

第十一节　理气药

一、概　述

凡以疏理气机为主要功效，常用以治疗气机失调之气滞、气逆证的药物，称为理气药，又称行气药。其中行气力强者，又称为破气药。

本类药物性味多辛苦温而芳香，主归脾、胃、肝、肺经。辛香行散、味苦能泄、温能通行，故有疏理气机的作用，并可通过调畅气机而达到止痛、散结、降逆之效。因作用部位和作用特点的不同，又分别具有理气健脾、疏肝解郁、行气宽胸、行气止痛、破气散结、降逆止呕等功效。分别适用于治疗脾胃气滞所致脘腹胀痛、嗳气吞酸、恶心呕吐、腹泻或便秘等；肝气郁滞所致胁肋胀痛、抑郁不乐、疝气疼痛、乳房胀痛、月经不调等；肺气壅滞所致胸闷胸痛、咳嗽气喘等。

理气药物多辛温香燥，易耗气伤阴，故气阴不足者慎用。

二、具体药物

1. 陈皮

（1）药性：苦、辛，温 归脾、肺经。☆

（2）功效：理气健脾，燥湿化痰。

（3）应用

①脾胃气滞、湿阻之脘腹胀满、食少吐泻。为治脾胃气滞、湿阻之脘腹胀满、食少吐泻之佳品，对寒湿阻滞中焦者，最为适宜。

②呕吐，呃逆。为治呕吐、呃逆之佳品。

③湿痰寒痰，咳嗽痰多。为治湿痰、寒痰之要药。

④胸痹。

（4）用法用量：煎服，3～10g。

（5）使用注意：本品辛散苦燥，温能助热，故内有实热、舌赤少津者慎用。△☆

2. 青皮

（1）药性：苦、辛，温。归肝、胆、胃经。☆

（2）功效：疏肝破气，消积化滞。

（3）应用

①肝郁气滞，胸胁胀痛，疝气疼痛，乳癖乳痈。善于疏理肝胆之气，尤宜于肝郁气滞诸症。

②食积气滞，脘腹胀痛。

③癥瘕积聚，久疟痞块。

（4）用法用量：煎服，3～10g。醋炙用增强疏肝止痛之力。

（5）使用注意：本品性烈耗气，气虚者慎用。☆

3. 枳实

（1）药性：苦、辛、酸，微寒。归脾、胃经。☆

（2）功效：破气消积，化痰散痞。

（3）应用

①积滞内停，痞满胀痛，泻痢后重，大便不通。

②痰阻气滞，胸痹，结胸。

③脏器下垂。

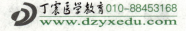
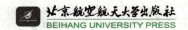

（4）用法用量：煎服，3～10g。炒后性较平和。

（5）使用注意：孕妇慎用。△☆

4．木香

（1）药性：辛、苦，温。归脾、胃、大肠、三焦、胆经。☆

（2）功效：**行气止痛，健脾消食。**

（3）应用

①脾胃气滞，脘腹胀痛，食积不消，不思饮食。**尤善行脾胃之气滞，故为行气调中止痛之佳品，又能健脾消食，故食积气滞尤宜。**

②泻痢后重。善行大肠之滞气，**为治泻痢后重之要药。**

③胸胁胀痛，黄疸，疝气疼痛。能疏理肝胆和三焦之气机。

（4）用法用量：煎服，3～6g。生用行气力强；煨用实肠止泻，用于泄泻腹痛。

（5）使用注意：本品辛温香燥，凡阴虚火旺者慎用。☆

5．沉香

（1）药性：辛、苦，微温。归脾、胃、肾经。☆

（2）功效：**行气止痛，温中止呕，纳气平喘。**

（3）应用

①寒凝气滞，胸腹胀闷疼痛。**善于行气散寒止痛。**

②胃寒呕吐呃逆。

③肾虚气逆喘息。

（4）用法用量：煎服，1～5g，后下。

（5）使用注意：本品辛温助热，阴虚火旺者慎用。△☆

6．檀香△☆

（1）药性：辛，温。归脾、胃、心、肺经。☆

（2）功效：行气止痛，散寒调中。

（3）应用：寒凝气滞，胸膈不舒，胸痹心痛，脘腹疼痛，呕吐食少。

（4）用法用量：煎服，2～5g，宜后下。

7．川楝子

（1）药性：苦，寒；有小毒。归肝、小肠、膀胱经。☆

（2）功效：**疏肝泄热，行气止痛，杀虫。**

（3）应用

①肝郁化火，胸胁、脘腹胀痛，疝气疼痛。**为治肝郁气滞疼痛之良药，尤善治肝郁化火诸痛。**

②虫积腹痛。

（4）用法用量：煎服，5～10g。外用适量，研末调涂，炒用寒性减弱。

（5）使用注意：本品苦寒有毒，不宜过量或待续服用，脾胃虚寒者慎用。△☆

8．乌药

（1）药性：辛，温。归肺、脾、肾、膀胱经。☆

（2）功效：**行气止痛，温肾散寒。**

（3）应用

①寒凝气滞，胸腹胀痛，气逆喘急，疝气疼痛，经寒腹痛。

②肾阳不足，膀胱虚冷，遗尿尿频。

（4）用法用量：煎服，6～10g。

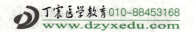 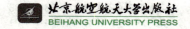

9. 荔枝核△☆

（1）药性：甘、微苦，温。归肝、肾经。☆

（2）功效：行气散结，祛寒止痛。

（3）应用

①寒疝腹痛，睾丸肿痛。

②胃脘胀痛，痛经，产后腹痛。

（4）用法用量：煎服，5～10g。

10. 香附

（1）药性：辛、微苦、微甘，平。归肝、脾、三焦经。☆

（2）功效：疏肝解郁，理气宽中，调经止痛。

（3）应用

①肝郁气滞，胸胁胀痛，疝气疼痛。善理肝气之郁结并止痛，为疏肝解郁之要药，肝郁气滞诸痛症均宜。

②肝郁气滞，月经不调，经闭痛经，乳房胀痛。为妇科调经之要药。

③脾胃气滞，脘腹痞闷，胀满疼痛。

（4）用法用量：煎服，6～10g。醋炙增强疏肝止痛作用。

11. 佛手☆

（1）药性：辛、苦，温。归肝、脾、胃、肺经。☆

（2）功效：疏肝理气，和胃止痛，燥湿化痰。

（3）应用

①肝胃气滞，胸胁胀痛。

②脾胃气滞，胃脘痞满，食少呕吐。

③咳嗽痰多。

（4）用法用量：煎服，3～10g。

12. 薤白△☆

（1）药性：辛、苦，温。归肺、胃、大肠经。☆

（2）功效：通气散结，行气导滞。

（3）应用

①胸痹心痛。为治胸痹之要药。

②脘腹痞满胀痛，泻痢里急后重。

（4）用法用量：煎服，5～9g。

13. 大腹皮△☆

（1）药性：辛，微温。归脾、胃、大肠、小肠经。☆

（2）功效：行气宽中，行水消肿。

（3）应用

①湿阻气滞，脘腹胀闷，大便不爽。

②水肿胀满，脚气浮肿，小便不利。

（4）用法用量：煎服，5～10g。

14. 柿蒂☆

（1）药性：苦、涩，平。归胃经。

（2）功效：降气止呃。

（3）应用：呃逆。善降胃气为止呃逆之要药。

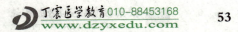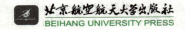

（4）用法用量：煎服，5～10g。

15. 鉴别用药☆

（1）陈皮、青皮：陈皮、青皮二者皆理中焦之气而除胀，用于脾胃气滞之脘腹胀痛，食积不化等症。其中陈皮性缓，偏归脾肺，重在理脾肺之气，尤善理气调中，对湿阻气滞之脘腹胀满、恶心、呕吐、呃逆效佳；又长于燥湿化痰，为治湿痰、寒痰之要药；青皮性烈，偏入肝胆，偏行肝胆之气，善于疏肝破气，又能消积化滞，主治肝气郁滞之乳房胀痛或结块、胁肋胀痛、疝气疼痛，以及食积腹痛，癥瘕积聚等。

（2）木香、香附：木香与香附均有理气宽中止痛之功；均用于治疗脾胃气滞、脘腹胀痛诸症。但木香主入脾、胃、大肠，善治脾胃气滞、脘腹胀痛、泻痢后重，为治胃肠气滞之要药；兼有疏理肝胆气滞作用，治胁痛、黄疸、疝气疼痛等。香附性质平和，主入肝经，以疏肝解郁、调经止痛见长，主治肝气郁结之胁肋胀痛、乳房胀痛、月经不调等症，为妇科调经之要药。

历年考点串讲

　　常用理气药的性能特点、功效、应用、使用注意事项及相似药物异同等是每年必考内容。重点复习陈皮、青皮、枳实、木香、沉香、檀香、川楝子、乌药、荔枝核、香附、佛手、薤白、大腹皮、柿蒂的药性、功效、应用、用法用量、使用注意及相似药物的功用异同等内容。

　　常考的细节有：

1. 理气药具有的功效，用于治疗的疾病。
2. 陈皮具有理气健脾，燥湿化痰的功效。
3. 青皮具有疏肝破气、消积化滞的功效，常用于治疗肝气郁滞证、食积气滞证、气滞血瘀证。
4. 枳实具有破气消积，化痰散痞的功效。
5. 具有破气消积功效的理气药。
6. 香附善理肝气之郁结并止痛，为疏肝解郁之要药，肝郁气滞诸痛症均宜。

第十二节　消食药

一、概　述

　　凡以消化食积为主要功效，常用以治疗饮食积滞的药物，称为消食药。

　　消食药多味甘性平，主归脾、胃二经。具有消食化积，以及健胃、和中之功，使食积得消，食滞得化，脾胃之气得以恢复。此外，部分消食药又兼有行气、活血、祛痰等功效。

　　消食药主治宿食停留，饮食不消所致的脘腹胀满，嗳腐吞酸，恶心呕吐，不思饮食，大便失常等，以及脾胃虚弱，消化不良者。

　　消食药虽多数效缓，但仍不乏耗气之弊，故气虚而无积滞者慎用。

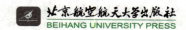

二、具体药物

1. 山楂

（1）药性：酸、甘，微温。归脾、胃、肝经。☆

（2）功效：消食化积，行气散瘀、化浊降脂。

（3）应用

①肉食积滞，胃脘胀满，腹痛泄泻。尤为消化油腻肉食积滞之要药。

②泻痢腹痛，疝气疼痛。炒用兼能止泻止痢。

③血瘀经闭痛经，产后瘀阻腹痛，心腹刺痛，胸痹心痛。

④高脂血症。

（4）用法用量：煎服，9～12g。生山楂、炒山楂偏于消食散瘀，焦山楂消食导滞作用增强，用于肉食积滞，泻痢不爽。

（5）使用注意：脾胃虚弱而无积滞者或胃酸分泌过多者均慎用。△☆

2. 神曲

（1）药性：甘、辛，温。归脾、胃经。☆

（2）功效：消食和胃。

（3）应用：饮食积滞。略可解表退热，尤宜于外感表证兼食滞者。

（4）用法用量：煎服，6～15g，消食宜炒焦用。

3. 麦芽

（1）药性：甘，平。归脾、胃、肝经。☆

（2）功效：行气消食，健胃开胃，回乳消胀。

（3）应用

①食积不化，脘腹胀满，脾虚食少。尤善促进淀粉性食物的消化。

②乳汁郁积，乳房胀痛，妇女断乳。

③肝郁胁痛，肝胃气痛。

（4）用法用量：煎服，10～15g，回乳炒用60g。健脾和胃、疏肝行气用生麦芽；炒麦芽行气消食回乳，用于食积不消，妇女断乳；焦麦芽消食化滞，用于食积不消，脘腹胀痛。

（5）使用注意：哺乳期妇女不宜使用。△☆

4. 谷芽◇☆

（1）药性：甘，平。归脾、胃经。☆

（2）功效：消食和中，健脾开胃。

（3）应用

①米面薯芋食积。

②脾虚食少，消化不良。

（4）用法用量：煎服，9～15g。生用长于和中；炒用偏于消食。

5. 稻芽☆

（1）药性：甘，温。归脾、胃经。

（2）功效：消食和中，健脾开胃。

（3）应用：食积不消，腹胀口臭，脾胃虚弱，不饥食少。

（4）用法用量：煎服，9～15g。炒稻芽偏于消食，用于不饥食少；焦稻芽善化积滞，用于积滞不化。

6. 莱菔子

（1）药性：辛、甘，平。归肺、脾、胃经。☆

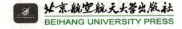

（2）功效：消食除胀，降气化痰。

（3）应用

①饮食停滞，脘腹胀痛，大便秘结，积滞泻痢。消食化积之中尤善行气消胀。

②痰壅气逆，喘咳痰多，胸闷食少。尤宜治咳喘痰壅，胸闷兼食积者。

（4）用法用量：煎服，5～12g。生用吐风痰，炒用消食下气化痰。

（5）使用注意：莱菔子辛散耗气，气虚及无食积、痰滞者慎用。不宜与人参同用。△☆

7. 鸡内金

（1）药性：甘，平。归脾、胃、小肠、膀胱经。☆

（2）功效：消食健胃，涩精止遗，化坚消石。

（3）应用

①食积不消，呕吐泻痢，小儿疳积。广泛用于米面薯芋乳肉等各种食积证。

②遗精，遗尿。

③石淋涩痛，胆胀胁痛。

（4）用法用量：煎服，3～10g。研末服，每次 1.5～3g，研末服效果优于煎剂。

（5）使用注意：脾虚无积滞者慎用。△☆

8. 鉴别用药☆

（1）稻芽、谷芽：二药共同功效为消食和中、健胃，主要应用于米面薯芋类食滞证及脾虚食少。不同功效：麦芽消食健胃力较强；而稻芽力较弱，更宜于轻证或病后脾虚者。二药临床常相须为用。

（2）莱菔子、山楂：二药均有较好的消食化积功效，主治食积证。但山楂擅长消积化滞，主治肉食积滞；而莱菔子尤善于消食行气消胀，主治食积气滞证。

历年考点串讲

各消食药的药性、功效、应用、用法用量、使用注意都是消食药的重点内容，是考试的必考内容。重点复习消食药中山楂、神曲、麦芽、鸡内金的药性、功效、应用、用法用量、使用注意以及山楂与莱菔子、谷芽与稻芽的异同。

常考的细节有：

1. 山楂具有消食化积，行气散瘀，能治各种饮食积滞，尤为消化油腻肉食积滞之要药，可用于痛经。脾胃虚弱而无积滞者或胃酸分泌过多者均慎用山楂。

2. 神曲用于饮食积滞，尤宜于外感表证兼食滞者。

3. 麦芽具有消食健胃，回乳消胀的功效，可用于米面薯芋食滞、断乳、乳房胀痛等证，哺乳期妇女不宜使用。

4. 莱菔子具有消食除胀、降气化痰的功效，可用于食积气滞证。

5. 莱菔子、山楂二药均可用于消食化积，主治食积证。而山楂擅长消积化滞，主治肉食积滞；莱菔子尤善于消食行气消胀，主治食积气滞证。

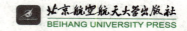

第十三节 驱虫药

一、概 述

凡以驱除或杀灭人体内寄生虫为主要功效，常用以治疗虫证的药物，称为驱虫药。

驱虫药主入脾、胃、大肠经，部分药物具有一定的毒性，对人体内的寄生虫，特别是肠道寄生虫有杀灭、麻痹或刺激虫体促使其排出体外，而起到驱虫作用。

驱虫药可用治蛔虫病、蛲虫病、绦虫病、钩虫病、姜片虫病等多种肠道寄生虫病。

驱虫药物对人体正气多有损伤，故要控制剂量，防止用量过大中毒或损伤正气；对素体虚弱、年老体衰及孕妇，更当慎用。驱虫药一般应在空腹时服用，使药物充分作用于虫体而保证疗效。对发热或腹痛剧烈者，不宜急于驱虫，待症状缓解后，再行施用驱虫药物。

二、具体药物

1. 使君子

（1）药性：甘，温。归脾、胃经。☆

（2）功效：杀虫消积。

（3）应用

①蛔虫病，蛲虫病，虫积腹痛。为驱蛔要药，尤益于小儿蛔虫病。

②小儿疳积。

（4）用法用量：捣碎入煎剂，9～12g；使君子仁6～9g，多入丸散或单用，作1～2次分服。小儿每岁1～1.5粒，炒香嚼服，1日总量不超过20粒。

（5）使用注意：大量服用可致呃逆、眩晕、呕吐、腹泻等反应。若与热茶同服，亦能引起呃逆、腹泻，故服用时忌饮浓茶。△☆

2. 苦楝皮△☆

（1）药性：苦，寒，有毒。归肝、脾、胃经。☆

（2）功效：杀虫，疗癣。

（3）应用

①蛔虫病，蛲虫病，虫积腹痛。为广谱驱虫中药。

②疥癣瘙痒。

（4）用法用量：煎服，3～6g。外用适量，研末用猪脂调敷患处。

（5）使用注意：有毒，不宜过量或持续久服；孕妇慎用；肝肾功能不正常者禁用。

3. 槟榔

（1）药性：苦、辛，温。归胃、大肠经。☆

（2）功效：杀虫，消积，行气，利水，截疟。

（3）应用

①绦虫病，蛔虫病，姜片虫病，虫积腹痛。用治绦虫病疗效最佳。

②食积气滞，腹胀便秘，泻痢后重。

③水肿，脚气肿痛。

④疟疾。

（4）用法用量：煎服，3～10g；驱绦虫、姜片虫30～60g。生用力佳，炒用力缓；焦槟榔功能消积导滞。

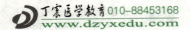
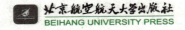

（5）使用注意：脾虚便溏、气虚下陷者忌用；孕妇慎用。△☆

4. 南瓜子

（1）药性：甘，平。归胃、大肠经。☆

（2）功效：杀虫。

（3）应用：绦虫病。

（4）用法用量：研粉，60～120g，冷开水调服。

历年考点串讲

各驱虫药的药性、功效、应用、用法用量、使用注意都是驱虫药的重点内容，是考试的必考内容。重点复习驱虫药中使君子、苦楝皮、槟榔的功效、应用及使用注意。

常考的细节有：

1. 使君子为驱蛔要药，尤益于小儿蛔虫病；用于小儿疳积。若与热茶同服，亦能引起呃逆、腹泻，故服用时忌饮浓茶。

2. 苦楝皮具有杀虫、疗癣的功效。

3. 槟榔具有杀虫、消积、行气、利水、截疟的功效。

第十四节　止血药

一、概　述

凡以制止体内外出血为主要功效，主要用以治疗各种出血病证的药物，称为止血药。

止血药入血分，因心主血、肝藏血、脾统血，故本类药物以归心、肝、脾经为主，尤以归心、肝二经者为多。止血药均具有止血作用，因其药性有寒、温、散、敛之异，故本章药物的功效分别有凉血止血、温经止血、化瘀止血、收敛止血之别。止血药主要用治咳血、衄血、吐血、便血、尿血、崩漏、紫癜以及外伤出血等体内外各种出血病证。

凉血止血药和收敛止血药，易凉遏恋邪，有止血留瘀之弊，故出血兼有瘀滞者不宜单独使用。若出血过多，气随血脱者，则当急投大补元气之药，以挽救气脱危候。

二、凉血止血药

凉血止血类药物性属寒凉，味多甘苦，入血分，能止血兼清血热，适用于血热妄行所致的各种出血证。

1. 小蓟

（1）药性：甘，苦，凉。归心、肝经。☆

（2）功效：凉血止血，散瘀解毒消痈。

（3）应用

①血热吐血，衄血，尿血，血淋，便血，崩漏，外伤出血。

②痈肿疮毒。

（4）用法用量：煎服，5～12g；鲜品加倍。外用适量，捣敷患处。

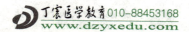
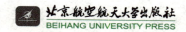

2．大蓟☆

（1）药性：甘、苦，凉。归心、肝经。

（2）功效：凉血止血，散瘀解毒消痈。

（3）应用

①血热吐血，衄血，尿血，血淋，便血，崩漏，外伤出血。

②痈肿疮毒。

（4）用法用量：煎服，9～15g，鲜品可用30～60g；外用适量，捣敷患处。大蓟炭性味苦、涩、凉，作用偏于凉血止血，主治衄血、吐血、尿血、便血、崩漏、外伤出血。

3．地榆

（1）药性：苦、酸、涩，微寒。归肝、大肠经。☆

（2）功效：凉血止血、解毒敛疮。

（3）应用

①血热便血，痔血，血痢，崩漏。尤宜于下焦血热。

②水火烫伤，痈肿疮毒，湿疹。

（4）用法用量：煎服，9～15g。外用适量，研末涂敷患处。止血多炒炭用，解毒敛疮多生用。

（5）使用注意：地榆性寒酸涩，凡虚寒性出血或有瘀者慎用。对于大面积烧烫伤患者，不宜使用地榆制剂外涂，以防其所含鞣质被大量吸收而引起中毒性肝炎。△☆

4．槐花△☆

（1）药性：苦，微寒。归肝、大肠经。

（2）功效：凉血止血，清肝泻火。

（3）应用

①血热便血，痔血，血痢，崩漏，吐血，衄血。对大肠火盛之便血痔血、血痢最为适宜。

②肝热目赤，头痛眩晕。

（4）用法用量：煎服，5～10g；外用适量。止血多炒炭用，清热泻火宜生用。

（5）使用注意：脾胃虚寒及阴虚发热而无实火者慎用。

5．侧柏叶

（1）药性：苦、涩，寒。归肺、肝、脾经。☆

（2）功效：凉血止血，化痰止咳，生发乌发。

（3）应用

①吐血，衄血，咳血，便血，崩漏下血。为治各种出血证之要药。

②肺热咳嗽，咯痰黄稠。

③血热脱发，须发早白。

（4）用法用量：煎服，6～12g；外用适量。止血多炒炭用，化痰止咳宜生用。

6．白茅根

（1）药性：甘，寒。归肺、胃、膀胱经。☆

（2）功效：凉血止血，清热利尿。

（3）应用

①血热咳血，吐血，衄血，尿血。

②热病烦渴，肺热咳嗽，胃热呕吐。

③湿热黄疸，水肿尿少，热淋涩痛。

（4）用法用量：煎服，9～30g，鲜品加倍。止血多炒炭用，清热利尿宜生用。

7．苎麻根

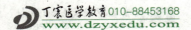 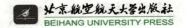

（1）药性：甘，寒。归心、肝经。☆

（2）功效：凉血止血，安胎，清热解毒。

（3）应用

①血热出血。

②热盛胎动不安，胎漏下血。**既能止血，又能清热安胎，为安胎之要药。**

③痈肿疮毒。

（4）用法用量：煎服，10～30g。外用适量，煎汤外洗，或捣敷。

8. 鉴别用药☆

（1）大蓟、小蓟：二者性味相同，均可凉血止血，散瘀解毒消痈，广泛用治血热出血诸证及热毒疮疡。然大蓟凉血止血，散瘀消痈力强，多用于吐血、咳血及崩漏下血；小蓟兼能利尿通淋，故以治血尿、血淋为佳，其散瘀、解毒消肿之力略逊于大蓟。

（2）地榆、槐花：**二药均能凉血止血，用治血热妄行之出血诸证，因其性下行，故以治下部出血证为宜。然地榆凉血之中兼能收涩，凡下部之血热出血，诸如便血、痔血、崩漏、血痢等皆宜；槐花无收涩之性，其止血功在大肠，故以治便血、痔血为佳。**

（3）白茅根、芦根：二药均能清肺胃热而利尿，治疗肺热咳嗽、胃热呕吐和热淋涩痛，且常相须为用。然白茅根偏入血分，以凉血止血见长；而芦根偏入气分，以清热生津为优。

三、化瘀止血药

化瘀止血类药物既能止血，又能化瘀，有止血而不留瘀的特点，主治瘀血内阻，血不循经之出血病证。

1. 三七

（1）药性：甘、微苦，温。归肝、胃经。☆

（2）功效：**散瘀止血，消肿定痛。**

（3）应用

①咳血，吐血，衄血，便血，尿血，崩漏，外伤出血。**有止血不留瘀，化瘀不伤正的特点。**

②血滞胸腹刺痛，跌打肿痛。**为治瘀血诸证之佳品，尤为伤科要药。凡跌打损伤，或筋骨折伤，瘀血肿痛，皆为首选药物。**

（4）用法用量：煎服，3～9g；研末吞服，1次1～3g。外用适量。

（5）使用注意：孕妇慎用。阴虚血热之出血不宜单用。△☆

2. 茜草

（1）药性：苦，寒。归肝经。☆

（2）功效：凉血，祛瘀，止血，通经。

（3）应用

①吐血，衄血，崩漏，外伤出血。**对于血热夹瘀之出血尤为适宜。**

②瘀阻经闭，风湿痹痛，跌打肿痛。**尤为妇科调经要药。**

（4）用法用量：煎服，6～10g。**止血炒炭用，活血通经生用或酒炒用。**

（5）使用注意：孕妇慎用。△☆

3. 蒲黄

（1）药性：甘，平。归肝、心包经。☆

（2）功效：止血，化瘀，利尿通淋。

（3）应用

①吐血，衄血，咳血，崩漏，外伤出血。**有止血不留瘀的特点，对出血证无论属寒属热，有无瘀**

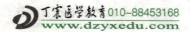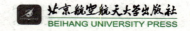

滞，均可应用，但以属实夹瘀者尤宜。

②血滞经闭痛经，胸腹刺痛，跌打肿痛。

③血淋涩痛。

（4）用法用量：煎服，5～10g，包煎。外用适量，敷患处。止血多炒炭用，化瘀、利尿多生用。

（5）使用注意：孕妇慎用。△☆

4. 花蕊石☆

（1）药性：酸、涩，平。归肝经。

（2）功效：化瘀止血。

（3）应用

①咳血，吐血，外伤出血。

②跌打伤痛。

（4）用法用量：4.5～9g，多研末吞服。外用适量，研末外掺或调敷。

（5）使用注意：孕妇慎用。

5. 降香☆

（1）药性：辛，温。归肝、脾经。

（2）功效：化瘀止血，理气止痛。

（3）应用

①出血。

②胸胁疼痛，跌打瘀痛。

（4）用法用量：煎服，9～15g，后下。外用适量，研细末敷患处。

四、收敛止血药

收敛止血类药物大多味涩，或为炭类，或质黏，故能收敛止血。广泛用于各种出血病证而无瘀滞者。

1. 白及

（1）药性：苦、甘、涩，微寒。归肺、胃、肝经。☆

（2）功效：收敛止血，消肿生肌。

（3）应用

①咳血，吐血，外伤出血。为收敛止血之要药，可用于体内外诸出血证。

②疮疡肿毒，皮肤皲裂，烧烫伤。

（4）用法用量：煎服，6～15g；研末吞服3～6g。外用适量。

（5）使用注意：不宜与川乌、制川乌、草乌、制草乌、附子同用。△☆

2. 仙鹤草

（1）药性：苦、涩，平。归心、肝经。☆

（2）功效：收敛止血，截疟，止痢，解毒，补虚。

（3）应用

①咳血，吐血，尿血，便血，崩漏下血。

②疟疾寒热。

③血痢，久泻久痢。

④痈肿疮毒。

⑤阴痒带下。

⑥脱力劳伤。

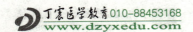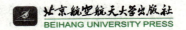

（4）用法用量：煎服，6～12g。外用适量。

3．血余炭△☆

（1）药性：苦，平。归肝、胃经。☆

（2）功效：收敛止血，化瘀，利尿。

（3）应用

①吐血，咳血，衄血，血淋，尿血，便血，崩漏，外伤出血。

②小便不利。

（4）用法用量：煎服，5～10g。外用适量。

4．棕榈炭☆

（1）药性：苦、涩，平。归肝、肺、大肠经。

（2）功效：收敛止血。

（3）应用：吐血，衄血，尿血，便血，崩漏。

（4）用法用量：煎服，3～9g。

（5）使用注意：出血兼有瘀滞者不宜使用。

5．藕节☆

（1）药性：甘、涩，平。归肝、肺、胃经。

（2）功效：收敛止血，化瘀。

（3）应用：吐血，咳血，衄血，尿血，崩漏。

（4）用法用量：煎服，9～15g。

五、温经止血药

温经止血类药物性属温热，善于温里散寒，能温脾阳，固冲脉而统摄血液，具有温经止血之效。适用于脾不统血，冲脉失固之虚寒性出血病证。

1．艾叶

（1）药性：辛、苦，温；有小毒。归肝、脾、肾经。☆

（2）功效：温经止血，散寒止痛，调经，安胎；外用祛湿止痒。

（3）应用

①虚寒性吐血，衄血，崩漏，月经过多。为温经止血之要药。

②少腹冷痛，经寒不调，宫冷不孕，脘腹冷痛。为治妇科下焦虚寒或寒客胞宫之要药。

③胎动不安，胎漏下血。为妇科安胎之要药。

④皮肤瘙痒。

（4）用法用量：煎服，3～9g。外用适量，供灸治或熏洗用。醋艾炭温经止血，用于虚寒性出血；其余生用。

（5）使用注意：阴虚火旺之出血证忌用。△☆

2．炮姜

（1）药性：辛，热。归脾、胃、肾经。☆

（2）功效：温经止血，温中止痛。

（3）应用

①阳虚失血，吐衄崩漏。

②脾胃虚寒，腹痛吐泻。

（4）用法用量：煎服，3～9g。

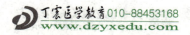
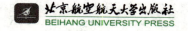

3. 鉴别用药☆

生姜、干姜与炮姜：三药同出一物，均能温中散寒，适用于脾胃寒证。由于鲜干质地不同与炮制不同，其药性亦有差异。生姜长于散表寒，又为呕家之圣药；干姜偏于祛里寒，为温中散寒之要药；炮姜善走血分，长于温经止血。

历年考点串讲

各止血药的药性、功效、应用、用法用量、使用注意都是止血药的重点内容，是考试的必考内容。重点复习止血药中小蓟、地榆、槐花、白茅根、苎麻根、三七、茜草、蒲黄、白及、仙鹤草、艾叶、炮姜的药性、功效、应用、用法用量、使用注意。大蓟与小蓟、地榆与槐花、白茅根与芦根的异同。

常考的细节有：

1. 小蓟具有凉血止血、散瘀解毒消痈的功效；槐花具有凉血止血、清肝泻火的功效。
2. 白茅根可用于湿热黄疸、水肿尿少、热淋涩痛等证；地榆可用于湿疹。
3. 苎麻根可用于热盛胎动不安、胎漏下血等证。
4. 三七具有散瘀止血、消肿定痛的功效，有止血不留瘀，化瘀不伤正的特点。
5. 蒲黄具有止血、化瘀、利尿通淋的功效，止血多炒炭用，化瘀、利尿多生用。
6. 白及具有收敛止血、消肿生肌的功效，可用于咳血、吐血、外伤出血，为收敛止血之要药，可用治体内外诸出血证。
7. 仙鹤草具有收敛止血、截疟、止痢、解毒、补虚的功效，可用于出血、疟疾寒热、血痢、久泻久痢、痈肿疮毒、阴痒带下、脱力劳伤等证。
8. 艾叶具有温经止血、散寒止痛、调经、安胎，外用祛湿止痒的功效。炮姜具有温经止血、温中止痛的功效。

第十五节　活血化瘀药

一、概　述

凡以通利血脉、促进血行、消散瘀血为主要功效，常用以治疗瘀血证的药物，称活血化瘀药。

本类药物多具辛味，部分动物、昆虫类药物多味咸，主入血分，以归心、肝两经为主。通过活血化瘀作用而达到止痛、调经、疗伤、消癥、通痹、消痈、祛瘀生新等功效。

活血化瘀药适用于各科瘀血阻滞之证。

活血化瘀药行散走窜，易耗血动血，应注意防其破泄太过，做到化瘀而不伤正；同时，不宜用于妇女月经过多以及其他出血证而无瘀血现象者，对于孕妇当慎用或忌用。

二、活血止痛药

活血止痛类药物辛散善行，既入血分又入气分，能活血行气止痛，主治气血瘀滞所致的各种痛证。

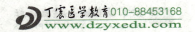

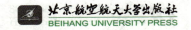

1. 川芎

（1）药性：辛，温。归肝、胆、心包经。☆

（2）功效：活血行气，祛风止痛。

（3）应用

①血瘀气滞，胸痹心痛，胸胁刺痛，跌打肿痛，月经不调，经闭痛经，癥瘕腹痛。既能活血祛瘀，又能行气通滞，为"血中气药"，功善止痛，为治气滞血瘀诸痛证之要药。善"上调经水，中开郁结"，为妇科活血调经要药。

②头痛。既能活血行气止痛，又长于祛风止痛，为治头痛之要药。

③风湿痹痛。

（4）用法用量：煎服，3～10g。

（5）使用注意：本品辛温升散，凡阴虚阳亢之头痛，阴虚火旺、舌红口干，多汗，月经过多及出血性疾病，不宜使用。孕妇慎用。△☆

2. 延胡索

（1）药性：辛、苦，温。归肝、脾、心经。☆

（2）功效：活血，行气，止痛。

（3）应用：气血瘀滞，胸胁、脘腹疼痛，胸痹心痛，经闭痛经，产后瘀阻，跌打肿痛。既能活血，又能行气，且止痛作用显著，为活血行气止痛要药。

（4）用法用量：煎服，3～10g。研末服，每次1.5～3g。醋制可加强止痛之功。

3. 郁金

（1）药性：辛、苦，寒；归肝、胆、心、肺经。☆

（2）功效：活血止痛，行气解郁，清心凉血，利胆退黄。

（3）应用

①气滞血瘀，胸胁刺痛，胸痹心痛，月经不调，经闭痛经，乳房胀痛。

②热病神昏，癫痫发狂。

③血热吐衄，妇女倒经。

④肝胆湿热，黄疸尿赤，胆胀胁痛。

（4）用法用量：煎服，3～10g。

（5）使用注意：不宜与丁香、母丁香同用。△☆

4. 姜黄◇☆

（1）药性：辛、苦，温。归肝、脾经。☆

（2）功效：活血行气，通经止痛。

（3）应用

①气滞血瘀，胸胁刺痛，胸痹心痛，痛经经闭，癥瘕，跌打肿痛。

②风湿肩臂疼痛。

（4）用法用量：煎服，3～10g。外用适量。

（5）使用注意：孕妇慎用。☆

5. 乳香

（1）药性：辛、苦，温。归心、肝、脾经。☆

（2）功效：活血定痛，消肿生肌。

（3）应用

①跌打损伤，痈肿疮疡。为外伤科要药。

②气滞血瘀，胸痹心痛，胃脘疼痛，痛经经闭，产后瘀阻，癥瘕腹痛，风湿痹痛，筋脉拘挛。可

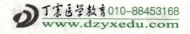

64

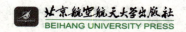

用于血瘀气滞之诸痛证。

(4) 用法用量：煎汤或入丸、散，3～5g，宜炮制去油。外用适量，研末调敷。

(5) 使用注意：孕妇及胃弱者慎用。△☆

6. 没药

(1) 药性：辛、苦，平。归心、肝、脾经。☆

(2) 功效：散瘀定痛，消肿生肌。

(3) 应用：同乳香。

(4) 用法用量：3～5g，炮制去油，多入丸散用。外用适量。

(5) 使用注意：孕妇及胃弱者慎用。△☆

7. 五灵脂

(1) 药性：苦、咸、甘，温。归肝经。☆

(2) 功效：活血止痛，化瘀止血。

(3) 应用

①瘀血阻滞诸痛证。

②瘀滞出血证。

(4) 用法用量：煎服，3～10g，包煎。

(5) 使用注意：孕妇慎用。不宜与人参同用。△☆

8. 鉴别用药☆

(1) 香附、郁金：二药均能疏肝解郁，可用于肝气郁结之证。然香附药性偏温，专入气分，善疏肝行气，调经止痛，长于治疗肝郁气滞之月经不调；而郁金药性偏寒，既入血分，又入气分，善活血止痛，行气解郁，长于治疗肝郁气滞血瘀之痛证。此外，郁金还有凉血止血、清心开窍、利胆退黄的作用，可用于血热吐衄、妇女倒经，热病神昏，癫痫发狂，黄疸尿赤，胆胀胁痛。

(2) 郁金、姜黄：二药均能活血散瘀、行气止痛，用于气滞血瘀之证。但姜黄药用根茎，辛温行散，祛瘀力强，以治寒凝气滞血瘀之证为好，且祛风通痹而用于风湿痹痛。郁金药用块根，苦寒降泄，行气力强，以治血热瘀滞之证为宜，又能利胆退黄、清心凉血而用于湿热黄疸、热病神昏等证。

三、活血调经药

活血调经类药物辛散苦泄，主归肝经血分，具有活血散瘀、通经止痛之功，尤其善于通血脉调经水。主治血行不畅、瘀血阻滞所致的月经不调，经行腹痛，量少紫暗或伴血块，经闭不行及产后瘀滞腹痛；也常用于其他瘀血病证。

1. 丹参

(1) 药性：苦，微寒。归心、肝经。☆

(2) 功效：活血祛瘀，通经止痛，清心除烦，凉血消痈。

(3) 应用

①瘀血阻滞之月经不调，痛经经闭，产后腹痛。为治血行不畅、瘀血阻滞之经产病的要药，《本草纲目》谓其能"破宿血，补新血"。

②血瘀胸痹心痛，脘腹胁痛，癥瘕积聚，跌打损伤，热痹疼痛。性善通行，能活血化瘀，通经止痛，为治疗血瘀证的要药。

③疮疡肿痛。

④心烦不眠。

(4) 用法用量：煎服，10～15g。活血化瘀宜酒炙用。

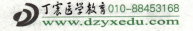
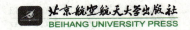

（5）使用注意：不宜与藜芦同用。△☆

2. 红花

（1）药性：辛，温。归心、肝经。☆

（2）功效：活血通经，散瘀止痛。

（3）应用

①瘀血阻滞之经闭，痛经，恶露不行。

②瘀滞腹痛，胸痹心痛，胸胁刺痛，癥瘕痞块。

③跌打损伤，疮疡肿痛。

④热郁血瘀，斑疹色暗。

（4）用法用量：煎服，3～15g。

（5）使用注意：孕妇慎用；有出血倾向者不宜多用。△☆

3. 桃仁

（1）药性：苦、甘，平。归心、肝、大肠经。☆

（2）功效：活血祛瘀，润肠通便，止咳平喘。

（3）应用

①瘀血阻滞之经闭痛经，产后腹痛，癥瘕痞块，跌打损伤。为治疗多种瘀血阻滞病症的要药。

②肺痈，肠痈。

③肠燥便秘。

④咳嗽气喘。

（4）用法用量：煎服，5～10g。

（5）使用注意：孕妇及便溏者慎用。△☆

4. 益母草

（1）药性：苦、辛，微寒。归肝、心包、膀胱经。☆

（2）功效：活血调经，利尿消肿，清热解毒。

（3）应用

①瘀滞月经不调，痛经经闭，恶露不尽。

②水肿尿少。

③跌打损伤，疮痈肿毒。

（4）用法用量：煎服，9～30g；鲜品12～40g。

（5）使用注意：孕妇慎用。△☆

5. 泽兰☆

（1）药性：苦、辛，微温。归肝、脾经。

（2）功效：活血调经，祛瘀消痈，利水消肿。

（3）应用

①血瘀月经不调，经闭痛经，产后瘀阻腹痛。

②跌打伤痛，疮痈肿毒。

③水肿，腹水。

（4）用法用量：煎服，6～12g。

6. 牛膝

（1）药性：苦、甘、酸，平。归肝、肾经。☆

（2）功效：逐瘀通经，补肝肾，强筋骨，利尿通淋，引血下行。

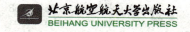

（3）应用

①瘀血阻滞之经闭，痛经，胞衣不下。

②跌打伤痛。

③腰膝酸痛，筋骨无力。

④淋证，水肿，小便不利。

⑤气火上逆之吐血衄血、牙痛口疮，阴虚阳亢之头痛眩晕。

（4）用法用量：煎服，5～12g。活血通经、利尿通淋、引血（火）下行宜生用，补肝肾、强筋骨宜酒炙用。

（5）使用注意：孕妇慎用。△☆

7. 鸡血藤☆

（1）药性：苦、甘，温。归肝、肾经。

（2）功效：活血补血，调经止痛，舒筋活络。

（3）应用

①月经不调，痛经，闭经。

②风湿痹痛，肢体麻木，血虚萎黄。

（4）用法用量：煎服，9～15g。

8. 王不留行☆

（1）药性：苦、平。归肝、胃经。

（2）功效：活血通经，下乳消肿，利尿通淋。

（3）应用

①血瘀经闭，痛经，难产。

②产后乳汁不下，乳痈肿痛。

③淋证涩痛。

（4）用法用量：煎服，5～10g。

（5）使用注意：孕妇慎用。

9. 凌霄花☆

（1）药性：甘、酸，寒。归肝、心包经。

（2）功效：活血通经，凉血祛风。

（3）应用

①血滞经闭，月经不调，癥瘕，产后乳肿，跌打损伤。

②风疹发红，皮肤瘙痒，痤疮。

（4）用法用量：煎服，5～9g。外用适量。

（5）使用注意：孕妇慎用。

10. 鉴别用药☆

怀牛膝与川牛膝：二药均能活血通经、补肝肾、强筋骨、利尿通淋、引火（血）下行。但川牛膝长于活血通经，怀牛膝长于补肝肾、强筋骨。

四、活血疗伤药

活血疗伤类药物味多辛、苦或咸，主归肝、肾经，功善活血化瘀、消肿止痛、续筋接骨、止血生肌敛疮，主治跌打损伤、瘀肿疼痛、骨折筋损、金疮出血等骨伤科疾病，也可用于其他血瘀病证。

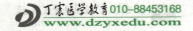 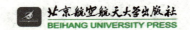

1. 土鳖虫

（1）药性：咸，寒；有小毒。归肝经。☆

（2）功效：破血逐瘀，续筋接骨。

（3）应用

①跌打损伤，筋伤骨折。

②血瘀经闭，产后瘀阻腹痛，癥瘕痞块。

（4）用法用量：煎服，3～10g。

（5）使用注意：孕妇禁用。△☆

2. 马钱子

（1）药性：苦，温；有大毒。归肝、脾经。☆

（2）功效：通络止痛，散结消肿。

（3）应用

①跌打损伤，骨折肿痛。为伤科疗伤止痛要药。

②风湿顽痹，麻木瘫痪。

③痈疽疮毒，咽喉肿痛。

（4）用法用量：0.3～0.6g，炮制后入丸散用。

（5）使用注意：孕妇禁用；不宜多服久服及生用；运动员慎用；有毒成分能经皮肤吸收，外用不宜大面积涂敷。△☆

3. 自然铜☆

（1）药性：辛，平。归肝经。

（2）功效：散瘀止痛，续筋接骨。

（3）应用：跌打损伤，筋骨折伤，瘀肿疼痛。

（4）用法用量：3～9g，多入丸散服，若入煎剂宜先煎。外用适量。

（5）使用注意：孕妇慎用。不宜久服。

4. 苏木☆

（1）药性：甘、咸，平。归心、肝、脾经。

（2）功效：活血祛瘀，消肿止痛。

（3）应用

①跌打损伤，骨折筋伤，瘀滞肿痛。

②血滞经闭痛经，产后瘀血，胸腹刺痛，痈疽肿痛。

（4）用法用量：煎服，3～9g。

（5）使用注意：孕妇慎用。

5. 骨碎补△☆

（1）药性：苦，温。归肝、肾经。☆

（2）功效：活血疗伤止痛，补肾强骨；外用消风祛斑。

（3）应用

①跌打闪挫，筋骨折伤。为伤科要药。

②肾虚腰痛，筋骨痿软，耳鸣耳聋，牙齿松动，久泻。

③斑秃，白癜风。

（4）用法用量：煎服，3～9g。外用适量，研末调敷，亦可浸酒擦患处。

（5）使用注意：孕妇及阴虚火旺、血虚风燥者慎用。

6. 血竭☆

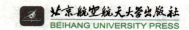

（1）药性：甘、咸，平。归心、肝经。

（2）功效：活血定痛，化瘀止血，生肌敛疮。

（3）应用：跌打损伤，心腹瘀痛；外伤出血；疮疡不敛。

（4）用法用量：研末服，1～2g，或入丸剂。外用研末撒或入膏药用。

（5）使用注意：孕妇慎用。月经期不宜服用。

7. 刘寄奴 ☆

（1）药性：苦，温。归心、肝、脾经。

（2）功效：散瘀止痛，疗伤止血，破血通经，消食化积。

（3）应用

①跌打损伤，瘀滞肿痛，外伤出血。

②血瘀经闭，产后瘀滞腹痛。

③食积腹痛，赤白痢疾。

（4）用法用量：煎服，3～10g。外用适量，研末撒或调敷，亦可鲜品捣烂外敷。

（5）使用注意：孕妇慎用。

五、破血消癥药

破血消癥类药物味多辛苦，虫类药居多，兼有咸味，主归肝经血分。药性峻猛，走而不守，能破血逐瘀、消癥散积，主治瘀滞时间长、程度重的癥瘕积聚，亦可用于血瘀经闭、瘀肿疼痛、中风偏瘫等病症。

1. 莪术

（1）药性：辛、苦，温。归肝、脾经。☆

（2）功效：破血行气，消积止痛。

（3）应用

①癥瘕痞块，瘀血经闭，胸痹心痛。

②食积气滞，脘腹胀痛。

（4）用法用量：煎服，6～9g。醋制后可加强祛瘀止痛作用。

（5）使用注意：孕妇及月经过多者禁用。△☆

2. 三棱

（1）药性：辛、苦，平。归肝、脾经。☆

（2）功效：破血行气，消积止痛。

（3）应用：同莪术。

（4）用法用量：煎服，5～10g。醋制后可加强祛瘀止痛作用。

（5）使用注意：孕妇及月经过多者禁用。不宜与芒硝、玄明粉同用。△☆

3. 水蛭

（1）药性：咸、苦，平；有小毒。归肝经。☆

（2）功效：破血通经，逐瘀消癥。

（3）应用

①血瘀经闭，癥瘕痞块。

②中风偏瘫，跌打损伤，瘀滞心腹疼痛。

（4）用法用量：煎服，1～3g。

（5）使用注意：孕妇及月经过多者禁用。△☆

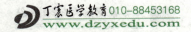 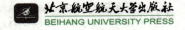

4. 斑蝥☆

（1）药性：辛，热；有大毒。归肝、胃、肾经。

（2）功效：破血逐瘀，散结消癥，攻毒蚀疮。

（3）应用

①癥瘕，瘀滞经闭。

②顽癣，赘疣，瘰疬，痈疽不溃，恶疮死肌。

（4）用法用量：内服，0.03～0.06g，炮制后多入丸散用。外用适量，研末或浸酒、醋，或制油膏涂敷患处，不宜大面积用。

（5）使用注意：本品有大毒，内服宜慎，孕妇禁用。外用对皮肤、黏膜有很强的刺激作用，能引起皮肤发红、灼热、起疱，甚至腐烂，故不宜久敷和大面积使用。

5. 穿山甲△☆

（1）药性：咸，微寒。归肝、胃经。☆

（2）功效：活血消癥，通经下乳，消肿排脓，搜风通络。

（3）应用

①血滞经闭，癥瘕。

②产后乳汁不通。

③痈肿疮毒，瘰疬。

④风湿痹痛，中风瘫痪，麻木拘挛。

（4）用法用量：煎服，5～10g，一般炮制后用。

（5）使用注意：孕妇慎用；痈肿已溃者忌用。

6. 鉴别用药☆

三棱与莪术：二药均可破血行气、消积止痛，用于癥瘕痞块、瘀血经闭、胸痹心痛、食积气滞、脘腹胀痛等证。但三棱偏于破血，莪术偏于破气。

历年考点串讲

　　各活血化瘀药的药性、功效、应用、用法用量、使用注意都是活血化瘀药的重点内容，是考试的必考内容。重点复习活血化瘀药中川芎、延胡索、郁金、姜黄、乳香、没药、五灵脂、丹参、红花、桃仁、益母草、牛膝、土鳖虫、马钱子、骨碎补、莪术、三棱、水蛭、穿山甲的药性、功效、应用、用法用量及使用注意，泽兰、鸡血藤、王不留行、凌霄花、自然铜、苏木、血竭、刘寄奴、斑蝥、穿山甲的功效和应用。香附与郁金、郁金和姜黄、怀牛膝与川牛膝、三棱与莪术的异同。

　　常考的细节有：

　　1. 川芎具有活血行气，祛风止痛的功效。为"血中气药"，妇科活血调经要药，治头痛之要药。

　　2. 延胡索止痛作用显著，为活血行气止痛要药。

　　3. 桃仁具有活血祛瘀、润肠通便、止咳平喘的功效，可应用于瘀血阻滞之经闭痛经、产后腹痛、癥瘕痞块、跌打损伤、肺痈、肠痈、肠燥便秘、咳嗽气喘等证。

　　4. 益母草具有活血调经、利尿消肿、清热解毒的功效，可应用于瘀滞月经不调、痛经经闭、恶露不尽、水肿尿少、跌打损伤、疮痈肿毒等证。

　　5. 牛膝具有逐瘀通经、补肝肾、强筋骨、利尿通淋、引血下行的功效，可用于瘀血阻滞之经闭、

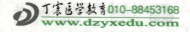 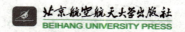

痛经、跌打伤痛、淋证、水肿、小便不利、气火上逆之吐血衄血等证。

6. 莪术具有破血行气、消积止痛的功效，孕妇禁用；三棱具有破血行气、消积止痛的功效，孕妇禁用。

第十六节 化痰止咳平喘药

一、概 述

凡以祛痰或消痰为主要功效，常用以治疗痰证的药物，称为化痰药；以制止或减轻咳嗽和喘息为主要功效，常用以治疗咳嗽气喘的药物，称止咳平喘药。

化痰药味多苦、辛，苦可泄、燥，辛能散、行。其中性温而燥者，可温化寒痰，燥化湿痰；性偏寒凉者，能清化热痰；兼味甘质润者，能润燥化痰；兼味咸者，可化痰软坚散结。部分化痰药还兼有止咳平喘，散结消肿功效。止咳平喘药主归肺经，药性有寒热之分，苦味居多，亦兼辛、甘之味，分别具有降气、宣肺、润肺、泻肺、化痰、敛肺等作用。

某些温燥之性强烈的化痰药，凡痰中带血等有出血倾向者，宜慎用。麻疹初起有表邪之咳嗽，不宜单投止咳药，当以疏解清宣为主，以免恋邪而致喘咳不已或影响麻疹之透发，对收敛性强及温燥之药尤为所忌。

二、温化寒痰药

温化寒痰类药物，味多辛苦，性多温燥，主归肺、脾、肝经，有温肺祛寒、燥湿化痰之功，部分药物外用又能消肿止痛。主治寒痰、湿痰证，如咳嗽气喘、痰多色白、苔腻；寒痰、湿痰所致眩晕、肢体麻木、阴疽流注等。

1. 半夏
（1）药性：辛，温；有毒。归脾、胃、肺经。☆
（2）功效：燥湿化痰，降逆止呕，消痞散结。
（3）应用
①湿痰寒痰，咳喘痰多，痰饮眩悸，风痰眩晕，痰厥头痛。为燥湿化痰、温化寒痰之要药，尤善治脏腑之湿痰。
②胃气上逆，呕吐反胃。
③胸脘痞闷，梅核气。
④痈疽肿毒，瘰疬痰核，毒蛇咬伤。
（4）用法用量：内服一般炮制后用，3～9g。外用适量，磨汁涂或研末以酒调敷患处。
（5）使用注意：本品性温燥，阴虚燥咳、血证、热痰、燥痰应慎用。不宜与川乌、制川乌、草乌、制草乌、附子同用。生品内服宜慎。△☆

2. 天南星
（1）药性：苦、辛，温；有毒。归肺、肝、脾经。☆
（2）功效：燥湿化痰，祛风止痉，散结消肿。
（3）应用
①顽痰咳喘，胸膈胀闷。

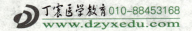 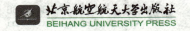

②风痰眩晕，中风痰壅，口眼喎斜，半身不遂，癫痫，惊风，破伤风。

③痈肿，瘰疬痰核，蛇虫咬伤。

（4）用法用量：内服制用，3～9g。外用生品适量，研末以醋或酒调敷患处。

（5）使用注意：孕妇慎用；生品内服宜慎。△☆

3. 白附子

（1）药性：辛，温；有毒。归胃、肝经。☆

（2）功效：燥湿化痰，祛风止痉，止痛，解毒散结。

（3）应用

①中风痰壅，口眼喎斜，语言謇涩，惊风癫痫，破伤风。

②痰厥头痛，偏正头痛。

③瘰疬痰核，毒蛇咬伤。

（4）用法用量：煎服，3～6g，一般宜炮制后用。外用生品适量捣烂，熬膏或研末以酒调敷患处。

（5）使用注意：孕妇慎用；生品内服宜慎。△☆

4. 白芥子△☆

（1）药性：辛，温。归肺经。☆

（2）功效：温肺豁痰，利气散结，通络止痛。

（3）应用

①寒痰咳喘，悬饮胸胁胀痛。

②痰滞经络，关节麻木疼痛，痰湿流注，阴疽肿毒。

（4）用法用量：煎服，3～9g。外用适量。

（5）使用注意：本品辛温走散，耗气伤阴。久咳肺虚及阴虚火旺者忌用；消化道溃疡、出血者及皮肤过敏者忌用。用量不宜过大，以免引起腹泻。不宜久煎。

5. 皂荚△☆

（1）药性：辛、咸，温；有小毒。归肺、大肠经。☆

（2）功效：祛痰开窍，散结消肿。

（3）应用

①中风口噤，昏迷不醒，癫痫痰盛，关窍不通，痰阻喉痹。

②顽痰喘咳，咯痰不爽。

③大便燥结。

④痈肿。

（4）用法用量：1～1.5g，多入丸散用。外用适量，研末吹鼻取嚏或研末调敷患处。

（5）使用注意：本品辛散走窜之性极强，非顽痰实证体壮者不宜轻投。内服剂量不宜过大，过量易引起呕吐、腹泻。孕妇及咳血、吐血者忌服。

6. 旋覆花△☆

（1）药性：苦、辛、咸，微温。归肺、脾、胃、大肠经。☆

（2）功效：降气，消痰，行水，止呕。

（3）应用

①风寒咳嗽，痰饮蓄结，胸膈痞闷，喘咳痰多。

②呕吐噫气，心下痞硬。

（4）用法用量：煎服，3～9g，包煎。

（5）使用注意：阴虚劳嗽、肺燥咳嗽者慎用。

7. 白前

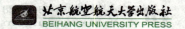

（1）药性：辛、苦，微温。归肺经。☆

（2）功效：降气，祛痰，止咳。

（3）应用：肺气壅实，咳嗽痰多，胸满喘急。

（4）用法用量：煎服，3～10g。

8. 鉴别用药☆

（1）法半夏、姜半夏：法半夏长于燥湿化痰，主治痰多咳喘，痰饮眩悸，风痰眩晕，痰厥头痛；姜半夏长于温中化痰，降逆止呕，主治痰饮呕吐，胃脘痞满；清半夏长于燥湿化痰，主治湿痰咳嗽，胃脘痞满，痰涎凝聚，咯吐不出。

（2）半夏、陈皮：二药均为辛温之品，皆能燥湿化痰，常相须为用，治湿痰、寒痰咳嗽气逆，痰多清稀，胸脘痞满。然半夏属化痰药，温燥之性尤强，燥湿化痰之力更著，又能降逆止呕，消痞散结，外用消肿止痛，用治气逆呕吐，心下痞，结胸，梅核气，痈疽肿毒，瘿瘤痰核等；陈皮属理气药，辛行苦泄，长于理气和中，善治脾胃气滞，脘腹胀痛，食少便溏等。

（3）半夏、天南星：二药均辛温有毒，为燥湿化痰要药，善治湿痰、寒痰，炮制后又能治热痰、风痰。然半夏主入脾、肺经，重在治脏腑湿痰。天南星则走经络，偏祛风痰而解痉，善治经络风痰。半夏又能和胃降逆止呕，消痞散结；天南星则消肿散结之功更著。

三、清化热痰药

清化热痰类药物药性多寒凉，有清化热痰之功，部分药物质润，兼能润燥化痰，部分药物味咸，兼能软坚散结，主治热痰证。

1. 川贝母

（1）药性：苦、甘，微寒。归肺、心经。☆

（2）功效：清热润肺，化痰止咳，散结消痈。

（3）应用

①肺热燥咳，干咳少痰，阴虚劳嗽，痰中带血。尤宜于内伤久咳，燥痰、热痰之证。

②瘰疬，疮毒，乳痈，肺痈。

（4）用法用量：煎服，3～10g，研粉冲服，一次1～2g。

（5）使用注意：不宜与川乌、制川乌、草乌、制草乌、附子同用。△☆

2. 浙贝母

（1）药性：苦，寒。归肺、心经。☆

（2）功效：清热化痰止咳，解毒散结消痈。

（3）应用

①风热咳嗽，痰火咳嗽。

②瘰疬，瘿瘤，疮毒，肺痈，乳痈。

（4）用法用量：煎服，5～10g。

（5）使用注意：不宜与川乌、制川乌、草乌、制草乌、附子同用。△☆

3. 瓜蒌

（1）药性：甘、微苦，寒。归肺、胃、大肠经。☆

（2）功效：清热涤痰，宽胸散结，润燥滑肠。

（3）应用

①肺热咳嗽，痰浊黄稠。善于清肺热、润肺燥而化热痰、燥痰。

②胸痹心痛，结胸痞满。

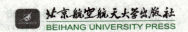
丁震医学教育 010-88453168
www.dzyxedu.com
北京航空航天大学出版社
BEIHANG UNIVERSITY PRESS

③肺痈，肠痈，乳痈。

④大便秘结。

（4）用法用量：煎服，9～15g。

（5）使用注意：不宜与川乌、制川乌、草乌、制草乌、附子同用。△☆

4. 竹茹△☆

（1）药性：甘，微寒。归肺、胃、心、胆经。☆

（2）功效：清热化痰，除烦，止呕。

（3）应用

①痰热咳嗽，胆火夹痰，惊悸不宁，心烦失眠。

②中风痰迷，舌强不语。

③胃热呕吐，妊娠恶阻，胎动不安。

（4）用法用量：煎服，5～10g。生用于清化热痰，姜汁炙用于和胃止呕。

5. 竹沥△☆

（1）药性：甘，寒。归心、肺、肝经。☆

（2）功效：清热豁痰，定惊利窍。

（3）应用

①痰热咳喘。

②中风痰迷，惊痫癫狂。

（4）用法用量：30～50ml，冲服。

（5）使用注意：本品性寒滑利，寒痰及便溏者忌用。

6. 天竺黄△☆

（1）药性：甘，寒。归心、肝经。☆

（2）功效：清热豁痰，清心定惊。

（3）应用

①热病神昏，中风痰迷。为清心定惊之良药。

②小儿痰热惊病，抽搐、夜啼。

（4）用法用量：煎服，3～9g。

7. 前胡

（1）药性：苦、辛，微寒。归肺经。☆

（2）功效：降气化痰，散风清热。

（3）应用

①痰热咳喘，咯痰黄稠。

②风热咳嗽痰多。

（4）用法用量：煎服，3～10g。

8. 桔梗

（1）药性：苦、辛，平。归肺经。☆

（2）功效：宣肺，祛痰，利咽，排脓。

（3）应用

①咳嗽痰多，咯痰不爽，胸闷不畅。可开宣肺气，有较好的祛痰作用，为肺经气分病之要药，治咳嗽痰多，咯痰不爽，无论寒热皆可应用。

②咽痛音哑。

③肺痈吐脓。

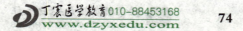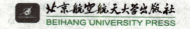

（4）用法用量：煎服，3～10g。

（5）使用注意：本品性升散，凡气机上逆，呕吐、呃咳、眩晕、阴虚火旺咳血等不宜用。用量过大易致恶心呕吐。△☆

9．胖大海

（1）药性：甘，寒。归肺、大肠经。☆

（2）功效：**清热润肺，利咽开音，润肠通便。**

（3）应用

①肺热声哑，咽喉干痛，干咳无痰。

②热结便秘，头痛目赤。

（4）用法用量：2～3枚，沸水泡服或煎服。

10．海藻△☆

（1）药性：苦、咸，寒。归肝、胃、肾经。☆

（2）功效：**消痰软坚散结，利水消肿。**

（3）应用

①瘿瘤，瘰疬，睾丸肿痛。

②痰饮水肿。

（4）用法用量：煎服，6～12g。

（5）使用注意：不宜与甘草同用。

11．昆布△☆

（1）药性：咸，寒。归肝、胃、肾经。☆

（2）功效：**消痰软坚散结，利水消肿。**

（3）应用

①瘿瘤，瘰疬，睾丸肿痛。

②痰饮水肿。

（4）用法用量：煎服，6～12g。

12．黄药子△☆

（1）药性：苦，寒；有毒。归肺、肝、心经。☆

（2）功效：**化痰散结消瘿，清热凉血解毒。**

（3）应用

①瘿瘤，为治痰火互结所致瘿瘤之要药。

②疮疡肿毒，咽喉肿痛，毒蛇咬伤。

（4）用法用量：煎服，5～15g，研末服，1～2g。外用适量，鲜品捣敷，或研末调敷，或磨汁涂。

（5）使用注意：本品有毒，不宜过量、久服。多服、久服可引起吐泻腹痛等消化道反应，并对肝肾有一定损害，故脾胃虚弱及肝肾功能损害者慎用。

13．海蛤壳☆

（1）药性：苦、咸，寒。归肺、肾、胃经。

（2）功效：**清热化痰，软坚散结，制酸止痛；外用收湿敛疮。**

（3）应用

①痰火咳嗽，胸胁疼痛，痰中带血。

②瘰疬，瘿瘤，痰核。

③胃痛吞酸。

④湿疹，烧烫伤。

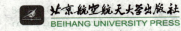

（4）用法用量：煎服，6～15g，先煎，蛤粉包煎。外用适量，研极细粉撒布或油调后敷患处。

14. 海浮石☆

（1）药性：咸，寒。归肺、肾经。

（2）功效：清肺化痰，软坚散结，利尿通淋。

（3）应用

①痰热咳喘。

②瘰疬，瘿瘤。

③血淋，石淋。

（4）用法用量：煎服，10～15g，打碎先煎。

15. 浮海石☆

（1）药性：甘、温。归脾、胃经。

（2）功效：杀虫消积。

（3）应用：蛔虫病、蛲虫病、虫积腹痛；小儿疳积。

（4）用法用量：煎服，10～15g，打碎先煎。

16. 瓦楞子△☆

（1）药性：咸，平。归肺、胃、肝经。☆

（2）功效：消痰化瘀，软坚散结，制酸止痛。

（3）应用

①顽痰胶结，黏稠难咯。

②瘿瘤，瘰疬。

③癥瘕痞块。

④胃痛泛酸。

（4）用法用量：煎服，9～15g，先煎。消痰化瘀、软坚散结宜生用；制酸止痛宜煅用。

17. 礞石☆

（1）药性：甘、咸，平。归肺、心、肝经。

（2）功效：坠痰下气，平肝镇惊。

（3）应用

①顽痰胶结，咳逆喘急。

②癫痫发狂，烦躁胸闷，惊风抽搐。

（4）用法用量：多入丸散服，3～6g，煎汤10～15g，布包先煎。

（5）使用注意：本品重坠性猛，非痰热内结不化之实证不宜使用。脾虚胃弱，小儿慢惊忌用。孕妇慎用。

18. 鉴别用药☆

（1）川贝母、浙贝母：二药功效基本相同，但前者兼甘味，性偏于润，肺热燥咳，虚劳咳嗽用之为宜；后者味苦，性偏于泄，风热犯肺或痰热郁肺咳嗽用之为宜。至于清热散结之功，二者共有，但以浙贝母为胜。

（2）竹茹、竹沥与天竺黄：三药均来源于竹，性寒，均可清热化痰，治痰热咳喘；竹沥、天竺黄又可定惊，用治火热或痰热所致惊风，癫痫，中风昏迷，喉间痰鸣。然竹沥性寒滑利，清热涤痰力强，惊痫中风，肺热顽痰胶结难咯者多用；天竺黄化痰之力较缓，但清心定惊之功较好，多用于小儿惊风，热病神昏抽搐；竹茹长于清心除烦，多用治痰热扰心的心烦失眠，并能清胃止呕，用治胃热呕逆。

（3）白前、前胡：二药均能降气化痰，治疗肺气上逆，咳喘痰多，常相须为用。但白前性温，祛痰作用较强，多用于内伤寒痰咳嗽；前胡性偏微寒，兼能疏散风热，多用于外感风热或痰热咳喘。

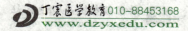 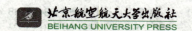

四、止咳平喘药

止咳平喘类药物多归肺经，其味或辛或苦或甘，其性或寒或温。可通过宣肺、降肺、泻肺、润肺、敛肺及化痰等不同作用，达到止咳、平喘的目的。本类药物主治咳嗽喘息。

1. 苦杏仁

（1）药性：苦，微温；有小毒。归肺、大肠经。☆

（2）功效：降气止咳平喘，润肠通便。

（3）应用

①咳嗽气喘，胸满痰多。长于降泄上逆之肺气，又兼宣发壅闭之肺气，以降为主，降中兼宣，为治咳喘要药。

②肠燥便秘。

（4）用法用量：煎服，5～10g。生品入煎剂宜后下。

（5）使用注意：内服不宜过量，以免中毒。大便溏泻者慎用。婴儿慎用。△☆

2. 紫苏子

（1）药性：辛，温。归肺、大肠经。☆

（2）功效：降气化痰，止咳平喘，润肠通便。

（3）应用

①痰壅气逆，咳嗽气喘。

②肠燥便秘。

（4）用法用量：煎服，3～10g。

（5）使用注意：脾虚便溏者慎用。△☆

3. 百部

（1）药性：甘、苦，微温。归肺经。☆

（2）功效：润肺下气止咳，杀虫灭虱。

（3）应用

①新久咳嗽，肺痨咳嗽，顿咳。善于润肺下气止咳，治疗咳嗽，无论新久、寒热，均可配伍使用，尤以小儿顿咳、阴虚痨嗽为宜。

②头虱，体虱，疥癣，蛲虫病，阴痒。

（4）用法用量：煎服，3～9g。外用适量，水煎或酒浸。久咳宜蜜炙用，杀虫灭虱宜生用。△☆

4. 紫菀△☆

（1）药性：辛、苦，温。归肺经。☆

（2）功效：润肺下气，化痰止咳。

（3）应用：痰多喘咳，新久咳嗽，劳嗽咳血。

（4）用法用量：煎服，5～10g。外感暴咳宜生用，肺虚久咳蜜炙用。

5. 款冬花△☆

（1）药性：辛、微苦，温。归肺经。☆

（2）功效：润肺下气，止咳化痰。

（3）应用：新久咳嗽，喘咯痰多，劳嗽咳血。

（4）用法用量：煎服，5～10g。外感暴咳宜生用，内伤久咳蜜炙用。

6. 枇杷叶△☆

（1）药性：苦，微寒。归肺、胃经。☆

（2）功效：清肺止咳，降逆止呕。

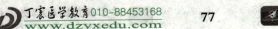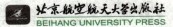

（3）应用

①肺热咳嗽，气逆喘急。

②胃热呕吐，哕逆，烦热口渴。

（4）用法用量：煎服，6～10g。止咳宜蜜炙用，止呕宜生用。

7. 桑白皮

（1）药性：甘，寒。归肺经。☆

（2）功效：泻肺平喘，利水消肿。

（3）应用

①肺热喘咳。

②水肿胀满尿少，面目肌肤浮肿。

（4）用法用量：煎服，6～12g。泻肺利水、平肝清火宜生用；肺虚咳喘宜蜜炙用。

8. 葶苈子

（1）药性：辛、苦，大寒。归肺、膀胱经。☆

（2）功效：泻肺平喘，行水消肿。

（3）应用

①痰涎壅肺，喘咳痰多，胸胁胀满，不得平卧。功专泻肺之实而下气定喘，尤善泻肺中水饮及痰火。

②水肿，胸腹积水，小便不利。

（4）用法用量：煎服，3～10g，包煎。

9. 白果

（1）药性：甘、苦、涩，平；有毒。归肺、肾经。☆

（2）功效：敛肺定喘，收涩止带，缩尿。

（3）应用

①喘咳气逆，痰多。

②带下，白浊，遗尿尿频。

（4）用法用量：煎服，5～10g。

（5）使用注意：本品生食有毒。不可多用，小儿尤当注意。△☆

10. 鉴别用药☆

（1）紫菀、款冬花：二药均有润肺下气，止咳化痰之功，且均温润不燥，咳嗽无论寒热虚实，病程长短，均可用之，二者常相须为用。但紫菀偏于祛痰，款冬花尤善止咳。

（2）桑白皮、葶苈子：二药均能泻肺平喘，利水消肿，治肺热及肺中水气，或痰饮咳喘及水肿证。但桑白皮甘寒，作用较缓，长于清肺热、泻肺火以平喘止咳，多用于肺热咳喘及皮肤水肿；葶苈子苦寒，作用峻猛，非实证不用，长于泻肺行水以平喘，多治痰壅邪盛之喘咳不得平卧及胸腹积水。

历年考点串讲

　　各化痰止咳平喘药的药性、功效、应用、用法用量、使用注意都是化痰止咳平喘药的重点内容，是考试的必考内容。重点复习化痰止咳平喘药中半夏、天南星、白附子、白芥子、旋覆花、川贝母、浙贝母、瓜蒌、前胡、桔梗、胖大海、苦杏仁、紫苏子、百部、桑白皮、葶苈子、白果的药性、功效、应用、用法用量、使用注意，皂苷、白前、竹茹、竹沥、天竺黄、海藻、昆布、黄药子、海蛤壳、浮海石、瓦楞子、礞石、紫菀、款冬花、枇杷叶的功效和应用。法半

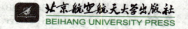

夏与姜半夏、半夏与陈皮、半夏与天南星、川贝母与浙贝母、竹茹与竹沥与天竺黄、白前与前胡、紫菀与款冬花、桑白皮与葶苈子的异同。

常考的细节有：

1. 半夏具有燥湿化痰、降逆止呕、消痞散结的功效，为燥湿化痰、温化寒痰之要药，尤善治脏腑之湿痰，可用于胃气上逆，呕吐反胃。不宜与川乌、制川乌、草乌、制草乌、附子同用。生品内服宜慎。

2. 旋覆花具有降气、消痰、行水、止呕的功效，阴虚劳嗽、肺燥咳嗽者慎用。

3. 半夏与天南星二药均辛温有毒，具有燥湿化痰的功效，为燥湿化痰要药，善治湿痰、寒痰。

4. 川贝母具有清热润肺、化痰止咳、散结消痈的功效，可用于肺热燥咳、干咳少痰、阴虚劳嗽、痰中带血、瘰疬、疮毒、乳痈、肺痈等证。

5. 桔梗具有宣肺、祛痰、利咽、排脓的功效。可用于咳嗽痰多、咯痰不爽、胸闷不畅、咽痛音哑、肺痈吐脓等证，可开宣肺气，有较好的祛痰作用。

6. 苦杏仁、紫苏子均具有降气、止咳平喘、润肠通便的功效。

7. 百部具有润肺下气止咳、杀虫灭虱的功效。

8. 桑白皮、葶苈子均具有泻肺平喘、利水消肿的功效。

第十七节　安神药

一、概　述

凡以安定神志为主要功效，常用以治疗心神不宁病证的药物，称安神药。

安神药主入心、肝经，具有镇惊安神或养心安神的功效。

安神药主要用治心悸、怔忡、失眠、多梦、健忘之心神不宁证，亦可用治惊风、癫痫、癫狂等心神失常。

二、重镇安神药

重镇安神药多为矿石、化石、介类药物，具有质重沉降之性，重则能镇，重可镇怯，故有重镇安神、平惊定志、平肝潜阳等作用。主治心火炽盛、阳气躁动、痰火扰心、肝郁化火及惊吓所致的心悸、失眠、多梦等心神不宁实证。

1. 朱砂

（1）药性：甘，微寒；有毒。归心经。☆

（2）功效：**清心镇惊，安神，明目，解毒。**

（3）应用

①心神不宁，心悸易惊，失眠多梦。既能清心经实火，又能镇惊安神，为清心、镇惊安神之要药。

②癫病发狂，小儿惊风。

③视物昏花。

④口疮，喉痹，疮疡肿毒。

（4）用法用量：**0.1～0.5g，多入丸散服，不宜入煎剂。**

（5）使用注意：本品有毒，不宜大量服用，也不宜少量久服；孕妇及肝肾功能不全者禁用；**忌火**

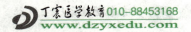
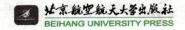

煅，宜水飞入药。△☆

2. 磁石

（1）药性：咸，寒。归心、肝、肾经。☆

（2）功效：镇惊安神，平肝潜阳，聪耳明目，纳气平喘。

（3）应用：心神不宁，惊悸，失眠；肝阳上亢，头晕目眩；视物昏花，耳鸣耳聋；肾虚气喘。

（4）用法用量：煎服，9～30g，先煎。镇惊安神、平肝潜阳宜生用，聪耳明目、纳气平喘宜醋淬后用。

（5）使用注意：因吞服后不易消化，如入丸散，不可多服。脾胃虚弱者慎用。△☆

3. 龙骨

（1）药性：甘、涩，平。归心、肝、肾经。☆

（2）功效：镇惊安神，平肝潜阳，收敛固涩。

（3）应用

①心神不宁，心悸失眠，惊痫癫狂。

②肝阳上亢，头晕目眩。

③正虚滑脱诸证。

④湿疮痒疹，疮疡久溃不敛。

（4）用法用量：煎服，15～30g，先煎。外用适量。镇惊安神、平肝潜阳生用，收敛固涩宜煅用。

（5）使用注意：湿热积滞者不宜使用。△☆

4. 琥珀

（1）药性：甘，平。归心、肝、膀胱经。☆

（2）功效：镇惊安神，活血散瘀，利尿通淋。

（3）应用

①心神不宁，心悸失眠，惊风，癫痫。

②血滞经闭痛经，心腹刺痛，癥瘕积聚。

③淋证，癃闭。

（4）用法用量：研末冲服，或入丸散，每次1.5～3g，不入煎剂。外用适量。

三、养心安神药

养心安神药多为植物种子、种仁类药物，具有甘润滋养之性，性味多甘平，故以养心安神为主要作用。主治阴血不足，心脾两虚，心失所养之心悸怔忡，虚烦不眠，健忘多梦等心神不宁虚证。

1. 酸枣仁

（1）药性：甘、酸，平。归肝、胆、心经。☆

（2）功效：养心补肝，宁心安神，敛汗，生津。

（3）应用

①虚烦不眠，惊悸多梦。为养心安神之要药。

②体虚多汗。

③津伤口渴。

（4）用法用量：煎服，10～15g。

2. 柏子仁

（1）药性：甘，平。归心、肾、大肠经。☆

（2）功效：养心安神，润肠通便，止汗。

（3）应用

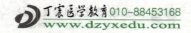

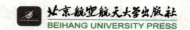

①阴血不足，虚烦失眠，心悸怔忡。

②肠燥便秘。

③阴虚盗汗。

（4）用法用量：煎服，3～10g。

（5）使用注意：本品质润，便溏及痰多者慎用。△☆

3. 合欢皮

（1）药性：甘，平。归心、肝、肺经。☆

（2）功效：解郁安神，活血消肿。

（3）应用

①心神不安，忿怒忧郁，失眠多梦。

②肺痈，痈肿。

③跌打伤痛。

（4）用法用量：煎服，6～12g。外用适量，研末调敷。

（5）使用注意：孕妇慎用。△☆

4. 远志

（1）药性：苦、辛，温。归心、肾、肺经。☆

（2）功效：安神益智，交通心肾，祛痰开窍，消散痈肿。

（3）应用

①心肾不交引起的失眠多梦、健忘惊悸、神志恍惚。为交通心肾、安定神志、益智强识之佳品。

②癫痫惊狂。

③咯痰不爽。

④疮疡肿毒，乳房肿痛。

（4）用法用量：煎服，3～10g。

（5）使用注意：胃溃疡及胃炎患者慎用。△☆

5. 首乌藤△☆

（1）药性：甘，平。归心、肝经。☆

（2）功效：养血安神，祛风通络。

（3）应用：失眠多梦；血虚身痛，风湿痹痛；皮肤瘙痒。

（4）用法用量：煎服，9～15g。外用适量，煎水洗患处。

6. 鉴别用药

柏子仁与酸枣仁：二药皆味甘性平，均有养心安神、止汗之功，用治阴血不足、心神失养所致的心悸怔忡、失眠、健忘及阴虚盗汗，常相须为用。然柏子仁质润多脂，能润肠通便而治肠燥便秘；酸枣仁安神作用较强，其味酸收敛止汗作用亦优，体虚自汗、盗汗较常选用，且能生津，可用于津伤口渴。☆

历年考点串讲

各安神药的药性、功效、主治、用法用量、使用注意都是安神药的重点内容，是考试的必考内容。重点复习安神药中朱砂、磁石、龙骨、琥珀、酸枣仁、柏子仁、合欢皮、远志、首乌藤的药性、功效、主治、用法用量、使用注意，柏子仁与酸枣仁的异同。

常考的细节有：

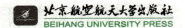

1. 朱砂多入丸散服，0.1～0.5g，不宜入煎剂。
2. 龙骨具有镇惊安神、平肝潜阳、收敛固涩的功效，可用于正虚滑脱诸证等证。
3. 酸枣仁具有养心补肝、宁心安神、敛汗、生津的功效，主要用于虚烦不眠、惊悸多梦、体虚多汗、津伤口渴等证。
4. 柏子仁具有养心安神、润肠通便、止汗的功效，可用于阴血不足、虚烦失眠、心悸怔忡、肠燥便秘、阴虚盗汗等证。
5. 合欢皮可用于心神不安、肺痈、疮肿、跌打伤痛等证。
6. 远志具有安神益智、交通心肾、祛痰开窍、消散痈肿的功效，可用于心肾不交引起的失眠多梦、健忘惊悸、神志恍惚、癫痫惊狂、咳痰不爽、疮疡肿毒、乳房肿痛等证。

第十八节　平肝息风药

一、概　述

凡以平肝潜阳或息风止痉为主要功效，常用以治疗肝阳上亢或肝风内动病证的药物，称平肝息风药。

平肝息风药均入肝经，多为动物药及矿石类药物，具有平肝潜阳、息风止痉的功效。部分药以其质重、性寒、沉降之性，兼有镇惊安神、清肝明目、重镇降逆、凉血以及祛风通络等功效。主要用于治疗肝阳上亢证及肝风内动证。

平肝息风药有性偏寒凉或性偏温燥的不同，故应区别使用。若脾虚慢惊者，不宜寒凉之品；阴虚血亏者，当忌温燥之药。由于介类、矿石类药材质地坚硬，故入汤剂应打碎先煎。个别有毒性的药物用量不宜过大，孕妇慎用。

二、平抑肝阳药

平抑肝阳药多为质重之介类或矿石类药物，性偏寒凉，具质重潜降之性，主入肝经，有平肝潜阳之功效。主治肝阳上亢证，症见头晕目眩、头痛、耳鸣、急躁易怒、少寐多梦等。

1. 石决明

（1）药性：咸，寒。归肝经。☆

（2）功效：**平肝潜阳，清肝明目。**

（3）应用

①肝阳上亢，头痛眩晕。为平肝凉肝之要药。

②目赤翳障，视物昏花，青盲雀目。

（4）用法用量：煎服，6～20g，先煎。平肝、清肝宜生用，外用点眼宜煅用、水飞。

（5）使用注意：本品咸寒，易伤脾胃，故脾胃虚寒，食少便溏者慎用。△☆

2. 珍珠母

（1）药性：咸，寒。归肝、心经。☆

（2）功效：**平肝潜阳，安神定惊，明目退翳。**

（3）应用：肝阳上亢，头痛眩晕；心神不宁，惊悸失眠；目赤翳障，视物昏花。

（4）用法用量：煎服，10～25g，先煎。

（5）使用注意：本品属性寒镇降之品，故脾胃虚寒及孕妇慎用。△☆

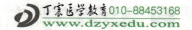 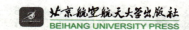

3. 牡蛎

（1）药性：咸，微寒。归肝、胆、肾经。☆

（2）功效：潜阳补阴，重镇安神，软坚散结，收敛固涩，制酸止痛。

（3）应用

①肝阳上亢，眩晕耳鸣。

②心神不宁，惊悸失眠。

③瘰疬痰核，癥瘕痞块。

④自汗盗汗，遗精滑精，崩漏带下。

⑤胃痛吞酸。

（4）用法用量：煎服，9～30g，先煎。潜阳补阴、重镇安神、软坚散结生用，收敛固涩、制酸止痛煅用。

（5）使用注意：脾虚便溏、气虚下陷者忌用；孕妇慎用。△☆

4. 代赭石

（1）药性：苦，寒。归肝、心、肺、胃经。☆

（2）功效：平肝潜阳，重镇降逆，凉血止血。

（3）应用

①肝阳上亢，眩晕耳鸣。

②呕吐，噫气，呃逆。为重镇降逆之要药，尤善降上逆之胃气而具止呕、止呃、止噫之效。

③气逆喘息。

④血热吐衄，崩漏下血。

（4）用法用量：煎服，9～30g，先煎。平肝潜阳、重镇降逆宜生用，止血宜煅用。

5. 刺蒺藜 ☆

（1）药性：辛、苦，微温；有小毒。归肝经。

（2）功效：平肝解郁，活血祛风，明目，止痒。

（3）应用

①肝阳上亢，头痛眩晕。

②肝郁气滞，胸胁胀痛，乳闭胀痛。

③风热上攻，目赤翳障。为祛风明目之要药。

④风疹瘙痒，白癜风。

（4）用法用量：煎服，6～10g。

（5）使用注意：孕妇慎用。

6. 罗布麻

（1）药性：甘、苦，凉。归肝经。☆

（2）功效：平肝安神，清热利水。

（3）应用：肝阳眩晕，心悸失眠；浮肿尿少。

（4）用法用量：煎服或开水冲服，6～12g。

7. 鉴别用药 ☆

（1）石决明、决明子：二药均能清肝明目，用治肝热目赤肿痛、翳膜遮睛等。但石决明咸寒质重，凉肝镇肝，兼益肝阴，故无论实证、虚证之目疾均可应用，尤多用于血虚肝热之羞明、目暗；并善治阴虚阳亢之头痛眩晕。决明子苦寒，功偏清泻肝火而明目，常用治肝经实火之目赤肿痛；并能润肠通便，治疗肠燥便秘。

（2）石决明、珍珠母：二药皆为贝壳类中药，均为咸寒之品，入肝经，均能平肝潜阳，清肝明目，

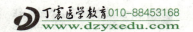 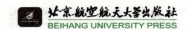

用治肝阳上亢、肝经有热之头痛眩晕、耳鸣及肝热目疾，目昏翳障。但石决明为凉肝、镇肝之要药，兼能益肝阴，善治肝肾阴虚，眩晕、耳鸣等阳亢之证；又长于清肝明目，故目赤肿痛、翳膜遮睛、视物昏花等症，不论虚实，皆可应用，为眼科要药。珍珠母又入心经，能安神定惊，故心神不宁，惊悸失眠，烦躁等多用。

（3）龙骨、牡蛎：二药均有平肝潜阳、重镇安神、收敛固涩作用，常相须为用，治疗阴虚阳亢、头晕目眩，心神不安、惊悸失眠及各种滑脱不禁的病证。但龙骨主入心经，长于镇惊安神，且收敛固涩之功优于牡蛎，外用还能收湿敛疮；牡蛎主入肝经，平肝之功较著，又能育阴潜阳，可治虚风内动之证，味咸又有软坚散结之功，煅后还能制酸止痛。

（4）磁石、代赭石：二药均为铁矿石类重镇之品，均能平肝潜阳、降逆平喘，用于肝阳上亢之眩晕及气逆喘息之证。然磁石主入肾经，偏于益肾阴而镇浮阳、纳气平喘、镇惊安神。代赭石主入肝经，长于平肝潜阳、凉血止血，善降肺胃之逆气而止呕、止呃、止噫。

三、息风止痉药

息风止痉药多为虫类药，主入肝经，以平息肝风、制止痉挛抽搐为主要功效。适用于温热病热极动风、肝阳化风及血虚生风等所致之眩晕欲仆、项强肢颤、痉挛抽搐等。

1. 羚羊角

（1）药性：咸，寒。归肝、心经。☆

（2）功效：平肝息风，清肝明目，清热解毒。

（3）应用

①肝风内动，惊痫抽搐，妊娠子痫，高热惊厥，癫痫发狂。长于清肝热，息肝风，止痉搐，为治肝风内动，惊痫抽搐之要药。

②肝阳上亢，头痛眩晕。

③肝火上炎，目赤翳障。

④温热病壮热神昏，温毒发斑。

⑤痈肿疮毒。

（4）用法用量：煎服，1～3g，宜另煎2小时以上；磨汁或研粉服，每次0.3～0.6g。

（5）使用注意：脾虚慢惊者忌用。△☆

2. 牛黄

（1）药性：苦，凉。归心、肝经。☆

（2）功效：凉肝息风，清心豁痰，开窍醒神，清热解毒。

（3）应用

①温热病及小儿急惊风，惊厥抽搐，癫痫发狂。

②热病神昏，中风痰迷。

③咽喉肿痛，口舌生疮，痈肿疔疮。

（4）用法用量：0.15～0.35g，多入丸、散用。外用适量，研末敷患处。

（5）使用注意：非实热证不宜使用。孕妇慎用。△☆

3. 珍珠 △☆

（1）药性：甘、咸，寒。归心、肝经。☆

（2）功效：安神定惊，明目消翳，解毒生肌，润肤祛斑。

（3）应用

①惊悸失眠。宜于心虚有热之心烦不眠、多梦健忘等心神不宁之证。

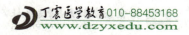 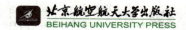

②惊风癫痫。

③目赤翳障。

④口舌生疮，咽喉溃烂，疮疡不敛。

⑤皮肤色斑。

（4）用法用量：0.1～0.3g，多入丸散用。外用适量。

4. 钩藤

（1）药性：甘，凉。归肝、心包经。☆

（2）功效：息风定惊，清热平肝。

（3）应用

①肝风内动，惊痫抽搐，高热惊厥。

②头痛眩晕。

③感冒夹惊，小儿惊啼。

（4）用法用量：煎服，3～12g，后下。

5. 天麻

（1）药性：甘、平。归肝经。☆

（2）功效：息风止痉，平抑肝阳，祛风通络。

（3）应用

①小儿惊风，癫痫抽搐，破伤风。

②肝阳上亢，头痛眩晕。为治眩晕、头痛之要药。

③手足不遂，肢体麻木，风湿痹痛。

（4）用法用量：煎服，3～10g。

6. 地龙△☆

（1）药性：咸，寒。归肝、脾、膀胱经。☆

（2）功效：清热定惊，通络，平喘，利尿。

（3）应用

①高热神昏，惊痫抽搐，癫狂。

②关节痹痛，肢体麻木，半身不遂。

③肺热喘咳。

④湿热水肿，小便不利或尿闭不通。

（4）用法用量：煎服，5～10g。

7. 全蝎

（1）药性：辛，平；有毒。归肝经。☆

（2）功效：息风镇痉，通络止痛，攻毒散结。

（3）应用

①肝风内动，痉挛抽搐，小儿惊风，中风口㖞，半身不遂，破伤风。为治痉挛抽搐之要药。

②风湿顽痹，偏正头痛。

③疮疡，瘰疬。

（4）用法用量：煎服，3～6g。外用适量。

（5）使用注意：本品有毒，用量不宜过大。孕妇禁用。△☆

8. 蜈蚣

（1）药性：辛，温；有毒。归肝经。☆

（2）功效：息风镇痉，通络止痛，攻毒散结。

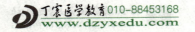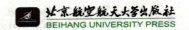

（3）应用

①肝风内动，痉挛抽搐，小儿惊风，中风口㖞，半身不遂，破伤风。

②风湿顽痹，顽固性偏正头痛。

③疮疡，瘰疬，蛇虫咬伤。

（4）用法用量：煎服，3～5g。外用适量。

（5）使用注意：本品有毒，用量不宜过大。孕妇禁用。△☆

9. 僵蚕△☆

（1）药性：咸、辛，平。归肝、肺、胃经。☆

（2）功效：息风止痉，祛风止痛，化痰散结。

（3）应用

①肝风夹痰，惊痫抽搐，小儿急惊，破伤风。

②中风口眼㖞斜。

③风热头痛，目赤咽痛，风疹瘙痒。

④瘰疬痰核，发颐痄腮。

（4）用法用量：煎服，5～10g。散风热宜生用，其余多制用。

10. 鉴别用药☆

（1）珍珠、珍珠母：二者来源于同一动物体，二者均属咸寒之品，均入心肝二经，皆有镇心安神、清肝明目、退翳、敛疮之功效，都可用治心神不宁，心悸失眠，肝火上攻之目赤翳障及湿疮溃烂等。然珍珠重在镇惊安神，多用治惊悸失眠，惊风癫痫，且解毒生肌敛疮之力较强，并能润肤祛斑；珍珠母重在平肝潜阳，多用治肝阳上亢、肝火上攻之眩晕。

（2）羚羊角、钩藤与天麻：三药均有息风止痉、平肝潜阳之功，均可治疗肝风内动、肝阳上亢之证。但羚羊角性寒，息风止痉力最佳，为治肝风惊厥抽搐之要药；又能清热解毒，清肝明目，治疗高热神昏，热毒发斑及肝热目赤肿痛。钩藤性凉，轻清透达，长于清热息风，多用治热极生风或小儿高热急惊风。天麻甘平质润，虽清热之力不及羚羊角、钩藤，但肝风内动，惊痫抽搐，不论寒热虚实，皆可配伍应用；又为治眩晕、头痛之要药。

（3）全蝎、蜈蚣：二药均辛散有毒，均有较强的息风镇痉、通络止痛之功效，常相须为用，协同增效，治疗肝风内动之痉挛抽搐、风中经络之口眼㖞斜及风湿顽痹、筋脉拘挛、顽固性头痛等；且均能攻毒散结，用治疮疡肿毒、瘰疬结核等证。然全蝎性平，息风镇痉，攻毒散结之力不及蜈蚣；蜈蚣力猛性燥，善走窜通达，息风止痉、解毒散结之功优于全蝎。

历年考点串讲

各平肝息风药的药性、功效、主治、用法用量及使用注意都是平肝息风药的重点内容，是考试的必考内容。重点复习平肝息风药中石决明、珍珠母、牡蛎、代赭石、罗布麻、羚羊角、牛黄、钩藤、天麻、全蝎、蜈蚣的药性、功效、主治、用法用量及使用注意，刺蒺藜、珍珠、地龙、僵蚕的功效、主治。石决明与决明子、石决明与珍珠母、龙骨与牡蛎、磁石与代赭石、珍珠与珍珠母、羚羊角与钩藤和天麻、全蝎与蜈蚣的异同。

常考的细节有：

1. 石决明与珍珠母均具有平肝潜阳、清肝明目的功效。

2. 龙骨与牡蛎均具有平肝潜阳、重镇安神、收敛固涩作用。

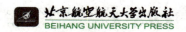

3．代赭石具有平肝潜阳、重镇降逆、凉血止血的功效，为重镇降逆之要药，尤善降上逆之胃气而具止呕、止呃、止噫之效。

4．钩藤具有息风定惊、清热平肝的功效。天麻具有息风止痉、平抑肝阳、祛风通络的功效，可用于小儿惊风、癫痫抽搐、破伤风等证。

5．全蝎、蜈蚣均具有息风镇痉、通络止痛、攻毒散结的功效。

第十九节　开窍药

一、概　述

凡以开窍醒神为主要功效，常用以治疗闭证神昏的药物，称为开窍药。因具辛香走窜之性，又称芳香开窍药。

本类药物辛香走窜，皆入心经，具有通关开窍、醒脑回苏的作用。部分开窍药兼有活血、行气、止痛、解毒等功效。

开窍药主要用治温病热陷心包、痰浊蒙蔽清窍之神昏谵语，以及惊风、癫痫、中风等猝然昏厥、痉挛抽搐。然而闭证又有寒闭、热闭之分，面青、身凉、苔白、脉迟之寒闭，须施"温开"之法，宜选用辛温的开窍药，配伍温里祛寒之品；面红、身热、苔黄、脉数之热闭，当用"凉开"之法，宜选用药性寒凉的开窍药，配伍清热泻火解毒之品。若闭证神昏兼惊厥抽搐者，还须配伍息风止痉药；若见烦躁不安者，须配伍安神定惊药；若痰浊壅盛者，须配伍化湿、祛痰药。

开窍药辛香走窜，为救急、治标之品，且能耗伤正气，故只宜暂服，不可久用；其药性辛香，有效成分易于挥发，内服多不宜入煎剂，宜入丸剂、散剂服用。

二、开窍药

1. 麝香

（1）药性：辛，温。归心、脾经。☆

（2）功效：开窍醒神，活血通经，消肿止痛。

（3）应用

①热病神昏，中风痰厥，气郁暴厥，中恶昏迷。可用于各种原因所致的闭证神昏，为醒神回苏之要药。无论寒闭、热闭，用之皆效，尤宜于寒闭神昏。

②血瘀经闭，癥瘕，胸痹心痛，心腹暴痛，跌打伤痛，痹痛麻木，难产死胎。

③痈肿，瘰疬，咽喉肿痛。

（4）用法用量：0.03～0.1g，多入丸散用。外用适量。

（5）使用注意：孕妇禁用。△☆

2. 冰片

（1）药性：辛，苦，微寒。归心、脾，肺经。☆

（2）功效：开窍醒神，清热止痛。

（3）应用

①热病神昏，惊厥，中风痰厥，气郁暴厥，中恶昏迷。

②胸痹心痛。

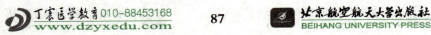

③目赤肿痛，口舌生疮，咽喉肿痛，耳道流脓。

④疮疡肿痛，久溃不敛，烧烫伤。

（4）用法用量：0.15～0.3g，入丸散用。外用研粉点敷患处。

（5）使用注意：孕妇慎用。△☆

3. 苏合香

（1）药性：辛，温。归心、脾经。☆

（2）功效：开窍醒神，辟秽，止痛。

（3）应用：中风痰厥，猝然昏倒，惊痫；胸痹心痛，胸腹冷痛。

（4）用法用量：0.3～1g，宜入丸散。

4. 石菖蒲△☆

（1）药性：辛，苦，温。归心、胃经。☆

（2）功效：开窍豁痰，醒神益智，化湿和胃。

（3）应用：痰蒙清窍，神昏癫痫；健忘失眠，耳鸣耳聋；湿阻中焦，脘痞不饥，噤口下痢。

（4）用法用量：煎服，3～10g；鲜品加倍。

5. 鉴别用药☆

（1）麝香、牛黄：二药均为开窍醒神之常用药，治热病神昏及中风痰迷等，常相须为用。但麝香性温而辛，芳香走窜力强，重在开窍，寒闭、热闭均可应用；而牛黄性凉而苦，偏于清心豁痰定惊，故只宜热闭，用于痰热闭阻心窍之神昏、惊狂癫痫之证。二者又可消肿，均可用于热毒疮肿。麝香辛行走窜，功在行瘀消肿，故热毒痈肿以初起未溃者较好；而牛黄性凉善清热毒，以热毒壅盛之疮疡肿毒最宜。另外，麝香能活血通经，可用于多种血瘀病证；而牛黄能息风止痉，多用于惊痫抽搐。

（2）冰片、麝香：二药均为开窍醒神之品，均可用治热病神昏、中风痰厥、气郁窍闭、中恶昏迷等闭证。然麝香开窍力强而冰片力逊，麝香为温开之品，冰片为凉开之剂，二者又常相须为用；二者均可消肿止痛、生肌敛疮，外用治疮疡肿毒。但冰片性偏寒凉，以清热泻火止痛见长，善治口齿、咽喉、耳目之疾，外用有清热止痛、防腐止痒、明目退翳之功；麝香性温辛散，多以活血消肿止痛为用，善治疮疡、瘰疬痰核，内服外用均可。二者均应入丸散使用，不入煎剂。

历年考点串讲

各开窍药的药性、功效、主治、用法用量及使用注意都是开窍药的重点内容，是考试的必考内容。

重点复习开窍药中麝香、冰片、苏合香、石菖蒲的药性、功效、主治、用法用量及使用注意。麝香与牛黄、冰片与麝香的异同。

常考的细节有：

1. 面红、身热、苔黄、脉数之热闭，当用"凉开"之法，宜选用药性寒凉的开窍药，配伍清热泻火解毒之品。

2. 麝香具有开窍醒神、活血通经、消肿止痛的功效，可用于热病神昏、中风痰厥、中恶昏迷等证。可用于各种原因所致的闭证神昏，为醒神回苏之要药。无论寒闭、热闭，用之皆效。

3. 冰片具有开窍醒神、清热止痛的功效，可用于疮疡肿痛、久溃不敛、烧烫伤等证。

4. 苏合香具有开窍醒神、辟秽、止痛的功效。

5. 石菖蒲具有开窍豁痰、醒神益智、化湿和胃的功效。

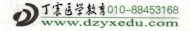
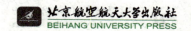

第二十节　补虚药

一、概　述

凡以补虚扶弱，纠正人体气血阴阳的不足为主要功效，常用以治疗虚证的药物，称为补虚药，也称补益药或补养药。

补虚药具有补虚扶弱功效，可以主治人体正气虚弱、精微物质亏耗引起的精神萎靡、体倦乏力、面色淡白或萎黄、心悸气短、脉象虚弱等症。根据补虚药在药性、功效及主治方面的不同，一般又分为补气药、补阳药、补血药、补阴药四类。

使用补虚药，首先应因证选药，必须根据气虚、阳虚、血虚、阴虚的证候不同，选择相应的对证药物。应注意，一要防止不当补而误补。二要避免当补而补之不当。三是补虚药用于扶正祛邪，不仅要分清主次，处理好祛邪与扶正的关系，而且应避免使用可能妨碍祛邪的补虚药，使祛邪不伤正，补虚不留邪。四是应注意补而兼行，使补而不滞。

二、补气药

本类药物性味多属甘温或甘平，主归脾、肺经，部分药物又归心、肾经，以补气为主要功效，能补益脏气以纠正脏气的虚衰。补气又包括补脾气、补肺气、补心气、补肾气、补元气等具体功效。

补气药的主治有：脾气虚证；肺气虚证；心气虚证；肾气虚证等。此外，某些药物分别兼有养阴、生津、养血等不同功效，还可用治阴虚津亏证或血虚证，尤宜于气阴（津）两伤或气血俱虚之证。

1. 人参

（1）药性：甘、微苦，微温。归脾、肺、心、肾经。☆

（2）功效：大补元气，复脉固脱，补脾益肺，生津养血，安神益智。

（3）应用

①气虚欲脱，肢冷脉微。能大补元气，复脉固脱，为拯危救脱之要药。

②脾虚食少，肺虚喘咳，阳痿宫冷。为补脾气之要药。

③气虚津伤口渴，内热消渴。适用于气津两伤，短气，口渴者。

④气血亏虚，久病虚羸。

⑤心气不足，惊悸失眠。

（4）用法用量：煎服，3～9g；挽救虚脱可用15～30g，文火另煎兑服。也可研粉吞服，1次2g，1日2次。

（5）使用注意：不宜与藜芦、五灵脂同用。△☆

2. 西洋参

（1）药性：甘、微苦，凉。归心、肺、肾经。☆

（2）功效：补气养阴，清热生津。

（3）应用

①气阴两脱证。

②气虚阴亏，虚热烦倦，咳喘痰血。

③气虚津伤，口燥咽干，内热消渴。

（4）用法用量：煎服，3～6g，另煎兑服；入丸散剂，每次0.5～1g。

（5）使用注意：本品性寒凉，能伤阳助湿，故中阳衰微，胃有寒湿者不宜服用。不宜与藜芦

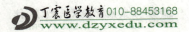
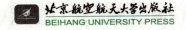

同用。△☆

3. 党参

（1）药性：甘，平。归脾、肺经。☆

（2）功效：补脾益肺，养血生津。

（3）应用

①脾肺气虚，食少倦怠，咳嗽虚喘。有与人参类似的补益脾肺之气作用而药力较弱，为补中益气之良药。

②气血不足，面色萎黄，头晕乏力，心悸气短。

③气津两伤，气短口渴，内热消渴。

（4）用法用量：煎服，9～30g。

（5）使用注意：不宜与藜芦同用。△☆

4. 太子参△☆

（1）药性：甘，微苦，平。归脾、肺经。☆

（2）功效：益气健脾，生津润肺。

（3）应用

①脾虚体倦，食欲不振。

②病后虚弱，气阴不足，自汗口渴。

③肺燥干咳。

（4）用法用量：煎服，9～30g。

5. 黄芪

（1）药性：甘，微温。归脾、肺经。☆

（2）功效：补气升阳，益卫固表，利水消肿，生津养血，行滞通痹，托毒排脓，敛疮生肌。

（3）应用

①气虚乏力，食少便溏，水肿尿少，中气下陷，久泻脱肛，便血崩漏。为补益脾气之要药。

②肺气虚弱，咳喘气短。

③表虚自汗。

④内热消渴。

⑤血虚萎黄，气血两虚。

⑥气虚血滞，半身不遂，痹痛麻木。

⑦气血亏虚，痈疽难溃，久溃不敛。

（4）用法用量：煎服，9～30g。益气补中宜蜜炙用，其他多生用。

（5）使用注意：凡表实邪盛，内有积滞，阴虚阳亢，疮疡初起或溃后热毒尚盛等证，均不宜用。△☆

6. 白术

（1）药性：甘，苦，温。归脾、胃经。☆

（2）功效：补气健脾，燥湿利水，止汗，安胎。

（3）应用

①脾气虚弱，食少倦怠，腹胀泄泻，痰饮眩悸，水肿，带下。被前人誉为"脾脏补气健脾第一要药"。

②气虚自汗。

③脾虚胎动不安。

（4）用法用量：煎服，6～12g。燥湿利水宜生用，补气健脾宜炒用，健脾止泻宜炒焦用。

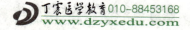
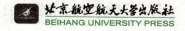

（5）使用注意：本品燥湿伤阴，故阴虚内热、津液亏耗者不宜使用。△☆

7. 山药

（1）药性：甘，平。归脾、肺、肾经。☆

（2）功效：益气养阴，补脾肺肾，涩精止带。

（3）应用

①脾虚食少，大便溏泻，白带过多。

②肺虚喘咳。

③肾虚遗精，带下，尿频。

④虚热消渴。

（4）用法用量：煎服，10～30g。麸炒山药补脾健胃。

（5）使用注意：本品养阴能助湿，故湿盛中满或有积滞者不宜使用。△☆

8. 白扁豆☆

（1）药性：甘，微温。归脾、胃经。

（2）功效：健脾化湿，和中消暑。

（3）应用

①脾胃虚弱，食欲不振，大便溏泻，白带过多。

②暑湿吐泻，胸闷腹胀。

（4）用法用量：煎服，9～15g。健脾化湿、止泻止带宜炒用，和中消暑宜生用。

9. 甘草

（1）药性：甘，平。归心、肺、脾、胃经。☆

（2）功效：补脾益气，清热解毒，祛痰止咳，缓急止痛，调和诸药。

（3）应用

①脾胃虚弱，倦怠乏力。

②心气不足，心悸气短，脉结代。

③痈肿疮毒，咽喉肿痛。

④咳嗽痰多。

⑤脘腹、四肢挛急疼痛。

⑥缓解药物毒性、烈性。与寒热补泻各类药物同用，能缓和烈性或减轻毒副作用，有调和百药之功，故有"国老"之称。

（4）用法用量：煎服，2～10g。清热解毒宜生用，补中缓急、益气复脉宜蜜炙用。

（5）使用注意：不宜与海藻、京大戟、红大戟、甘遂、芫花同用。本品有助湿壅气之弊，湿盛胀满、水肿者不宜用。大剂量久服可导致水钠潴留，引起浮肿。△☆

10. 大枣△☆

（1）药性：甘，温。归脾、胃、心经。☆

（2）功效：补中益气，养血安神。

（3）应用

①脾虚食少，乏力便溏。

②妇人脏燥，失眠。

（4）用法用量：煎服，6～15g。

（5）使用注意：本品助湿生热，令人中满，故湿盛中满或有积滞、痰热者不宜服用。

11. 饴糖△☆

（1）药性：甘，温。归脾、胃、肺经。☆

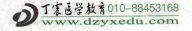
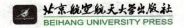

（2）功效：**补中益气，缓急止痛，润肺止咳。**

（3）应用：脾胃虚寒，脘腹疼痛；肺虚燥咳。

（4）用法用量：入汤剂须烊化服，每次 15 ～ 20g。

（5）使用注意：本品助湿生热，令人中满，故湿热内郁、中满吐逆、痰热咳嗽、小儿疳积者不宜服用。

12. 蜂蜜☆

（1）药性：甘，平。归肺、脾、大肠经。

（2）功效：**补中，润燥，止痛，解毒；外用生肌敛疮。**

（3）应用：脾气虚弱，脘腹挛急疼痛；肺燥干咳；肠燥便秘；解乌头类药毒；疮疡不敛，水火烫伤。

（4）用法用量：入煎剂，15 ～ 30g，冲服。外用适量。

（5）使用注意：**本品有助湿满中之弊，又能滑肠，故湿阻中满，湿热痰滞，便溏泄泻者慎用。**

13. 鉴别用药☆

（1）人参、西洋参：二药均有补益元气之功，可用于气虚欲脱的气短神疲、脉细无力等症。但人参益气救脱之力较强，单用即可奏效；西洋参偏于苦寒，兼能补阴，具有补气养阴而不助热的特点，较宜于气阴两伤而有热者。二药又皆能补脾肺之气，可用治脾肺气虚之证。其中也以人参作用较强，但西洋参多用于脾肺气阴两虚之证。两药还有益气生津作用，均可用于津伤口渴和消渴症。此外，人参尚能补益心肾之气，安神益智，还常用于失眠、健忘、心悸怔忡及肾不纳气的虚喘气短等。

（2）党参、人参：二药均具有补益脾肺、益气生津、益气生血之功，均可用于脾气虚、肺气虚、津伤口渴、消渴、血虚及气虚邪实之证。但党参味甘性平，作用缓和，药力薄弱，古方治以上轻症和慢性病患者，可用党参加大用量代替人参，而对于急症、重症则仍以人参为宜。由于党参不具有益气救脱之功，故凡元气虚脱之证，应以人参急救虚脱，不能以党参代替。此外，人参还长于益气助阳，安神增智，而党参类似作用不明显。

（3）西洋参、太子参：二药均为气阴双补之品，均具有益脾肺之气，补脾肺之阴，生津止渴之功。但太子参性平力薄，其补气、养阴、生津与清热之力俱不及西洋参。凡气阴不足之轻症、热不盛者及小儿，宜用太子参；气阴两伤而热较盛者，当用西洋参。

（4）**人参、党参与黄芪：三药皆有补气、生津、生血之功，且常相须为用以增强疗效。但人参作用较强，被誉为补气第一要药，并具有益气固脱、安神增智、补气助阳之功。党参补气之力较为平和，专于补益脾肺之气。黄芪补益元气之力不及人参，但长于补气升阳、益卫固表、托毒生肌、利水消肿，尤宜于脾虚气陷及表虚自汗等症。**

三、补阳药

本类药物味多甘辛咸，药性多温热，主入肾经。以补肾阳为主要作用，肾阳之虚得补，其他脏腑得以温煦，从而消除或改善全身阳虚诸证。

主要用于肾阳不足，畏寒肢冷，腰膝酸软，性欲淡漠，阳痿早泄，精寒不育或宫冷不孕，尿频遗尿；脾肾阳虚，五更泄泻，或阳虚水泛之水肿；肝肾不足，精血亏虚之眩晕耳鸣，须发早白，筋骨痿软或小儿发育不良，囟门不合，齿迟行迟；肺肾两虚，肾不纳气之虚喘；肾阳亏虚，下元虚冷，崩漏带下等证。

使用本类药物，若以其助心阳、温脾阳，多配伍温里祛寒药；若兼见气虚，多配伍补脾益肺之品；精血亏虚者，多与养阴补血益精药配伍，使"阳得阴助，生化无穷"。

补阳药性多燥烈，易助火伤阴，故阴虚火旺者忌用。

1. 鹿茸

（1）药性：甘、咸，温。归肾、肝经。☆

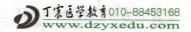 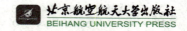

（2）功效：补肾壮阳，益精血，强筋骨，调冲任，托疮毒。

（3）应用

①肾阳不足，精血亏虚，阳痿遗精，宫冷不孕，羸瘦，神疲，畏寒，眩晕，耳鸣耳聋。

②肾虚腰脊冷痛，筋骨痿软。

③冲任虚寒，崩漏带下。

④阴疽内陷不起，疮疡久溃不敛。

（4）用法用量：1～2g，研末冲服。

（5）使用注意：服用本品宜从小量开始，缓缓增加，不可骤用大量，以免阳升风动，头晕目赤，或伤阴动血。凡热证、阴虚阳亢者均当忌服。△☆

2．紫河车

（1）药性：甘、咸，温。归肺、肝、肾经。☆

（2）功效：温肾补精，益气养血。

（3）应用

①肾阳不足，精血亏虚，虚劳羸瘦，阳痿遗精，宫冷不孕。

②肺肾两虚，久咳虚喘，骨蒸劳嗽。

③气血两虚，产后乳少，面色萎黄，食少气短。

（4）用法用量：2～3g，研末吞服。

（5）使用注意：阴虚火旺者不宜单独应用。△☆

3．淫羊藿

（1）药性：辛、甘，温。归肝、肾经。☆

（2）功效：补肾壮阳，强筋骨，祛风湿。

（3）应用

①肾阳虚衰，阳痿遗精，筋骨痿软。

②风寒湿痹，麻木拘挛。

（4）用法用量：煎服，6～10g。

（5）使用注意：阴虚火旺者不宜使用。△☆

4．巴戟天△☆

（1）药性：甘、辛，微温。归肾、肝经。☆

（2）功效：补肾阳，强筋骨，祛风湿。

（3）应用

①肾阳不足，阳痿遗精，宫冷不孕，月经不调，少腹冷痛。

②风湿痹痛，筋骨痿软。

（4）用法用量：煎服，3～10g。

（5）使用注意：阴虚火旺者不宜使用。

5．仙茅△☆

（1）药性：辛，热；有毒。归肾、肝、脾经。☆

（2）功效：补肾阳，强筋骨，祛寒湿。

（3）应用

①肾阳不足，命门火衰，阳痿精冷，小便频数。

②腰膝冷痛，筋骨痿软无力。

③阳虚冷泻。

（4）用法用量：煎服，3～10g。

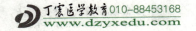
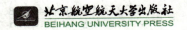

（5）使用注意：本品燥热有毒，不宜过量、久服，阴虚火旺者忌服。

6. 杜仲

（1）药性：甘，温。归肝、肾经。☆

（2）功效：补肝肾，强筋骨，安胎。

（3）应用

①肝肾不足，腰膝酸痛，筋骨无力，头晕目眩。

②肝肾亏虚，妊娠漏血，胎动不安。

（4）用法用量：煎服，6～10g。

（5）使用注意：炒用破坏其胶质有利于有效成分煎出，故比生用效果好。本品为温补之品，阴虚火旺者慎用。△☆

7. 续断

（1）药性：苦、辛，微温。归肝、肾经。☆

（2）功效：补肝肾，强筋骨，续折伤，止崩漏。

（3）应用

①肝肾不足，腰膝酸软，风湿痹痛。

②跌打损伤，筋伤骨折。

③肝肾不足，崩漏经多，胎漏下血，胎动不安。

（4）用法用量：煎服，9～15g。止崩漏宜炒用。

8. 肉苁蓉

（1）药性：甘、咸，温。归肾、大肠经。☆

（2）功效：补肾阳，益精血，润肠通便。

（3）应用

①肾阳不足，精血亏虚，阳痿不孕，腰膝酸软，筋骨无力。

②肠燥便秘。

（4）用法用量：煎服，6～10g。

（5）使用注意：本品能助阳、滑肠，故阴虚火旺、热结便秘、大便溏泻者不宜服用。△☆

9. 锁阳☆

（1）药性：甘，温。归肝、肾、大肠经。

（2）功效：补肾阳，益精血，润肠通便。

（3）应用

①肾阳不足，精血亏虚，腰膝痿软，阳痿滑精。

②肠燥便秘。

（4）用法用量：煎服，5～10g。

（5）使用注意：本品能助阳、滑肠，故阴虚火旺、大便溏泻、热结便秘者不宜服用。

10. 补骨脂

（1）药性：辛、苦，温。归肾、脾经。☆

（2）功效：补肾壮阳，固精缩尿，纳气平喘，温脾止泻；外用消风祛斑。

（3）应用

①肾阳不足，阳痿不孕，腰膝冷痛。

②肾虚遗精滑精，遗尿尿频。

③肾虚作喘。

④脾肾阳虚，五更泄泻。

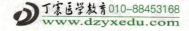
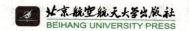

⑤白癜风，斑秃。

（4）用法用量：煎服，6～10g。外用20%～30%酊剂涂患处。

（5）使用注意：本品性质温燥，能伤阴助火，故阴虚火旺、大便秘结者忌服。△☆

11. 益智仁

（1）药性：辛，温。归脾、肾经。☆

（2）功效：暖肾固精缩尿，温脾止泻摄唾。

（3）应用

①肾虚遗尿，小便频数，遗精白浊。

②脾寒泄泻，腹中冷痛，口多唾涎。

（4）用法用量：煎服，3～10g。

12. 菟丝子

（1）药性：辛、甘，平。归肝、肾、脾经。☆

（2）功效：补益肝肾，固精缩尿，安胎，明目，止泻；外用消风祛斑。

（3）应用

①肝肾不足，腰膝酸软，阳痿遗精，遗尿尿频。

②肾虚胎漏，胎动不安。

③肝肾不足，目昏耳鸣。

④脾肾虚泻。

⑤白癜风。

（4）用法用量：煎服，6～12g。外用适量。

（5）使用注意：本品虽为平补之品，但偏于补阳，故阴虚火旺、大便燥结、小便短赤者不宜服用。△☆

13. 沙苑子△☆

（1）药性：甘，温。归肝、肾经。☆

（2）功效：补肾助阳，固精缩尿，养肝明目。

（3）应用：肾虚腰痛，遗精早泄，遗尿尿频，白浊带下；肝肾不足，头晕目眩，目暗昏花。

（4）用法用量：煎服，9～15g。

（5）使用注意：本品为温补固涩之品，阴虚火旺、小便不利者不宜服用。

14. 蛤蚧

（1）药性：咸，平。归肺、肾经。☆

（2）功效：补肺益肾，纳气定喘，助阳益精。

（3）应用：肺肾不足，虚喘气促，劳嗽咳血；肾虚阳痿，遗精。

（4）用法用量：煎服，3～6g，多入丸散或酒剂。

（5）使用注意：咳喘实证不宜使用。△☆

15. 冬虫夏草

（1）药性：甘，平。归肺、肾经。☆

（2）功效：补肾益肺，止血化痰。

（3）应用

①肾虚精亏，阳痿遗精，腰膝酸痛。

②久咳虚喘，劳嗽痰血。为诸痨虚损调补之要药。

（4）用法用量：煎汤或炖服，3～9g。

（5）使用注意：有表邪者不宜用。△☆

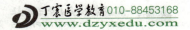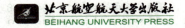

16. 鉴别用药☆

（1）鹿茸、紫河车：二药皆能补肾阳，益精血。鹿茸补阳力强，为峻补之品，用于肾阳虚之重证；且使阳生阴长，而用于精血亏虚诸证；紫河车养阴力强，而使阴长阳生，兼能大补气血，用于气血不足，虚损劳伤诸证。

（2）续断、杜仲：二药均性温、归肝肾经，皆能补肝肾、强筋骨，安胎，治肝肾亏虚之腰膝酸痛、筋骨软弱，肝肾不足之胎漏、胎动不安。然杜仲甘温，补力较强，兼暖下元，并治肾阳虚衰之阳痿遗精、尿频遗尿。续断苦辛微温，补力较弱，且补而不滞，又能行血脉而疗伤续折、消肿止痛，善治风湿痹痛、跌打瘀肿、骨折及痈肿疮毒。

（3）补骨脂、益智仁：二药味辛性温热，归脾肾经，均能补肾助阳，固精缩尿，温脾止泻，都可用治肾阳不足之遗精滑精，遗尿尿频，以及脾肾阳虚之泄泻不止，二者常相须为用。但补骨脂助阳的力量强，作用偏于肾，长于补肾壮阳，肾阳不足、命门火衰的腰膝冷痛，阳痿等症，补骨脂多用；也可用治肾不纳气的虚喘，能补肾阳而纳气平喘。益智仁则助阳之力较补骨脂为弱，作用偏于脾，长于温脾开胃摄唾，中气虚寒，食少多唾，小儿流涎不止，腹中冷痛者，益智仁多用。

（4）蛤蚧、胡桃仁与冬虫夏草：三药皆入肺肾善补肺益肾而定喘咳，用于肺肾两虚之喘咳。蛤蚧补益力强，偏补肺气，尤善纳气定喘，为肺肾虚喘之要药，兼益精血；胡桃仁补益力缓，偏助肾阳，温肺寒，用于阳虚腰痛及虚寒喘咳，兼润肠通便；冬虫夏草平补肺肾阴阳，兼止血化痰，用于久咳虚喘，劳嗽痰血，为诸痨虚损调补之要药。

四、补血药

补血类药物大多甘温质润，主入心、肝经。具有补血的功效，主治血虚证，症见面色苍白或萎黄，唇爪苍白，眩晕耳鸣，心悸怔忡，失眠健忘，或月经愆期，量少色淡，甚则闭经，舌淡脉细等。有的兼能滋养肝肾，也可用治肝肾精血亏虚所致的眩晕耳鸣，腰膝酸软，须发早白等。

使用补血药常配伍补气药。补血药多滋腻黏滞，故脾虚湿阻，气滞食少者慎用。必要时，可配伍化湿、行气、消食药，以助运化。

1. 当归

（1）药性：甘、辛，温。归肝、心、脾经。☆

（2）功效：补血活血，调经止痛，润肠通便。

（3）应用

①血虚萎黄，眩晕心悸。长于补血，为补血之圣药。

②血虚、血瘀之月经不调，经闭痛经。为妇科补血活血、调经止痛之要药。

③虚寒腹痛，风湿痹痛，跌打损伤，痈疽疮疡。

④血虚肠燥便秘。本品补血以润肠通便，用治血虚肠燥便秘。

（4）用法用量：煎服，6～12g。生当归质润，长于补血，调经，润肠通便；酒当归功善活血调经。又传统认为，当归身偏于补血，当归头偏于止血，当归尾偏于活血，全当归偏于和血（补血活血）。

（5）使用注意：湿盛中满、大便溏泻者忌服。△☆

2. 熟地黄

（1）药性：甘，微温。归肝、肾经。☆

（2）功效：补血滋阴，益精填髓。

（3）应用

①血虚萎黄，心悸怔忡，月经不调，崩漏下血。补阴益精以生血，"大补血虚不足"，为治疗血虚证之要药。

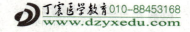 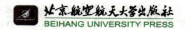

②肝肾阴虚，腰膝酸软，骨蒸潮热，盗汗遗精，内热消渴。

③肝肾不足，精血亏虚，眩晕耳鸣，须发早白。

（4）用法用量：煎服，9～15g。

（5）使用注意：本品性质黏腻，有碍消化，凡气滞痰多，湿盛中满、食少便溏者忌服。若重用久服，宜与陈皮、砂仁等同用，以免滋腻碍胃。△☆

3. 白芍

（1）药性：苦、酸，微寒。归肝、脾经。☆

（2）功效：养血调经，敛阴止汗，柔肝止痛，平抑肝阳。

（3）应用：血虚萎黄，月经不调，崩漏；自汗，盗汗；胁肋脘腹疼痛，四肢挛急疼痛；肝阳上亢，头痛眩晕。

（4）用法用量：煎服，6～15g。平抑肝阳、敛阴止汗多生用，养血调经、柔肝止痛多炒用或酒炒用。

（5）使用注意：不宜与藜芦同用。阳衰虚寒之证不宜使用。△☆

4. 阿胶

（1）药性：甘，平。归肺、肝、肾经。☆

（2）功效：补血，止血，滋阴润燥。

（3）应用

①血虚萎黄，眩晕心悸，肌痿无力。为补血要药。

②吐血尿血，便血崩漏，妊娠胎漏。止血作用好，为止血要药。

③热病伤阴、心烦不眠、虚风内动、手足瘈疭。

④肺燥咳嗽，劳嗽咳血。

（4）用法用量：煎服，3～9g，烊化兑服。润肺宜蛤粉炒，止血宜蒲黄炒。

（5）使用注意：本品性质黏腻，有碍消化，故脾胃虚弱者慎用。△☆

5. 何首乌

（1）药性：苦、甘、涩，微温。归肝、心、肾经。☆

（2）功效：制何首乌可补肝肾，益精血，乌须发，强筋骨，化浊降脂。生何首乌可解毒，消痈，截疟，润肠通便。

（3）应用

①血虚萎黄，眩晕耳鸣，须发早白，腰膝酸软，肢体麻木，崩漏带下。兼能收敛，不寒，不燥，不腻，为滋补良药。

②高脂血症。

③疮痈，瘰疬，风疹瘙痒。

④久疟体虚。

⑤肠燥便秘。

（4）用法用量：煎服，制何首乌6～12g，生何首乌3～6g。

（5）使用注意：本品制用偏于补益，且兼收敛之性，湿痰壅盛者忌用；生用滑肠通便，大便溏泄者忌用。何首乌可能有引起肝损伤的风险，故不宜长期、大量服用。△☆

6. 龙眼肉

（1）药性：甘，温。归心、脾经。☆

（2）功效：补益心脾，养血安神。

（3）应用：气血不足，心悸怔忡，健忘失眠，血虚萎黄。

（4）用法用量：煎服，9～15g。

（5）使用注意：湿盛中满及有停饮、痰、火者忌服。△☆

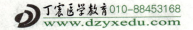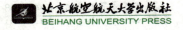

7. 鉴别用药☆

（1）鲜地黄、生地黄与熟地黄：三药均能养阴生津，治疗阴虚津亏诸证。不同之处在于，鲜地黄甘苦大寒，滋阴之力虽弱，但滋腻性较小，长于清热凉血，生津止渴，多用治血热阴亏属热邪较盛者；生地黄甘寒质润，清热凉血之力稍逊于鲜地黄，但养阴生津之力强于鲜地黄，滋腻性亦较小，长于治疗热入营血、热病伤阴、阴虚发热诸证，滋阴力不及熟地黄；熟地黄甘微温，滋腻性大，入肝肾而功专补血滋阴，填精益髓，长于治疗血虚证及肝肾亏虚证。

（2）白芍、赤芍：白芍长于养血调经，敛阴止汗，平抑肝阳，主治阴血亏虚，肝阳偏亢诸证；赤芍则长于清热凉血，活血散瘀，清泄肝火，主治血热、血瘀、肝火所致诸证。二药均可止痛，用可治疼痛病证。但白芍长于养血柔肝，缓急止痛，主治肝阴不足，血虚肝旺，肝气不舒所致的胁肋疼痛、脘腹四肢拘挛作痛；而赤芍则长于活血祛瘀止痛，主治血滞诸痛，因能清热凉血，故血热瘀滞者尤为适宜。

五、补阴药

本类药物药性大多味甘性寒凉质润，具有滋养阴液、生津润燥之功，兼能清热，主治阴虚津亏证。补阴包括补肺阴、补胃（脾）阴、补肝阴、补肾阴、补心阴等，分别主治肺阴虚、胃（脾）阴虚、肝阴虚、肾阴虚、心阴虚证。

使用本类药物治疗热邪伤阴或阴虚内热证，常与清热药配伍，以利阴液的固护或阴虚内热的消除。本类药大多有一定滋腻性，故脾胃虚弱，痰湿内阻，腹满便溏者慎用。

1. 北沙参

（1）药性：甘、微苦，微寒。归肺、胃经。☆

（2）功效：养阴清肺，益胃生津。

（3）应用：肺热燥咳，阴虚劳嗽痰血；胃阴不足，热病津伤，咽干口渴。

（4）用法用量：煎服，5～15g。

（5）使用注意：不宜与藜芦同用。△☆

2. 南沙参

（1）药性：甘，微寒，归肺、胃经。☆

（2）功效：养阴清肺，益胃生津，化痰，益气。

（3）应用

①肺热燥咳，阴虚劳嗽，干咯痰黏。

②胃阴不足，食少呕吐，气阴不足，烦热口干。

（4）用法用量：煎服，9～15g。

（5）使用注意：不宜与藜芦同用。△☆

3. 百合

（1）药性：甘，微寒。归心、肺经。☆

（2）功效：养阴润肺，清心安神。

（3）应用

①阴虚燥咳，劳嗽咳血。

②虚烦惊悸，失眠多梦，精神恍惚。

（4）用法用量：煎服，6～12g。清心安神宜生用，润肺止咳宜蜜炙用。

4. 麦冬

（1）药性：甘、微苦，微寒。归心、肺、胃经。☆

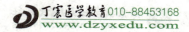
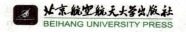

（2）功效：**养阴润肺，益胃生津，清心除烦。**

（3）应用

①肺燥干咳，阴虚劳嗽，喉痹咽痛。

②胃阴不足，津伤口渴，内热消渴，肠燥便秘。

③心阴虚及温病热扰心营，心烦失眠。

（4）用法用量：煎服，6～12g。清养肺胃之阴多去心用，滋阴清心大多连心用。

（5）使用注意：脾胃虚寒、食少便溏，以及外感风寒、痰湿咳嗽者忌服。△☆

5. 天冬△☆

（1）药性：甘，苦，寒。归肺、肾经。☆

（2）功效：**养阴润燥，清肺生津。**

（3）应用

①肺燥干咳，顿咯痰黏，劳嗽咳血。

②肾阴亏虚，腰膝酸痛，骨蒸潮热。

③内热消渴，热病伤津，咽干口渴，肠燥便秘。

（4）用法用量：煎服，6～12g。

（5）使用注意：脾胃虚寒、食少便溏，以及外感风寒、痰湿咳嗽者忌服。

6. 石斛△☆

（1）药性：甘，微寒。归胃、肾经。☆

（2）功效：**益胃生津，滋阴清热。**

（3）应用

①热病津伤，口干烦渴，胃阴不足，食少干呕，病后虚热不退。

②肾阴亏虚，目暗不明、筋骨痿软，阴虚火旺、骨蒸劳热。

（4）用法用量：煎服，6～12g，鲜品15～30g。

（5）使用注意：**本品能敛邪，故温热病不宜早用；又能助湿，若湿温热尚未化燥伤津者**忌服。

7. 玉竹△☆

（1）药性：甘，微寒。归肺、胃经。☆

（2）功效：**养阴润燥，生津止渴。**

（3）应用：肺阴不足，燥热咳嗽；胃阴不足，咽干口渴，内热消渴。

（4）用法用量：煎服，6～12g。

8. 黄精△☆

（1）药性：甘，平。归脾、肺、肾经。☆

（2）功效：**补气养阴，健脾，润肺，益肾。**

（3）应用

①脾胃气虚，体倦乏力，胃阴不足，口干食少。

②肺虚燥咳，劳嗽咳血。

③精血不足，腰膝酸软，须发早白，内热消渴。

（4）用法用量：煎服，9～15g。

（5）使用注意：**本品性质黏腻，易助湿壅气，故脾虚湿阻、痰湿壅滞、气滞腹满者不宜使用。**

9. 枸杞子

（1）药性：甘，平。归肝、肾经。☆

（2）功效：**滋补肝肾，益精明目。**

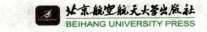

（3）应用：肝肾阴虚，精血不足，腰膝酸痛，眩晕耳鸣，阳痿遗精，内热消渴，血虚萎黄，目昏不明。为肝肾真阴不足，劳乏内热补益之要药。

（4）用法用量：煎服，6～12g。

10. 墨旱莲△☆

（1）药性：甘、酸，寒。归肾、肝经。☆

（2）功效：滋补肝肾，凉血止血。

（3）应用

①肝肾阴虚，牙齿松动，须发早白，眩晕耳鸣，腰膝酸软。

②阴虚血热吐血、衄血、尿血、血痢、崩漏下血，外伤出血。

（4）用法用量：煎服，6～12g。外用适量。

11. 女贞子△☆

（1）药性：甘、苦，凉。归肝、肾经。☆

（2）功效：滋补肝肾，明目乌发。

（3）应用：肝肾阴虚，眩晕耳鸣，腰膝酸软，须发早白，目暗不明，内热消渴，骨蒸潮热。功善滋补肝肾，又兼清虚热，补中有清。

（4）用法用量：煎服，6～12g。酒制后增强补肝肾作用。

12. 黑芝麻

（1）药性：甘，平。归肝、肾、大肠经。☆

（2）功效：补肝肾，益精血，润肠燥。

（3）应用

①精血亏虚，头晕眼花，耳鸣耳聋，须发早白，病后脱发。

②肠燥便秘。

（4）用法用量：煎服，9～15g。

（5）使用注意：大便溏泻者不宜服用。△☆

13. 龟甲

（1）药性：咸、甘，微寒。归肝、肾、心经。☆

（2）功效：滋阴潜阳，益肾强骨，养血补心，固经止崩。

（3）应用

①阴虚潮热、骨蒸盗汗，阴虚阳亢、头晕目眩，虚风内动。

②肾虚筋骨痿软，囟门不合。

③阴血亏虚，惊悸、失眠、健忘。

④阴虚血热，崩漏经多。

（4）用法用量：煎服，9～24g，先煎。本品经砂烫醋淬后，更容易煎出有效成分，并除去腥气，便于服用。

（5）使用注意：脾胃虚寒者忌服，孕妇慎用。△☆

14. 鳖甲

（1）药性：咸，微寒。归肝、肾经。☆

（2）功效：滋阴潜阳，退热除蒸，软坚散结。

（3）应用

①阴虚发热、骨蒸劳热，阴虚阳亢、头晕目眩，虚风内动、手足瘛疭。

②经闭，癥瘕，久疟疟母。

（4）用法用量：煎服，9～24g，先煎。本品经砂烫醋淬后，更容易煎出有效成分，并除去腥气，

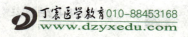 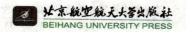

便于服用。

（5）使用注意：脾胃虚寒者忌服，孕妇慎用。△☆

15. 鉴别用药☆

（1）黄精、山药：二药均为气阴双补之品，同可用治肺虚咳嗽、脾虚食少倦怠、肾虚腰痛足软及消渴等。然黄精滋阴润燥之力胜于山药，多用于阴虚燥咳及脾胃阴伤之口干食少、大便燥结、舌红无苔者；而山药补气之力胜于黄精，并兼有涩性，能收涩止泻，固精缩尿止带，宜于肺虚喘咳、脾虚便溏、肾虚遗精、遗尿尿频及白带过多等。脾虚便溏者忌用黄精；大便干结者不宜使用山药。

（2）鳖甲、龟甲：二药均为血肉有情之品，味咸性寒，归肝肾经。二者既能滋补肝肾之阴而退虚热，又可潜降肝阳而息内风，为治阴虚发热、阴虚阳亢及阴虚风动等证之常用药。然龟甲滋养之功胜于鳖甲，又善于益肾健骨，常用治肾虚骨痿、小儿囟门不合等证；并能养血补心，以治心虚惊悸、失眠、健忘等证；尚可固经止血，以治阴虚血热、冲任不固之崩漏、月经过多等。而鳖甲退虚热之功优于龟甲，为治阴虚发热之要药；且善于软坚散结，常用于经闭癥瘕，久疟疟母。

历年考点串讲

各补虚药的药性、功效、主治、用法用量及使用注意都是补虚药的重点内容，是考试的必考内容。重点复习补虚药中补气药：人参、西洋参、党参、黄芪、白术、山药、白扁豆、甘草、大枣、饴糖、蜂蜜；补阳药：鹿茸、紫河车、淫羊藿、巴戟天、仙茅、杜仲、续断、肉苁蓉、锁阳、补骨脂、益智仁、菟丝子、沙苑子、蛤蚧、冬虫夏草；补血药：当归、熟地黄、白芍、阿胶、何首乌、龙眼肉；补阴药：北沙参、南沙参、百合、麦冬、天冬、石斛、玉竹、黄精、枸杞子、墨旱莲、女贞子、黑芝麻、龟甲、鳖甲的药性、功效、主治、用法用量及使用注意。人参与西洋参、党参与人参、西洋参与太子参、人参与党参和黄芪、鹿茸与紫河车、续断与杜仲、补骨脂与益智仁、蛤蚧与胡桃仁和冬虫夏草、鲜地黄与生地黄和熟地黄、白芍与赤芍、黄精与山药、鳖甲与龟甲的异同。

常考的细节有：

1. 人参具有大补元气、复脉固脱、补脾益肺、生津养血、安神益智的功效。能大补元气，复脉固脱，为拯危救脱之要药。应文火另煎兑服或研粉吞服。不宜与藜芦、五灵脂同用。

2. 黄芪具有补气升阳、益卫固表、利水消肿、生津养血、行滞通痹、托毒排脓、敛疮生肌的功效。为补益脾气之要药。与连翘均有"疮家圣药"之称。

3. 甘草具有补脾益气、清热解毒、祛痰止咳、缓急止痛、调和诸药的功效。清热解毒宜生用，补中缓急、益气复脉宜蜜炙用。

4. 鹿茸具有补肾壮阳、益精血、强筋骨、调冲任、托疮毒的功效。

5. 淫羊藿具有补肾壮阳、强筋骨、祛风湿的功效，可用于肾阳虚衰、阳痿遗精、筋骨痿软、风寒湿痹、麻木拘挛等证。

6. 当归具有补血活血，调经止痛，润肠通便的功效，可用于血虚萎黄、眩晕心悸、月经不调、经闭痛经、虚寒腹痛、风湿痹痛、跌打损伤、痈疽疮疡、血虚肠燥便秘等证。长于补血，为补血之圣药。

7. 熟地黄性质黏腻，有碍消化，凡气滞痰多、湿盛中满、食少便溏者忌服。若重用久服，宜与陈皮、砂仁等同用，以免滋腻碍胃。

8. 白芍具有养血调经、敛阴止汗、柔肝止痛、平抑肝阳的功效。当归与白芍均具有补血、

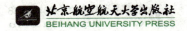

止痛之功。

9. 制何首乌具有补肝肾、益精血、乌须发、强筋骨、化浊降脂的功效，生何首乌具有解毒、消痈、截疟、润肠通便的功效。

10. 麦冬归心经，能养心阴，清心热，并略具除烦安神作用。可用于心阴虚及温病热扰心营，心烦失眠等证。

11. 石斛具有益胃生津、滋阴清热的功效，入煎剂宜先煎。

12. 龟甲具有滋阴潜阳、益肾强骨、养血补心、固经止崩的功效。鳖甲具有滋阴潜阳，退热除蒸，软坚散结的功效，二药均可滋阴潜阳。

第二十一节　收涩药

一、概　述

凡以收敛固涩为主要功效，常用以治疗各种滑脱病证的药物，称为收涩药，又称固涩药。

收涩药味多酸涩，性温或平，主入肺、脾、肾、大肠经。具有收敛固涩之功，以敛耗散、固滑脱，本类药物分别具有固表止汗、敛肺止咳、涩肠止泻、固精缩尿、收敛止血、收涩止带等作用。

收涩药主要用于久病体虚、正气不固、脏腑功能衰退所致的自汗、盗汗、久咳虚喘、久泻久痢、遗精滑精、遗尿尿频、崩漏不止、带下不止等滑脱不禁的病证。

收涩药性涩敛邪，故凡表邪未解，湿热所致之泻痢、带下，血热出血，以及郁热未清者，均不宜用，误用有"闭门留寇"之弊。但某些收涩药除收涩作用之外，兼有清湿热、解毒等功效，则又当分别对待。

二、固表止汗药

固表止汗药味多甘平，性收敛。肺主皮毛，多入肺、心二经。能行肌表，调节卫分，顾护腠理而有固表止汗之功。临床常用于气虚肌表不固，腠理疏松，津液外泄而自汗；阴虚不能制阳，阳热迫津外泄而盗汗。

1. 麻黄根

（1）药性：甘、涩，平。归心、肺经。☆

（2）功效：固表止汗。

（3）应用：自汗，盗汗。为敛肺固表止汗之要药。

（4）用法用量：煎服，3～9g。外用适量，研粉撒于患处。

（5）使用注意：有表邪者忌用。△☆

2. 浮小麦

（1）药性：甘，凉。归心经。☆

（2）功效：固表止汗，益气，除热。

（3）应用

①自汗，盗汗。为养心敛液、固表止汗之佳品。

②阴虚发热，骨蒸劳热。

（4）用法用量：煎服，6～12g。

（5）使用注意：表邪汗出者忌用。△☆

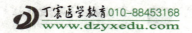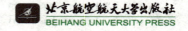

3．糯稻根☆

（1）药性：甘，平。归肺、胃、肾经。

（2）功效：固表止汗，益胃生津，退虚热。

（3）应用

①自汗，盗汗。用于各种虚汗兼有口渴者尤宜。

②虚热不退，骨蒸潮热。

（4）用法用量：煎服，30～60g。

4．鉴别用药☆

麻黄与麻黄根：二药同出一源，均可治汗证。然前者以其地上草质茎入药，主发汗，以发散表邪为用，临床上用于外感风寒、表实无汗；后者以其地下根及根茎入药，主止汗，以敛肺固表为用，为止汗之专药，可内服、外用于各种虚汗。

三、敛肺涩肠药

敛肺涩肠类药物酸涩收敛，主入肺经或大肠经。分别具有敛肺止咳喘、涩肠止泻痢作用。前者主要用于肺虚喘咳，久治不愈或肺肾两虚，摄纳无权的虚喘证；后者用于大肠虚寒不能固摄或脾肾虚寒所致的久泻、久痢。

1．五味子

（1）药性：酸、甘，温。归肺、心、肾经。☆

（2）功效：收敛固涩，益气生津，补肾宁心。

（3）应用

①久咳虚喘。本品味酸收敛，甘温而润，能上敛肺气，下滋肾阴，为治疗久咳虚喘之要药。

②梦遗滑精，遗尿尿频。

③久泻不止。

④自汗，盗汗。

⑤津伤口渴，内热消渴。

⑥心悸失眠。

（4）用法用量：煎服，2～6g。

（5）使用注意：凡表邪未解，内有实热，咳嗽初起，麻疹初期，均不宜用。△☆

2．乌梅

（1）药性：酸、涩，平。归肝、脾、肺、大肠经。☆

（2）功效：敛肺，涩肠，生津，安蛔。

（3）应用

①肺虚久咳。适用于肺虚久咳少痰或干咳无痰之证。

②久泻久痢。

③虚热消渴。

④蛔厥呕吐腹痛。

（4）用法用量：煎服，6～12g，大剂量可用至30g。外用适量，捣烂或炒炭研末外敷。止泻、止血宜炒炭用。

（5）使用注意：外有表邪或内有实热积滞者均不宜服。△☆

3．五倍子

（1）药性：酸、涩，寒。归肺、大肠、肾经。☆

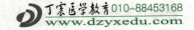
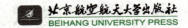

（2）功效：敛肺降火，涩肠止泻，敛汗，固精止遗，止血，收湿敛疮。

（3）应用

①肺虚久咳，肺热痰嗽。尤宜于咳嗽咳血者。

②久泻久痢。

③自汗，盗汗。

④遗精，滑精。

⑤崩漏，便血痔血，外伤出血。

⑥痈肿疮毒，皮肤湿烂。

（4）用法用量：煎服，3～6g。外用适量。研末外敷或煎汤熏洗。

（5）使用注意：湿热泻痢者忌用。△☆

4. 罂粟壳

（1）药性：酸、涩，平；有毒。归肺、大肠、肾经。☆

（2）功效：敛肺，涩肠，止痛。

（3）应用

①肺虚久咳。

②久泻久痢，脱肛。适用于久泻、久痢而无邪滞者。

③脘腹疼痛，筋骨疼痛。

（4）用法用量：煎服，3～6。止咳宜蜜炙用，止泻、止痛宜醋炒用。

（5）使用注意：本品易成瘾，不宜常服；孕妇及儿童禁用；运动员慎用；咳嗽或泻痢初起邪实者忌用。△☆

5. 诃子△☆

（1）药性：苦、酸、涩，平。归肺、大肠经。☆

（2）功效：涩肠止泻，敛肺止咳，降火利咽。

（3）应用

①久泻久痢，便血脱肛。

②肺虚喘咳，久嗽不止，咽痛音哑。为治失音之要药。

（4）用法用量：煎服，3～10g。涩肠止泻宜煨用，敛肺清热、利咽开音宜生用。

（5）使用注意：凡外有表邪、内有湿热积滞者忌用。

6. 肉豆蔻△☆

（1）药性：辛，温。归脾、胃、大肠经。☆

（2）功效：温中行气，涩肠止泻。

（3）应用

①脾胃虚寒，久泻不止。为治疗虚寒性泻痢之要药。

②胃寒气滞，脘腹胀痛，食少呕吐。

（4）用法用量：煎服，3～10g。内服须煨制去油用。

（5）使用注意：湿热泻痢者忌用。

7. 赤石脂△☆

（1）药性：甘、酸、涩，温。归大肠、胃经。☆

（2）功效：涩肠止泻，收敛止血，生肌敛疮。

（3）应用

①久泻久痢。

②大便出血，崩漏带下。

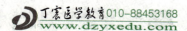
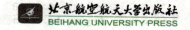

③疮疡久溃不敛，湿疮脓水浸淫。

（4）用法用量：煎服，9～12g，先煎。外用适量，研末敷患处。

（5）使用注意：不宜与肉桂同用。孕妇慎用。湿热积滞泻痢者忌服。

8. 鉴别用药 五倍子与五味子：皆味酸收敛，均具有敛肺止咳、敛汗止汗、固精止遗、涩肠止泻的作用。均可用于肺虚久咳、自汗盗汗、遗精滑精、久泻不止等病证。然五倍子于敛肺之中又有清肺降火及收敛止血作用，故又可用于肺热痰嗽及咳嗽咳血者；而五味子则又能滋肾，多用于肺肾二虚之虚喘及肾虚精关不固之遗精滑精等。☆

四、固精缩尿止带药

固精缩尿止带类药物酸涩收敛，主入肾、膀胱经。具有固精、缩尿、止带作用。某些药物甘温还兼有补肾之功。适用于肾虚不固所致的遗精滑精、遗尿尿频、带下清稀等证，常与补肾药配伍同用，宜标本兼治。

1. 山茱萸

（1）药性：酸、涩，微温。归肝、肾经。☆

（2）功效：补益肝肾，收涩固脱。

（3）应用

①肝肾亏虚，眩晕耳鸣，腰膝酸痛，阳痿。其性温而不燥，补而不峻，功善补益肝肾，既能益精，又可助阳，为平补阴阳之要药。

②遗精滑精，遗尿尿频。于补益之中又具封藏之功，为固精止遗之要药。

③月经过多，崩漏带下。

④大汗虚脱。酸涩性温，能敛汗固脱，为防止元气虚脱之要药。

⑤内热消渴。

（4）用法用量：煎服，6～12g，急救固脱可用至20～30g。

（5）使用注意：素有湿热而致小便淋涩者不宜服用。△☆

2. 覆盆子

（1）药性：甘、酸，温。入肝、肾、膀胱经。☆

（2）功效：益肾固精缩尿，养肝明目。

（3）应用

①肾虚不固，遗精滑精，遗尿尿频，阳痿早泄。

②肝肾不足，目暗昏花。

（4）用法用量：煎服，6～12g。

（5）使用注意：阴虚火旺，膀胱蕴热而小便短涩者忌用。△☆

3. 桑螵蛸

（1）药性：甘、咸，平。归肝、肾经。☆

（2）功效：固精缩尿，补肾助阳。

（3）应用

①肾虚不固，遗精滑精，遗尿尿频，小便白浊。为治疗肾虚不固之遗精滑精、遗尿尿频、白浊之良药。

②肾虚阳痿。

（4）用法用量：煎服，5～10g。

（5）使用注意：阴虚火旺，膀胱蕴热而小便短涩者忌用。△☆

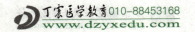
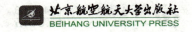

4. 金樱子△☆

（1）药性：酸、甘、涩，平。归肾、膀胱、大肠经。☆

（2）功效：固精缩尿，固崩止带，涩肠止泻。

（3）应用

①遗精滑精，遗尿尿频，崩漏带下。

②久泻，久痢。

（4）用法用量：煎服，6～12g。

（5）使用注意：本品功专收涩，故邪气实者不宜使用。

5. 海螵蛸

（1）药性：咸、涩，温。归脾、肾经。☆

（2）功效：收敛止血，涩精止带，制酸止痛，收湿敛疮。

（3）应用

①吐血衄血，崩漏便血，外伤出血。

②遗精滑精，赤白带下。

③胃痛吞酸。

④湿疹湿疮，溃疡不敛。

（4）用法用量：煎服，5～10g。外用适量，研末敷患处。

6. 莲子

（1）药性：甘、涩，平。归脾、肾、心经。☆

（2）功效：补脾止泻，止带，益肾涩精，养心安神。

（3）应用

①脾虚泄泻。

②带下。

③肾虚遗精滑精，遗尿尿频。

④虚烦，心悸，失眠。

（4）用法用量：煎服，6～15g。

7. 芡实△☆

（1）药性：甘、涩，平。归脾、肾经。☆

（2）功效：益肾固精，补脾止泻，除湿止带。

（3）应用

①肾虚遗精滑精，遗尿尿频。

②脾虚久泻。

③白浊，带下。

（4）用法用量：煎服，9～15g。

8. 椿皮☆

（1）药性：苦、涩，寒。归大肠、胃、肝经。

（2）功效：清热燥湿，收涩止带，止泻，止血。

（3）应用

①赤白带下。

②久泻久痢，湿热泻痢。

③崩漏经多，便血痔血。

（4）用法用量：煎服，6～9g，外用适量。

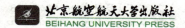

（5）使用注意：脾胃虚寒者慎用。

9. 鉴别用药☆

（1）海螵蛸、桑螵蛸：二药均有固精止遗作用，均可用以治疗肾虚精关不固之遗精、滑精等证。但桑螵蛸固涩之中又能补肾助阳，而海螵蛸固涩力较强，又能收敛止血，制酸止痛，收湿敛疮。

（2）芡实、莲子：二药均甘涩平，主归脾、肾经，皆能益肾固精、补脾止泻、止带，且补中兼涩，均可用治肾虚遗精、遗尿，脾虚食少、泄泻，脾肾两虚之带下不止。但莲子又能养心安神，交通心肾，治心肾不交之虚烦、心悸、失眠；芡实益脾肾固涩之中，又能除湿止带，故为虚、实带下证之常用药物。

历年考点串讲

各收涩药的药性、功效、主治、用法用量及使用注意都是收涩药的重点内容，是考试的必考内容。重点复习收涩药中五味子、乌梅、五倍子、罂粟壳、诃子、肉豆蔻、山茱萸、桑螵蛸、海螵蛸、莲子、芡实的药性、功效、主治、用法用量及使用注意，麻黄根、浮小麦、糯稻根、赤石脂、覆盆子、金樱子、椿皮的功效和主治。麻黄与麻黄根、五倍子与五味子、海螵蛸与桑螵蛸、芡实与莲子的异同。

常考的细节有：

1. 五味子、乌梅均具有敛肺涩肠、生津的功效。

2. 罂粟壳具有敛肺、涩肠、止痛的功效，诃子具有涩肠止泻、敛肺止咳、降火利咽的功效，二药均可敛肺、涩肠。

3. 肉豆蔻具有温中行气、涩肠止泻的功效，内服须煨制去油用。

4. 莲子、芡实均具有益肾固精、补脾止泻、除湿止带的功效，可止泻、止带、益肾涩精。

第二十二节　涌吐药☆

一、概　述

凡以促使呕吐为主要功效，常用以治疗毒物、宿食、痰涎等停滞在胃脘或胸膈以上所致病证的药物，称为涌吐药，也称催吐药。

本类药物味多酸苦，归胃经，具有涌吐毒物、宿食、痰涎的作用。适用于误食毒物，停留胃中，未被吸收；或宿食停滞不化，尚未入肠，胃脘胀痛；或痰涎壅盛，阻于胸膈或咽喉，呼吸急促；或痰浊上涌，蒙蔽清窍，癫痫发狂等证。

涌吐药作用强烈，且大多具有毒性，易伤胃损正，故仅适用于体壮邪实之证。为了确保临床用药的安全、有效，宜采用"小量渐增"的使用方法，切忌骤用大量；同时要注意"中病即止"只可暂投，不可连服或久服，谨防中毒或涌吐太过，导致不良反应。

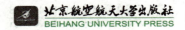

二、具体药物

1. 常山

（1）药性：苦、辛，寒；有毒。归肺、肝、心经。

（2）功效：涌吐痰涎，截疟。

（3）应用

①痰饮停聚，胸膈痞塞。

②疟疾。本品善于祛痰而截疟，为治疟之要药。

（4）用法用量：煎服，5～9g。涌吐可生用，截疟宜酒制用。治疗疟疾宜在寒热发作前半天或2小时服用。

（5）使用注意：本品有催吐副作用，用量不宜过大；孕妇及体虚者慎用。

2. 瓜蒂

（1）药性：苦，寒；有毒。归胃、胆经。

（2）功效：涌吐痰食，祛湿退黄。

（3）应用

①风痰、宿食停滞，食物中毒。

②湿热黄疸。

（4）用法用量：煎服，2.5～5g，入丸散服，每次0.3～1g。外用适量，研末吹鼻，待鼻中流出黄水即可停药。

（5）使用注意：孕妇、体虚、心脏病、吐血、咳血、胃弱及上部无实邪者忌用。

3. 胆矾

（1）药性：酸、辛，寒；有毒。归肝、胆经。

（2）功效：涌吐痰涎，解毒收湿，祛腐蚀疮。

（3）应用

①风痰壅塞，喉痹，癫痫，误食毒物。

②风眼赤烂，口疮，牙疳。

③胬肉，疮疡不溃。

（4）用法用量：温水化服，0.3～0.6g。外用适量，煅后研末撒或调敷，或以水溶化后外洗。

（5）使用注意：孕妇、体虚者忌服。

历年考点串讲

　　各涌吐药的药性、功效、主治、用法用量及使用注意都是涌吐药的重点内容，是考试的必考内容。本章考试内容较少，重点复习涌吐药中常山、瓜蒂、胆矾的药性、功效、主治、用法用量及使用注意。

　　常考的细节有：

　　1. 常山具有涌吐痰涎、截疟的功效。

　　2. 瓜蒂具有涌吐痰食、祛湿退黄的功效。

　　3. 胆矾具有涌吐痰涎、解毒收湿、祛腐蚀疮的功效。

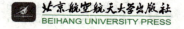

第二十三节 攻毒杀虫止痒药△☆

一、概 述

凡以攻毒疗疮，杀虫止痒为主要功效的药物，称为攻毒杀虫止痒药。

攻毒杀虫止痒药大多有毒，以外用为主，兼可内服。具有攻毒疗疮，解毒杀虫，燥湿止痒的功效。攻毒杀虫止痒药主要适用于外科、皮肤科、五官科病证，如痈肿疔毒，疥癣，湿疹湿疮，聤耳，梅毒，虫蛇咬伤等。

本类药物多具不同程度的毒性，无论外用或内服，均应严格掌握剂量及用法，不可过量或持续使用，以防发生不良反应。

二、具体药物

1. 雄黄

（1）药性：辛，温；有毒。归肝、大肠经。☆

（2）功效：解毒杀虫，燥湿祛痰，截疟。

（3）应用

①痈肿疔疮，湿疹疥癣，蛇虫咬伤。

②虫积腹痛，惊痫，疟疾。

（4）用法用量：0.05 ～ 0.1g，入丸散用。外用适量，熏涂患处。

（5）使用注意：本品应水飞入药，切忌火煅；内服宜慎；不可长期、大量使用；孕妇禁用。

2. 硫黄

（1）药性：酸，温；有毒。归肾、大肠经。☆

（2）功效：外用解毒疗疮、杀虫止痒；内服补火助阳通便。

（3）应用

①疥癣，秃疮，湿疹，阴疽恶疮。尤为治疥疮之要药。

②阳痿足冷，虚喘冷哮，虚寒便秘。

（4）用法用量：外用适量，研末油调涂敷患处。内服 1.5 ～ 3g，炮制后入丸散服。

（5）使用注意：孕妇慎用；不宜与芒硝、玄明粉同用；阴虚火旺者忌服。

3. 白矾

（1）药性：酸、涩，寒。归肺、脾、肝、大肠经。☆

（2）功效：外用解毒杀虫，燥湿止痒；内服止血止泻，祛除风痰。

（3）应用

①湿疹，疥癣，脱肛，痔疮，疮疡，聤耳流脓。

②便血、衄血、崩漏。

③久泻久痢。

④癫痫发狂。

（4）用法用量：内服，0.6 ～ 1.5g，入丸散剂。外用适量，研末敷或化水洗患处。

4. 蛇床子

（1）药性：辛、苦，温；有小毒。归肾经。☆

（2）功效：燥湿祛风，杀虫止痒，温肾壮阳。

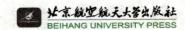

（3）应用

①阴痒，疥癣，湿疹瘙痒。

②寒湿带下，湿痹腰痛。

③肾虚阳痿，宫冷不孕。

（4）用法用量：煎服，3～10g。外用适量，多煎汤熏洗，或研末调敷。

（5）使用注意：阴虚火旺或下焦有湿热者不宜内服。

5. 蟾酥

（1）药性：辛，温；有毒。归心经。☆

（2）功效：解毒，止痛，开窍醒神。

（3）应用

①痈疽疔疮，瘰疬，咽喉肿痛，牙痛。

②中暑神昏，痧胀腹痛吐泻。

（4）用法用量：内服，0.015～0.03g，多入丸散用。外用适量。

（5）使用注意：本品有毒，内服切勿过量；孕妇禁用；外用不可入目。

6. 大蒜

（1）药性：辛，温。归脾、胃、肺经。☆

（2）功效：解毒消肿，杀虫，止痢。

（3）应用

①痈肿疮疡，疥癣。

②肺痨，顿咳，痢疾，泄泻。

③蛲虫病，钩虫病。

（4）用法用量：煎服，9～15g。外用适量，捣烂外敷，或切片外擦，或隔蒜灸。

（5）使用注意：外用可引起皮肤发红、灼热甚至起疱，故不可敷之过久。阴虚火旺及有目、舌、喉、口齿诸疾不宜服用。孕妇忌灌肠用。

7. 鉴别用药☆

（1）硫黄、雄黄：二药均能解毒杀虫，常外用于疥癣恶疮湿疹等症。然雄黄解毒疗疮力强，主治痈疽恶疮及虫蛇咬伤；内服又能杀虫、燥湿、祛痰、截疟，用治虫积腹痛、哮喘、疟疾、惊痫等证。硫黄则杀虫止痒力强，多用于疥癣、湿疹及皮肤痛痒；内服具有补火助阳通便之效，用治寒喘、阳痿、虚寒便秘等证。

（2）蛇床子、地肤子：二药均可止痒，用治湿疮、湿疹、阴痒、带下。但蛇床子可散寒燥湿，杀虫止痒，宜于寒湿或虚寒所致者，并治疥癣；而地肤子为清热利湿以止痒，尤宜湿热所致者。另外，蛇床子又温肾壮阳，治阳痿、宫冷不孕以及湿痹腰痛；地肤子清热利湿之功又治小便不利、热淋涩痛。

历年考点串讲

各攻毒药的药性、功效、主治、用法用量及使用注意都是攻毒药的重点内容，是考试的必考内容。

重点复习攻毒药中雄黄、蟾酥、硫黄、白矾、蛇床子、大蒜的药性、功效、主治、用法用量及使用注意。硫黄与雄黄、蛇床子与地肤子的异同。

常考的细节有：

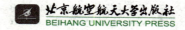

1. 雄黄具有解毒杀虫、燥湿祛痰、截疟的功效。
2. 蟾酥具有解毒、止痛、开窍醒神的功效。

第二十四节 拔毒化腐生肌药△☆

一、概 述

凡以拔毒化腐、生肌敛疮为主要功效，常用以治疗痈疽疮疡溃后脓出不畅或久不收口为主的药物，称为拔毒化腐生肌药。

本类药物多为矿石类，多具毒性，以外用为主，具有拔毒化腐排脓、收湿生肌敛疮的功效，主要适用于痈疽疮疡溃后脓出不畅，或溃后腐肉不去，新肉难生，伤口难以生肌愈合之证，以及癌肿、梅毒等。

由于本类药物多为矿石类，且多具毒性，故使用时应严格控制药物的剂量和用法，外用也不可过量或持续使用，有些药物不宜在头面及黏膜上使用，以防发生不良反应，其中含砷、汞、铅等重金属类的药物尤应严加注意。

二、具体药物

1. 升药☆

（1）药性：辛，热；有大毒。归肺、脾经。

（2）功效：拔毒，除脓，去腐，生肌。

（3）应用：痈疽疔疮，梅毒下疳，一切恶疮，肉暗紫黑，腐肉不去，窦道瘘管，脓水淋漓，久不收口。

（4）用法用量：外用适量，研极细粉单用或与其他药味配制成散剂或制成药捻。

（5）使用注意：本品有大毒，只可外用，不可内服；外用亦不宜久用；孕妇禁用。

2. 轻粉☆

（1）药性：辛，寒；有毒。归大肠、小肠经。

（2）功效：外用杀虫，攻毒，敛疮；内服祛痰消积，逐水通便。

（3）应用

①疥疮，顽癣，瘰疬，梅毒，疮疡，湿疹。

②痰涎积滞，水肿臌胀，二便不利。

（4）用法用量：外用适量，研末掺敷患处。内服每次 0.1～0.2g，每天 1～2 次，多入丸剂或装胶囊服。服后及时漱口，以免口腔糜烂。

（5）使用注意：本品有毒，不可过量或久服；内服宜慎；孕妇禁服。

3. 砒石☆

（1）药性：辛，大热；有大毒。归肺、脾、肝经。

（2）功效：外用攻毒杀虫，蚀疮去腐；内服劫痰平喘，攻毒抑癌。

（3）应用

①恶疮，瘰疬，顽癣，牙疳，痔疮。

②寒痰哮喘。

③癌肿。

（4）用法用量：外用适量，研末撒敷，宜作复方散剂或入膏药、药捻用。内服宜入丸、散，每次

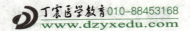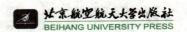

0.002～0.004g。

（5）使用注意：**本品有剧毒，内服宜慎；外用亦应注意，以防局部吸收中毒。不可作酒剂服。体虚者及孕妇禁服。不宜与水银同用。**

4. 铅丹

（1）药性：辛、咸，寒；有毒。归心、脾、肝经。☆△

（2）功效：**外用拔毒生肌，杀虫止痒；内服坠痰镇惊。**

（3）应用：疮疡溃烂，湿疹瘙痒，疥癣；惊痫癫狂，心神不宁。

（4）用法用量：外用适量，研末撒布或熬膏贴敷。内服多入丸、散，0.3～0.6g。

（5）使用注意：**本品有毒，用之不当可引起铅中毒，宜慎用；亦不可持续使用以防蓄积中毒。孕妇禁用。**

5. 炉甘石

（1）药性：甘，平。归肝、脾经。☆△

（2）功效：**解毒明目退翳，收湿止痒敛疮。**

（3）应用

①目赤肿痛，脸弦赤烂，翳膜遮睛，胬肉攀睛。

②溃疡不敛，脓水淋漓，湿疮瘙痒。

（4）用法用量：外用适量。

（5）使用注意：**本品专供外用，不作内服。**

6. 硼砂

（1）药性：甘、咸，凉。归肺、胃经。☆△

（2）功效：**外用清热解毒，内服清肺化痰。**

（3）应用：咽喉肿痛，口舌生疮，目赤翳障；痰热咳嗽。

（4）用法用量：外用适量，研极细末干撒或调敷患处；或化水含漱。内服多入丸、散，1.5～3g。

（5）使用注意：本品以外用为主，内服宜慎。

历年考点串讲

　　各拔毒化腐生肌药的药性、功效、主治、用法用量及使用注意都是拔毒化腐生肌药的重点内容，是考试的必考内容。重点复习拔毒化腐生肌药中轻粉、硼砂、炉甘石、铅丹、升药的药性、功效、主治、用法用量及使用注意。

　　常考的细节有：

　　1. 轻粉外用可杀虫、攻毒、敛疮；内服可祛痰消积、逐水通便。

　　2. 硼砂外用可清热解毒，内服可清肺化痰。

（郑　霄　刘　涵）

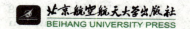

第二章 中药化学 ☆

第一节 中药化学成分的一般研究方法

一、中药有效成分的提取方法

1. 溶剂提取法

（1）提取原理：根据"极性相似相溶"原理，即溶剂穿透药材组织细胞膜，溶解可溶性物质，形成细胞内外的浓度差，使其渗出细胞膜，从而达到提取的目的。

（2）溶剂的选择

①常用于中药成分提取的溶剂按极性由弱到强的顺序：石油醚＜四氯化碳＜苯＜氯仿＜乙醚＜乙酸乙酯＜正丁醇＜丙酮＜甲醇（乙醇）＜水。其中丙酮、甲醇、乙醇可以与水以任意比例互溶。

②溶剂选择的原则："相似相溶"原则，即溶剂能最大限度地提取所需的化学成分；不与有效成分发生反应；节约成本：低廉、安全、易得、浓缩方便。

③一般提取规律：见表2-1。

表2-1 一般提取规律

中药化学成分性质	中药化学成分举例		溶　剂
亲脂性（极性小）	挥发油、脂肪酸、萜类、甾体等脂肪环及某些生物碱类、芳香类化合物		石油醚、乙醚、氯仿、苯
中等极性	中	苷元类	乙酸乙酯
	大	苷类	正丁醇
亲水性（大极性）	极性较大的苷类、糖类、蛋白质、氨基酸、生物碱盐等		水、含水醇

（3）提取方法：见表2-2。

表2-2 提取方法

	提取方法	特　点	溶　剂	适用范围
常温	浸渍法	简便，提取时间长，效率低	水	适用于遇热易破坏或挥发性成分，也适用于含淀粉或黏液质较多的成分
	渗漉法	效率高，溶剂消耗量大，耗时长	水或稀醇	

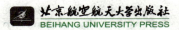

（续　表）

提取方法	特　点	溶　剂	适用范围
加热　煎煮法	简便，杂质多，过滤困难	水	对亲脂性提取不完全，且含挥发性成分及加热易破坏的成分不适用 多糖类成分含量较高的中药，用水煎煮后药液黏度较大
回流法	效率高，溶剂消耗大	有机溶剂	受热易破坏的成分不适用
连续回流提取法	溶剂消耗量少，操作简便，提取效率高	有机溶剂	

2. 超临界流体萃取法

（1）定义：采用超临界流体为溶剂对中药材进行萃取。

（2）适用范围：低温下提取，对"热敏性"成分尤其适用。对极性大化合物提取效果较差。

（3）常用提取物质：CO_2、NH_3、C_2H_6、C_7H_{16}、CCl_2F_2、N_2O、SF_6 等，CO_2 最常用。

3. 水蒸气蒸馏法　水蒸气蒸馏法用于提取能随水蒸气蒸馏而不被破坏，且难溶或不溶于水的成分。中药挥发油及某些具挥发性的小分子生物碱、小分子酚性物质等均可应用本法提取。

二、中药有效成分的分离方法

1. 溶剂法

（1）溶剂分配法：利用混合物中各成分在两相溶剂中的分配系数不同从而达到分离的方法。

（2）酸碱溶剂法：利用混合物中各成分酸碱性的不同而进行分离。

2. 沉淀法

（1）专属试剂沉淀法：利用某些试剂能够选择性地沉淀某类成分，即为专属试剂沉淀法。

（2）分级沉淀法：在混合组分溶液中加入与该溶液能互溶的溶剂，通过改变混合物组分溶液中某些成分的溶解度，从而使其从溶液中析出。

（3）酸碱沉淀法：对酸性、碱性或两性有机化合物来说，常可通过加入酸或碱以调节溶液的 pH 来改变分子的存在状态。

3. 结晶法　见表 2-3。

表 2-3　结晶法

分离方法	原理	应用及注意
结晶法	溶解度差异	结晶的关键：选择合适的溶剂
		常用溶剂：甲醇、乙醇、丙酮、乙酸乙酯、乙酸、吡啶等

4. 色谱法　见表 2-4。

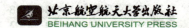

表2-4 色谱法

色谱类型	原理	适用范围及特点
硅胶氧化铝	极性吸附	分离酸性物质：选用硅胶（显酸性），洗脱溶剂加入适量乙酸，可防止拖尾
		分离碱性物质：选用氧化铝（显弱碱性），洗脱溶剂加适量氨、吡啶、二乙胺，可防止拖尾
大孔吸附树脂	物理吸附（范德华力、氢键吸附）和分子性能筛选	大孔树脂的色谱行为具有反相的性质，被分离物质的极性越大，其 R_f 值越大，越容易洗脱
		主要用于天然化合物的分离和富集
		洗脱液的选择：水、甲醇、乙醇、丙酮、不同浓度的酸碱液等
凝胶过滤色谱	分子筛	葡聚糖凝胶：只适用于在水中应用，且不同规格适合分离不同分子量的物质
		羟丙基葡聚糖凝胶：除具有分子筛特性外，既适用于极性溶液又适用于非极性溶液
离子交换色谱	解离度差异	离子交换树脂性质：球形颗粒，不溶于水，但可在水中膨胀
		阳离子交换树脂：分离生物碱类物质 阴离子交换树脂：分离有机酸类物质

5. 分配色谱 利用被分离成分在固定相和流动相之间的分配系数不同从而达到分离。

（1）正相分配色谱法：流动相极性＜固定相极性。

①常用的固定相有氰基与氨基键合相。

②主要用于分离极性及中等极性的分子型物质。

（2）反相分配色谱法：流动相极性＞固定相极性。

①固定相常用十八烷基硅烷（ODS）或 C_8 键合相。

②流动相常用甲醇－水或乙腈－水。

③主要用于分离非极性及中等极性的各类分子型化合物。反相色谱法是应用最广的色谱法。

历年考点串讲

中药有效成分的提取分离方法是考试必考内容。重点复习中药有效成分的提取溶剂的选择、中药有效成分的提取分离方法。

常考的细节有：

1. 中药有效成分的分离方法。

2. 凝胶过滤色谱的主要原理。

3. 结晶的关键。

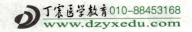

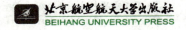

第二节　糖和苷类化合物

一、糖类化合物

1. 糖的结构和分类

（1）单糖：是多羟基醛或酮，组成糖类及其衍生物的基本单元，不能水解。

①单糖的分类：见表 2-5。

表 2-5　单糖的分类

类　别	举　例
五碳醛糖	D- 木糖、D- 核糖、L- 阿拉伯糖
六碳醛糖	D- 葡萄糖、D- 甘露糖、D- 半乳糖
甲基五碳醛糖	D- 鸡纳糖、L- 鼠李糖、D- 夫糖
六碳酮糖	D- 果糖
糖醛酸	D- 葡萄糖醛酸、D- 半乳糖醛酸

②单糖的构型：多数单糖以开链及环状结构两种形式存在，如葡萄糖在固体状态时是环状结构，在溶液中则以两种形式存在。常用 Fischer 投影式表示开链结构，Haworth 式表示环状结构。五元氧环的糖称为呋喃型糖（furanose），六元氧环的糖称为吡喃型糖（pyranose）。具体单糖的绝对构型与相对构型总结，见表 2-6。

表 2-6　体单糖的绝对构型与相对构型总结

	Fischer 投影式（开链）	Haworth 式（环式）
绝对构型	距羰基最远的不对称碳原子的羟基取向：向右的为 D 型，向左的为 L 型	C_5-OH（五碳呋喃看 C_4-OH）的取向：向上的为 D 型，向下的为 L 型
相对构型	C_1-OH 与 C_5-OH：顺式的为 α，反式的为 β	C_1-OH 与 C_5-OH 取代基：同侧的为 β，异侧的为 α

（2）低聚糖：是由 2 ～ 9 个单糖分子通过糖苷键聚合而成的直糖链或支糖链的聚糖。

（3）多糖：是由十个以上的单糖通过苷键聚合而成的糖。一般无甜味，无还原性。

2. 糖的理化性质

（1）糖的物理性质：见表 2-7。

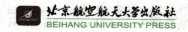

表 2-7　糖的物理性质

	单　糖	低聚糖	多　糖
性状	多为无色或白色结晶，有甜味，有还原性	多为无色或白色结晶，有甜味	无定型粉末，白色或类白色，无甜味，无还原性
溶解性	易溶于水，可溶于乙醇，不溶于乙醚、苯、氯仿等亲脂性有机溶剂	易溶于水，尤其易溶于热水，可溶于稀醇，微溶于乙醇，不溶于亲脂性有机溶剂	不溶于冷水，可溶于热水成胶体溶液，不溶于乙醇等有机溶剂
旋光性	多为右旋	有旋光性	水解成单糖或低聚糖后有旋光性

（2）糖的化学性质：糖分子中具有醛基、酮基、醇羟基、邻二醇等官能团，可发生氧化、醚化、酯化及硼酸络合等反应，见表 2-8。

表 2-8　糖的化学性质

反应类型	反应及现象	应　用
Molish 反应（α- 奈酚反应）	两液面间产生紫色环	
菲林反应（Fehling 反应）	产生砖红色沉淀	鉴定可溶性还原糖
多伦反应（Tollen）反应	生成银镜或黑褐色的银沉淀	

二、苷类化合物

1. 苷的结构

（1）苷的定义：是糖或糖的衍生物（如氨基酸、醛糖酸等）与非糖类化合物通过糖的端基碳原子连接而成的化合物。苷类又称配糖体，苷中的非糖部分称为苷元或配基。

（2）苷的结构：多数苷类化合物是糖的半缩醛羟基或半缩酮羟基与苷元上的羟基脱水缩合而成，所以苷类多具有缩醛结构。

2. 苷的分类　见表 2-9。

表 2-9　苷的分类

类　别		构　成	代表化合物
氧苷（O- 苷）	醇苷	醇羟基与糖端基羟基脱水而成	红景天苷、毛茛苷、獐牙菜苦苷等
	酚苷	酚羟基与糖端基羟基脱水而成	天麻苷、熊果苷、牡丹皮苷
	氰苷	主要是指一类 α- 羟基氰的苷	苦杏仁苷
	酯苷	以羧基和糖的端基碳相连的苷	山慈菇苷 A、B
	吲哚苷	吲哚醇与糖的端基碳相连的苷	靛苷
硫苷（S- 苷）		端基羟基与苷元上巯基缩合而成	芥子苷、萝卜苷

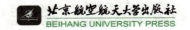

（续 表）

类 别	构 成	代表化合物
氮苷（N-苷）	氮原子与糖的端基碳相连的苷	腺苷、鸟苷、巴豆苷等
碳苷（C-苷）	糖基直接以 C 原子与苷元 C 原子相连的苷	芦荟苷、牡荆素、葛根素

注意：苦杏仁苷存在于杏的种子中，具有 α-羟基氰结构，属于氰苷类。小剂量口服时，在人体内苦杏仁苷会缓慢分解，释放少量氢氰酸，对呼吸中枢产生抑制作用而发挥镇咳作用，而大剂量口服时释放的大量氢氰酸则会引起中毒反应。

3. 苷的理化性质

（1）性状

①颜色：多无色，但当苷元中发色团、助色团较多时，则有颜色，如蒽醌苷和黄酮苷多为黄色。

②状态：小分子含糖基少的苷多为结晶，大分子含糖基多的苷多为无定型粉末。

③苷类化合物有的具有甜味，有的无味，有的味极苦。

（2）溶解性：大多数的苷具有一定的水溶性（亲水性），其亲水性随糖基的增多而增大；碳苷无论在水中，还是在有机溶剂中，溶解度均较小。

（3）旋光性：天然苷类多呈左旋。苷水解后生成的糖多为右旋，比较水解前后旋光性的变化，可用以检识苷类化合物的存在。

（4）化学反应：苷类化合物的共性在于都含有糖基部分，因此苷类化合物可发生与糖相同的显色反应和沉淀反应。

（5）苷键裂解：见表 2-10。

表 2-10　苷键裂解

裂解反应	水解产物及特点	注意点
酸催化水解	1. 难易程度与苷键原子的电子云密度及其空间环境有密切的关系 2. 温和酸水解得到次生苷，强烈酸水解得到破坏苷元	常用的稀酸，水解难易程度（由易到难的顺序）如下： 1. N-苷＞O-苷＞S-苷＞C-苷（当 N 处于苷元中酰胺 N 或嘧啶 N 位置时，N-苷也难水解） 2. 呋喃糖苷＞吡喃糖苷（呋喃环为五元环，稳定差） 3. 酮糖苷＞醛糖苷（酮糖多为五元呋喃酮） 4. 吡喃糖苷中，五碳糖苷＞甲基五碳糖苷＞六碳糖苷＞七碳糖苷＞糖醛酸苷 5. 2,6-去氧糖苷＞2-去氧糖苷＞6-去氧糖苷＞2-羟基糖苷＞2-氨基糖苷（N.O 为吸电子基团，与之相连不利于水解） 6. 芳香苷＞脂肪苷（芳香苷上有供电子基团） 7. 苷元为小基团时：苷键为横键较竖键易水解 　苷元为大基团时：苷键为竖键较横键易水解
碱催化水解		酯苷、酚苷、烯醇苷及 β-吸电子基的苷等具有酯性质易被碱水解

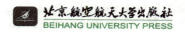

（续　表）

裂解反应	水解产物及特点	注意点
酶催化水解	专属性高、条件温和、即可得到苷元，又可得到次级苷	1．β-果糖苷水解酶：如转化糖酶 2．α-葡萄糖苷水解酶：如麦芽糖酶 3．β-葡萄糖苷水解酶：如苦杏仁酶
乙酰解	室温反应得到乙酰化单糖和乙酰化低聚糖	用于确定糖与糖之间的链接位置
Smith 降解	条件温和，得到原生苷元	1．用于难水解、不稳定的苷水解 2．碳苷水解后得到连有一个醛基的苷元

4. 苷类化合物的波谱特征

（1）糖和糖之间连接顺序：早期主要是利用苷类的水解来确定糖和糖的连接顺序，例如缓和酸水解使苷中局部的糖脱去，以确定末端的糖，也可使用甲醇解、乙酰解来帮助判断。

（2）苷元和糖之间的连接位置的确定：^{13}C-NMR 谱是确定苷元和糖之间连接位置的有效方法。

三、糖和苷的提取

1. 糖的提取

（1）从中药中提取糖时，一般用水和稀醇提取。用乙醇（甲醇）回流提取出一些单糖和低聚糖。

（2）多糖以及分子量较大的低聚糖可用水提取。有的也可用稀醇、稀碱、稀盐溶液或二甲基亚砜提取。

（3）在水溶液中加入乙醇、甲醇或丙酮使多糖从提取液中沉淀出来，达到初步纯化的目的。

（4）含葡萄糖醛酸等酸性基团多糖的水溶液，可用乙酸或盐酸使成酸性后，再加乙醇析出沉淀。

2. 苷的提取

（1）原生苷的提取

①采用甲醇、乙醇或沸水提取，或在药材原料中加入一定量的无机盐（碳酸钙）后提取，在提取过程中避免与酸碱接触，以防止酸或碱水解原生苷。

②综合树脂吸附法提取总苷较为有效，一般选用非极性或极性较小吸附树脂。

（2）次生苷的提取：为了提取次生苷，应利用酶的活性，促使苷酶解。可在潮湿状态下，30～40℃保温（酶在此温度下活性较强）发酵一定时间，使原生苷变为次生苷后再提取。

3. 苷元的提取　要提取苷元,可采用酶解或酸水解、碱水解、氧化开裂法等。但需要控制水温条件,以保持苷元结构不被破坏。

（1）对于结构较稳定的苷元，一般先将中药用酸水解，或者先酶解后再用酸水解，以使苷类水解成苷元。用碱中和至中性，然后用氯仿（乙酸乙酯）等小极性提取苷元。

（2）难水解的苷类化合物在用酸水解时，还可用二相水解法，即在酸水中加入与水不相混溶的亲脂性溶剂，利用苷与苷元不同极性，使水解后的苷元，一旦生成立即溶于有机溶剂，保持苷元结构不变。

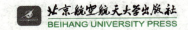

历年考点串讲

糖和苷的结构、分类及理化性质以及糖苷类的提取方法是考试必考内容，重点复习单糖的分类及代表化合物、苷的定义、苷键裂解、糖苷类的提取方法等。

常考的细节有：

1. 单糖的分类及代表化合物。
2. 糖和糖之间的连接顺序。
3. 苷的分类及代表化合物。
4. 苷键的裂解反应。
5. 原生苷的提取方法。
6. 苷元的提取方法。

第三节　醌类化合物

一、结构与分类

醌类化合物是中药中一类具有醌式结构的化学成分，主要分为苯醌、萘醌、菲醌和蒽醌四种类型。

1. 苯醌

（1）对苯醌：较稳定，天然存在多为此类。

（2）邻苯醌：不稳定。

2. 萘醌

（1）自然界目前存在的多为 α - 萘醌类，许多萘醌类化合物具有明显的生物活性。

（2）代表化合物：中药紫草中的紫草素及异紫草素衍生物，有止血作用。

3. 菲醌

（1）天然菲醌类衍生物包括邻醌及对醌两种类型。

（2）代表化合物：丹参醌Ⅰ、丹参醌ⅡA、丹参ⅡB、隐丹参醌、丹参酸甲酯、羟基丹参醌ⅡA等为邻醌类衍生物；而丹参新醌甲、丹参新醌乙、丹参新醌丙则为对醌类化合物。

4. 蒽醌　蒽醌类成分按母核的结构分为单蒽核和双蒽核两大类。

（1）单蒽核类

①蒽醌及其苷类：根据羟基在蒽醌母核的分布，可将羟基蒽醌分为两类：大黄素型和茜草素型。

②氧化蒽酚类：蒽醌易还原生成氧化蒽酚及其互变异构体蒽二酚，二者均不稳定，故两者较少存在于植物中。

③蒽酚或蒽酮类：蒽醌在酸性溶液中被还原生成蒽酚及其互变异构体蒽酮，所以在新鲜大黄中含有蒽酚类成分。

④C- 糖基蒽类：该类蒽醌衍生物是以糖作为侧链通过碳 - 碳键直接与苷元相连，如芦荟苷。

（2）双蒽核类

①二蒽酮类衍生物代表化合物：中药大黄、番泻叶中致泻的主要成分番泻苷A，就是因为其在肠内转变为大黄酸蒽酮而发挥作用。

②二蒽醌类：如山扁豆双醌。

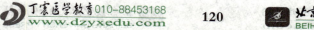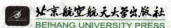

③去氢二蒽酮类：颜色呈紫红色。

④日照蒽酮类。

⑤中位苯骈二蒽酮类。

二、理化性质

1. 物理性质

（1）性状：天然醌类化合物多为有色晶体，母核引入 -OH、-OCH$_3$ 等助色团越多，颜色越深。

（2）升华性：游离的蒽醌化合物一般具有升华性。

（3）溶解度

①游离醌类极性较小，几乎不溶于水，可溶于乙醇、乙醚、苯、三氯甲烷等有机溶剂。

②醌苷类极性较大易溶于甲醇、乙醇、热水，不溶于苯、乙醚等非极性溶剂。

③碳苷（芦荟苷）不溶于水，易溶于吡啶。

2. 化学性质

（1）酸碱性

①酸性：蒽醌类衍生物酸性强弱顺序：含 -COOH（可溶于 5%NaHCO$_3$）＞2 个以上 β-OH（可溶于 5%NaHCO$_3$）＞1 个 β-OH（可溶于 5%Na$_2$CO$_3$）＞2 个 α-OH（可溶于 1%NaOH）＞1 个 α（可溶于 5%NaOH）。

②碱性：由于氧原子的存在，蒽醌类衍生物也具有微弱的碱性，能溶于浓硫酸后成金属佯盐后再转成阳离子，并伴有颜色的改变。

（2）颜色反应：见表 2-11。

表 2-11　醌类化合物的颜色反应

反应名称	反应结果	鉴定成分类别
Feigl 反应	紫色	所有醌类，醌类的通用反应
无色亚甲蓝显色试验	蓝色斑点	苯醌及萘醌，与蒽醌类鉴别
Kesting-Craven 反应（K-C 反应）	蓝绿色或蓝紫色	醌环上有未被取代的位置的苯醌及萘醌
Borntrager 反应	橙、红、紫红及蓝色	羟基蒽醌类
与金属离子的反应	不同颜色	凡具有 α-酚羟基或邻二酚羟基均可发生此类反应
对亚硝基二甲苯胺反应	不同颜色	用于蒽酮类化合物的定性鉴别反应

3. 蒽醌类化合物的 UV 波谱特征

羟基蒽醌衍生物的紫外光谱与蒽醌母核相似，此外，多数在 230nm 附近还有一强峰，故羟基蒽醌类化合物有以下五个主要吸收带。

（1）第 I 峰：230nm 左右。

（2）第 II 峰：240～260nm（由苯环结构引起）。

（3）第 III 峰：262～295nm（由醌样结构引起）。

（4）第 IV 峰：305～389nm（由苯环结构引起）。

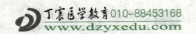

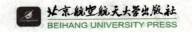

（5）第Ⅴ峰：> 400nm（由醌样结构中的 C=O 引起）。

三、提取分离

1. 蒽醌类化合物的提取方法

（1）醇提法提取法：采用乙醇或甲醇为溶剂，则醌类的苷和苷元均可被提出来。

（2）非极性有机溶剂：对于游离的醌类化合物，可用三氯甲烷、苯等溶剂对药材进行提取，提取液浓缩后，游离的醌类化合物可能以结晶方式析出。

（3）碱提酸沉法：用于提取具有酚羟基的蒽醌类化合物。酚羟基和碱成盐而溶于碱水溶液中，酸化后酚羟基游离而析出沉淀。

2. 蒽醌类化合物的分离方法

（1）**游离蒽醌的分离**

① pH 梯度萃取法：是分离游离蒽醌的常用方法，见图 2-1。

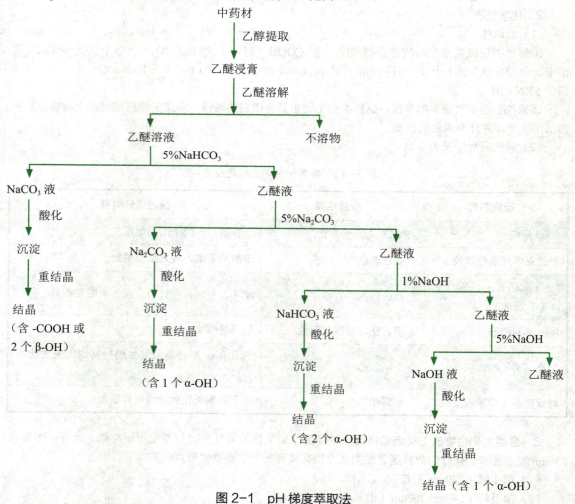

图 2-1　pH 梯度萃取法

②色谱法：对于酸性相近或结果相近的游离羟基蒽醌类化合物，需用柱色谱或薄层色谱，吸附剂

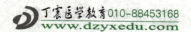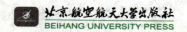

主要是硅胶，一般不用氧化铝。氧化铝因易与蒽醌类化合物的羟基作用生成络合物而难以洗脱。另外，游离羟基蒽醌类因含有酚羟基，也可以聚酰胺色谱法。

（2）蒽醌苷类的分离

①溶剂法：在用溶剂法纯化总蒽醌苷提取物时，一般常用乙酸乙酯、正丁醇等极性较大的有机溶剂，将蒽醌苷类从水溶液中提取出来，达到相互分离的效果。

②色谱法：是分离蒽醌苷类化合物最有效的方法。

四、实　例

1. 大黄中的主要蒽醌类化合物及其理化性质

（1）化学成分：主要为羟基蒽醌类化合物。

（2）理化性质：见表 2-12。

表 2-12　大黄中的主要蒽醌类化合物的理化性质

化合物	性状	溶解度
大黄酚	长方形或单斜形结晶	几乎不溶于水，难溶于石油醚，略溶于冷乙醇，溶于苯、氯仿、乙醚、冰醋酸及丙酮中，易溶于沸乙醇、氢氧化钠水溶液
大黄素	橙色针状结晶	几乎不溶于水，溶于碳酸钠水溶液、氨水、氢氧化钠水溶液、乙醇、甲醇、丙酮，乙醚中溶解度为 0.14%，氯仿中为 0.078%
大黄素甲醚	金黄色针晶	几乎不溶于水、碳酸钠水溶液，微溶于乙酸乙酯、甲醇、乙醚，溶于苯、吡啶、氯仿、氢氧化钠水溶液
芦荟大黄素	橙色针状结晶	略溶于乙醇、苯、氯仿、乙醚和石油醚，溶于碱水溶液和吡啶，易溶于热乙醇、丙酮、甲醇、稀氢氧化钠水溶液

（3）大黄中的主要蒽醌类化合物的提取分离方法：分离游离羟基蒽醌时，可先用 20% 硫酸和氯仿的混合液，在水浴锅上回流水解并使游离蒽醌转入氯仿中。然后依次用 5%NaHCO$_3$、5%Na$_2$CO$_3$ 和 0.5%NaOH 溶液萃取氯仿溶液，再分别酸化各种碱溶液并进行重结晶，结果从 5%NaHCO$_3$ 萃取液中得到芦荟大黄素。碱溶液萃取后的氯仿层，浓缩进行硅胶柱分离，从而得到大黄酚和大黄素甲醚。

2. 丹参中的蒽醌类化合物　主要化学成分为脂溶性成分和水溶性成分两大类，脂溶性成分为菲醌衍生物；水溶性成分主要为丹酚酸类如丹酚酸 B 等。

历年考点串讲

蒽醌类化合物的结构与分类、理化性质以及提取分离方法是考试必考内容，重点复习蒽醌类化合物的结构与分类、颜色反应、酸碱性、提取方法等。

常考的细节有：

1. 蒽醌类成分的分类。

2. 蒽酮类衍生物的代表化合物。

3. 蒽醌类化合物的 UV 波谱特征。

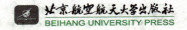

4．蒽醌类衍生物的酸碱性。

5．苯醌类和萘醌类的专用显色剂。

6．蒽醌类化合物的显色反应。

7．蒽醌类化合物的溶解度。

8．含蒽醌类化合物的中药实例。

第四节　苯丙素类

香豆素类

1．香豆素的结构与分类

（1）香豆素的结构：香豆素类成分是一类具有苯骈 α- 吡喃酮母核的天然产物的总称，在结构上可以看成是顺式邻羟基桂皮酸脱水而形成的内酯化合物。一般认为 7- 羟基香豆素（伞形花内酯）是香豆素类化合物的基本母核。

（2）**香豆素的分类**：见表 2-13。

表 2-13　香豆素的分类

结构类型		结构特点	代表化合物
简单香豆素类		仅在苯环有取代基的香豆素类，绝大部分在 C-7 位都有含氧基团存在	伞形花内酯、当归内酯、秦皮中的七叶内酯和七叶苷
呋喃香豆素类	6,7- 呋喃骈香豆素（线型）	母核上 C_6 或 C_8 异戊烯基与其邻位的酚羟基环合而成呋喃环结构	补骨脂素、花椒毒内酯、白芷内酯
	7,8- 呋喃骈香豆素（角型）		
吡喃香豆素类	6,7- 吡喃骈香豆素（线型）	C-6 或 C-8 位异戊烯基与邻酚羟基环合而成 2,2- 二甲基 -α- 吡喃环结构	花椒内酯，如美花椒内酯
	7,8- 吡喃骈香豆素（角型）		邪蒿内酯，如沙米丁
	5,6- 吡喃骈香豆素		别美花椒内酯
其他香豆素类		A - 吡喃酮环上有取代基或香豆素的二聚体和三聚体	紫苜蓿酚

2．香豆素的理化性质

（1）性状

①游离香豆素类多为结晶性物质。分子量小的游离香豆素类化合物多具有芳香气味与挥发性，能

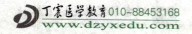

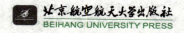

随水蒸气蒸馏，有升华性。

②香豆素苷类一般呈粉末或晶状体，不具挥发性也不能升华。在紫外光（362nm）照射下，香豆素类成分多显蓝色或紫色荧光。

（2）溶解性

①游离香豆素类成分易溶于乙醚、氯仿、丙酮、乙醇、甲醇等有机溶剂，也能部分溶于沸水，但不溶于冷水。

②香豆素苷类成分易溶于甲醇、乙醇，可溶于水，难溶于乙醚、氯仿等低极性有机溶剂。

（3）内酯环碱水解：香豆素类及其苷类化合物因分子中具有内酯环，在热稀碱溶液中内酯环可以开环生成顺邻羟基桂皮酸盐（7 位甲氧基香豆素较难开环），加酸又可重新闭环成为原来的内酯。

（4）显色反应：见表 2-14。

表 2-14　香豆素类的显色反应

反应类型	反应结果	作用
异羟戊酸铁反应	红色络合物	识别内酯环
Gibbs 反应	蓝色化合物	用于判断香豆素分子中母核的 C_6 位是否有取代基存在
Emerson 反应	红色缩合物	
三氯化铁反应	蓝绿色	酚羟基通用反应
酚羟基反应	绿色至墨绿色沉淀	酚羟基有取代
	红色至紫红色	酚羟基的邻位、对位无取代

历年考点串讲

香豆素的结构与分类、理化性质是考试必考内容，重点复习香豆素的结构、分类及代表性化合物、颜色反应等。

常考的细节有：

1. 香豆素的分类及代表化合物。

2. 香豆素的显色反应及条件。

第五节　黄酮类化合物

一、结构与分类

1. 黄酮类化合物的基本骨架

（1）黄酮类化合物的经典概念主要是指基本母核为 2- 苯基色原酮的一系列化合物。

（2）现在黄酮类化合物泛指两个苯环（A 与 B 环）通过三个碳原子相互联结而成的一系列化合物，

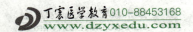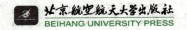

基本碳架为 C_6-C_3-C_6。

2. 黄酮类化合物的分类及其结构特征　见表 2-15。

表 2-15　黄酮类化合物的分类及其结构特征

分　类	结构特点		代表化合物
黄酮	基本母核为 2- 苯基色原酮	3 位无含氧取代	芹菜素、木犀草素、黄芩苷
黄酮醇		3 位连有羟基或其他含氧基团	山奈酚、槲皮素、芦丁
二氢黄酮		2,3 位双键被氢化	橙皮苷、杜鹃素
二氢黄酮醇		2,3 位双键被氢化，3 位连有羟基或其他含氧基团	二氢槲皮素、二氢桑色素
异黄酮	基本母核为 3- 苯基色原酮，即 B 环连接在 C 环的 3 位		大豆素、大豆苷、葛根素（碳苷）
查耳酮	中央三碳开环成链状		红花苷
橙酮	C 环为五元含氧环		硫黄菊素
花色素	C 环无羰基，1 位氧原子以离子形式存在		矢车菊苷元
口山酮类	苯环与色原酮的 2、3 位骈合而成		口山酮、芒果苷
高异黄酮类	苯甲基色原酮，具有 C_6-C_4-C_6 骨架		麦冬二氢高异黄酮 A
新黄酮类	B 环与 C 环的 C-4 连接		黄檀素

二、理化性质

1. **黄酮类化合物的性状**　多为结晶性晶体，少数（如黄酮苷类）为无定形粉末。

2. **黄酮类化合物的旋光性**　游离的苷元中，除二氢黄酮、二氢黄酮醇、黄烷及黄烷醇有旋光性外，其余均无光学活性。黄酮苷类由于结构中含有糖基，故均匀旋光性，多为左旋。

3. **黄酮类化合物的溶解性**

（1）游离黄酮

①游离黄酮类化合物一般难溶或不溶于水，易溶于甲醇、乙醇、乙酸乙酯、氯仿、乙醚等有机溶剂及稀碱水溶液中。

②花色素（离子形式）＞二氢黄酮（醇）（非平面性分子）＞异黄酮＞黄酮（醇）＞查尔酮。

③黄酮类化合物如随着分子中引入的羟基数目增多，水溶性也随之增大，脂溶性降低；羟基被甲基化后，则脂溶性增加。

④二氢黄酮及二氢黄酮醇等因 C 环呈近似于半椅式结构，异黄酮则因 B 环受吡喃环羰基的立体阻碍，均为非平面型分子，分子与分子间排列不紧密，分子间作用力降低，有利于水分子进入，故在水中溶解度稍大。

⑤黄酮类化合物分子中引入羟基数目增多，则亲水性增大，亲脂性降低。

（2）黄酮苷

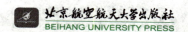

①一般易溶于水、甲醇、乙醇等强极性溶剂；难溶或不溶于苯、氯仿、乙醚等亲脂性有机溶剂。

②黄酮类化合物的羟基苷化后则水溶性增加，脂溶性降低。

③苷分子中糖基数目的多少与结合的位置，对溶解度也有影响。糖的数目越多，溶解性越大；3-羟基苷比 7-羟基苷的溶解性要大。

4. 黄酮类化合物的酸碱性

（1）酸性：酸性由强至弱的顺序：7,4'-二羟基（$NaHCO_3$ 提取）＞ 7-或 4'-羟基（Na_2CO_3 提取）＞一般酚羟基（0.2%NaOH 提取）＞ 5-羟基（4%NaOH 提取）。

（2）碱性：黄酮类化合物分子中 γ-吡喃酮环上的 1-位氧原子有未共用的电子对，故表现出微弱的碱性，可与强无机酸（浓硫酸、盐酸等）生成𦛨盐，该类盐不稳定，遇水分解。

5. 黄酮类化合物的显色反应　见表 2-16。

表 2-16　黄酮类化合物的显色反应

反应名称		适用范围	反应结果	注意事项
还原反应	盐酸-镁粉反应	黄酮（醇） 二氢黄酮（醇）	显红-紫红色	查尔酮、橙酮、儿茶素、多数异黄酮无显色反应
	四氢硼钠反应	二氢黄酮类专属显色反应	显红-紫红色	用于鉴别二氢黄酮类与其他黄酮类
	钠汞齐反应	黄酮、二氢黄酮、异黄酮、二氢异黄酮	显红色	
		黄酮醇类	显黄-淡红色	
		二氢黄酮醇类	显棕黄色	
金属盐络合反应	锆盐枸橼酸反应	有 3-OH，无 5-OH 的黄酮	黄色不褪去	用于鉴别分子中的 3-OH 或 5-OH
		有 3-OH，有 5-OH 的黄酮	黄色	
		无 3-OH，有 5-OH 的黄酮	黄色显著减退	
	三氯化铝反应	3-OH、5-OH 或邻二酚羟基的黄酮类	显鲜黄色并有亮黄色荧光	用于黄酮类化合物的定性和定量分析
	氨性氯化锶反应	有邻二酚羟基结构的黄酮类	绿色-棕色至黑色沉淀	
	三氯化铁反应	酚羟基通用反应	呈现紫、绿、蓝等不同颜色	
硼酸显色反应		5-羟基黄酮及 2'-羟基查尔酮	亮黄色	在草酸条件下显黄色并具有绿色荧光
				在枸橼酸丙酮条件下只显黄色而无荧光

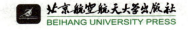

（续　表）

反应名称	适用范围	反应结果	注意事项
碱性试剂显色	二氢黄酮类	黄色至深红色至绿棕色沉淀	
	黄酮醇类		
	黄酮类分子中有邻二酚羟基取代或3,4'-二羟基取代		
五氯化锑反应	查尔酮类	红色至紫红色沉淀	用于区别查尔酮类和其他黄酮类化合物
	黄酮（醇）、二氢黄酮类	黄色至橙色	
其他显色反应（Gibbs反应）	若酚羟基对位未被取代	显蓝色或蓝绿色	鉴别黄酮类化合物酚羟基对位是否被取代

注意：花青素的颜色随 pH 不同而改变，一般 pH ＜ 7 时显红色，pH 为 8.5 时显紫色，pH ＞ 8.5 时显蓝色

6. 黄酮类化合物在甲醇溶液中的 UV 谱特征　在甲醇溶液中，大多数黄酮类化合物的紫外吸收光谱由两个主要吸收带组成。出现在 300 ～ 400nm 的吸收带称为带Ⅰ，出现在 240 ～ 280nm 的吸收带称为带Ⅱ。带Ⅰ是由 B 环桂皮酰基系统的电子跃迁引起的吸收，带Ⅱ是由 A 环苯甲酰基系统的电子跃迁引起的吸收。

7. 黄酮类化合物的 ^{1}H-NMR 谱特征　黄酮和黄酮醇类化合物的 C 环质子在 ^{1}H-NMR 也各有其特征，黄酮醇 H-3 常以一个尖锐单峰出现，黄酮醇类 3 位有含氧取代基，故在 ^{1}H-NMR 谱上无 C 环质子。

三、提取分离

1. 黄酮类化合物的提取方法

（1）乙醇或甲醇提取法：一般提取黄酮类化合物多选用的溶剂为甲醇或乙醇，高浓度的醇（90% ～ 95%）适用于提取游离黄酮苷元，醇浓度为 60% 左右适宜提取黄酮苷类。

（2）热水提取法：提取黄酮苷类化合物多选用热水提取法。

（3）碱性水或碱性稀醇提取法：常用的碱性水溶液为稀氢氧化钠溶液和石灰水。

（4）超临界萃取法：该法适用于提取或精制热敏性和易氧化的物质。

2. 黄酮类化合物的分离方法

（1）溶剂萃取法：通过采用不同极性的溶剂进行萃取，使游离黄酮与黄酮苷分离或使极性较大与极性较小的黄酮分离。

（2）pH 梯度萃取法：该法适用于酸性强弱不同的游离化合物的分离。依次用 5%NaHCO$_3$ 可萃取出 7,4'- 二羟基黄酮、5%Na$_2$CO$_3$ 可萃取出 7- 或 4'- 羟基黄酮、0.2%NaOH 可萃取出一般酚羟基的黄酮、4%NaOH 可萃取出 5- 羟基黄酮，从而进行分离。

3. 柱色谱法

（1）硅胶柱色谱：主要适用于分离极性较低的黄酮类化合物如异黄酮、二氢黄酮（醇）及高度甲基化或乙酰化的黄酮及黄酮醇类。

①分离游离黄酮时，一般选择的洗脱剂为不同比例的氯仿 - 甲醇混合溶剂等。

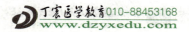
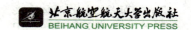

②分离黄酮苷时常用极性较大的含水溶剂系统洗脱，如氯仿 - 甲醇 - 水、乙酸乙酯 - 丙酮 - 水等。

（2）聚酰胺柱色谱：对各种黄酮类化合物（黄酮苷及苷元）有较好的分离效果。

①黄酮类化合物分子中能形成氢键的酚羟基数目越多，聚酰胺对它的吸附力越强，越难洗脱。

②当酚羟基所处位置易于形成分子内氢键时，则其与聚酰胺形成氢键吸附力减小，在色谱柱上容易被洗脱。

③黄酮分子内芳香化程度越高，共轭双键越多，则聚酰胺对它的吸附力越强，查尔酮一般比相应的二氢黄酮难以被洗脱下来。

④不同类型的黄酮类化合物的洗脱顺序为：异黄酮＞二氢黄酮醇＞黄酮＞黄酮醇。

⑤洗脱剂的影响：各种溶剂在聚酰胺柱上的洗脱能力由弱至强的顺序为：水＜甲醇或乙醇（浓度由低到高）＜丙酮＜稀氢氧化钠水溶液或氨水＜甲醇胺＜二甲基甲酰胺（DMF）＜尿素水溶液。

⑥游离黄酮与黄酮苷的分离：若以含水移动相（甲醇 - 水）作为洗脱剂，黄酮苷比游离黄酮先洗脱下来，顺序为三糖苷＞双糖苷＞单糖苷＞游离黄酮；若以有机溶剂（氯仿 - 甲醇）作为洗脱剂，游离黄酮比黄酮苷先洗脱下来。

（3）氧化铝柱色谱：氧化铝对黄酮类化合物吸附力强，特别是具有 3- 羟基、4- 羰基或 5- 羟基、4- 羰基或邻二酚羟基结构的黄酮类化合物与铝离子络合而被牢固地吸附在氧化铝柱上，难以洗脱。

（4）葡聚糖凝胶柱色谱：一般的分离原理是分离游离黄酮时主要靠吸附作用，因吸附力的强弱不同而分离。一般黄酮类化合物的酚羟基数目越多，吸附力越大，越难洗脱；分离黄酮苷时主要靠分子筛作用，分子量越大越难洗脱。

四、实 例

1. 黄芩中的黄酮类成分

（1）化学成分：主要含黄酮类化合物，包括黄芩苷、黄芩素、汉黄芩苷、汉黄芩素等。

（2）理化性质：黄芩苷为淡黄色结晶、几乎不溶于水，难溶于甲醇、乙醇、丙酮，可溶于含水醇和热乙酸。黄芩苷经水解后生成的苷元黄芩素分子中具有邻三酚羟基，易被氧化转为醌类衍生物而显绿色，这是黄芩保存或炮制不当变绿色的原因。

2. 陈皮中的黄酮类成分

（1）化学成分：陈皮除含有挥发油外，还含有多种黄酮类化合物。

（2）理化性质

①橙皮苷几乎不溶于冷水，在乙醇和热水中溶解度较大，可溶于吡啶、甘油、乙酸或稀碱溶液，不溶于氯仿、丙酮、乙醚或苯。与三氯化铁、金属盐类反应可显色或生成沉淀，与盐酸 - 镁粉反应呈紫色。

②橙皮苷在碱性水溶液中 γ - 吡喃环容易开裂，生成黄色的橙皮查尔酮苷，酸化后又环合成原来的橙皮苷沉淀析出。

3. 葛根中的化学成分 葛根中主要含有异黄酮类化合物，包括大豆苷元（大豆素、daidzein）、大豆苷（daidzin）、葛根素（puerarin）、染料木素（genistein）、染料木苷（genistin）、芒柄花苷（ononin）等。

历年考点串讲

黄酮类化合物的结构、分类、理化性质、提取分离方法及代表性化合物是考试必考内容，重点复习黄酮类化合物的分类、溶解性、酸碱性、显色反应、提取方法等。

常考的细节有：

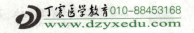 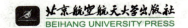

1. 黄酮类化合物的基本碳架。
2. 黄酮类化合物的分类及代表性化合物。
3. 黄酮类化合物的酸碱性。
4. 黄酮类化合物的显色反应。
5. 黄酮类化合物波谱特征。
6. 黄酮类化合物的提取方法。
7. 黄酮类化合物的分离方法。
8. 葡聚糖凝胶柱色谱分离游离黄酮类化合物的主要原理。
9. 碱溶酸沉法是利用黄酮类化合物有酚羟基，显酸性。
10. 含黄酮类化合物的中药实例。

第六节　萜类和挥发油

一、萜　类

1. 萜的结构与分类

（1）萜类的结构：萜类是一类由甲戊二羟酸衍生而成，基本碳架多具有 2 个或 2 个以上异戊二烯单位（C_5 单位）结构特征的化合物。通式：（C_5H_8）n。

（2）萜类的分类：萜类化合物主要还是沿用经典异戊二烯法则分类，即按分子中异戊二烯单位的数目进行分类，可分为单萜（2）、倍半萜（3）、二萜（4）、二倍半萜（5）、三萜（6）、四萜（8）等。（括号中为异戊二烯单位的数目）

2. 环烯醚萜类的结构特点

（1）定义：环烯醚萜类为臭蚁二醛的缩醛衍生物，多具有半缩醛及环戊烷环的结构特点，其半缩醛 C_1-OH 性质不稳定。

（2）环烯醚萜类的结构特点：见表 2-17。

表 2-17　环烯醚萜类的结构特点

	环戊烷环是否裂环	C-4 位取代基的有无	实　例
环烯醚萜类	否　环烯醚萜苷	C-4 位有取代的环烯醚萜苷	栀子中的主要有效成分栀子苷、京尼平苷和京尼平苷酸　鸡矢藤中的主要有效成分鸡矢藤苷
		4- 去甲基环烯醚萜苷	地黄中降血糖有效成分梓醇和梓苷　北玄参根中的玄参苷
	是　裂环环烯醚萜苷		龙胆中主要有效成分和苦味成分龙胆苦苷　獐牙菜中的苦味成分獐牙菜苷及獐牙苦菜苷

3. 烯醚萜类的主要性质

（1）性状：环烯醚萜类化合物大多数为白色结晶或粉末（极少为液态），多具有旋光性，味苦。

（2）溶解性：环烯醚萜类化合物多连有极性官能团，故亲水性，易溶于水和甲醇，可溶于乙醇、丙酮和正丁醇，难溶于三氯甲烷、乙醚和苯等亲脂性有机溶剂。环烯醚萜苷类的亲水性较苷元更强。

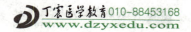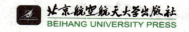

（3）显色反应及检识

①环烯醚萜苷易被水解，颜色变深。地黄及玄参等中药在炮制及放置过程中变成黑色的原因。

②环烯醚萜苷水解生成的苷元为半缩醛结构，其化学性质活泼，容易进一步发生氧化聚合等反应，难以得到结晶性苷元，同时使颜色变深。

4. 萜类重要成分举例

（1）单萜

①定义：指基本碳架由 2 分子异戊二烯单位构成，含有 10 个碳原子的萜烯及其衍生物。

②性质：单萜类化合物是挥发油的主要组成成分之一，可随水蒸气蒸馏（单萜苷类不具随水蒸气蒸馏的性质）。

③代表化合物

a. 无环单萜类：香叶醇、橙花醇、柠檬醛等。

b. 单环单萜类：薄荷醇、胡椒酮、桉油精、紫罗兰酮、斑蝥素等。

c. 双环单萜类：芍药苷、龙脑、樟脑、茴香酮等。

d. 环烯醚萜苷类：栀子苷、京尼平 -1-O- 龙胆双糖苷、梓醇、玄参苷等。

e. 裂环环烯醚萜苷类：龙胆苦苷、獐牙菜苦苷、獐牙菜苷等。

（2）倍半萜

①定义：倍半萜的基本碳架由 15 个碳原子（3 个异戊二烯单位）构成。

②分布：倍半萜及其含氧化合物多与单萜类共存于植物挥发油中，是挥发油高沸程（250 ～ 280℃）的主要成分。

③代表化合物：单环倍半萜：青蒿素是从中药青蒿（黄花蒿）中分离得到具有过氧结构的倍半萜内酯，具有抗疟活性；双环倍半萜：桉叶醇、苍术酮、棉酚、莪术醇、泽兰苦内酯等。

（3）二萜

①定义：二萜类的基本碳架由 20 个碳原子（4 个异戊二烯单位）构成，绝大多数不能随水蒸气蒸馏。

②代表化合物：双环二萜：穿心莲内酯、银杏内酯等；三环二萜：雷公藤内酯、雷公藤甲素、雷公藤乙素、瑞香毒素、紫杉醇等；四环二萜：甜菊苷、冬凌草素、香茶菜甲素、大戟醇等。

二、挥发油

1. 挥发油的组成　挥发油也称精油，是存在于植物体内的一类具有挥发性、可随水蒸气蒸馏、与水不相混溶的油状液体。挥发油大多具有芳香嗅味，并具有多方面较强的生物活性。组成挥发油的成分可分为如下四类，见表 2-18。

表 2-18　组成挥发油的成分

类　型	主要成分	代表化合物
萜类	主要是单萜、倍半萜及其含氧衍生物	薄荷油含薄荷醇达 80% 左右、山苍子油含柠檬醛 80% 等
芳香族	小分子苯丙素类衍生物	桂皮中的桂皮醛
	萜源化合物	百里香酚
	具有 C_6-C_2 或 C_6-C_1 骨架的化合物	花椒油素

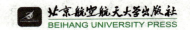

（续 表）

类 型	主要成分	代表化合物
脂肪族	脂肪族化合物	陈皮中的正壬醇、人参挥发油中的人参炔醇、鱼腥草挥发油中的癸酰乙醛（鱼腥草素）
其他类	经过水蒸气蒸馏能分解出挥发性成分	芥子油、原白头翁素、大蒜油等

2. 挥发油的理化性质

（1）性状

①颜色：常温下挥发油大多为无色或淡黄色的透明液体，少数挥发油具有其他颜色。如薁类化合物，佛手油显绿色，桂皮油显红棕色。

②气味：挥发油多具有浓烈的香气或其他特异气味，有辛辣灼烧感。少数具有难闻的臭气和腥气味，如土荆芥油有臭气，鱼腥草油有腥气味。

③形态：低温条件下挥发油中的主要成分常可析出结晶，这种析出物习称为"脑"，如薄荷脑、樟脑等。过滤析出物的油称为"脱脑油"，如薄荷油的脱脑油习称"薄荷素油"。

（2）挥发性：挥发油常温下可自然挥发，如将挥发油涂在纸片上，较长时间放置后，挥发油可自行挥发，且不留下持久性的油斑，脂肪油则留下永久性油斑，借此可与脂肪油相区别。

（3）溶解性：挥发油不溶于水，而易溶于各种有机溶剂（石油醚、乙醚、二硫化碳、油脂等）。在高浓度的乙醇中能全部溶解，而在低浓度乙醇中只能溶解一部分。

（4）物理常数：挥发油几乎均有化学活性；多具有强的折光性。挥发油的沸点一般在 70～300℃ 之间。多数比水轻，也有的比水重（如丁香油、桂皮油）。

（5）不稳定性：挥发油遇光、空气、加热易氧化变质，颜色变深。因此产品要装入棕色瓶内密塞并低温保存。

（6）化学性质：挥发油组成成分常含有双键、醇羟基、醛、酮、酸性基团、内酯等结构，故相应地能与亚硫酸氢钠发生加成反应、与肼类产生缩合反应，并有银镜反应、异羟戊酸铁反应、皂化反应及遇碱成盐反应等。

（7）化学常数

①酸值：代表挥发油中游离羧酸和酚类成分含量的指标。以中和 1g 挥发油中游离酸性成分所消耗氢氧化钾的毫克数表示。

②酯值：代表挥发油中酯类成分含量的指标。以水解 1g 挥发油中的酯类成分所需氢氧化钾的毫克数表示。

③皂化值：代表挥发油中游离羧酸和酚类成分与结合态酯总和的指标。以中和并皂化 1g 挥发油中含有的游离酸性成分与酯类所需氢氧化钾的毫克数表示。实际上皂化值是酸值和酯值之和。

三、挥发油的提取方法

1. 蒸馏法 该方法是提取挥发油最常用的方法，一般可用共水蒸馏、隔水蒸馏或水蒸气蒸馏法提取。

2. 溶剂提取法 是将挥发油粗品加入一定量的浓乙醇浸渍，冷冻放置，滤除析出物后，再减压除去乙醇；也可将挥发油粗品再进行水蒸气蒸馏，以得到较纯的挥发油。

3. 冷压法 此法适用于含挥发油较多的原料，如鲜橘、柑、柠檬的果皮等，一般药材经撕裂粉碎冷压后静置分层，或用离心机分出油分，即可得粗品。

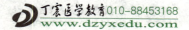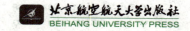

4. **二氧化碳超临界流体提取法**　该方法是一种新的提取分离技术，其萃取溶剂为二氧化碳。该法应用于提取芳香挥发油，具有防止氧化热解及提高品质的突出优点。

四、挥发油的分离方法

1. **冷冻析晶法（析脑）**　该方法是将挥发油于 0℃ 以下放置使之析出结晶，若无结晶析出可将温度降至 − 20℃，继续放置直到结晶析出，再经重结晶可得到单体结晶。

2. **分馏法**　挥发油的组成成分由于类别不同，它们的沸点也有差别，见表 2-19。

表 2-19　萜类化合物的常压沸程度

萜类化合物	常压沸程度（℃）	萜类化合物	常压沸程度（℃）
单萜类	−130	单萜烯烃双环三个双键	180～200
单萜烯烃双环一个双键	150～170	含氧单萜	200～230
单萜烯烃双环二个双键	170～180	倍半萜及其含氧衍生物	230～300

从表中可以看出，挥发油组成分子的碳原子数越多，沸点越高，如倍半萜比单萜沸点高；在单萜中沸点随着双键的增多而升高，即三烯＞二烯＞一烯。含氧单萜的沸点随着官能团的极性增大而升高，即醚＜酮＜醛＜醇＜酸，但酯比相应的醇沸点高。

3. **化学分离法**

（1）碱性成分的分离：对于分离碱性成分时，可将挥发油溶于乙醚，用 1%～2% 的盐酸或硫酸萃取，分取的酸水层碱化后，用乙醚萃取，蒸去乙醚即可得碱性成分。

（2）酚、酸性成分的分离：将挥发油溶于乙醚中，先以 5% 碳酸氢钠溶液进行萃取，分出碱水层后加入稀酸酸化，乙醚萃取，蒸去乙醚可得到酸性成分。提取酸性成分后的挥发油再用 2%NaOH 萃取，分出碱水层，酸化，乙醚萃取，蒸去乙醚可得酚类或其他弱酸性成分。

（3）醇类成分的分离：将挥发油与丙二酸单酰氯或邻苯二甲酸酐或丙二酸反应生成酸性单酯，再将生成物转溶于 NaHCO3 溶液中，用乙醚洗去未作用的挥发油，将碱溶液酸化，再用乙醚提取所生成的酯，蒸去乙醚，残留物经皂化，分得原有的醇类成分。

（4）醛、酮成分的分离

①除去酚、酸类成分的挥发油乙醚液，经水洗至中性，以无水硫酸钠干燥后，加亚硫酸氢钠饱和溶液振摇，分出水层或加成物结晶，加酸或碱液处理，使加成物分解，以乙醚萃取，可得到醛或酮类化合物。

②吉拉德试剂法：将中性挥发油部分，加入吉拉德试剂的乙醇溶液和 10% 乙酸以促进反应的进行，加热回流，待反应完成后加水稀释，乙醚提取，等继而得到原羰基化合物。

历年考点串讲

萜类化合物的结构、环烯醚萜类的结构特点、显色反应及挥发油的理化性质、分离方法是考试必考内容，重点复习萜类化合物的结构、环烯醚萜类的结构特点、显色反应、挥发油的化学常数、分离方法等。

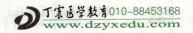
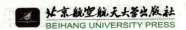

常考的细节有：

1. 萜类化合物、环烯醚萜类化合物的结构特点。
2. 萜类化合物的合成途径。
3. 环烯醚萜类的显色反应及检识。
4. 萜类化合物的分类及代表化合物。
5. 青蒿素是从中药青蒿中分离到的具有过氧结构的倍半萜内酯。
6. 挥发油的理化性质。
7. 挥发油的化学常数。
8. 挥发油的化学分离方法。

第七节 三萜类化合物

一、分类及结构特点

1. **结构特点** 多数三萜类化合物是一类基本母核由 30 个碳原子组成的萜类化合物，其结构根据异戊二烯定则可视为六个异戊二烯单位聚合而成。他们以游离形式或者以与糖结合成苷或成酯的形式存在。

2. **分类** 具体三萜皂苷的分类与构造，见表 2-20。

表 2-20 三萜皂苷的分类与构造

分类与结构类型		结构的相同点与不同点		代表化合物
四环三萜	羊毛脂甾烷型	1. A/B、B/C、C/D 环稠合均为反式 2. C-14 位有 α-CH₃ 3. C-17 位为 β- 侧链	C-10、C-13 位均有 β-CH3 C-20 为 R 构型（即 C-20 为 β-H）	猪苓苓酸 A 羊毛甾烷
	达玛烷型		C-8、C-10 上各有一个 β-CH3 C-13 上为 β-H C-20 的构型不定（R 型或 S 型）	20（S）- 原人参二醇 人参皂苷二醇系列 人参皂苷三醇
五环三萜	齐墩果烷型	1. A/B、B/C、C/D 环为反式稠合，而 D/E 环则为顺式 2. C-10、C-8 和 C-17 上的甲基为 β 型	C-4 和 C-20 位均有偕二甲基 C-14 上的甲基为 α 型 一般在 C-3 位上有 β-OH	齐墩果烷 甘草酸 柴胡皂苷系列
	乌苏烷型		C-19 和 C-20 上各有 1 个甲基 C-19 位上的为 β 构型 C-20 位的为 α 构型 C-14 上的甲基既有 α 型，又有 β 型	乌苏酸 （熊果酸）
	羽扇豆烷型	A/B、B/C、C/D、D/E 环均为反式稠合，E 环为五元碳环，且在 E 环 C-19 位有异丙基以 α 构型取代		羽扇豆醇 白桦脂醇 白桦脂酸

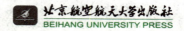

二、理化性质

1. 性状

（1）游离三萜类化合物大多有完好的结晶，三萜皂苷大多为无色或乳白色无定形粉末，仅少数为晶体，如常春藤皂苷为针状结晶。

（2）多数具有辛辣味，对人体黏膜有强烈的刺激性，鼻内黏膜尤其敏感，有的皂苷却无此性质，如甘草皂苷有甜味，对黏膜刺激性较弱。

（3）皂苷大多数具有吸湿性，应干燥保存。

（4）多数皂苷显酸性，但也有例外，如人参皂苷、柴胡皂苷等呈中性，而大多数甾体皂苷呈中性。

2. 溶解度

（1）游离三萜类化合物能溶于石油醚、乙醚、氯仿、甲醇、乙醇等有机溶剂，而不溶于水。

（2）大多数皂苷极性较大，易溶于水、热甲醇和乙醇等极性较大的溶剂，难溶于丙酮、乙醚等有机溶剂。

（3）皂苷在含水正丁醇中有较大的溶解度，因此正丁醇常作为提取皂苷的溶剂。

（4）皂苷有助溶性能，可促进其他成分在水中的溶解。

3. 发泡性

皂苷水溶液经强烈振摇能产生持久性的泡沫，且不因加热而消失，这是由于皂苷具有降低水溶液表面张力的作用。

4. 颜色反应

（1）乙酸酐 - 浓硫酸（Liebermann-Burchard）反应：将样品溶于三氯甲烷或乙酸中，加浓硫酸 - 乙酸酐（1 ∶ 20）数滴，呈黄→红→紫→蓝等颜色变化，最后褪色。

（2）五氯化锑（Kahlenberg）反应：将样品三氯甲烷或醇溶液滴在滤纸上，喷 20% 五氯化锑的氯仿溶液（或三氯化锑的饱和三氯甲烷溶液），干燥后 60 ～ 70℃加热，显蓝色、灰蓝色、灰紫色等多种颜色。

（3）三氯乙酸反应：将样品溶液滴在滤纸上，喷 25% 三氯乙酸溶液，加热至 100℃，显红色渐变为紫色。

（4）三氯甲烷 - 浓硫酸（Salkowski）反应：将样品溶于三氯甲烷中，加入浓硫酸后，硫酸层呈红色或蓝色，氯仿层有绿色荧光。

（5）冰乙酸 - 乙酰氯反应：将样品溶于冰乙酸中，加乙酰氯数滴及氯化锌结晶数粒，稍加热，显淡红色或紫红色。

5. 水解反应

由于苷键所含的糖一般为 α- 羟基糖，水解所需要的条件较为剧烈，一些皂苷元往往被破坏，因此常选用比较温和的水解方法。常用的水解方法包括酸水解、乙酰解、Smith 降解、酶水解、酯苷键的水解等。

6. 溶血作用

（1）皂苷的水溶液大多能破坏红细胞而溶血作用，这是因为多数皂苷能与甾醇结合生成不溶性的分子复合物。

（2）但并不是所有皂苷都能破坏红细胞而产生溶血现象，相反，有的皂苷甚至有抗溶血作用。例如人参总皂苷没有溶血现象，但经分离后人参三醇及齐墩果酸为苷元（B 型和 C 型）的人参皂苷没有显著的溶血作用，而以人参二醇为苷元（A 型）人参皂苷则有抗溶血作用。

（3）皂苷水溶液肌肉注射易引起组织坏死，口服则无溶血作用。

（4）皂苷的溶血作用与其结构有关。一般是否有溶血作用与皂苷的苷元有关，而溶血的强弱与皂苷连接的糖有关，溶血指的是皂苷而不是皂苷元。一般皂苷溶血强弱为单糖链皂苷＞酸性皂苷＞双糖链皂苷。

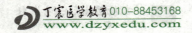
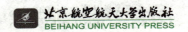

（5）各类皂苷的溶血作用强弱可用溶血指数表示，溶血指数是指在一定条件（等渗、缓冲溶液及恒温）下能使同一动物来源的血液中红细胞完全溶血的最低浓度。

三、提取分离

1．提取　三萜类化合物主要是根据其溶解性质从而采用不同极性的溶剂进行提取。

（1）醇类溶剂提取法：三萜皂苷常用醇类溶剂提取，该方法为目前提取皂苷的常用方法。

（2）酸水解有机溶剂萃取法：该方法多为以皂苷元为提取目标时选用。

（3）碱水提取法：某些皂苷含有羧基，可溶于碱水，用碱溶酸沉法提取。

2．分离　三萜类化合物可采用沉淀法进行分离，如分段沉淀法、胆甾醇沉淀法等，但目前应用最多且分离效果较好的是色谱法。

（1）分段沉淀法：利用皂苷难溶于乙醚、丙酮等溶剂的性质，将粗皂苷先溶于少量甲醇或乙醇中，然后逐滴加入乙醚、丙酮或乙醚 - 丙酮（1∶1）的混合溶剂，边加边摇匀，皂苷即可析出。开始析出的沉淀往往含杂质较多，滤出后，继续加入乙醚可得到纯度较高的皂苷。也可采用分段沉淀法，逐渐降低溶剂极性，极性不同的皂苷就可分批沉出，从而达到分离的目的。

（2）色谱法

①吸附色谱法：可用于分离各类三萜化合物。

②分配柱色谱法：皂苷极性较大，多采用分配色谱法进行分离。

③高效液相色谱法：该方法是目前分离皂苷类化合物最常用的方法，一般多用甲醇 - 水、乙腈 - 水等系统作为洗脱剂。

④大孔树脂色谱法：该方法适用于皂苷的精制和初步分离。

⑤凝胶色谱法：多用 Sephadex LH-20，原理为分子筛作用分离分子量不同的化合物。

四、实　例

1．人参中的三萜类化合物

（1）化学成分：人参含有皂苷、多糖和挥发油等多种化学成分。

（2）结构与分类，见表 2-21。

表 2-21　人参中的三萜类化合物的结构与分类

类　别	人参皂苷二醇型（A 型）	人参皂苷三醇型（B 型）	齐墩果酸型（C 型）
结构特点	达玛烷型四环三萜皂苷		齐墩果烷型五环三萜衍生物
	6- 位碳无羟基取代	6- 位碳有羟基取代	
苷　元	20（S）- 原人参二醇	20（S）- 原人参三醇	
特　点	这些皂苷的性质不太稳定，用无机酸水解时 C-20 的构型易转化为 R 型，继之侧链受热发生环合，生成人参二醇和人参三醇		
举　例	人参皂苷 Ra₁、Ra₂、Rb₁、Rb₂、Rc、Rd、Rg₃ 等	人参皂苷 Re、Rf、Rg₁、Rg₂、Rh₁ 等	人参皂苷 Ro

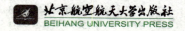

（3）理化性质：一般想要得到其真正的皂苷元，须采用缓和的方法进行水解，如酶水解或 Smiths 降解法。

2. 甘草中的三萜类化合物

（1）化学成分：主要是甘草皂苷，又称甘草酸，由于有甜味，也称甘草甜素。

①甘草皂苷是由皂苷元 18β- 甘草次酸及 2 分子葡萄糖醛酸所组成。甘草皂苷元属于齐墩果酸型五环三萜类化合物。

②甘草中除甘草酸和甘草次酸外，还含有乌拉尔甘草皂苷 A、B 和甘草皂苷 A_3、B_2、C_2、D_3、E_2、F_3、G_2、H_2、J_2、K_2 及多种游离的三萜类化合物。

（2）理化性质

①甘草皂苷易溶于稀热乙醇，几乎不溶于无水乙醇或乙醚，但极易溶于稀氨水中，通常利用该性质提取甘草皂苷。

②甘草皂苷水溶液有微弱的起泡性和溶血性；甘草皂苷水解可生成一分子的甘草皂苷元（甘草次酸）和两分子的葡萄糖醛酸。

3. 柴胡中的三萜类化合物　化学成分主要为三萜皂苷。柴胡皂苷元为齐墩果烷型衍生物。

历年考点串讲

三萜类化合物的结构、分类及代表化合物、理化性质及提取分离方法是考试必考内容，重点复习三萜类化合物的基本结构、分类、代表化合物、理化性质及提取方法等。

常考的细节有：

1. 三萜类化合物的结构特点。

2. 三萜类化合物的分类及代表化合物。

3. 三萜类化合物的颜色反应以及水解反应。

4. 三萜类化合物的溶血作用强弱。

5. 三萜类化合物的分离方法以及原理。

6. 分离皂苷时常使用的色谱方法。

7. 含三萜类化合物的中药实例。

第八节　甾体类化合物

一、概　述

1. 甾体化合物的结构与分类　甾体皂苷元是由 27 个碳原子组成，其结构的共同特点是分子中都具有环戊烷骈多氢菲的甾体母核。

各类甾体成分均有侧链，根据侧链结构的不同，又将甾体的分类以及重要成分，见表 2-22。

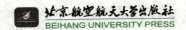

表 2-22　甾体的分类以及重要成分

名　称	A/B	B/C	C/D	C_{17}- 取代基
强心苷	顺、反	反	顺	不饱和内酯环
甾体皂苷	顺、反	反	反	含氧螺杂环
胆汁酸	顺	反	反	戊酸
蟾毒配基	顺、反	反	反	六元不饱和内酯环
植物甾醇	顺、反	反	反	8～10 个碳的脂肪烃
C21 甾醇	反	反	顺	C_2H_5
昆虫变态激素	顺	反	反	8～10 个碳的脂肪烃
醉茄内酯	顺、反	反	反	9 个碳侧链并有六元内酯环

2. 甾体化合物的颜色反应

（1）Liebermann-Burchard 反应：将样品溶于氯仿，加硫酸 - 乙酐（1：20），产生红→紫→蓝→绿等颜色变化，最后退色。也可将样品溶下冰乙酸，加试剂产生同样的反应。

（2）Salkowski 反应：将样品溶于氯仿，加入硫酸，硫酸层显血红色或蓝色，氯仿层显绿色荧光。

（3）Tschugaev 反应：将样品溶于冰乙酸，加几粒氯化锌和乙酰氯共热；或取样品溶于氯仿，加冰乙酸、乙酰氯、氯化锌煮沸，反应液呈现紫红→蓝→绿的变化。

（4）三氯乙酸反应：将样品溶液滴在滤纸上，喷 25% 的三氯乙酸乙醇溶液，加热至 60℃，呈红色至紫色。

（5）Kahlenberg 反应：将样品溶液点于滤纸上，喷 20% 五氯化锑的氯仿溶液（不含乙醇和水），于 60～70℃加热 3～5 分钟，样品斑点呈现灰蓝、蓝、灰紫等颜色。

二、强心苷

强心苷是生物界中存在的一类对心脏有显著生理活性的甾体苷类，是由强心苷元与糖缩合的一类苷。

1. 强心苷的结构

（1）强心苷苷元由甾体母核和不饱和内酯环两部分组成。甾体母核 A、B、C、D 四个环的稠合方式：A/B 环有顺、反两种形式，但多为顺式；B/C 环均为反式；C/D 环多为顺式。

（2）甾体母核 C-10、C-13、C-17 的取代基均为 β 型。C-3 羟基多数是 β 构型，少数是 α 构型。C-14 羟基均为 β 构型。

2. 强心苷的分类　见表 2-23。

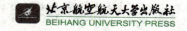

表 2-23　强心苷的分类

分类依据	结构类型	结构特征	代表化合物及注意点
C-17 不饱和内酯环的不同	甲型强心苷元（强心甾烯类）	C-17 侧链为五元不饱和内酯环	已知的强心苷中，大多数属于此类
	乙型强心苷元（强心甾烯类）	C-17 侧链为六元不饱和内酯环	仅少数苷元属于此类，如中药蟾蜍中的强心成分蟾毒配基类
糖的 C-2 位有无羟基	α- 羟基糖（2- 羟基糖）	C-2 位上有羟基	D- 葡萄糖、L- 鼠李糖、L- 呋糖、D- 鸡纳糖
	α- 去氧糖（2- 去氧糖）	C-2 位上无羟基	α- 去氧糖是区别于其他苷类成分的一个重要特征。如 D- 洋地黄毒糖、L- 夹竹桃糖、D- 加拿大麻糖
与苷元的连接方式	Ⅰ型强心苷	苷元 -（2,6- 去氧糖）x-（D- 葡萄糖）y	紫花洋地黄苷 A
	Ⅱ型强心苷	苷元 -（6-去氧糖）x-（D- 葡萄糖）y	黄夹苷甲
	Ⅲ型强心苷	苷元 -（D- 葡萄糖）y	绿海葱苷，Ⅲ 型强心苷植物界存在较少

3. 强心苷的物理性质

（1）性状：强心苷多为无定形粉末或无色结晶，具有旋光性；C-17 侧链为 β 构型者味苦，为 α 构型者味不苦。

（2）溶解性

①强心苷元极性较小，难溶于水等极性溶剂，易溶于乙酸乙酯、三氯甲烷等有机溶剂。

②强心苷一般可溶于水、醇和丙酮等极性溶剂，微溶于乙酸乙酯，难溶于乙醚、苯和石油醚等极性小的溶剂。

③强心苷的溶解性与分子中所含糖的数目、种类、苷元所含的羟基数及位置有关。

4. 强心苷的水解反应

（1）酸水解：见表 2-24。

表 2-24　酸水解

反应类型	适用范围及水解	反应特点
温和酸水解 0.01 ～ 0.05mol/L 条件下	Ⅰ 型强心苷 水解为苷元＋二糖或三糖	1. 苷元和 α- 去氧糖之间、α- 去氧糖与 α- 去氧糖之间的糖苷键即可断裂 2. α- 去氧糖与 α- 羟基糖、α- 羟基糖与 α- 羟基糖之间的苷键在此条件下不容易断裂 3. 对不稳定的 α- 去氧糖也不致分解 4. 不宜用于 16 位有甲酰基的洋地黄强心苷类的水解

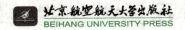

反应类型	适用范围及水解	反应特点
强烈酸水解	Ⅱ型和Ⅲ型强心苷 水解为脱水苷元＋单糖	常引起苷元结构的改变
氯化氢 - 丙酮法	Ⅱ型强心苷 水解为原生苷元和糖衍生物	1. 多糖苷因极性太大，难溶于丙酮中，则水解反应不易进行或不能进行 2. 并非所有能溶于丙酮的强心苷都可用此方法进行酸水解，例如黄夹次苷乙用此法水解只能得到缩水苷元

（2）酶水解

①含强心苷的植物中，有水解葡萄糖的酶，但无水解 α- 去氧糖的酶，所以能水解除去分子中的葡萄糖，而得到保留 α- 去氧糖的次级苷。

②蜗牛消化酶是一种混合酶，几乎能水解所有苷键，能将强心苷分子中糖链逐步水解，直至获得苷元，常用来研究强心苷的结构。

③乙型强心苷较甲型强心苷易被酶水解。

（3）碱水解

①酰基的水解：一般使用碳酸氢钠、碳酸氢钾、氢氧化钙、氢氧化钡等溶液进行碱水解。

②内酯环的水解：在水溶液中，氢氧化钠、氢氧化钾溶液可使内酯环开裂，加酸后可再环合。但在醇溶液中，氢氧化钠、氢氧化钾溶液使内酯环开环后生成异构化苷、酸化亦不能再环合成原来的内酯环，为不可逆反应。

5. 强心苷的颜色反应 强心苷的颜色反应可由甾体母核、不饱和内酯环和 α- 去氧糖产生。

（1）甾体母核的颜色反应。

（2）C-17 位上不饱和内酯环的颜色反应（活性亚甲基试剂反应），见表 2-25。

表 2-25 C-17 位上不饱和内酯环的颜色反应（活性亚甲基试剂反应）

反应名称	颜色反应
Legal 反应（亚硝酰铁氰化钠试剂反应）	呈深红色并渐渐褪去
Raymond 反应（间二硝基试剂反应）	呈紫红色
Kedde 反应（3,5- 二硝基苯甲酸试剂反应）	呈红色或紫红色
Baljet 反应（碱性苦味酸试剂反应）	呈现橙色或橙红色

（3）α- 去氧糖颜色反应：见表 2-26。

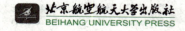

表 2-26 α-去氧糖颜色反应

反应名称	颜色反应	适用范围
Keller-Kiliani（K-K 反应）	乙酸层显蓝色；界面的颜色随苷元不同而异	此反应只对游离的 α-去氧糖或 α-去氧糖与苷元连接的苷显色 此反应阳性可肯定 α-去氧糖的存在
呫吨氢醇反应	显红色	可用于定量分析 分子中有 α-去氧糖即显色
对-二甲氨基苯甲醛反应	灰红色斑点	分子中有 α-去氧糖即可
过碘酸-对硝基苯胺反应	深黄色斑点，置紫外灯下观察出现黄色或绿色荧光斑点	

6. 强心苷的提取分离

（1）提取：一般常用甲醇或 70% ～ 80% 乙醇作溶剂，提取效率高，且能使酶失去活性。

（2）分离：分离亲脂性单糖苷、次生苷和苷元，一般多选用吸附色谱（中性氧化铝、硅胶），用正己烷-乙酸乙酯、苯、丙酮、（乙酸乙酯）氯仿-甲醇等为洗脱剂；分离弱亲脂性的成分宜选用分配色谱（硅胶、硅藻土、纤维素）作支持剂，以乙酸乙酯-甲醇-水、氯仿-甲醇-水为洗脱剂。

7. 蟾蜍中的强心苷成分

（1）蟾蜍甾二烯类：蟾蜍甾二烯类有游离型和结合型之分。游离型成分主要为蟾毒灵、华蟾毒精、蟾毒它灵、脂蟾毒配基、日蟾毒它灵等。结合型主要为蟾毒灵-3-辛-二酸精氨酸酯、蟾毒配基脂肪酸酯和蟾毒配基硫酸酯三种类型。

（2）强心甾烯类

8. 毛花洋地黄中的强心苷成分 毛花洋地黄叶富含强心苷类化合物，多为此生苷。

三、甾体皂苷

甾体皂苷是一类由螺甾烷类化合物与糖结合而成的甾体苷类，其水溶液经振摇后多能产生大量肥皂水溶液样的泡沫，故称为甾体皂苷。

1. 甾体皂苷的结构与分类 见表 2-27。

表 2-27 甾体皂苷的结构与分类

结构类型	结构的相同点与不同点		代表化合物
螺旋甾烷醇	1. 甾体皂苷元由 27 个碳，六元环，其中 A、B、C、D 环为环戊烷骈多氢菲结构的甾体基本母核，E 和 F 环以螺缩酮形式相连接	直立键时为 β 型 其绝对构型为 L 型	菝葜皂苷元 剑麻皂苷元 知母皂苷 A-III
异螺旋甾烷醇	2. B/C 和 C/D 环的稠合为反式，A/B 环有反式也有顺式 3. 甾体皂苷分子中不含羧基，呈中性。	平伏键时为 α 型 其绝对构型为 D 型	薯蓣皂苷元 沿阶草皂苷 D 苷元

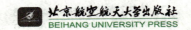

（续　表）

结构类型	结构的相同点与不同点	代表化合物
呋甾烷醇	螺旋甾烷醇或异螺旋甾烷醇类 F 环开环后成糖与 26-OH 苷化形成的呋喃甾烷皂苷	原蜘蛛抱蛋皂苷元
变形螺旋甾烷醇	基本结构亦与螺旋甾烷醇类相同，唯 F 环为四氢呋喃环，C-25 连有 β-CH$_3$ 和 α-CH$_2$OH	燕麦皂苷 B（较少）

2. 甾体皂苷重要成分举例　异螺甾烷醇型甾体皂苷如薯蓣属植物根茎中的薯蓣皂苷，其水解产物为薯蓣皂苷元，是合成甾体激素类药物和甾体避孕药的重要原料。

3. 甾体皂苷的理化性质

（1）性状

①甾体皂苷大多数为无色或白色无定形粉末，不易结晶。

②甾体皂苷元多有较好的结晶形状。二者均具有旋光性，多为左旋。

（2）溶解性

①甾体皂苷一般可溶于水，易溶于热水、稀醇，难溶于丙酮，几乎不溶于或难溶于石油醚、苯、乙醚等亲脂性溶剂。

②甾体皂苷元则难溶或不溶于水，易溶于甲醇、乙醇、氯仿、乙醚等有机溶剂。

（3）沉淀反应：甾体皂苷的乙醇溶液可与甾醇（胆甾醇）形成难溶的分子复合物而沉淀。生成的分子复合物用乙醚回流提取时，胆甾醇可溶于乙醚，而皂苷不溶。可利用此性质进行分离精制和定性检查。

（4）颜色反应：甾体皂苷在无水条件下，和某些酸类可产生与甾体化合物共同的颜色反应，这些反应与三萜皂苷的显色反应也很相似，见表 2-28。

表 2-28　甾体皂苷的颜色反应

反应类型	反应结果	作　用
醋酐 - 浓硫酸（Liebermann-Burchard）反应	三萜皂苷呈红或紫色 甾体皂苷最终呈蓝绿色	此反应可以区分三萜皂苷与甾体皂苷
三氯乙酸（Rosen-Heimer 反应）	甾体皂苷加热至 60℃ 显色 三萜皂苷加热至 100℃ 显色	
盐酸二甲氨基甲苯醛试剂（Ehrlich 试剂）	F 环裂解的双糖链皂苷与 E 试剂显红色 F 环闭环的单糖链皂苷与 A 试剂不显色	区别两类甾体皂苷
茴香醛试剂（Anisaldehyde 试剂）	F 环裂解的双糖链皂苷与 A 试剂显黄色 F 环闭环的单糖链皂苷与 A 试剂显黄色	

4. 甾体皂苷的提取分离

（1）甾体皂苷的提取

①提取皂苷多根据溶剂的极性不同而选用不同极性的有机溶剂。主要是稀甲醇或稀乙醇作溶剂提取后回收溶剂用丙酮、乙醚沉淀或用水饱和正丁醇萃取，也可用大孔树脂处理得到粗品。

②甾体皂苷元极性较小，可根据其难溶或不溶于水，易溶于有机溶剂的性质，用有机溶剂进行提取。

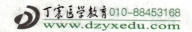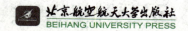

（2）甾体皂苷的分离：常采用溶剂沉淀法（乙醚、丙酮）、胆甾醇沉淀法、色谱法（硅胶柱、大孔吸附树脂、葡聚糖凝胶等）方法进行分离。

5. **甾体皂苷类化合物的波谱检识**　IR 谱：甾体皂苷元分子中含有螺缩酮结构，在红外光谱中能显示出经典的 $980cm^{-1}$（A）、$920cm^{-1}$（B）、$900cm^{-1}$（C）和 $860cm^{-1}$（D）附近的 4 个特征吸收谱带，其中 A 带最强。而且 B 带与 C 带的相对强度与 C-25 位的构型有关，若 B 带＞C 带，则 C-25 为 S 构型（螺旋甾烷型）；若 B 带＜C 带，则 C-25 为 R 构型（异螺旋甾烷型）。

四、胆汁酸

1. 胆汁酸类成分的结构特征

（1）天然胆汁酸是胆烷酸的衍生物，胆烷酸的结构中有甾体母核。

（2）胆汁酸甾核四个环的稠合方式为 A/B 环顺式、B/C、C/D 环均为反式。

（3）胆汁酸在动物胆汁中通常以侧链的羧基与甘氨酸或牛磺酸结合成甘氨酸胆汁酸或牛磺胆汁酸，并以钠盐的形式存在，如牛磺胆酸等。

2. 胆汁酸的理化性质

（1）酸性

（2）酯化反应：可用于精制各种胆汁酸。

（3）羟基与羧基的反应：甾核上的羟基可以乙酰化，其乙酰化物容易结晶，有利于胆汁酸的纯化和精制。

（4）颜色反应

① Petteokofer 反应：取胆汁加蒸馏水及 10% 蔗糖溶液摇匀，沿试管管壁加入浓硫酸，则在两液分界处出现紫色环。其原理是蔗糖经浓硫酸作用生成羟甲基糠醛，后者可与胆汁酸结合成紫色物质。

② Gregory Pascoe 反应：取胆汁加 45% 硫酸及 0.3% 糠醛，水浴加热，有胆酸存在的溶液显蓝色。本反应可用于胆酸的定量分析。

③ Hammarsten 反应：取少量样品，加 20% 铬酸溶液溶解，温热，胆酸为紫色，鹅去氧胆酸不显色。

3. 中药牛黄、熊胆中的胆汁酸类成分分类

（1）牛黄

①主要成分：含 8% 胆汁酸，主要成分为胆酸、去氧胆酸和石胆酸。

②牛黄具有解痉作用，其对平滑肌的松弛作用主要由去氧胆酸引起。

（2）熊胆

①化学成分：为胆汁酸类的碱金属盐及胆甾醇和胆红素。

②熊去氧胆酸是熊胆的特征性成分和其解痉作用的主要有效成分，牛磺熊去氧胆酸可作为熊胆鉴别及其质量评价的主要指标性成分。

历年考点串讲

　　甾体化合物的结构与分类、颜色反应、强心苷与甾体皂苷的分类依据、理化性质、水解反应类型、颜色反应以及胆汁酸类成分的结构特征是考试必考内容。重点复习强心苷与甾体皂苷的分类依据、理化性质、水解反应类型、颜色反应以及胆汁酸类成分的结构特征。

　　常考的细节有：

　　1. 甾体化合物的结构与分类。

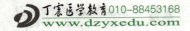
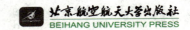

2. 甾体化合物的颜色反应。

3. 强心苷的分类依据及代表化合物。

4. 强心苷的水解反应以及颜色反应。

5. 甾体皂苷的结构分类及代表化合物。

6. 甾体皂苷重要成分举例。

7. 胆汁酸类成分的结构特征。

8. 中药牛黄、熊胆中的胆汁酸类成分分类。

第九节 生物碱

一、概 述

1. **生物碱的分布**　生物碱指来源于生物界的一类含氮有机化合物。大多有较复杂的环状结构，氮原子结合在环内（除有机胺类生物碱 N 原子不在环内）；多成碱性，可与酸成盐；多具有显著的生理活性。

2. **生物碱的存在形式**

（1）游离形式：少数碱性极弱碱，如酰胺类生物碱。

（2）有机酸盐形式：绝大多数生物碱，如柠檬酸盐、草酸盐、酒石酸盐、琥珀酸盐等。

（3）无机酸盐形式：少数盐酸生物碱，如盐酸小檗碱、硫酸吗啡等。

（4）极少数以 N- 氧化物、生物碱苷等形式存在。

3. **生物碱的生物合成途径**　生物碱在植物体内是由一级代谢产物氨基酸通过生物合成途径产生的，形成生物碱的氨基酸大多为 α - 氨基酸。

二、结构与分类

生物碱的结构与分类　生物碱可按植物来源分类，如黄连生物碱、苦参生物碱等；较多的是按化学成分结构类型分类，如吡啶类生物碱、异喹啉类生物碱等。按生源途径分类如鸟氨酸系生物碱、赖氨酸系生物碱等。

按化学成分结构类型分类及主要类型生物碱成分，见表 2-29。

表 2-29　生物碱的结构与分类

分　类		代表化合物	注意点
吡啶类	简单吡啶类	槟榔碱、槟榔次碱、胡椒碱、烟碱	多呈液态，具有挥发油
	双稠哌啶类	苦参碱、氧化苦参碱	具喹诺里西啶的基本母核，氧化苦参碱具有 N-O 配位键，增加了其水溶性
莨菪烷类		山莨菪碱、东莨菪碱、莨菪碱	碱性：莨菪碱＞山莨菪碱＞东莨菪碱

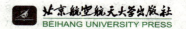

（续 表）

分 类		代表化合物	注意点
异喹啉类	简单异喹啉类	萨苏林、异喹啉	萨苏林是四氢异喹啉的衍生物
	苄基异喹啉类	1-苄基异喹啉：罂粟碱、去甲乌药碱、厚朴碱	
		双苄基异喹啉：蝙蝠葛碱、汉防己甲素和乙素	
	原小檗碱类	小檗碱类：小檗碱	小檗碱为季铵碱（水溶性强）
		原小檗碱类：延胡索乙素	延胡索乙素为叔胺碱（水溶性弱）
	吗啡烷类	吗啡、可待因、青风藤碱	吗啡中具有酚羟基，为两性生物碱
吲哚类	简单吲哚类	大青素B、靛青苷	
	色胺吲哚类	吴茱萸碱	
	单萜吲哚类	利血平、士的宁	
	双吲哚类	长春碱和长春新碱	氮原子不在环状结构内

三、理化性质

1. 生物碱的性状

（1）生物碱多数为结晶形固体，少数为非结晶粉末；个别为液体，如烟碱、毒芹碱、槟榔碱等。少数液体生物碱及小分子固体生物碱如麻黄碱、烟碱等具有挥发性，咖啡因等个别生物碱具有升华性。

（2）生物碱一般呈无色或白色，少数具有高度共轭体系结构的生物碱具有颜色，如一叶萩碱为淡黄色；小檗碱、蛇根碱、利血平呈黄色；小檗红碱呈红色。

（3）生物碱多具有苦味，少数呈辛辣味，成盐后苦味增强。

2. 生物碱的旋光性　含有手性碳原子或本身为手性分子的生物碱都有旋光性，且多为左旋。通常左旋体的生物活性比右旋体强。[特例：D- 古柯碱（右旋体）的局部麻醉作用强于 L- 古柯碱（左旋体）]

3. 生物碱的溶解性　见表 2-30。

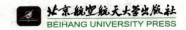

表 2-30　生物碱的溶解性

类　型		溶解性
游离生物碱	亲脂性生物碱	多数叔胺碱和仲胺碱为亲脂性，一般能溶于有机溶剂，特别易溶于氯仿。不溶或难溶于水和碱水，但溶于酸水
	亲水性生物碱	主要指季铵碱和某些含氮 - 氧化物的生物碱（氧化苦参碱），可溶于水、甲醇、乙醇，难溶于亲脂性有机溶剂
		小分子生物碱（如麻黄碱、烟碱）：既可溶于水，也可溶于三氯甲烷
		酰胺类生物碱：由于酰胺在水中可形成氢键，所以在水中有一定的溶解度。
	具特殊官能团的生物碱	两性生物碱（如吗啡）即可溶于酸水，也可溶于碱水，但在 pH8 ～ 9 时易产生沉淀
		具内酯或内酰胺结构的生物碱（如苦参碱、喜树碱）在碱水中，其内酯（或内酰胺）结构可开环形成羧酸盐溶于水中，继之加酸又复原
生物碱盐	一般溶解性	易溶于水，可溶于醇类，难溶于亲脂性有机溶剂。生物碱在酸水中成盐溶解，调碱性后又游离
		有些生物碱盐难溶于水，如小檗碱盐酸盐、麻黄碱草酸盐等
	不同的酸的盐	通常生物碱的无机酸盐水溶性大于有机酸盐
		无机酸盐中含氧酸盐的水溶性大于卤代酸盐
		小分子有机酸盐大于大分子有机酸盐

4．生物碱的碱性

（1）生物碱分子中氮原子上的孤电子对，能给出电子或接受质子而使生物碱显碱性。

（2）生物碱碱性强弱用 pKa 表示，pKa 越大，碱性越强。生物碱的碱性强弱与 pKa 的关系，见表 2-31。

表 2-31　生物碱的碱性强弱与 pKa 的关系

碱　性	pKa	举　例
极弱碱	＜ 2	酰胺、N- 五元芳杂环类生物碱
弱　碱	2 ～ 7	芳香胺、N- 六元芳杂环类生物碱
中强碱	7 ～ 11	脂肪胺、脂杂环类生物碱
强　碱	＞ 11	季铵碱、胍类生物碱

（3）生物碱碱性强弱与分子结构的关系，见表 2-32。

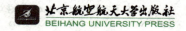

表 2-32 生物碱碱性强弱与分子结构的关系

影响方式	碱性强弱	实例与注意点
氮原子的杂化方式	$sp^3 > sp^2 > sp$	四氢异喹啉（sp^3 杂化）＞吡啶（sp^2 杂化）和异喹啉（sp^2 杂化） 氰基呈中性 季铵碱因羟基以负离子形式存在，碱性强
诱导效应	供电诱导使碱性增强	供电基：如烷基：麻黄碱＞去甲基麻黄碱（麻黄碱氮原子上的甲基供电诱导）
	吸电诱导使碱性降低	吸电基：各类含氧基团、芳环、双键：苯异丙胺＞麻黄碱与去甲基麻黄碱（麻黄碱与去甲麻黄碱的氨基碳原子邻位碳上羟基吸电子诱导）
共轭效应	P-π 共轭体系使其碱性减弱	苯胺型：环己胺＞苯胺（苯胺为共轭效应） 酰胺型：胡椒碱、秋水仙碱或咖啡碱等碱性弱 特例：含胍基的生物碱显强碱性
空间效应	碱性减小	麻黄碱＞甲基麻黄碱；莨菪碱＞山莨菪碱＞东莨菪碱；利血平碱性较弱
分子内氢键	碱性增强	钩藤碱＞异钩藤碱

5. 生物碱的沉淀反应　常用的生物碱沉淀试剂有碘化铋钾、碘化汞钾、硅钨酸、碘 - 碘化钾、苦味酸、雷氏铵盐（硫氰酸铬铵）试剂等，见表 2-33。

表 2-33 生物碱的沉淀反应

试剂名称	反应特征	注意点及应用
碘化铋钾	黄色至橘红色无定形沉淀	用于试管定性和色谱的显色剂
碘化汞钾	类白色沉淀	
碘 - 碘化钾	红棕色沉淀	
硅钨酸	浅黄色或灰白色	可用于生物碱的定量
苦味酸	黄色沉淀或结晶	不在酸性水溶液中进行
雷氏铵盐	红色沉淀或结晶	可用于沉淀分离季铵盐

6. 生物碱的显色反应　见表 2-34。

表 2-34 生物碱的显色反应

试剂名称	颜色特征
Mandelin 试剂（1% 钒酸铵的浓硫酸溶液）	莨菪碱及阿托品显红色、奎宁显淡橙色、吗啡显蓝紫色、可待因显蓝紫色、士的宁显蓝紫色
Macquis 试剂（含少量甲醛的浓硫酸）	吗啡显橙色至紫色、可待因显洋红色至黄棕色
Frohde（1% 钼酸钠或钼酸铵的浓硫酸溶液）	乌头碱显黄棕色、吗啡显紫色转棕色、黄连显棕绿色、利血平显黄色转蓝色

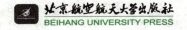

四、提取与分离

1. 生物碱的提取

（1）水或酸水提取法：具有一定碱性的生物碱在植物体内多以盐的形式存在，故可选用水或酸水提取。常用 0.1% ～ 1% 的硫酸、盐酸或醋酸、酒石酸溶液作为提取溶剂，采用浸渍法或渗漉法提取。

（2）醇类溶剂提取法：游离生物碱或其盐均可溶于甲醇、乙醇，可用甲醇、乙醇回流或渗漉、浸渍等方法提取。

（3）亲脂性有机溶剂提取法

①多数游离生物碱都是亲脂性的，可用氯仿、苯、乙醚等提取游离生物碱。

②挥发性生物碱如麻黄碱可用水蒸气蒸馏法提取。升华性的生物碱如咖啡碱可用升华法提取。

2. 生物碱的分离

（1）不同类别生物碱的分离：一般是将总生物碱按碱性强弱、酚性有无及是否水溶性等进行分离，见图 2-2。

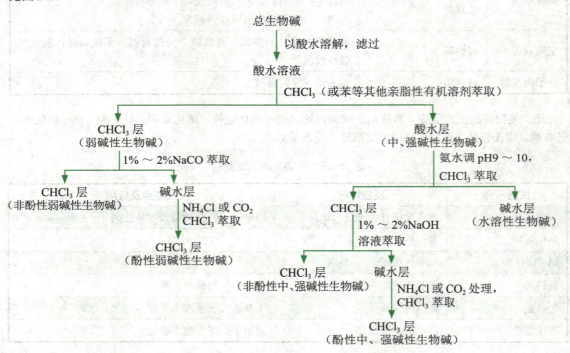

图 2-2 不同类别生物碱的分离

（2）利用碱性差异进行分离

①将总生物碱溶于氯仿等亲脂性有机溶剂，以不同酸性缓冲液按 pH 由高至低依次萃取，生物碱可按碱性由强至弱先后成盐依次被萃取出而分离。

②将总生物碱溶于酸水，逐步加碱使 pH 由低至高，每调一次 pH。即用氯仿等有机溶剂萃取，则各单体生物碱按碱性由弱至强先后成盐依次被萃取出而分离。

（3）利用溶解度差异进行分离。

（4）利用特殊官能团进行分离。

（5）利用色谱法进行分离：常用吸附色谱法分离，以氧化铝或硅胶作为吸附剂，以苯、氯仿、乙

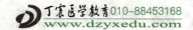
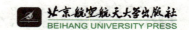

醚等亲脂性有机溶剂或以其为主的混合溶剂作洗脱剂。

（6）水溶性生物碱（季铵碱）的分离

①沉淀法：将含季铵碱的水溶液用稀酸溶液调节 pH，加入新配制的雷氏铵盐饱和水溶液，生物碱雷氏盐即沉淀析出。

②溶剂法：利用水溶性生物碱能够溶于极性较大而又能与水分层的有机溶剂（如正丁醇、异戊醇或氯仿 - 甲醇的混合溶剂等）的性质，用该类溶剂与含生物碱的碱水液反复萃取，使水溶性生物碱与强亲水性的杂质分离出来。

五、色谱检识

1. 吸附薄层色谱法

（1）吸附剂常用硅胶或氧化铝，展开剂多以氯仿为基本溶剂。大多生物碱的薄层色谱可用改良碘化铋钾试剂显色。

（2）注意：硅胶本身显弱酸性，用于分离和检识生物碱时。与碱性强的生物碱可形成盐而使斑点的 R 值很小，或出现拖尾，影响检识效果。一般在涂铺硅胶薄层时加入稀碱溶液制成碱性薄板。

2. 分配薄层色谱法　一般用于分离检识极性较大的生物碱。常选用硅胶或纤维素粉。

（1）脂溶性生物碱的分离：固定相多选甲酰胺，以亲脂性溶剂作移动相，如氯仿 - 苯（1∶1）。

（2）分离水溶性生物碱，以亲水性的溶剂作为展开系统，如 BAW 系统（正丁醇—乙酸—水 4∶1∶5，上层作移动相，下层作固定相）。

六、实　例

1. 麻黄中的主要生物碱成分

（1）化学成分：主要为有机胺类生物碱，以麻黄碱和伪麻黄碱（互为立体异构体）为主。

（2）麻黄碱和伪麻黄碱的理化性质

①碱性：伪麻黄碱＞麻黄碱＞甲基麻黄碱＞去甲基麻黄碱。

②溶解性：游离麻黄碱可溶于水，伪麻黄碱＜麻黄碱（在水中）；麻黄碱和伪麻黄碱也能溶于三氯甲烷、乙醚及醇类溶剂；草酸麻黄碱难溶于水，而草酸伪麻黄碱易溶于水；盐酸麻黄碱不溶于氯仿，而盐酸伪麻黄碱可溶于氯仿。

（3）麻黄生物碱的鉴别反应

①二硫化碳 - 硫酸铜反应：产生棕色沉淀。

②铜络盐反应：乙醚层为紫红色，水层为蓝色。

（4）麻黄碱和伪麻黄碱的提取与分离

①溶剂法：利用麻黄碱草酸盐比伪麻黄碱草酸盐在水中溶解度小的差异。

②水蒸气蒸馏法：利用麻黄碱和伪麻黄碱在游离状态时具有挥发性。

③离子交换树脂法：利用生物碱盐能够交换到强酸型阳离子树脂柱上，麻黄碱的碱性较伪麻黄碱弱，可先从树脂柱上洗脱下来，从而使两者达到分离。

2. 黄连中的主要生物碱成分

（1）化学成分：主要含原小檗碱型生物碱，有小檗碱、巴马丁、黄连碱、甲基黄连碱、药根碱、木兰碱等。其中以小檗碱含量最高（可达 10%）。这些生物碱除木兰碱为阿朴菲型外都属于小檗碱型，又都是季铵型生物碱。

（2）理化性质

①碱性：小檗碱属于季铵型生物碱，可离子化而呈强碱性。

②溶解性：游离小檗碱能缓缓溶解于水中，易溶于热水或热乙醇，在冷乙醇中溶解度不大，难溶于苯、氯仿、丙酮等有机溶剂。

（3）鉴别反应

①丙酮加成反应：在盐酸小檗碱水溶液中，加入氢氧化钠使呈强碱性，然后滴加丙酮数滴，即生成黄色结晶性小檗碱丙酮加成物。

②漂白粉显色反应：在小檗碱的酸性水液中加入漂白粉（或通入氯气）、溶液变为樱红色。

3. 洋金花中的主要生物碱成分

（1）化学成分：洋金花所含生物碱为莨菪烷衍生物。

（2）鉴别反应

①氯化汞沉淀反应：莨菪碱（阿托品）在氯化汞的乙醇溶液中发生反应生成黄色沉淀。加热后沉淀变为红色，在同样条件下，东莨菪碱则生成白色沉淀。

② Vitali 反应：莨菪碱（阿托品）、东莨菪碱等莨菪烷类生物碱分子结构中具有莨菪酸部分，则用发烟硝酸处理，再与苛性碱醇溶液反应，生成醌样结构的衍生物而呈深紫色，渐转暗红色，最后颜色消失。

③过磺酸氧化乙酰丙酮缩合反应（DDL 反应）：樟柳碱分子具邻二羟基结构，可被过碘酸氧化生成甲醛，然后甲醛与乙酰丙酮在乙酸铵溶液中加热，缩合成二乙酰基二甲基二氢吡啶（DDL）而显黄色。

4. 苦参中的主要生物碱成分

（1）化学成分：苦参所含生物碱主要是苦参碱和氧化苦参碱。

（2）理化性质

①碱性：苦参生物碱的极性大小顺序是氧化苦参碱＞羟基苦参碱＞苦参碱。

②溶解性：苦参碱既可溶于水，又能溶于氯仿、乙醚、苯、二硫化碳等亲脂性溶剂；氧化苦参碱是苦参碱的 N- 氧化物，具半极性配位键，其亲水性比苦参碱更强，易溶于水，可溶于氯仿，但难溶于乙醚。

5. 乌头（附子）中的主要生物碱成分

（1）化学成分：乌头和附子主要含二萜类生物碱，属于四环或五环二萜类衍生物。

（2）理化性质：乌头碱、次乌头碱、美沙乌头碱等双酯型生物碱，具麻辣味，毒性极强，是乌头的主要毒性成分。

①将双酯型生物碱在碱水或水中加热，可水解酯基，生成单酯型生物碱或无酯键的醇胺型生物碱。如乌头碱水解后生成的单酯型生物碱乌头次碱、无酯键的醇胺型生物碱乌头原碱。

②单酯型生物碱的毒性小于双酯型生物碱，而醇胺型生物碱几乎无毒性，但它们均不减低原双酯型生物碱的疗效。

6. 马钱子中的主要生物碱成分

（1）化学成分：主要生物碱是士的宁（番木鳖碱）和马钱子碱。士的宁和马钱子碱具有相似的结构骨架，属于吲哚类衍生物。

（2）显色反应

①与硝酸作用：士的宁与硝酸作用显淡黄色，再于 100℃ 加热蒸干，残渣遇氨气转变为紫红色。马钱子碱与浓硝酸接触即显深红色，再加氯化亚锡溶液，则由红色转变为紫色。

②与浓硫酸／重铬酸钾作用：士的宁加浓硫酸及少许重铬酸钾晶体，最初显蓝紫色，渐变为紫堇色、紫红色，最后为橙黄色。马钱子碱在此条件下不能产生相似的颜色反应。

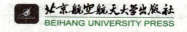

第十节　鞣　质

一、鞣质的结构与分类

　　1. **鞣质**　指由没食子酸（或其聚合物）的葡萄糖（及其他多元醇）酯、黄烷醇及其衍生物的聚合物以及两者混合共同组成的植物多元酚。
　　2. **分类**　根据鞣质的化学结构特征，将鞣质分为可水解鞣质、缩合鞣质及复合鞣质三大类，见表 2-35。

表 2-35　鞣质的分类

分　类	可水解鞣质		缩合鞣质	复合鞣质
	没食子酸鞣质	逆没食子酸鞣质		
结构特点	由酚酸和多元醇通过苷键和酯键形成的化合物		基本单元是黄烷 -3- 醇	由可水解鞣质部分与黄烷醇缩合而成
代表化合物	五倍子鞣质	诃子鞣质	大黄鞣质	山茶素 B

二、鞣质的理化性质

　　1. **鞣质的物理性质**
　　（1）性状：鞣质除少数为结晶状（如老鹤草素）外，大多为灰白色无定形粉末，并多有吸湿性。
　　（2）溶解性：鞣质极性较强，能溶于水、甲醇、乙醇、丙酮，可溶于乙酸乙酯、丙酮和乙醇的混合液，难溶或不溶于乙醚、苯、氯仿、石油醚及二硫化碳等。少量水的存在能够增加鞣质在有机溶剂中的溶解度。
　　2. **鞣质的化学性质**
　　（1）还原性：鞣质含有很多酚羟基，为强还原剂，易被氧化。

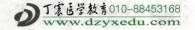
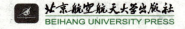

（2）与蛋白质沉淀：鞣质能与蛋白质结合产生不溶于水的沉淀，能使明胶从水溶液中沉淀析出，这种性质可作为提纯、鉴别鞣质的一种方法。

（3）与重金属盐沉淀：鞣质的水溶液能与重金属盐，如醋酸铅、醋酸铜、氯化亚锡等作用生成沉淀。在提取分离及除去鞣质时亦常利用这一性质。

（4）与生物碱沉淀：鞣质的水溶液可与生物碱生成难溶或不溶的沉淀，常作为生物碱沉淀试剂。

（5）与三氯化铁的作用：鞣质的水溶液与 $FeCl_3$ 作用，产生蓝黑色或绿黑色反应。蓝黑墨水的制造就是利用鞣质的这一性质。

（6）与铁氰化钾氨溶液的作用：鞣质与铁氰化钾氨溶液反应呈深红色，并很快变成棕色。

三、鞣质的提取与分离

1. 鞣质的提取

（1）组织破碎提取法是目前提取鞣质类化合物最常用的提取方法。

（2）提取鞣质时最普遍使用的溶剂是 50% ～ 70% 的含水丙酮。

2. 鞣质的分离　包括溶剂法、沉淀法、柱色谱法及高效液相色谱法。

历年考点串讲

　　鞣质的结构与分类、理化性质以及鞣质的提取方法都是考试必考内容。重点复习鞣质的结构与分类及代表化合物、理化性质以及鞣质的提取方法。

　　常考的细节有：

1. 鞣质的结构。

2. 鞣质的分离及代表化合物。

3. 鞣质的化学性质。

4. 鞣质的提取方法。

第十一节　其他成分

一、脂肪酸类化合物

1. 脂肪酸　是脂肪族化合物中含有羧基的一类衍生物，广泛分布于动植物中。

2. 脂肪酸的合成途径　脂肪酸在生物体内是以乙酰辅酶 A 和丙二酸单酰辅酶 A 为原料合成的，它们在生物体内几乎均以酯的形式存在。

3. 结构分类　见表 2-36。

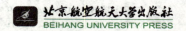

表2-36 脂肪酸类化合物的结构分类

分类	不饱和脂肪酸		饱和脂肪酸
	单不饱和脂肪酸	多不饱和脂肪酸	
结构特点	分子中只有一个双键	分子中含有两个以上的双键	分子中没有双键
代表化合物	含16个碳原子的棕榈酸和含18个碳原子的油酸	二十二碳六烯酸（DHA）	含16个碳原子的棕榈酸和含18个碳原子的硬脂酸

二、氨基酸、蛋白质和酶

1. 氨基酸 是一类既含氨基又含羧基的化合物，是组成蛋白质分子的基本单元。

2. 蛋白质和酶

（1）溶解性：多数蛋白质和酶溶于水，难溶于有机溶剂。蛋白质的溶解度受pH影响。

（2）两性：蛋白质分子两端有氨基和羧基，同氨基酸一样具有两性。

（3）等电点：对于每个蛋白都存在一个pH使它的表面净电荷为零即等电点。

（4）盐析：蛋白质和酶在水溶液中可被高浓度的硫酸铁或氯化钠溶液盐析而沉淀，此性质是可逆的。

（5）变性：当蛋白质和酶被加热，或与酸、碱等作用时，则变性而失去活性，此反应不可逆。

（6）沉淀反应

①蛋白质与鞣质、三氯乙酸、苦味酸或硅钨酸等反应产生沉淀。

②蛋白质可与多种金属盐如氯化高汞、硫酸铜等反应产生沉淀。

（7）双缩脲反应：蛋白质在碱性溶液中与稀硫酸铜溶液作用，产生红色或紫红色。

历年考点串讲

　　脂肪酸的合成途径、蛋白质和酶的沉淀反应和双缩脲反应都是考试必考内容。重点复习脂肪酸的合成途径、蛋白质和酶的沉淀反应和双缩脲反应。

　　常考的细节有：

　　1. 脂肪酸的定义及合成途径。

　　2. 蛋白质的沉淀反应。

　　3. 蛋白质的双缩脲反应。

（孙文丽　刘红娟）

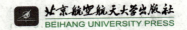

第三章　方剂学

第一节　概　述

一、方剂与治法

1. 方剂与治法的关系　治法是在审明病因、辨清证候的基础上所制定的治疗方法。方剂是在治法的指导下，按照组方原则配伍而成的药物有序组合，即"法随证立""方从法出"。只有治法与病证相符，方剂的功用与治法相同，才能邪去正复。治法是用方或组方的依据，方剂是体现治法的主要手段。方与法二者之间是相互依存，密不可分的，二者之间的关系称之为"方从法出"。

2. 常用治法　清代程钟龄提出的"八法"理论最具代表性和概括性，其在《医学心悟·医门八法》中说"论病之源，以内伤、外感四字括之，论病之情，则以寒、热、虚、实、表、里、阴、阳八字统之，而论治病之方，则又以汗、和、下、消、吐、清、温、补八法尽之。"

（1）汗法：通过开泄腠理、调畅营卫、宣发肺气等方法，使在表的六淫之邪随汗而解的治法。凡外感表证、疹出不畅、疮疡初起，以及水肿、泄泻、咳嗽、疟疾而见恶寒发热、头痛身疼等表证，均可用汗法治疗。汗法有辛温、辛凉之别，且常与补法、下法、消法、温法、清法等合用。使用汗法应注意"汗而勿伤"。

（2）吐法：通过涌吐的方法，使停留在咽喉、胸膈、胃脘的痰涎、宿食、有毒物质等从口中吐出的治法。吐法主要适用于中风痰壅、宿食壅阻胃脘、毒物尚在胃中、痰涎壅盛之癫狂与喉痹、干霍乱吐泻不得等，属于病情急迫又急需吐出之证。因吐法易伤胃气，故体虚气弱、妇人新产、孕妇等均应慎用。使用吐法应注意"吐而勿过"。

（3）下法：通过荡涤肠胃、通泄大便的方法，使停留于肠胃的有形积滞从大便排出的一种治法。下法适用于燥屎内结、冷积不化、瘀血内停、宿食不消、结痰停饮、虫积等病证。下法又分为寒下、温下、润下、逐水、攻补兼施等法。临床依据病情需要，下法也可与汗法、消法、补法、清法、温法等其他治法配合运用。使用下法应注意"下而勿损"。

（4）和法：是通过和解或调和的方法，使半表半里之邪，或脏腑、阴阳、表里失和之证得以解除的治法。其中，和解法，也称为和解少阳法，主要适用于半表半里的少阳证。至于调和法，其概念内涵比较广泛。凡邪在少阳、邪在募原、肝脾不和、肠寒胃热、气血失和、营卫失和、表里同病等均可使用和法治疗。和法不同于汗、吐、下三种治法以专事攻邪为目的，也不同于补法以专补正气为目的，而是通过以缓和的手段以解除外邪，通过调盈济虚，平亢扶卑，以恢复脏腑功能的协调和谐。使用和法时应注意"和而勿泛"。

（5）清法：通过清热、泻火、凉血、解毒等方法，以解除在里之热邪的治法。适用于热证、火证、热毒证及虚热证等。常分为清气分热、清营凉血、清热解毒、清脏腑热、清虚热、清热祛暑等法。由于热邪容易耗气伤津，也易形成里热结实，因此清法有时需要与补法、下法等配合应用。使用清法应注意"寒而勿凝"。

（6）温法：通过温散里寒的方法，使在里的寒邪得以消散的治法。适用于寒邪在里之里寒证。温法又分为温中祛寒、回阳救逆、温经散寒等。由于寒邪在里往往损伤阳气，使里寒与阳虚并存，所以

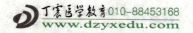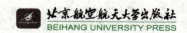

温法又常与补法配合运用。使用温法应注意"温而勿燥"。

（7）消法：通过消食导滞、行气活血、化痰利水、驱虫等方法，使气、血、痰、食、水、虫等有形之邪渐消缓散的治法。适用于饮食停滞、气滞血瘀、癥瘕积聚、水湿内停、痰饮不化、疳积虫积等病证。消法与下法均可治疗有形实邪，但在适应病证上有所不同：下法所治病证，大抵病势急迫，形证俱实，邪在肠胃，必须速除，且可从下窍而出者；消法所治，主要是邪在脏腑、经络、肌肉之间渐积而成，且多虚实夹杂，尤其是气血积聚而成之癥瘕痞块、痰核瘰疬等，难以迅即消除，必须渐消缓散。消法常与补法、下法、温法、清法等合用。使用消法应注意"消而勿伐"。

（8）补法：通过滋养补益的方法，以恢复人体正气，治疗各种虚证的治法。补法有补气、补血、气血双补、补阴、补阳、阴阳并补，以及补心、补肝、补肺、补脾、补肾等。此外，尚有峻补、缓补、温补及"虚则补其母"等法。补法一般是在无外邪时使用，但若邪气壅盛而又兼有正气亏虚，正虚无力祛邪时，则补法亦可与汗法、下法、消法等配合使用。使用补法应注意"补而勿滞"。

二、方剂的组成与变化

1. 方剂配伍的目的

（1）增强药物的治疗作用。

（2）减轻或消除药物毒副作用：主要反映在两个方面：一是"七情"中"相杀"和"相畏"的应用；二是多味功效相近药物的配合运用，此方式既可加强相近功效药物的协同作用，又可通过减少单味药物的用量而减轻毒副作用的发生。

（3）扩大药物协同治疗的范围：临证运用中常有两种情况 一是针对病证的兼夹，配伍相应药物。二是一些特殊病证，单味药物无相应治疗作用，但配伍之后，则可产生单味药原本不具备的功效，从而扩大中药治疗范围。

（4）控制药物的功效发挥方向。

2. 方剂的组方原则 方剂的组成应遵循依法选药，主从有序，辅反成制，方证相合。组方原则即君臣佐使，最早见于《黄帝内经》。

（1）君药：是针对主病或主证起主要治疗作用的药物，方中不可或缺。

（2）臣药：有两种含义，一是辅助君药加强治疗作用的药物；二是治疗重要兼病或兼证的药物。

（3）佐药：有三种含义，一是佐助药，即配合君、臣药以加强治疗作用，或直接治疗次要兼证的药物；二是佐制药，即制约君、臣药的峻烈之性，或减轻、消除君、臣药毒性的药物；三是反佐药，即病重邪甚，可能拒药时，配伍少量与君药性味相反而又能在治疗中起相成作用的药物。

（4）使药：有两种含义，一是引经药，即能引方中诸药以达病所的药物；二是调和药，即具有调和方中诸药作用的药物。

方中药物君臣佐使之分以"药力"为依据，组方之核心原则是通过方中药物相互配伍，能最大限度地使每味药物与病证相宜之药力得以充分表达。

3. 方剂的变化形式

（1）药味增减。

（2）药量增减。

（3）剂型变化。

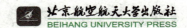

三、 常用剂型

1. 液体剂型

（1）汤剂：将药物加水或酒浸泡后，再煎煮一定时间，去渣取汁，制成的液体剂型。特点是吸收快、能迅速发挥药效，能根据病情的变化而随证加减，尤宜于病证较重或病情不稳定者。

（2）酒剂：是将药物用白酒或黄酒浸泡，或加温隔水炖煮，去渣取液，供内服或外用的液体剂型。常用于祛风通络和补益剂，外用酒剂可祛风活血、止痛消肿。使用时存在个体局限性。

（3）酊剂：以不同浓度的乙醇为溶媒，经过不同的方法浸出中药的有效成分所得到的液体，多外用。一般中草药酊剂的浓度为20%，有毒药物浓度则为10%。特点是有效成分用量少、作用快，不易腐败。△☆

（4）露剂：亦称药露，多用新鲜的含挥发性成分的药物，用蒸馏法制成芳香气味的澄明水溶液。一般作为饮料及清凉解暑剂。△☆

（5）糖浆剂：药物煎煮、去渣取汁、浓缩后，加适量蔗糖溶解制成的浓蔗糖水溶液。特点是味甜量小、服用方便、吸收较快等，适于儿童服用。△☆

（6）口服液：是将药物用溶剂提取，精制而成的口服液体制剂，特点是剂量较小、吸收较快、服用方便、口感适宜等。△☆

（7）注射液：亦称针剂，是药物经过提取、精制、配制等步骤而制成的灭菌溶液、无菌混悬液或供配制成液体的无菌粉末，供皮下、肌内、静脉注射的一种制剂。特点是剂量准确，药效迅速，适于急救，不受消化系统影响的特点，适用于急、重患者的急救使用。

2. 固体剂型

（1）散剂：将药物粉碎，混合均匀，制成粉末状制剂，分为内服和外用两类。特点是制作简便，吸收较快，节省药材、便于服用与携带。

（2）丸剂：将药物研成细粉或使用药材提取物，加适宜的黏合剂所制成的球形固体剂型。特点是吸收较慢、药效持久、节省药材、便于服用与携带。常用的有蜜丸、水丸、糊丸、浓缩丸等。

（3）茶剂：将药物经粉碎加工而制成的粗末状制品，或加入适宜黏合剂制成的方块状制剂。用时以沸水泡汁或煎汁，不定时饮用，大多用于治疗感冒、食积、腹泻等病证。△☆

（4）条剂：亦称药捻，是桑皮纸粘药后搓捻成细条或先捻成细条再粘药粉。用时插入疮口或瘘管内，能化腐拔毒、生肌收口，或将艾叶和药研成粗末，用纸裹制成圆条，供灸治使用，也称"艾条"。△☆

（5）线剂：亦称药线，是将丝线或棉线置于药液中浸煮，干燥制成的外用制剂。用于治疗瘘管、痔疮或赘生物，通过所含药物的轻度腐蚀作用和药线的机械紧扎作用，使其引流通畅或萎缩、脱落。△☆

（6）丹剂：有内服和外用两种。内服丹剂没有固定剂型，有丸剂，也有散剂，每以药品贵重或药效显著而名之曰丹，外用丹剂亦称丹药，是以某些矿物类药经高温烧炼制成的不同结晶形状的制品，常研粉涂撒疮面，治疗疮疡痈疽；亦可制成药条、药线和外用膏剂应用。

（7）锭剂：将药物研成细粉，加适当的黏合剂所制成规定形状的固体剂型，有纺锤形、圆柱形、条形等，可供外用与内服。△☆

（8）片剂：将药物细粉或药材提取物与辅料混合压制而成的片状制剂。特点是用量准确，体积小，异味少，服用和储存方便。△☆

（9）冲剂：将药材提取物加适量赋形剂或部分药物细粉制成的干燥颗粒状或块状制剂，用时以开水冲服，特点是体积较小、服用方便。△☆

（10）栓剂：古称坐药或塞药，是将药物细粉与基质混合制成一定形状的固体制剂，用于腔道并

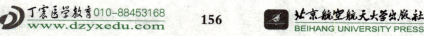

在其间融化或溶解而发挥药效,有杀虫止痒、滑润、收敛等作用。常用的是阴道栓和肛门栓。栓剂便于婴幼儿直肠给药。

(11)胶囊剂:分为硬胶囊剂和软胶囊剂(胶丸),大多供口服应用。△☆

3. 半固体剂型 膏剂是指将药物用水或植物油煎熬去渣而制成的剂型。分为内服和外用两种,内服膏剂有流浸膏、浸膏、煎膏三种;外用膏剂分软膏、硬膏两种。其中流浸膏与浸膏多用于调配其他制剂。

历年考点串讲

中医临床中常用的八种治法,适应证及应用注意事项;方剂配伍的四大目的、组方原则和方剂变化形式;方剂常用的剂型,各种剂型的优缺点等都是方剂学考试必考内容,需重点复习。

常考的细节有:

1. 凡外感表证、疹出不畅、疮疡初起,以及水肿、泄泻、咳嗽、疟疾而见恶寒发热、头痛身疼等表证,均可用汗法治疗。

2. 方剂配伍的目的:增强药物的治疗作用;减轻或消除药物毒副作用;扩大药物协同治疗的范围和控制药物的功效发挥方向。

3. 君药针对主病或主证起主要治疗作用,不可或缺。臣药一是辅助君药加强治疗作用,二是治疗重要兼病或兼证。佐药分为佐助药、佐制药、反佐药。使药一是引经,二是调和。

4. 方剂的变化形式包括药味增减、药量增减、剂型变化三种方式,会根据具体方剂具体分析出题。

5. 汤剂特点是吸收快、能迅速发挥药效,能根据病情的变化而随证加减,尤宜于病证较重或病情不稳定者。丸剂特点是吸收较慢、药效持久、节省药材、便于服用与携带。

第二节 解表剂

一、概 述

1. 适用范围 凡以发汗、解肌、透疹等作用为主,用于治疗表证的方剂,统称为解表剂。此类方剂属于"八法"中的"汗法"。解表剂适用于六淫外邪侵袭人体肌表、肺卫所致的表证。表证属风寒者,当辛温解表;属风热者,当辛凉解表;兼见气、血、阴、阳诸不足者,当辅以补益之法,以扶正祛邪。

2. 注意事项 解表剂多用辛散轻扬之品组方,故不宜久煎,以免药力耗散,作用减弱。汤剂一般宜温服,服后避风寒,增衣被,或啜热粥以助取汗。以遍身微汗为佳,汗出不彻恐病邪不解;汗出太过易耗气伤津;若汗出病瘥,即当停服,不必尽剂。同时要注意禁食生冷油腻之品,以免影响药物的吸收和药效的发挥。若表邪未尽又见里证,一般应先解表后治里;表里并重者,当表里双解;若外邪已入于里,或麻疹已透,或疮疡已溃,或虚证水肿,均不宜使用。

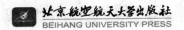

二、辛温解表

桂枝汤

1. **组成** 桂枝 9g、芍药 9g、炙甘草 6g、生姜 9g、大枣 6g。

2. **用法** 上五味，以水七升，微火煮取三升，去滓，适寒温，服一升。服已须臾，啜热稀粥一升余，以助药力。温覆令一时许，遍身漐漐微似有汗者益佳，不可令如水流漓，病必不除。一服汗出病瘥，停后服，不必尽剂；若不汗，更服依前法；又不汗，后服小促其间，半日许，令三服。若病重者，一日一夜服，周时观之，剂尽，病证犹在者，更作服；若汗不出，乃服至二三剂。禁生冷、黏滑、肉面、五辛、酒酪、臭恶等物。

3. **功用** 解肌发表，调和营卫。

4. **主治** 外感风寒表虚证 恶风发热，汗出头痛，鼻鸣干呕，苔白不渴，脉浮缓或浮弱。

5. **组方原理** 本证因外感风寒，营卫不和所致。法当解肌发表，调和营卫，即祛邪调正兼顾为治。方中桂枝为君，助卫阳，通经络，解肌发表而祛在表之风邪。芍药为臣，益阴敛营。桂芍等量合用，一则营卫同治，邪正兼顾，相辅相成；二则散中有收，汗中寓补，相制相成。生姜辛温，既助桂枝解肌散邪，又能暖胃止呕；大枣甘平，益气和中，滋脾生津，姜、枣相配，是为补脾和胃、调和营卫的常用组合，共为佐药；炙甘草甘温，益气和中，合桂枝"辛甘化阳"以扶卫，合芍药"酸甘化阴"以助营，兼调和诸药，为佐使之用。五药同用，发中有补，散中有收，营卫同治，邪正兼顾，阴阳并调，乃滋阴和阳，调和营卫，解肌发汗之总方。

6. **附方** 桂枝汤加葛根成桂枝加葛根汤，解肌发表，升津舒筋，主治外感风寒，太阳经气不舒，津液不能敷布，经脉失于濡养之恶风汗出、项背强而不舒；桂枝汤加厚朴、杏仁成桂枝加厚朴杏子汤，降气平喘，主治风寒表虚证兼见肺失肃降之喘咳。桂枝加桂汤由桂枝汤加桂枝二两而成，具温通心阳、平冲降逆之功，主治太阳病发汗太过，耗损心阳，心阳不能下蛰于肾，肾中寒水之气上犯凌心所致的奔豚病；桂枝加芍药汤由桂枝汤倍芍药而成，具通阳温脾、柔肝缓急之功，主治太阳病误下伤中，邪陷太阴，土虚木乘之腹痛。

7. **鉴别** 麻黄汤和桂枝汤同属辛温解表剂，皆可用治外感风寒表证。但麻黄汤中麻、桂相须，并佐杏仁，发汗散寒力强，兼能宣肺平喘，为辛温发汗之重剂，主治外感风寒表实证之恶寒发热无汗而喘；桂枝汤中桂、芍相配，并佐姜、枣，发汗解表之力逊，但调和营卫之功尤著，为辛温解表之和剂，主治外感风寒表虚证之恶风发热而有汗。

九味羌活汤

1. **组成** 羌活 9g、防风 9g、苍术 9g、细辛 3g、川芎 6g、白芷 6g、生地黄 6g、黄芩 6g、甘草 6g（原书未著用量）。

2. **用法** 水煎服。

3. **功用** 发汗祛湿，兼清里热。

4. **主治** 外感风寒湿邪，内有蕴热证。恶寒发热，无汗，头痛项强，肢体酸楚疼痛，口苦微渴，舌苔白或微黄，脉浮或浮紧。

5. **组方原理** 本方所主乃外感风寒湿邪，兼有内热所致。方中羌活入太阳经，解表寒，祛风湿，利关节，止痹痛，为君药；防风祛风并胜湿止痛；苍术入太阴经，燥湿并能祛风散寒，共助君药祛风散寒，除湿止痛，为臣药；细辛、白芷、川芎能祛风散寒，其中细辛主入少阴经，白芷主入阳明经，川芎主入少阳、厥阴经，此三味助君臣药祛风寒湿邪以除病因，畅行气血以解疼痛，共为佐药；生地黄、黄芩清泄里热，并防诸辛温燥烈之品助热伤津，亦为佐药；甘草调和诸药为使。九药配伍，既能统治风寒湿邪，又能兼顾协调表里。

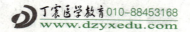 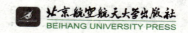

6. **附方**　大羌活汤，比九味羌活汤少白芷，多黄连、知母、防己、独活、白术，其清热祛湿之功较强，宜于外感风寒湿邪而兼见里热较甚者。

小青龙汤

1. **组成**　麻黄 9g、芍药 9g、细辛 3g、干姜 6g、甘草 6g、桂枝 9g、五味子 9g、半夏 9g。
2. **用法**　水煎服。
3. **功用**　解表散寒，温肺化饮。
4. **主治**　外寒内饮证。恶寒发热，头身疼痛，无汗，喘咳，痰涎清稀而量多，胸痞，或干呕，或痰饮喘咳，不得平卧，或身体疼重，头面四肢浮肿，舌苔白滑，脉浮。
5. **组方原理**　本方所主乃素有寒饮，复感风寒所致。方中麻黄、桂枝为君，麻黄开宣肺气、桂枝化气行水，兼能平喘咳、祛里饮。干姜、细辛为臣，温肺化饮，并助麻、桂解表祛邪。素有痰饮者，多肺脾气虚，故佐五味子敛肺止咳，芍药敛阴养血，二药与辛散之品相配，既增强止咳平喘之功，又防诸辛散温燥药物耗气伤津。半夏燥湿化痰，和胃降逆，亦为佐药。炙甘草益气和中，兼调和于辛散酸收之性，为佐使之药。八味相伍，解表与化饮配合，表里双解。
6. **附方**　射干麻黄汤于小青龙汤基础上减桂枝、芍药、甘草，其证较轻，痰饮郁结，肺气上逆较重；小青龙加石膏汤即在小青龙汤基础上加石膏二两而成，主治外感风寒，内有饮邪郁热之证，故用小青龙汤解表化饮，加少量石膏清热除烦躁，药性虽大寒，但用量较少。

三、辛凉解表

银翘散

1. **组成**　连翘 30g、金银花 30g、桔梗 18g、薄荷 18g、竹叶 12g、甘草 15g、荆芥穗 12g、淡豆豉 15g、牛蒡子 18g。
2. **用法**　作汤剂，加芦根 18g，水煎服。香气大出，即取服，勿过煮。
3. **功用**　辛凉透表，清热解毒。
4. **主治**　温病初起。发热，微恶风寒，无汗或有汗不畅，口渴头痛，咽痛咳嗽，舌尖红，苔薄白或薄黄，脉浮数。
5. **组方原理**　本方所主乃温热邪气初犯肺卫所致。治当辛凉透散以畅卫表，清泄肺热并解其毒，宣降肺气以复清肃。方中重用金银花、连翘为君，既疏散风热、清热解毒，又辟秽化浊；薄荷、牛蒡子疏散上焦风热兼清利头目，解毒利咽，荆芥穗、淡豆豉辛而微温，解表散邪，助君药开皮毛以逐邪，俱为臣药；芦根、竹叶清热生津，桔梗合牛蒡子宣肃肺气而止咳利咽，同为佐药；生甘草合桔梗利咽止痛，兼可调和药性，为佐使。本方所用药物均系轻清之品。
6. **加减化裁**　渴甚，加天花粉生津止渴；项肿咽痛，加马勃、玄参清热利咽；衄，去荆芥穗、淡豆豉，加白茅根、侧柏炭、栀子炭凉血止血；咳甚，加杏仁肃肺止咳；胸闷，加藿香、郁金芳香化湿。
7. **鉴别**　银翘散与桑菊饮都用于治疗温病初起，组成都有连翘、桔梗、甘草、薄荷、芦根，但银翘散有金银花、荆芥穗、豆豉、牛蒡子、竹叶，透表清热之力强；桑菊饮有桑叶、菊花、杏仁，肃肺止咳之力强。

麻黄杏仁甘草石膏汤

1. **组成**　麻黄 9g、杏仁 9g、炙甘草 6g、石膏 18g。
2. **用法**　水煎服。
3. **功用**　辛凉疏表，清肺平喘。

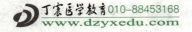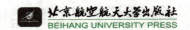

4. **主治** 外感风邪，邪热壅肺证。身热不解，有汗或无汗，咳逆气急，甚则鼻扇，口渴，舌苔薄白或黄，脉浮而数。

5. **组方原理** 本方所主由风热袭肺，或风寒郁而化热，热壅于肺所致。治当开宣肺气，清泄肺热。方中麻黄辛温，宣肺平喘，解表散邪，石膏辛甘大寒，清泄肺热以生津，辛散解肌以透邪，二药一寒一温，共为君药；麻黄配石膏，宣肺平喘而不助热；石膏配麻黄，清泄肺热而不凉遏，且石膏倍于麻黄，以寒制温，使本方不失为辛凉之剂，杏仁降肺气止喘咳，为臣药；炙甘草既能益气和中，又与石膏相合而生津止渴，兼能调和药性，为佐使药。

6. **加减化裁** 壮热汗出者，重用石膏，并酌加桑白皮、黄芩、知母等清泄肺热；壮热而无汗者，亦宜重用石膏，加金银花、连翘、鱼腥草等疏表清热；无汗而恶寒明显者，石膏用量宜减轻，酌加薄荷、紫苏叶等以助解表；痰多气急，加葶苈子、枇杷叶降气化痰。

柴葛解肌汤△☆

1. **组成** 柴胡6g、干葛9g、甘草3g、黄芩6g、羌活3g、白芷3g、芍药6g、桔梗3g（原著本方无用量）。

2. **用法** 加生姜三片、大枣两枚，槌法加石膏一钱，水煎服。

3. **功用** 解肌清热。

4. **主治** 外感风寒，郁而化热证。恶寒渐轻，身热增盛，无汗头痛，目疼鼻干，心烦不眠，咽干耳聋，眼眶痛，舌苔薄黄，脉浮微洪。

5. **组方原理** 本方主治太阳风寒表证未解，邪入阳明形成的二阳合病。治疗既不可单解太阳之表，亦不得只清阳明之里，当辛凉解肌发表为主，兼清阳明郁热。方中柴胡苦辛微寒，解表退热，清透少阳之热邪；葛根甘辛而凉，辛能外散肌热，凉能清解阳明之热邪，两者相配，有解肌清热之功，共为君药。羌活、白芷散太阳表邪而止头痛；黄芩、石膏助柴胡、葛根以清泄少阳、阳明之邪热，共为臣药。芍药益阴养血，桔梗宣利肺气，均为佐药。甘草为使，调和诸药。煎药时加生姜以助君药解表之力，加大枣以资芍药养血之功。

四、扶正解表

败毒散

1. **组成** 柴胡、甘草、桔梗、人参、川芎、茯苓、麸炒枳壳、前胡、羌活、独活各9g。

2. **用法** 为粗末。加生姜3g，薄荷2g，水煎服。

3. **功用** 散寒祛湿，益气解表。

4. **主治** 气虚外感风寒湿证。憎寒壮热，头项强痛，肢体酸痛，无汗，鼻塞声重，咳嗽有痰，胸膈痞满，舌苔白腻，脉浮而重按无力。

5. **组方原理** 又名人参败毒散，为素体气虚，外感风寒湿邪证而设。治宜益气扶正助祛邪，解表祛风除寒湿，兼行健脾化痰，调畅气机。方中羌活、独活发表散寒，除湿止痛，分别善于祛除上部、下部之风寒湿邪，共为君药；川芎活血行气，祛风止痛，柴胡解肌发表，同为臣药；桔梗宣肺化痰，枳壳、前胡降气化痰，茯苓渗湿健脾，同为佐药；佐人参益气扶正，鼓邪外出，又防邪气复入；煎加生姜、薄荷少许，加强君药发表之力；甘草调和药性，兼以益气和中，皆为佐使。清代喻嘉言以此方治疗外邪陷里而成之痢疾，被称为"逆流挽舟"法。

6. **加减化裁** 气不虚者，去人参；内停湿浊，寒热往来、舌苔厚腻，加草果、槟榔燥湿化浊，行气散滞；内有蕴热，口苦苔黄，加黄芩以清里热；疮毒初起，去人参，加金银花、连翘清热解毒，散结消肿；风毒瘾疹，加蝉蜕、苦参疏风止痒，清热除湿。△☆

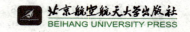

7. **鉴别** 参苏饮与败毒散皆佐人参、茯苓、甘草，治气虚外感风寒之证。但败毒散以羌独活、川芎、柴胡等祛邪为主，治风寒夹湿之表证；而参苏饮以苏叶、葛根配半夏、陈皮等，治外感表邪而内有痰湿之证。☆

麻黄细辛附子汤 ☆

1. **组成** 麻黄6g、细辛3g、附子9g。
2. **用法** 水煎服。
3. **功用** 助阳解表。
4. **主治** 素体阳虚，外感风寒表证。发热，恶寒甚剧，其寒不解，神疲欲寐，脉沉微。
5. **组方原理** 本方所治之证，乃素体阳虚，复感风寒，治当解表助阳并行。方中麻黄为君，发汗散寒解表；制附子为臣，温补阳气，助麻黄鼓邪外出；细辛性善走窜，通彻表里，祛风散寒助麻黄解表，鼓动阳气协附子助阳散寒，为佐助。
6. **加减化裁** 表证轻者，去细辛，加炙甘草甘缓以防辛散太过；若面色苍白、语声低微、肢冷等，加人参、黄芪合附子助阳益气。

历年考点串讲

解表剂的概念、适用范围、应用注意事项；常用辛温解表剂、辛凉解表剂、扶正解表剂的组成、用法、功效、主治、加减化裁和类方鉴别等都是方剂学考试必考内容，需重点复习。

常考的细节有：

1. 解表剂以发汗、解肌、透疹等为主，属"八法"中的"汗法"，多用辛散轻扬之品，不宜久煎。宜温服，服后避风寒，增衣被，或啜热粥以助取汗，以遍身微汗为佳；中病即止。外邪已入于里，或麻疹已透、疮疡已溃、虚证水肿不宜使用。

2. 桂枝汤的组成是桂枝、芍药、炙甘草、生姜、大枣。解肌发表，调和营卫，主治外感风寒表虚证。桂枝为君，芍药为臣，桂芍等量合用，营卫同治，散中有收，汗中寓补。麻黄汤为辛温发汗重剂，主治外感风寒表实证；桂枝汤为和剂，主治外感风寒表虚证。

3. 九味羌活汤组成：羌活、防风、苍术、细辛、川芎、白芷、生地黄、黄芩、甘草。发汗祛湿，兼清里热，主治外感风寒湿邪，内有蕴热证。羌活入太阳经，为君；苍术入太阴经，为臣；细辛主入少阴经，白芷主入阳明经，川芎主入少阳、厥阴经。

4. 小青龙汤组成：麻黄、芍药、细辛、干姜、甘草、桂枝、五味子、半夏。解表散寒，温肺化饮，主治外寒内饮证。

5. 银翘散组成是连翘、金银花、桔梗、薄荷、竹叶、甘草、荆芥穗、淡豆豉、牛蒡子。解肌清热，主治外感风寒，郁而化热证。重用金银花、连翘为君。银翘散与桑菊饮组成都有连翘、桔梗、甘草、薄荷、芦根，但银翘散偏于透表清热，桑菊饮肃肺止咳之力强。

6. 麻黄杏仁甘草石膏汤组成：麻黄、杏仁、炙甘草、石膏。辛凉疏表，清肺平喘。主治外感风邪，邪热壅肺证。麻黄、石膏为君，石膏用量倍于麻黄。

7. 柴葛解肌汤组成：柴胡、干葛、甘草、黄芩、羌活、白芷、芍药、桔梗。解肌清热，主治外感风寒，郁而化热证。

8. 败毒散组成是柴胡、甘草、桔梗、人参、川芎、茯苓、麸炒枳壳、前胡、羌活、独活。散寒祛湿，益气解表，主治气虚外感风寒湿证。此方被称为"逆流挽舟"法。参苏饮与败毒散皆佐人参、茯苓、甘草，败毒散以祛邪为主，治风寒夹湿表证；参苏饮治外感表邪而内有痰湿之证。

9. 麻黄细辛附子汤组成：麻黄、细辛、附子。助阳解表，主治素体阳虚，外感风寒表证。

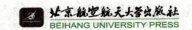

第三节　泻下剂

一、概　述

1. **泻下剂的适用范围**　凡以通便、泻热、攻积、逐水等作用为主，用于治疗里实证的方剂，统称为泻下剂。泻下剂体现了八法中的下法。泻下剂适用于里实证，即燥屎、宿食、水饮以及瘀血等有形之邪结实于里，以大便秘结、脘腹痞满或胀痛等为主要症状的病证。

2. **泻下剂的应用注意事项**　泻下剂适用于里实证，用于表证已解，里实已成者。若表证未解，里实已成，或先解表后攻里，或表里双解；孕妇、产后、行经期间以及年老体弱、病后伤津或亡血者慎用或禁用；中病即止，慎勿过剂；忌食油腻或不易消化的食物。

二、寒　下

大承气汤

1. **组成**　大黄 12g、厚朴 24g、枳实 12g、芒硝 9g。
2. **用法**　水煎服。先煎枳实、厚朴，后下大黄，溶服芒硝。
3. **功用**　峻下热结。
4. **主治**

（1）阳明腑实证：大便不通，频转矢气，腹满而痛、按之硬，或脘痞，日晡所发潮热，手足濈然汗出，或谵语；舌苔黄燥起刺，或焦黑燥裂，脉沉实。

（2）热结旁流证：下利清水，色纯青，气臭秽，脐腹疼痛，按之坚硬有块，口舌干燥，脉滑实。

（3）里热实证：热厥、痉病或发狂等。

5. **组方原理**　阳明腑实证系伤寒邪传阳明之腑，入里化热，热盛灼津，燥屎乃成，邪热与燥屎互结成实所致。治当峻下热结，急下存阴。方中大黄泻热通便，荡涤肠胃，为君药；芒硝泻热通便又软坚润燥，助君药荡涤泻下，为臣药；厚朴行气散满，与大黄同为君药；枳实理气消痞为佐。四药相配，峻下热结，承顺胃气下行，使塞者通，闭者畅，故名"大承气"。

6. **鉴别**　大承气汤、小承气汤、调胃承气汤均以等量大黄（四两）泻热通便，主治阳明腑实之证。大承气汤硝、黄并用，大黄后下，并加枳、朴，故攻下之力颇峻，主治痞、满、燥、实俱备之阳明腑实重证；小承气汤，药少芒硝一味，枳、朴用量亦减，故攻下之力较轻，主治以痞、满、实为主的阳明腑实轻证；调胃承气汤用大黄、芒硝而不用枳实、厚朴，主治以燥、实为主之阳明燥热证。

大黄牡丹汤

1. **组成**　大黄 12g、牡丹皮 3g、桃仁 9g、瓜子 30g、芒硝 6g。
2. **用法**　水煎，芒硝溶服。
3. **功用**　泻热破瘀，散结消肿。
4. **主治**　湿热瘀滞之肠痈初起。右下腹疼痛拒按，或右足屈而不伸，伸则痛甚，甚则局部肿痞，或时时发热，自汗恶寒，舌苔薄腻而黄，脉滑数。

5. **组方原理**　本方所治之肠痈，多由肠中湿热熏蒸，气血凝聚，以致湿热凝瘀搏结而成。六腑以通为用，治当泻热破瘀，散结消痈。方中大黄通腑泻热，活血燥湿，桃仁活血散瘀，共为君药。芒硝泻热导滞，牡丹皮凉血活血，为臣药；瓜子（今习用冬瓜子）分利肠中湿热从小便去，并排脓消痈为佐药。

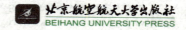

三、温　下

温脾汤

1. **组成**　当归、干姜各 9g，附子、人参、芒硝各 6g，大黄 15g，甘草 6g。
2. **用法**　水煎服，后下大黄。
3. **功用**　攻下冷积，温补脾阳。
4. **主治**　阳虚冷积证。便秘腹痛，脐周绞痛，手足不温，苔白不渴，脉沉弦而迟。
5. **组方原理**　本方原为冷积之久利或便秘而设，平素脾阳不足，或过食生冷，损伤中阳所致。治宜攻下寒积，温补脾阳。方中大黄泻下通便除积滞；附子温壮脾阳祛寒邪，共为君药。芒硝泻下软坚，干姜温中祛寒，均为臣药；当归养血润肠，人参、甘草益气健脾，同为佐药；甘草调和诸药，又兼使药之能。
6. **鉴别**　温脾汤与大黄附子汤都治疗寒积里实证，但温脾汤兼温补脾阳，主治脾阳不足，冷积阻滞，虚中夹实之便秘或久痢赤白；大黄附子汤辛温通散，温通之力较强，主治寒实积滞较甚而正气未虚之腹痛、便秘或胁下偏痛。☆

四、润　下

麻子仁丸

1. **组成**　麻子仁 20g、芍药 9g、大黄 12g、厚朴 9g、杏仁 10g。
2. **用法**　药研为末，炼蜜为丸，每次 9g，每天 1～2 次，温开水送服，亦可作汤剂，水煎服。
3. **功用**　润肠泄热，行气通便。
4. **主治**　脾约证。大便干结，小便频数，脘腹胀痛，舌红苔黄，脉数。
5. **组方原理**　本方在《伤寒论》中主治脾约证，由胃肠燥热，津液不足所致。治当润燥通便，开结泻热，以复脾运。方中麻子仁滋脾润肠通便，为君药；大黄泻热通便，杏仁肃降肺气，芍药养血益阴，共为臣药；枳实、厚朴行气导滞，为佐药；蜂蜜为丸，润肠通便，调和药性为佐使。

济川煎

1. **组成**　当归 5g、牛膝 6g、肉苁蓉 6～9g、泽泻 4.5g、升麻 1.5～3g、枳壳 3g。
2. **用法**　水煎服。
3. **功用**　温肾益精，润肠通便。
4. **主治**　肾虚便秘。大便秘结，小便清长，腰膝酸软，舌淡苔白，脉沉迟。
5. **组方原理**　方中肉苁蓉温肾益精，润燥滑肠为君药；当归养血润肠，牛膝性善下行，助苁蓉、当归滋补肝肾以强腰膝，共为臣药；枳壳下气宽肠，泽泻渗利泄浊，为佐药；少量升麻轻宣升阳，合牛膝、泽泻升清降浊，为佐使。
6. **鉴别**　济川煎和麻子仁丸皆用于津液不足所致便秘。麻子仁丸以益阴润肠为主，兼配小承气汤泻热通便，善于治疗肠胃燥热，脾津不足之脾约便秘；济川煎主要治疗肾虚精亏便秘。

五、逐　水

十枣汤

1. **组成**　芫花、甘遂、大戟各等份。

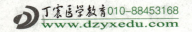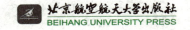

2. **用法**　捣为散。先煮大枣肥者 10 枚，内药末。

3. **功用**　攻逐水饮。

4. **主治**

（1）悬饮：咳唾胸胁引痛，心下痞硬，干呕短气，头痛目眩，或胸背掣痛不得息，舌苔白滑，脉沉弦。

（2）水肿：一身悉肿，尤以身半以下为重，腹胀喘满，二便不利，脉沉实。

5. **组方原理**　本方所治水饮壅盛于里之悬饮、实水。治当攻逐水饮。方中甘遂、大戟、芫花皆为攻逐水饮之品，甘遂善行经隧之水湿，逐水之力猛，故为君药；大戟泻脏腑之水邪；芫花消胸胁之伏饮痰癖，共为臣药。肥大枣 10 枚煎汤送服，益气护胃，培土制水，使下不伤正，又缓和诸药毒峻之性。

六、攻补兼施

黄龙汤

1. **组成**　大黄 9g、芒硝 6g、枳实 9g、厚朴 9g、甘草 3g、人参 9g、当归 6g（原著本方无用量）。

2. **用法**　水煎服。

3. **功用**　攻下热结，益气养血。

4. **主治**　阳明腑实,气血不足证。下利清水，色纯青，或大便秘结，脘腹胀满，腹痛拒按，身热口渴，神倦少气，谵语甚或循衣撮空，神昏肢厥，舌苔焦黄或焦黑，脉虚。

5. **组方原理**　本方所治为素体气血不足，复因邪热入里而成之阳明热结证，治当泻实扶虚。方中大黄、芒硝、枳实、厚朴急下热结，荡涤肠胃实热，当归、人参益气补血，桔梗开宣肺气，生姜和胃降逆，大枣、甘草补益气血以助，甘草兼调和诸药。

6. **附方**　新加黄龙汤 功用：泄热通便，滋阴益气。主治：热结里实，气阴不足证。症见大便秘结，腹胀，神倦少气，口干咽燥，唇裂舌焦，苔焦黄或焦黑燥裂。相比黄龙汤以大承气峻下热结，攻下为主不同，新加黄龙汤用调胃承气汤缓下热结，以滋阴为主，泻下力缓，主治热结较轻而气阴亏甚者。☆

增液承气汤 ☆

1. **组成**　玄参 30g、麦冬 24g、生地黄 24g、大黄 9g、芒硝 4.5g。

2. **用法**　水煎服，芒硝溶服。

3. **功用**　滋阴增液，泄热通便。

4. **主治**　阳明热结阴亏证。大便秘结，下之不通，脘腹胀满，口干唇燥，舌红苔黄，脉细数。

5. **组方原理**　本方证主阳明温病，热结胃肠，阴液亏损所致，治宜甘凉濡润以增液，咸寒泻下以通便。方中重用玄参滋阴泻热，润肠通便，为君药。麦冬、生地黄滋阴生津，为臣药。佐以大黄、芒硝润燥软坚，泻热通便。诸药合用，攻下于增水行舟之中，攻补兼施。

历年考点串讲

泻下剂的概念、适用范围、应用注意事项；常用寒下剂、温下剂、润下剂、逐水剂、攻补兼施剂的组成、用法、功效、主治等都是方剂学的重要内容，是考试必考内容，需重点复习。

常考的细节有：

1. 泻下剂以通便、泻热攻积、逐水等为主，用治里实证，体现"八法"中的"下法"。孕妇、

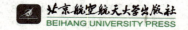

产后、行经期间及年老体弱、病后伤津或亡血者慎用或禁用；中病即止，慎勿过剂；忌食油腻或不易消化的食物。

2. 大承气汤、大黄牡丹汤、温脾汤、麻子仁丸、济川煎、十枣汤、黄龙汤及增液承气汤的组成和主治。

第四节　和解剂

一、概　述

1. **适用范围**　和解剂是以寒热、补泻、疏敛等药味相互配用，具有调和寒热、疏调气血、扶正祛邪、调理脏腑等功用，主治"不和"病证的一类方剂。和解剂体现八法中"和法"。除和解少阳以治少阳病证外，还调和肝脾以治肝郁脾虚，调和肠胃以治寒热互结，肠胃不和。

2. **注意事项**　纯虚证不宜使用；外感疾病邪气在表，未入少阳，或邪已入里，阳明热盛均不宜使用和解剂。

二、和解少阳

小柴胡汤

1. **组成**　柴胡 24g、黄芩 9g、人参 9g、炙甘草 9g、半夏 9g、生姜 9g、大枣 4 枚。
2. **用法**　水煎服。
3. **功用**　和解少阳。
4. **主治**

（1）伤寒少阳证。往来寒热，胸胁苦满，默默不欲饮食，心烦喜呕，口苦，咽干，目眩，舌苔薄白，脉弦。

（2）妇人中风，热入血室。经水适断，寒热发作有时。

（3）疟疾、黄疸等病而见少阳证者。

5. **组方原理**　本方证为正气不足，邪犯少阳，枢机不利所致，治宜清疏少阳，降逆和胃，补益正气。方中柴胡入肝胆经，透少阳半表之邪并疏泄气机之郁滞，为君药。黄芩清少阳半里之热，为臣药。柴胡、黄芩相配，一散一清，为和解少阳的基本结构。佐以半夏、生姜和胃降逆止呕。人参、炙甘草、大枣益气健脾，扶正祛邪；大枣得生姜调和脾胃，此五味共为佐药。炙甘草调和诸药，兼为使药。

6. **加减化裁**　胸中烦而不呕，去半夏、人参，加瓜蒌清热理气宽胸；渴者，去半夏，加天花粉止渴生津；腹中痛，去黄芩，加芍药柔肝缓急止痛；胁下痞硬，去大枣，加牡蛎软坚散结；心下悸，小便不利，去黄芩，加茯苓利水宁心；不渴，外有微热，去人参，加桂枝解表。△☆

大柴胡汤

1. **组成**　柴胡 24g、黄芩 9g、大黄 6g、枳实 9g、芍药 9g、半夏 9g、生姜 15g、大枣 4 枚。
2. **用法**　水煎服。
3. **功用**　和解少阳，内泻热结。
4. **主治**　少阳阳明合病。往来寒热，胸胁苦满，呕不止，郁郁微烦，心下痞硬，或心下满痛，大便不解或下利，舌苔黄，脉弦数有力。

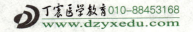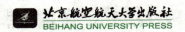

5. **组方原理**　本方证为少阳病未解，病邪传入阳明，有化热成实之象，故称少阳阳明合病，较单纯的少阳病证为重。治宜和解少阳，内泻热结。方中重用柴胡为君，配臣药黄芩和解清热；轻用大黄配枳实内泻阳明热结，行气消痞，亦为臣药；芍药缓急止痛，半夏和胃降逆，合大量生姜，共为佐药；姜、枣和营卫而行津液，调和诸药，为使。本方集疏、清、通、降于一身，和解少阳，通泻阳明，以治少阳为主。

6. **鉴别**　大柴胡汤由小柴胡汤去人参、甘草，加大黄、枳实、芍药而成，主治少阳阳明合病，但以少阳为主，为和解为主与泻下并用之方剂。小柴胡汤则为治疗伤寒少阳病的主方，和解兼益气扶正，宜于邪居少阳，胆胃不和。

蒿芩清胆汤 △ ☆

1. **组成**　青蒿脑 4.5～6g、竹茹 9g、半夏 4.5g、赤茯苓 9g、黄芩 4.5～9g、枳壳 4.5g、陈皮 4.5g、碧玉散（滑石、甘草、青黛）包 9g。

2. **用法**　水煎服。

3. **功用**　清胆利湿，和胃化痰。

4. **主治**　少阳湿热痰浊证。寒热如疟，寒轻热重，口苦膈闷，吐酸苦水，或呕黄涎而黏，甚则干呕呃逆，胸胁胀痛，小便黄少，舌红苔白腻，间现杂色，脉数而右滑左弦。

5. **组方原理**　本方所治乃是少阳湿热痰阻证，病机为少阳胆经热盛，湿热痰浊中阻，三焦气机不利，胃失和降。治宜清胆祛湿，化浊行气，和胃降逆。方中青蒿脑清透少阳邪热，辟秽化湿；黄芩清胆热燥湿，共为君药；竹茹清胆胃之热，化痰止呕；枳壳下气宽中，除痰消积；半夏燥湿化痰，和胃降逆；陈皮行气化痰，宽胸畅膈，四药俱为臣药；赤茯苓、碧玉散清热利湿，导湿热从小便而出，为佐使。

三、调和肝脾

四逆散 △ ☆

1. **组成**　炙甘草、枳实、柴胡、芍药各 6g。

2. **用法**　水煎服。

3. **功用**　透邪解郁，疏肝理脾。

4. **主治**

（1）**阳郁厥逆证**：手足不温，或腹痛，或泄利下重，脉弦。

（2）**肝脾不和证**：胁肋胀痛，脘腹疼痛，脉弦。

5. **组方原理**　本方主伤寒"阳郁四逆"证，系外邪入里，壅遏气机，阳郁不达四肢所致，主症为四肢逆冷。方中柴胡疏肝解郁，透邪外出，为君药。白芍养血柔肝，配伍柴胡补养肝血，条达肝气，为臣药；佐枳实行气解郁；甘草益脾和中，调和诸药，配白芍酸甘化阴，缓急止痛，为佐使药。全方疏畅气机为主，肝脾气血同调，疏柔互用，升降并施。

6. **加减化裁**　阳郁重而见发热四逆者，增柴胡用量加强疏郁透热；气郁甚见胸胁胀痛，加香附、郁金、玄胡解郁止痛；气郁蕴热见心胸烦热，加山栀、豆豉宣泄郁热；胸阳被遏见心悸，加桂枝辛散温通；肝胆郁热见发黄，加茵陈、山栀利胆退黄；气虚见神疲气短，加白术、党参益气健脾；脾寒见腹中痛，加干姜温中祛寒；下焦气滞见泄利下重，加薤白通阳行滞；脾虚湿阻见小便不利，加茯苓健脾利湿。☆

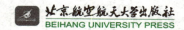

逍遥散

1. **组成** 炙甘草 4.5g、当归、茯苓、芍药、白术、柴胡各 9g。
2. **用法** 加生姜 3 片，薄荷 6g，水煎服；丸剂，每服 6～9g，日服 2 次。
3. **功用** 疏肝解郁，养血健脾。
4. **主治** 肝郁血虚脾弱证。两胁作痛，头痛目眩，口燥咽干，神疲食少，或往来寒热，或月经不调，乳房胀痛，脉弦而虚。
5. **组方原理** 本证由肝郁血虚，脾失健运所致，治宜疏肝解郁，健脾养血。方中柴胡疏肝解郁，条达肝气，为君药；白芍滋阴柔肝，当归养血活血，共为臣药；白术、茯苓、甘草健脾益气，烧生姜温胃和中，薄荷少许，助柴胡疏肝而散郁热，共为佐药。甘草调和药性，兼为使药之用。全方体用并调，气血兼顾，肝脾同调，虚实同治。
6. **附方** 加味逍遥散、黑逍遥散、当归芍药散三方均有当归、芍药、茯苓、白术，有养血健脾之功。加味逍遥散由逍遥散加栀子清热泻火、牡丹皮凉血活血，有清肝凉血之功，主治逍遥散证兼肝郁化火之月经不调；黑逍遥散加熟地黄滋阴补血，有滋水涵木之效，适用于逍遥散证血虚较甚者；当归芍药散易逍遥散中柴胡、薄荷、烧生姜为川芎、泽泻，和血利湿，主治肝脾气血不调而兼停湿者。
7. **鉴别** 逍遥散与四逆散都可以疏肝理气。但四逆散专于疏泄肝郁，主治阳郁厥逆或肝脾不和。逍遥散除疏肝解郁，还可养血健脾，主治肝郁血虚脾弱。

痛泻要方

1. **组成** 炒白术 9g、炒芍药 6g、炒陈皮 4.5g、防风 3g。
2. **用法** 水煎服。
3. **功用** 补脾柔肝，祛湿止泻。
4. **主治** 脾虚肝郁之痛泻。肠鸣腹痛，大便泄泻，泻必腹痛，泻后痛缓，舌苔薄白，脉两关不调，左弦而右缓。
5. **组方原理** 本方所治为土虚木乘的痛泻证，治宜补脾升阳止泻，泻肝缓急止痛。
6. **附方** 方中重用白术补气健脾燥湿扶脾虚，为君药；白芍泻肝缓急止痛抑肝强，兼敛脾阴，扶土抑木，为臣药。陈皮理气燥湿，醒脾和胃，助白术加强脾运，为佐药。防风散肝舒脾，升阳胜湿，兼为佐使。四药相合，可以补脾胜湿而止泻，柔肝理气而止痛，脾健肝柔，痛泻自止。全方补脾泻肝，即"扶土抑木"法，寓升疏于补敛之中，敛而不滞。
7. **鉴别** 逍遥散与痛泻要方均可治肝郁脾虚之证。痛泻要方以治脾为主，兼柔肝，主治脾虚肝旺之痛泻。逍遥散疏肝与健脾之力相当，又可养血，主治肝郁血虚脾弱证。☆

四、调和肠胃

半夏泻心汤

1. **组成** 半夏 12g、黄芩、干姜、人参各 9g、黄连 3g、大枣 4 枚、炙甘草 9g。
2. **用法** 水煎服。
3. **功用** 寒热平调，散结除痞。
4. **主治** 寒热互结之痞证。心下痞，但满而不痛，或呕吐，肠鸣下利，舌苔腻而微黄。
5. **组方原理** 本方用治小柴胡汤因误下而成的痞证，治宜补其不足，调其寒热，开其结滞，复其升降。方中半夏散结消痞，和胃降逆，为君药；干姜温中散寒，助半夏温胃消痞；黄连、黄芩泻热开痞，均为臣药；人参、大枣、甘草健脾益气，补虚和中，共为佐药；炙甘草调和诸药，兼为使药。全方寒热互用以和其阴阳，苦辛并进以调其升降，补泻兼施以顾其虚实，使寒去热清，升降复常，则痞满可除，呕利自愈。

6. 加减化裁 热多寒少以芩、连为主，或加栀子、蒲公英清热泻火；寒多热少重用干姜；中气不虚，舌苔白腻，去人参、大枣，加厚朴、苍术行气燥湿；气机结滞较甚，痞满不除，加枳实、生姜开结散滞；兼有食积，加神曲、焦槟榔消食化积；脘胀腹痛，加延胡索、川楝子行气活血止痛。

历年考点串讲

和解剂的概念、适用范围、应用注意事项；常用和解少阳剂、调和肝脾剂、调和肠胃剂的组成、用法、功效、主治、加减化裁和类方鉴别等都是方剂学考试必考内容，需重点复习。

常考的细节有：

1. 和解剂调和寒热、疏调气血、扶正祛邪、调理脏腑，体现八法中"和法"。纯虚证不宜使用；外感疾病邪气在表，未入少阳，或邪已入里，阳明热盛均不宜使用。

2. 小柴胡汤组成：柴胡、黄芩、人参、炙甘草、半夏、生姜、大枣。和解少阳，主治伤寒少阳证；妇人中风，热入血室；经水适断，寒热发作有时；疟疾、黄疸等病而见少阳证者。为治疗伤寒少阳病的主方。

3. 大柴胡汤组成：柴胡、黄芩、大黄、枳实、芍药、半夏、生姜、大枣。和解少阳，内泻热结。主治少阳阳明合病。由小柴胡汤去参、草，加大黄、枳实、芍药而成，主治少阳阳明合病，少阳为主。

4. 蒿芩清胆汤组成：青蒿脑、竹茹、半夏、赤茯苓、黄芩、枳壳、陈皮、碧玉散。清胆利湿，和胃化痰，主治少阳湿热痰浊证。

5. 四逆散组成：炙甘草、枳实、柴胡、芍药。透邪解郁，疏肝理脾，主治阳郁厥逆证、肝脾不和证。

6. 逍遥散组成：炙甘草、当归、茯苓、芍药、白术、柴胡。疏肝解郁，养血健脾，主治肝郁血虚脾弱证。加味逍遥散由逍遥散加栀子、牡丹皮，清肝凉血，主治逍遥散证兼肝郁化火之月经不调；黑逍遥散加熟地黄，适用于逍遥散证血虚较甚；当归芍药散易逍遥散中柴胡、薄荷、烧生姜为川芎、泽泻，和血利湿，主治肝郁气血不调而兼停湿者。

7. 痛泻要方组成：炒白术、炒芍药、炒陈皮、防风。补脾柔肝，祛湿止泻，主治脾虚肝郁之痛泻。痛泻要方以治脾为主，兼柔肝；逍遥散疏肝与健脾之力相当，又可养血，主治肝郁血虚脾弱证。

8. 半夏泻心汤组成：半夏、黄芩、干姜、人参、黄连、大枣、炙甘草。寒热平调，散结除痞，主治寒热互结之痞证。

第五节　清热剂

一、概　述

1. 清热剂的适用范围 凡以清热、泻火、凉血、解毒等作用为主，用于治疗里热证的方剂，统称为清热剂。此类方剂属于"八法"中的"清法"。清热剂适用于里热证，方剂分为清气分热、清营凉血、清热解毒、气血两清、清脏腑热和清虚热六类。

2.　**清热剂的应用注意事项**　清热剂一般应在表证已解，热邪入里，热而未结的情况下使用。须注意几点：若为真寒假热，切不可误用寒凉；若屡用清热泻火之剂而热仍不退，应改用甘寒滋阴壮水之法；热邪炽盛，服清热剂入口即吐者，可于寒凉药中少佐温热药，或用凉药热服法。

二、清气分热

白虎汤

1.　**组成**　石膏 50g、知母 18g、炙甘草 6g、粳米 9g。
2.　**用法**　水煎，米熟汤成，温服。
3.　**功用**　清热生津。
4.　**主治**　气分热盛证。壮热面赤，烦渴引饮，汗出恶热，脉洪大有力。
5.　**组方原理**　本方证由伤寒化热内传阳明之经，或温病邪热传入气分所致，病机要点为阳明气分热盛外蒸，内灼津液，治当清透邪热，除烦生津。方中重用生石膏为君，功善清解，内清气分大热，外解肌肤之热；知母为臣药，既助石膏清热，又润燥救已伤之阴；粳米、炙甘草益胃生津，防大寒伤中，为佐药。炙甘草兼以调和诸药为使。清透、滋润、护中并用，是辛寒清气的代表方。
6.　**加减化裁**　兼阳明腑实，神昏谵语，大便秘结，小便赤涩者，加大黄、芒硝泻热攻积；温病气血两燔，高热烦渴，神昏谵语，抽搐发斑者，加羚羊角、水牛角、钩藤等清热凉血，息风止痉；温疟，寒热往来，热多寒少，加柴胡和解少阳；胃热消渴，烦渴引饮，加麦冬、天花粉、芦根等增强清热生津之力。
7.　**附方**　白虎加人参汤清热，益气，生津，主治：气分热盛，气津两伤证。白虎汤证见有背微恶寒，或饮不解渴，或脉浮大而芤，以及暑热病见有身大热属气津两伤者；白虎加桂枝汤清热，通络，和营卫，主治：温疟。其脉如平，身无寒但热，骨节疼烦，时呕，以及风湿热痹见壮热，气粗烦躁，关节肿痛，口渴苔白，脉弦数；白虎加苍术汤清热祛湿，主治：湿温病。身热胸痞，汗多，舌红苔白腻，以及风湿热痹，身大热，关节肿痛等。

竹叶石膏汤

1.　**组成**　竹叶 6g、石膏 50g、半夏 9g、麦门冬 20g、人参 6g、炙甘草 6g、粳米 10g。
2.　**用法**　水煎服。
3.　**功用**　清热生津，益气和胃。
4.　**主治**　伤寒、温病、暑病余热未清，气阴两伤证。身热多汗，心胸烦闷，气逆欲呕，口干喜饮，虚羸少气，或虚烦不寐，舌红苔少，脉虚数。
5.　**组方原理**　本方证乃热病后期，余邪未清，气津两伤，胃气不和所致。治当清热生津，益气和胃。方中石膏为君药，清透余热，除烦止渴；竹叶清热除烦，生津利尿；人参、麦冬益气养阴，共为臣药；半夏降逆止呕，粳米、炙甘草健脾养胃，为佐药。甘草调和药性，兼为使药。全方辛甘大寒与甘寒甘温合为清补之剂，清而不寒，补而不滞。△☆
6.　**加减化裁**　兼见口舌糜烂、舌干，加石斛、天花粉等清热养阴；兼见消谷善饥，加知母、天花粉清热生津；气分热盛，加知母、黄连清解气热。
7.　**鉴别**　白虎汤、竹叶石膏汤均以石膏为君，具清热生津之功。白虎汤主治气分热盛，为正盛邪实，里热内炽，重在清热；竹叶石膏汤为余热未清，气阴已伤，故去苦寒质润之知母，加竹叶助石膏清其余热并除烦渴，人参、麦冬益气生津，半夏和胃降逆止呕，而成清补兼施之剂。

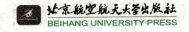

三、清营凉血

清营汤

1. **组成** 犀角（水牛角代）30g、生地黄 15g、玄参 9g、竹叶 3g、麦冬 9g、丹参 6g、黄连 5g、金银花 9g、连翘 6g。

2. **用法** 作汤剂，水牛角镑片先煎，后下余药。

3. **功用** 清营解毒，透热养阴。

4. **主治** 热入营分证。身热夜甚，神烦少寐，时有谵语，目常喜开或喜闭，口渴或不渴，斑疹隐隐，脉细数，舌绛而干。

5. **组方原理** 本方主证为热入营分证，病机要点为邪热入营，劫伤营阴，扰神窜络，治宜清营解毒，透热养阴。方中犀角为君药，清灵透发，寒而不遏，清营热；生地黄清营热，滋阴液；玄参清热解毒，兼能滋阴；麦冬养阴生津清热，三味共为臣药；金银花、连翘清热解毒，轻宣透泄，使营分之热邪转出气分而解，黄连苦寒，清心解毒；竹叶心长于清心除烦；丹参清心凉血活血，防热与血结，均为佐药。全方辛苦甘寒以滋养清解，透热转气以入营清散。

6. **加减化裁** 兼见口舌糜烂、舌干，加石斛、天花粉等清热养阴；兼见消谷善饥，加知母、天花粉清热生津；气分热盛，加知母、黄连清解气热。

犀角地黄汤

1. **组成** 芍药 9g、地黄 24g、牡丹皮 12g、犀角（水牛角代）30g。

2. **用法** 作汤剂，水牛角镑片先煎，后下余药。

3. **功用** 清热解毒，凉血散瘀。

4. **主治** 热入血分证。身热谵语，斑色紫黑，或吐血、衄血、便血、尿血，舌深绛起刺，脉数；或喜忘如狂，或漱水不欲咽，或大便色黑易解。

5. **组方原理** 本方证乃热毒深陷血分所致，病机要点为热入血分，热迫血溢，血脉瘀滞，治以清热解毒，凉血散瘀为法。方用水牛角为君，清心肝而解热毒，直达血分以凉血消斑。臣以生地黄清热凉血，养阴生津，芍药、牡丹皮清热凉血，活血散瘀，为佐药。全方咸苦甘寒，直入血分，清中有养，无耗血之弊；凉血散血，无留瘀之患。△☆

6. **加减化裁** 喜忘如狂，加大黄、黄芩泻热逐瘀；兼见郁怒，加柴胡、黄芩、栀子清泻肝火；出血，加白茅根、侧柏炭、小蓟凉血止血。

7. **鉴别** 犀角地黄汤与清营汤均以犀角、生地黄为主，治热入营血证。但清营汤是在清热凉血中伍轻清宣透之品，治热初入营尚未动血；犀角地黄汤用治热入血分，而见耗血、动血之证。

四、清热解毒

黄连解毒汤

1. **组成** 黄连 9g，黄芩、黄柏各 6g，栀子 9g。

2. **用法** 水煎服。

3. **功用** 泻火解毒。

4. **主治** 三焦火毒热盛证。大热烦躁，口燥咽干，错语不眠；或热病吐血、衄血；或热甚发斑，或身热下痢，或湿热黄疸；或外科痈疡疔毒，小便黄赤，舌红苔黄，脉数有力。

5. **组方原理** 本方证由实热火毒壅盛三焦，充斥上下内外所致，病机要点为热毒炽盛，充斥三焦，

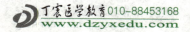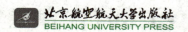

治当苦寒直折，清泻三焦火毒。方中黄连大苦大寒，清泻心火及中焦之火，为君药；黄芩清上焦之火，黄柏泻下焦之火，为臣药；栀子清泻三焦之火，导热下行，引邪热从小便出，为佐使药。全方苦寒直折，泻火解毒，三焦并清。

6. **加减化裁** 兼见便秘，加大黄泻热通便；吐血、衄血、发斑，加玄参、生地黄、牡丹皮清热凉血；发黄，加茵陈、大黄清热祛湿退黄；疔疮肿毒，加蒲公英、金银花、连翘清热解毒。☆

凉膈散

1. **组成** 大黄、朴硝、甘草各 12g，山栀子、薄荷叶、黄芩各 6g，连翘 25g。

2. **用法** 上药共为粗末，每服 6～12g，加竹叶 3g，蜜少许，水煎服；亦作汤剂，加竹叶 3g，水煎服。

3. **功用** 泻火通便，清上泄下。

4. **主治** 上中二焦火热证。烦躁口渴，面赤唇焦，胸膈烦热，口舌生疮，睡卧不宁，谵语狂妄，或咽痛吐衄，便秘溲赤，或大便不畅，舌红苔黄，脉滑数。

5. **组方原理** 本方证由脏腑积热聚于胸膈所致，病机要点为热聚胸膈，火毒内结，治当清泻胸膈郁结之火热。方中重用连翘为君，清热解毒，透散上焦之热；大黄、芒硝泻火通便，荡涤中焦热结，为臣药；黄芩清胸膈郁热；山栀子通泻三焦，引热下行；薄荷清利头目利咽，合连翘以透热从肌表而出，是"火郁发之"之意；竹叶清热利尿，合山栀子导热从小便而去，同为佐药；甘草、白蜜，既缓硝、黄峻泻，又生津润燥，调和诸药，为佐使。全方清上佐以泻下，借下助清；清降与宣散相伍，发越郁热。△☆

普济消毒饮

1. **组成** 黄芩、黄连各 15g，人参 9g，橘红、玄参、甘草各 6g，连翘、牛蒡子、板蓝根、马勃各 3g，炒白僵蚕 2g，升麻 2g，柴胡 6g，桔梗 6g。

2. **用法** 水煎服。

3. **功用** 清热解毒，疏风散邪。

4. **主治** 大头瘟。恶寒发热，头面红肿焮痛，目不能开，咽喉不利，舌燥口渴，舌红苔白兼黄，脉浮数有力。

5. **组方原理** 本证病机为风热疫毒，上攻头面，外郁肌表，治宜清热解毒，疏风散邪。方中重用黄连、黄芩为君，清热泻火解毒，祛上焦头面热毒。牛蒡子、连翘、薄荷、僵蚕辛凉疏散，祛头面风热，为臣药。玄参、马勃、板蓝根清热解毒，配桔梗、甘草以清利咽喉；陈皮行气疏壅，消散肿毒，同为佐药。升麻、柴胡疏散风热，寓"火郁发之"之意，并引诸药上达头面，兼为佐使。全方苦寒清降配伍辛凉升散，而能泻火解毒、开壅散结、消肿利咽。

6. **鉴别** 普济消毒饮与银翘散均可疏散风热、清热解毒，普济消毒饮用于治疗大头瘟，以清热解毒为主，配伍有清利咽喉、行气疏滞之功效的药物，寓意"火郁发之"；银翘散以疏散风热为主，治疗温病初起，配伍清热解毒、清利咽喉之品。☆

仙方活命饮

1. **组成** 白芷、贝母、防风、赤芍、当归尾、甘草、皂角刺、炒穿山甲、天花粉、乳香、没药各 6g，金银花、陈皮各 9g。

2. **用法** 水煎服，或水酒各半煎服。

3. **功用** 清热解毒，消肿溃坚，活血止痛。

4. **主治** 痈疡肿毒初起。局部红肿焮痛，或身热凛寒，苔薄白或黄，脉数有力。

5. **组方原理** 本方治疗疮疡肿毒阳证初起，证属阳证热毒痈疮，治法以清热解毒为主，辅以理

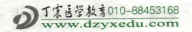

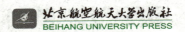

气活血，消肿散结之法。方中金银花重用为君，轻清气浮，芳香透达，清热解毒疗疮；当归尾、赤芍、乳香、没药、陈皮行气活血通络，消肿止痛，共为臣药；白芷、防风辛散开泄，透解热毒；贝母、天花粉清热化痰散结，与臣药相伍，肿消痛止；穿山甲、皂角刺通行经络，透脓溃坚，均为佐药；生甘草清热解毒，和中调药，为佐使；煎药加酒，借其走散之性以助行药力。全方以清热解毒、活血通经为主，佐以疏表、化痰、行气，融诸法于一方。

6. **鉴别**　仙方活命饮与五味消毒饮均有清热解毒之功，都可治疗阳证疮疡。仙方活命饮为痈肿初起之要方，还可以疏风活血、软坚散结；五味消毒饮专清热解毒，清热之力为强，侧重消散疔毒。△☆

五、清脏腑热

导赤散 △ ☆

1. **组成**　生地黄、木通、甘草各 6g。
2. **用法**　加竹叶 3g，水煎服。
3. **功用**　清心利水养阴。
4. **主治**　心经火热证。心胸烦热，口渴面赤，意欲冷饮，以及口舌生疮；或心热移于小肠，小便赤涩刺痛，舌红，脉数。
5. **组方原理**　本方主治心经有热或心热下移小肠之证，病机要点为心经有热，循经上炎，或下移小肠，水道不利。治宜清心利水为主，兼以养阴。方中生地黄清心热，滋阴液；木通上清心经之火，下利小肠之热，两药相配，上下同治，共为君药；竹叶清心除烦，淡渗利水，为臣药；生甘草用梢清热解毒，直达茎中而止淋痛，并调和诸药，为佐使。全方清心利水兼顾养阴，利水而不伤阴，滋阴而不恋邪。

龙胆泻肝汤

1. **组成**　龙胆 6g，黄芩 9g，炒栀子 9g，泽泻 12g，木通 6g，车前子 9g，当归 3g，生地黄 9g，柴胡 6g，甘草 9g（原著本方无用量）。
2. **用法**　水煎服；亦可制成丸剂，每服 6～9g，每天 2 次，温开水送下。
3. **功用**　清泻肝胆实火，清利肝经湿热。
4. **主治**
（1）肝胆实火上炎证：头痛目赤，胁痛，口苦，耳聋，耳肿，舌红苔黄，脉弦数有力。
（2）肝经湿热下注证：阴肿，阴痒，筋痿，阴汗，小便淋浊，或妇女带下黄臭，舌红苔黄腻，脉弦数有力。
5. **组方原理**　本方证由肝胆实火循经上炎，或肝经湿热下注而致。证属肝胆实火上炎、湿热下注为患，治宜清泻肝胆实火，清利肝经湿热。方中以龙胆草为君，大苦大寒，泻肝胆实火，清热燥湿；黄芩、栀子为臣，苦寒泻火，清热燥湿，加强泻火除湿之力；泽泻、木通、车前子清利湿热，导湿热从小便而去，生地黄、当归滋阴养血，使邪去而阴血不伤，以上均为佐药；柴胡疏畅肝胆气机，并引诸药归于肝胆之经；甘草护胃和中，调和诸药，二药同兼佐使。全方清利并行，佐以滋养，祛邪兼防伤正；苦寒降泄之中寓以疏利，凉而不遏。

左金丸 ☆

1. **组成**　黄连 18g、吴茱萸 3g。
2. **用法**　为末，水泛为丸，每服 3～6g，每天 2 次，温开水送服；亦可作汤剂，水煎服。

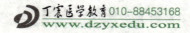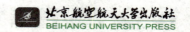

3. **功用**　清泻肝火，降逆止呕。

4. **主治**　肝火犯胃证。胁肋疼痛，嘈杂吞酸，呕吐口苦，舌红苔黄，脉弦数。

5. **组方原理**　本证是由肝郁化火，横逆犯胃，肝胃不和所致，治宜清泻肝火为主，兼以降逆止呕。方中重用苦寒之黄连，清心火以泻肝火，即"实则泻其子"，清降胃火，为君药。吴茱萸降逆止呕、疏达肝气、制约黄连之苦寒、引黄连直达肝经，以为佐使。全方辛开苦降，肝胃同治；寒热并用，主以苦寒。

6. **鉴别**　左金丸与龙胆泻肝汤都有清泻肝火之功，用于肝火胁痛、口苦之症。左金丸主治肝经郁火犯胃之呕吐、吞酸等症，有降逆和胃，无清利湿热之功，泻火作用较弱；龙胆泻肝汤用治肝经实火上攻之目赤耳聋，或湿热下注之淋浊阴痒等症，有清利湿热，无和胃降逆之功，泻火之力较强。

清胃散

1. **组成**　生地黄、当归身各 6g，牡丹皮 6g，黄连 9g，升麻 6g。

2. **用法**　水煎服。

3. **功用**　清胃凉血。

4. **主治**　胃火牙痛。牙痛牵引头痛，面颊发热，其齿喜冷恶热，或牙宣出血，牙龈红肿溃烂，或唇舌腮颊肿痛，口气热臭，口干舌燥，舌红苔黄，脉滑数。

5. **组方原理**　本方证由胃中热盛，火热循阳明经脉上攻而致，病机要点为胃中积火循经上攻，伤及血分。治宜清胃凉血。方用黄连为君，清胃泻火；重用升麻为臣药，清热解毒，辛散透邪，宣达郁遏之火；生地黄凉血滋阴，牡丹皮凉血活血，亦为臣药；当归为佐药，养血活血，配生地黄滋阴补血，合牡丹皮活血消肿止痛；升麻兼以引经为使。全方清气与凉血兼顾，苦降与升散同施。

6. **加减化裁**　若兼便秘，加大黄通便导热；口渴饮冷，加石膏、玄参、天花粉清热生津；牙衄，加牛膝导血热下行。

玉女煎

1. **组成**　石膏 9～15g，熟地黄 9～30g，麦冬 6g，知母、牛膝各 5g。△☆

2. **用法**　水煎服。△☆

3. **功用**　清胃热，滋肾阴。△☆

4. **主治**　胃热阴虚证。头痛，牙痛，齿松牙衄，烦热干渴，舌红苔黄而干。亦治消渴，消谷善饥等。△☆

5. **组方原理**　本方证由少阴不足，阳明有余所致，为火盛水亏相因为病，而以火盛为主。治宜清胃热为主，兼滋肾阴。方中石膏清阳明有余之火，为君药；熟地黄滋肾水之不足，为臣药；知母苦寒质润，滋清兼备，麦门冬清热养阴，同为佐药；牛膝导热引血下行，且补肝肾，为佐使药。全方甘寒清润合法，胃肾同治，泻实补虚，引热下行。△☆

6. **鉴别**　玉女煎与清胃散同治胃热牙痛。但清胃散重在清胃火，属苦寒剂，功能清胃凉血，主治胃火炽盛之牙痛、牙宣等症。玉女煎清胃热而滋肾阴，属清润之剂，功能清胃滋肾，主治胃火旺而肾水不足之牙痛及牙宣诸症。

泻白散 ☆

1. **组成**　地骨皮、桑白皮各 30g，炙甘草 3g。

2. **用法**　水煎服。

3. **功用**　清泻肺热，止咳平喘。

4. **主治**　肺热喘咳证。气喘咳嗽，皮肤蒸热，日晡尤甚，舌红苔黄，脉细数。

5. **组方原理**　本方主证为肺有伏火郁热之咳喘，病机要点为肺中伏火郁蒸伤阴，肺失清肃。治

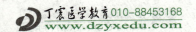
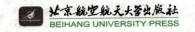

宜清泻肺热，平喘止咳。方中桑白皮清肺热，泻肺气以平喘咳，为君药；地骨皮助君药清降肺中伏火，兼润肺金，为臣药；君臣相配，清泻肺热，以复肺清肃下降之职；炙甘草、粳米养胃和中并调和药性，为佐使药。全方甘寒平和，清肺养胃，尤宜于肺热不太甚，阴液不太伤之小儿咳喘。

6. **鉴别**　泻白散与麻杏甘石汤均有泻肺清热、止咳平喘之功，泻白散证属火热郁伏于肺所致，故以甘寒清润之桑白皮与地骨皮为主清泻肺中伏火，为清泻之剂，麻杏甘石汤证为外邪入里化热，壅塞于肺而致，以麻黄伍石膏，宜肺平喘，清泻肺热为主，为辛凉之剂。

苇茎汤 △☆

1. **组成**　苇茎 60g，薏苡仁 30g，桃仁 9g，瓜瓣 24g。
2. **用法**　水煎服。
3. **功用**　清肺化痰，逐瘀排脓。
4. **主治**　痰瘀互结，热毒壅滞之肺痈证。身有微热，咳嗽痰多，甚则咳吐腥臭脓血，胸中隐隐作痛，舌红，苔黄腻，脉滑数。
5. **组方原理**　本证病机为热邪壅肺，痰瘀互结，治当清热化痰，逐瘀排脓。苇茎善清肺热，专于利窍，为治肺痈之要药，重用为君；瓜瓣清热化痰，利湿排脓，薏苡仁清肺排脓，渗湿健脾，共为臣药；桃仁活血祛瘀，润燥滑肠，与瓜瓣相伍，为佐药。全方集清热、化痰、逐瘀、排脓于一方，为肺痈内消配伍的基本药法。

葛根黄芩黄连汤

1. **组成**　葛根 15g，炙甘草 6g，黄芩 9g，黄连 9g。
2. **用法**　水煎服。
3. **功用**　解表清里。
4. **主治**　表证未解，邪热入里证。身热，下利臭秽，胸脘烦热，口干作渴，或喘而汗出，舌红苔黄，脉数或促。
5. **组方原理**　太阳表证，理应解表，但误用下法，则表邪内陷阳明而致协热下利。病机为表邪未尽，阳明热盛，蒸肺迫肠。治当外解表邪，内清肠热。方中重用葛根为君，解表清热，升发脾胃清阳之气以治下利；臣以黄芩、黄连清热燥湿；炙甘草甘缓和中，调和诸药，为佐使药。全方以清里热为主，兼以解表散邪；组方以辛凉配伍苦寒，寓"清热升阳止利"之法。

芍药汤

1. **组成**　芍药 30g，当归、黄连各 15g，槟榔、木香、炙甘草各 6g，大黄 6g，黄芩 9g，官桂 5g。
2. **用法**　水煎服。
3. **功用**　清热燥湿，调气和血。
4. **主治**　湿热痢疾。腹痛，便脓血，赤白相兼，里急后重，肛门灼热，小便短赤，舌苔黄腻，脉弦数。
5. **组方原理**　本方证由湿热疫毒壅滞肠中，气血不和所致。病机要点为大肠湿热壅滞，气血失调。治宜清热燥湿，调气和血。方中以黄芩、黄连为君，清热燥湿；重用芍药缓急止痛，合当归养血活血，木香、槟榔行气导滞，四药相配，调和气血，是为臣药；大黄泻下通腑，合芩、连清热燥湿，合归、芍行血和营；入少量肉桂，既助归、芍调血，又制芩、连苦寒，俱为佐药；炙甘草和中调药，与芍药相配，又能缓急止痛，功兼佐使。全方清热燥湿与调和气血并行，佐以苦寒泻下、辛热温通。
6. **鉴别**　芍药汤与白头翁汤同治痢疾，芍药汤主温热并重，气血不和之痢疾，症见便脓血，赤白相兼，白头翁汤主治热重于湿，热毒深陷血分之痢疾，症见下痢脓血，赤多白少。△☆

六、清虚热

青蒿鳖甲汤

1. **组成** 青蒿 6g、鳖甲 15g、生地黄 12g、知母 6g、牡丹皮 9g。
2. **用法** 水煎服。
3. **功用** 养阴透热。
4. **主治** 温病后期，邪伏阴分证。夜热早凉，热退无汗，舌红苔少，脉细数。
5. **组方原理** 本方所主乃为温病后期，阴液已伤，余热未尽，深伏阴分之证，病机要点为阴虚伏热，治当清热透邪与滋阴养液并进。方中青蒿清透深伏阴分之热，鳖甲直入阴分，滋阴退热，共用为君；生地黄滋阴凉血，知母滋阴降火，共助鳖甲养阴液，退虚热，为臣药；牡丹皮清血中伏火，助青蒿透达阴分伏热，为佐药。全方清中寓透，滋中有清，标本兼顾。

当归六黄汤 △☆

1. **组成** 当归、生地黄、黄芩、黄柏、黄连、熟地黄各 6g，黄芪 12g。
2. **用法** 水煎服。
3. **功用** 滋阴泻火，固表止汗。
4. **主治** 阴虚火旺盗汗。发热盗汗，面赤心烦，口干唇燥，大便干结，小便黄赤，舌红苔黄，脉数。
5. **组方原理** 本方证由阴虚火旺所致，病机要点为阴虚火旺，阴伤气耗，表虚不固。治宜滋阴泻火，固表止汗。方中当归、生地黄、熟地黄入肝肾，养肝血，滋肾阴，共为君药；黄连、黄芩、黄柏为臣，清心除烦，泻火坚阴；君臣相合，使阴复而水能制火；倍用黄芪为佐，益气实卫以固表。全方滋阴养血，泻火彻热，益气固表，三法同施，标本共图。

历年考点串讲

清热剂的概念、适用范围、应用注意事项；常用清热剂的组成、用法、功效、主治、加减化裁、类证鉴别等都是方剂学的重要内容，是考试必考内容，需重点复习。

常考的细节有：

1. 清热剂以清热、泻火、凉血、解毒等作用为主，用于治疗里热证，属于"八法"中的"清法"。分为清气分热、清营凉血、清热解毒、气血两清、清脏腑热和清虚热六类。

2. 白虎汤组成：石膏、知母、炙甘草、粳米。清热生津，主治气分热盛证。白虎加人参汤清热，益气，生津，主治气分热盛，气津两伤证；白虎加桂枝汤清热，通络，和营卫，主治温疟。白虎加苍术汤清热祛湿，主治湿温病。

3. 竹叶石膏汤组成：竹叶、石膏、半夏、麦门冬、人参、炙甘草、粳米。清热生津，益气和胃。主治伤寒、温病、暑病余热未清，气阴两伤证。白虎汤、竹叶石膏汤均以石膏为君，清热生津。白虎汤主治气分热盛，重在清热；竹叶石膏汤清补兼施，治余热未清，气阴已伤。

4. 清营汤组成：犀角、生地黄、玄参、竹叶、麦冬、丹参、黄连、金银花、连翘。清营解毒，透热养阴，主治热入营分证。

5. 犀角地黄汤组成：芍药、地黄、牡丹皮、犀角。清热解毒，凉血散瘀，主治热入血分证。犀角地黄汤与清营汤均治热入营血证。清营汤治热初入营尚未动血；犀角地黄汤用治热入血分，而见耗血、动血之证。

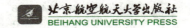

6. 黄连解毒汤组成：黄连、黄芩、黄柏、栀子。泻火解毒，主治三焦火毒热盛证。

7. 凉膈散组成：大黄、朴硝、甘草、山栀子、薄荷叶、黄芩、连翘。泻火通便，清上泄下，主治上中二焦火热证。

8. 普济消毒饮组成：黄芩、黄连、人参、橘红、玄参、甘草、连翘、牛蒡子、板蓝根、马勃、炒白僵蚕、升麻、柴胡、桔梗。方中升麻、柴胡疏散风热，寓"火郁发之"之意。

9. 仙方活命饮组成：白芷、贝母、防风、赤芍、当归尾、甘草、皂角刺、炒穿山甲、炙天花粉、乳香、没药、金银花、陈皮。清热解毒，消肿溃坚，活血止痛，主治痈疡肿毒初起。与五味消毒饮均清热解毒，治阳证疮疡。仙方活命饮为痈肿初起之要方，五味消毒饮侧重消散疔毒。

10. 导赤散组成：生地黄、木通、甘草。清心利水养阴，主治心经火热证。全方清心利水兼顾养阴，利水不伤阴，滋阴不恋邪。

11. 龙胆泻肝汤组成：龙胆、黄芩、炒栀子、泽泻、木通、车前子、当归、生地黄、柴胡、甘草。清泻肝胆实火，清利肝经湿热，主治肝胆实火上炎证、肝经湿热下注证。全方清利并行，佐以滋养，祛邪兼防伤正；苦寒降泄之中寓以疏利，凉而不遏。

12. 左金丸组成：黄连、吴茱萸。清泻肝火，降逆止呕，主治肝火犯胃证。与龙胆泻肝汤都清泻肝火，用于肝火胁痛、口苦之症。左金丸泻火作用较弱；龙胆泻肝汤泻火力较强。

13. 清胃散组成：生地黄、当归身、牡丹皮、黄连、升麻。功用：清胃凉血。主治胃火牙痛。方用黄连为君，生地黄、牡丹皮为臣药，当归为佐药，升麻兼以引经为使。全方清气与凉血兼顾，苦降与升散同施。

14. 玉女煎组成：石膏、熟地黄、麦冬、知母、牛膝。清胃热，滋肾阴，主治胃热阴虚证。与清胃散同治胃热牙痛。但清胃散重在清胃火，属苦寒剂，玉女煎清胃热而滋肾阴，属清润之剂。

15. 泻白散组成：地骨皮、桑白皮、炙甘草。清泻肺热，止咳平喘，主治肺热喘咳证。与麻杏甘石汤均有泻肺清热、止咳平喘之功，泻白散为清泻之剂，麻杏甘石汤证为辛凉之剂。

16. 苇茎汤组成：苇茎、薏苡仁、桃仁、瓜瓣。清肺化痰，逐瘀排脓，主治痰瘀互结，热毒壅滞之肺痈证。全方集清热、化痰、逐瘀、排脓于一方，为肺痈内消配伍的基本药法。

17. 葛根黄芩黄连汤组成：葛根、炙甘草、黄芩、黄连。解表清里，主治表证未解，邪热入里证。全方以清里热为主，兼以解表散邪；寓"清热升阳止利"之法。

18. 芍药汤组成：芍药、当归、黄连、槟榔、木香、炙甘草、大黄、黄芩、官桂。清热燥湿，调气和血，主治湿热痢疾。与白头翁汤同治痢疾，芍药汤主温热并重，气血不和之痢疾，白头翁汤主热重于湿，热毒深陷血分之痢疾。

19. 青蒿鳖甲汤组成：青蒿、鳖甲、生地黄、知母、牡丹皮。养阴透热，主治温病后期，邪伏阴分证。

20. 当归六黄汤组成：当归、生地黄、黄芩、黄柏、黄连、熟地黄、黄芪。滋阴泻火，固表止汗，主治阴虚火旺盗汗。

第六节 祛暑剂

一、概 述

1. **适用范围** 凡以祛除暑邪作用为主，用于治疗暑病的方剂，统称为祛暑剂。属于"八法"中之"清法"。证见身热、面赤、心烦、小便短赤、舌红脉数等，兼口渴汗多、体倦少气；暑病多夹湿，兼见胸闷，

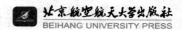

或身体困重，小便不利，或泄泻，苔白腻；夏月贪凉露卧，伴见恶寒发热、头痛无汗、脉浮等症。

2. **注意事项** 运用祛暑剂，应注意暑病本证、兼证和主次轻重。暑多夹湿，须辨清暑湿主次轻重。暑重湿轻者，湿易从火化，祛湿之品不宜过于温燥；湿重暑轻，则暑为湿遏，甘寒之品又当慎用。另外，"暑气通于心"，治疗暑病时应适当配伍清心之品，以护心神。

二、祛暑解表

香薷散 △ ☆

1. **组成** 香薷 10g，白扁豆、厚朴各 5g。

2. **用法** 水煎服，或加酒少量，同煎。

3. **功用** 祛暑解表，化湿和中。

4. **主治** 阴暑。恶寒发热，头疼身痛，无汗，腹痛吐泻，胸脘痞闷，舌苔白腻，脉浮。

5. **组方原理** 本方证乃夏月贪凉饮冷，外感风寒，内伤于湿所致。治宜外散在表之风寒，内化脾胃之湿滞。方中香薷解表散寒，祛暑化湿，乃夏月解表之药，又称"夏月麻黄"，重用为君；厚朴行气除满，燥湿化滞，为臣药；白扁豆健脾和中，化湿消暑，为佐；入酒少许为使，意在温通以助药力之布散。全方表里同治，解表散寒与祛暑化湿、理气和中相配，为夏月伤于寒湿之良方。

6. **加减化裁** 身热较甚，加藿香、青蒿；兼内热，加黄连；湿盛于里，加茯苓、通草；素体脾虚，中气不足，加人参、黄芪、白术、陈皮。

7. **附方** 新加香薷饮：香薷 6g，金银花 9g，鲜扁豆花 9g，厚朴 6g，连翘 6g。功用为祛暑解表，清热化湿。主治暑温夹湿，复感外寒证，症见发热头痛，恶寒无汗，口渴面赤，胸闷不舒，舌苔白腻，脉浮而数。

三、祛暑利湿

六一散

1. **组成** 滑石 18g，甘草 3g。

2. **用法** 为细末，每服 9g，包煎，或温开水调下，日服 2～3 次；亦可作汤剂，水煎服。

3. **功用** 清暑利湿。

4. **主治** 暑湿证。身热烦渴，小便不利，或泄泻。

5. **组方原理** 本方证乃暑邪夹湿所致。治宜清暑热，利小便。方中滑石质重体滑，味甘淡而性寒，功效清热利尿，使暑热水湿从小便出，用为君药。甘草生用，清热和中，为佐使药。全方甘淡渗利以解暑，药简效专，为治疗暑湿证之基础方。

6. **加减化裁** 若暑热较重，酌加淡竹叶、西瓜翠衣等；泄泻较重，加白扁豆、白术等；口渴舌红，加麦冬、沙参、石斛等；舌红心烦，加竹叶卷心、灯心、黄连等；气津两伤，可加西洋参、五味子等；小便涩痛或有砂石诸淋，选加白茅根、小蓟、车前草及海金沙、金钱草、鸡内金等。

7. **附方**

（1）益元散：辰砂 1g，滑石 18g，甘草 3g。功用为清暑利湿，镇心安神。主治暑湿证。

（2）碧玉散：滑石 18g，甘草 3g，青黛 9g。功用：清暑利湿，凉肝解毒。主治暑湿证兼肝胆郁热，烦渴口苦，目赤咽痛。

（3）鸡苏散：滑石 18g，甘草 3g，薄荷 6g。功用：清暑利湿，疏风散热。主治暑湿证兼微恶风寒，头痛头胀，咳嗽不爽。

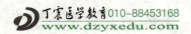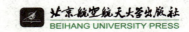

四、清暑益气

清暑益气汤

1. **组成**　西洋参 5g，石斛 15g，麦冬 9g，黄连 3g，竹叶 6g，荷梗 15g，知母 6g，甘草 3g，粳米 15g，西瓜翠衣 30g（原著本方无用量）。

2. **用法**　为细末，每服 9g，包煎，或温开水调下，日服 2～3 次；亦可作汤剂，水煎服。

3. **功用**　清暑益气，养阴生津。

4. **主治**　暑热气津两伤证。身热汗多，口渴心烦，小便短赤，体倦少气，精神不振，脉虚数。

5. **组方原理**　本方证由暑热内侵，耗气伤津所致，病机要点为暑热尚盛，气津两伤，治宜清暑益气与养阴生津合法。方中西瓜翠衣清热解暑，西洋参益气生津，养阴清热，为君药；荷梗清热解暑，石斛、麦冬养阴生津，为臣；黄连苦寒泻火，助清热祛暑，知母泻火滋阴，竹叶清热除烦，均为佐药；粳米、甘草益胃和中，调和诸药，为佐使药。

6. **鉴别**　清暑益气汤与竹叶石膏汤均能清解暑热、益气生津，用治外感暑热、气津两伤证。但清暑益气汤用西瓜翠衣、荷梗等，清暑养阴生津之力较强，常用于感受暑热、气津两伤之体倦少气、汗多脉虚者；竹叶石膏汤用石膏、竹叶等药，偏于清热和胃，多用于热病之后，余热未尽，气阴两伤之呕逆虚烦者。△☆

历年考点串讲

祛暑剂的概念、适用范围、应用注意事项；常用祛暑解表剂、祛暑利湿剂、清暑益气剂的组成、用法、功效、主治等都是方剂学的重要内容，是考试必考内容，需重点复习。

常考的细节有：

1. 祛暑剂作用为祛除暑邪，属于"八法"中之"清法"。运用时应注意暑病本证、兼证和主次轻重。区分单纯中暑受热、暑病夹湿、暑重湿轻、湿重暑轻、暑热耗气伤津等情况，辨证论治。

2. 香薷散组成：香薷、白扁豆、厚朴。祛暑解表，化湿和中，主治阴暑。为夏月伤于寒湿的良方。

3. 新加香薷饮组成：香薷、金银花、鲜扁豆花、厚朴、连翘。祛暑解表，清热化湿，主治暑温夹湿，复感外寒证。

4. 六一散组成：滑石，甘草，比例为 6：1。清暑利湿，主治暑湿证。滑石为君；甘草佐使。全方甘淡渗利以解暑，药简效专。

5. 清暑益气汤组成：西洋参、石斛、麦冬、黄连、竹叶、荷梗、知母、甘草、粳米、西瓜翠衣。清暑益气，养阴生津，主治暑热气津两伤证。与竹叶石膏汤均清解暑热、益气生津，但清暑益气汤清暑养阴生津之力较强；竹叶石膏汤偏于清热和胃。

第七节　温里剂

一、概　述

1. **适用范围**　凡以温里药为主组成，具有温里助阳、散寒通脉作用，治疗里寒证的方剂，称为

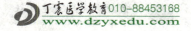
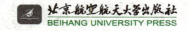

温里剂。此类方剂属于"八法"中的"温法"。凡素体阳虚，寒从内生；或外寒入里，深入脏腑经络；或过食生冷寒凉，损伤阳气，症见畏寒肢冷，喜温蜷卧，面色苍白，口淡不渴，小便清长，舌淡苔白，脉沉迟或紧等，均为温里方剂的适应范围。

2. **注意事项** 温里剂多由辛温燥热之品组成，临床使用时必须辨别寒热之真假，真热假寒证禁用。素体阴虚或失血之人慎用。阴寒太盛或真寒假热，服药入口即吐者，可反佐少量寒凉药物，或热药冷服，避免格拒。

二、温中祛寒

理中丸

1. **组成** 人参、干姜、炙甘草、白术各 9g。
2. **用法** 上药共研细末，炼蜜为丸，重 9g，每次 1 丸，小蜜丸则每次 9g，温开水送服，每天 2 ～ 3 次；亦可作汤剂，水煎服，药后饮热粥适量。
3. **功用** 温中祛寒，补气健脾。
4. **主治**
   （1）脾胃虚寒证：脘腹疼痛，喜温喜按，呕吐便溏，脘痞食少，畏寒肢冷，口淡不渴，舌质淡、苔白润，脉沉细或沉迟无力。
   （2）阳虚失血证：便血、吐血、衄血或崩漏等，血色暗淡，质清稀，面色㿠白，气短神疲，脉沉细或虚大无力。
   （3）中阳不足，阴寒上乘之胸痹；脾气虚寒，不能摄津之病后多涎唾；中阳虚损，土不荣木之小儿慢惊；食饮不节，损伤脾胃阳气，清浊相干，升降失常之霍乱等。
5. **组方原理** 本证病机要点为脾胃虚寒，温煦无力，纳运无能，升降失司。治宜温中祛寒、补气健脾。方中以干姜为君，温助中焦之阳，祛散脾胃阴寒；人参补气健脾，为臣；佐以白术健脾燥湿；炙甘草益气健脾，缓急止痛，调和诸药，是佐药而兼使药之用。全方温补并行，温中祛寒兼益气健脾；丸汤互用，以应轻重缓急不同证情。
6. **加减化裁**
   （1）附子理中丸
   ①功用：温阳祛寒，益气健脾。
   ②主治：脾胃虚寒较甚，或脾肾阳虚证。脘腹冷痛，下利清谷，恶心呕吐，畏寒肢冷，或霍乱吐利转筋等。
   （2）桂枝人参汤
   ①功效：温阳健脾，解表散寒。
   ②主治：脾胃虚寒，复感风寒证。恶寒发热，头身疼痛，腹痛，下利，口不渴，舌淡苔白滑，脉浮虚。

小建中汤

1. **组成** 桂枝 9g，炙甘草 6g，大枣 4 枚，芍药 18g，生姜 9g，胶饴 30g。
2. **用法** 水煎取汁，兑入饴糖，文火加热溶化，分两次温服。
3. **功用** 温中补虚，和里缓急。
4. **主治** 中焦虚寒，肝脾失调，阴阳不和证。脘腹拘急疼痛，时发时止，喜温喜按；或心中悸动，虚烦不宁，面色无华；兼见手足烦热，咽干口燥等，舌淡苔白，脉细弦。
5. **组方原理** 本方所治之虚劳里急证由中焦虚寒，化源不足，机体失养所致，病机为中焦虚寒，失于温养，气血俱弱，阴阳失调。治宜温中补虚，和里缓急，扶助气血，协调阴阳。方中重用饴糖为

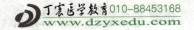 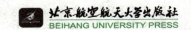

君，温中补虚，缓急止痛；桂枝为臣，温助脾阳，祛散寒邪；芍药益阴养血，柔肝缓急止痛，佐以生姜温中祛寒；大枣补脾养血；炙甘草益气和中，调和诸药，是为佐使。全方虚劳诸不足取治于中，有立法之巧；主以甘温补中，辅以辛酸，合化阴阳；有配伍之妙。

6. 附方△☆

（1）黄芪建中汤：即小建中汤加黄芪一两半，用法同小建中汤。功用：温中补气，和里缓急。主治：脾胃虚寒，中气不足证。虚劳里急，诸不足。

（2）当归建中汤：即小建中汤加当归四两（12g），用法同小建中汤。功用：温补气血，缓急止痛。主治：中焦虚寒，营血不足证。产后虚羸不足，腹中绞痛不止，或小腹拘急，痛引腹背，不能饮食。

（3）大建中汤：功用：温中散寒，降逆止痛。主治：中阳虚衰，阴寒内盛证。心胸中大寒痛，呕不能食，腹中寒，上冲皮起，见有头足，上下痛而不可触近，舌苔白滑，脉细紧，甚则肢厥脉伏。

7. 鉴别　小建中汤与理中丸皆为温中祛寒之剂。理中丸纯用温补，以温中健脾为主；小建中汤于温补之中配调理肝脾之品，重在温中补虚、缓急止痛。☆

吴茱萸汤 ☆

1. 组成　吴茱萸 9g，人参 9g，生姜 18g，大枣 4 枚。
2. 用法　水煎服。
3. 功用　温中补虚，降逆止呕。
4. 主治

（1）胃寒呕吐证：食谷欲呕，或兼胃脘疼痛，吞酸嘈杂，舌淡，脉沉弦而迟。

（2）肝寒上逆证：干呕吐涎沫，头痛，巅顶痛甚，舌淡，脉沉弦。

（3）肾寒上逆证：呕吐下利，手足厥冷，烦躁欲死，舌淡，脉沉细。

5. 组方原理　本方主证阳明寒呕、厥阴头痛及少阴吐利三证，其中以阳明寒呕与厥阴头痛为主，病机为中虚胃寒，胃失和降；或肝寒犯胃，浊气上逆。治宜温胃暖肝，降逆止呕。方中吴茱萸辛热，温胃暖肝，降逆止呕，行气止痛，故为君药；重用生姜温中降逆，温胃止呕之力，为臣。人参补气健脾，为佐药；大枣既助人参补脾气，又合生姜调脾胃，并调和诸药，为佐使。全方肝胃并治，温补兼行；主以温中降逆，佐以益气护津。

6. 鉴别

（1）吴茱萸汤与理中丸均有温中祛寒之功，治中焦虚寒证，理中丸侧重于脾气虚失健运，证以腹痛下利为主，兼可治脾虚不摄之失血、多涎等症；吴茱萸汤侧重于胃寒气逆，证以脘痛呕吐为主，兼治肝寒犯胃所致巅顶头痛等。

（2）吴茱萸汤与左金丸皆治肝木犯胃之呕吐。但吴茱萸汤所治为肝寒上犯于胃而导致的胃脘疼痛，吞酸嘈杂，呕吐涎沫等。左金丸所治则为肝火犯胃之嘈杂吞酸，呕吐口苦等。

三、回阳救逆

四逆汤

1. 组成　炙甘草 6g，干姜 6g，附子 15g。
2. 用法　水煎服。
3. 功用　回阳救逆。
4. 主治　少阴病，心肾阳衰寒厥证。四肢厥逆，恶寒蜷卧，神衰欲寐，面色苍白，腹痛下利，呕吐不渴，舌苔白滑，脉微细。以及太阳病误汗亡阳者。
5. 组方原理　本方所治为寒邪深入少阴所致的阴寒内盛，阳气衰微之证，又称阳衰寒厥证。属

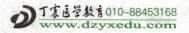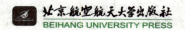

阳衰阴盛，虚阳有脱散之势，病情危笃，治当以大剂辛热纯阳之品破阴回阳而救逆。方中生附子大辛大热，走而不守，通行十二经脉，回阳救逆，破阴逐寒，为君药。干姜味辛性热，守而不走，温中散寒，助附子破阴回阳，为臣。炙甘草甘温，益气守中，解生附子之毒兼缓其峻烈之性，为佐使。全方中生附子配干姜，辛热峻烈，破阴回阳；姜、附配甘草，逐寒护阴，解毒纠偏。

6. 附方

（1）通脉四逆汤：功效为破阴回阳通脉。主治心肾阳衰，阴盛格阳证。下利清谷，里寒外热，手足厥逆，脉微欲绝，身反不恶寒，其人面色赤，或腹痛，或干呕，或咽痛，或利止脉不出者。

（2）四逆加人参汤：功效为回阳救逆，益气固脱。主治心肾阳衰，气脱阴伤证。四肢厥逆，恶寒蜷卧，脉微而复自下利，利虽止而余症仍在。

（3）白通汤：功效为破阴回阳，宣通上下。主治心肾阳衰，阴盛戴阳证。手足厥逆，下利，脉微，面赤者。

（4）参附汤：功效为益气回阳固脱。主治阳气暴脱证。四肢厥逆，冷汗淋漓，呼吸微弱，脉微欲绝。

7. 鉴别　四逆汤与参附汤均有回阳救逆之功，然四逆汤以生附子配干姜，偏于温壮元阳，破散阴寒，回阳救逆；参附汤则重用人参配炮附子，旨在峻补阳气以救暴脱。△☆

四、温经散寒

当归四逆汤

1. 组成　当归 9g，桂枝 9g，芍药 9g，细辛 3g，炙甘草 6g，通草 6g，大枣 8 枚。

2. 用法　水煎服。

3. 功用　温经散寒，养血通脉。

4. 主治　血虚寒厥证。手足厥寒，或腰、股、腿、足、肩臂疼痛，口不渴，舌淡苔白，脉沉细或细而欲绝。

5. 组方原理　本方所治之证，由营血亏虚，经脉感受寒邪所致，病机要点是血虚寒凝经脉，治宜温经养血、散寒通脉。方中当归养血活血，桂枝温经散寒，温通血脉，共为君药；细辛温经散寒，助桂枝通脉止痛，芍药养血和营，助当归补益营血，共为臣药；通草通经脉，畅血行，大枣、甘草健脾养血，同为佐药；甘草兼调药性，为使药。全方温经、养血、通脉并行，散寒通脉而不伤阴血。

6. 加减化裁　腰、股、腿、足冷痛甚，加制川乌加强散寒止痛；妇女月经后期或痛经，加川芎、乌药、香附活血行气止痛；男子寒疝、睾丸掣痛，牵引少腹冷痛，加乌药、小茴香等温肝行气止痛。△☆

黄芪桂枝五物汤 △☆

1. 组成　黄芪 9g，芍药 9g，桂枝 9g，生姜 18g，大枣 4 枚。

2. 用法　水煎服。

3. 功用　益气温经，和血通痹。

4. 主治　血痹。肌肤麻木不仁，微恶风寒，舌淡，脉微涩而紧。

5. 组方原理　本方所治血痹，多因营卫虚弱，腠理疏松，劳汗当风，风寒乘虚侵入经络，经脉闭阻，血行不畅而致，病机是营卫俱弱，邪客经络，气血痹阻；治宜益气助卫，温经散邪，和营通痹。方中黄芪为君，大补脾肺之气，固表实卫；桂枝发散风寒，温经通痹，二药相合，补中有散，温中寓通，芍药敛阴养血，和营通痹，调和营卫，疏散风邪，共为臣药；生姜助桂枝散风邪，大枣助黄芪、芍药益气血；姜、枣和营卫，调药性，共为佐使。全方益气温阳、祛风散寒、和营通痹同用，固表实卫而不留邪，祛邪除痹而不伤正。

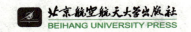

6. **鉴别**　当归四逆汤、黄芪桂枝五物汤均系桂枝汤演化而成。当归四逆汤由桂枝汤去生姜，倍大枣，加当归、通草、细辛而成，主治血虚受寒，寒凝经脉的手足逆冷及疼痛证。黄芪桂枝五物汤由桂枝汤去甘草，倍生姜，加黄芪而成；主治素体虚弱，微受风邪，邪滞血脉，凝涩不通所致肌肤麻木不仁之血痹。

阳和汤

1. **组成**　熟地黄 30g，麻黄 2g，鹿角胶 9g，炒白芥子 6g，肉桂 3g，甘草 3g，炮姜炭 2g。
2. **用法**　水煎服。
3. **功用**　温阳补血，散寒通滞。
4. **主治**　阴疽。如贴骨疽、脱疽、流注、痰核、鹤膝风等。患处漫肿无头，皮色不变，酸痛无热，口中不渴，舌淡苔白，脉沉细或迟细。
5. **组方原理**　本方为治疗阴证痈疽疮疡的代表方剂，治法当标本兼顾，温阳补血，散寒通滞。方中重用熟地黄温补营血，益精填髓，鹿角胶温肾阳，益精血，二者共为君药；肉桂、姜炭入血分，温阳散寒，温通血脉，为臣；白芥子辛温通散，可达皮里膜外，温化寒痰，通络散结；少量麻黄，辛温达表，宣通毛窍，开腠理而散寒凝，为佐药；生甘草解毒并调诸药，为佐使。全方温补营血与辛散通滞相伍，补不敛邪，散不伤正，相反相成。
6. **鉴别**　阳和汤与仙方活命饮均可治疮疡疖肿，但阳和汤所治属阴寒证，多由素体阳虚，营血不足，寒凝痰滞而成，温阳与补血并用，祛痰与通脉兼施。仙方活命饮所治属阳热证，由热毒内壅，血瘀痰结气滞而成，清热解毒之中，伍以活血行气、散结消肿之品。☆

历年考点串讲

温里剂的概念、适用范围、应用注意事项；常用温中祛寒剂、回阳救逆剂、温经散寒剂的组成、用法、功效、主治、加减化裁、类证鉴别等都是方剂学的重要内容，是考试必考内容，需重点复习温里剂。

常考的细节有：

1. 温里剂具有温里助阳、散寒通脉作用，治疗里寒证，属于"八法"中的"温法"。使用时必须辨别寒热之真假，真热假寒证禁用。素体阴虚或失血之人慎用。阴寒太盛或真寒假热，服药入口即吐者，可反佐少量寒凉药物，或热药冷服，避免格拒。

2. 理中丸的组成及主治。附子理中丸温阳祛寒，益气健脾，主治脾胃虚寒较甚，或脾肾阳虚证。桂枝人参汤温阳健脾，解表散寒，主治脾胃虚寒，复感风寒证。

3. 小建中汤、黄芪建中汤、当归建中汤、大建中汤的组成及主治。小建中汤与理中丸皆温中祛寒。理中丸纯用温补，以温中健脾为主；小建中汤于温补之中配调理肝脾之品，重在温中补虚、缓急止痛。

4. 吴茱萸汤组成：吴茱萸、人参、生姜、大枣。温中补虚，降逆止呕，主治胃寒呕吐证、肝寒上逆证，肾寒上逆证。与理中丸均温中祛寒，治中焦虚寒证，理中丸侧重脾气虚失健运；吴茱萸汤侧重胃寒气逆。与左金丸皆治肝木犯胃之呕吐。但吴茱萸汤所治为肝寒上犯于胃，左金丸所治则为肝火犯胃。

5. 四逆汤组成：炙甘草、干姜、附子。回阳救逆，主治少阴病，心肾阳衰寒厥证。与参附汤均回阳救逆，然四逆汤偏于温壮元阳，破散阴寒，回阳救逆；参附汤旨在峻补阳气以救暴脱。

6. 通脉四逆汤破阴回阳通脉，主治心肾阳衰，阴盛格阳证。四逆加人参汤回阳救逆，益

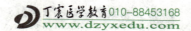

182

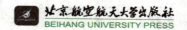

气固脱，主治心肾阳衰，气脱阴伤证。白通汤破阴回阳，宣通上下，主治心肾阳衰，阴盛戴阳证。参附汤益气回阳固脱，主治阳气暴脱证。

7. 当归四逆汤组成：当归、桂枝、芍药、细辛、炙甘草、通草、大枣。温经散寒，养血通脉，主治血虚寒厥证。

8. 黄芪桂枝五物汤组成：黄芪、芍药、桂枝、生姜、大枣。益气温经，和血通痹，主治血痹。当归四逆汤由桂枝汤去生姜，倍大枣，加当归、通草、细辛而成，主治血虚受寒，寒凝经脉的手足逆冷及疼痛证。黄芪桂枝五物汤由桂枝汤去甘草，倍生姜，加黄芪而成；主治素体虚弱，微受风邪，邪滞血脉，凝涩不通所致肌肤麻木不仁之血痹。

9. 阳和汤组成：熟地黄、麻黄、鹿角胶、炒白芥子、肉桂、甘草、炮姜炭。温阳补血，散寒通滞，主治阴疽。与仙方活命饮均可治疮疡疖肿，阳和汤所治属阴寒证，温阳与补血并用，祛痰与通脉兼施。仙方活命饮所治属阳热证，清热解毒之中，伍以活血行气、散结消肿之品。

第八节 补益剂

一、概 述

1. **适用范围** 凡以补养人体气、血、阴、阳等作用为主，用于治疗各种虚损病证的方剂，统称为补益剂，属于八法中的"补法"。根据病因不同，补益剂相应地分为补气、补血、气血双补、补阴、补阳、阴阳双补六类。气血、阴阳、脏腑之间存在着相生相依关系，通过补其所生而加强补虚扶弱之效，是补益剂遣药配伍的重要特点，具体体现在补气生血，阴阳互求，子虚补母，补益先后天几个方面。

2. **注意事项** 应用补益剂，一是明辨其证为但虚无邪，或以虚为主。二是辨别虚实之真假，治宜清热祛暑；暑病夹湿，酌情配伍祛湿之品；暑热耗气伤津，治宜祛暑清热、益气养阴。三是注意脾胃功能，必要时酌加健脾和胃、消导化滞之品，以资运化。

二、补 气

四君子汤

1. **组成** 人参、白术、茯苓各 9g，炙甘草 6g。
2. **用法** 水煎服。
3. **功用** 益气健脾。
4. **主治** 脾胃气虚证。面色萎白，语声低微，气短乏力，食少便溏，舌淡苔白，脉虚缓。
5. **组方原理** 本方所主为脾胃气虚证，治宜补益脾胃之气，以复运化受纳之功。方中人参健脾养胃，为君药；白术健脾燥湿，协同人参补气健脾，为臣；茯苓健脾渗湿，伍白术健脾除湿之功益彰，为佐药；炙甘草甘温益气，助人参、白术益气补中并调和药性，为佐使。全方甘温和缓，适脾欲缓喜燥之性。
6. **附方**
（1）异功散：功效为益气健脾，行气化滞。主治脾胃气虚兼气滞证。
（2）六君子汤：功效为益气健脾，燥湿化痰。主治脾胃气虚兼痰湿证。
（3）香砂六君子汤：功效为益气燥湿，行气温中。主治脾胃气虚，湿阻气滞证。

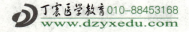 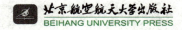

（4）保元汤：功效为益气温阳。主治虚损劳怯，元气不足。

参苓白术散

1. **组成** 莲子 9g，薏苡仁 9g，砂仁 6g，桔梗 6g，白扁豆 12g，茯苓 15g，人参 15g，炙甘草 10g，白术 15g，山药 15g。

2. **用法** 散剂，每服 6～10g，大枣煎汤送服；亦可作汤剂，加大枣 3 枚，水煎服。

3. **功用** 益气健脾，渗湿止泻。

4. **主治** 脾虚湿盛证。饮食不化，胸脘痞闷，肠鸣泄泻，四肢乏力，形体消瘦，面色萎黄，舌淡苔白腻，脉虚缓，亦可用治肺脾气虚，痰湿咳嗽。

5. **组方原理** 本方所主为脾胃气虚，纳运失司，湿蕴气阻内生之证。治宜补益脾胃，祛湿理气。方中人参、白术、茯苓益气健脾，燥湿渗湿，共为君药；山药、莲子肉益气补脾兼涩肠止泻，扁豆、薏苡仁健脾助运，除湿止泻，同为臣药；砂仁化湿醒脾，行气和胃，为佐；桔梗开宣肺气，通利水道，载诸药上行，炙甘草益气和中，调和诸药，俱为佐使；大枣煎汤调药，补益脾胃。全方补脾与祛湿合用，正邪兼顾；脾肺兼调，主在补脾，寓"培土生金"之义。

6. **鉴别** 参苓白术散由四君子汤加山药、莲子肉、白扁豆、薏苡仁、砂仁、桔梗而成。两方均有益气健脾之功，但四君子汤偏于补气健脾；参苓白术散则补气健脾与祛湿止泻合法，偏于治疗脾虚夹湿证，且能补益肺气，故亦适于肺虚久咳，食少便溏、咳喘少气。

补中益气汤

1. **组成** 黄芪 18g，炙甘草 9g，人参 6g，当归 3g，橘皮 6g，升麻 6g，柴胡 6g，白术 9g。

2. **用法** 水煎服。

3. **功用** 补中益气，升阳举陷。

4. **主治**

（1）脾胃气虚证：饮食减少，体倦肢软，少气懒言，面色萎黄，大便稀薄。脉虚软。

（2）气虚下陷证：脱肛，子宫脱垂，久泻，久痢，崩漏等，伴气短乏力，舌淡，脉虚。

（3）气虚发热证：身热自汗，渴喜热饮，气短乏力，舌淡，脉虚大无力。

5. **组方原理** 本方所主为脾气虚衰，升举固摄无力之证，病机要点为脾虚较甚，中气下陷，故治宜益气补脾，升阳举陷。方中重用黄芪为君，取其补中益气，升阳固表；人参、白术、炙甘草助君药补气健脾，同为臣药；当归养血和营，陈皮行气和胃，使诸药补而不滞，为佐药；少量升麻、柴胡升提下陷之中气，为佐使；炙甘草益气补中，调和诸药，亦为佐使药。全方补中益气，兼行和血、行滞；甘温补气升阳而能升陷除热。

生脉散

1. **组成** 麦冬 9g，五味子 6g，人参 9g（原著本方无用量）。

2. **用法** 水煎服。

3. **功用** 益气生津，敛阴止汗。

4. **主治**

（1）温热、暑热，耗气伤阴证。汗多神疲，体倦乏力，气短懒言，咽干口渴，舌干红少苔，脉虚数。

（2）久咳伤肺，气阴两虚证。干咳少痰，短气自汗，口干舌燥，脉虚细。

5. **组方原理** 本方所主系肺热久羁，或外感暑热而致气阴大伤，甚则元气虚脱之证，治以益气补肺，滋阴生津，敛汗生脉。方中人参为君药，补脾肺之气，兼可生津；麦冬为臣药，滋阴润肺，清除热邪，与人参同用，气阴双补；五味子为佐药，益气生津，敛阴止汗，与二药相伍，固气津之外泄，复气阴之耗损。三药同用，人参复气虚之本，五味子固气泄之标，麦冬滋不足之阴。

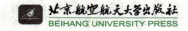

6. **鉴别**　生脉散与竹叶石膏汤均可治热病后期，气阴两伤，余热未尽之证。竹叶石膏汤清热之力较强，兼益气养阴，降逆和胃；生脉散重在益气养阴，生津止渴，敛阴止汗，适于热病后期，气阴两伤之重证。△☆

玉屏风散◇ ☆

1. **组成**　防风 15g，黄芪、白术各 30g。
2. **用法**　散剂，每服 6 ～ 9g；亦可作汤剂，水煎服。
3. **功用**　益气固表止汗。
4. **主治**　表虚自汗。汗出恶风，面色㿠白，舌淡，苔薄白，脉浮虚，亦治虚人腠理不固，易感风邪。
5. **组方原理**　本方所主证由肺卫气虚，腠理失固所致，治当益气实卫，固表止汗。方中黄芪为君药，外可固表止汗，内可补脾肺之气；白术益气健脾，培土生金，为臣药；黄芪白术合用，补肺气而实肌表，汗不致外泄，邪不易内侵；佐以少量防风走表而祛风邪，黄芪得防风，固表而不留邪，防风得黄芪，祛邪而不伤正；煎药时加少量大枣，加强益气补虚之力。
6. **鉴别**　玉屏风散和桂枝汤均治表虚自汗，但桂枝汤所治之自汗是由外感风寒，营卫不和所致，此表虚乃与麻黄汤之表实相对而言；玉屏风散所治之自汗是因卫气虚弱，腠理不固所致。二者均有汗出恶风，但桂枝汤证当见发热、鼻鸣、身痛等外感症状。☆

完带汤△ ☆

1. **组成**　土炒白术 30g，炒山药 30g，人参 6g，炒白芍 15g，车前子 9g，苍术 9g，甘草 3g，陈皮 2g，黑芥穗 2g，柴胡 2g。
2. **用法**　水煎服。
3. **功用**　补脾疏肝，化湿止带。
4. **主治**　脾虚肝郁，湿浊下注之带下证。带下色白，清稀无臭，倦怠便溏，舌淡苔白，脉缓或濡弱。
5. **组方原理**　本方所治为脾虚肝郁，带脉失约，湿浊下注之白带。病机为脾虚失运，肝气不舒，湿浊下注；治宜补脾疏肝，化湿止带。方中白术燥湿运脾，山药固涩止带，重用白术、山药益气补脾，为君药；人参补中益气，苍术燥湿运脾，白芍柔肝抑木，同为臣药；陈皮理气和中，车前子渗利湿浊，导湿邪由小便而去，柴胡、芥穗辛温升散，得白术升脾胃清阳，配白芍疏肝气之郁，俱为佐药；甘草益气补中，调和药性，为佐使。全方寓补于散，寄消于升；扶土畅木，肝脾同治。△☆
6. **鉴别**　完带汤与参苓白术散均具补脾祛湿之功。但完带汤以补脾祛湿之药配伍疏肝止带之品，主治脾虚肝郁，湿浊下注之带下；参苓白术散在益气健脾的基础上，又增渗湿止泻之功，主治脾胃气虚夹湿之泄泻。☆

三、补　血

四物汤

1. **组成**　白芍 9g，当归 9g，熟地黄 12g，川芎 6g。
2. **用法**　水煎服。
3. **功用**　补血调血。
4. **主治**　营血虚滞证。头晕目眩，心悸失眠，面色无华，或妇人月经不调，量少或经闭不行，脐腹作痛，舌淡，脉细弦或细涩。
5. **组方原理**　本方证原为外伤"重伤肠内有瘀血者"而设，后世多用于血虚血滞者。病机为营血虚滞，脏腑形体失濡，故治宜补血行滞。方中熟地黄为君药，味厚滋腻，滋阴补血；当归为臣药，

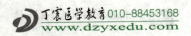

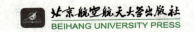

补血活血，助熟地黄补血之力，又行营血之滞；白芍养血柔肝，缓急止痛，川芎活血行气，与当归相伍畅行营血之力益彰，两者同为佐药。全方动静结合，补而不滞，温而不燥，滋而不腻。

6. **加减化裁** 气虚，加人参、黄芪补气生血；瘀滞重，白芍易为赤芍，加桃仁、红花增强活血祛瘀；血虚有寒，加肉桂、炮姜、吴茱萸等温通血脉；血虚有热，熟地黄易生地黄，加黄芩、牡丹皮清热凉血；妊娠胎漏，加阿胶、艾叶止血安胎。

7. **附方**

（1）胶艾汤：功用为养血止血，调经安胎；主治妇人冲任虚损，血虚有寒证。

（2）圣愈汤：功用为益气，补血，摄血；主治妇女月经先期而至，量多色淡，精神倦怠，四肢乏力。

（3）桃红四物汤：功用为养血活血；主治血虚兼血瘀证。

（4）补肝汤：功用为养血柔肝，活血调经；主治肝血不足。

当归补血汤

1. **组成** 黄芪 30g，当归 6g。
2. **用法** 水煎服。
3. **功用** 补气生血。
4. **主治** 血虚发热证。肌热面赤，烦渴欲饮，脉洪大而虚，重按无力。亦治妇人经后血虚发热头痛，或疮疡溃后，久不愈合。
5. **组方原理** 本方证由阴血亏虚，阳浮于外所致。方中黄芪补气固表，重用为君，急固将散亡之阳气，补气亦助生血之功，使阳生阴长，气旺血充；少量当归养血和营，补虚治本为臣。全方重用甘温以补气，阳生阴长以生血，药简效宏。

归脾汤

1. **组成** 白术、茯神、黄芪、龙眼肉、酸枣仁各 18g，人参、木香各 9g，炙甘草 6g，当归 3g，蜜炙远志 3g。
2. **用法** 加生姜 大枣，水煎服。
3. **功用** 益气补血，健脾养心。
4. **主治**

（1）心脾气血两虚证。心悸怔忡，健忘失眠，盗汗虚热，食少体倦，面色萎黄，舌淡，苔薄白，脉细弱。

（2）脾不统血证。便血，皮下紫癜，妇女崩漏，月经超前，量多色淡，或淋漓不止，舌淡，脉细弱。

5. **组方原理** 本方主证为心脾两虚之证，治当益气健脾助统运，补血养心以安神。方中人参补气生血，养心益脾，龙眼肉补益心脾，养血安神，共为君药；黄芪、白术助人参益气补脾，当归助龙眼肉养血补心，同为臣药；茯苓、远志、酸枣仁宁心安神；木香行气醒脾，与补气养血药配伍，使之补而不滞，俱为佐药；炙甘草益气补中，调和诸药，为佐使；煎药时少加生姜、大枣调和脾胃，以资生化。全方心脾同治，重在补脾；气血并补，重在益气。

6. **加减化裁** 若面色无华、头晕心悸甚，加熟地黄、阿胶等增强补血；崩漏下血兼少腹冷痛、四肢不温，加艾叶炭、炮姜炭温经止血；崩漏下血兼口干舌燥、盗汗，加生地黄炭、阿胶珠、棕榈炭清热止血。△☆

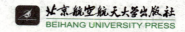

四、气血双补

炙甘草汤

1. **组成** 炙甘草12g，生姜9g，人参6g，生地黄50g，桂枝9g，阿胶6g，麦门冬10g，麻仁10g，大枣10枚。

2. **用法** 水酒各半煎服，阿胶烊化。

3. **功用** 滋阴养血，益气温阳，复脉定悸。

4. **主治**

（1）阴血不足，阳气虚弱证。脉结代，心动悸，虚羸少气，舌光少苔，或质干而瘦小者。

（2）虚劳肺痿。咳嗽，涎唾多，形瘦短气，虚烦不眠，自汗盗汗，咽干舌燥，大便干结，脉虚数。

5. **组方原理** 本方主证为伤寒脉结代，心动悸，由阴血不足，阳气虚弱所致。治宜滋阴养血，益气补肺。方中炙甘草补气生血，养心益脾，生地黄滋阴补血，充脉养心，重用两药益气养血以复脉之本，共为君药；人参、大枣补益心脾，补脾化血之功益著，阿胶、麦冬、麻仁甘润养血，配生地黄滋心阴，养心血，充血脉，同为臣药；桂枝、生姜辛温，温心阳，通血脉，使气血流畅脉气接续，俱为佐药，原方煎煮时加入清酒，酒性之辛热助诸药温通血脉。全方气血阴阳并补，心脾肺肾兼调；寓通散于补养之中，补而不滞。

6. **加减化裁** 舌光而萎，易生地黄为熟地黄，加强滋补阴血之；心悸怔忡较甚，加酸枣仁、柏子仁等助养心安神定悸，或加珍珠母、磁石增重镇安神之功；虚劳肺痿，阴伤肺燥较著，酌减桂枝、生姜、酒，防温药耗阴劫液。☆

7. **附方** 加减复脉汤 功用：滋阴养血，生津润燥；主治温热病后期，邪热久羁，阴液亏虚证。症见身热面赤，口干舌燥，脉虚大，手足心热甚于手足背者。☆

8. **鉴别** 炙甘草汤与生脉散均可补肺气，养肺阴，用于治疗肺气阴两虚之久咳不止。但炙甘草汤偏于益气养阴，不擅于敛肺止咳，侧重温补，重在治本；生脉散益气养阴之力稍逊，但方中配伍收敛固涩之药，擅于止咳，偏于清补。☆

八珍汤

1. **组成** 当归、川芎、熟地黄、白芍、人参、甘草、茯苓、白术各15g。

2. **用法** 加生姜5片，大枣1枚，水煎服。

3. **功用** 益气补血。

4. **主治** 气血两虚证。面色萎白或无华，头晕目眩，四肢倦怠，气短懒言，心悸怔忡，饮食减少，舌淡苔薄白，脉细弱或虚大无力。

5. **组方原理** 本方所主多系久病失治或病后失调，或失血过多引起的气血两虚证，治宜益气与补血并施。方中人参、熟地黄为君药，益气补血；白术助人参益气补脾，当归辅熟地黄补益阴血，为臣药；白芍养血益阴，川芎活血行气，使补而不滞，茯苓健脾渗湿，炙甘草益气补中，俱为佐药；甘草调和药性，兼为使药；煎加生姜、大枣，调脾胃而和诸药。众药合用，共收双补之功。

6. **鉴别** 十全大补汤、人参养荣汤与八珍汤皆具益气补血之功，主治气血两虚证。十全大补汤为八珍汤加黄芪、肉桂，增强补气温阳之力，使阳生阴长，治疗气血俱虚而偏寒者。人参养荣汤为十全大补汤去川芎，加远志、陈皮、五味子，增宁心安神之功。

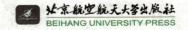

五、补　阴

六味地黄丸

1. **组成**　熟地黄 24g，山萸肉、干山药各 12g，泽泻、牡丹皮、茯苓各 9g。
2. **用法**　蜜丸，每服 9g，2～3 次；亦可作汤剂，水煎服。
3. **功用**　填精滋阴补肾。
4. **主治**　肾阴精不足证。腰膝酸软，头晕目眩，视物昏花，耳鸣耳聋，盗汗，遗精，消渴，骨蒸潮热，手足心热，舌燥咽痛，牙齿动摇，足跟作痛，以及小儿囟门不合，舌红少苔，脉沉细数。
5. **组方原理**　本方证系肾阴亏虚，虚火内扰所致，病机为肾虚精亏，虚热内扰。治宜滋阴补肾为主，"壮水之主，以制阳光"。方中重用熟地黄为君药，质润入肾，滋阴补肾，填精益髓；山茱萸补益肝肾，涩精敛汗，山药补益脾阴，益肾涩精，合熟地黄滋阴益肾之力益彰，共为臣药；肝脾肾三阴并补，是为"三补"；泽泻利湿泄浊，防熟地黄之滋腻，茯苓淡渗脾湿，助山药健脾，与泽泻共泻湿浊，助真阴得复其位，牡丹皮清泄虚热，制山萸肉之温涩，三药称为"三泻"，均为佐药。全方三阴并补，主补少阴；三补三泻，以补为主。
6. **加减化裁**　若骨蒸潮热，加黄柏、知母增强清热降火；腰膝酸软甚，加杜仲、牛膝、桑寄生益肾壮骨；头晕目眩，加生龙骨、生牡蛎、石决明等平肝潜阳；兼食少乏力，加白术、砂仁、陈皮等健脾和胃。
7. **附方**
（1）知柏地黄丸即六味地黄丸加知母、黄柏，功用滋阴降火，主治肝肾阴虚，虚火上炎证。
（2）杞菊地黄丸即六味地黄丸加枸杞子、菊花，功用滋肾养肝明目，主治肝肾阴虚证。
（3）都气丸即六味地黄丸加五味子，功用滋肾纳气，主治肺肾两虚证。
（4）麦味地黄丸即六味地黄丸加麦冬、五味子，功用滋补肺肾，主治肺肾阴虚证。

大补阴丸△ ☆

1. **组成**　黄柏、知母各 12g，熟地黄、龟板各 8g。
2. **用法**　蜜丸，每服 9g，淡盐汤送服；亦可作汤剂，水煎服。
3. **功用**　滋阴降火。
4. **主治**　阴虚火旺证。骨蒸潮热，盗汗遗精，咳嗽咯血，心烦易怒，足膝疼热或痿软，舌红少苔，尺脉数而有力。
5. **组方原理**　本方证为阴精亏损，阴不制阳之阴虚火旺证。治宜降阴火，补肾水。方中熟地黄益精填髓，龟板滋阴潜阳，共用补肾壮水之功尤著，重用为君药；臣药为苦寒之黄柏、知母，清热泻火；猪脊髓以髓补髓，蜂蜜甘润以制黄柏之苦燥，共为佐使。全方培本清源，标本兼顾，以滋阴培本为主。
6. **加减化裁**　骨蒸潮热较重，加银柴胡、地骨皮清热除蒸；遗精盗汗重，加芡实、金樱子、沙苑子等涩精止遗；足膝疼热重，加牛膝补肝肾，引火下行；若咯血较重，加白茅根、栀子炭等凉血止血。
7. **鉴别**　大补阴丸和六味地黄丸均属于滋阴降火方剂，六味地黄丸以滋阴补肾为主，补重于泻，降火之力不够，适于阴虚重虚火轻；大补阴丸滋阴与降火并重，适于阴虚火旺俱甚。☆

一贯煎

1. **组成**　北沙参、麦冬、当归身各 9g，生地黄 18g，枸杞子 9g，川楝子 6g（原著本方无用量）。
2. **用法**　水煎服。
3. **功用**　滋阴疏肝。
4. **主治**　肝肾阴虚，肝气郁滞证。胸脘胁痛，吞酸吐苦，咽干口燥，舌红少津，脉细弱或虚弦，

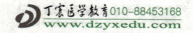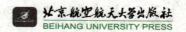

亦治疝气瘕聚。

5. **组方原理**　本方主证肝阴不足，肝气郁滞，治宜滋补肝阴，柔肝疏郁。方中重用生地黄君药，滋阴养血，补益肝肾；枸杞子滋阴补肝，当归补血养肝活血，北沙参、麦冬滋养肺胃，补阴生津，俱为臣药；川楝子为佐药，疏肝清热，行气止痛，与甘寒滋阴相配，无苦燥化阴之弊。全方大队甘凉柔润，少佐苦辛，寓疏于养，滋养而不滞气，疏肝又不耗阴。

6. **鉴别**　一贯煎与逍遥散均能疏肝理气，主治肝郁不疏之胁痛。但逍遥散疏肝养血健脾并重，主治肝郁兼血虚、脾虚之胁肋疼痛，常兼有头痛目眩、神疲食少等症；一贯煎重在滋养肝肾之阴，主治阴虚气滞之胁肋疼痛，而见咽干口燥、吞酸吐苦者。

六、补　阳

肾气丸

1. **组成**　干地黄24g，薯蓣、山茱萸各12g，泽泻、茯苓、牡丹皮各9g，桂枝、炮附子各3g。
2. **用法**　蜜丸，每服6g，每天2次，白酒或淡盐汤送下；亦可作汤剂，水煎服。
3. **功用**　补肾助阳，化生肾气。
4. **主治**　肾阳气不足证。腰痛脚软，身半以下常有冷感，少腹拘急，小便不利，或小便反多，入夜尤甚，阳痿早泄，舌淡而胖，脉虚弱，尺部沉细；以及痰饮，水肿，消渴，脚气，转胞等。
5. **组方原理**　本方所主为肾阳不足，气不化水之证，治宜补肾助阳，辅以化气行水，所谓"益火之源，以消阴翳"。方中附子、桂枝温肾补阳，桂枝兼可化气行水，二药相配，温补肾阳以助气化，共为君药；干地黄补肾填精，山茱萸、山药补肝脾肾而滋阴，共为臣药；方中补阳之品用量较小，乃"少火生气"之义，佐以泽泻、茯苓利水渗湿，合桂枝化气行水；牡丹皮活血化瘀，合桂枝行血分之滞。全方少量温阳补火药与大队滋阴益精药为伍，旨在阴中求阳，精中求气；主以补虚，兼行通利，有调补之巧。
6. **加减化裁**　方中干地黄，现多用熟地黄；桂枝改用肉桂，如此则温补肾阳之功增强；若夜尿多，加覆盆子温肾缩尿；小便频数、面白体羸，加补骨脂、鹿茸等增强温阳；若用于阳痿，酌加淫羊藿、补骨脂、巴戟天等壮肾起痿。
7. **附方**　加味肾气丸由肾气丸加车前子、牛膝而成，方中熟地黄用量锐减，附子用量倍增，功效温肾化气，利水消肿。主治肾阳亏虚之水肿。腰重脚肿，小便不利。

七、阴阳双补

地黄饮子

1. **组成**　熟干地黄18g，巴戟、山茱萸、石斛、酒肉苁蓉9g，炮附子、五味子、官桂、茯苓、麦门冬、菖蒲、远志各6g（原著本方无用量）。
2. **用法**　加生姜5片，大枣1枚，薄荷2g，水煎服。
3. **功用**　滋肾阴，补肾阳，开窍化痰。
4. **主治**　喑痱。舌强不能言，足废不能用，口干不欲饮，足冷面赤，脉沉细弱。
5. **组方原理**　本证病机要点为下元虚衰，虚阳上浮，痰浊阻窍。治宜温补下元，兼以化痰开窍。"喑"是指舌强不能言语，"痱"是指足废不能行走。方用熟地黄、山茱萸滋补肾阴，肉苁蓉、巴戟天温壮肾阳，阴阳双补，益肾填精，共为君药；肉桂、附子温壮肾阳，协温暖下元，引火归原，石斛、麦冬、五味子滋养肺肾，金水相生，壮水济火，均为臣药；茯苓、远志、石菖蒲化痰开窍，交通心肾，为佐；煎加生姜、大枣和中调药，功兼佐使。诸药合用，滋补肾阴，温养肾阳，交通心肾，化痰开窍。

6. 加减化裁　方中干地黄，现多用熟地黄；桂枝改用肉桂，如此则温补肾阳之功增强；若夜尿多，加覆盆子温肾缩尿；小便频数、面白体羸，加补骨脂、鹿茸等增强温阳；若用于阳痿，酌加淫羊藿、补骨脂、巴戟天等壮阳起痿。

七宝美髯丹 △ ☆

1. **组成**　赤何首乌、白何首乌各 500g，赤茯苓、白茯苓各 500g，牛膝、当归、枸杞子、菟丝子各 250g，补骨脂 120g。
2. **用法**　为蜜丸，每服 9g，每天 2 服，淡盐水送服。
3. **功用**　补益肝肾，乌发壮骨。
4. **主治**　肝肾不足证。须发早白，脱发，齿牙动摇，腰膝酸软，梦遗滑精，肾虚不育等。
5. **组方原理**　本方主证由肝肾不足所致，治宜养肝补肾。方中重用赤、白何首乌补肝肾，益精血，乌须发，壮筋骨，为君药；赤、白茯苓补脾益气，宁心安神，以人乳制用，滋补之力大，而为臣药；佐以枸杞子、菟丝子补肝肾，益精血，当归补血养肝，牛膝补肝肾，强筋骨，活血脉，四味皆用酒浸，助药力上行；少佐补骨脂补肾温阳，固精止遗。全方平补肝肾，滋补精血，佐以温阳，久服无偏胜之弊。

历年考点串讲

补益剂的概念、适用范围、应用注意事项；常用补气剂、补血剂、气血双补剂、补阳剂、补阴剂、阴阳双补剂的组成、用法、功效、主治等都是方剂学的重要内容，是考试必考内容，需重点复习。

常考的细节有：

1. 补益剂以补养人体气、血、阴、阳等作用为主，属八法中的"补法"。应用补益剂，一是明辨其证为但虚无邪，或以虚为主；二是辨别虚实之真假。

2. 四君子汤组成：人参、白术、茯苓、炙甘草。益气健脾，主治脾胃气虚证。六君子汤益气健脾，燥湿化痰，主治脾胃气虚兼痰湿证。香砂六君子汤益气燥湿，行气温中，主治脾胃气虚，湿阻气滞证。保元汤益气温阳，主治虚损劳怯，元气不足。

3. 参苓白术散组成：莲子、薏苡仁、砂仁、桔梗、白扁豆、茯苓、人参、炙甘草、白术、山药。益气健脾，渗湿止泻，脾虚湿盛证。全方补脾与祛湿合用，主在补脾，寓"培土生金"之义。由四君子汤加山药、莲子肉、白扁豆、薏苡仁、砂仁、桔梗而成。四君子汤偏于补气健脾；参苓白术散补气健脾与祛湿止泻合法，偏于治疗脾虚夹湿证。

4. 补中益气汤组成：黄芪、炙甘草、人参、当归、橘皮、升麻、柴胡、白术。补中益气，升阳举陷，主治脾胃气虚证、气虚下陷证、气虚发热证。

5. 生脉散组成：麦冬、五味子、人参。益气生津，敛阴止汗，主治温热、暑热，耗气伤阴证；久咳伤肺，气阴两虚证。与竹叶石膏汤均治热病后期，气阴两伤，余热未尽之证。竹叶石膏汤清热之力较强，生脉散重在益气养阴，适于热病后期，气阴两伤之重证。

6. 玉屏风散组成：防风、黄芪、白术。益气固表止汗，主治表虚自汗。和桂枝汤均治表虚自汗，但桂枝汤所治之自汗是由外感风寒，营卫不和所致，此表虚乃与麻黄汤之表实相对而言；玉屏风散所治之自汗是因卫气虚弱，腠理不固所致。

7. 完带汤组成：土炒白术、炒山药、人参、炒白芍、车前子、苍术、甘草、陈皮、黑芥穗、柴胡。补脾疏肝，化湿止带，主治脾虚肝郁，湿浊下注之带下证。全方寓补于散，寄消于升；

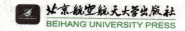

扶土畅木，肝脾同治。与参苓白术散均补脾祛湿，但完带汤以补脾祛湿之药配伍疏肝止带之品，参苓白术散在益气健脾的基础上，又增渗湿止泻之功。

8. 四物汤组成：白芍、当归、熟地黄、川芎。补血调血，主治营血虚滞证。胶艾汤养血止血，调经安胎，主治妇人冲任虚损，血虚有寒证。圣愈汤益气，补血，摄血，主治妇女月经先期而至，量多色淡，精神倦怠，四肢乏力。桃红四物汤养血活血，主治血虚兼血瘀证。补肝汤养血柔肝，活血调经，主治肝血不足。

9. 当归补血汤组成：黄芪、当归。补气生血，主治血虚发热证。

10. 归脾汤组成：白术、茯神、黄芪、龙眼肉、酸枣仁、人参、木香，炙甘草，当归，蜜炙远志。益气补血，健脾养心，主治心脾气血两虚证、脾不统血证。

11. 炙甘草汤组成：炙甘草、生姜、人参、生地黄、桂枝、阿胶、麦门冬、麻仁、大枣。滋阴养血，益气温阳，复脉定悸，主治阴血不足，阳气虚弱证；虚劳肺痿。加减复脉汤滋阴养血，生津润燥，主治温热病后期，邪热久羁，阴液亏虚证。炙甘草汤与生脉散均补肺气，养肺阴，用治疗肺气阴两虚之久咳。但炙甘草汤偏于益气养阴，侧重温补；生脉散擅于止咳，偏于清补。

12. 八珍汤组成：当归、川芎、熟地黄、白芍、人参、甘草、茯苓、白术。益气补血，主治气血两虚证。十全大补汤、人参养荣汤与八珍汤皆具益气补血之功，主治气血两虚证。十全大补汤为八珍汤加黄芪、肉桂，增强补气温阳之力。人参养荣汤为十全大补汤去川芎，加远志、陈皮、五味子，增宁心安神之功。

13. 六味地黄丸组成：熟地黄、山萸肉、干山药、泽泻、牡丹皮、茯苓。填精滋阴补肾，主治肾阴精不足证。熟地黄、山茱萸、山药；肝脾肾三阴并补，是为"三补"；泽泻、茯苓、牡丹皮，称为"三泻"。知柏地黄丸即六味地黄丸加知母、黄柏，滋阴降火，主治肝肾阴虚，虚火上炎证。杞菊地黄丸即六味地黄丸加枸杞子、菊花，滋肾养肝明目，主治肝肾阴虚证。都气丸即六味地黄丸加五味子，滋肾纳气，主治肺肾两虚证。麦味地黄丸即六味地黄丸加麦冬、五味子，功用滋补肺肾，主治肺肾阴虚证。

14. 大补阴丸组成：黄柏、知母、熟地黄、龟板。滋阴降火。主治阴虚火旺证。和六味地黄丸均属于滋阴降火方剂，六味地黄丸以滋阴补肾为主，补重于泻，大补阴丸滋阴与降火并重。

15. 一贯煎组成：北沙参、麦冬、当归身、生地黄、枸杞子、川楝子。滋阴疏肝，主治肝肾阴虚，肝气郁滞证。与逍遥散均疏肝理气，但逍遥散疏肝养血健脾并重，主治肝郁兼血虚、脾虚之胁肋疼痛；一贯煎重在滋养肝肾之阴，主治阴虚气滞之胁肋疼痛。

16. 肾气丸组成：干地黄、薯蓣、山茱萸、泽泻、茯苓、牡丹皮、桂枝、炮附子。补肾助阳，化生肾气，主治肾阳气不足证。方中补阳之品用量较小，乃"少火生气"之义。加味肾气丸由肾气丸加车前子、牛膝而成，温肾化气，利水消肿，主治肾阳亏虚之水肿，腰重脚肿，小便不利。

17. 地黄饮子组成：熟干地黄、巴戟、山茱萸、石斛、酒肉苁蓉、炮附子、五味子、官桂、茯苓、麦门冬、菖蒲、远志。滋肾阴，补肾阳，开窍化痰，主治喑痱。"喑"是指舌强不能言语，"痱"是指足废不能行走。

18. 七宝美髯丹组成：赤何首乌、白何首乌、赤茯苓、白茯苓、牛膝、当归、枸杞子、菟丝子、补骨脂。补益肝肾，乌发壮骨，主治肝肾不足证。

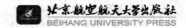

第九节 固涩剂

一、概 述

1. 适用范围 凡以收敛固涩作用为主，用于治疗气、血、精、津耗散滑脱病证的方剂，统称为固涩剂。属于"十剂"中"涩可去脱"范畴。自汗盗汗、久咳不止、泻痢不止、遗精滑泄、小便失禁、血崩带下等属正气虚者，皆为其适用范围。

2. 注意事项 固涩剂为正虚无邪者而专，如外邪未去，则不宜过早使用，以免有闭门留寇之弊。病证属邪实者，如热病汗出、痰饮咳嗽、火扰遗泄、伤食泄泻、热痢初起，以及实热崩中带下等，均非所用。

二、固表止汗△☆

牡蛎散

1. 组成 黄芪、麻黄根、牡蛎各 15g。

2. 用法 加小麦或浮小麦 15g，水煎服。

3. 功用 敛阴止汗，益气固表。

4. 主治 自汗、盗汗证。自汗，盗汗，夜卧尤甚，久而不止，心悸惊惕，短气烦倦，舌淡红，脉细弱。

5. 组方原理 本方主证为体虚卫外不固，又复阴伤心阳不潜之自汗、盗汗，治当敛阴止汗，益气固表为法。方中煅牡蛎敛阴潜阳，收涩止汗；生黄芪益气实卫，固表止汗，二药相合标本兼顾，共为君药；麻黄根收敛止汗，为臣药；小麦养气阴，除虚烦，退虚热，为佐药。全方配合，涩补并用，标本兼顾，以敛汗治标为主。

6. 鉴别 牡蛎散与玉屏风散均能益气固表止汗，治疗气虚不固之自汗证。牡蛎散补敛并用，重在敛阴潜阳，收敛止汗之力较强，常用于治疗卫外不固，兼有心阳不潜的自汗、盗汗；玉屏风散则以补气为主，以补为固，补虚之力较强，且黄芪、防风相配，补中寓散，常用于气虚卫外不固之自汗，或治虚人易感风邪。☆

三、涩肠固脱

真人养脏汤

1. 组成 人参、当归、白术各 6g，肉豆蔻 8g，肉桂、炙甘草各 6g，白芍 2g，木香 3g，诃子 9g，罂粟壳 9g。

2. 用法 水煎服。

3. 功用 涩肠固脱，温补脾肾。

4. 主治 久泻久痢，脾肾虚寒证。大便滑脱不禁，甚则脱肛坠下，腹痛或下痢赤白，或便脓血，里急后重，日夜无度，不思饮食，舌淡苔白，脉沉迟细。

5. 组方原理 本方主证为久泻久痢，滑脱不禁。证虽以脾肾虚寒为本，但泻痢滑脱不禁，精微外泄，脏气已虚，急则治标，故治以涩肠固脱为主，温补脾肾为辅。方中罂粟壳重用为君，涩肠止泻，功专敛肺涩肠固肾；肉豆蔻温脾暖胃，涩肠止泻，诃子苦酸温涩，涩肠止泻，同为臣药；肉桂温肾暖脾，人参、白术益气健脾，合用温补脾肾以治本，当归、白芍养阴和营，木香行气醒脾，使全方涩补不滞，上药俱为佐药；甘草健脾益气，合参、术补中益气，合芍药缓急止痛，并调和诸药，为佐使药。全方

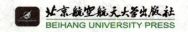

涩补并用，以涩为主；标本同治，重在治标；脾肾兼顾，补脾为主；涩中寓通，补而不滞。

四神丸△☆

1. **组成**　肉豆蔻 6g，补骨脂 12g，五味子 6g，吴茱萸 3g。
2. **用法**　丸剂，每服 6～9g，每天 2 次，用淡盐汤或温开水送服；亦作汤剂，加姜 6g，大枣 10 枚，水煎服。
3. **功用**　温肾暖脾，固肠止泻。
4. **主治**　脾肾阳虚之五更泻。五更泄泻，不思饮食，食不消化，或久泻不愈，腹痛喜温，腰酸肢冷，神疲乏力，舌淡，苔薄白，脉沉迟无力。
5. **组方原理**　本方主治之肾泄为命门火衰，火不暖土所致，病机为脾肾阳虚，肠道失固；治当温肾暖脾，涩肠止泻。方中补骨脂温补命门之火以温养脾土，重用为君药；臣以肉豆蔻温脾暖胃，涩肠止泻；吴茱萸温脾暖肾以散寒，五味子固肾涩肠以止泻，二者同为佐药；姜、枣同煮，取枣肉为丸，意在温补脾胃，鼓舞运化，为佐使药。全方温热与酸涩并用，以温补治本为主；脾肾兼顾，重在补火暖土。
6. **鉴别**　四神丸与理中丸均可治疗泄泻，但四神丸以补骨脂为君，重在温补命门之火，以温肾为主，兼暖脾涩肠，主治命门火衰、火不生土所致之五更泻；理中丸以干姜为君，配伍人参，重在温中祛寒，补益脾胃，主治中焦虚寒之脘腹冷痛，大便泄泻。☆

四、涩精止遗

金锁固精丸

1. **组成**　沙苑蒺藜、芡实、莲须各 12g，煅龙骨、煅牡蛎各 6g。
2. **用法**　丸剂，每服 9g，每天 2 次，淡盐汤或开水送下；亦可作汤剂，加入莲子肉 10g，水煎服。
3. **功用**　补肾涩精。
4. **主治**　肾虚不固之遗精。遗精滑泄，腰痛耳鸣，四肢酸软，神疲乏力，舌淡苔白，脉细弱。
5. **组方原理**　本方所治为肾虚精关不固，治宜补肾涩精。方中沙苑蒺藜为君药，甘温入肾，补肾固精；臣以芡实、莲须益肾固精，补脾气充养先天，君臣相伍，补肾固精之力益彰；佐以煅龙骨、煅牡蛎收敛涩精，更以莲子粉糊丸，助诸药补肾固精，养心清心，诸药相合交通心肾，同为佐。全方集诸补肾涩精之品于一方，重在固精，兼调补心肾，标本兼顾。

桑螵蛸散 △☆

1. **组成**　桑螵蛸、远志、石菖蒲、龙骨、人参、茯神、当归、龟甲各 10g。
2. **用法**　共研细末，每服 6g，睡前以人参汤调下；亦可作汤剂，水煎服。
3. **功用**　调补心肾，固精止遗。
4. **主治**　心肾两虚之尿频或遗尿、遗精证。小便频数，或尿如米泔色，或遗尿，或滑精，心神恍惚，健忘，舌淡苔白，脉细弱。
5. **组方原理**　本方证由心肾两虚，水火不交而致，病机为肾虚不摄，心气不足，水火失交。治宜调补心肾，涩精止遗。方中桑螵蛸补肾助阳，固精止遗，为君药；龙骨收敛固涩，镇心安神，龟甲益肾滋阴，养血补心，人参补心气，安心神，同为臣药；茯神养心安神，合人参补益心气，当归补心血，合人参补益气血；石菖蒲、远志安神定志，交通心肾，共为佐药。全方涩补并行，心肾同调，标本兼治。

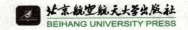

五、固崩止带

固冲汤

1. **组成**　炒白术 30g，黄芪 18g，煅龙骨 24g，煅牡蛎 24g，山萸肉 24g，生杭芍 12g，海螵蛸 12g，茜草 9g，棕榈炭 6g，五倍子 1.5g。

2. **用法**　水煎服。

3. **功用**　益气健脾，固冲摄血。

4. **主治**　脾肾虚弱，冲脉不固证。血崩或月经过多，或漏下不止，色淡质稀，心悸气短，神疲乏力，腰膝酸软，舌淡，脉细弱。

5. **组方原理**　本方是为肾虚不固，脾虚不摄，冲脉滑脱之崩漏而设，证属脾肾两虚，冲脉滑脱，当急治其标，以固冲摄血为主，辅以补脾益肾为法。方中山萸肉补益肝肾，固冲止血，重用为君；煅龙骨、煅牡蛎收敛固涩以止血，白术、黄芪补气健脾以摄血，同为臣药；佐以棕榈炭、五倍子、海螵蛸、茜草收敛止血，茜草并能化瘀，使全方固涩之中寓以化瘀，止血而无留瘀之弊，白芍养血敛阴，以上俱为佐药。

易黄汤 ☆

1. **组成**　炒山药 30g，炒芡实 30g，盐黄柏 6g，车前子 3g，白果 12g。

2. **用法**　水煎服。

3. **功用**　补益脾肾，清热祛湿，收涩止带。

4. **主治**　脾肾虚弱，湿热带下。带下黏稠量多，色黄如浓茶汁，其气腥秽，舌红苔黄腻者。

5. **组方原理**　本方证乃脾肾不足，损及任脉，湿热下注所致，治当固涩止带补脾益肾，清热祛湿。方中炒山药、炒芡实补脾益肾，收涩止带，重用为君药；臣药白果收涩止带；黄柏苦寒入肾，清热燥湿，车前子清热利湿，导湿热从小便而解，皆为佐药。全方补中有涩，涩中寓清，涩补为主，清利为辅。

6. **鉴别**　易黄汤与完带汤均可治带下。但易黄汤所治乃脾肾虚弱、水湿内停、蕴而生热所致，症见带下黏稠量多，色如浓茶，气味臭秽，舌红苔黄腻；完带汤所治乃脾虚肝郁，湿浊下注所致，症见带下色白清稀，肢体倦怠，舌淡苔白，脉缓等。

历年考点串讲

固涩剂的概念、适用范围、应用注意事项；常用固表止汗剂、涩肠固脱剂、涩精止遗剂、固崩止带剂的组成、用法、功效、主治，加减化裁和类方鉴别等都是方剂学的重要内容，是考试必考内容，需重点复习。

常考的细节有：

1. 固涩剂以收敛固涩作用为主，用于治疗气、血、精、津耗散滑脱病证。自汗盗汗、久咳泻痢不止、遗精滑泄、小便失禁、血崩带下等属正气虚者，皆适用。如外邪未去，则不宜过早使用。病证属邪实者及实热崩中带下等，均非所用。

2. 牡蛎散组成：黄芪、麻黄根、牡蛎。敛阴止汗，益气固表，主治自汗、盗汗证。与玉屏风散均能益气固表止汗，治疗气虚不固之自汗证。牡蛎散重在敛阴潜阳，玉屏风散则以补气为主。

3. 真人养脏汤组成：人参、当归、白术、肉豆蔻、肉桂、炙甘草、白芍、木香、诃子、罂粟壳。涩肠固脱，温补脾肾，主治久泻久痢，脾肾虚寒证。方中罂粟壳重用为君，涩肠止泻，功专敛

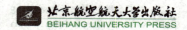

肺涩肠固肾。

4. **四神丸组成**：肉豆蔻、补骨脂、五味子、吴茱萸。温肾暖脾，固肠止泻，主治脾肾阳虚之五更泻。与理中丸均可治疗泄泻，但四神丸重在温补命门之火，以温肾为主，理中丸重在温中祛寒，补益脾胃。

5. **金锁固精丸组成**：沙苑蒺藜、芡实、莲须、煅龙骨、煅牡蛎。补肾涩精，主治肾虚不固之遗精。

6. **桑螵蛸散组成**：桑螵蛸、远志、菖蒲、龙骨、人参、茯神、当归、龟甲。调补心肾，固精止遗，主治心肾两虚之尿频或遗尿、遗精证。

7. **固冲汤组成**：炒白术、黄芪、煅龙骨、煅牡蛎、山萸肉、生杭芍、海螵蛸、茜草、棕榈炭、五倍子。益气健脾，固冲摄血，主治脾肾虚弱，冲脉不固证。

8. **易黄汤组成**：炒山药、炒芡实、盐黄柏、车前子、白果。补益脾肾，清热祛湿，收涩止带，主治脾肾虚弱，湿热带下。与完带汤均可治带下。但易黄汤所治乃脾肾虚弱、水湿内停、蕴而生热，完带汤所治乃脾虚肝郁，湿浊下注。

第十节　安神剂

一、概　述

1. **适用范围**　凡以安神定志作用为主，用于治疗神志不安病证的方剂，统称为安神剂。安神剂适用于神志不安病证，常表现为心悸怔忡、失眠健忘，甚见烦躁惊狂等。

2. **注意事项**　重镇安神剂多以金石、贝壳类药物组方，易伤胃气；补养安神剂多配伍滋腻补虚之品，有碍脾胃运化，均不宜久服。脾胃虚弱者，宜配伍健脾和胃之品。某些金石类安神药具有一定的毒性，不宜过服、久服。

二、重镇安神

朱砂安神丸

1. **组成**　朱砂 1g，甘草 15g，黄连 15g，当归 8g，生地黄 6g。

2. **用法**　上药研末，炼蜜为丸，每次 6～9g，临睡前温开水送服；亦可作汤剂，水煎服，朱砂研细末冲服 1g。

3. **功用**　镇心安神，清热养血。

4. **主治**　心火亢盛，阴血不足证。心神烦乱，失眠多梦，惊悸怔忡，或胸中懊恼，舌尖红，脉细数。

5. **组方原理**　本方所治皆由心火上炎，灼伤阴血而致，治宜镇心安神，泻火养阴。方中朱砂为君药，甘寒质重，专入心经，清热镇怯，安心神，清心火；臣以黄连助清心泻火之力，君臣相伍，重镇安神，清心除烦，收泻火安神之功；佐入当归、生地黄补养心血，生地黄又助君臣凉血泻火；甘草用为佐使，调药和中。全方主以镇、清，兼以滋养，相得益彰。

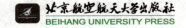

三、滋养安神

酸枣仁汤

1. **组成**　酸枣仁 15g，甘草 3g，知母 6g，茯苓 6g，川芎 6g。
2. **用法**　水煎服。
3. **功用**　养血安神，清热除烦。
4. **主治**　肝血不足，虚热内扰之虚烦不眠证。虚烦失眠，心悸不安，头目眩晕，咽干口燥，舌红，脉弦细。
5. **组方原理**　本方所治为肝血不足，虚热扰心所致，治宜养血补肝，清热除烦，使肝血足，心神宁，虚烦除，诸症得解。方中酸枣仁入心、肝二经，养血补肝，宁心安神，重用为君；茯苓益气养血，安神定志，知母滋阴润燥，清热除烦，共为臣药；川芎活血行气，与酸枣仁相伍，辛散与酸收并用，补肝血与行气血结合，为佐药；甘草和中缓急，调和诸药，为使。全方主以酸收，辅佐以辛散、甘缓，为调肝配伍之要法。

天王补心丹

1. **组成**　人参、茯苓、玄参、丹参、桔梗、远志各 5g，当归、五味子、麦门冬、天门冬、柏子仁、炒酸枣仁各 9g，生地黄 12g。
2. **用法**　上药共为细末，炼蜜为小丸，用朱砂水飞 9～15g 为衣，每服 6～9g，温开水送下，或竹叶煎汤送服；亦可作汤剂，水煎服。
3. **功用**　滋阴养血，补心安神。
4. **主治**　阴虚血少，神志不安证。心悸怔忡，虚烦失眠，神疲健忘，或梦遗，手足心热，口舌生疮，大便干结，舌红少苔，脉细数。
5. **组方原理**　本方证系心肾两亏，阴虚血少，虚火内扰所致。治当滋阴清热，养血安神。方中重用生地黄，下滋肾水，上养心血，兼清内扰之虚火，为君药；酸枣仁、柏子仁养心安神，补血润燥，五味子补益心肾，宁心安神，麦冬、天冬滋阴清热，当归补血润燥，共助君药滋阴养血，并安神定志，同为臣药；玄参滋阴降火，人参、茯苓补气健脾，资心血生化，安神定志，远志宁心安神，朱砂镇心安神，丹参清心活血，合补血药使补而不滞，以上共为佐药；桔梗安心神，并载药上行以使药力缓留于上，为佐使。全方以滋补安神为主，滋中寓清，标本兼顾；心肾两顾，上下兼治。
6. **鉴别**　天王补心丸和柏子养心丸同属滋养安神之剂，均有养心安神之功，主治失眠心悸等心之阴血不足。天王补心丸具有滋阴清热、补心安神的作用，总体药性偏凉，适用于心肾不交、阴虚血少的患者；柏子养心丸有补气生血、安神益智的作用，总体药性偏温。它主要适用于心气不足、心阳虚寒的患者。☆

历年考点串讲

　　安神剂的概念、适用范围、应用注意事项；常用重镇安神剂、滋养安神剂的组成、用法、功效、主治、加减化裁、类证鉴别等都是方剂学的重要内容，是考试必考内容，需重点复习。

　　常考的细节有：

　　1. 安神剂适用于神志不安病证，表现为心悸怔忡、失眠健忘，甚见烦躁惊狂等。重镇安神剂易伤胃气；补养安神剂有碍脾胃运化，均不宜久服。某些金石类安神药具有一定的毒性，

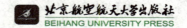

不宜过服、久服。

2. 朱砂安神丸组成：朱砂、甘草、黄连、当归、生地黄。镇心安神，清热养血，主治心火亢盛，阴血不足证。

3. 酸枣仁汤组成：酸枣仁、甘草、知母、茯苓、川芎。养血安神，清热除烦，主治肝血不足，虚热内扰之虚烦不眠证。

4. 天王补心丹组成：人参、茯苓、玄参、丹参、桔梗、远志、当归、五味子、麦门冬、天门冬、柏子仁、炒酸枣仁、生地黄。滋阴养血，补心安神，主治阴虚血少，神志不安证。和柏子养心丸均养心安神，治失眠心悸等心之阴血不足。天王补心丸药性偏凉，适于心肾不交、阴虚血少；柏子养心丸药性偏温，适于心气不足、心阳虚寒。

第十一节 开窍剂

一、概 述

1. **适用范围** 凡以开窍醒神作用为主，用于治疗窍闭神昏证的方剂，统称为开窍剂。窍闭神昏之证，多由邪气壅盛，蒙蔽心窍，扰乱神明所致。以神志昏迷，牙关紧闭，两手握固为主症。

2. **注意事项** 应用开窍剂，首先要辨清闭证和脱证，其次要辨清证候之寒热，以选用凉开剂或温开剂。开窍剂多由辛散走窜、气味芳香之品组成，久服易伤元气，多用于急救，中病即止，不宜久服；孕妇亦当慎用或忌用。开窍剂多制成丸、散剂，不宜加热煎煮，以免药性散失，影响疗效。

二、凉 开

安宫牛黄丸

1. **组成** 牛黄 30g，郁金 30g，犀角（水牛角代）30g，黄连 30g，朱砂 30g，冰片 7.5g，麝香 7.5g，珍珠 15g，山栀 30g，雄黄 30g，黄芩 30g。

2. **用法** 口服，一次 1 丸。小儿 3 岁以内，一次 1/4 丸；4～6 岁，一次 1/2 丸。每天 1～3 次。昏迷不能口服者，可鼻饲给药。

3. **功用** 清热解毒，豁痰开窍。

4. **主治** 邪热内陷心包证。高热烦躁，神昏谵语，或舌謇肢厥，舌红或绛，脉数。亦治中风昏迷，小儿惊厥，属邪热内闭者。

5. **组方原理** 本方证为温病热毒炽盛，内陷心包所致，治宜芳香开窍，清热解毒，配伍安神、豁痰之品，以加强清热开窍，豁痰解毒之功。方中牛黄苦凉，清心解毒，辟秽开窍，水牛角咸寒，清心凉血解毒，麝香芳香开窍醒神，共为君药；臣以黄连、黄芩、栀子清热泻火解毒，合牛黄、水牛角清解心包热毒；冰片、郁金芳香辟秽，化浊通窍，增麝香开窍醒神之功；雄黄为佐，助牛黄辟秽解毒；朱砂、珍珠镇心安神，除烦躁；用炼蜜为丸，和胃调中为使药。全方清热解毒与芳香开窍相伍，清热开窍醒神，相辅相成。△☆

6. **鉴别** 牛黄清心丸与安宫牛黄丸同为凉开剂，有清心开窍之功，用于热陷心包之神昏谵语、小儿急惊等证。但牛黄清心丸的清心开窍之力较逊，适用于热闭神昏轻证；安宫牛黄丸在牛黄清心丸的基础上又加犀角（水牛角）解毒，雄黄豁痰，麝香、冰片开窍，珍珠、金箔安神，故其清热解毒、

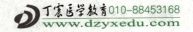 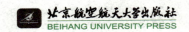

豁痰开窍、镇心安神之功强于牛黄清心丸，常用于温热之邪内陷心包、痰热蒙蔽清窍之重证。

至宝丹

1. **组成**　生乌犀（水牛角代）、生玳瑁、琥珀、朱砂、雄黄各 30g，牛黄、龙脑、麝香 0.3g，安息香 30g，金箔、银箔各 50 片。
2. **用法**　为丸，每丸重 3g，每服 1 丸，每天 1 次，小儿酌减。
3. **功用**　清热开窍，化浊解毒。
4. **主治**　痰热内闭心包证。神昏谵语，身热烦躁，痰盛气粗，舌绛苔黄垢腻，脉滑数。亦治中风、中暑、小儿惊厥属于痰热内闭者。
5. **组方原理**　本方证为痰热壅盛，内闭心包所致，治宜以清热开窍，化浊解毒。方中麝香芳香开窍醒神，牛黄豁痰开窍，合水牛角清心凉血解毒，共为君药；臣以安息香、冰片辟秽化浊，芳香开窍，与麝香同用，为治窍闭神昏之要药；玳瑁清热解毒，镇惊安神，可增强牛黄、水牛角清热解毒之力；佐以雄黄助牛黄豁痰解毒，琥珀合朱砂镇心安神。全方重用芳香开窍，辅以清热化浊，佐以重镇安神。
6. **鉴别**　安宫牛黄丸、紫雪、至宝丹合称"凉开三宝"，均有清热开窍之功，可治热闭心包之证。但同中有异，从功用主治分析，安宫牛黄丸长于清热解毒，适于邪热重，身热甚者；紫雪长于息风止痉，适兼有热动肝风而抽搐痉厥者；至宝丹长于芳香开窍，化浊辟秽，适于痰浊偏盛，昏迷较重者。

三、温　开

苏合香丸

1. **组成**　白术、光明砂、麝香、诃黎勒皮、香附子、沉香、青木香、丁子香、安息香、白檀香、荜茇、犀角（水牛角代）各 30g，熏陆香、苏合香、龙脑香各 15g。
2. **用法**　口服，每次 1 丸，小儿酌减，每天 1～3 次，温开水送服。昏迷不能口服者，可鼻饲给药。
3. **功用**　温通开窍，行气止痛。
4. **主治**　寒闭证。突然昏倒，牙关紧闭，不省人事，苔白，脉迟。亦治心腹猝痛，甚则昏厥。中风、中气及感受时行瘴疠之气等属寒凝气滞之闭证者。
5. **组方原理**　本方主治诸证，多因寒痰或秽浊闭阻气机，蒙蔽清窍所致。闭者宜开，滞者宜通，故治宜芳香开窍为主，辅以温里散寒，行气活血及辟秽化浊。方中苏合香、麝香、龙脑香（冰片）、安息香芳香开窍，辟秽化浊，共为君药；香附理气解郁，青木香行气止痛，沉香降气温中，温肾纳气，白檀香行气和胃，熏陆香（乳香）调气活血定痛，丁香温中降逆，治心腹冷痛。上述诸药，行气解郁，散寒止痛，理气活血，共为臣药；佐以辛热之荜茇，配合诸香温中散寒止痛；犀角（水牛角代）清心解毒，朱砂镇心安神，二者药性虽寒，但与大队温热之品相伍，则不悖温通开窍之旨；白术补气健脾，燥湿化浊，诃子温涩敛气，二药一补一敛，防辛散走窜太过，耗气伤正，均为佐药。全方集合芳香药，相须为用，辟秽化浊、行气开窍之力强，佐以少量补气、收敛之品，以防辛温香散太过而耗气。

历年考点串讲

　　开窍剂的概念、适用范围、应用注意事项等；常用凉开剂、温开剂的组成、用法、功效、主治、加减化裁和类方鉴别都是方剂学的重要内容，是考试必考内容，需重点复习。

　　常考的细节有：

　　1. 开窍剂以神志昏迷，牙关紧闭，两手握固为主症。应用开窍剂，首先要辨清闭证和脱证，

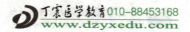
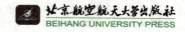

其次要辨清证候之寒热。中病即止，不宜久服；孕妇亦当慎用或忌用。不宜加热煎煮。

2．安宫牛黄丸组成：牛黄、郁金、犀角、黄连、朱砂、冰片、麝香、真珠、山栀、雄黄、黄芩。清热解毒，豁痰开窍。主治邪热内陷心包证。与安宫牛黄丸同为凉开剂，有清心开窍之功。但牛黄清心丸清心开窍之力较逊，安宫牛黄丸在牛黄清心丸的基础上又加犀角、雄黄、麝香、冰片、珍珠、金箔，清热解毒、豁痰开窍、镇心安神之功强于牛黄清心丸。

3．至宝丹组成：生乌犀、生玳瑁、琥珀、朱砂、雄黄、牛黄、龙脑、麝香、安息香、金箔、银箔。清热开窍，化浊解毒，主治痰热内闭心包证。亦治中风、中暑、小儿惊厥属于痰热内闭者。

4．安宫牛黄丸、紫雪、至宝丹合称"凉开三宝"。安宫牛黄丸长于清热解毒，适于邪热重，身热甚者；紫雪长于息风止痉，适兼有热动肝风而抽搐痉厥者；至宝丹长于芳香开窍，化浊辟秽，适于痰浊偏盛，昏迷较重者。

5．苏合香丸组成：白术、光明砂、麝香、诃黎勒皮、香附子、沉香、青木香、丁子香、安息香、白檀香、荜茇、犀角、熏陆香、苏合香、龙脑香。温通开窍，行气止痛，主治寒闭证。亦治心腹猝痛，甚则昏厥。中风、中气及感受时行瘴疠之气等属寒凝气滞之闭证者。

第十二节　理气剂

一、概　述

1．**适用范围**　凡以行气或降气等作用为主，用于治疗气滞或气逆病证的方剂，统称为理气剂，属于"八法"中的消法。气滞即气机阻滞，多为肝气郁滞或脾胃气滞，治宜行气以调之；气逆即气机上逆，多见肺气上逆或胃气上逆，治当降气以平之。

2．**注意事项**　使用理气剂首先应辨清病证的虚实，其次应辨清有无兼证，若气滞与气逆相兼为病，应分清主次，行气与降气结合应用。理气剂易耗气伤津，助热生火，慎勿过剂，或适当配伍益气滋阴之品。对于年老体弱、阴虚火旺，或有出血倾向者，或孕妇及正值经期的妇女，均应慎用。

二、行　气

越鞠丸

1．**组成**　香附、苍术、川芎、栀子、神曲各6～10g。

2．**用法**　水丸，每服6～9g，温开水送下；亦可作汤剂，水煎服。

3．**功用**　行气解郁。

4．**主治**　六郁证。胸膈痞闷，脘腹胀痛，嗳腐吞酸，恶心呕吐，饮食不消。

5．**组方原理**　本方所治为气、血、痰、火、湿、食六郁之证，病机为肝脾气郁血滞化热，停食蕴湿生痰。由于六郁以气郁为先，故治宜行气解郁为主，兼解其他诸郁，使气行则血行，痰、湿、食、火诸郁可消。方中香附为君药，辛香入肝，行气解郁，治气郁；川芎辛温入肝胆，活血行气，治血郁；栀子苦寒，清热泻火，治火郁；苍术辛苦性温，燥湿运脾，治湿、痰之郁；神曲味甘性温入脾胃，消食导滞，治食郁，四药共为臣佐。全方五药治六郁，贵在治病求本；行气、活血、清热、燥湿、消食诸法并用，重在理气行滞。

6．**加减化裁**　若气郁偏重者，可重用香附，酌加木香、枳壳等以助行气解郁；血郁偏重，重用川芎，

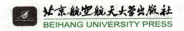

酌加桃仁、红花等活血祛瘀；湿郁偏重，重用苍术，酌加茯苓、泽泻助利湿；食郁偏重者，重用神曲，酌加山楂、麦芽以助消食；火郁偏重，重用栀子，酌加黄芩、黄连以助清热泻火；痰郁偏重，酌加半夏、瓜蒌以助祛痰。△☆

枳实薤白桂枝汤

1. **组成**　瓜蒌 12g，薤白 9g，枳实 12g，厚朴 12g，桂枝 3g。
2. **用法**　水煎服。
3. **功用**　通阳散结，祛痰下气。
4. **主治**　胸痹。症见气结在胸，胸满而痛，甚或气从胁下上逆抢心，舌苔白腻，脉沉弦或紧。
5. **组方原理**　本方证因胸阳不振，痰浊中阻，气结于胸所致。治当通阳散结，祛痰下气。方中瓜蒌化痰散结，宽胸利膈，薤白通阳散结，行气止痛，二药合用，既通达胸中之阳气，又化上焦之痰浊，并宣气机之壅遏，共为君药；枳实行气降逆，化痰消痞，厚朴燥湿化痰，行气除满，二者同用，行气滞，降逆气，散痰结，均为臣药；桂枝温通阳气，为佐药。全方寓降逆于行气之中，以恢复气机之升降；寓化痰于理气之内，以宣通痰气互结之痹阻。
6. **加减化裁**　若寒重，酌加干姜、附子助温阳散寒；气滞重，加重厚朴、枳实用量助理气行滞；痰浊重，酌加半夏、茯苓助消痰。
7. **鉴别**　枳实薤白桂枝汤、瓜蒌薤白白酒汤、瓜蒌薤白半夏汤三方均以瓜蒌配伍薤白为基础，具有通阳散结、行气祛痰之功，治疗胸阳不振、痰阻气滞之胸痹。但瓜蒌薤白白酒汤是通阳散结、行气祛痰之基础方，适用于胸痹而痰浊较轻者；瓜蒌薤白半夏汤祛痰散结之力较大，适用于胸痹而痰浊较甚者；枳实薤白桂枝汤通阳散结之力较大，善下气降逆、行气除满，适用于胸痹而气结较甚，以胸满而痛、气从胁下上逆抢心为主症者。△☆

半夏厚朴汤

1. **组成**　半夏 12g，厚朴 9g，茯苓 12g，生姜 15g，紫苏叶 6g。
2. **用法**　水煎服。
3. **功用**　行气散结，降逆化痰。
4. **主治**　梅核气。咽中如有物阻，咯吐不出，吞咽不下，或咳或呕，舌苔白润或白滑，脉弦缓或弦滑。
5. **组方原理**　本方证系痰气互结咽喉所致，病机是痰气郁结咽喉，肺胃气逆。治当行气与化痰兼顾，散结与降逆并施。方中半夏化痰散结、降逆和胃，厚朴行气宽中、燥湿消痰，合半夏降逆行气并行，为君药；茯苓为臣药，渗湿健脾，协半夏化痰；生姜和胃止呕，制半夏之毒，助半夏降逆，紫苏叶宣肺疏肝，助厚朴行气宽胸，为佐药。全方行气化痰，痰气并治，辛开苦降，散结降逆。

天台乌药散

1. **组成**　乌药、木香、茴香子、青橘皮、高良姜各 15g，槟榔 9g，川楝子 15g，巴豆 12g。
2. **用法**　巴豆与川楝子同炒黑，去巴豆，研细末，每服 3g，适量黄酒冲服，每天 3 次；亦可用汤剂，水煎服。
3. **功用**　行气疏肝，散寒止痛。
4. **主治**　寒凝气滞证。小肠疝气，少腹痛引睾丸，舌淡，苔白，脉沉弦。亦治妇女痛经、瘕聚。
5. **组方原理**　本证病机为寒凝肝脉，气机阻滞，治宜行气疏肝，散寒止痛。方中乌药为君，行气疏肝，散寒止痛；青皮、木香疏肝止痛，小茴香、高良姜暖肝散寒，共为臣药；槟榔直达下焦，破坚导滞；川楝子行气止痛，与辛热之巴豆同炒，而后去巴豆，既可制川楝子之寒，又增其行气散结之效，共为佐使。全方行气导滞与暖肝散寒配伍，止痛力著。

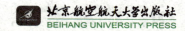

暖肝煎 ☆

1. **组成**　当归 6～9g，枸杞子 9g，茯苓 6g，小茴香 6g，肉桂 3～6g，乌药 6g，沉香 3g。
2. **用法**　水煎服。
3. **功用**　温补肝肾，行气止痛。
4. **主治**　肝肾不足，寒滞肝脉证。睾丸冷痛，或小腹疼痛，疝气痛，畏寒喜暖，舌淡苔白，脉沉迟。
5. **组方原理**　本方主证肝肾不足，寒客肝脉，气机郁滞。治宜暖肝温肾，行气止痛。方中肉桂辛甘大热，祛寒止痛，暖肝温肾，小茴香温肝祛寒，行气止痛，二药合用，暖肝温肾止痛之力尤强，共为君药；当归、枸杞子补肝肾，益精血，乌药、沉香畅气机，祛寒邪，止疼痛，俱为臣药；茯苓渗湿健脾，生姜散寒和胃，皆为佐药。全方辛散甘温合法，纳行散于温补，肝肾兼顾。

三、降　气

苏子降气汤

1. **组成**　紫苏子、半夏各 9g，当归 6g，前胡、厚朴各 6g，肉桂 3g。
2. **用法**　加生姜 3g，大枣 1 枚，紫苏叶 2g，水煎服。
3. **功用**　降气平喘，祛痰止咳。
4. **主治**　上实下虚之喘咳证。喘咳痰多，短气，胸膈满闷，呼多吸少，或腰痛脚软，或肢体浮肿，舌苔白滑或白腻，脉弦滑。
5. **组方原理**　本病病机为本虚标实，以痰涎壅肺为标，肾阳虚馁为本；气逆痰盛，标急本缓，治以降气祛痰，止咳平喘为法。方中紫苏子降气平喘，祛痰止咳，为君药；半夏化痰止咳，厚朴行气宽胸，前胡降气祛痰，共为臣药；肉桂温补肾阳，纳气平喘，当归治咳逆上气，养血润燥，合肉桂增温补下虚之效，生姜、苏叶散寒宣肺，俱为佐药；甘草、大枣和中调药，是为佐使。

定喘汤

1. **组成**　白果 9g，麻黄 9g，紫苏子 6g，甘草 3g，款冬花 9g，杏仁 4.5g，蜜炙桑皮 9g，黄芩 4.5g，法半夏 9g。
2. **用法**　水煎服。
3. **功用**　宣降肺气，清热化痰。
4. **主治**　痰热内蕴，风寒外束之哮喘。咳喘痰多气急，痰稠色黄，或微恶风寒，舌苔黄腻，脉滑数。
5. **组方原理**　本方所治哮喘，系素体痰热内蕴，又复外感风寒，肺气壅闭，不得宣降所致。病机为痰热内蕴，肺失清肃，治当宣肺降气，清热化痰。方中麻黄开宣肺气，止咳平喘，白果敛肺定喘，祛痰止咳，共为君药；半夏化痰止咳，桑白皮、黄芩清泻肺热，定嗽平喘，三药合用，清热化痰，止咳定喘，俱为臣药；款冬花、紫苏子、杏仁合用，共资君、臣药化痰降气，止咳平喘，为佐药；甘草调和药性，为使。全方宣降肺气与清热化痰并用；寓宣散于敛降之中，降而不过。

旋覆代赭汤

1. **组成**　旋覆花 9g，人参 6g，生姜 15g，代赭石 3g，炙甘草 9g，半夏 9g，大枣 4 枚。
2. **用法**　水煎服。
3. **功用**　降逆化痰，益气和胃。
4. **主治**　胃虚气逆痰阻证。心下痞硬，噫气不除，或见纳差、呃逆、恶心，甚或呕吐，舌苔白腻，脉缓或滑。
5. **组方原理**　本方原治心下痞硬，噫气不除，系伤寒发汗后，误用吐、下之法，表证已解，胃

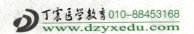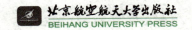

气受损所致。治宜降逆化痰，益气和胃。方中旋覆花性主降，下气祛痰，降逆止噫，为君药；代赭石质重而镇降胃气，半夏化痰散结，降逆和胃，重用生姜，降逆止呕，温胃化痰，共为臣药；人参、炙甘草、大枣益脾胃，补气虚，为佐药；炙甘草调和药性，兼作使药。全方降逆消痰与益气补虚并行，镇降不伤胃，补虚不助邪。

橘皮竹茹汤 ☆

1. **组成**　橘皮 12g，竹茹 12g，大枣 5 枚，生姜 9g，甘草 6g，人参 3g。
2. **用法**　水煎服。
3. **功用**　降逆止呃，益气清热。
4. **主治**　胃虚有热之呃逆。呃逆或干呕，虚烦少气，口干，舌红嫩，脉虚数。
5. **组方原理**　本方所治乃久病或吐利伤中，胃虚有热，气逆不降所致。治宜补、清、降合法。方中橘皮降逆行气；竹茹清热止呕，共为君药；生姜和胃止呕，助君药降逆止呃之功，人参益气补中，与橘皮相合，行中有补，同为臣药；甘草、大枣助人参益气补中治胃虚，大枣与生姜相配，健脾和胃，为佐；甘草调和药性，兼为使药。

历年考点串讲

理气剂的概念、适用范围、应用注意事项；常用行气剂、降气剂的组成、用法、功效、主治、加减化裁等都是方剂学的重要内容，是考试必考内容，需重点复习。

常考的细节有：

1. 理气剂，属于"八法"中的消法。应用应注意，气滞多为肝气郁滞或脾胃气滞，治宜行气；气逆多见肺气上逆或胃气上逆，治当降气。

2. 越鞠丸组成：香附、苍术、川芎、栀子、神曲。行气解郁，所治为气、血、痰、火、湿、食六郁之证。方中香附为君药，行气解郁，治气郁；川芎治血郁；栀子治火郁；苍术燥治湿、痰之郁；神曲治食郁。

3. 枳实薤白桂枝汤组成：瓜蒌、薤白、枳实、厚朴、桂枝。通阳散结，祛痰下气。主治胸痹。枳实薤白桂枝汤、瓜蒌薤白白酒汤、瓜蒌薤白半夏汤三方均以瓜蒌配伍薤白为基础，瓜蒌薤白白酒汤是通阳散结、行气祛痰之基础方，适于胸痹而痰浊较轻者；瓜蒌薤白半夏汤祛痰散结之力较大，适用于胸痹而痰浊较甚者；枳实薤白桂枝汤通阳散结之力较大，适用于胸痹而气结较甚者。

4. 半夏厚朴汤组成：半夏、厚朴、茯苓、生姜、紫苏叶。行气散结，降逆化痰，主治梅核气。

5. 天台乌药散组成：乌药、木香、茴香子、青橘皮、高良姜、槟榔，川楝子、巴豆。行气疏肝，散寒止痛，主治寒凝气滞证。

6. 暖肝煎组成：当归、枸杞子、茯苓、小茴香、肉桂、乌药、沉香。温补肝肾，行气止痛，主治肝肾不足，寒滞肝脉证。

7. 紫苏子降气汤组成：紫苏子、半夏、当归、前胡、厚朴、肉桂。降气平喘，祛痰止咳，主治上实下虚之喘咳证。

8. 定喘汤组成：白果、麻黄、紫苏子、甘草、款冬花、杏仁、蜜炙桑皮、黄芩、法半夏。宣降肺气，清热化痰，主治痰热内蕴，风寒外束之哮喘。

9. 旋覆代赭汤组成：旋覆花、人参、生姜、代赭石、炙甘草、半夏、大枣。降逆化痰，益气和胃，主治胃虚气逆痰阻证。

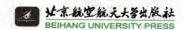

10. 橘皮竹茹汤组成：橘皮、竹茹、大枣、生姜、甘草、人参。降逆止呃，益气清热，主治胃虚有热之呃逆。

第十三节　理血剂

一、概　述

1. 适用范围及配伍规律　凡以活血化瘀或止血作用为主，用于治疗血瘀证或出血证的方剂，统称为理血剂。理血剂适用于血瘀证及出血证。凡下焦蓄血证或瘀血内停之胸腹胁肋诸痛，妇女经闭、痛经或产后恶露不行，外伤瘀肿、痈肿初起等，以及吐血、衄血、咳血、便血、尿血、崩漏等各种出血证均为理血剂的适应范围。

活血祛瘀剂常配伍理气药，使气行则血行；或配伍养血补血药，使祛瘀血不伤血。止血剂常配伍活血药，使止血不留瘀；上部出血，多配沉降药；下部出血，多配升提药，以增强止血之力。

2. 注意事项　应用理血剂时，应注意辨清导致瘀血或出血的原因，分清标本缓急，以相应治之。

因逐瘀之品药力过猛，或久用逐瘀，每易耗血伤正，故常配伍养血益气之品，使祛瘀而不伤正；且峻猛逐瘀之剂，不可久服，当中病即止。应用止血剂时，应注意防其止血留瘀之弊，遂可在止血剂中少佐活血祛瘀之品，或选用兼有活血祛瘀作用的止血药，使血止而不留瘀；如出血因瘀血内阻、血不循经者，法当祛瘀为先。此外，活血祛瘀剂虽能促进血行，但其性破泄，易于动血、伤胎，故凡妇女经期、月经过多及妊娠期，均当慎用或忌用。

二、活血祛瘀

桃核承气汤

1. **组成**　桃仁 12g、大黄 12g、桂枝（去皮）6g、炙甘草 6g、芒硝 6g。
2. **用法**　水煎服，芒硝冲服。
3. **功效**　逐瘀泻热。
4. **主治**　下焦蓄血证。少腹急结，小便自利，至夜发热，其人如狂，甚则谵语烦躁；以及血瘀经闭，痛经，脉沉实而涩者。
5. **组方原理**　本方又名桃仁承气汤，由调胃承气汤减芒硝之量，加桃仁、桂枝而成。《伤寒论》原治邪在太阳不解，循经入腑化热，与血相搏结于下焦之蓄血证。瘀热互结于下焦，则少腹急结；热在血分，膀胱气化如常，则至夜发热，小便自利；瘀热上扰心神，则谵语烦渴，其人如狂；舌、脉皆为瘀热内结之征。是证瘀热互结下焦，治当因势利导，逐瘀泻热，以祛除下焦之蓄血。方中桃仁活血破瘀；大黄泻下通腑，清热活血，两者同用，瘀热并治，共为君药。芒硝泻热通腑，助大黄下瘀泻热；桂枝温通血脉，既助桃仁活血祛瘀，又防硝、黄寒凉凝血之弊，同为臣药。桂枝与硝、黄合用，相反相成，桂枝得硝、黄则温通而不助热；硝、黄得桂枝则寒下又不凉遏。炙甘草护胃和中，并缓诸药峻烈之性，为佐使药。诸药配伍，共奏破血下瘀泻热之功。

血府逐瘀汤

1. **组成**　桃仁 12g、红花 9g、当归 9g、生地黄 9g、川芎 4.5g、赤芍 6g、牛膝 9g、桔梗 4.5g、柴胡 3g、枳壳 6g、甘草 6g。

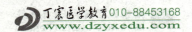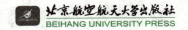

2. **用法**　水煎服。

3. **功效**　活血化瘀，行气止痛。

4. **主治**　胸中血瘀证。胸痛，头痛，日久不愈，痛如针刺而有定处，或呃逆日久不止，或饮水即呛，干呕，或内热瞀闷，或心悸怔忡，失眠多梦，急躁易怒，入暮潮热，唇暗或两目暗黑，舌质暗红或有瘀斑、瘀点，脉涩或弦紧。

5. **组方原理**　本方证为瘀血内阻胸部，气机郁滞所致，即王清任所称"胸中血府血瘀"之证。胸中为气之所宗，血之所聚，肝经循行之分野。血瘀胸中，气机阻滞，清阳不升，则胸痛、头痛日久不愈，痛如针刺，且有定处；瘀久化热，则内热瞀闷、入暮潮热；瘀热扰心，则心悸怔忡、失眠多梦；胸中血瘀，影响及胃，胃气上逆，则呃逆干呕，甚则水入即呛；郁滞日久，肝失条达，则急躁易怒；至于唇、目、舌、脉所见，皆为瘀血之征。治宜活血化瘀，行气止痛。方中桃仁破血行滞而润燥，红花活血祛瘀以止痛，同用为君。赤芍、川芎助君药活血祛瘀；牛膝祛瘀血，通血脉，并能引血下行，皆为臣药。生地黄、当归益阴养血，清热活血；桔梗、枳壳，一升一降，行气宽胸，桔梗并能载药上行；柴胡疏肝解郁，与桔梗、枳壳同用，尤善理气行滞，使气行则血畅，以上均为佐药。甘草调和诸药，为使药。诸药配伍，使气血和顺，瘀血得去，为治胸中血瘀证之良方。

6. **加减化裁**　若瘀痛入络者，加全蝎、地龙、三棱、莪术等破血通络止痛；气机郁滞较重者，加川楝子、香附、青皮等疏肝行气止痛；经闭、痛经者，加香附、益母草、泽兰等活血调经止痛；胁下有癥块者，加丹参、郁金、䗪虫、水蛭等活血破瘀，消癥化滞。

补阳还五汤

1. **组成**　黄芪 120g、当归尾 6g、赤芍 4.5g、地龙 3g、川芎 3g、红花 3g、桃仁 3g。

2. **用法**　水煎服。

3. **功效**　补气活血通络。

4. **主治**　气虚血瘀之中风。半身不遂，口眼㖞斜，语言謇涩，口角流涎，小便频数或遗尿不禁，舌暗淡，苔白，脉缓无力。

5. **组方原理**　本方证由正气亏虚，气虚血滞，脉络瘀阻所致。正气亏虚，不能行血，以致脉络瘀阻，筋脉肌肉失养，则半身不遂、口眼㖞斜。正如《灵枢·刺节真邪》所言："虚邪偏客于身半，其入深，内居荣卫，荣卫稍衰则真气去，邪气独留，发为偏枯。"气虚血瘀，舌本失养，则语言謇涩；气虚失于固摄，则口角流涎、小便频数、遗尿不禁；舌黯淡、苔白、脉缓无力，为气虚血瘀之征。本证以气虚为本，血瘀为标，治当补气为主，活血通络为辅。本方重用生黄芪，补益元气，意在气旺则血行，瘀去络通，为君药。当归尾活血养血，祛瘀而不伤血，为臣药。佐以赤芍、川芎、桃仁、红花四味，助当归尾以活血祛瘀；又佐性善走窜之地龙，通经活络，周行全身，以行药力。合而用之，则气旺、瘀消、络通，诸症自愈。

6. **加减化裁**　若半身不遂以上肢为主者，加桑枝、姜黄引药上行，温经通络；以下肢为主者，加牛膝、杜仲引药下行，补益肝肾；语言不利者，加石菖蒲、郁金、远志等化痰开窍；口眼㖞斜者，加禹白附、僵蚕化痰通络。

复元活血汤

1. **组成**　柴胡 15g、栝楼根、当归各 9g、红花、甘草、炮穿山甲各 6g、大黄 18g、桃仁 15g。

2. **用法**　水煎服，或加水 3/4，黄酒 1/4 同煎，空腹温服。

3. **功效**　活血祛瘀，疏肝通络。

4. **主治**　跌打损伤，瘀血阻滞证。胁肋瘀肿，痛不可忍，脉弦涩。

5. **组方原理**　本方证由跌打损伤，瘀血滞留于胁下，气机阻滞所致。胁下为肝经循行之所，跌打损伤，瘀血停留，气机阻滞，故见胁肋疼痛，甚至痛不可忍。治当活血祛瘀为主，兼以疏肝行气通络。

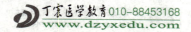 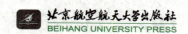

方中重用酒制大黄，荡涤凝瘀败血，导瘀下行，推陈致新；柴胡疏肝行气，兼可引诸药入肝经，两者并用，一升一降，以攻散胁下之瘀滞，同为君药。臣以桃仁、红花活血祛瘀，消肿止痛；穿山甲破瘀通络，消肿散结；当归补血活血；栝楼根（天花粉）"续绝伤"（《神农本草经》），既能入血分消瘀血续绝伤，又能养阴清热，共为佐药。甘草调和诸药，是为使药。方中大黄、桃仁酒制，且加酒煎服，皆为借酒之行散以增强活血通络之力。诸药相配，特点有二：一为升降同施，以调畅气血；二是祛瘀与扶正兼顾，使祛瘀而无耗伤阴血之弊，从而使瘀祛新生，气行络通，胁痛自除。正如张秉成所云："去者去，生者生，痛自舒而元自复矣。"故名"复元活血汤"。

6. 加减化裁　血瘀重者，加三七或酌加乳香、没药、延胡索等增强活血祛瘀，消肿止痛之功；气滞重者，加川芎、香附、郁金、青皮等增强行气止痛之力。

7. 鉴别　复元活血汤与血府逐瘀汤皆为气血同治之方，活血化瘀配疏肝理气，以祛瘀为主、理气为辅，是治疗胸胁瘀积疼痛之要方。但复元活血汤祛瘀止痛之力较大，以治跌打损伤，瘀留胁下之证；血府逐瘀汤则以活血化瘀为主，主治血瘀气滞而留结胸中之胸中血瘀证。

七厘散 △ ☆

1. 组成　朱砂 3.6g、麝香 0.36g、冰片 0.36g、乳香 4.5g、红花 4.5g、没药 4.5g、血竭 30g、儿茶 7.2g。

2. 用法　共研极细末，密闭储存备用。每服 0.22 ～ 1.5g，黄酒或温开水送服；外用适量，以酒调敷伤处。

3. 功效　散瘀消肿，定痛止血。

4. 主治　跌打损伤，筋断骨折之瘀血肿痛，或刀伤出血。并治无名肿毒，烧伤烫伤等。

5. 组方原理　本证乃因跌打损伤，或烧伤烫伤，瘀血不行所致。筋断骨折，瘀血阻滞，故为肿为痛；外伤损伤脉络，故血流不止；烧烫而致皮肤脉络受损，故患处灼热、瘀痛、肿胀。治当活血祛瘀，行气止痛，收敛止血。方中重用血竭，专入血分，活血散瘀止痛，且能收敛止血，为君药。以红花活血祛瘀；乳香、没药祛瘀行气，消肿止痛；并配伍辛香走窜之麝香、冰片，以加强活血通络、散瘀止痛之力，共为臣药。儿茶性味凉涩，以助收敛止血，并治疮肿；跌仆受惊，每致心悸不宁，故朱砂定惊安神，且可清热解毒，以为佐药。诸药合用，共奏散瘀消肿、定痛止血之功。

温经汤 △ ☆

1. 组成　吴茱萸 9g、当归 6g、芍药 6g、川芎 6g、人参 6g、桂枝 6g、阿胶 6g、牡丹皮 6g、生姜 6g、甘草 6g、半夏 6g、麦冬 9g。

2. 用法　水煎服，阿胶烊化。

3. 功效　温经散寒，养血祛瘀。

4. 主治　冲任虚寒，瘀阻胞宫证。漏下不止，血色黯而有块，淋漓不畅，或月经超前或延后，或逾期不止，或一月再行，或经停不至，而见少腹里急，腹满，傍晚发热，手心烦热，唇口干燥，舌质黯红，脉细而涩。亦治妇人宫冷，久不受孕。

5. 组方原理　冲为血海，任主胞胎，二脉皆起于胞宫，循行于少腹，与经、产息息相关。冲任虚寒，瘀血阻滞，则少腹里急、腹满、月经不调，或久不受孕；因瘀血阻滞，血不循经，或冲任不固，或经脉不畅，则月经或前或后，或一月再行，甚或经停不至，或漏下不止；瘀血不去，新血不生，血虚失于濡润，则唇口干燥；傍晚发热、手心烦热，乃虚热之象；舌、脉皆为寒凝血瘀之征。本方证虽属瘀、寒、虚、热错杂，然以冲任虚寒，瘀血阻滞为主，治宜温经散寒，祛瘀养血，兼清虚热。方中吴茱萸辛苦而热，功擅祛寒止痛；桂枝辛甘而温，长于温通血脉，两者共用，温经散寒，通利血脉之力宏，故为君药。当归、川芎活血祛瘀，养血调经；牡丹皮既活血祛瘀，又能清退虚热，同为臣药。阿胶养血止血，滋阴润燥；芍药养血益阴，柔肝止痛；麦冬养阴清热，合牡丹皮以清虚热，并制吴茱萸、桂枝之温燥；人参、甘草益气健脾，阳生阴长，气旺血充；生姜、半夏运脾和胃，与参、草相伍，健脾

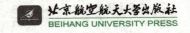

和胃，以资生化之源，且生姜又可助吴茱萸、桂枝以温经散寒，以上均为佐药。甘草调和诸药，又兼使药之用。诸药合用，温散寒邪为主，温中寓通，温中寓补，温中寓清，则瘀血去，新血生，血脉和畅，经候自调，故名"温经"。

生化汤

1. **组成** 当归24g、川芎9g、桃仁6g、炮姜2g、炙甘草2g。
2. **用法** 水煎服，或酌加黄酒同煎。
3. **功效** 养血活血，温经止痛。
4. **主治** 血虚寒凝，瘀阻胞宫证。产后恶露不行，小腹冷痛，舌淡苔白，脉细涩。
5. **组方原理** 本方证系产后血虚寒凝，瘀血内阻所致。妇人产后，血亏气弱，冲任空虚，寒邪乘虚而入，寒凝血瘀，故恶露不行；瘀阻胞宫，不通则痛，则小腹冷痛。产后血虚，本当培补，然寒凝致瘀，瘀血不去，新血不生，故治宜活血养血，温经止痛。方中全当归辛甘而温，补血活血，祛瘀生新，重用为君。川芎活血行气；桃仁活血祛瘀，同为臣药。炮姜入血散寒，温经止痛；黄酒温通血脉以助药力，共为佐药。炙甘草既可益气健脾以资化源，又可调和诸药，为佐使药。加童便同煎者，取其益阴化瘀，引败血下行之效。诸药同用，寓补血于行血之中，生新于化瘀之内，使瘀血化，新血生。正如唐宗海所云："血瘀可化之，则所以生之，产后多用"（《血证论》），故名"生化"。
6. **鉴别** 温经汤与生化汤同为温经散寒、养血散瘀之剂。温经汤温养散瘀之力较强，温清消补并用，主治冲任虚寒、瘀血阻滞之证。生化汤长于化瘀生新，但温养之力不及温经汤，主治妇人产后血虚寒凝、瘀血内阻之证。

失笑散 ☆

1. **组成** 五灵脂、蒲黄各6g。
2. **用法** 共为细末，每服6g，用黄酒或醋冲服，每天3次；亦可每天取8～12g，用纱布包煎，作汤剂服。
3. **功效** 活血祛瘀，散结止痛。
4. **主治** 瘀血停滞证。心胸刺痛，脘腹疼痛，或产后恶露不行，或月经不调，少腹急痛。
5. **组方原理** 本方诸症均由瘀血停滞所致。瘀血内停，不通则痛，故心腹刺痛，或少腹急痛；瘀阻胞宫，血行不利，则月经不调，或产后恶露不行。治宜活血祛瘀止痛。方中五灵脂苦泄温通，专入肝经血分，活血化瘀，善止疼痛，为治疗血瘀诸痛之要药；蒲黄甘平，活血消瘀，与五灵脂相须为用，为化瘀散结止痛的常用组合。以醋煎熬，或用黄酒冲服，且热服者，乃通血脉，行药力，既增活血止痛之功，又制五灵脂气味之腥燥。药虽两味，药简力专，共奏祛瘀止痛，推陈出新之功。前人运用本方，病者每于不觉中，诸症悉除，不禁欣然而笑，故名"失笑"。
6. **鉴别** 失笑散与金铃子散均有活血止痛之功，但失笑散长于化瘀散结止痛，主治瘀血内停，脉道阻滞之心腹刺痛。金铃子散疏肝泻热，活血行气止痛，主治肝郁化火，气滞血瘀之心腹胁肋诸痛。

桂枝茯苓丸

1. **组成** 桂枝、桃仁、茯苓、牡丹皮、芍药各9g。
2. **用法** 共为末，炼蜜和丸，每天服3～5g，每天2～3次；亦作汤剂，水煎服。
3. **功效** 活血祛湿，缓消癥块。
4. **主治** 血瘀湿滞，阻于胞宫证。妇人素有癥块，妊娠漏下不止，或胎动不安，血色紫黑晦暗，腹痛拒按，或经闭腹痛，或产后恶露不尽而腹痛拒按者，舌质紫暗或有瘀点，脉沉涩。
5. **组方原理** 本方原治妇人素有癥块，致妊娠胎动不安、漏下不止之证。胞宫素有癥块，复因妊娠，阻遏经脉，以致血溢脉外，则漏下不止、血色紫黑晦黯；瘀滞胞宫，冲任失调，胎元不固，则胎动不安。后世应用本方，已不限于妊娠，凡经、胎、产诸疾，证属血瘀湿滞或癥块而致，皆可用之。癥块的形成，与气滞、血瘀、湿阻、痰结密切相关。本方所治癥块，属于瘀湿阻滞导致，治宜活血祛湿，缓消癥块。方中君以桂枝辛甘而温，温通血脉，化气行水。桃仁味苦甘平，活血祛瘀；茯苓健脾渗湿，兼能益气固胎，共为臣药。君臣相配，瘀湿兼顾，相辅相成，相得益彰。牡丹皮凉血活血；芍药养血和血，缓急止痛，使祛瘀而不伤阴血，是为佐药。丸以白蜜，取其甘缓而润，以缓诸药破泄之力，为使药。诸药合用，共奏活血祛湿、缓消癥块之功，使瘀化湿去而癥消，诸症渐愈。漏下之症，采用行血之法，旨在"通因通用"。

　　6. **鉴别**　桂枝茯苓丸与鳖甲煎丸均有化瘀消癥之功。桂枝茯苓丸化瘀消癥之力和缓，主治瘀血留结胞宫之妊娠漏下不止等。鳖甲煎丸软坚消癥力强，主治疟疾日久不愈形成之疟母，以及寒热痰湿之邪与气血相搏形成的癥瘕。△☆

三、止　血

十灰散

1. **组成**　大蓟、小蓟、荷叶、侧柏叶、茅根、茜根、棕榈皮、山栀、大黄、牡丹皮各9g。
2. **用法**　各药烧炭存性，为末，藕汁或萝卜汁磨京墨适量，调服9～15g；亦可作汤剂，水煎服。
3. **功效**　凉血止血。
4. **主治**　血热妄行之上部出血证。呕血、吐血、咯血、嗽血、衄血等，血色鲜红，来势急暴，舌红，脉数。
5. **组方原理**　本方所治上部出血诸症，皆由火热炽盛，气火上冲，损伤血络，迫血妄行所致。治宜凉血止血，清热泻火。方中大蓟、小蓟味甘性凉，长于凉血止血，且能化瘀，故为君药。荷叶、侧柏叶、白茅根、茜根凉血止血；棕榈皮收涩止血，与君药相合，既能澄本清源，又可塞流止血，均为臣药。气盛火旺，助血上行，故用栀子、大黄清热泻火，导热下行，以折上逆之火势，使气火降而助血止；牡丹皮助诸药凉血清热，又合茜根、大黄活血化瘀，使血止而无留瘀之弊，皆为佐药。用法中加藕汁或萝卜汁磨京墨调服，取藕汁清热凉血散瘀，萝卜汁降气清热，京墨收涩止血之效，亦为佐药。诸药烧炭存性，意在增强收涩止血之力。全方集凉血、止血、清降、祛瘀诸法于一方，寓止血于清热泻火之中，寄祛瘀于凉血止血之内，使血热清，气火降，则出血自止。

咳血方　☆

1. **组成**　青黛6g、山栀子12g、瓜蒌仁12g、海粉12g、诃子9g。
2. **用法**　共研末为丸，每服9g；亦可作汤剂，水煎服。
3. **功效**　清肝宁肺，凉血止血。
4. **主治**　肝火犯肺之咳血证。咳嗽痰稠带血，咯吐不爽，心烦易怒，胸胁作痛，咽干口苦，颊赤便秘，舌红苔黄，脉弦数。
5. **组方原理**　本方证系肝火犯肺，灼伤肺络所致。肝脉布胸胁，上注于肺，木火刑金，肺金受灼，炼液为痰，清肃失司，则咳嗽痰稠、咯吐不爽；肝火灼肺，损伤肺络，则痰中带血；心烦易怒、胸胁作痛、咽干口苦、颊赤便秘、舌红苔黄、脉弦数，均为肝火内炽之征。本证病位在肺，病本在肝，治当清肝凉血，使肝火得清，肺金自宁。方中青黛味咸性寒，入肝、肺经，功擅清肝泻火，凉血止血；山栀子苦寒，入心、肝、肺经，长于清热凉血，泻火除烦，炒黑可入血分而止血，两药合用，澄本清源，共为君药。痰不除则咳不止，咳不止则血难宁，故臣以瓜蒌仁甘寒入肺，清热化痰，润肺止咳；海粉（现多用海浮石）清肺降火，润肺化痰。佐以诃子苦涩性平，生用偏凉，既能敛肺止咳，又能清解肺热。五药配伍，肝肺同治，清肝为主；寓止血于清热泻火之中，为图本之法。

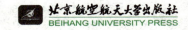

小蓟饮子

1. **组成**　生地黄、小蓟、滑石、木通、蒲黄、藕节、淡竹叶、当归、山栀子、甘草各9g。
2. **用法**　水煎服。
3. **功效**　凉血止血，利水通淋。
4. **主治**　热结下焦之血淋、尿血。尿中带血，小便频数，赤涩热痛，舌红，脉数。
5. **组方原理**　本方证因下焦蕴热，损伤膀胱血络，气化失司所致。热聚膀胱，血络受损，血随尿出，则尿中带血，甚则血尿；热蕴下焦，膀胱气化失司，故小便频数、赤涩热痛；舌红、脉数，为热蕴之征。治宜凉血止血，利尿通淋。方中小蓟甘凉入血分，长于清热凉血止血，利尿通淋，善治尿血、血淋，是为君药。生地黄甘苦性寒，凉血止血，养阴清热；蒲黄、藕节助君药凉血止血，兼能消瘀，使血止而不留瘀，均为臣药。佐以淡竹叶、滑石、木通清热利水通淋；栀子清泄三焦之火，导热下行；当归养血活血，防止诸药寒凉滞血。甘草缓急止痛，和中调药，用为佐使。诸药合用，止血之中寓以化瘀，使血止而不留瘀；清利之中寓以养阴，使利水而不伤正。

槐花散 △ ☆

1. **组成**　槐花、柏叶、荆芥穗、枳壳各9g。
2. **用法**　为细末，每服6g，开水或米汤调下；亦可作汤剂，水煎服。
3. **功效**　清肠止血，疏风行气。
4. **主治**　风热湿毒，壅遏肠道，损伤血络便血证。肠风、脏毒，或便前出血，或便后出血，或粪中带血，以及痔疮出血，血色鲜红或晦暗，舌红苔黄，脉数。
5. **组方原理**　本方原书主治"肠风""脏毒"。肠风者，为风热壅遏大肠，损伤血络，便前下血、血色鲜红；脏毒者，为湿热邪毒壅结大肠，脉络损伤，便前或便后下血、血色晦黯。"肠风者，下血新鲜，直出四射，皆由便前而来……脏毒者，下血瘀晦，无论便前便后皆然。"（《成方便读》）治宜清肠凉血为主，兼以疏风行气。方中槐花苦微寒，善清大肠湿热，凉血止血，为君药。侧柏叶苦涩微寒，既助君药凉血清热以治本，又能收涩止血以治标，为臣药。荆芥穗辛散疏风，炒用入血分而止血；枳壳行气宽肠，以期"气调则血调"，共为佐药。四药合用，寓行气于止血之中，寄收涩于清疏之内，相反而相成。

黄土汤

1. **组成**　甘草、地黄、白术、附子、阿胶、黄芩各9g，灶心黄土30g。
2. **用法**　先将灶心土水煎取汤，再煎余药，阿胶烊化冲服。
3. **功效**　温阳健脾，养血止血。
4. **主治**　脾阳不足，脾不统血证。大便下血，先便后血，或吐血、衄血、妇人崩漏，血色黯淡，四肢不温，面色萎黄，舌淡苔白，脉沉细无力。
5. **组方原理**　本方治证因脾阳不足，统摄无权所致。脾主统血，脾阳不足，统摄无权，则血从上溢而为吐血、衄血；血下走则为便血、崩漏；血色黯淡、四肢不温、面色萎黄、舌淡苔白、脉沉细无力，皆为中焦虚寒之象。治宜温阳健脾，养血止血。方中灶心黄土辛温而涩，温中止血，用以为君。附子、白术温阳健脾，助君药以复脾土统血之权，共为臣药。然辛温之术，附易耗血动血，且出血者，阴血每亦亏耗，故佐以干地黄、阿胶滋阴养血止血；黄芩苦寒既可止血，合地、胶又能兼制术、附温燥之性。甘草调药和中，为使药。诸药配伍，具有寒热并用，标本兼顾，刚柔相济，温阳而不伤阴，滋阴而不碍阳之特点。
6. **鉴别**　黄土汤与归脾汤均可用治脾不统血之便血、崩漏。黄土汤以灶心黄土合炮附子、白术为主，配伍生地黄、阿胶、黄芩以温阳健脾而摄血，滋阴养血而止血；适用于脾阳不足，统摄无权之出血证。归脾汤用黄芪、龙眼肉，配伍人参、白术、当归、茯神、酸枣仁、远志以补气健脾，养心安

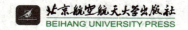

神；适用于脾气不足，气不摄血之出血证。

历年考点串讲

理血剂的概念、适用范围、应用注意事项、常用活血祛瘀剂、止血剂的组成、用法、功效、主治、加减化裁和类方鉴别等都是方剂学的重要内容，是考试必考内容，需重点复习。

常考的细节有：

1. 理血剂以活血化瘀或止血为主，用于治疗血瘀证或出血证，应用时注意辨清原因，分清标本缓急。峻猛逐瘀之剂，不可久服，中病即止。凡妇女经期、月经过多及妊娠期，当慎用或忌用。

2. 桃核承气汤组成：桃仁、大黄、桂枝、炙甘草、芒硝。逐瘀泻热，主治下焦蓄血证。是由调胃承气汤减芒硝之量，加桃仁、桂枝而成。

3. 血府逐瘀汤组成：桃仁、红花、当归、生地黄、川芎、赤芍、牛膝、桔梗、柴胡、枳壳、甘草。活血化瘀，行气止痛，主治胸中血瘀证。

4. 补阳还五汤组成：黄芪、当归尾、赤芍、地龙、川芎、红花、桃仁。补气活血通络，主治气虚血瘀之中风。

5. 复元活血汤组成：柴胡、栝楼根、当归、红花、甘草、炮山甲、大黄、桃仁。活血祛瘀，疏肝通络，主治跌打损伤，瘀血阻滞证。与血府逐瘀汤皆为气血同治之方，但复元活血汤祛瘀止痛之力较大，治跌打损伤，瘀留胁下；血府逐瘀汤则活血化瘀为主，主治血瘀气滞而留结胸中之胸中血瘀证。

6. 七厘散组成：朱砂、麝香、冰片、乳香、红花、没药、血竭、儿茶。散瘀消肿，定痛止血，主治跌打损伤，筋断骨折之瘀血肿痛，或刀伤出血。

7. 温经汤组成：吴茱萸、当归、芍药、川芎、人参、桂枝、阿胶、牡丹皮、生姜、甘草、半夏、麦冬。温经散寒，养血祛瘀，主治冲任虚寒，瘀阻胞宫证。

8. 生化汤组成：当归、川芎、桃仁、炮姜、炙甘草。养血活血，温经止痛，主治血虚寒凝，瘀阻胞宫证。与生化汤同为温经散寒、养血散瘀之剂。温经汤温养散瘀之力较强，温清消补并用，生化汤长于化瘀生新，但温养之力不及温经汤。

9. 失笑散组成：五灵脂、蒲黄。活血祛瘀，散结止痛，主治瘀血停滞证。与金铃子散均有活血止痛之功，但失笑散长于化瘀散结止痛，主治瘀血内停，脉道阻滞之心腹刺痛。金铃子散疏肝泻热，活血行气止痛，主治肝郁化火，气滞血瘀之心腹胁肋诸痛。

10. 桂枝茯苓丸组成：桂枝、桃仁、茯苓、牡丹皮、芍药。活血祛湿，缓消癥块，主治血瘀湿滞，阻于胞宫证。漏下之症，采用行血之法，旨在"通因通用"。与鳖甲煎丸均化瘀消癥，但桂枝茯苓丸化瘀消癥之力和缓，鳖甲煎丸软坚消癥力强。

11. 十灰散组成：大蓟、小蓟、荷叶、侧柏叶、茅根、茜根、棕榈皮、山栀、大黄、牡丹皮。凉血止血，主治血热妄行之上部出血证。诸药烧炭存性，意在增强收涩止血之力。

12. 咳血方组成：青黛、山栀子、瓜蒌仁、海粉、诃子。清肝宁肺，凉血止血。主治肝火犯肺之咳血证。

13. 小蓟饮子组成：生地黄、小蓟、滑石、木通、蒲黄、藕节、淡竹叶、当归、山栀子、甘草。凉血止血，利水通淋，主治热结下焦之血淋、尿血。

14. 槐花散组成：槐花、柏叶、荆芥穗、枳壳。清肠止血，疏风行气，主治风热湿毒，壅

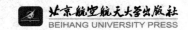

遏肠道，损伤血络便血证。

15. 黄土汤组成：甘草、地黄、白术、附子、阿胶、黄芩、灶心黄土。温阳健脾，养血止血，主治脾阳不足，脾不统血证。与归脾汤均可用治脾不统血之便血、崩漏。黄土汤用于脾阳不足，统摄无权之出血证。归脾汤用于脾气不足，气不摄血之出血证。

第十四节　治风剂

一、概　述

1. 适用范围　凡以疏散外风或平息内风等作用为主，用于治疗风病的方剂，统称为治风剂。风病分为外风与内风。外风是指外来风邪，侵袭人体肌表、经络、筋骨、关节等。由于外感六淫常相兼为病，故其证又有风寒、风湿、风热等区别。其他如风邪毒气从皮肤破伤之处侵袭人体而致破伤风等，亦属外风。内风是指由于脏腑功能失调所致的风病，其发病多与肝有关，有肝风上扰、热盛风动、阴虚风动及血虚生风等。外风宜疏散，内风宜平息。因此，本章方剂分为疏散外风和平息内风两类。

2. 注意事项　应用治风剂应注意以下方面：首先，应辨别风病之属内风、属外风。外风宜散而不宜平息，内风宜息而忌疏散。其次，外风与内风之间可相互影响，当分清主次，兼而治之。再次，应甄别病邪的兼夹以及病情的虚实，进行针对性配伍。最后，疏散外风之剂，药多温燥，易伤津液，且易助火，对于阴津不足，或阳亢有热者，应当慎用。

二、疏散外风

川芎茶调散

1. **组成**　薄荷 12g、川芎、荆芥各 12g、细辛 3g、防风 4.5g、白芷、羌活、甘草各 6g。
2. **用法**　共为细末，每次 6g，日 3 次，饭后清茶调服；亦可作汤剂，水煎服。
3. **功效**　疏风止痛。
4. **主治**　外感风邪头痛。偏正头痛或巅顶头痛，恶寒发热，目眩鼻塞，舌苔薄白，脉浮。
5. **组方原理**　本方所治头痛为外感风邪所致。《素问·太阴阳明论》曰："伤于风者，上先受之。"风邪外袭，循经上犯头目，遏阻清阳之气，则头痛、目眩；鼻为肺窍，风邪外侵，肺气不利，则鼻塞；风邪犯表，正邪相争，则恶寒发热；舌苔薄白、脉浮为风邪在表之证。若风邪稽留不解，头痛久而不愈，时作时休者，即为头风。外风宜散，故治宜疏散风邪以止头痛。方中川芎辛香走窜，上行头目，长于祛风止痛，《神农本草经》言其"主中风入脑头痛"，为诸经头痛之要药，尤善治少阳、厥阴二经头痛，故为君药。薄荷、荆芥疏风散邪，清利头目，为臣药。羌活、白芷、细辛助君药祛风止痛，其中羌活善治太阳经头痛，白芷长于治阳明经头痛，细辛长于治少阴经头痛，并可宣通鼻窍；防风辛散上部风邪，四药共为佐药。炙甘草调和诸药，为使药。服时以清茶调下，取茶叶苦寒之性，既可上清头目，又能制约风药之过于升散与温燥。诸药合用，共成疏风止痛之效。

6. **鉴别**　九味羌活汤与川芎茶调散均有祛风散邪之功。但九味羌活汤以发汗解表，祛风寒湿邪为主，兼清里热，主治外感风寒湿邪表证，兼有里热之证。川芎茶调散长于发散头面部位之风邪，具疏风止痛、清利头目之功，主治外感风邪之偏正头痛。☆

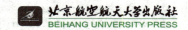

大秦艽汤△ ☆

1. **组成**　秦艽 9g，甘草、川芎、独活、当归、白芍药、石膏各 6g，羌活、防风、白芷、黄芩、白术、白茯苓、生地黄、熟地黄各 3g，细辛 1.5g。
2. **用法**　水煎服。
3. **功效**　祛风清热，养血活血。
4. **主治**　风邪初中经络证。口眼㖞斜，舌强不能言语，手足不能运动，或恶寒发热，苔白或黄，脉浮数或弦细。
5. **组方原理**　本方为正气不足，风邪初中经络证而设。平素气血不足，风邪乘虚入中，痹阻气血，经络不畅，加之"血弱不能养筋"，则口眼㖞斜、手足不能运动、舌强不能言语；风邪外袭，邪正相争，故恶寒发热；苔黄、脉浮数为风邪郁而化热之征。治宜祛风通络为主，辅以养血、活血、清热。方中重用秦艽为君，以祛风通络。臣以羌活、独活、防风、白芷、细辛疏风散邪，加强君药祛风之力。当归、白芍、熟地黄、川芎养血活血，气血畅行，筋脉得养，令舌体柔和，手足复健，深合"治风先治血，血行风自灭"之意；白术、茯苓、甘草益气健脾，以化生气血；生地黄、石膏、黄芩清热，既为风邪化热而设，又制诸风药之温燥，以上十药俱为佐药。甘草调和药性药，兼为使药。合而成方，共奏祛风清热，养血活血之效。

牵正散 ☆

1. **组成**　白附子、白僵蚕、全蝎各 5g。
2. **用法**　共为细末，每次 3g，温酒送服，日服 2 ～ 3 次；亦可作汤剂，水煎服。
3. **功效**　祛风化痰，通络止痉。
4. **主治**　风痰阻于头面经络。口眼㖞斜，或面肌抽动，舌淡红，苔白，脉弦。
5. **组方原理**　本方证系风痰阻于头面经络所致。足阳明之脉夹口环唇，布于头面；足太阳之脉起于目内眦，上额，交会于巅顶。太阳外中风邪，阳明内蓄痰浊，风痰阻滞于头面经络，经隧不利，筋肉失养，则弛缓不用；无邪之处，气血运行通畅，筋肉相对而急，缓者为急者牵引，而致口眼㖞斜，或面肌抽动，此即《金匮要略》所言"邪气反缓，正气即急，正气引邪，㖞僻不遂"。治宜祛风痰，通经络，止痉挛。方中白附子辛温燥烈，善走头面，长于祛头面风痰而止痉，为君药。僵蚕、全蝎祛风止痉，其中全蝎长于通络，僵蚕长于化痰散结，共为臣药。用热酒调服者，以助宣通血脉，并能引药入络，直达病所，为佐使。药虽四味，合而用之，力专而效著，使风去痰消，经络通畅，㖞斜之口眼得以复正，是名"牵正"。

小活络丹

1. **组成**　川乌、草乌、地龙、天南星各 6g，乳香、没药各 5g。
2. **用法**　为蜜丸，每丸重 3g，每服 1 丸，每天 2 次，陈酒或温开水送服；亦可作汤剂，川乌、草乌先煎 30 分钟。
3. **功效**　祛风除湿，化痰通络，活血止痛。
4. **主治**
（1）风寒湿痹证，肢体筋脉疼痛，麻木拘挛，关节屈伸不利，疼痛游走不定，舌淡紫，苔白，脉沉弦或涩。
（2）中风，手足不仁，日久不愈，腰腿沉重，或腿臂间作痛。
5. **组方原理**　本方证乃风寒湿邪与瘀血痰浊阻滞经络所致。风寒湿邪侵入经络，日久不愈，气血不得宣通，津凝为痰，血滞为瘀。风寒湿邪与痰瘀交阻，经络不通，则肢体筋脉疼痛、麻木拘挛、屈伸不利；疼痛游走不定，为风邪偏盛之征；舌、脉皆为风寒湿邪与痰瘀交阻之佐证。中风手足不仁，

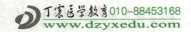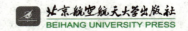

日久不愈，腰腿沉重，或腿臂间作痛者，盖因其亦为风夹湿痰瘀血阻滞经络也。治宜祛风除湿，化痰通络，活血止痛。方中制川乌、制草乌辛热，散寒止痛，祛风除湿，用以为君。天南星辛温，祛风散寒，燥湿化痰，善除经络中之风痰，为臣药。佐以乳香、没药行气活血止痛；地龙通经活络，三药参伍，使经络气血流畅，则风寒湿邪不复留滞。以酒送服，助药势，并引诸药直达病所，为使药。诸药合用，相辅相成，使风寒湿得除，痰瘀得去，经络通畅而诸症自解，故以"活络"名之。

消风散

1. **组成**　当归、生地黄、防风、蝉蜕、知母、苦参、胡麻、荆芥、苍术、牛蒡子、石膏各6g，甘草、木通各3g。
2. **用法**　水煎服。
3. **功效**　疏风养血，清热除湿。
4. **主治**　风疹、湿疹。皮肤疹出色红，或遍身云片斑点，瘙痒，抓破后渗出津水，舌苔白或黄，脉浮数。
5. **组方原理**　本方所治风疹、湿疹，乃风湿或风热之邪，侵袭人体，浸淫血脉，内不得疏泄，外不得透达，郁于肌肤腠理之间而致，故皮肤疹出色红、瘙痒、抓破后渗出津水。风邪偏盛则苔白，热邪偏盛则苔黄，脉浮数为风热之征。治宜疏风为主，辅以清热、除湿、养血。痒自风来，故以荆芥、防风、牛蒡子、蝉蜕辛散达邪，疏风止痒，共为君药。湿热相搏，津水流溢，故伍石膏、知母清热泻火；配苍术祛风燥湿；苦参清热燥湿；木通渗利湿热，俱为臣药。风热之邪易伤阴血，风湿浸淫易滞血脉，故遣当归、生地黄、胡麻仁养血活血，为佐药。生甘草清热解毒，调和诸药，为佐使之用。全方邪正兼顾，使风邪得散，湿热得清，血脉和畅，则痒止疹消，为治疗风疹、湿疹之良方。
6. **鉴别**　防风通圣散与消风散均有疏风清热止痒之功，均可治风热隐疹瘙痒。但防风通圣散疏风解表，清热通里并用，主治风热壅盛，表里俱实之隐疹瘙痒。消风散疏散风邪，清热祛湿，养血活血同用，善治风疹、湿疹。

三、平息内风

羚角钩藤汤

1. **组成**　羚角片4.5g、桑叶6g、川贝12g、生地黄15g、钩藤9g、菊花9g、茯神9g、白芍9g、甘草3g、竹茹15g。
2. **用法**　水煎服。
3. **功效**　凉肝息风，增液舒筋。
4. **主治**　热极生风证。高热不退，烦闷躁扰，手足抽搐，发为痉厥，甚则神昏，舌质绛而干，或舌焦起刺，脉弦数。
5. **组方原理**　本方所治为温热病邪传入厥阴，肝经热盛，热极生风所致。邪热炽盛，热扰心神，则高热不退、烦躁不安，甚至神昏；热盛动风，风火相煽，灼伤津液，筋脉失养，则四肢抽搐，发为痉厥；舌绛而干、脉弦数，为热盛阴伤之征。治以清热凉肝息风为主，辅以滋阴增液舒筋。方中羚羊角咸寒，功擅平肝息风；钩藤甘寒，功专清热平肝，息风解痉。二药配伍，相得益彰，是凉肝息风的常用组合，为君药。桑叶、菊花辛凉疏散，清热平肝，为臣药。风火相煽，最易伤阴耗液，故伍生白芍、鲜生地黄以滋阴凉血，养血柔肝，白芍与甘草配伍，酸甘化阴，滋阴增液，舒筋缓急，以助息风解痉之力；邪热易灼津成痰，故配川贝母、鲜竹茹以清热化痰；热扰心神，以茯神木平肝宁心安神，以上均为佐药。甘草调和诸药，兼为使药。诸药合用，清肝与息风、透热并用，滋阴与化痰、安神共伍，标本兼治，治标为主。

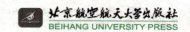

镇肝熄风汤

1. 组成　怀牛膝 30g、赭石 30g、龙骨 15g、牡蛎 15g、龟板 15g、杭芍 15g、玄参 15g、天冬 15g、川楝子 6g、麦芽 6g、茵陈 6g、甘草 4.5g。

2. 用法　水煎服。

3. 功效　镇肝息风，滋阴潜阳。

4. 主治　类中风。头晕目眩，目胀耳鸣，脑部热痛，面色如醉，心中烦热，或时常噫气，或肢体渐觉不利，口眼渐形㖞斜；甚或眩晕颠仆，昏不知人，移时始醒；或醒后不能复原，脉弦长有力。

5. 组方原理　本方所治，张氏称之为"内中风"，为肝肾阴虚，阳亢化风所致。肝阳上亢，风阳上扰，则头目眩晕、目胀耳鸣、面色如醉、脑中热痛、脉弦长有力；肝阳上亢，血随气逆，遂致卒中，轻则风中经络，见口眼㖞斜、肢体不利；重则风中脏腑，猝然颠仆、昏不知人，即《素问·调经论》所言："血之与气，并走于上，则为大厥，厥则暴死。气复反则生，不反则死。"本证标实本虚，以标实为急。当急则治其标，以镇肝息风为主，辅以滋阴潜阳。方以怀牛膝为君，因其"走而能补，性善下行"（《本草经疏》），故重用以引血下行，并能补益肝肾。代赭石质重性降，平肝镇逆，与牛膝相伍，平肝降逆之功彰，为张锡纯治"内中风"之常用药组；龙骨、牡蛎质重善降，助君药镇肝潜阳；龟板、白芍滋肾养肝，育阴潜阳，共为臣药。玄参、天冬滋阴清热，合龟板滋水以涵木；肝为刚脏，性喜条达而恶抑郁，若一味重镇潜降，势必影响肝之疏泄条达，故投以少量茵陈、川楝子、生麦芽，既条达郁滞之肝气，又清泄有余之肝热；麦芽伍甘草尚能护胃安中，防止金石、介类药物质重碍胃，以上俱为佐药。甘草调和诸药，为使。诸药合用，成为镇肝息风之良剂。

天麻钩藤饮 △ ☆

1. 组成　天麻 9g、钩藤 12g、石决明 18g、山栀子、黄芩各 9g，川牛膝 12g、杜仲、益母草、桑寄生、夜交藤、茯神各 9g。

2. 用法　水煎服。

3. 功效　平肝息风，清热活血，补益肝肾。

4. 主治　肝阳偏亢，肝风上扰证。头痛耳鸣，眩晕眼花，烦躁不安，失眠多梦，舌红苔黄，脉弦或数。

5. 组方原理　本方治证为肝肾阴虚，肝偏上亢，生风化热所致。肝阳偏亢，风阳上扰，则头痛耳鸣、眩晕眼花；肝阳有余，化热扰心，心神不宁，则烦躁不安、失眠多梦。本证以肝肾阴虚为本，阳亢化风为标，标急本缓。治宜平肝息风为主，兼清热活血、补益肝肾。方中天麻味甘性平，长于平肝息风以止晕眩，李时珍称其"乃定风草，故为治风之神药"；钩藤味甘性寒，偏于清热平肝以治晕痛，用以为君。石决明清热潜阳；川牛膝引血下行，直折亢阳，且可活血利水，同用为臣。栀子、黄芩清肝泻火；杜仲、桑寄生补益肝肾；夜交藤、茯神安神定志；益母草伍川牛膝，活血利水，俱为佐药。诸药合用，共奏平肝息风、清热活血、补益肝肾之效。

6. 鉴别　镇肝熄风汤与天麻钩藤饮均具平肝息风之功。但镇肝熄风汤镇潜降逆之力较强，兼能条达肝气，多用于肝阳上亢、肝风内动、气血逆乱之类中风证。天麻钩藤饮镇潜平肝息风之力较缓，但兼有清热活血安神之效，适于肝阳偏亢、肝风上扰之眩晕、头痛等。

大定风珠 ☆

1. 组成　白芍 18g、阿胶 9g、龟板 12g、地黄 18g、麻仁 6g、五味子 6g、牡蛎 12g、麦冬 18g、炙甘草 12g、鸡子黄 2 个、鳖甲 12g。

2. 用法　水煎去渣，入阿胶烊化，再入鸡子黄搅匀，分 3 次温服。

3. 功效　滋阴息风。

4. 主治　阴虚风动证。手足瘈疭，神倦乏力，舌绛少苔，脉虚弱，有时时欲脱之势。

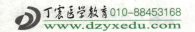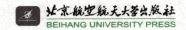

5. 组方原理 本方所治阴虚风动证，乃温病后期，邪热羁留，真阴亏耗；或因误汗、妄攻，重劫阴液所致。肝为风木之脏，真阴大亏，水不涵木，虚风内动，则手足瘛疭；真阴欲竭，则神倦乏力、脉虚弱，有欲脱之势。此时邪热已去八九，真阴仅存一二，当重用味厚滋阴养液之品，以填补欲绝之真阴，平息内动之虚风，故拟滋阴息风法治之。方中鸡子黄、阿胶均为血肉有情之品，滋阴养血以息风，同用为君。干地黄、麦冬、白芍用量较重，意在滋阴柔肝，滋水涵木；阴虚则阳浮，故以生龟板、生鳖甲、生牡蛎介类镇潜之品以滋阴潜阳，共为臣药。麻仁养阴润燥；五味子养阴滋肾；合甘草、白芍酸甘化阴，均为佐药。甘草调和诸药，兼为使药。本方配伍，以大队滋阴养液药为主，配以介类潜阳，寓息风于滋养之中，使阴液得补，浮阳得潜，则虚风自息。

历年考点串讲

治风剂的概念、适用范围、应用注意事项、常用疏散外风剂、平息内风剂的组成、用法、功效、主治、加减化裁和类方鉴别等都是方剂学的重要内容，是考试必考内容，需重点复习。

常考的细节有：

1. 风病分为外风与内风。应用治风剂首先应辨别风病之属。其次，外风与内风之间可相互影响，当分清主次，兼而治之。再次，应甄别病邪的兼夹以及病情的虚实。阴津不足或阳亢有热者慎用疏散外风之剂。

2. 川芎茶调散组成：薄荷、川芎、荆芥、细辛、防风、白芷、羌活、甘草。疏风止痛，主治外感风邪头痛。与九味羌活汤均祛风散邪，但九味羌活汤发汗解表，祛风寒湿邪，兼清里热；川芎茶调散长于发散头面部位之风邪，清利头目。

3. 大秦艽汤组成：秦艽、甘草、川芎、独活、当归、白芍药、石膏、羌活、防风、白芷、黄芩、白术、白茯苓、生地黄、熟地黄、细辛。祛风清热，养血活血，主治风邪初中经络证。

4. 牵正散组成：白附子、白僵蚕、全蝎。祛风化痰，通络止痉，主治风痰阻于头面经络。

5. 小活络丹组成：川乌、草乌、地龙、天南星、乳香、没药。祛风除湿，化痰通络，活血止痛，主治风寒湿痹证、中风。方中制川乌、制草乌散寒止痛，祛风除湿，用以为君。

6. 羚角钩藤汤组成：羚角片、桑叶、川贝、生地黄、钩藤、菊花、茯神、白芍、甘草、竹茹。凉肝息风，增液舒筋，主治热极生风证。

7. 镇肝熄风汤组成：怀牛膝、赭石、龙骨、牡蛎、龟板、杭芍、玄参、天冬、川楝子、麦芽、茵陈、甘草。镇肝息风，滋阴潜阳，主治类中风。

8. 天麻钩藤饮组成：天麻、钩藤、石决明、山栀子、黄芩、川牛膝、杜仲、益母草、桑寄生、夜交藤、茯神。平肝息风，清热活血，补益肝肾，主治肝阳偏亢，肝风上扰证。与镇肝熄风汤均具平肝息风之功。但镇肝熄风汤镇潜降逆之力较强，兼条达肝气；天麻钩藤饮镇潜平肝息风之力较缓，兼有清热活血安神之效。

9. 大定风珠组成：白芍、阿胶、龟板、地黄、麻仁、五味子、牡蛎、麦冬、炙甘草、鸡子黄、鳖甲。滋阴息风，主治阴虚风动证。

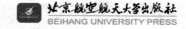

第十五节　治燥剂

一、概　述

1. 适用范围　凡以轻宣外燥或滋阴润燥等作用为主，用于治疗燥证的方剂，统称为治燥剂。燥证分外燥和内燥两类。

凡感受秋令燥邪所致的凉燥或温燥，均属外燥证。《通俗伤寒论》云："秋深初凉，西风肃杀，感之者多病风燥，此属燥凉，较严冬为轻。若久晴无雨，秋阳以曝，感之者病多温燥，此属燥热，较暮春风温为重。"内燥是由于津液亏耗、脏腑失润所致，常累及肺、胃、肾、大肠等脏腑，上燥多病在肺，中燥多涉及胃，下燥多病在肾与大肠。根据"燥者濡之"的原则，治疗燥证当以濡润为法。外燥宜轻宣祛邪外达，凉燥治以辛苦温润，温燥治以辛凉甘润；内燥宜滋养濡润复津，治以甘凉濡润。故治燥剂分为轻宣外燥剂和滋润内燥剂两类。

2. 注意事项　治燥剂多由甘凉滋润药物为主组成，易于助湿碍气而影响脾胃运化，故素体多湿、脾虚便溏、气滞痰盛者均当慎用。燥邪最易化热，伤津耗气，故运用治燥剂有时尚需配伍清热泻火或益气生津之品，不宜配伍辛香耗津或苦寒化燥之品，以免重伤津液。

二、轻宣外燥

杏苏散

1. 组成　苏叶 9g、半夏 9g、茯苓 9g、甘草 3g、前胡 9g、苦桔梗 6g、枳壳 6g、生姜 3 片、橘皮 6g、大枣 3 枚、杏仁 9g。

2. 用法　水煎温服。

3. 功效　轻宣凉燥，宣肺化痰。

4. 主治　外感凉燥证。头微痛，恶寒无汗，咳嗽痰稀，鼻塞咽干，苔白，脉弦。

5. 组方原理　本方所治之证，乃因凉燥外袭，肺失宣降，津液不布所致。凉燥袭表，则恶寒无汗、头微痛；凉燥伤肺，肺失宣降，津液不布，聚而为痰，则咳嗽痰稀；肺开窍于鼻，咽为肺系，燥性于涩，故凉燥犯肺，肺系不利，则鼻塞、咽干。治宜轻宣凉燥，宣肺化痰。方中苏叶辛温不燥，发表散邪，开宣肺气，使凉燥从表而解；杏仁苦温而润，肃降肺气，止咳化痰，共为君药。前胡疏风降气化痰，助杏、苏轻宣达表，化痰止咳；桔梗、枳壳一升一降，助杏仁以宣利肺气，共为臣药。半夏、橘皮、茯苓行气化痰；生姜辛散达邪；大枣养血润燥，是为佐药。甘草调和药性，合桔梗宣肺利咽，功兼佐使。诸药合用，共奏发表宣化之功，使表解痰消，肺气调和。

桑杏汤 ☆

1. 组成　桑叶 3g、杏仁 4.5g、沙参 6g、象贝 3g、香豉 3g、栀皮 3g、梨皮 3g。

2. 用法　水煎服。

3. 功效　清宣温燥，润肺止咳。

4. 主治　外感温燥证。头痛，身热不甚，微恶风寒，口渴，咽干鼻燥，干咳无痰，或痰少而黏，舌红，苔薄白而干，脉浮数而右脉大。

5. 组方原理　本方所治为温燥袭肺，肺津受灼之轻证。秋感温燥之气，袭于肺系，则头痛、咽干鼻燥、咳嗽；因初起或邪轻，则身热不甚；肺失清肃，温燥灼津，则口渴、干咳无痰，或痰少稠黏。治以清宣温燥，兼以润肺止咳。方中桑叶轻宣燥热，透邪外出；杏仁宣利肺气，润燥止咳，共为君药。

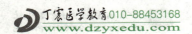

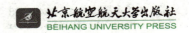

豆豉辛凉解表，助桑叶透热散邪；贝母清热化痰，助杏仁止咳化痰；沙参润肺止咳，清热生津，共为臣药。栀子皮质轻而入上焦，清泄肺热；梨皮清热生津，润燥化痰，均为佐药。诸药合用，外以轻宣燥热，内以凉润肺金，乃辛凉甘润之方，俟燥热除而肺津复，则诸症自愈。

6. **鉴别** 桑杏汤与桑菊饮中均用桑叶、杏仁，可治感受外邪、肺气失宣所致的咳嗽口渴、身热不甚、脉浮数之证。桑菊饮中配伍薄荷、菊花、连翘以疏散风热，体现辛凉解表法，适用于风温初期，津伤不甚之身不甚热、口微渴等风热袭肺之证候；而桑杏汤配伍养阴润肺生津之沙参、梨皮，体现辛凉甘润法，适用于外感温燥较轻之证候。

清燥救肺汤

1. **组成** 桑叶9g、石膏7.5g、甘草3g、人参2g、胡麻仁3g、阿胶2.5g、麦门冬3.5g、杏仁2g、枇杷叶3g。
2. **用法** 水煎服。
3. **功效** 清燥润肺，益气养阴。
4. **主治** 温燥伤肺证。身热头痛，干咳无痰，气逆而喘，咽喉干燥，鼻燥，胸满胁痛，心烦口渴，舌干少苔，脉虚大而数。
5. **组方原理** 本方所治系燥热伤肺之重证。秋令气候干燥，燥热外袭，则头痛身热；温燥伤肺，肺失肃降，则干咳无痰、气逆而喘；肺气郁闭不畅，故胸膈满闷；燥热耗伤气阴，则咽喉干燥、口渴鼻燥、舌干少苔、脉虚大。治宜清燥热，养气阴。方以桑叶为君，质轻性寒入肺，清透肺中燥热之邪。石膏、麦冬清肺热，润肺燥，共为臣药。君臣相合，宣中有清，清中有润；石膏虽质重沉寒但量较少，故不碍君药轻宣之性；麦冬虽滋润，但用量不及桑叶之半，自不妨君药之外散。杏仁、枇杷叶宣降肺气；阿胶、胡麻仁润肺养阴；人参益气生津，同为佐药。甘草益气和中，调和药性，是为佐使。诸药相伍，燥邪得宣，气阴得复而奏清燥救肺之功，故以"清燥救肺"名之。
6. **鉴别** 清燥救肺汤与桑杏汤均用桑叶、杏仁轻宣温燥、苦降肺气，同治温燥伤肺之证。然二方治证轻重有别，桑杏汤由辛凉解表合甘凉而润药物组成，清燥润肺作用弱于清燥救肺汤，治疗燥伤肺卫、津液受灼之温燥轻证，症见头痛微热、咳嗽不甚、鼻燥咽干等；清燥救肺汤由辛寒清热及益气养阴药物组成，清燥益肺作用均强，治疗燥热偏重、气阴两伤之温燥重证，症见身热咳喘、心烦口渴、脉虚大而数者。☆

三、滋阴润燥

增液汤

1. **组成** 玄参30g、麦冬24g、生地黄24g。
2. **用法** 水煎服。
3. **功效** 增液润燥。
4. **主治** 阳明温病，津亏肠燥便秘证。大便秘结，口渴，舌干红，脉细数或脉沉无力者。
5. **组方原理** 本方所治之大便秘结，乃热邪伤津，津亏肠燥，无水舟停所致。热病伤津，阴亏液涸，肠燥失润，则大便秘结；舌干红，脉细数等属津液亏乏、阴虚内热之象。治宜滋阴润燥通便。方中重用玄参为君药，其苦咸而寒，清热养阴生津，启肾水以滋肠燥。以细生地黄为臣药，其甘苦而寒，清热滋阴，壮水生津，与君药玄参相须相宜。肺与大肠相表里，故用麦冬甘寒，滋肺增液，生津润肠以润燥，为佐药。三药合用，"寓泻于补，以补药之体，作泻药之用，既可攻实，又可防虚"（《温病条辨》卷二），养阴增液而清热，使肠燥得润，大便自下，故名之曰"增液汤"。
6. **加减化裁** 若津亏而燥热较甚，服增液汤大便不下者，可加生大黄、芒硝以清热泻下；若胃

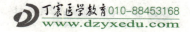
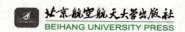

阴不足，舌质光绛，口干唇燥者，可加沙参、石斛、玉竹以养阴生津。

麦门冬汤

1. **组成**　麦门冬 42g、半夏 6g、人参 9g、甘草 6g、粳米 6g、大枣 4 枚。
2. **用法**　水煎服。
3. **功效**　滋养肺胃，降逆下气。
4. **主治**

（1）虚热肺痿。咳唾涎沫，短气喘促，咽干口燥，舌红少苔，脉虚数。

（2）胃阴不足证。气逆呕吐，口渴咽干，舌红少苔，脉虚数。

5. **组方原理**　肺痿之成，其病在肺，其源在胃。或因过汗，呕吐，消渴，或过利小便，或因便难被快药下利，重亡津液，以致肺胃气阴两伤，肺失濡养，肺叶枯萎。肃降失职，肺气上逆，则咳逆；通调失职，不能敷布津液，又为热邪熏灼，以至清润之津涎化为浊唾涎沫，随肺气上逆而出。胃阴不足，胃气失和，则气逆呕吐；口渴咽干，舌红少苔、脉虚数，为阴虚内热之佐证。治宜润肺益胃，降逆下气。方中重用麦门冬甘寒清润，入肺胃两经，既养肺胃之阴，又清肺胃虚热，为君药。人参益气生津，为臣药。佐以甘草、粳米、大枣益胃气，养胃阴，中气充盛，则津液自能上归于肺。佐半夏降逆下气，化痰和胃，虽属辛温之性，但与大量麦门冬配伍则其燥得制，且麦门冬得半夏则滋而不腻，相反相成。其中甘草并能润肺利咽，调和诸药，以为佐使。诸药相合，可使肺胃阴复，逆气得降，中土健运，诸症自愈。

6. **鉴别**

（1）麦门冬汤与炙甘草汤均可治疗肺痿。但炙甘草汤功在滋养阴血，益气温阳，为气血阴阳俱补之剂，用治气血阴阳俱虚之虚劳肺痿。麦门冬汤功在清养肺胃，培土生金，降逆下气，滋阴润燥，用治肺胃阴虚，气火上逆之虚热肺痿。

（2）麦门冬汤与清燥救肺汤均有润肺止咳之功。但麦门冬汤证为肺胃阴虚，气火上逆，旨在滋阴润肺，培土生金，兼以降气化痰，主治虚热肺痿证。清燥救肺汤证为外感温燥，耗气伤阴，旨在清润燥热，兼以益气养阴，主治温燥伤肺重证。

百合固金汤

1. **组成**　百合 6g、熟地黄 9g、生地黄 9g、麦冬 6g、贝母 6g、桔梗 2g、当归 9g、白芍 3g、玄参 2g、甘草 3g。
2. **用法**　水煎服。
3. **功效**　滋肾润肺，止咳化痰。
4. **主治**　肺肾阴亏，虚火上炎证。咳嗽气喘，痰中带血，咽喉燥痛，头晕目眩，午后潮热，舌红少苔，脉细数。

5. **组方原理**　肺肾为子母之脏，肺虚及肾，病久则肺肾阴虚，阴虚生内热，虚火上炎，肺失肃降，则咳嗽气喘；虚火炼液为痰，灼伤肺络，以致痰中带血；阴虚咽喉失润，加之虚火上攻，则咽喉燥痛；午后潮热、头晕目眩、舌红少苔、脉细数皆为阴亏虚火之征。本方证以肺肾阴虚为本，虚火上炎为标。治宜滋阴清火，止咳化痰。方中百合滋肺阴，清肺热，并能止咳化痰；生地黄、熟地黄滋阴补肾，生地黄又能凉血止血，共为君药。三药合用，为肺肾同治、金水相生的常用组合。麦冬甘寒，协百合以滋阴清热，润肺止咳；贝母润肺化痰，共为臣药。桔梗化痰利咽；当归治"咳逆上气"（《神农本草经》）；伍白芍以养血和血；玄参咸寒，助二地滋肾阴，清虚火，兼利咽喉，共为佐药。甘草配桔梗、玄参清利咽喉，兼和药性，为佐使。全方合力，使肺肾之阴得充，虚火得清，痰血得止。

6. **鉴别**　百合固金汤与咳血方均可治咳嗽、痰中带血等症。但百合固金汤主治肺肾阴亏，虚火上炎之咳嗽痰血证，偏于滋肾养肺，并能清热化痰。咳血方主治肝火灼肺之咳血证，偏于清肝宁肺，

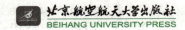

兼以化痰止咳。☆

养阴清肺汤 △ ☆

1. **组成**　生地黄 6g、麦门冬 4g、甘草 2g、玄参 5g、贝母 3g、牡丹皮 3g、薄荷 2g、炒白芍 3g。
2. **用法**　水煎服。
3. **功效**　养阴清肺，解毒利咽。
4. **主治**　阴虚肺燥之白喉。喉间起白如腐，不易拭去，咽喉肿痛，初期或发热或不发热，鼻干唇燥，或咳或不咳，呼吸有声，似喘非喘，脉数无力或细数。
5. **组方原理**　白喉一病，多由素体阴虚蕴热，复感疫毒所致。《重楼玉钥》谓："缘此症发于肺肾，凡本质不足者，或遇燥气流行，或多食辛热之物，感触而发。"喉为肺系，肾脉循喉咙系舌本，肺肾阴虚，虚火上炎，复加疫毒上犯，则咽喉肿痛、鼻干唇燥。治宜养阴清肺为主，兼散疫毒。方中重用生地黄为君，滋阴润燥，清热凉血。麦冬养阴润肺，益胃生津；玄参清虚火而利咽喉，启肾水上润于肺，兼能解毒，为臣药。白芍敛阴和营；贝母清热润肺；牡丹皮清热凉血，消瘀散结；薄荷清热散邪利咽，共助君臣药养阴清肺以除喉间热毒，为佐药。生甘草润肺解毒，调和诸药，为佐使。全方合用，共奏滋养肺肾、利咽散结之功。

历年考点串讲

治燥剂的概念、适用范围、应用注意事项、常用轻宣外燥剂、滋阴润燥剂的组成、用法、功效、主治、加减化裁、类证鉴别等都是方剂学的重要内容，是考试必考内容，需重点复习。

常考的细节有：

1. 燥证分外燥和内燥。上燥多病在肺，中燥多涉及胃，下燥多病在肾与大肠。运用治燥剂有时需配伍清热泻火或益气生津之品，不宜配伍辛香耗津或苦寒化燥之品。素体多湿、脾虚便溏、气滞痰盛者当慎用。

2. 杏苏散组成：苏叶、半夏、茯苓、甘草、前胡、苦桔梗、枳壳、生姜、橘皮、大枣、杏仁。轻宣凉燥，宣肺化痰，主治外感凉燥证。

3. 桑杏汤组成：桑叶、杏仁、沙参、象贝、香豉、栀皮、梨皮。清宣温燥，润肺止咳，主治外感温燥证。与桑菊饮均用桑叶、杏仁，可治感受外邪、肺气失宣所致的咳嗽口渴、身热不甚、脉浮数之证。桑菊饮体现辛凉解表法，适于风温初期，风热袭肺之证候；桑杏汤体现辛凉甘润法，适于外感温燥较轻之证候。

4. 清燥救肺汤组成：桑叶、石膏、甘草、人参、胡麻仁、阿胶、麦门冬、杏仁、枇杷叶。清燥润肺，益气养阴，主治温燥伤肺证。与桑杏汤均用桑叶、杏仁轻宣温燥、苦降肺气，治温燥伤肺证，然桑杏汤清燥润肺作用弱于清燥救肺汤。

5. 增液汤组成：玄参、麦冬、生地黄。增液润燥，主治阳明温病，津亏肠燥便秘证。

6. 麦门冬汤组成：麦门冬、半夏、人参、甘草、粳米、大枣。滋养肺胃，降逆下气，主治虚热肺痿、胃阴不足证。与炙甘草汤均可治疗肺痿，但炙甘草汤功在滋养阴血，益气温阳，为气血阴阳俱补之剂；麦门冬汤功在清养肺胃，培土生金，降逆下气，滋阴润燥。麦门冬汤与清燥救肺汤均可润肺止咳，但麦门冬汤旨在滋阴润肺，培土生金，兼降气化痰；清燥救肺汤旨在清润燥热，兼益气养阴。

7. 百合固金汤组成：百合、熟地黄、生地黄、麦冬、贝母、桔梗、当归、白芍、玄参、甘草。滋肾润肺，止咳化痰，主治肺肾阴亏，虚火上炎证。与咳血方均可治咳嗽、痰中带血等症。但百合固金汤偏于滋肾养肺，并清热化痰。咳血方偏于清肝宁肺，兼化痰止咳。

8. **养阴清肺汤**组成：生地黄、麦门冬、甘草、玄参、贝母、牡丹皮、薄荷、炒白芍。养阴清肺，解毒利咽，主治阴虚肺燥之白喉。

第十六节　祛湿剂

一、概　述

1. **适用范围**　凡以祛湿药为主组成，具有化湿利水、通淋泄浊等作用，主治水湿病证的方剂，称为祛湿剂。此类方剂属于"八法"中的"消法"范畴。湿与水异名而同类，湿为水之渐，水为湿之积。湿邪为病，有外湿与内湿之分。外湿与内湿又常内外相兼为病。大抵湿邪在外在上者，可从表微汗而解；在内在下者，可芳香苦燥而化，或甘淡渗利以除之；水湿壅盛，形气俱实者，又可攻下以逐之；湿从寒化者，宜温阳化湿；湿从热化者，宜清热祛湿。本节将祛湿剂分为燥湿和胃剂、清热祛湿剂、利水渗湿剂、温化寒湿剂、祛风胜湿剂五类。

2. **注意事项**　祛湿剂多由芳香温燥或甘淡渗利之药组成，易于耗伤阴津，故素体阴虚津亏、病后体弱以及孕妇等均应慎用。

二、燥湿和胃

平胃散

1. **组成**　苍术 12g、厚朴 9g、橘皮 6g、炙甘草 3g。

2. **用法**　共研细末，每服 6g，每天 3 次，姜、枣煎汤送下；亦作汤剂，加生姜 2 片，大枣 2 枚，水煎服。

3. **功效**　燥湿运脾，行气和胃。

4. **主治**　湿滞脾胃证。脘腹胀满，不思饮食，口淡无味，恶心呕吐，嗳气吞酸，肢体沉重，怠惰嗜卧，常多自利，舌苔白腻而厚，脉缓。

5. **组方原理**　脾为太阴湿土，居中州而主运化，其性喜燥恶湿。湿邪滞于中焦，脾运不健，且气机受阻，则脘腹胀满、食少无味；胃失和降，则恶心呕吐、嗳气吞酸；湿为阴邪，其性重浊黏腻，则肢体沉重、怠惰嗜卧；湿邪中阻，下注肠道，则泄泻；舌苔白腻而厚、脉缓，皆为湿邪困阻之象。本证湿滞脾胃，治当以燥湿运脾为主，兼以行气和胃。方中苍术为君药，以其辛香苦温，入中焦能燥湿运脾，使湿去则脾运有权。臣以厚朴行气除满，且可化湿；与苍术相伍，行气以除湿，燥湿以运脾。陈皮为佐，行气和胃，燥湿醒脾，益苍术、厚朴燥湿行气之力。甘草调和诸药，且能益气健脾和中，为佐使药。煎加姜、枣，以生姜温散水湿且能和胃降逆，大枣补脾益气以助甘草培土制水之功。综观全方，燥湿与行气并用，而以燥湿为主。俾湿去脾健，气机调畅，则脾胃自和。

6. **加减化裁**　若证属湿热者，加黄连、黄芩清热燥湿；属寒湿者，加干姜、草豆蔻温化寒湿；湿盛泄泻者，加茯苓、泽泻利湿止泻。

藿香正气散

1. **组成**　大腹皮、白芷、紫苏、茯苓各 3g，半夏曲、白术、陈皮、厚朴、桔梗各 6g，藿香 9g、炙甘草 6g。

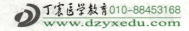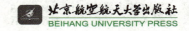

2. **用法** 散剂，每服 6g，生姜 3 片、大枣 1 枚，煎汤送服；亦可作汤剂，加生姜 3 片、大枣 1 枚，水煎服。

3. **功效** 解表化湿，理气和中。

4. **主治** 外感风寒，内伤湿滞证。霍乱吐泻，恶寒发热，头痛，胸膈满闷，脘腹疼痛，舌苔白腻，脉浮或濡缓。以及山岚瘴疟等。

5. **组方原理** 本方证系外感风寒，内伤湿滞所致，为夏月常见病证。风寒外束，卫阳郁遏，则见恶寒、发热等表证；内伤湿滞，湿浊中阻，脾胃不和，升降失常，则恶心呕吐、肠鸣泄泻；湿阻气滞，则胸膈满闷、脘腹疼痛；舌、脉俱为外寒内湿之征。治宜外散风寒，内化湿浊，兼以理气和中。方中藿香为君，既以其辛温之性而解在表之风寒，又取其芳香之气而化在里之湿浊，且可辟秽和中而止呕，为治霍乱吐泻之要药。半夏曲、陈皮燥湿行气，和胃降逆以止呕；白术、茯苓健脾祛湿以止泻，共助藿香内化湿浊而止吐泻，俱为臣药。佐以大腹皮、厚朴行气化湿，畅中行滞，且寓气行则湿化之义；紫苏、白芷辛温发散，助藿香外散风寒，紫苏尚可醒脾宽中，行气止呕，白芷兼能燥湿化浊；桔梗宣肺利膈，既益解表，又助化湿；煎加生姜、大枣，内调脾胃，外和营卫。使以甘草调和药性，并协姜、枣以和中。本方配伍，表里同治，治里为主；津气并调，化湿为重；邪正兼顾，祛邪为要。诚为治疗外寒湿滞证之良方。感受山岚瘴气及水土不服者，亦可以本方辟秽化浊，和中醒脾而治之。

6. **鉴别** 香薷散与藿香正气散均可治夏月感寒伤湿，脾胃失和之证。香薷散药简力薄，宜用于外感于寒，内伤暑湿之证；藿香正气散解表散寒与化湿和中之力皆胜于香薷散，宜用于外感风寒，内伤湿滞之证。此外，香薷散多治夏季之阴暑；藿香正气散则四时感冒皆宜。☆

三、清热祛湿

茵陈蒿汤

1. **组成** 茵陈 18g，栀子 12g，大黄 6g。

2. **用法** 水煎服。

3. **功效** 清热利湿退黄。

4. **主治** 黄疸阳黄。一身面目俱黄，黄色鲜明，发热，无汗或但头汗出，口渴欲饮，恶心呕吐，腹微满，小便短赤，大便不爽或秘结，舌红苔黄腻，脉沉数或滑数有力。

5. **组方原理** 《伤寒论》用其治疗瘀热发黄，《金匮要略》以其治疗谷疸。病因皆缘于湿热入里，与脾湿相合，湿热壅滞中焦所致。湿热郁结，气机受阻，则腹微满、恶心呕吐、大便不爽甚或秘结；无汗而热不得外越，小便不利则湿不得下泄，以致湿热熏蒸肝胆，胆汁外溢，浸渍肌肤，则一身面目俱黄、黄色鲜明；湿热内蕴，津液不化，则口中渴；舌苔黄腻、脉沉数，为湿热内蕴之征。治宜清热，利湿，退黄。方中茵陈苦寒降泄，善能清热利湿，为治黄疸要药，故重用为君。臣以栀子清热降火，通利三焦，助茵陈引湿热从小便而去。佐以大黄既利胆退黄，清热燥湿，又泻下通腑，导湿热从大便而下。三药配伍，清利与泄热并进，通利二便，前后分消，湿邪得除，郁热得去，黄疸渐消。

6. **加减化裁** 若湿重于热者，加茯苓、泽泻、猪苓利水渗湿；热重于湿者，加龙胆草、黄柏清热祛湿；胁痛明显者，加柴胡、川楝子疏肝理气。

八正散

1. **组成** 车前子、瞿麦、萹蓄、滑石、山栀子仁、炙甘草、木通、大黄各 9g。

2. **用法** 散剂，每服 6～10g，灯心煎汤送服；亦可作汤剂，加灯心，水煎服。

3. **功效** 清热泻火，利水通淋。

4. **主治** 热淋。尿频尿急，溺时涩痛，淋沥不畅，尿色浑赤，甚则癃闭不通，小腹急满，口燥咽干，

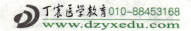 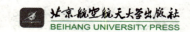

舌苔黄腻，脉滑数。

5. **组方原理**　本方证乃湿热下注膀胱所致。湿热下注，蕴于膀胱，水道不利，则尿频尿急、溺时涩痛、淋沥不畅，甚则癃闭不通；湿热蕴蒸，则尿色浑赤；湿热郁遏，气机不畅，则少腹急满；津液不布，则口燥咽干；湿热内蕴，则舌苔黄腻、脉滑数。治宜清热利水通淋。方中滑石、木通为君药。滑石善能滑利窍道，清热利湿，《药品化义》谓之"体滑主利窍，味淡主渗热"；木通上清心火，下利湿热，使湿热之邪从小便而去。萹蓄、瞿麦、车前子为臣，三者均为清热利水通淋之常用药。佐以山栀子仁清泄三焦，通利水道，以增强君、臣药清热利水通淋之功；大黄荡涤邪热，通利肠腑，使湿热从大便而去。甘草调和诸药，兼能清热缓急止痛，是为佐使之用。煎加灯心以增利水通淋之力。本方集大队寒凉降泄之品，泻火与利湿合法，利尿与通腑并行，诸药合用，既可直入膀胱清利而除邪，又兼通利大肠导浊以分消，务使湿热之邪尽从二便而去。共成清热泻火、利水通淋之剂。

6. **鉴别**　八正散与小蓟饮子同具清热通淋之效，均可治疗淋证。八正散专于清热利尿通淋，主治热淋；小蓟饮子则以小蓟、生地黄、藕节、蒲黄等凉血止血药与利水通淋之品为伍，故宜于膀胱有热，灼伤血络之血淋。

三仁汤

1. **组成**　杏仁 15g、滑石 18g、白通草 6g、白蔻仁 6g、竹叶 6g、厚朴 6g、薏苡仁 18g、半夏 15g。
2. **用法**　水煎服。
3. **功效**　宣畅气机，清利湿热。
4. **主治**　湿温初起或暑温夹湿之湿重于热证。头痛恶寒，身重疼痛，肢体倦怠，面色淡黄，胸闷不饥，午后身热，苔白不渴，脉弦细而濡。
5. **组方原理**　本方证是湿温初起，邪在气分，湿重于热所致。究其病因，一为外感时令湿热之邪；一为湿饮内停，再感外邪，内外合邪，酿成湿温。诚如薛生白所言："太阴内伤，湿饮停聚，客邪再至，内外相引，故病湿热。"邪遏卫阳，则头痛恶寒；湿性重浊，则身重疼痛、肢体倦怠；湿热蕴于脾胃，运化失司，气机不畅，则胸闷不饥；湿为阴邪，旺于申酉，邪正交争，则午后身热；面色淡黄、苔白不渴、脉弦细而濡，皆为湿热为患，湿重于热之征。治宜宣畅气机，清热利湿。方中杏仁宣利上焦肺气，气行则湿化；白蔻仁芳香化湿，行气宽中，畅中焦之脾气；薏苡仁甘淡性寒，淡渗利水而健脾，使湿热从下焦而去，三仁合用，三焦分消，是为君药。滑石、通草、竹叶甘寒淡渗，助君药利湿清热之功，是为臣药。半夏、厚朴行气除满，化湿和胃，是为佐药。诸药参合，祛湿清热同用，祛湿为主；宣上、畅中、渗下并举，以分消三焦湿热。

甘露消毒丹△☆

1. **组成**　滑石 15g、黄芩 10g、茵陈 11g、石菖蒲 6g、川贝母、木通各 5g、藿香、连翘、白蔻仁、薄荷、射干各 4g。
2. **用法**　散剂，每服 6～9g；或为丸剂，每服 9～12g；亦可作汤剂，水煎服。
3. **功效**　利湿化浊，清热解毒。
4. **主治**　湿温时疫之湿热并重证。发热口渴，胸闷腹胀，肢酸倦怠，颐咽肿痛，或身目发黄，小便短赤，或泄泻淋浊，舌苔白腻或黄腻或干黄，脉濡数或滑数。
5. **组方原理**　本方证是湿温时疫，邪留气分，湿热并重所致。湿热交蒸，则发热、肢酸、倦怠；湿邪中阻，则胸闷腹胀；湿热熏蒸肝胆，则身目发黄；热毒上壅，则口渴、咽颐肿痛；湿热下注，则小便短赤，甚或泄泻、淋浊；舌苔白或黄腻或干黄、脉濡数或滑数等，亦为湿热稽留气分之征。治宜利湿化浊，清热解毒。方中重用滑石、茵陈、黄芩，其中滑石利水渗湿，清热解暑；茵陈清利湿热而退黄；黄芩清热燥湿，泻火解毒，三药相合，正合湿热并重之病机，共为君药。白豆蔻、石菖蒲、藿

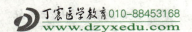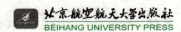

香行气化湿，悦脾和中，令气畅湿行，协君药祛湿之力；木通清热利湿通淋，同为臣药。连翘、薄荷、射干、川贝母清热解毒，散结消肿而利咽止痛，助君药解毒之功，俱为佐药。诸药相伍，利湿清热，两相兼顾；清上、畅中、渗下同施，以分消湿热。

6. **鉴别** 甘露消毒丹与三仁汤均有清热利湿之功，治疗湿温邪留气分之证。三仁汤以滑石为君，配伍"三仁"、通草、竹叶清利湿热，故重在化湿理气，兼以清热，适用于湿多热少之湿温初起或暑温夹湿证；甘露消毒丹重用滑石、茵陈、黄芩为君，配伍连翘、射干、贝母散结消肿，故利湿化浊与清热解毒并重，适用于湿热疫毒充斥气分之证。☆

连朴饮 ☆

1. **组成** 厚朴 6g、黄连、石菖蒲、制半夏各 3g，香豉、焦栀子各 9g、芦根 60g。
2. **用法** 水煎服。
3. **功效** 清热化湿，理气和中。
4. **主治** 湿热霍乱。胸脘痞闷，恶心呕吐，口渴不欲多饮，心烦溺赤，泄泻，或霍乱吐泻，舌苔黄腻，脉濡数。

5. **组方原理** 本方证系湿热蕴伏，脾胃升降失常所致。湿热中阻，脾失健运，胃失和降，则上吐下泻；气机不畅，则胸脘烦闷；湿热下注，则小便短赤；舌苔黄腻、脉滑数亦为湿热内蕴之征。治宜清热化湿，行气和中。方中黄连清热燥湿；厚朴行气化湿，共为君药。石菖蒲芳香化湿而悦脾；半夏燥湿降逆而和胃，增强君药化湿和胃止呕之力，是为臣药。栀子、淡豆豉宣胸脘之郁热；芦根性甘寒质轻，清热和胃，除烦止呕，生津行水，皆为佐药。诸药相伍，苦辛合法，寒温并用，寓升于降，则湿热去、脾胃和而吐泻止。

二妙散 △ ☆

1. **组成** 黄柏、炒苍术各 15g。
2. **用法** 二药等份，研细末和匀，每次 3～6g；或制成丸剂，每次 6g; 亦可作汤剂，水煎服。
3. **功效** 清热燥湿。
4. **主治** 湿热下注证。筋骨疼痛，或两足痿软，或足膝红肿疼痛，或湿热带下，或下部湿疮，小便短赤，舌苔黄腻。

5. **组方原理** 湿热下注，痹阻经脉，则筋骨疼痛、足膝红肿，或为脚气肿痛；湿热不攘，筋脉弛缓，则两足痿软无力；湿热滞于带脉与前阴，则为带下臭秽或下部湿疮；小便短赤、舌苔黄腻是为湿热之征。治宜清热燥湿。方中黄柏为君，取其苦以燥湿，寒以清热，其性沉降，长于清下焦湿热。臣以苍术辛散苦燥，长于健脾燥湿。二药相伍，清热燥湿，标本兼顾。入姜汁调药，取其辛散以助祛湿。

6. **加减化裁** 若为湿热痿证，加豨莶草、木瓜、萆薢等祛湿热，强筋骨；湿热脚气，加薏苡仁、木瓜、槟榔等渗湿降浊；下部湿疮，加赤小豆、土茯苓、苦参等清湿热，解疮毒。

四、利水渗湿

五苓散

1. **组成** 猪苓 9g、泽泻 15g、白术 9g、茯苓 9g、桂枝 6g。
2. **用法** 散剂，每服 6～10g，多饮热水，取微汗；亦可作汤剂，水煎服，温服取微汗。
3. **功效** 利水渗湿，温阳化气。
4. **主治** 膀胱气化不利之蓄水证。小便不利，头痛微热，烦渴欲饮，甚则水入即吐；或脐下动悸，吐涎沫而头目眩晕；或短气而咳；或水肿，泄泻，舌苔白，脉浮。以及霍乱吐泻等。

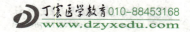 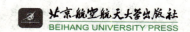

5. **组方原理**　本方病症虽多，但其病机均为膀胱气化不利，水湿内停所致。《伤寒论》用治蓄水证，乃由太阳表邪不解，循经传腑，导致膀胱气化不利，而成太阳经腑同病。太阳表邪未解，则头痛微热、脉浮；膀胱气化失司，则小便不利；水蓄不化，津液不得上承于口，则渴欲饮水；饮入之水不得输布而上逆，则水入即吐，又称"水逆证"；水湿泛溢肌肤，则为水肿；水湿下注大肠，则为泄泻；水湿稽留肠胃，升降失常，清浊相干，则为霍乱吐泻；水停下焦，水气内动，则脐下动悸；水饮上犯，阻遏清阳，则吐涎沫而头眩；水饮凌肺，肺气不利，则短气而咳。治宜利水渗湿为主，兼以温阳化气。方中重用泽泻为君，直达肾与膀胱，利水渗湿。臣以茯苓、猪苓之淡渗，增强君药利水渗湿之力。佐以白术、茯苓健脾以运化水湿。《素问·灵兰秘典论》谓："膀胱者，州都之官，津液藏焉，气化则能出矣。"膀胱的气化有赖于阳气的蒸腾，故又佐以桂枝温阳化气以助利水，辛温发散以祛表邪。诸药相伍，发汗利水并举，表里同治，重在祛湿治里；渗湿化气同施，标本兼顾，重在利水治标。

6. **加减化裁**　若恶寒头痛较甚者，加麻黄、紫苏叶解表宣肺；水肿腹胀者，加大腹皮、陈皮行气利水；水肿而见腰痛脚弱、畏寒者，可将桂枝易为肉桂，或加附子温肾暖脾。

7. **鉴别**　猪苓汤与五苓散均含泽泻、猪苓、茯苓三药，为利水渗湿之常用方剂，皆可用于小便不利、身热口渴之证。然五苓散证由膀胱气化不利，水湿内盛而致，故配伍桂枝温阳化气兼解太阳未尽之邪，白术健脾燥湿，共成温阳化气利水之剂；猪苓汤治证乃因邪气入里化热，水热互结，灼伤阴津而成里热阴虚、水湿停蓄之证，故配伍滑石清热利湿，阿胶滋阴润燥，共成利水清热养阴之方。

防己黄芪汤

1. **组成**　防己 12g、甘草 6g、白术 9g、黄芪 15g。
2. **用法**　加生姜 4 片，大枣 1 枚，水煎服。
3. **功效**　益气祛风，健脾利水。
4. **主治**　表虚之风水或风湿。汗出恶风，身重或肿，或肢节疼痛，小便不利，舌淡苔白，脉浮。
5. **组方原理**　本方所治风水或风湿，乃因表虚卫气不固，风湿之邪伤于肌表，水湿郁于肌腠所致。风性开泄，表虚不固，营阴外泄，则汗出恶风；湿性重浊，水湿郁于肌腠，则身体重着，或微有浮肿；风湿郁于肌肉、筋骨，则肢节疼痛；舌淡苔白乃脾肺不足之证，脉浮为风邪在表之象。治宜祛风利水，益气固表。方中防己、黄芪共为君药，防己祛风胜湿，利水消肿；黄芪益气固表，兼可利水，两者相合，祛风除湿而不伤正，益气固表而不恋邪。臣以白术补气健脾燥湿，合君药则祛湿行水，益气固表之力彰。佐生姜以助防己祛风湿；大枣以助芪、术健脾气。甘草益气和中，调和诸药，是为佐使。诸药相合，祛风利水与益气健脾并用，邪正兼顾，使风水俱去，诸症自除。

6. **鉴别**　防己黄芪汤与玉屏风散均有益气固表健脾之功，可治肺卫气虚，自汗恶风之证。防己黄芪汤中又配入祛风利水的防己，宜用于风湿表虚，身重浮肿者；玉屏风散中配防风，宜用于表虚易感风邪或自汗之疾。☆

五、温化寒湿

苓桂术甘汤

1. **组成**　茯苓 12g、桂枝 9g、白术 9g、炙甘草 6g。
2. **用法**　水煎服。
3. **功效**　温阳化饮，健脾利水。
4. **主治**　中阳不足之痰饮。胸胁支满，目眩心悸，或短气而咳，舌苔白滑，脉弦滑或沉紧。
5. **组方原理**　本方所治痰饮乃中阳素虚，脾失健运，湿滞而为痰为饮所致。饮停胸胁，则胸胁支满；阻遏清阳，则头晕目眩；上凌心肺，则心悸、短气而咳；舌、脉皆为痰饮内停之征。仲景在《金匮要

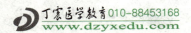
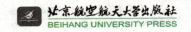

略》中云："病痰饮者，当以温药和之。""夫短气有微饮者，当从小便去之。"故治当温阳化饮，健脾利水。方中重用茯苓为君，健脾利水，既除已聚之痰饮，又杜生痰之源。桂枝为臣，功能温阳化气，平冲降逆。苓、桂相合，为温助阳气、利水平冲之常用组合。白术为佐，功能健脾燥湿。苓、术相须，为健脾祛湿的常用组合；桂、术同用，也是温阳健脾的常用组合。炙甘草用于本方，其用有三：一可合桂枝辛甘化阳，以助温补中阳之力；二可合白术益气健脾，崇土制水；三可调和诸药，功兼佐使之用。四药合方，温阳健脾以助化饮，淡渗利湿以平冲逆。全方温而不燥，利而不峻，标本兼顾，配伍严谨，为治痰饮之和剂。

真武汤

1. **组成**　茯苓 9g、芍药 9g、白术 6g、生姜 9g、炮附子 9g。
2. **用法**　水煎服。
3. **功效**　温阳利水。
4. **主治**　阳虚水泛证。畏寒肢冷，小便不利，四肢沉重疼痛，浮肿，腰以下为甚，腹痛，泄泻，或咳，或呕，舌质淡胖，边有齿痕，舌苔白滑，脉沉细。亦治太阳病发汗太过，其人仍发热，心下悸，头目眩晕，身体筋肉𥆧动，站立不稳。
5. **组方原理**　本方证由脾肾阳虚，水湿泛溢所致。盖水之制在脾，水之主在肾，脾阳虚则运化失司，肾阳虚则气化不利，脾肾阳虚而致水湿内停。阳虚失于温煦，则畏寒肢冷；水湿内停，则小便不利；水湿溢于四肢，则沉重疼痛，或浮肿；水湿流于肠间，则腹痛泄泻；上逆肺胃，则或咳或呕；水气凌心，则心悸。若由太阳病发汗太过，耗阴伤阳，加之水渍筋肉，肌肉筋脉失于温养，则筋肉𥆧动、站立不稳；舌、脉皆为阳虚水停之征。治宜温肾助阳，健脾利水。方中附子大辛大热，温肾助阳以化气行水兼暖脾土以温运水湿，为君药。臣以茯苓利水渗湿，使水邪从小便去；白术健脾燥湿。佐以生姜，既助附子温阳散寒，又合苓、术宣散水湿。芍药亦为佐药，其意有四：一者利小便以行水气，《神农本草经》言其能"利小便"《名医别录》亦谓之"去水气，利膀胱"；二者柔肝缓急以止腹痛；三者敛阴舒筋以解筋肉𥆧动；四者可防止附子燥热伤阴。诸药相伍，温脾肾以助阳气，利小便以祛水邪。综观全方，温阳利水，标本兼顾，重在治本；脾肾同治，刚柔相济，重在温肾。
6. **加减变化**　若咳者，加干姜、细辛温肺化饮，五味子敛肺止咳；下利甚者，去芍药，加干姜温里散寒；呕者，加重生姜用量和胃降逆，或再加吴茱萸、砂仁温胃止呕。△☆

实脾散

1. **组成**　厚朴、炒白术、木瓜、木香、草果仁、大腹子、附子、茯苓、干姜各 30g，甘草 15g。
2. **用法**　加生姜 5 片，大枣 1 枚，水煎服。
3. **功效**　温阳健脾，行气利水。
4. **主治**　脾肾阳虚，水气内停之阴水。身半以下肿甚，手足不温，口中不渴，胸腹胀满，大便溏薄，舌苔白腻，脉沉弦而迟。
5. **组方原理**　本方所治之水肿，亦谓阴水，乃由脾肾阳虚，水气内停，气机阻滞所致。水湿内停，溢于肌肤，则肢体浮肿；水为阴邪，其性下趋，则身半以下肿甚；脾肾阳虚，失于温煦，则手足不温；水湿内阻，气机不畅，则胸腹胀满；脾阳不足，运化失司，则便溏；口不渴、舌苔白腻、脉沉弦而迟，为阳虚水停之征。治宜温阳健脾，行气利水。方中以附子、干姜为君，附子善于温肾阳而助气化以行水；干姜偏于温脾阳而助运化以制水，二药相合，温肾暖脾，扶阳抑阴。臣以茯苓、白术健脾祛湿，利水消肿。佐以木瓜化湿和中；厚朴、木香、大腹子（槟榔）、草果行气导滞，令气化则湿化，气顺则胀消；且草果、厚朴兼可燥湿，槟榔又能利水。甘草、生姜、大枣益脾和中，生姜兼能温散水气，甘草且可调和药性，同为佐使之用。诸药相伍，脾肾同治，而以温脾阳为主；寓行气于温利之中，令气行则湿化。
6. **鉴别**　实脾散与真武汤均治阳虚水肿，皆具温补脾肾，利水渗湿之功。真武汤以附子为君，

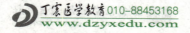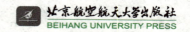

配伍芍药、生姜，偏于温肾，温阳利水之中兼以敛阴柔筋、缓急止痛，主治肾阳不足，水湿内停之小便不利、浮肿者；实脾散以附子、干姜为君，温脾助阳之力更胜，且佐入木香、厚朴、草果等行气导滞之品，主治脾肾阳虚水肿兼有胸腹胀满等气滞见症者。

萆薢分清饮 △ ☆

1. **组成**　益智仁、萆薢、石菖蒲、乌药各9g。
2. **用法**　水煎服，加入食盐少许。
3. **功效**　温肾利湿，分清化浊。
4. **主治**　下焦虚寒之膏淋、白浊。小便频数，混浊不清，白如米泔，凝如膏糊，舌淡苔白，脉沉。
5. **组方原理**　本方主治之证乃由下焦虚寒，湿浊不化所致。肾阳不足，气化不利，膀胱失约，封藏失司，清浊不分，则小便频数，尿浊如米泔，或凝如膏糊；舌淡苔白、脉沉亦为下元虚寒之象。治宜温补肾阳，利湿化浊。方中萆薢利湿而分清化浊，为治白浊膏淋之要药，故以为君。石菖蒲化湿浊以助萆薢之力，兼祛膀胱之寒，用以为臣。益智仁补肾助阳，固精缩尿；乌药温肾阳，暖膀胱，俱为佐药。入盐煎服，取其咸以入肾，引药直达下焦，用以为使。诸药合用，利湿化浊以治其标，温暖下元以治其本，邪正兼顾，标本同治。

六、祛风胜湿

羌活胜湿汤 △ ☆

1. **组成**　羌活、独活各9g、藁本、防风、炙甘草各6g、蔓荆子3g、川芎3g。
2. **用法**　水煎服。
3. **功效**　祛风胜湿止痛。
4. **主治**　风湿犯表之痹证。肩背痛不可回顾，头痛身重，或腰脊疼痛，难以转侧，苔白，脉浮。
5. **组方原理**　本方所治痹证多由汗出当风，或久居湿地，风湿之邪侵袭肌表所致。风湿客于肌表，阻于经络，则头痛身重，或腰脊疼痛、难以转侧；苔白、脉浮为风湿在表之征。风湿在表，宜从汗解，故以祛风胜湿为法。方中羌活、独活共为君药，祛风除湿，通利关节，其中羌活善祛上部风湿，独活善祛下部风湿，两药相合，能散周身风湿而止痹痛。臣以防风、藁本祛风胜湿，且善止头痛。佐以川芎活血行气，祛风止痛；蔓荆子祛风止痛。使以甘草调和诸药。本方虽集大队辛温升散之品，但量轻力缓，意在微发其汗，使在表之风湿随汗而解。

独活寄生汤

1. **组成**　独活9g、桑寄生、杜仲、牛膝、细辛、秦艽、茯苓、肉桂、防风、川芎、人参、甘草、当归、芍药、干地黄各6g。
2. **用法**　水煎服。
3. **功效**　祛风湿，止痹痛，益肝肾，补气血。
4. **主治**　痹证日久，肝肾两虚，气血不足证。腰膝疼痛，肢节屈伸不利，或麻木不仁，畏寒喜温，心悸气短，舌淡苔白，脉细弱。
5. **组方原理**　本方证乃因风寒湿痹日久不愈，累及肝肾，耗伤气血所致。风寒湿邪客于肢体关节，气血运行不畅，则腰膝疼痛、肢节屈伸不利；腰为肾之府，膝为筋之会，肝肾不足，气血亏虚，则见腰膝痿软、麻木不仁、心悸气短；寒邪较重，伤及阳气，则畏寒喜温；舌、脉均为气血不足之象。其证属正虚邪实，治宜祛散风寒湿邪，补益肝肾气血。方中独活性善下行，功擅祛下焦与筋骨间的风寒湿邪，故重用为君。细辛入少阴肾经，长于搜剔阴经之风寒湿邪，又除经络留湿；秦艽祛风湿，舒经

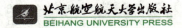

络而利关节；肉桂心温经散寒，通利血脉；防风祛风胜湿而兼止痛，同为臣药。桑寄生、杜仲、牛膝以补肝肾、强筋骨、祛风湿；地黄、当归、芍药、川芎养血和血，寓"治风先治血，血行风自灭"之意；人参、茯苓、甘草健脾益气，俱为佐药。甘草调和诸药，兼使药之用。如此配合，是以祛风寒湿邪为主，辅以补肝肾、益气血之品，邪正兼顾，祛邪不伤正，扶正不留邪。

6. 加减变化 若腰腿肢节疼痛较剧者，酌加制川乌、制草乌、白花蛇搜风通络，活血止痛；寒邪偏盛者，酌加附子、干姜温阳散寒；湿邪偏盛者，去地黄，酌加防己、薏苡仁、苍术祛湿消肿；正虚不甚者，可减地黄、人参。

历年考点串讲

祛湿剂的概念、适用范围、应用注意事项、常用燥湿和胃剂、清热祛湿剂、利水渗湿剂、温化寒湿剂、祛风胜湿剂的组成、用法、功效、主治、加减化裁、类证鉴别等都是方剂学的重要内容，是考试必考内容，需重点复习。

常考的细节有：

1. 祛湿剂化湿利水、通淋泄浊，主治水湿病证，属于"八法"中的"消法"。素体阴虚津亏、病后体弱及孕妇等应慎用。

2. 平胃散组成：苍术、厚朴、橘皮、炙甘草。燥湿运脾，行气和胃，主治湿滞脾胃证。

3. 藿香正气散组成：大腹皮、白芷、紫苏、茯苓、半夏曲、白术、陈皮、厚朴、桔梗、藿香、炙甘草。解表化湿，理气和中，主治外感风寒，内伤湿滞证。与香薷散均可治夏月感寒伤湿，脾胃失和之证。香薷散药简力薄，宜用于外感于寒，内伤暑湿之证；藿香正气散解表散寒与化湿和中之力皆胜于香薷散，用于外感风寒，内伤湿滞之证。香薷散多治夏季之阴暑；藿香正气散则四时感冒皆宜。

4. 茵陈蒿汤组成：茵陈、栀子、大黄。清热利湿退黄，主治黄疸阳黄。

5. 八正散组成：车前子、瞿麦、萹蓄、滑石、山栀子仁、炙甘草、木通、大黄。清热泻火，利水通淋，主治热淋。与小蓟饮子同具清热通淋之效，可治疗淋证。八正散专于清热利尿通淋，主治热淋；小蓟饮子宜于膀胱有热，灼伤血络之血淋。

6. 三仁汤组成：杏仁、滑石、白通草、白蔻仁、竹叶、厚朴、薏苡仁、半夏。宣畅气机，清利湿热，主治湿温初起或暑温夹湿之湿重于热证。方中杏仁、白蔻仁、薏苡仁合用，三焦分消，宣上、畅中、渗下并举。

7. 甘露消毒丹组成：滑石、黄芩、茵陈、石菖蒲、川贝母、木通、藿香、连翘、白蔻仁、薄荷、射干。利湿化浊，清热解毒，主治湿温时疫之湿热并重证。与三仁汤均有清热利湿之功，治疗湿温邪留气分证。三仁汤重在化湿理气，兼以清热；甘露消毒丹利湿化浊与清热解毒并重。

8. 连朴饮组成：厚朴、黄连、石菖蒲、制半夏、香豉、焦栀子、芦根。清热化湿，理气和中，主治湿热霍乱。

9. 二妙散组成：黄柏、炒苍术。清热燥湿。主治湿热下注证。

10. 五苓散组成：猪苓、泽泻、白术、茯苓、桂枝。利水渗湿，温阳化气，主治膀胱气化不利之蓄水证。与猪苓汤均含泽泻、猪苓、茯苓三药，可用于小便不利、身热口渴之证。然五苓散证由膀胱气化不利，水湿内盛而致，为温阳化气利水之剂；猪苓汤治证乃因邪气入里化热，水热互结，灼伤阴津而成里热阴虚、水湿停蓄之证，为利水清热养阴之方。

11. 防己黄芪汤组成：防己、甘草、白术、黄芪。益气祛风，健脾利水，主治表虚之风水

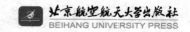

或风湿。与玉屏风散均有益气固表健脾之功，可治肺卫气虚，自汗恶风之证。防己黄芪汤宜用于风湿表虚，身重浮肿者；玉屏风散宜用于表虚易感风邪或自汗之疾。

12. **苓桂术甘汤**组成：茯苓、桂枝、白术、炙甘草。温阳化饮，健脾利水，主治中阳不足之痰饮。炙甘草一合桂枝辛甘化阳，助温补中阳之力；二合白术益气健脾，崇土制水；三调和诸药，功兼佐使。

13. **真武汤**组成：茯苓、芍药、白术、生姜、炮附子。温阳利水，主治阳虚水泛证。

14. **实脾散**组成：厚朴、炒白术、木瓜、木香、草果仁、大腹子、附子、茯苓、干姜、甘草。温阳健脾，行气利水，主治脾肾阳虚，水气内停之阴水。与真武汤均治阳虚水肿，具温补脾肾，利水渗湿之功。真武汤以附子为君，偏于温肾，温阳利水之中兼以敛阴柔筋、缓急止痛；实脾散以附子、干姜为君，温脾助阳之力更胜。

15. **草薢分清饮**组成：益智仁、草薢、石菖蒲、乌药。温肾利湿，分清化浊，主治下焦虚寒之膏淋、白浊。

16. **羌活胜湿汤**组成：羌活、独活、藁本、防风、炙甘草、蔓荆子、川芎。祛风胜湿止痛，主治风湿犯表之痹证。

17. **独活寄生汤**组成：独活、桑寄生、杜仲、牛膝、细辛、秦艽、茯苓、肉桂、防风、川芎、人参、甘草、当归、芍药、干地黄。祛风湿，止痹痛，益肝肾，补气血，主治痹证日久，肝肾两虚，气血不足证。全方祛风寒湿邪为主，辅以补肝肾、益气血之品，祛邪不伤正，扶正不留邪。寓"治风先治血，血行风自灭"之意。

第十七节 祛痰剂

一、概 述

1. **适用范围及配伍规律** 凡以祛痰药为主组成，具有消除痰涎作用，主治痰证的方剂，称为祛痰剂。此类方剂属于"八法"中的"消法"范畴。痰病的范围很广，临床表现多样，"在肺则咳，在胃则呕，在头则眩，在心则悸，在背则冷，在胁则胀，其变不可胜穷也"（《医方集解》）。常见的病症有咳嗽、喘促、头痛、眩晕、胸痹、呕吐、中风、痰厥、癫狂、惊痫，以及痰核、瘰疬等。痰病的种类较多，就其性质而言，可分湿痰、热痰、燥痰、寒痰、风痰等，故本章方剂相应分为燥湿化痰剂、清热化痰剂、润燥化痰剂、温化寒痰剂、治风化痰剂五类。

痰随气而升降流行，气滞则痰聚，气顺则痰消。诚如庞安常所言："善治痰者，不治痰而治气，气顺则一身津液亦随气而顺矣。"故祛痰剂中常配伍理气药。至于痰流经络、肌腠而为瘰疬、痰核者，又常结合软坚散结之品，随其虚实寒热而调之。

2. **注意事项** 应用祛痰剂时，首先应辨别痰证之性质，分清寒热燥湿之不同而选用相应的方剂；对于咳嗽痰黏难咯或有咳血倾向者，则不宜应用辛温燥烈之剂，以免引起咳血；表邪未解或痰多者，慎用滋润之品，以防壅滞留邪。

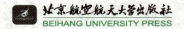

二、燥湿化痰

二陈汤

1. **组成**　半夏、橘红各 15g、白茯苓 9g、炙甘草 4.5g。
2. **用法**　加生姜 7 片，乌梅 1 枚，水煎服。
3. **功效**　燥湿化痰，理气和中。
4. **主治**　湿痰证。咳嗽痰多，色白易咯，恶心呕吐，胸膈痞闷，肢体困重，或头眩心悸，舌苔白滑或腻，脉滑。
5. **组方原理**　脾为生痰之源，肺为贮痰之器。脾失健运则停湿生痰，湿痰犯肺则宣肃失常，故咳嗽痰多、色白易咯；湿痰内盛，气机不畅，则胸膈痞闷；痰阻中焦，纳运失司，胃失和降，则不欲饮食、恶心呕吐；湿性重滞，痰湿留注肌肉，则肢体困倦等；舌苔白滑或腻、脉滑，亦为湿痰之征。治宜燥湿化痰，理气和中。方中半夏辛苦温燥，善能燥湿化痰，又可降逆和胃，为君药。橘红辛温为臣，理气行滞，燥湿祛痰。君臣相配，相辅相成，不仅祛痰之力彰，且体现"治痰先治气，气顺则痰消"之意，为本方燥湿化痰的基本结构。佐以茯苓健脾渗湿，使脾运湿去，痰无由生；生姜既助半夏降逆，又制半夏之毒；复用少许味酸之乌梅收敛肺气，与半夏相伍则散中有收，相反相成，使祛痰而不伤正。炙甘草调和药性，为使药。诸药合用，燥湿化痰为主以治标，行气、健脾、渗湿为辅以顾本，标本兼顾，散收结合，为治疗湿痰的主方。方中半夏、橘红皆以陈久者入药为佳，故以"二陈"命名。
6. **加减化裁**　若湿痰重，加苍术、厚朴增燥湿化痰之力；治热痰，加胆南星、瓜蒌清热化痰；治寒痰，加干姜、细辛温化寒痰；治风痰眩晕，加天麻、僵蚕息风化痰；治食痰，加莱菔子、麦芽消食化痰；治郁痰，加香附、青皮、郁金解郁化痰；治痰流经络之瘰疬，加海藻、昆布、牡蛎软坚化痰。

温胆汤

1. **组成**　半夏、竹茹、枳实各 6g、陈皮 9g、炙甘草 3g、茯苓 4.5g。
2. **用法**　加生姜 5 片，大枣 1 枚，水煎服。
3. **功效**　理气化痰，清胆和胃。
4. **主治**　胆胃不和，痰热内扰证。胆怯易惊，虚烦不宁，失眠多梦，或呕恶呃逆，或眩晕，或癫痫等，苔腻微黄，脉弦滑。
5. **组方原理**　胆属木，为清净之府，性喜宁谧疏泄，恶抑郁烦扰，失其常则木郁不达，胃气因之失和，继而气郁生痰化热。痰热内扰，胆腑失宁，决断失常，则胆怯易惊；痰热扰心，神志不安，则心烦不宁、失眠多梦；痰热上蒙清窍，则可发为眩晕，甚至癫痫；胆胃不和，胃气上逆，则口苦吐涎、呕吐呃逆；苔腻微黄、脉弦滑为痰热之征。本证胆胃不和，痰热内扰，治宜理气化痰，清胆和胃之法。方中半夏辛温，燥湿化痰，降逆和胃为君。竹茹甘而微寒，清胆和胃，止呕除烦为臣。君臣相伍，调胆胃，清痰热之功效。陈皮辛苦温，理气行滞，燥湿化痰；枳实辛苦微寒，降气导滞，消痰除痞，二药相合，理气化痰之力增；茯苓健脾渗湿，以杜绝生痰之源；煎加生姜、大枣调和脾胃，且生姜兼制半夏毒性，俱为佐药。甘草益脾和中，协调诸药，是为佐使。诸药合用，清胆与和胃兼行，理气与化痰合用，温散与寒降并施，使胆腑清静而复其宁谧，则诸症自愈。
6. **加减化裁**　若不眠较重者，加酸枣仁、远志、石菖蒲化痰宁心安神；心烦较重者，加黄连、栀子、淡豆豉清热除烦；癫痫抽搐者，加胆南星、钩藤、全蝎息风止痉；呕吐甚者，加黄连、紫苏叶清热和胃止呕。
7. **鉴别**　温胆汤与蒿芩清胆汤皆以二陈汤加竹茹、枳实（枳壳）燥湿化痰，清胆和胃，可治疗痰热内蕴，胆胃失和之证。温胆汤旨在燥湿化痰，清热力小，宜于痰浊内扰，胆胃失和而热象不显者；蒿芩清胆汤又增青蒿、黄芩、滑石、青黛等药，清热之力较著，兼可透邪，宜于少阳胆热较甚，兼有

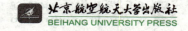

湿热痰浊者。

三、清热化痰

清气化痰丸

1. **组成**　陈皮、杏仁、枳实、黄芩、瓜蒌仁、茯苓各 6g，胆南星、制半夏各 9g。
2. **用法**　生姜汁为丸，每服 6 ～ 9g，每天 2 次，温开水送下；亦可作汤剂，加生姜 3 片，水煎服。
3. **功效**　清热化痰，理气止咳。
4. **主治**　热痰咳嗽。咳嗽，痰黄稠，胸膈痞闷，甚则气急呕恶，舌质红，苔黄腻，脉滑数。
5. **组方原理**　本方证因痰阻气滞，气郁化火，痰热互结所致。痰热壅肺，肺失宣降，则咳嗽痰黄、黏稠难咯；痰热内阻，气机升降不利，则胸膈痞闷，甚则气逆于上，发为气急呕恶；小便短赤、舌质红、苔黄腻、脉滑数，均为痰热内蕴之象。《医方集解》云："气有余则为火，液有余则为痰，故治痰者必降其火，治火者必顺其气也。"故治宜清热化痰，理气止咳。方以胆南星为君，取其味苦性凉，功善清热化痰。黄芩、瓜蒌仁降肺火，化热痰；半夏燥湿化痰，其虽属辛温之品，但与性寒之黄芩、瓜蒌仁相配，既相辅相成，又相制相成，共助君药之力，为臣药。陈皮行气化痰以畅中；枳实破气化痰以宽胸；茯苓健脾渗湿；杏仁宣降肺气，止咳化痰，均为佐药。以生姜汁为丸，既增强降逆化痰之功，又兼制半夏毒性，为佐使之用。诸药相合，寒凉清热与苦燥化痰相配，清化佐以行降，使气顺、火清、痰消。

小陷胸汤

1. **组成**　黄连 6g，半夏 12g，瓜蒌实 20g。
2. **用法**　水煎服。
3. **功效**　清热化痰，宽胸散结。
4. **主治**　痰热互结之小结胸证。心下痞闷，按之则痛，或心胸闷痛，或咯痰黄稠，舌红苔黄腻，脉滑数。
5. **组方原理**　本方原治伤寒表证误下，邪热内陷，与痰浊结于心下的小结胸病。痰热内结，气郁不通，则心下痞闷，按之则痛；痰热蕴肺，则咯痰黄稠；舌苔黄腻、脉滑数为痰热之象。治宜清热化痰，宽胸散结。方以甘寒的全瓜蒌为君，清热化痰，利气宽胸，以通胸膈之痹。正如《本草思辨录》所谓："瓜蒌实之长，导痰浊下行，故结胸、胸痹非此不治。"臣以黄连苦寒泄热除痞，半夏辛温化痰散结。两者合用，一苦一辛，辛开苦降，与瓜蒌相伍，则润燥相得，是为清热化痰、散结开痞的常用组合。《古今名医方论》云："以半夏之辛散之，黄连之苦泻之，瓜蒌之苦润涤之，所以除热散结于胸中也。"此方药仅三味，然润燥相兼，苦降辛开，配伍精当，为治痰热互结，胸脘痞痛之良剂。
6. **加减化裁**　若胀满疼痛甚者，加枳实、郁金疏肝止痛；兼呕恶者，加竹茹、生姜清热止呕；若心胸闷痛者，加柴胡、桔梗、郁金、赤芍等行气活血止痛；咯痰黄稠难咯者，可减半夏用量，加胆南星、杏仁、贝母等清润化痰。☆

滚痰丸 △☆

1. **组成**　大黄、黄芩各 24g，礞石 3g、沉香 2g。
2. **用法**　水泛小丸，每服 6g ～ 9g，每天 1 ～ 2 次，温开水送下。
3. **功效**　泻火逐痰。
4. **主治**　实热老痰证。癫狂昏迷，或惊悸怔忡，或咳喘痰稠，或胸脘痞闷，或眩晕耳鸣，或绕项结核，或口眼蠕动，或不寐，或梦寐奇怪之状，或骨节猝痛难以名状，或噎塞烦闷，大便秘结，舌苔黄腻，脉滑数有力。

5. **组方原理**　本方主治实热老痰久积不去之诸多"怪症"。若痰热上蒙清窍，则为癫狂，或为昏迷；痰热扰乱心神，则惊悸怔忡、夜不能寐，或梦寐奇怪之状；痰热阻肺，宣肃失调，气机不畅，则咳喘痰稠，或噎塞烦闷，或胸脘痞闷；痰火上蒙，清阳不升，则眩晕耳鸣；痰热流注经络、关节，则绕项结核，或口眼蠕动，或骨节卒痛难以名状；痰火胶结，腑气不通，则大便秘结；舌苔黄腻、脉滑数有力，是实火顽痰之象。本证实热老痰胶固难解，非一般祛痰药所能除，故用峻猛之品泻火通腑逐痰。方中礞石禀质重沉坠之性，下气消痰，与火硝同煅后攻逐下行之力尤强，能攻逐陈积伏匿之顽痰，并能平肝镇惊，善治惊痫，为君药。臣以苦寒之大黄，泻热通腑，开痰火下行之路。佐以黄芩清热泻火；沉香行气开郁，降逆平喘。四药配伍，药简效宏，为泻火逐痰之峻剂。正如吴谦在《医宗金鉴·删补名医方论》中所云："二黄得礞石、沉香，则能迅扫直攻老痰巢穴，浊腻之垢而不少留，滚痰之所由名也。"

四、润燥化痰

贝母瓜蒌散

1. **组成**　贝母 9g，瓜蒌 6g，花粉、茯苓、橘红、桔梗各 5g。
2. **用法**　水煎服。
3. **功效**　润肺清热，理气化痰。
4. **主治**　燥痰咳嗽。咳嗽有痰，黏稠难咯，涩而难出，咽喉干燥哽痛，苔白而干，脉数。
5. **组方原理**　燥痰证以咳嗽痰稠、涩而难出为特征。肺为娇脏，性喜清肃，若燥热伤肺，灼津为痰，燥痰阻肺，肺系不利，则痰稠难咯、涩而难出，或咽喉干燥哽痛；苔白而干、脉数为燥痰之佐证。治宜润肺清热，理气化痰。方中贝母苦甘微寒，润肺清热，化痰止咳，尤善治燥痰咳嗽，为君药。瓜蒌甘寒微苦，清肺润燥，开结涤痰，与贝母相须为用，是为润肺清热化痰的常用组合，为臣药。天花粉既清降肺热，又生津润燥，资君药清润之力；橘红行气化痰，使气顺痰消；茯苓健脾渗湿以祛痰；桔梗宣利肺气，化痰止咳，使肺宣降有权，四味俱为佐药。如此配伍，润燥与行气合用，清润与宣化并用，肺脾同调，而以润肺化痰为主，润肺不留邪，化痰不伤津，使肺得清润而燥痰自化，宣降有常则咳逆自止。

五、温化寒痰

三子养亲汤

1. **组成**　白芥子 9g，紫苏子 9g，莱菔子 9g。
2. **用法**　三药微炒，捣碎，布包，煎汤频服。
3. **功效**　温肺化痰，降气消食。
4. **主治**　痰壅气逆食滞证。咳嗽喘逆，痰多胸痞，食少难消，舌苔白腻，脉滑。
5. **组方原理**　本方原治老年人气逆痰阻所致喘咳。年老中虚，水谷不运，每致停食生湿，湿聚生痰。食积痰湿，上壅于肺，中滞于脾，致肺失宣降，脾失健运，则咳嗽喘逆、痰多胸痞、食少难消；舌、脉均为痰证属寒之征。治宜温化痰饮，降气消食。方中白芥子温肺化痰，利气散结；苏子降气化痰，止咳平喘；莱菔子消食导滞，下气祛痰。三药配伍，化痰、降气、消食兼顾，使痰化气顺食消，则诸症自平。临证视其痰、食、气三者之轻重，灵活委以君药。本方药性偏温，重在治标，尤适于寒痰夹食之证。

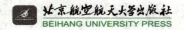

六、治风化痰

止嗽散 △☆

1. **组成**　桔梗、炒荆芥、紫菀、百部、白前各 12g，甘草 4g，陈皮 6g。
2. **用法**　共为末，每次 9g，每天 3 次，温开水或姜汤送下；亦可作汤剂，水煎服。
3. **功效**　宣利肺气，疏风止咳。
4. **主治**　风邪犯肺之咳嗽证。咳嗽咽痒，咯痰不爽，或微恶风发热，舌苔薄白，脉浮缓。
5. **组方原理**　本方治证为外感风邪咳嗽，或因治不如法，解表不彻而咳仍不止者。风邪犯肺，肺失宣肃，则咽痒咳嗽，咯痰不爽；此时外邪十去八九，则微恶风发热。治当宣肺止咳为主，辅以疏风解表。方中紫菀、百部味甘苦而性温，功擅化痰止咳，新久咳嗽皆宜，为君药。桔梗、白前祛痰止咳，为肺家咳嗽之要药。前者善于开宣肺气，后者长于肃降肺气，两者协同，一宣一降，合君药，既助肺气宣降之复，又资止咳化痰之力，为臣药。荆芥辛而微温，疏风解表，以祛在表之余邪；陈皮行气燥湿，均为佐药。甘草调和诸药，合桔梗又有利咽止咳之功，司佐使之职。综观全方，药虽七味，具有温而不燥、润而不腻、散寒不助热、解表不伤正的特点。

半夏白术天麻汤

1. **组成**　半夏 9g、天麻 6g、白术 18g、茯苓 6g、橘红 6g、甘草 3g。
2. **用法**　加生姜 1 片，大枣 2 枚，水煎服。
3. **功效**　化痰息风，健脾祛湿。
4. **主治**　风痰上扰证。眩晕，头痛，胸膈痞闷，恶心呕吐，舌苔白腻，脉弦滑。
5. **组方原理**　本方证缘于脾虚失运，聚湿生痰，引动肝风，风痰上扰清空所致。风痰上扰，蒙蔽清阳，则眩晕、头痛；痰阻气滞，升降失司，则胸闷呕恶；舌苔白腻、脉弦滑，乃风痰之象。治宜化痰息风，健脾祛湿。方中半夏燥湿化痰，降逆止呕；天麻平肝潜阳，息风止眩，共为君药，是治风痰眩晕头痛之常用药对。诚如李东垣在《脾胃论》中云："足太阴痰厥头痛，非半夏不能疗；眼黑头眩，风虚内作，非天麻不能除。"臣以白术、茯苓健脾祛湿，以治生痰之本，佐以橘红行气化痰，俾气行则痰消；姜、枣调和脾胃，生姜兼制半夏之毒。使以甘草调药和中。诸药合用，痰风并治，标本兼顾，以化痰息风治标为主，健脾祛湿治本为辅，使风息痰消，眩晕自愈。

历年考点串讲

　　祛痰剂的概念、适用范围、应用注意事项；常用燥湿化痰剂、清热化痰剂、润燥化痰剂、温化寒痰剂、治风化痰剂的组成、用法、功效、主治、加减化裁和类方鉴别等都是方剂学的重要内容，是考试必考内容，需重点复习。

　　常考的细节有：

　　1. 祛痰剂属于"八法"中的"消法"范畴。证见咳嗽、喘促、头痛、眩晕、胸痹、呕吐、中风、痰厥、癫狂、惊痫，以及痰核、瘰疬等。应用祛痰剂，应辨别痰证之性质，寒热燥湿之不同；对于咳嗽痰黏难咯或有咳血倾向者，不宜应用辛温燥烈之剂；表邪未解或痰多者，慎用滋润之品。

　　2. 二陈汤组成：半夏、橘红、白茯苓、炙甘草。燥湿化痰，理气和中，主治湿痰证。方中半夏、橘红皆以陈久者入药为佳，故以"二陈"命名。

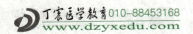
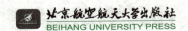

3. 温胆汤组成：半夏、竹茹、枳实、陈皮、炙甘草、茯苓。理气化痰，清胆和胃，主治胆胃不和，痰热内扰证。与蒿芩清胆汤皆以二陈汤加竹茹、枳实（枳壳）燥湿化痰，清胆和胃。温胆汤旨在燥湿化痰，清热力小；蒿芩清胆汤又增青蒿、黄芩、滑石、青黛等药，清热之力较著，兼可透邪。

4. 清气化痰丸组成：陈皮、杏仁、枳实、黄芩、瓜蒌仁、茯苓、胆南星、制半夏。清热化痰，理气止咳，主治热痰咳嗽。

5. 小陷胸汤组成：黄连、半夏、瓜蒌实。清热化痰，宽胸散结，主治痰热互结之小结胸证。

6. 滚痰丸组成：大黄、黄芩、礞石、沉香。泻火逐痰，主治实热老痰证。药简效宏，为泻火逐痰之峻剂。

7. 贝母瓜蒌散组成：贝母、瓜蒌、花粉、茯苓、橘红、桔梗。润肺清热，理气化痰，主治燥痰咳嗽。

8. 三子养亲汤组成：白芥子、紫苏子、莱菔子。温肺化痰，降气消食，主治痰壅气逆食滞证。

9. 止嗽散组成：桔梗、炒荆芥、紫菀、百部、白前、甘草、陈皮。宣利肺气，疏风止咳，主治风邪犯肺之咳嗽证。

10. 半夏白术天麻汤组成：半夏、天麻、白术、茯苓、橘红、甘草。化痰息风，健脾祛湿，主治风痰上扰证。

第十八节 消食剂

一、概 述

1. **适用范围** 凡以消食运脾、化积导滞等作用为主，用于治疗各种食积证的方剂，统称为消食剂。属于八法中的"消法"。常见症状为脘腹胀满，嗳腐吞酸，腹痛泄泻等。

2. **注意事项** 消食剂属克削或攻伐之剂，应中病即止，不宜长期服用，且多用丸剂，取其渐消缓散。若过用攻伐之剂，则正气更易受损，而病反不除，纯虚无实者则当禁用。

二、消食化滞

保和丸

1. **组成** 山楂8g，神曲6g，半夏、茯苓各9g，陈皮、连翘、莱菔子各3g。
2. **用法** 共为末，水泛为丸，每服6～9g，温开水送下；亦可作汤剂，水煎服。
3. **功效** 消食化滞，理气和胃。
4. **主治** 食积证。脘腹痞满胀痛，嗳腐吞酸，恶食呕逆，或大便泄泻，舌苔厚腻，脉滑。
5. **组方原理** 本方证因饮食不节，暴饮暴食所致。治宜消食化滞，行气和胃。方中重用山楂为君，能消各种饮食积滞，尤善消肉食油腻之积；神曲消食健脾，化酒食陈腐之积，莱菔子消食行气，擅消谷面之积，共用为臣；半夏、陈皮行气燥湿，和胃止呕；茯苓健脾利湿，和中止泻，连翘味苦微寒，散结以助消积，防食积郁而化热，俱为佐药。全方山楂、神曲、莱菔子合用，消食之功全面；制以丸剂，作用平和，为和中消导之轻剂。

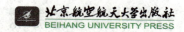

枳实导滞丸 △☆

1. **组成** 大黄 30g，麸炒枳实、神曲各 15g，茯苓、黄芩、黄连、白术各 9g，泽泻 6g。
2. **用法** 共为末，水泛小丸，每服 6～9g，温开水送下，每天 2 次；亦可作汤剂，水煎服。
3. **功效** 消食导滞，清热祛湿。
4. **主治** 湿热食积证。脘腹胀痛，大便秘结，或下痢泄泻，小便短赤，舌苔黄腻，脉沉有力。
5. **组方原理** 本证多因饮食积滞，生湿蕴热，或素有湿热，又与食积互结于肠胃所致。治宜消食导滞，清热祛湿。方中以大黄为君，攻积泻热，使积滞湿热从大便而下；臣以枳实行气消积，除脘腹之胀满，神曲消食化滞，消已停之食积；黄芩、黄连清热燥湿，茯苓、泽泻渗利水湿，使湿热从小便去，与泻下通腑之大黄相配，前后分消，邪有出路，白术健脾燥湿，使攻积而不伤，同为佐药。全方主以攻积下滞，兼行清热祛湿、健脾；制为丸剂，峻药缓用。

三、健脾消食

健脾丸

1. **组成** 炒白术 15g，木香、黄连、甘草各 6g，茯苓 10g，人参 9g，神曲、陈皮、砂仁、麦芽、山楂、山药、肉豆蔻各 6g。
2. **用法** 共为细末，糊丸或水泛小丸，每服 6～9g，温开水送下，每天 2 次；亦可作汤剂，水煎服。
3. **功效** 健脾和胃，消食止泻。
4. **主治** 脾虚食积证。食少难消，脘腹痞闷，大便溏薄，倦怠乏力，苔腻微黄，脉虚弱。
5. **组方原理** 本方证因脾胃气虚，运化失常，食积停滞，郁而生热所致。治当健脾与消食并举。本方重用白术、茯苓为君，健脾祛湿以止泻；山楂、神曲、麦芽消食和胃除积，人参、山药益气补脾，为臣药；木香、砂仁、陈皮行气开胃，醒脾化湿，解脘腹痞闷，又使全方补而不滞，肉豆蔻涩肠止泻，黄连清热燥湿，清解食积所化之热，皆为佐药；甘草补中和药，为佐使。全方消补兼施，补重于消，补而不滞，消中寓清。

枳实消痞丸

1. **组成** 干生姜、炙甘草、麦芽曲、白茯苓、白术各 6g，半夏曲、人参各 9g，厚朴 12g，枳实、黄连各 15g。
2. **用法** 共为细末，糊丸或水泛小丸，每服 6～9g，温开水送下，每天 2 次；亦可作汤剂，水煎服。
3. **功效** 消痞除满，健脾和胃。
4. **主治** 脾虚气滞，寒热互结证。心下痞满，不欲饮食，倦怠乏力，大便不畅，苔腻而微黄，脉弦。
5. **组方原理** 本证因脾胃素虚，升降失司，寒热互结，气壅湿滞所致。治宜行气清热为主，健脾和胃为辅，温中散结为佐。方中枳实为君药，行气消痞；厚朴下气除满，为臣药；黄连清热燥湿，半夏曲散结除痞，降逆和胃，干姜温中散寒，另有四君子方，健脾益气，化湿和中，麦芽消食和胃，共为佐药；甘草调和药性，兼为使药。

历年考点串讲

　　消食剂的概念、适用范围、应用注意事项；常用消食化滞剂、健脾消食剂的组成、用法、功效、主治、加减化裁和类方鉴别等都是方剂学的重要内容，是考试必考内容，需重点复习。

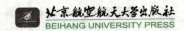

常考的细节有：

1. 消食剂属于八法中的"消法"，常见症状为脘腹胀满，嗳腐吞酸，腹痛泄泻等。消食剂属克削或攻伐之剂，应中病即止，不宜长期服用。

2. 保和丸组成及主治。

3. 枳实导滞丸的组成及主治。

4. 健脾丸的组成及主治。

5. 枳实消痞丸组成：干生姜、炙甘草、麦芽曲、白茯苓、白术、半夏曲、人参、厚朴、枳实、黄连。消痞除满，健脾和胃，主治脾虚气滞，寒热互结证。

第十九节　驱虫剂

乌梅丸

1. **组成**　乌梅 30g，细辛 3g，干姜 9g，黄连 9g，当归 6g，炮附子 6g，蜀椒 5g，桂枝 6g，人参 6g，黄柏 6g。

2. **用法**　乌梅用醋浸一宿，去核打烂，和余药打匀，烘干或晒干，研成细末，加蜜制丸，每服 9g，2～3 次，空腹温开水送下；亦可作汤剂，水煎服。

3. **功效**　温脏安蛔。

4. **主治**　蛔厥证。腹痛时作，手足厥冷，烦闷呕吐，时发时止，得食即呕，常自吐蛔。亦治久泻久痢。

5. **组方原理**　本方所治蛔厥证，乃患者素有蛔虫，复因肠道虚寒，胆胃蕴热，蛔虫内扰所致。治当安蛔止痛，寒热并调，兼补气血。方中重用乌梅为君，酸能安蛔，蛔静则痛止；臣以蜀椒、细辛之辛温，辛可伏蛔，且温脏祛寒，蜀椒兼有驱虫之功；黄连、黄柏之苦寒，苦能下蛔，寒可清热，附子、干姜、桂枝温脏散寒，又可制蛔，人参、当归补养气血，以益蛔虫所耗伤之气血，均为佐药；以蜜为丸，甘缓和中，为佐使。全方酸辛苦同用，安蛔配伍之要法；寒热并用，兼行补涩。

历年考点串讲

常用驱虫剂的组成、用法、功效、主治等都是方剂学的重要内容，需重点复习。

常考的细节有：

乌梅丸组成：乌梅，细辛，干姜，黄连，当归，炮附子，蜀椒，桂枝，人参，黄柏。功效：温脏安蛔。主治蛔厥证。方中重用乌梅为君，酸能安蛔，蛔静则痛止。

（王广伟　李　昌）

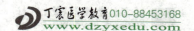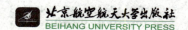

第四章 中医学基础

第一节 中医学理论体系的基本特点

一、整体观念

1. 概念 中医学关于人体自身的完整性及人与自然、社会环境的统一性认识。整体观念贯穿于中医学的生理、病理、诊法、辨证、养生、防治等各个方面，是中医学基础理论和临床实践的指导思想，也是最突出的特点之一。

2. 内容

（1）人是一个有机的整体：人体是由若干脏器组织和器官组成的，各个脏器组织和器官之间彼此联系，不可分割，缺少任何组织器官，人体结构就不完整。

（2）人与自然环境的统一性：人体的生命过程，与天地自然的变化息息相关，与天地自然服从于同一规律，这就是人与自然环境的统一性。

（3）人与社会环境的统一性：人生活在复杂的社会环境中，其生命活动必然受到社会环境的影响，人必须适应社会，才能维持生命活动的平衡协调，这就是人与社会环境的统一性。

历年考点串讲

整体观念的内容为重点内容。

常考的细节有：

整体观念是中医学基础理论和临床实践的指导思想，也是最突出的特点之一。

二、辨证论治

1. 概念 辨证论治是中医学认识疾病和治疗疾病的基本原则，也是中医学的基本特点之一。"证"，即证候或证型，是机体在疾病发展过程中某一阶段的病理概括，包括病因、病位、病性、病势以及正邪关系等，反映了机体当时阶段抗病反应能力和整体反应状态，因此，"证"是疾病发展过程中某一阶段的病理变化的本质。

2. 症、证、病的区别

（1）症："症"是症状和体征的总称。指疾病过程中所表现的个别或孤立的现象，可以是患者异常的主要感觉或行为表现，如头晕、失眠、畏寒喜暖等，还可以是医生检查患者时发现的异常体征，如咳喘、水肿等。

（2）证："证"是病理概括，"证"的概括是通过对疾病过程中"症"的分析而得出的，一般由一对相对固定的、有内在联系的、能揭示疾病某一阶段或某一类型病变本质的症状和体征构成，一般包含疾病当时阶段的病因、病位、病性以及正邪关系等内容，如气虚、肝阳上亢等。

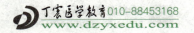
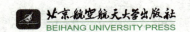

（3）病："病"是疾病的简称，**反映疾病全过程的根本矛盾**，具有特定的病因、发病形式、病变机制、变化规律和症状、体征，如感冒、脚气病等。

3. **应用** 在临床治疗时，可以采取"同病异治"或"异病同治"的方法来处理，即证同治亦同，证异治亦异。

（1）同病异治：同一种疾病，由于发病的时间、地点及患者机体的反应性不同，或处于不同的发展阶段，所表现的证就不同，因而治法也就不同。**同病异治的本质是证异治异。**

（2）异病同治：不同的疾病，在其发展过程中出现了相同的"证"，因而也就可以采用同一种方法来治疗。**异病同治的本质是证同治同。**

历年考点串讲

整体观念的内容为必考内容，症、证和病的概念为常考内容，其中三者尤其是证候的概念应熟练掌握。同病异治和异病同治的定义应熟悉，二者的原理应熟练掌握。

常考的细节有：

1. 辨证论治的意义。
2. 证候的概念。
3. 症状、证候和疾病三者的区分。
4. 辨证论治的应用，同病异治和异病同治的本质。

第二节 阴阳学说

一、阴阳学说

1. **概念** 阴阳学说认为，自然界中的一切事物都存在着相互对立的阴阳两个方面，这两个方面的运动变化乃是一切事物发生、发展和变化的根本原因，阴阳的对立统一乃是物质世界运动变化的总纲。阴和阳，既可以代表两种相互对立的事物和势力，又可以代表和用以分析同一事物内部相互对立的两个方面。

2. **特性**

（1）规定性：所谓规定性是指阴阳两个方面是具有特定属性的，用阴阳属性划分事物或现象时，必须依据这个规定的属性进行，不能随意颠倒。一般说来，阳所代表的是趋于动的、向外的、上升的、温热的、明亮的、亢奋的事物或现象，阴所代表的是趋于静的、内守的、下降的、寒冷的、黑暗的、抑制的事物或现象。

（2）相关性：所谓相关性是指用于划分阴阳的相互对立的事物和现象必须处在同一范畴、同一层次、同一统一体中，即具有相关性才可以划分阴阳。

（3）相对性：相对性是指事物和现象阴阳属性的划分不是绝对的、一成不变的，而是相对的、可变的，一般来讲，阴阳的相对性主要体现在阴阳的相互转化和阴阳的无限可分两个方面。

①阴阳的相互转化：阴阳的相互转化是指在一定的条件下，事物的阴阳属性可以相互转化，阴可以转化为阳，阳可以转化为阴。

②阴阳的无限可分：所谓无限可分性，是指事物或现象的阴阳两方面，随着归类或划分条件、范

围的改变，可以无限地一分为二，即阴阳的每一方面又可再分阴阳。

（4）普遍性：所谓普遍性是指阴阳不特指某一具体事物，而是代表自然界中普遍存在的既相互对立而又互相关联的众多事物，大到宇宙天地，小到人体性别男女及体内的气血，从抽象的方位到具体的事物，无一不是阴阳的体现。

二、阴阳学说的基本内容

1. **阴阳的对立制约**　所谓阴阳对立制约是指属性相反的阴阳双方在一个统一体中相互抑制、相互约束。

2. **阴阳的互根互用**

（1）阴阳互根：阴阳互根，即互为根本、相互依存，是说阴和阳任何一方都不能脱离对方而单独存在，每一方都以另一方的存在作为自己存在的前提或条件，即所谓的"阴根于阳，阳根于阴"。

（2）阴阳互用：阴阳互用，即互相资生、促进、助长，是指阴阳在相互依存的基础上，还具有相互资生、相互为用的特点。如"阴在内，阳之守也；阳在外，阴之使也"指出阳以阴为基，阴以阳为偶，阴为阳守持于内，阳为阴役使于外，阴阳相为用，不可分离。

（3）阴阳互根互用关系失常：互根关系失常会导致"孤阴不生，独阳不长"；互用关系失常会导致"阴损及阳"和"阳损及阴"的阴阳两虚的病理变化。

3. **阴阳的消长平衡**　阴阳消长是指事物或现象对立制约、互根互用的阴阳两个方面并非处于静止的状态，而是处于不断的运动变化之中，阴阳双方在彼此的消长运动中保持着动态平衡。阴阳消长包括由阴阳相互制约所造成的此长彼消，此消彼长及由阴阳互根互用所造成的此长彼长，此消彼消两个方面。

（1）此长彼消，此消彼长：即阴长则阳消，阴消则阳长。

（2）此长彼长，此消彼消：即阴长阳亦长，阴消阳亦消。

（3）阴阳消长平衡是阴阳运动变化过程的一种表现形式，大多指的是数量或程度上的变化，属于量变过程，其根本原理是阴阳既对立制约又互根互用。

4. **阴阳的相互转化**　指事物或现象的阴阳属性，在一定条件下，可以向其相反的方面转化。阴阳转化必须具备一定的条件，"重阴必阳，重阳必阴""寒极生热，热极生寒"，在这些转化过程中，条件是必不可少的，没有一定的条件，事物不发展到"重"或"极"的程度，即不会出现转化。阴阳转化的内在原因在于阴阳互藏、互根。

三、阴阳学说在中医学中的应用

1. **说明人体的结构组织**

（1）部位分阴阳：人体的上部为阳，下部为阴；体表为阳，体内为阴；背部为阳，腹部为阴；四肢的外侧为阳，内侧为阴。

（2）脏腑分阴阳：就五脏与六腑而言，由于五脏"藏精气而不泻"、六腑"传化物而不藏"，故五脏属阴、六腑属阳；就五脏而言，心肺居上为阳，然心主血，在五行属火，与夏季通应，其气主升，肺主气，在五行属金，与秋季通应，其气主降，故心为阳中之阳脏，肺为阳中之阴脏；肝脾肾居下为阴，然肝主疏泄在五行属木，与春季通应，其气主升，肾主藏精纳气，在五行属水，与冬季通应，其气以藏为主，故肝为阴中之阳，肾为阴中之阴，而脾主运化升清，为脏腑精气赖以生成的后天之本，在五行属土，与长夏季通应，其气以化为特点，所以称为"阴中之至阴"。

（3）经络分阴阳：督脉行于后背正中线，有总督人体阳经的功能，故属阳，并被称为"阳脉之海"；

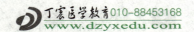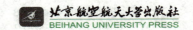

任脉行于腹部正中线，有总任人体阴经的作用，故属阴，并被称为"阴脉之海"。

2. 解释人体的生理活动　人体的生理活动，可以广泛的应用阴阳学说加以说明。

3. 解释人体的病理变化

（1）分析正邪的阴阳属性：疾病的发生和发展，是人体的正气与邪气相互作用的结果，正气和邪气都有阴阳之分，邪气如六淫致病因素中的寒、温为阴邪，风、暑、热（火）为阳邪等。

（2）说明疾病的病变机制：疾病病理的复杂变化，可用阴阳的偏胜（盛）偏衰、阴阳互损、阴阳转化来概括说明。

①阴阳偏盛

a. 阳盛则热、阳盛则阴病：阳盛是阳邪侵犯人体，或"邪从热化"而表现为阳热亢盛的一类疾病，即所谓"阳盛则热"。阳能制约阴，故阳盛时必然会损伤或消耗机体的阴津，使津液亏乏，而出现滋润不足的干燥表现，即所谓"阳盛则阴病"。

b. 阴盛则寒、阴盛则阳病：阴盛是阴邪侵犯人体，或"邪从寒化"而表现为阴寒亢盛的一类疾病，即所谓"阴盛则寒"。由于阴阳相互制约，故阴盛时必然会消耗和制约机体的阳气而致其不足，即所谓"阴盛则阳病"。

②阴阳偏衰

a. 阳虚则寒：根据阴阳相互制约的原理，阳虚不能制约阴，导致阴相对亢盛而出寒象。

b. 阴虚则热：阴虚不能制阳，则阳相对偏亢而出现热象。

③阴阳互损

a. 阴损及阳：根据阴阳互根原理，当阴虚至一定程度时，因阴虚不能生阳，故可逐渐出现阳虚的证候，称为"阴损及阳"。

b. 阳损及阴：当阳虚至一定程度时，根据阴阳互根原理，因阳虚不能生阴，故可逐渐出现阴虚的证候，称为"阳损及阴"。

④阴阳转化：阴阳的相互转化包括阳证转化为阴证和阴证转化为阳证两方面。其理论为阴阳的互根互用原理。

4. 指导疾病的诊断

（1）辨别色泽的阴阳：色泽鲜明者为阳；色泽晦暗者属阴。

（2）辨别声息的阴阳：声音高亢洪亮、多言而躁动者多为实证、热证、阳证；声音低弱无力、少言而沉静者多为虚证、寒证、阴证。

（3）辨别脉象的阴阳：寸脉，脉数，实脉，脉浮、大、洪、滑者属阳；尺脉，虚脉，脉沉、小、细、涩者为阴。

5. 指导疾病的防治

（1）指导养生：养生防病应顺应自然，调和阴阳。

（2）确定治则治法

①阴阳偏盛的治疗原则：阴阳偏盛，即阴邪或阳邪的过盛有余，属于实证范畴，治则为"损其有余"，又称"实则泻之"，包括"寒者热之"和"热者寒之"两个方面。

②阴阳偏衰的治疗原则：阴阳偏衰，即阴气或阳气的虚损不足，属于虚证范畴，总的治疗原则为"补其不足"，又称"虚则补之"，包括"滋阴壮水"和"扶阳益火"两个方面。对阴阳偏衰的治疗，张景岳根据阴阳互根的原理，还提出了"阴中求阳，阳中求阴"的治法。

（3）归纳药物性能

①药性："寒""凉"属阴，"热""温"属阳。

②药味："辛""甘""淡"属阳，"酸""苦""咸"属阴。

③升降浮沉：升浮之药，其性多有上升、发散的特点，故属阳；沉降之药，其性多有收涩、泻下、

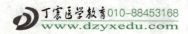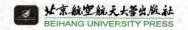

重镇的特点，故属阴。

历年考点串讲

　　阴阳的概念和阴阳的特性应该熟练掌握，其中阴阳特性包括：相关性、普遍性、相对性和规定性，规定性的内容和具体事物阴阳属性的区分应熟练掌握。阴阳学说的基本内容：阴阳的对立制约、阴阳的互根互用、阴阳的消长平衡和阴阳的相互转化，应熟练掌握，为考试必考内容。阴阳学说在中医学中的应用中五脏的阴阳属性和指导疾病防治中阴阳偏盛和阴阳偏衰的治疗原则为常考内容，应重点掌握，药物性能归纳部分为常考内容，应熟悉。

　　常考的细节有：

1．阴阳特性的内容：相关性、普遍性、相对性和规定性。

2．阴阳的相对性的定义。

3．阴阳互根互用、消长平衡的定义。

4．可以用阴阳学说基本内容解释的经典内容。

5．区分具体事物的阴阳属性。

6．药物性能归纳。

第三节　五行学说

一、五行学说的概念

1．五行和五行学说

（1）五行：即木、火、土、金、水五类基本事物的运动变化。

（2）五行学说：用木、火、土、金、水功能属性来归类事物或现象的属性，并以五者之间相互资生、相互制约的规律来论述和推演事物之间或现象之间的相互关系及其复杂的运动变化规律的学说。

2．**五行的特性**

（1）**木的特性**："木曰曲直"，"曲直"是指随着春天的温暖万物由弯曲而伸直、由弯曲隐秘之处而伸达于外的生发过程，引申为生长、生发、舒畅、调达等作用或特性的事物，其属性可用"木"进行归纳。

（2）**火的特性**："火曰炎上"，"炎上"是指随着夏天的炎热万物盛大繁茂的过程，引申为凡是具有温热、向上、升腾等作用或特性的事物，其属性可用"火"进行归纳。

（3）**土的特性**："土爰稼穑"，"稼穑"指植物随着长夏雨水集中的温润之时由小而大，进而成熟收割的过程，引申为具有生化、承载、受纳等作用或特性的事物，其属性可用"土"进行归纳。

（4）**金的特性**："金曰从革"，"从革"即金属冶炼是自然而然的变化，引申为凡是具有肃杀、收敛、清洁等作用或特性的事物，其属性可用"金"进行归纳。

（5）**水的特性**："水曰润下"，"润下"即向下和闭藏，引申为凡是具有寒凉、滋润、向下运动等作用或特性的事物，其属性可用"水"进行归纳。

3．**事物五行属性的归纳**

（1）归纳的方法有取象比类法和推演络绎法。

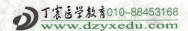
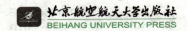

（2）五行系统表，见表 4-1。

表 4-1　五行系统表

自然界							五行	人体						
五音	五味	五色	五化	五气	五方	五季		五脏	五腑	五官	五体	五志	五声	变动
角	酸	青	生	风	东	春	木	肝	胆	目	筋	怒	呼	握
徵	苦	赤	长	暑	南	夏	火	心	小肠	舌	脉	喜	笑	忧
宫	甘	黄	化	湿	中	长夏	土	脾	胃	口	肉	思	歌	哕
商	辛	白	收	燥	西	秋	金	肺	大肠	鼻	皮毛	悲	哭	咳
羽	咸	黑	藏	寒	北	冬	水	肾	膀胱	耳	骨	恐	呻	栗

二、五行的生克关系

1. 五行的相生与相克

（1）五行相生

①概念：相生是指此事物对另一事物具有促进、助长和资生的作用；五行相生是指木、火、土、金、水之间存在着有序的递相资生、助长和促进的关系。

②次序：五行相生的次序为木生火，火生土，土生金，金生水，水生木，在五行相生关系中，任何一行都具有"生我"和"我生"两个方面的关系，"生我"者为母，"我生"者为子，因此，五行相生关系又称为母子关系。

（2）五行相克

①概念：相克是指此事物对另一事物在其变化过度时所发生的正常的抑制或制约的自稳调节作用。"五行相克"是指木、火、土、金、水五行之间存在着有序克制、制约的关系。

②次序：五行之间递相克制的次序为木克土，土克水，水克火，火克金，金克木，相克关系中，任何一行都具有"克我"和"我克"两方面的关系，"克我"者是我的"所不胜"，"我克"者是我的"所胜"。

（3）五行制化：五行在既相互资生，又相互制约的过程中，维持着平衡状态。五行制化是五行之间生克关系相互为用的结果。

2. 五行相乘与相侮

（1）五行相乘

①概念：五行相乘是指五行中某一行对其所胜一行的过度克制，五行相乘有太过所致的相乘如"木旺乘土"和不及所致的相乘如"土虚木乘"两种情况。

②次序：五行相乘的次序与相克相同，即木乘土，土乘水，水乘火，火乘金，金乘木。

（2）五行相侮

①概念：五行相侮是指五行中某一行对其所不胜一行的反向制约，即反克。五行相侮也有"太过"如"木亢侮金"和"不及"如"木虚土侮"两个方面。

②次序：五行相侮的次序是木侮金，金侮火，火侮水，水侮土，土侮木，同五行相乘相同。

3. 五行母子及相及

（1）母病及子：母的一方异常时会波及子的一方，其顺序和方向与正常调节中五行的相生关系一

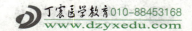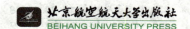

致，如木发生异常影响到火、火发生异常影响到土都属于母病及子。

（2）子病及母：子的一方异常会波及母的一方，其顺序和方向与五行相生关系相反，如金异常影响到土、土异常影响到火都属于子病及母。

三、五行学说在中医学中的应用

1. 解释五脏系统疾病的传变规律△☆

（1）母子相及的病理传变

①母子相及的病理传变：是指疾病的传变，从母脏传及子脏，如脾属土，肺属金，土生金，故脾为肺之母，肺为脾之子，脾病及肺，即是母病及子。

②子病及母的病理传变：是指疾病的传变，从子脏传及母脏，如肝属木，心属火，木能生火，故肝为心之母，心为肝之子，心病及肝，即是子病及母。

（2）相乘相侮的病理传变

①相乘：相乘传变是指疾病从所不胜之脏波及所胜之脏的传变。相乘的两种情况：一为一脏过盛，过度制约其所胜之脏，如"木旺乘土（即肝旺乘脾）"；另一种情况为是一脏过弱，不能耐受"克我"之脏的克制，从而表现为克伐太过，如"土虚木乘（即脾虚肝乘）"。

②相侮：相侮传变是指疾病从所胜之脏波及到所不胜之脏的传变。相侮的两种情况：一为是一脏太过而反侮所不胜之脏，如"木火刑金"；另一种情况为是一脏不及而被其原本所胜之脏反侮，如"木虚土侮"。

2. 指导五脏系统疾病的诊断◇△

（1）指导疾病的定位诊断：五行学说用于疾病的诊断，主要是以五行的归属及其特性来分析四诊资料，指导临床辨证定位，即从本脏所主之色、味、脉来诊断本脏之病。

（2）判断疾病的传变趋势：根据五行生克的规律，从脉象和面色的属性，判断疾病的传变规律。

（3）判断疾病的预后：根据五行生克的规律，推测疾病的预后。

3. 指导五脏系统的疾病治疗

（1）控制五脏疾病传变的概念：根据五行生克乘侮理论，采取相应的阻断病传的措施，以控制疾病的传变，防止因病传而病情加重。

（2）确定五脏疾病的治疗原则

①根据相生理论确定的治疗原则："虚则补其母，实则泻其子"。"虚则补其母"即指一脏之虚证，不仅需补益本脏之虚衰，促使其康复，同时，还要依五行相生的关系，补益其"生我"之脏（即"母脏"），通过"生我"之脏对本脏的作用而帮助本脏尽快恢复；"实则泻其子"指一脏之实证，不仅需泻除本脏之实邪，同时，还可依据五行相生的关系，泻其"子脏"（即"我生"之脏），以辅助泻除其本脏的实邪的"相生"作用而帮助本脏尽快康复。

②根据相克理论确定的治疗原则："抑强，扶弱"，即抑制相克关系中太强的一方，扶助虚弱的一方，使其复归到正常的相克关系中。

③根据相生关系确定的治疗方法：主要有滋水涵木、益火补土、培土生金、金水相生四种。

a. 滋水涵木：即滋肾阴以助养肝血和肝阴的方法，又称滋肾养肝法，多用于肾阴亏损而导致的肝阴不足或肝阳上亢之证，亦可用于肝血或肝阴不足之证。

b. 益火补土法：即温肾阳以补脾阳的一种方法，又称温肾健脾法，多用于肾阳不足而致脾阳不振之证，亦可用于脾阳不足证。

c. 培土生金法：即通过健脾气以补肺气的治疗方法，主要用于脾胃虚弱，不能滋养肺脏而肺虚脾弱之候。

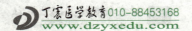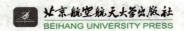

d．金水相生法：亦称肺肾同补法，即对于肺肾阴虚者，多采用两脏同补，通过金水互生的机制，以治疗两脏之阴虚。

④根据相克关系确定的治疗方法主要有：抑木扶土、培土制水、佐金平木、泻南补北四种。

a．抑木扶土法：亦称疏肝健脾法、平肝和胃法，是指疏肝泻肝和健脾补中两相结合的治法，适用木旺乘土或土虚木乘之证。

b．培土制水法：是用温运脾阳药以治疗水湿停聚为病的一种方法，适用于脾肾阳虚，水湿不化所致的水肿胀满之证。

c．佐金平木法：又称滋肺清肝法，是滋肺阴和清肝火以治疗肝火犯肺病证（木火刑金）的方法。

d．泻南补北法：亦称泻火补水法、滋阴降火法，是泻心火与补肾水相结合的一种治法，适用肾阴不足、心火偏旺所致的水火不济，心肾不交之证。

4．指导脏腑用药

（1）五味归属五行

①色青、味酸的药物属木，归于肝系统。

②色赤、味苦的药物属火，归于心系统。

③色黄、味甘的药物属土，归于脾胃系统。

④色白、味辛的药物属金，归于肺系统。

⑤色黑、味咸的药物属水，归于肾系统。

（2）指导针刺选穴。

历年考点串讲

五行的特性为重点必考内容，应熟练掌握，事物属性五行系统归类表应熟悉。五行相生、相克，相乘、相侮的次序为重点内容，应熟练掌握。五行母子相及的次序应熟练掌握，能做到根据给出的五行次序判断其母子相及的类型。五脏系统疾病的传变规律、五行确定五脏疾病的治疗为重点常考内容。其中母子相及的传变规律和根据五脏相生相克规律确定的治疗方法必考，应重点掌握。五味归属五行，应熟悉。

常考的细节有：

1．五行的特性：木曰曲直，火曰炎上，土爱稼穑，金曰从革，水曰润下。

2．五行系统归纳表。

3．五行生克关系的判断。

4．五行制化的概念。

5．给出具体脏腑传变，判断传变类型是母病及子、子病及母、相乘还是相侮。

6．根据五行相生相克规律制定的治法。

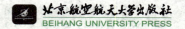

第四节　藏　象

一、藏象学说的概念和脏腑的特点◇☆

中医学根据脏腑的生理功能特点及其形态结构，将人体内脏分为五脏，六腑和奇恒之腑三类。五脏，即心、肝、脾、肺、肾；六腑，即胆、胃、小肠、大肠、膀胱、三焦；奇恒之腑，即脑、骨、髓、脉、胆、女子胞。

五脏的共同生理功能是化生和贮藏精气，精气系指人体精、气、血、津液等一切精微物质。贮藏于五脏的精气是生命活动的物质基础，不能过度耗散或施泻，故称"藏而不泻"。

五脏贮藏精气，与精神情志活动密切相关，故又有"五神脏"之称。

六腑的共同生理功能是受盛和传化水谷，由于六腑要及时将代谢后的糟粕排泄于体外，故称其"泻而不藏"。

奇恒之腑的共同生理功能也是贮藏精气，"藏而不泻"，在生理功能上具有类似于五脏贮藏精气的作用，但其功能大多隶属于五脏，而且除胆之外，均与脏腑无表里配属关系，也无经脉之络属。☆

二、心

1. **心主血脉**　心主血脉指心具有推动血液在脉道中运行不息的作用。心脏的正常搏动，主要依赖于心气。

2. **心藏神**　心有主司精神意识思维活动的作用。心为五脏六腑之大王，心液是神志活动的主要物质基础，故心主神志的功能主要依赖于心血的营养作用。

3. **心在体合脉**　脉指血脉，由于脉管是血液运行的通道，故又称脉为"血府"。心在体合脉，是指全身的血脉都属于心。

4. **心主血脉与藏神功能是密切相关的，血是神志活动的物质基础**，心血充足则能化神养神，从而使心神灵敏不惑，而心神精明，又可统御调控心血的运行，使血运正常生理特性。

5. **心开窍于舌**　心的气血盛衰功能活动可反映于舌。

6. **心在液为汗**　心血为汗液化生之源，汗液可反映心的生理病理状态。

7. **心在志为喜**　心的生理功能与喜有关，心气充沛，心血充盈，心神正常，则精神愉快，心情舒畅。

8. **心其华在面**　心的功能正常与否，可以从面部的色泽变化显露出来。

三、肺

1. **肺主气，司呼吸**

（1）肺主一身之气：指肺具有主司一身之气的生成和调节气机运行的作用。肺主一身之气主要包含肺主司气的生成和肺主呼吸之气两个方面的内容。

①主司气的生成：肺的呼吸功能有助于宗气的生成，肺的功能正常，呼吸通畅，则宗气生成充足，一身之气充沛。

②调节全身气机：肺通过有节律的呼吸运动，调节全身气机的升降出入运动。

（2）肺主呼吸之气：指肺具有调节呼吸运动的作用，是内外气体交换的场所，肺的呼吸均匀和调，是气的生成和气机调畅的根本原因。

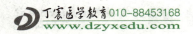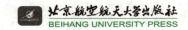

2. 肺主宣发肃降

（1）宣发：指肺气具有向上升宣和向外周布散的作用，主要体现在呼出体内浊气、向上向外布散水谷精微和宣发卫气3个方面。

（2）肃降：指肺气具有向内向下清肃通降的作用，主要体现在吸入清气生成宗气、向下向内布散水谷精微、浊液向下输送形成尿液3个方面。

3. 肺主通调水道　肺具有推动和调节全身水液的输布和排泄的作用。肺主行水的功能主要是通过肺的宣发肃降功能实现的，由于肺为华盖，在五脏六腑中位置最高，能推动和调节全身的水液代谢，故称"肺为水之上源"。

4. 肺朝百脉，主治节

（1）肺朝百脉，指全身的血液都通过百脉会聚于肺。肺朝百脉有进行气体交换和助心行血两个方面的意义。

（2）肺主治节是指肺气具有治理调节呼吸运动及全身之气、血、津液运行输布的作用。肺主治节，主要有以下几个方面体现：

①调节呼吸运动，肺的宣发与肃降协调，则呼吸均匀通顺。

②调理全身气机，通过呼吸运动，调节气的升降出入，保持全身气机调畅。

③促进血液运行，通过肺朝百脉和气的升降出入运动，辅佐心脏，促进和调节血液运行。

④调节津液代谢，通过肺气的宣发与肃降，治理和调节全身水液的输布与排泄。

5. 肺在体合皮，其华在毛　肺在体合皮，是指肺与皮毛相互为用，共同发挥温煦机体、卫护肌表、防御外邪的作用。

6. 肺开窍于鼻　肺的呼吸功能及气血盛衰活动可反映于鼻。

7. 肺在志为悲，在液为涕　肺在志为悲（忧）是指肺的生理功能与悲（忧）有关，"悲伤肺"，"悲则气消"；肺在液为涕，是指鼻涕多少可反映肺的生理病理状态。

8. 肺为娇脏，肺喜润勿燥　肺为娇脏，是指肺体清虚娇嫩，易为邪气侵袭，故外感六淫邪气，从皮毛或口鼻而入，常易犯肺而为病；肺叶娇嫩，喜清润而恶干燥，外感燥邪，或内伤火热，最易损伤肺中津液，而致肺失宣降。

四、脾

1. 脾主运化　脾主运化是指脾具有把饮食物化生为水谷精微，并把水谷精微转输至全身的作用，脾主运化包括运化水谷和运化水液两个方面。

（1）运化水谷：指脾具有消化饮食物，吸收并转输精微的作用。人出生之后，全身脏腑组织的功能皆赖气血津液的供养，而气血津液的化生与充实，则源于脾的运化，故称"脾为后天之本""气血生化之源"。

（2）运化水液：指脾气吸收输布津液，调节水液代谢的功能。脾运化水液的功能健旺，就能防止水湿、痰饮等病理产物的产生。

2. 脾主升清　脾主升清是指脾具有升输精微和升举内脏的作用。

3. 脾主统血　脾主统血是指脾有统摄血液在脉中运行而不致溢出脉外的功能，主统血的主要是脾气对血的固摄作用。

4. 脾在体合肌肉，主四肢　脾胃气血生化之源，全身的肌肉和四肢，都需要脾胃所运化的水谷精微来营养，以维持丰满壮实和正常的生理活动。

5. 脾开窍于口，其华在唇　脾开窍于口，是指脾运化功能可通过食欲、口味反映出来；其华为唇，是指口唇的色泽可以反映脾气功能的盛衰。

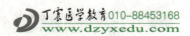 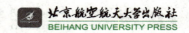

6. 脾在液为涎，在志为思　脾在液为涎，是指涎液的分泌与脾的功能关系密切；脾在志为思，是指脾的生理功能与情志之思相关。

7. 脾喜燥而勿润　脾喜燥恶湿的特性，是与其运化水液的生理功能分不开的，由于内湿、外湿皆易困脾，致使脾气不升，运化失常，故脾欲求干燥清爽，故曰"脾喜燥而恶湿"。

五、肝

肝位于腹腔，横膈之下，右胁之内，肝的生理功能是主疏泄、主藏血、主藏魂。

1. 肝主疏泄　肝主疏泄是指肝具有疏通、畅达全身气血津液的作用。其生理效应表现在以下 4 个方面。

（1）调畅气机：机体脏腑、经络、形体、官窍的功能活动，全赖于气的升降出入运动。肝气的疏泄功能，对各脏腑经络之气升降出入运动的协调平衡，起着重要的调节作用。当肝的疏泄功能正常时，气机调畅，气血调和，脏腑功能正常，肝的疏泄功能异常时，会引起"肝气郁结"或"肝气上逆"。

（2）促进脾胃运化：肝主疏泄对脾胃运化的调节，主要表现在两个方面：

①调节脾胃气机的升降：脾胃的运化功能，主要体现在脾胃之气的升降相因，平衡协调，因为肝主疏泄，调畅气机，有助于脾胃之气的升降，从而促进脾胃的运化功能。

②调节胆汁的分泌与排泄：食物的消化吸收依赖于胆汁的分泌和排泄，而胆汁的分泌和排泄则依赖肝主疏泄的功能。

（3）调畅情志：气血是情志活动的物质基础，气机调畅，血行通达，五脏和调，情志舒畅，肝的疏泄功能正常，则气机调畅，气血和调，心情舒畅，情志活动正常；若肝的疏泄不及，肝气郁结，可见抑郁不乐，悲忧善虑；若肝郁化火，或大怒伤肝，肝气上逆，则见性情急躁，或烦躁易怒等。

（4）促进男女生殖：女子的排卵、男子的排精，亦与肝的疏泄功能密切相关，男子精液的贮藏与施泄，女子月经的排泄与胎儿的孕育，是肝的疏泄与肾的闭藏作用相互协调的结果。

2. 肝主藏血　藏血是指肝具有贮藏血液、调节血量和防止出血的功能，肝藏血的生理意义有以下三个方面：

（1）贮藏血液：血液来源于水谷精微，化生于脾而藏于肝。

（2）调节血量：贮藏充足的血液，可根据机体的需要调节血液的分配。

（3）防止出血：肝主藏血，调节血量，适时收摄部分血液，防止血液外溢。

3. 肝在体合筋　肝在体合筋，是指人体筋膜的功能与肝藏血的功能密切相关。肝为"罢极之本"，也就是说，肢体运动的能量来源，全赖于肝的藏血充足和调节血量的作用，若肝血不足，则会出现筋脉失养肢体麻木，运动力弱等症。

4. 肝其华在爪　爪包括指甲和趾甲，为筋之延续，故有"爪为筋之余"，若肝血不足，则爪甲失养。

5. 肝开窍于目　肝开窍为目是指肝的功能可以通过眼目表现出来。

6. 肝在液为泪　肝在液为泪是指泪的多少与病变能够反映肝的功能。

六、肾

肾的主要生理功能为藏精，主水，主纳气，主藏志。由于肾藏先天之精，主生殖，为人体生命之本原，故称肾为"先天之本"，肾精化肾气，肾气分阴阳，肾阴与肾阳能资助、促进全身脏腑阴阳，故又称肾为"五脏阴阳之本"，肾藏精，主蛰，又称为"封藏之本"。

1. 肾藏精　肾藏精是指肾具有贮存、封藏精气的作用。精又称精气，是构成人体和维持人体生命活动的最基本物质，是生命之源，是脏腑形体官窍功能活动的物质基础。肾所藏之精，按来源分为

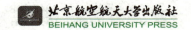

来源于父母生殖之精的先天之精和来源于脾胃化生的水谷之精的后天之精两种。**肾藏精主要表现在促进生长发育生殖与推动调节脏腑功能两个方面：**

（1）促进生长发育和生殖：肾气的盛衰，决定着人的生长壮老的生命过程及生殖功能的成熟与衰退。

（2）推动和调节脏腑功能：肾气通过肾阴、肾阳对各脏腑气化起着重要的推动和调控作用。肾精化生肾气，**肾气又称为元气、真气，是化生脏腑之气的根本。**

2. 肾主水 肾主水是指肾具有主司和调节全身水液代谢的作用，肾气对于水液代谢的主司和调节作用，主要体现在以下两方面：

（1）促进脏腑组织的气化作用：肾气及肾阴肾阳对水液代谢过程中各脏腑之气的功能，尤其是脾肺之气的运化和输布水液的功能，具有促进和调节作用。

（2）主司膀胱的开阖与尿液排泄：脏器产生的浊液在肾的气化作用下，分为清浊，清者重新吸收，浊者化为尿液排出体外。**膀胱具有贮存水液和排泄尿液的作用，但尿液的生成和排泄都必须依赖于肾气的作用。**

3. 肾主纳气 肾主纳气是指肾具有摄纳肺所吸入的自然界清气，**保持吸气的深度，防止呼吸表浅的作用**，人体的呼吸功能，虽由肺所主，但吸入之清气，通过肺之肃降下达于肾，经肾气的摄纳潜藏，使其维持一定的深度，故有**"肺为气之主，肾为气之根"**之说。

4. 肾在体合骨，生髓 肾主骨生髓，肾精具有主持骨髓化生骨髓的作用，髓分骨髓、脊髓和脑髓，皆由肾精所化。**齿与骨间出一源，皆由肾精充养，故称"齿为骨之余"；发的生长赖血以养，故称"发为血之余"。**

5. 肾开窍于耳及二阴 耳为听觉器官，耳的听觉功能灵敏与否，与肾精盛衰密切相关；阴主司二便，尿液的生成及排泄依赖于肾气的蒸化和固摄；肾气不足可见外阴发育不良或生殖力弱，而见男子阳痿、早泄、遗精或不育等，女子则见月经异常或不孕等。

6. 肾在液为唾，在志为恐，其华在发 肾在液为唾，是指唾液的分泌与肾的功能关系密切；**肾在志为恐（惊）是指肾的功能与恐惊的关系密切；肾其华在发是指发的生长全赖于精和血。**

七、胆

胆与肝五行同属木，通过足少阳胆经与足厥阴肝经相互络属，构成表里关系，胆为中空的囊状器，内藏胆汁，胆通过胆道和水谷之道（消化道）密切相关，胆汁可以适时排泄与水谷传化密切相关，故**胆为六腑之一，又因其内藏精汁，与水谷不直接接触，并且与人的精神情志活动关系密切，故又为奇恒之腑**，胆的主要生理功能几下几方面：

1. 胆贮存和排泄胆汁 胆汁为黄绿色液体，是肝之余气所化生，胆汁形成后，汇集于胆，排入肠中，帮助食物消化；若胆汁上逆，可见口苦，呕吐黄绿苦水等；若胆汁外溢肌肤，则出现身、面、目俱黄的黄疸病。

2. 胆主决断 胆主决断是指胆在精神意识思维活动过程中，具有判断事物、并做出决定的作用，特别是在遭遇突发事件或意料之外的事件时表现出对事件的判断，并做出决定的能力，胆的这一功能可以维持和控制气血的正常运行，消除对防御和消除某些精神刺激的不良影响以确保各脏腑之间的协调关系具有重要作用。

八、胃

胃是机体对饮食物进行消化吸收的重要脏器，主受纳腐熟水谷，有"太仓""水谷之海"之称，

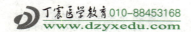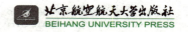

胃与脾同居中焦，"以膜相连"，通过足阳明胃经与足太阴经相互络属，**构成表里关系**。胃的主要生理功能是主受纳和腐熟水谷、主通降、性喜润恶燥。

1. **胃主受纳、腐熟水谷**　胃主受纳水谷是指胃具有接受和容纳饮食水谷的作用；胃腐熟水谷是饮食物经过胃的初步消化，形成食糜的作用。

2. **胃主通降**　胃主通降是指胃气宜保持通畅下降的运动趋势。

3. **胃喜润恶燥**　胃喜润恶燥是指胃应当保持充足的津液以利饮食物的受纳和腐熟。胃中津液的濡润作用有助于事物的受纳腐熟，胃受纳腐熟生理功能和通降生理特性是以充足的津液濡养为前提和条件的。胃为阳土，喜润而恶燥，故其病易成燥热之害，可致胃中津液每多受损。

九、小　肠

小肠与心五行同属火，通过手太阳小肠经与手少阴心经相互络属，构成表里关系。小肠的主要生理功能是受盛化物和泌别清浊。

1. **小肠主受盛化物**　小肠受盛化物是指小肠接受由胃初步消化的饮食物，并将其进一步消化，同时吸收水谷之精微的过程。小肠被称为**"受盛之官"**。

2. **小肠主泌别清浊**　小肠泌别清浊是指小肠将经胃初步消化的饮食物，区分为水谷精微和食物残渣两部分，并将水谷精微吸收，将食物残渣输送至大肠，同时也吸收大量的水液的功能。泌别清浊失常，则水液不能及时被吸收而气化入膀胱，水谷并走大肠，可见大便稀薄、小便短少等症，**对于这类腹泻患者，中医多采用"分利"方法，即"利小便以实大便"，使浊水残渣各走其道，则腹泻自止。**

3. **小肠主液**　小肠在吸收水谷精微的同时，也吸收了大量的水液。

十、大　肠

大肠与肺五行属金，通过手阳明大肠经与手太阴肺经相互络属，构成表里关系，大肠的主要生理功能是传导糟粕，由于大肠还能吸收食物残渣中的水分，故又有**"大肠主津"**之说。

1. **大肠传导糟粕**　小肠泌别清浊后的食物残渣，下降到大肠，大肠吸收多余的水分，形成粪便，经肛门而排出体外。由于大肠具有传导糟粕的功能，故其被称为**传导之官。肺气的肃降，可推动糟粕下行，有利于大肠的传导**；脾肾阳气的温煦，有助于大肠糟粕的燥化，这些脏腑发生病变，均可引起大肠传导功能失常。

2. **大肠主津**　大肠在传导糟粕的同时，还能同时吸收食物残渣中的水分，故称"大肠主津"。

十一、膀　胱

膀胱与肾在五行属水，通过足太阳膀胱经与足少阴肾经相互络属，构成表里关系，主要生理功能是贮存水液和排泄尿液。

1. **膀胱贮存尿液**　人体的津液代谢后的浊液下输于肾，经肾气的蒸化作用，升清降浊，清者回流体内，重新参与水液代谢，浊者下输于膀胱，由膀胱贮存。

2. **膀胱排泄尿液**　尿液贮存在膀胱之中，经过气化才能排出体外，故尿液的适时排泄，是膀胱的功能。膀胱的贮存水液和排泄尿液功能，全赖于肾的气化作用和固摄作用的协调。

十二、三　焦

三焦是上焦、中焦和下焦的合称，一般认为，它是分布于胸腹腔的一个大腑，五脏六腑之中唯三

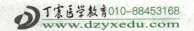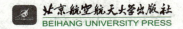

焦最大，又与五脏没有直接的阴阳表里关系，故又称之为"孤府"。三焦的生理功能有：一为通行元气，二为水液运行之道路。

1. **通行元气**　元气是通过三焦才得以布达全身的，三焦同时还是气机升降出入的道路，三焦通行元气的功能，关系到整个人体中诸气的升降出入运动和脏腑气化的进行，故又有"三焦主持诸气，总司全身气机气化"的理论。

2. **三焦运行水液**　三焦具有疏通水道、运行水液的生理功能，是水液升降出入的通路。

3. **三焦的生理特点**

（1）上焦如雾。

（2）中焦如沤。

（3）下焦如渎。

十三、女子胞

女子胞为女性的生殖器官，其主要功能为主持月经和孕育胎儿。

1. **主持月经**　女子胞是月经发生的器官，女子青春期，肾中精气充盛，产生天癸，生殖器官发育成熟，冲任气血通盛，精血藏贮于女子胞，定时排泄如月之盈亏。

2. **孕育胎儿**　女子胞是女性孕育胎儿的器官。

十四、脏与脏之间的关系

脏与脏之间的关系，即五脏之间的关系。

1. **心与肺的关系**　心与肺的关系实际上是气和血相互依存，相互为用的关系。气为血之帅，气行则血行；血为气之母，血至气亦属阳，血属阴，血的运行虽为心所主，但必须依赖肺的推动，积于肺部的宗气，必须贯通心脉，得到血的运载，才能敷布全身。

2. **心与脾的关系**　心脾关系主要表现在血液的生成和运行方面。

（1）血液生成：脾主运化，为气血生化之源，脾气健运，则血液化生充足，而心有所主，推动血液运行全身，则脾得其养，维持运化功能，所以心行血，脾生血，相互为用，维持血液的生成。

（2）血液运行：心气行血，为血行之动力；脾气摄血，为血行之约束。二者相反相成，使血在脉中畅行而不溢出，维持血行的正常。

3. **心与肝的关系**　心与肝的关系，主要表现在血液运行和神志活动方面的相互依存、协同关系。

（1）血液运行：心主血脉，推动血行，则肝有所藏，肝藏血，调节血量，防止出血；肝主疏泄，调畅气机，促进血行，使心主血脉功能正常。

（2）神志活动：心藏神，主精神活动；肝主疏泄，调畅情志。二者协调，维持正常的精神情志活动。

4. **心与肾的关系**　心肾关系主要表现为阴阳水火互济与精神互用方面。

（1）水火互济：心火下降，肾水上升，水火互济，维持阴阳和合状态，称作"心肾相交"或"水火既济"。若心阳虚弱及肾阳不足，气化无力，水气凌心，则出现心悸、怔忡、畏寒、水肿，甚则不能平卧。

（2）精神互用：心藏神，主精神思维活动，为精气之用；肾藏精，化气生神，为神之用。

5. **肺与脾的关系**　肺脾的关系主要表现在气的生成、气机的升降以及津液的输布方面。

（1）气的生成：肺主呼吸，能吸入自然界的清气；脾主运化，能化生水谷之精。清气和谷气是体内诸气生成的基础，其中与宗气生成关系最密切。肺主治节，脾主升清，以升为健，为气机升降的枢纽。

（2）津液代谢：在津液的输布过程中，脾上输津液至肺，通过肺气宣发肃降而布达全身；肺主通

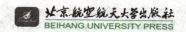

调水道，使水上升下达，内外布散，赖脾为之传输。

6. **肺与肝的关系**　肺与肝的关系主要体现为调节气机升降方面。

7. **肺与肾的关系**　肺肾关系主要表现在呼吸运动、津液代谢和阴液互资方面。

（1）肺主司呼吸：肺吸入的清气，须经肾气的正常摄纳，以维持呼吸调匀，气道通畅。

（2）津液代谢：肺主宣降，通调水道，宣发津液外出腠理为汗，肃降水液下行至下，肾气蒸腾，升清降浊，清者上达于肺，浊者输入膀胱；膀胱开阖有度，使津液排出体肺肾两脏，相辅相成，共同完成津液的输布与排泄，所以说"肺为水之上源，肾为水之下源"。

（3）阴液互资：肾阴为一身阴液的根本，肺阴依赖肾阴的不断补益而充盛；肾阴亦赖肺阴不断充养。

8. **肝与脾的关系**　肝脾关系以疏泄、运化互用，共同调节血液的生成、贮藏和运行。

（1）血液的生成：脾气健旺，运化水谷，散精于肝，利于肝的疏泄；肝主疏泄，调畅脏腑气机，促进脾的运化功能，助血液的生成。

（2）血液调节：脾主运化生血，血足则肝有所藏；肝主疏泄促进脾运化，助血液化生。肝藏血以调节血量，血液藏泻有度；脾统血防止血溢脉外，能保障血液运行。

9. **肝与肾的关系**　肝肾关系主要体现于精血同源和藏泄互用及阴阳互资三方面。

（1）精血互化：精血皆由水谷精微所化，两者之间又可相互资生、相互转化，故称"精血同源"。肝藏血，肾藏精，又称"肝肾同源"。肝血充足能滋养肾精，使肾精盈满；肾藏五脏六腑之精，可化血藏于肝以养肝。

（2）藏泄互用：肾主封藏和肝主疏泄之间具有相互制约、相互为用的关系。

（3）阴阳互资：肝肾阴阳之间相互资助，使阴阳平衡协调。

10. **脾与肾的关系**　肾关系主要体现在气的生成及水液代谢方面。

（1）气的生成：肾藏于先天之精，脾化生后天之精，不断输送至肾，充养先天之精使之生化不息。

（2）水液代谢：肾主水，主持调节全身水被代谢，肾之气化促进脾气运化水液输布津液，使肾升清降浊得以实现，防止水停下泻。

十五、脏与腑之间的关系

脏与腑的关系，实际上就是脏腑阴阳表里配合关系，体现了阴阳、表里相合相应的关系。

1. **心与小肠的关系**　心与小肠相表里。心主血脉，小肠为受盛之府，心火下移小肠，则小肠泌别清浊的功能得以正常地进行；小肠在泌别清浊过程中，将清者上输于心肺而化生心血。心火亢盛可下移小肠，是其泌别清浊功能失调，出现尿少、尿黄、尿痛等症；小肠有热亦可上扰于心，导致心火亢盛，会出现心烦、失眠、舌红、口舌生疮等症。

2. **肺与大肠的关系**　肺与大肠的关系主要表现在传导和呼吸方面。

（1）传导主津：大肠的传导功能，有赖肺气的清肃下降，大肠传导正常，糟粕下行，亦有助于肺的肃降和呼吸功能。

（2）呼吸宣降：肺司呼吸，肺气以清肃下降为顺，大肠为六腑之一，六腑以通为用，其气以通降为贵，肺与大肠之气化相通，故肺气降则大肠之气亦降，大肠通畅则肺气亦畅通。

3. **脾与胃的关系**　脾胃为后天之本，在饮食物的受纳、消化、吸收和输布的生理过程中起主要作用，脾与胃之间的关系，表现在纳运相得、升降相因、燥湿相济几个方面。

4. **肝与胆的关系**　肝位于右胁，胆附于肝叶之间，肝与胆在五行均属木，经脉又互相络属，构成脏腑表里相合关系。肝与胆在生理上的关系，主要表现在消化功能和精神情志活动方面。消化方面，疏泄胆汁、帮助消化；情志方面，肝胆相济，谋虑决断。

5. **肾与膀胱的关系**　肾与膀胱的关系，主要表现在贮存水液，排泄小便方面。肾为水脏，膀胱

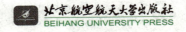

为水腑，水液经肾的气化作用，浊者下降贮存于膀胱，而膀胱的贮尿和排尿功能，又依赖于肾的气化和固摄作用，才能开阖有度。肾与膀胱相互协作，共同主司尿液的生成、贮存和排泄。

十六、腑与腑之间的关系☆

六腑在生理上的关系，主要表现在饮食水谷消化吸收和糟粕排泄过程中的相互配合。六腑在消化水谷的过程中，其消化功能主要是胃、胆、小肠的作用；其吸收功能关系到小肠、大肠；其排泄功能关系到大肠、膀胱。既有分工，又有密切配合，共同完成对饮食物的消化、精微的吸收和糟粕的排泄。

历年考点串讲

五脏生理功能为考试必考内容，应重点掌握。其中心主血脉，肺主呼吸、通调水道和肺生理特，脾的运化功能，肝主疏泄和肝藏血，肾藏精和肾主水，为必考内容，其他应熟悉。本章中应特别注意一些经典说法，如"肾为气之根""发为血之余"等。胆最主要的生理功能，胃喜润恶燥的特性，小肠的生理功能，为重点内容，应熟练理解掌握。脏与脏的关系中，心与脾、心与肝、心与肾、肺与脾、肺与肝的关系为重点内容，各脏与脏关系的体现方面应熟练掌握。心与小肠、肾与膀胱的关系为重点内容，应熟练掌握。

常考的细节有：

1．五脏和六腑各自的生理特点。

2．藏象学说的基本特点。

3．五脏的生理功能和特性。

4．五脏在志、在液、在体等。

5．六腑的生理功能和特性。

6．心与脾、心与肝、心与肾等的关系。

第五节 气、血、津液

一、气

1．**概念** 气是人体内活力很强的精微物质，是构成人体和维持人体生命活动的基本物质之一，是构成人体和维持人体生命活动的基本物质。

2．**生成** 人体之气来源于先天精气，水谷精气和自然界清气，通过肺、脾胃和肾等脏腑的综合作用，将三者结合而生成人体之气。

（1）气的主要来源

①禀受于父母并藏于肾的先天精气。

②饮食物中的营养物质。

③由肺吸入的自然界清气。

（2）相关脏腑：人体之气的生成，是肾、脾胃、肺等脏腑综合协调作用的结果。脾胃化生水谷精气，水谷精微不但能充养先天精气，而且在人体相关脏腑的作用下化生为宗气、卫气和营气，在气的

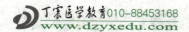
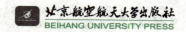

生成过程中具有至关重要的作用，故**"脾胃为生气之源"**，肾精化生元气，肺吸入的清气和水谷精微之气结合形成宗气。

3．气的生理功能

（1）推动作用：气是人体生命活动的基本动力，对各种生命活动具有激发、推动作用。主要体现在两方面。

①心气能推动和激发各脏腑、经络生理功能活动。

②气能推动精、血、津液的生成、运行、输布，以及排泄。

（2）温煦作用：气的温煦作用是气对机体有温暖、熏蒸的作用。

①温煦作用主要体现在：气可以通过气化产生热量，气自身的运动和对脏腑组织器官生理活动的推动，均能生阳而产热，故可以温煦人体，维持人体体温恒定；温煦脏腑经络，维持其生理活动，温煦血和津液等液态物质，维持其正常循行，即所谓**"得温而行，得寒而凝"**。

②气虚的影响：温煦作用减弱，可出现畏寒喜暖、四肢不温、体温低下等症状，以及脏腑功能低下、血和津液运行迟缓或停滞等寒性病理变化。

（3）防御作用：气具有护卫机体、防御外邪入侵和驱逐消除邪气的作用，气的防御作用决定着疾病是否发生及疾病的发展和转归。

（4）固摄作用：气的固摄作用是指气对人体的精、血、津液等物质具有固护和统摄作用，防止其过多流失。气的固摄作用主要体现在以下几个方面：

①固摄血液，使其运行脉中，防止溢出脉外。

②固摄汗液、二便、唾液、涕液、泪液等，控制其分泌量和排泄量。

③固摄精液，防止妄泄。

④固护胎儿，防止堕坠。

（5）气化作用：气化，是指通过气的运动所产生的各种变化，气化的过程是物质和能量转化的过程。人体的气化作用存在于生命过程的始终，是各种物质或能量的代谢与转化的过程，气化是生命活动的基本方式，没有气化活动就没有生命过程。对人体脏腑、经络等组织器官及精神活动具有营养作用。

（6）营养作用：气对人体脏腑、经络等组织器官及精神活动具有营养作用。

4．气机的运动

（1）气机：气机即气的运动，气的运动是人体生命活动的体现。

（2）气机的运动形式：气的运动可以概括为升、降、出、入四种基本形式。气的升降出入运动，是宇宙万物运动的普遍规律。

（3）气的运动与脏腑的关系

①从位置来讲，心肺在上，在上者宜降；肝肾在下，在下者宜升；脾胃居中，通连上下，为气机升降的枢纽。

②从生理功能及特性来讲，肺主宣降，主气，司呼吸，其中宣发呼浊的过程体现气的升、出运动，肃降吸清过程体现气的降、入运动；肝气升发，是肝主疏泄的内在动力；脾气主升，胃气主降，共同完成食物的消化、吸收、精微转输、糟粕排泄等生理活动。

5．气的分类

（1）元气：又称"原气"，是人体最根本、最重要的气，是人体生命活动的原动力。元气主要由肾所藏的先天之精所化生，并赖后天水谷精气的不断培育，所以元气充盛与否，不仅与来源于父母的先天之精有关，还与饮食营养及脾胃化生的后天之精是否充盛有关。元气根源于肾，通过三焦布散全身，内而五脏六腑，外而肌肤腠理，无处不到，发挥其生理功能。

元气的功能：一是促进人体生长发育和生殖；二是激发和推动脏腑、经络、形体官窍的生理功能活动，所以元气是人体生命活动原动力的源泉，是维持生命活动的最基本物质。

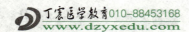
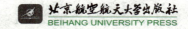

（2）宗气：宗气为积于胸中之气，由于宗气积聚胸中，故称胸中为"气海"，又名"膻中"。宗气是由脾化生的水谷精气，与肺吸入的自然界清气相合而成，肺的功能和脾的运化功能正常与否，直接影响着宗气盛衰。宗气积于胸中，贯注于心肺。

宗气的功能：一是走息道以行呼吸，宗气上走息道，助肺气进行呼吸运动，故有司呼吸、发声音的作用。宗气的盛衰，直接影响着呼吸、语言、声音的强弱；二是贯心脉以行气血，凡气血的运行、心搏的强弱及其节律等，皆与宗气盛衰有关。宗气充盛则脉搏徐缓，节律一致而有力；三是与人体的视、听、言、动等功能相关。

（3）营气：又名"荣气"，是运行于脉中富有营养作用，营气可化生血液，是血液重要的组成部分。营气主要由脾胃运化水谷中的精华部分化生，分布于血脉中，主要有化生血液和营养全身的作用。

（4）卫气：卫气是行于脉外而具有保卫作用的气。卫气与营气相对而言，属性为阳，故又称为"卫阳"。卫气主要由脾胃化生水谷中慓悍滑利部分化生，行于脉外。卫气的功能包括

①护卫肌表，抵御外邪入侵。皮肤腠理是机体抗御外邪的屏障，肺气宣发卫气于体表，使肌腠固密，增强抵御外邪的能力。

②温养肌肉、皮毛及脏腑。卫气是产生热量的来源，其流布体表乃至周身，对 肉、皮毛和脏腑发挥温养作用。

③调节腠理开阖、控制汗液排泄。卫气布散于肌表，可以调节腠理汗孔开阖，控制汗液排泄，从而维持体温相对恒定。

二、血

1. 血的概念和生成 血在脉中循行于全身，内至脏腑，外达肢节，为生命活动提供营养，脉是血运行的通道，又称"血府"。营气和津液是生成血的最基本物质，脾胃化生的水谷精微是血液生成的最基本物质，故脾胃为"气血生化之源"。生成血的途径主要有水谷精微化血和肾精化血两个方面。

2. 血的生理功能

（1）营养和滋润作用：血由营气和津液组成，营气乃水谷精微中的精粹部分所化生，津液可滋润周身，故血的主要功能即是营养和滋润作用。

（2）血是精神活动的物质基础：血液是神志活动的主要物质基础，人之血液充沛，血脉和调，神得所养，则神志清晰，思维敏捷，记忆强健。

（3）运载作用：清气和水谷精微、人体代谢产生的浊气以及体内的各种信息均由血运载,进行交换。

三、津 液

1. 津液的代谢

（1）概念：津液是机体内一切正常水液的总称，包括各脏腑组织器官的内在液体及人体正常的分泌物，如胃液、肠液、涕、泪、唾等。津液是津和液的总称，津，质地清稀，流动性大，主要布散于体表皮肤，肌肉和孔窍等部位，并渗入血脉，有滋润作用；液，质地较为稠厚，流动性较小，灌注于骨节、脏腑、脑、髓等组织，有濡养作用。

（2）生成：津液来源于饮食水谷，主要通过脾胃、大小肠等脏腑的气化功能而生成。

（3）输布：津液生成之后，在脾肺、肾和肝与三焦等脏腑的协调配合下，完成在体内的运行输布。首先，脾气散精，即脾有推动和调节津液的输送、布散，防止水液在体内停滞的功能；其次，肺通调水道，为水之上源，疏通和调节津液输布与排泄的道路；再次，肾主水，一方面肾阳直接将津液蒸腾气化，清者吸收后复归于肺，重新参与体内津液的循行输布，浊者化为尿液，另一方面肾阳通过对脾、

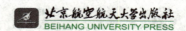

肺、肝、胃、小肠、大肠、膀胱等脏腑发挥推动和温煦作用，促进人体对津液的吸收和输布；最后肝主疏泄，津液的输布依赖气的升降出入运动，气行则津布，三焦气化，水道通利，津液输布全身。

（4）排泄：津液的排泄主要通过汗液和尿液排出，是由多个脏腑共同参与并综合协调来完成的，其中尤以**肺、脾、肾脏最为重要**。

2．津液的生理功能

（1）滋润营养作用：津液含有丰富的营养物质，有滋润和濡养作用。人体各脏腑组织在其活动的始终均离不开津液的滋润和营养作用。

（2）化生血液作用：血是由水谷化生的津液与营气相结合，注入脉中而形成的，津液是血液的成分之一，是血液的物质基础。

（3）运载作用：津液是气的载体。

四、气、血、津液之间的关系

1．气与血的关系　气与血之间相互依存，相互促进，可以概括为"气为血之帅，血为气之母"。

（1）气为血之帅：指气对于血的统率作用，主要体现在气能生血，气能行血，气能摄血三方面。

①气能生血：气能生血，指气能参与并促进血的生成，主要体现在两个方面：一是气直接参与血的生成，主要指营气。营气与津液入脉化血，为血的主要组成部分；二是气的推动及气化作用是血生成的动力。在临床治疗血虚时，常配用补气药，以求益气生血。

②气能行血：气能行血，指气的推动作用是血运行的动力，气既能直接推动血行，又可以通过脏腑之气推动血的运行。因此，临床治疗血行失常的病证，注重调气，常用补气、行气、降气、升提的药物。

③气能摄血：气能摄血指血在脉中正常运行而不溢出脉外，主要依赖于气的固摄功能，气能摄血，是指气对血的固摄功能，使血循行于脉管之中而不溢出脉外。临床治疗气虚引起的出血时，必须配伍补气的药物，补气摄血，达到止血的目的。

（2）血为气之母：血为气之母，主要包括血能载气与血能化气。

①血能载气：血能载气指气依附于血而运行，以防止其形散而不收。气的活力很强，易于弥散，依附于血和津液存于体内。若血不载气，则气散而无所归附。临床上大出血的患者，往往气亦随之脱失，形成气随血脱的病证。

②血能化气：体现于两方面，一是在机体对气的需求量增加时，血中蕴涵的清气和水谷之气便从血中释放，以供机体之需；二是血营养着与气生成的相关内脏，使之化气的功能活跃，不断的化生机体所需之气。

2．气与津液的关系　津血同源，故气与津液的关系与气与血的关系较为相似。

（1）气对津的作用

①气能生津：气为津液生成的动力，津液生成有赖于气的推动与气化作用，气旺则津生，气虚则津亏。

②气能行津：水液的运行必须依赖气的推动作用。气虚，无力行水，可引起水液停聚，气滞，不能行水，则水液停留于局部，形成痰饮水湿，引发种种病变。故临床上，利水湿，化痰饮时多加入补气、行气之品。

③气能摄津：气具有固摄津液，防止体内津液无故流失的作用。若气虚，固摄力量减弱，则易出现多汗、多尿、口角流涎等症，临床多采用补气固摄的治法。

（2）津对气的作用

①津能载气：津能载气，指津液是气运行的载体之一，气依附于津液而流布全身，脉内之津液化生为血液，能运载营气；脉外之津液流行贯注，能运载卫气。当汗、吐、泻下等津液大量丢失时，气亦随之外脱，称为"气随津脱"。

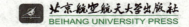

②津能化气：津液能促进气的生成，为气的生成提供充足的营养。

（3）血与津液的关系：血与津液的关系是津血同源。津血同源是指血和津液都来源于水谷精气，并可相互化生。因汗为津液所化，故又有"血汗同源"之说。

血和津液之间可以相互资生和相互转化，在血和津液的生成和运行过程中，血中的津液渗出脉外，成为脉外的津液，以濡润脏腑组织和官窍，也可弥补脉外津液的不足，发挥滋润和营养作用；脉外的津液，在滋养组织器官的同时，通过孙络渗入脉内，与营气结合，不断地化生和补充血液，成为血的组成部分，有利于血的运行和濡养功能的发挥。

若脾胃功能虚弱，或汗吐下太过，或严重烧烫伤时，脉外津液不足，不能进入脉内以补充化生血液，脉内津液成分反而渗出脉外以补充津液的亏耗，导致血液亏少，血液相对变稠而流行不畅，最终形成"津枯血燥"或"津亏血瘀"等病理变化，此时不可妄用破血、耗血之法，以防止血液和津液进一步耗伤；若血液亏虚，尤其是失血过多时，脉中血少不能化为津液，反而引起脉外津液渗入血脉，以补充血液之不足，导致脉外津液不足而出现口渴、尿少、皮肤干燥等症状，此时不可妄用发汗之法治疗，以防津液与血液进一步耗竭的恶性后果，此即"夺血者无汗、夺汗者无血"以及"衄家不可发汗""亡血家不可发汗"的理论依据。

历年考点串讲

本章中气这一节为重点章节，常考。气的功能为必考内容，考查形式多为给出内容，判断作用类型，其中气的温煦作用、固摄作用为常考内容，应熟练掌握。气机的运行和运动形式常考内容，应重点掌握。气的分类中，元气和卫气的来源、功能、宗气的功能、营气的功能和卫气的功能为常考内容，应重点理解，熟悉掌握。津液的概念，津和液的区别和作用，津液的生理功能为重点常考内容，应熟练掌握。气和血的关系，血和津液的关系常考内容，其中气能行血、气能摄血、津能载气以及津血同源为重点内容。考查的形式多为单选题，题型多为判断其中气、血、津液的关系以及"夺血者无汗，夺汗者无血""气随津脱"等理论依据。

常考的细节有：

1. 气的作用，推动作用、温煦作用、防御作用、固摄作用。
2. 气的运动形式，升降沉浮。
3. 气的分类，元气、宗气、卫气的来源、特性和作用。
4. 血的功能，营养和滋润、运载作用等。
5. 津液的概念。
6. 津液的生理功能，营养滋润、化生血液和运载作用。
7. 津和液的区别和各自的作用。
8. 气对血的作用有三方面：气能生血、气能行血、气能摄血。

第六节　经　络

一、经络系统的组成

经络，由经脉、络脉和连属部分组成，是运行全身气血，联络脏腑、沟通内外、贯穿上下的通路。

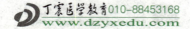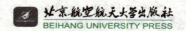

经络系统，有运行气血、联络沟通等作用，把人体五脏六腑、肢体官窍等紧密地联结成一个有机的整体，使其平衡协调地进行各种正常生命活动。

1. **十二经脉**　包括手三阳经、足三阳经、手三阴经和足三阴经，有十二条（左右对称共二十四条），故称"十二经脉"与奇经八脉相对，又称"正经"或"十二正经"。十二正经有一定的起止、走向、交接和分布规律，与脏腑有直接属络关系，相互之间有表里关系，是气血运行的主要通道。十二经别是从十二经脉别出的最大分支，经别分别起于四肢肘膝以上部位，具有加强十二经脉中相表里的两经在体内联系的作用。

2. **奇经八脉**　督脉、任脉、冲脉、带脉、阴跷脉、阳跷脉、阴维脉、阳维脉的统称。其中，督脉行于人体后正中线，多次与手足三阳经及阳维脉相交会，能调节全身阳经气血，故有"阳脉之海"之称；任脉行于腹面正中线，多次与手足三阴经及阴维脉交会，能调节阴经气血，故有"阴脉之海"之称；冲脉辐射全身，为一身气血的要冲，能容纳和调节十二经脉气血，故有"十二经脉之海"和"五脏六腑之海"之称，冲脉起于胞中，又为"血海"。十二经脉气血有余则流注于奇经八脉。

3. **十五别络**　络脉中较大者称为别络，十二正经各有一支别络，督任脉各有一支别络，另有脾之大络，合称十五别络。别络具有加强十二经脉中相表里的两经在体表联系的作用。

二、十二经脉的循行分布规律

1. **走向和交接**　十二经脉走向规律可以概括为：手之三阴，从脏走手；手之三阳，从手走头；足之三阳，从头走足；足之三阴，从足走腹。手三阴经均起于胸中，从胸走向手；手三阳经均起于手，从手走向头；足三阳经均起于头，从头走向足；足三阴经均起于足，从足走向腹部和胸部。

2. **表里相合**　阴经为里，阳经为表手足三阴、三阳经，通过各自的经别和别络相互沟通，组成六对"表里相合"关系，即手太阴肺经与手阳明大肠经、手厥阴心包经与手少阳三焦经、手少阴心经与手太阳小肠经、足太阴脾经与足阳明胃经、足厥阴肝经与足少阳胆经、足少阴肾经与足太阳膀胱经相为表里。

3. **流注次序**　十二经脉依次接序，形成一个如环无端的气血运行系统。手太阴肺经起于中焦脾胃是气血生化之源，故十二经脉气血的流注从手太阴肺经开始，流向手阳明大肠经，继续流向足阳明胃经，之后逐经依次流注足太阴脾经，手少阴心经，手太阳小肠经，足太阳膀胱经，足少阴肾经，手厥阴心包经，手少阳三焦经，足少阳胆经，当流至是足厥阴肝经后，从足厥阴肝经再流向手太阴肺经，如此循环往复，周而不休。

4. **体表分布**

（1）四肢部位：十二经脉在四肢分布的一般规律是阴经分布在四肢的内侧面，阳经分布在四肢：

①上肢内侧面是手太阴经在前缘，手厥阴经在中线，手少阴经在后缘。

②上肢外侧面是手阳明经在前缘，手少阳经在中线，手太阳经在后缘。

③下肢内侧面是足太阴经在前缘，足厥阴经在中线，足少阴经在后缘（注意：内踝上八寸以下，足厥阴肝经在前缘，且太阴脾经在中线，内踝八寸以上，且太阴脾经在前缘，足厥阴肝经在中线）。

④下肢外侧面是足阳明经在前缘，足少阳经在中线，足太阳经在后缘。

（2）头面部位：手、足阳明经行于面部，额部，手、足太阳经行于面颊，头顶及头后部，手、足少阳经行于头侧部。

（3）躯干部位：手三阴经均从腋下走出；手三阳经行于肩胛部；足三阳经中，阳明经行于前面（胸腹面），太阳经行于后面（背面），少阳经行于两侧（侧面）；足三阴经均行于胸腹面，胸腹面经络分布情况，自内向外依次为足少阴肾经、足阳明胃经、足太阴脾经和足厥阴肝经。

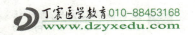 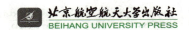

三、奇经八脉循行分布

奇经八脉循行分布规律　督、任、冲三脉皆起于胞中，同处于会阴，然后别道而行，分布于腰背胸腹等处，所以称此三脉为"一源而三歧"。奇经八脉的分布同脏腑之间没有的相互属络关系，相互之间也没有表里配合关系。

四、经络的基本功能和特点

经络的基本功能

1. **联络脏腑肢节，沟通表里上下**　经络系统以十二经脉为主干，呈立交网状遍布全身，建立了人体脏腑与肌表肢节、脏腑与五官九窍和脏腑之间、经络之间等的全方位联系，实现了人体组织结构间、上下内外间联结的纽带，信息传递的通路，保证人体各部分协调统一，进行正常的生命活动。

2. **运行气血，濡养脏腑**　经脉是气血运行的主要通道，将气血输布全身，为人体生命活动提供物质基础。

3. **感应与传导**　经络既有感应接受信息的能力，又有传导发送信息的作用。

4. **调节功能平衡**　经络能沟通联系、运输气血、感应传导和协调阴阳，从而维持人体动态平衡。

历年考点串讲

十二经脉、奇经八脉的概念和奇经八脉中各脉的别称为常考内容。十二经脉的走向和交接以及流至次序为重点内容，应熟练掌握。

常考的细节有：

1. 经络、十二经脉、十五别络的概念。

2. 十二经脉与脏腑有直接的属络关系，相互之间有表里关系；奇经八脉同脏腑之间没有直接的属络关系，相互之间无表里关系。

3. 督脉调节全身阳经气血，被称为"阳脉之海"；任脉调节全身阴经气血，被称为"阴脉之海"；冲脉称为"十二经脉之海""血海"。

4. 十二经脉的走向。

5. 十二经脉流注次序。

6. 督、任、冲三脉皆起于胞中，被称为"一源而三歧"。

7. 经络的基本功能有：联络脏腑肢节、沟通表里；运行气血，濡养脏腑；感应与传导；调节功能平衡。

第七节　病　因

病因是导致人体发生疾病的原因，病因的种类繁多，包括六淫、疠气、七情、饮食、劳逸、外伤、寄生虫、药邪、医过、毒邪以及胎传等在疾病发展过程中，原因和结果往往是相互作用的阶段的病理产物，在另一阶段则可成为新的致病因素导致人体发病，例如水湿痰饮、瘀血、结石等。

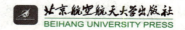

一、六　淫

（一）六淫及其致病的共同特点

1. 六淫的概念　六淫是风、寒、暑、湿、燥、火（热）六种外感病邪的总称。

2. 六淫致病的共同特点

（1）**外感性**：六淫侵犯人体多从肌表或口鼻而入，也可两者同时受邪。六淫之邪均来自于自然界，自外侵袭人体，故六淫病邪也称为外感性病邪，导致的疾病称为外感病。

（2）**季节性**：六淫致病具有明显的季节性特点，如春天多风病；夏季多暑病；长夏多湿病；秋季多燥病，冬季多寒病，六淫致病与时令变化关系密切，又称"时令病"。

（3）**地域性**：六淫致病常与居住地区和工作、生活环境密切相关。如久居湿地，工作环境潮湿，或水中作业者易患湿病；居处炎热，或高温环境作业者多易患暑病、火热燥病等。

（4）**相兼性**：六淫邪气既可以单独侵袭人体，又可以两种或两种以上的邪气相兼同时侵犯人体而致病。如伤风、伤寒、中暑，也可见风热感冒，风寒湿痹，寒湿困脾等。

（5）**转化性**：六淫致病后，在一定的条件下，其证候性质可发生转化。这里所谓转化，并不是指六淫中一种邪气可以转变成另外一种邪气，而是指六淫之邪所致的病证的证候性质可以发生转化，如感受风寒之邪后，可从初起的表寒证转化为里热证。

风邪、寒邪、暑邪、湿邪、燥邪、热（火）邪各具不同的性质和致病特点，因此邪气的阴阳属性亦有所区别，风、暑、热（火）为阳邪，寒、湿为阴邪。

（二）风邪

1. 风邪　凡致病具有轻扬开泄、善行数变、动摇不定、多兼他邪为基本特性的外邪，称为风邪。

2. 风邪的性质及致病特点

（1）**风为阳邪，其性开泄，易袭阳位**：风为阳邪，阳邪易袭阳位，故风邪致病常易侵袭人体的头面、咽喉、皮肤、腰背等属于阳的部位。例如风邪循经上扰头面，则头项强痛、口眼㖞斜；风邪犯肺，则鼻塞流涕，咽痒咳嗽等。

（2）**风邪善行而数变**："善行"指风邪致病具有病位游移、行无定处的特点，如行痹、风痹之四肢关节游走性疼痛等症状；"数变"是指风性来去迅速，易而无定处，变幻无常，其致病具有变化无常和发病急骤、症状时隐时现的特点。

（3）肢体异常运动：风邪致病具有动摇不定，导致肢体异常运动的特点。如因受外伤再感风邪，出现四肢抽角弓反张，直视上吊 的"破伤风"症状。

（4）常为外疾致病的先导：风邪常为外邪致病的先导，寒、热等邪气，多依附于风而侵袭人体，例如风寒、风热、风湿、风燥、风火等，故又有"风为百病之长"和"风为百病之始"之称。

（三）寒邪

1. 概念　寒为阴邪，具有寒凉、凝滞、收引的基本特性，寒邪伤于肌表，郁遏卫用，称为"伤寒"，寒邪直中于里，伤及脏腑阳气，称为"中寒"。

2. 性质及致病特点

（1）易伤阳气，表现寒象："阴胜则寒"，寒为阴气盛的表现，故属阴邪，其性寒凉，故寒邪偏盛即为阴邪偏盛，"阴胜则阳病"，阴寒偏盛，最易损伤人体阳气，感受寒邪，阳气受损，失于温煦，故全身或局部可出现明显的寒象。

（2）寒性凝滞，主痛：寒性有凝滞，凝结停滞的特点，寒邪侵入人体，阳气受损，经脉气血失于

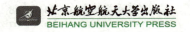

阳气温煦，则凝结阻滞，涩滞不通，不通则痛，故寒邪伤人多见疼痛症状，感受寒邪所致疼痛的特点，多为局部冷痛，得温则减，遇寒加重。

（3）**寒性收引**：寒邪具有收缩、牵引的特性，寒邪侵袭人体可表现为气机收敛，腠理闭塞，经络筋脉收缩挛急。

（四）暑邪

1. 概念　凡致病具有炎热，升散，夹湿基本特性的外邪，称为暑邪。

2. 性质及致病特点

（1）**暑为阳邪，其性炎热**：暑为盛夏火热之气，故为阳邪，具有炎热之性，故暑邪伤人多表现出一派阳热之象，如出现壮热、心烦、面赤、烦躁、脉象洪大等症状。

（2）**暑性上犯头目，扰头目心神**：暑邪具有先热，升散之性，升，即暑邪易于上犯头目，热扰心神。伤于暑邪，上犯头目，则头昏目眩，暑热之邪，扰动心神，则心烦闷乱而不宁。

（3）**易于伤津耗气**：暑为阳邪，其性主散，其致病可致腠理开泄，汗出过多耗伤津液，故临床出现口大渴、喜冷饮、尿少赤短等症；在大量出汗的同时，气随津而泄，导致津气两虚之证。

（4）**暑多夹湿**：暑邪每多兼夹湿邪，弥漫机体，见暑湿夹杂证候，临床除发热、烦渴等暑热表现外，常兼见四肢困倦，胸闷呕恶，大便溏泻不爽等湿阻症状，暑湿并存，一般以暑热为主，湿邪次之。

（五）湿邪

1. 概念　凡致病具有重浊、黏滞、趋下为基本特性的外邪，称为湿邪。

2. 性质及致病特点

（1）湿为阴邪，阻遏气机，易伤阳气：湿性类水，为阴邪，侵犯人体，留滞于脏腑经络，易阻气机，常可出现胸闷、小便短赤、大便不爽等症状；湿胜即阴胜，"阴胜阳病"，故湿邪为害，易伤阳气，而有"湿胜则阳微"之说。脾为阴土，主运化水湿，却又喜燥而恶湿，对湿邪有特殊的易感性。湿邪侵袭人体，**常先困脾**，使脾阳不振，运化无权，水湿停聚，发为泄泻、水肿、小便短少等病证。

（2）湿性重浊："重"，沉重，湿邪致病，其临床症状有沉重的特征，如头身困重、四肢沉重等，湿邪外袭，困遏清阳，则头重如束布帛；湿邪留滞经络关节，阳气布达不畅，发为"着痹（湿痹）"可见肢体关节疼痛重着不移，肌肤不仁等"浊"，秽浊不清。湿性重浊黏滞，故湿邪为患，易于出现排泄物和分泌物秽浊不清、黏腻不爽的症状。

（3）湿性黏滞：湿邪侵及人体，由于其黏腻停滞的特性，故湿邪留滞于脏腑经络，最易阻滞气机，导致气机升降失常的病理变化。同时，**湿性黏滞，胶着难解，故起病缓慢隐袭、病程较长、反复发作、缠绵难愈**。

（4）湿性趋下，易袭阴位：湿性类水，水性趋下，质重下沉，湿邪有趋下之性，致病具有易于伤及人体下部的特点。例如水湿所致浮肿以下肢水肿较为多见，小便浑浊、泄泻、下痢、妇女带下等，多由湿邪下注所致。

（六）燥邪

1. 概念　凡致病具有干燥、涩滞基本特性的外邪，称为燥邪。燥邪多从口鼻而入侵犯人体，从而产生外燥病证。

2. 性质及致病特点

（1）燥性干涩，易伤津液：燥从火，燥性干涩，侵犯人体，最易耗伤人体津液，水分减少，失于润泽，出现各种干燥、涩滞不利的症状，例如口干唇燥、鼻咽干燥、皮肤干燥甚则皲裂、毛发干枯不荣、小便短少、大便干结等，故有"燥胜则干"之说。

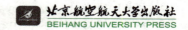

（2）燥易伤肺：燥为秋令主气，与肺相应，肺为娇脏，喜清肃滋润而恶燥。肺主呼吸，开窍于鼻，直接与自然界大气相通，外合皮毛，而燥邪伤人多从口鼻而入，故燥邪最易伤肺。

（七）火（热）邪

1. 概念　凡致病具有燔灼、炎上、急迫基本特性的外邪，称为热（火）邪。热邪，又称温邪、温热之邪，热之极则为火，温、热、火邪三者仅程度不同，没有本质区别。

2. 性质及致病特点

（1）火（热）为阳邪，其性炎上：火（热）之邪侵犯人体，表现为一派阳热之象，可见壮热面赤、烦躁、舌红、脉洪数等症状，火（热）邪具有上炎的特点，其致病主要在人体上部。例如风热上扰可见头痛、耳鸣、咽喉红肿疼痛，阳明火盛可见牙痛、齿龈红肿等症状。

（2）易于伤津耗气：热（火）邪侵犯人体，因其燔灼蒸腾而消灼煎熬阴津，又逼迫汗液外泄，从而耗伤人体的津液，火热阳邪过盛，功能亢奋，还易于消蚀人体正气。

（3）易致生风动血：火热之邪侵犯人体，易于引起肝风内动和迫血妄行的病证。火热之邪燔灼肝经，损耗阴液，使筋脉失养，运动失常，可致肝风内动，称为"热极生风"。临床表现为高热、四肢抽搐、两目上视、角弓反张等。火热之邪侵犯血脉，可扩张血脉，加速血行，甚则灼伤脉络，迫血妄行，引起各种出血病证。

（4）易扰心神：心在五行中属火，火热之性躁动，与心相应，故火热之邪入于营血，尤易影响心神，轻者心神不宁而心烦失眠，重者可扰乱心神，出现狂躁不安，神昏谵语等症。

（5）易致肿疡：火热之邪入血分，可聚于局部，腐蚀血肉，形成疮疡痈肿，其临床表现以疮疡局部红、肿、热、痛为主要特征。

二、疫　气

疫气泛指具有强烈传染性和致病性的外感病邪，在中医文献中，疫气又称为"病气""疫疠之气""戾气""异气""杂气""乖戾之气"等，疫气引起的疾病称为"疫病""瘟病""瘟疫病"。

1. 性质及致病特点

（1）传染性强，易于流行：疫气具有强烈的传染性和流行性，这是疫气有别于其他病邪的最显著特征。

（2）特异性强，症状相似：疫气具有很强的特异性，一种疫气只能导致一种疫病发生，所谓"一气一病"；症状相似。

（3）发病急骤，病情危笃：疫气多属热毒之邪，其性疾速迅猛，故其致病具有发病急骤、来势凶猛、变化多端、病情险恶的特点。

2. 发生和疫气流行的原因

（1）气候反常：自然界气候的反常变化，如久旱、酷热、水灾、湿雾漳气，均可滋生疫气而导致疫病的发生。

（2）环境污染和饮食不洁：环境污染是疫气形成的重要原因，如水源、空气；饮食不洁也可引起疫病发生，如疫痢、疫黄等。

（3）预防隔离工作不严格：由于疫气具有强烈的传染性，故预防隔离工作不严格也会使疫病发生或流行。

（4）社会因素：社会因素对疫气的发生与疫病的流行也有一定的影响，若战乱不停，社会动荡不安，百姓生活极度贫困，工作环境恶劣，则易致疫病发生和流行。

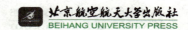

三、七情内伤

七情即怒、喜、忧、思、悲、惊、恐七种正常的情志活动，是人体对内外环境刺激的不同反应，所谓"情志"，泛指情绪和情感活动。七情分属于五脏，肝在志为怒，心在志为喜，脾在志为思，肺在志为忧和悲，肾在志为恐为惊，故又有"五志"之称。◇

七情内伤的致病特点：

1. 直接伤及内脏

2. 影响脏腑气机　七情内伤致病，常表现为各种情志相关脏腑的气机失调，即所谓"怒则气上，喜则气缓，悲则气消，恐则气下……惊则气乱……思则气结"。

（1）怒则气上：气上，即气机上逆，过度愤怒伤肝，可使肝气上逆，症见头胀头痛、面红目赤、胸胁气满、呼吸急促等；气迫血升，血随气逆，则呕血，甚则昏厥猝倒。

（2）喜则气缓：气缓，有缓和、涣散之意。正常情况下，喜悦是一种良性刺激，能缓和紧张情绪，使气血和调，营卫通利。但暴喜过度，则使心气涣散，轻则心神不宁、心悸失眠、精神不集中，重则神不守舍、失神狂乱。

（3）悲则气消：气消，指肺气消耗，悲哀过度，耗伤肺气，上焦不通，则见呼吸气短，声低息微，懒言乏力等症状。悲、忧皆为肺，志忧愁不解则伤肺，常导致肺气郁滞，气机闭塞，可见胸闷气短、呼吸不畅等症状。

（4）恐则气下：气下，即气机下陷。过度恐惧则伤肾，致使气陷于下而不升，肾气不固，可见二便失禁、遗精滑泄等症。

（5）思则气结：气结，即气机郁结，思虑过度，劳神伤脾，使脾气郁结，中焦不畅，脾失健运，可见食欲不振、腹脘疮满、大便溏泻、倦怠乏力等症状。

（6）惊则气乱：气乱，指气机紊乱，突然受惊，伤及心肾，导致心神不定，气机逆乱，肾气不固等病机变化，可见惊悸不安、慌乱失措，甚则神志错乱，或二便失禁。

3. 情绪波动，影响病情　良性的情志活动，有利于疾病好转或恢复；不良的情志变化，则能加重病情、剧烈的情志变动，既可以引起新的疾病，又可使原有疾病病情加重，甚至恶化。

四、饮食失宜

1. 饮食不节　指饮食质量或时间没有节制，没有规律，如饥饱失常或不能按时饮食等。

（1）饥饱失常：食量过少，即人体长期处于饥饿状态，长期摄入不足，水谷精微缺乏，可导致气血衰少，脏腑功能减退，正气虚损；食量过多，饮食停滞，则损伤脾胃，导致消化吸收功能障碍，出现脘腹胀满、嗳腐吞酸、呕吐泄泻等症状；若过食肥甘厚味，"肥则令人内热，甘则令人中满"，易于化热生痰，出现疮疽疖毒等病证，甚至引起消渴病。

（2）饮食无时：食无时，或朝食暮废，或朝常不食，久之常可损伤脾胃，导致脾胃病变。

2. 饮食不洁　指饮食不清洁卫生，或进食腐败变质有毒的食物，或误食毒物等，饮食不洁会引起各种胃肠疾病或寄生虫病。

3. 饮食偏嗜

（1）饮食偏寒偏热：饮食不应按照个人嗜好而偏食过寒或过热之品，若偏食生冷寒凉，则可损伤脾胃阳虚，致寒湿内生，发生腹痛，泄泻等病证；偏食辛温燥热，可使胃肠积热，出现口渴腹满胀痛，便秘痔疮，或口舌生疮、牙痛龈肿等病证。

（2）五味偏嗜：食物五味可以营养人之五脏，但五味用之不当则可损伤人之五脏。五味与五脏各有所，即五味对五脏具有一定的选择性作用，如酸先入肝，苦先入心，甘先入脾，辛先入肺，咸先入肾。例如味过于酸，导致肝盛而乘脾；味过于咸，导致肾盛而乘心；味过于甘，导致脾盛而乘肾；味过于苦，导致心盛而乘肺；味过于辛，导致肺盛而乘肝，因此，饮食五味应当适宜，平时饮食不要偏嗜，病时注意饮食宜忌。

（3）饮酒偏嗜：饮酒适量，可宣通血脉，舒筋活络，但偏嗜饮酒，长期、过量饮酒，可损伤肝脾，导致疾病，酒性既热且湿，偏嗜饮酒，易于内生湿热。

五、劳逸过度

1. 过劳　指过度劳累，又称劳伤、劳倦，包括劳力过度、劳神过度和房劳过度三个方面。

（1）劳力过度：劳力过度多因长时间持续劳作或承受力不能及的持重、受压及超大强度的运动等，使身体始终处于疲劳状态，积劳成疾。

劳力过度主要伤气，劳力过度则喘息、汗出，导致气从内出，从外而越，因而损耗人体的精气，形体劳倦日久，亦可损伤脏腑，以脾病为多见，甚至导致虚劳病，常见症状如形体消瘦，精神疲惫，四肢倦怠，声低息微等。

（2）劳神过度：多因长时间的思考、谋虑、记忆等，劳心伤神；或工作压力大，精神长期处于紧张状态，得不到缓解，以致积劳成疾。

劳神过度主要损伤心脾，暗耗心血。心脾损伤则出现心悸、健忘、失眠、多梦及倦怠、纳呆、腹胀、便溏等症，亦可影响肝疏泄气机的功能，可见头昏目眩、急躁易怒等症状。

（3）房劳过度　房事过度，耗伤肾中精气，可致腰膝酸软、眩晕耳鸣、精癃等肾虚症状，男子可见遗精早泄，甚则阳痿。

2. 过逸　指因病或生活过于安闲，很少从事各种劳动和运动锻炼。期形体少动，始则气血运行不畅，筋骨软弱，体弱神倦，发胖臃肿；继则脏腑功能减退，脾胃呆滞，心肺气虚，动则心气喘，汗出乏力等，并可导致其他疾病，例如眩晕、胸痹、中风等。

六、痰饮

1. 痰饮　饮是人体水液代谢障碍所形成的病理产物，属于继发性病因，稠浊者为痰，清稀者为饮，痰又有"有形之痰""无形之痰"之别称。饮的性质较清稀，流动性较大，多停留在人体的脏腑形体间隙或疏松部位，如肠胃、胸胁、胸膈、肌肤等，因停留的部位不同，症状各异，故有痰饮、悬饮、溢饮、支饮等不同病名。痰饮既是病理产物，又可作为继发性病因，导致其他疾病的发生。△☆

2. 形成因素　外感六淫、疫病之气、内伤七情、饮食、劳逸、瘀血、结石等致病因素是形成痰饮的初始病因，肺、脾、肾等脏腑的生理功能失常，是形成痰饮的中心环节。肺主通调水道，为水之上源；脾主运化，防止水湿停聚；肾主水，为水液代谢之本；三焦为水液运行的通道，由于外内伤及其他病理产物性病因的作用，影响脏腑的气化功能，导致肺、脾、肾及三焦主司水液代谢的生理功能失常，水湿停聚，从而形成痰饮。其他如心、肝等脏腑的病变，亦可形成痰饮。

3. 致病特点

（1）易阻气机，壅塞经络：痰饮多为有形的病理产物，而无形之痰亦为脏腑功能失调所致，故痰饮停滞，易于阻滞气机，使脏腑气机升降出入异常；痰饮阻滞经络，易于导致经络壅塞，气血运行受阻。

（2）易扰心神：痰浊内扰，影响及心，扰乱神明，可见一系列神志异常的病证，如痰浊上蒙清窍，可见头昏目眩、精神不振等症状；痰迷心窍，扰乱神明，可见神昏、痴呆、癫证等病证；痰郁化火，痰火扰心，可见神昏谵语，甚则发狂等病证。

（3）症状复杂，变化多端：痰之为病，无所不至，其病理变化多种多样，临床表现异常复杂，故

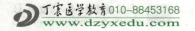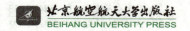

有"怪病多痰"之说。

（4）病势缠绵，病程较长：痰饮为水液代谢障碍所形成的病理产物，与湿邪类似，具有黏滞的特性，致病缠绵，病程较长，难以速愈。

七、瘀　血

瘀血是血液运行障碍、停滞所形成的病理产物，属于继发性病因，包括离经之血停积体内，以及阻滞于脏腑经络内的运行不畅的血液，瘀血又称"蓄血""恶血""败血""坏血"等，瘀血具有病理产物与致病因素的双重性，因病致瘀，因瘀导致新病。△

1. 形成因素

（1）气虚致瘀：气为血之帅，气能行血，血虚无力推动血液运行，则致血行迟缓涩滞；气虚无力统摄血液，血溢脉外，不能及时消散或排出体外，则停积体内，而致瘀血。

（2）气滞致瘀：气行则血行，气滞则血瘀，气滞常可导致瘀血。外邪阻气、情志郁结、痰饮壅塞、结石梗阻等，皆可致气机阻滞，影响血液正常运行，使血液迟滞不畅，而致瘀血。

（3）血寒致瘀：血得温则行，得寒则凝，外感寒邪，或阳虚内寒伤阳，阳气受损，失去温煦推动之功能，可致血行不畅；寒为阴邪，其性凝滞收引，感寒之后，寒邪使血行涩滞，经脉拘急，皆可导致瘀血。

（4）血热致瘀：热入营血，血热互结；或外感温热之邪，脏腑郁热内发，火热邪气煎熬津血，血行不畅；热邪灼伤脉络，血溢脉外，积存体内，均可形成瘀血。

（5）津亏致瘀：由于高热、烧伤，或大汗、剧烈吐泻等因素导致津液亏损，血行不畅，亦可形成瘀血。

（6）脏腑功能失常：是形成瘀血的重要环节，心气不足，心阳不振，无力推动血行，可见瘀阻心肺，肺气虚损，不能助心行血，则血行涩滞，肝失疏泄，气机郁滞，滞则血瘀，脾失统摄，肝不藏血，血溢脉外，停积体内，可见皮下瘀血及内脏瘀血。

（7）另外，疾病失治，治疗不当，或久病入络，亦可形成瘀血。

2. 病机特征

（1）阻滞气机：血能行血，血能载气，瘀血停滞脏腑经络，或血行不畅，易于阻滞气机，导致气的升降出入失常。

（2）瘀塞经脉：瘀血阻于经脉之中，可致血运不畅，或血行停蓄，血液不能正常运行，受阻部位得不到血液的濡养，局部可出现疼痛，癥积肿块；经脉瘀塞不通，血液不得归经，血溢脉外，则可见出血等病变。

（3）伤及脏腑瘀血停滞脏腑，可导致脏腑功能失常，出现各种症状。

3. 致病特点

（1）疼痛：瘀血所致疼痛的特点多为刺痛、痛处固定、拒按、夜间加重、多因经脉阻滞不通和局部失养而致。

（2）肿块：局部可见青紫肿胀，瘀积脏腑则形成癥积，按之有形、质地较硬、固定不移，多因瘀血阻滞经脉、脏腑，或外伤而致。

（3）出血：血色多呈紫暗，或夹有瘀块，多因瘀血阻滞，经脉瘀塞不通，血液不得归经，血溢脉外而致。

（4）紫绀：面部、爪甲、肌肤、口唇青紫。多因瘀血停滞，失去正常血液的濡养作用而致。

（5）舌象：舌质紫暗，或有瘀点、瘀斑，或舌下静脉曲张等，为瘀血最常见最特异性的指征。

（6）脉象：常见脉细涩、沉弦，或结代。

（7）瘀血致病也可兼见面色黧黑、肌肤甲错、善忘等症状。

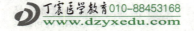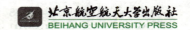

历年考点串讲

六淫为重点章节，考试必考。其中六淫致病的共同特点和六淫各自的性质和致病特点为必考内容。疫气的性质及致病特点为常考内容，其考查形式多为判断给出状况属于哪种类型特点。七情内伤影响脏腑气机为重点内容，七情内伤所表现的各种脏腑气机失调为必考内容。痰饮的致病特点，瘀血的形成因素和瘀血的致病特点为常考内容，应重点掌握，其中瘀血的致病特点为必考内容，应熟练掌握。

常考的细节有：

1. 六淫致病的共同特点包括：外感性、地域性、季节性、相兼性和转化性。

2. 六淫各自的致病特点。

3. 湿邪致病缠绵难愈的原因是，湿性重浊，难以去除。

4. 疫气的别称。

5. 疫气的致病特点是传染性强；特异性强、症状相似；发病急骤，病情危笃。

6. 怒则气上、喜则气缓、悲则气消、恐则气下、思则气结、惊则气乱。

7. 痰饮的致病特点：痰饮的致病特点为易阻碍气机，壅塞经络；易扰心神；病症复杂，变化多端；病势缠绵、病程较长。

8. 瘀血的致病特点。

9. 瘀血的形成因素有气虚致瘀、气滞致瘀、血寒致瘀、血热致瘀、津亏致瘀等。

第八节 发 病

一、发病的基本原理

疾病的发生，关系到邪气和正气两方面。

正气是人体生理功能的高度概括，包括适应能力、调节能力及对疾病的防御能力、抵抗能力和人体损伤后的机体修复能力等。

邪气与正气相对而言，泛指一切致病因素。

疾病的发生和发展变化，即在一定条件下正邪相争的反映。正气和邪气两种力量的对比变化，贯穿并直接影响疾病全程，正邪之间的力量对比和消长变化，是影响疾病发生、发展和变化的根本原因。

1. **正气不足是发病的内在根本** 人体正气在发病过程中起主导作用，正气充足，病邪难于侵犯人体，疾病无从发生，或虽有邪气侵犯，正气亦能抗邪外出而免于发病，所以说"正气存内，邪不可干"。

2. **邪气是疾病发生的重要条件** 在正气相对不足的前提下，邪气的入侵则是疾病发生的重要条件，但一般情况下，邪气只是发病的条件，并非是决定发病与否的唯一因素，但在某些特殊的情况，邪气也可以在发病中起主导作用。

3. **邪正之争的结果决定发病与否**

（1）正胜邪则不病：人生活于自然环境之中，自然界客观存在着各种各样的致病邪气，但并非所有接触的人都会发病，这是因为正气充足，卫外固密，邪不能侵入的缘故，即使有邪气侵犯人体，若正气强盛，抗邪有力，病邪入侵后亦能被正气及时消除，并不产生病理反应。

（2）邪胜正负则发病：在正邪斗争的过程中，若邪气偏胜，正气相对不足，邪胜正负，便可导致疾病的发生。

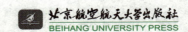

4. 影响发病的因素

（1）气候变化：四时气候的异常变化是滋生致病邪气的重要条件，可产生不同的病邪。

（2）地域特点：不同的地域，由于自然条件、气候特点及水土的差异，常可影响人体正气，或滋生不同病邪，出现不同的常见病和多发病。例如北方气候寒冷，易感寒邪致病；有些地区，由于食物、饮水中缺乏人体必需的某些物质，常导致地方病的发生，如远离海洋，因其水土缺乏碘，可致瘿瘤等。

（3）工作、生活变化：生活工作环境的卫生状况与疾病的发生有着密切联系，生活和工作环境的不良，亦可成为疾病发生的因素而致病因素。

（4）体质特点：体质是正气盛衰的体现，因而决定着发病的倾向。不同的体质决定对某种病邪的易感性不同的体质类型，体现着阴阳、寒热、虚实的差异，导致个体对某些疾病的易感性。另外，因个体体质不同，感受相同的病邪，表现的症候也不尽相同。

（5）精神状态：精神因素可以直接影响脏腑气血的功能活动，从而也影响人体的抗病能力。

二、发病形式

1. 感而即发 又叫卒发、顿发，指感邪后立即发病，发病迅速，多见于新感外邪较盛、情志剧变、毒物所伤、急性外伤、感受疠气等。

2. 伏而后发 指感受邪气后，病邪在机体内潜伏一段时间，或在诱因的作用下，经过一段时间而发病，如破伤风、狂犬病、艾滋病以及中医"伏气温病"等。"冬伤于寒，春必病温"即是伏而后发的典型类型，即指寒邪潜伏于体内，在一定诱因作用下如气候变化、饮食所伤、情志波动等而诱发温热病，并且发病即为里热病变。

3. 徐发 又称缓发，指徐缓发病，徐发是与感而即发相对而言的，疾病徐发与致病邪气的性质，以及体质因素等密切相关。如外感病邪中的湿邪致病，某些年高体弱之人徐缓发病，皆为此类型。

4. 继发 在原有疾病的基础上继发新的病变，继发病变必然以原发病为前提，二者之间有着密切的病理联系。如肝病胁痛，黄疸，若失治或久治不愈，日久可继发"癥积""臌胀"；又如疟疾反复发作，日久可继发"症母"（脾大）；小儿脾胃虚弱，消化不良或虫积日久，则可继发"疳积"。

5. 复发 原病再度发作或反复发作，这是一种特殊的发病形式，也是一定条件下邪正斗争的疾病。

历年考点串讲

　　发病的基本原理、发病的发病类型为重点内容，考试必考，应重点掌握，发病的类型考试内容为判断发病类型。

　　常考的细节有

1. 正气不足是疾病发生的内在根本。
2. 邪气是疾病发生的重要条件。
3. 疾病的发生是正气和邪气斗争的结果，正胜邪则不病，邪胜正则发病。
4. 影响发病的因素有气候条件、地域特点、工作和生活变化、体质特点、精神状态。
5. 体质是正气盛衰的体现，因而决定着发病的倾向。
6. 判断发病类型。

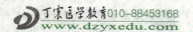
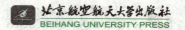

第九节　病　机

一、邪正盛衰

邪正盛衰是指在疾病过程中，致病邪气与机体正气之间相互斗争所发生的盛衰变化，邪正斗争的消长盛衰，不仅关系到疾病的发展与转归，同时还决定着疾病的虚实病理变化。

1. 邪正盛衰与虚实变化

（1）虚实病机

①实性病机：实性病机主要是指邪气亢盛，正气未衰，以邪盛为矛盾主要方面的病理变化。

②虚实变化：主要是指正气不足，邪不太盛，以正气亏虚为矛盾主要方面的病理变化。

（2）虚实变化

①虚实夹杂：其中以邪实为主，兼有正气不足者，称为"实中夹虚"；以正虚为主，兼有痰饮、瘀血、结石、宿食等实邪停留，或复感邪气者，称为"虚中夹实"。

②虚实转化：其中先有实邪为病而损伤正气，邪气虽去而正气大伤，病变可转化为以正虚为主的虚性病理，称为"由实转虚"；若先有正气不足，因推动气化无力，而后内生痰饮、水湿、瘀血等病理产物积聚于体内，则可转化为以邪实为主的实性病理，称为"因虚致实"。

③虚实真假：如本质为实性病变，由于邪气深结不散，气血郁积于内，经络阻滞，气血不能通达于外，而出现四肢逆冷、面色不华等似虚非虚的假象，即为"大实有羸状"的"真实假虚"；或本为虚性病变，由于正气虚弱，推动无力，功能活动失于鼓动而出现腹胀、喘满等似实非实的假象，则为"至虚有盛候"的"真虚假实"。

2. 邪正盛衰与疾病转归☆

（1）正胜邪退：正胜而邪退是在邪正消长盛衰变化过程中，疾病趋于好转和痊愈的一种转归，也是许多疾病最常见的结局。

（2）邪正胜衰：邪胜而正衰是在邪正消长盛衰变化过程中，疾病趋于恶化，甚至死亡的一种转归。

（3）正虚邪恋：正虚邪恋是疾病后期，正气已虚而邪气未尽，正气一时无力祛邪，邪气留恋不去，病势缠绵的一种转归。

（4）邪去正虚：邪去正虚是疾病后期，病邪已经祛除，但正气耗伤，有待逐渐恢复的一种转归，多见于急、重病的后期。

二、阴阳失调

阴阳失调即阴阳消长失去平衡协调的病理状态，是指在疾病过程中，由于各种致病因素的影响及邪正之间的斗争，导致机体阴阳的相对平衡状态遭到破坏，表现以寒、热为主要特征的病理变化。

1. 阴阳偏盛

阳偏盛是指阴邪或阳邪过于亢盛的病理状态，属于"邪气盛则实"的实性病理，"阳盛则热，阴盛则寒"就明确地指出了阳偏盛和阴偏盛的病机特点。

（1）阳偏盛：指机体在疾病过程中所表现的一种以阳气偏盛，功能亢奋，热量过剩的病理状态，其病机特点多表现为阳盛而阴未虚的实热性病理变化。由于阳是以热、动、燥为特点的，故阳偏盛时即出现一系列与此相关的病理征象，即"阳盛则热"。

（2）阴偏盛：指机体在疾病过程中所表现的一种以阴气偏盛，功能障碍或减退，产热不足，以及阴寒性病理产物积聚的病理状态。由于阴是以寒、静、湿为特点，所以阴偏盛时即出现一系列与此相关的病理征象，即"阴盛则寒"。"阴盛则阳病""重阴必阳"是阴偏盛病变的发展趋势。

2. 阴阳偏衰

亦称阴阳亏损，是指阴或阳过于虚衰的状态，属于"精气夺则虚"的虚性病理。

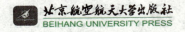

（1）阳偏衰：阳偏衰，是指机体在疾病过程中，阳气虚损，功能活动减退或衰弱，温煦功能减退的病理状态。阳虚则寒与阴盛则寒，尽管在病机上有一定的联系，但其病理特点则各不相同，前者是以阳虚为主的虚寒，后者则是以阴盛为主的实寒。

（2）阴偏衰：阴偏衰，是指机体在疾病过程中，精、血、津液等物质亏损，阴不制阳，导致阳气相对偏旺，功能活动虚性亢奋的病理状态。阴虚则热与阳盛则热，虽然在病机上有一定的联系，但其病理特点各不相同，前者是以阴虚为主的虚热，后者则是以阳盛为主的实热。

3．阴阳互损　指在阴或阳任何一方虚损的前提下，影响相对的一方，形成阴阳两虚的病理状态，属于阴阳偏衰病理的进一步发展，是阴阳互根互用关系失常的病理表现。

（1）阴损及阳：阴损及阳，是指阴液亏损，致使阳气的生化不足，或者阳气无所依附而耗散，形成以阴虚为主的阴阳两虚病变。

（2）阳损及阴：阳损及阴，是指阳气亏损，致使阴液的生成减少，或阳不摄阴而阴液流失等，形成以阳虚为主的阴阳两虚病变。

4．阴阳格拒　是阴阳失调病机中比较特殊的病理变化。

（1）阴盛格阳：阴盛格阳会出现真寒假热的病理状态。由于其病理本质是阴寒内盛，故常见四肢厥冷、下利清谷、小便清长等阴寒表现，但因其格阳于外，所以还表现出与其病变本质不相符的假热症状，如自觉身热、但欲盖衣被、口渴欲饮，但喜热饮且量少等。这种病理改变即属于寒极似热、阴证似阳的真寒假热。此外，临床上还有一种称为"戴阳"的病变，是指下元真阳极度虚弱，阳不制阴，偏盛之阴盘踞于内，逼迫衰极之阳浮越于上，阴阳不相维系的一种下真寒、上假热的病变，亦属于阴盛格阳。

（2）阳盛格阴：阳盛格阴会出现真热假寒的病理状态。由于其病理本质是阳热内盛，故多见烦渴饮冷、面红、气粗、烦躁等阳热表现；由于格阴于外，所以还表现出与其病变本质不相符的假寒症状，如手足厥冷但胸腹灼热等，而且其内热愈盛，则肢冷愈重，即所"热深厥亦深"，这种病理变化即属于热极似寒、阳证似阴的真热假寒。

5．阴阳亡失　阴阳亡失，包括亡阴和亡阳。主要是指机体的阴液或阳气突然大量亡失，功能活动严重衰竭的病理状态。

（1）亡阳：指在疾病过程中，机体阳气突然亡脱，而致全身功能活动严重衰竭的病理状态。

（2）亡阴：指在疾病过程中，机体的阴液突然丢失或大量消耗，而致全身功能活动严重衰竭的病理状态。

亡阴与亡阳，在病机和临床征象等方面虽然有所不同，但由于机体的阴和阳存在着互根互用的关系，一方消亡会导致另一方无所依附而随之消亡，最终招致"阴阳离决，精气乃绝"。

三、气、血、津液的失常

1．气的失常　主要包括两个方面：一是气的不足，功能减退，称为"气虚"；二是气的运动失常，如气滞、气逆、气陷、气闭、气脱等，统称为"气机失调"。

（1）气虚：气虚是指在疾病过程中，气的生化不足或耗散太过而致气的亏损，从而使脏腑组织功能活动减退，抗病能力下降的病理状态。

（2）气机失调

①气滞：气滞是指气运行不畅而郁滞的病理状态。气滞不仅见于肺气壅滞、肝郁气滞、脾胃气滞，而且肺、肝、胃等脏腑的功能障碍，也能形成气滞病变，不同部位的气机阻滞，其具体病机和临床表现各不相同，但气机郁滞不畅是其共同的病机特点，因此，闷、胀、痛是气滞病变最常见的临床表现。

②气逆：气逆是指气的升降运动失常，当降者降之不及，当升者升之太过，以致气逆于上的病理

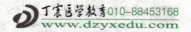 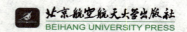

状态。多由情志所伤，或因饮食寒温不适，或因外邪侵犯，或因痰浊壅滞所致，气逆病变以肺、胃、肝等脏腑最为多见。

③气陷：气陷是在气虚的基础上表现以气的升举无力为主要特征的病理状态，也属于气的升降失常。气陷病变与脾胃气虚关系密切，通常称气陷为"中气下陷"或"脾气下陷"。

④气闭：气闭是气机郁闭，外出受阻的病理变化，主要是指气机郁闭，气不外达，出现突然闭厥的病理状态。

⑤气脱：气脱是气虚之极而有脱失消亡之危的病理变化，主要是正不敌邪，或正气持续衰弱，气虚至极，气不内守而外脱，出现全身性功能衰竭的病理状态。

2. 血的失常　主要包括两个方面：一是血的不足，濡养作用减退，称为"血虚"；二是血的运行失常，如血液运行迟缓而致血瘀；血液运行加速而迫疾；血液妄行，溢出脉外而出血等。

（1）血虚：指血液不足，血的濡养功能减退的病理变化，由于心主血脉，肝主藏血，故血不足的病变以心、肝两脏最为多见。

（2）血液运行失常

①血瘀：血瘀是指血液运行迟缓或运行不畅的病理状态，导致血瘀病变的因素甚多，最常见的有：气滞而血行受阻；气虚而推动无力，血行迟缓；寒邪入血，血寒而凝滞不通；邪热入血，煎熬津血，血液黏稠而不行；痰浊等阻闭脉络，气血瘀阻不通，以及"久病入络"等，影响血液正常运行而瘀滞。

②血行迫疾：血行迫疾是指在某些致病因素的作用下，血液被迫运行加速，失于宁静的病理变化。

③出血：指在疾病过程中，血液运行不循常道，溢出脉外的病理变化。

3. 气与血的关系失常

（1）气滞血瘀：气机郁滞，血行不畅，气滞血瘀并存的一种病理状态。

（2）气虚血瘀：气虚运血无力而致血行瘀滞，气虚与血瘀并存的一种病理状，气能行血，气虚则推动无力而致血瘀。

（3）气不摄血：气虚固摄血液的生理功能减弱，血不循经，溢于脉外，导致咳血、吐血、皮下瘀斑、尿血、崩漏等各种病理状态。

（4）气随血脱：大量出血的同时，气也随着血液的流失而散脱，形成气血两虚或气血并脱的病理状态。

（5）气血两虚：气虚和血虚同时存在的病理状态。

4. 津液代谢失常

（1）津液不足：津液不足是指津液的亏少，导致脏腑、组织、官窍失于濡润滋养而干燥枯涩的病理状态。

（2）津液输布、排泄障碍：津液的输布和排泄是津液代谢过程中的两个重要环节，这两个环节的功能障碍虽然各有不同，但其结果都能导致津液在体内不正常停留，成为内生水湿，痰饮的根本原因。津液的输布与排泄障碍，主要可产生湿浊困阻、痰饮凝聚及水液潴留等病理改变。

①湿浊困阻：是指津液得不到正常的转输与布散，在体内环流迟缓，困阻于内的病理状态。

②痰饮凝聚：痰与饮都是由于脏腑功能失调，津液代谢障碍，以致津液气化失常，水湿停聚凝结于机体某些部位，形成的病理产物。

③水液潴留：是指水液代谢障碍，水不化气，因而潴留于肌肤或体内的病理状态，多由肺、脾、肾等脏腑功能失调，导致水液停留而形成。

此外，汗和尿是体内津液代谢后排泄的重要途径，所以汗、尿的排泄障碍，虽是内脏功能失调的表现，但也是最易导致津液停蓄而内生水湿的环节。

津液与气血之间关系失常，主要为水停气阻、气随液脱、津枯血燥、津亏血瘀及血瘀津停。◇

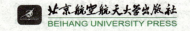

历年考点串讲

邪正盛衰和虚实的病机概念及变化为常考内容，应重点掌握。阴阳失调为重点章节，阴阳偏盛和阴阳格拒为重点内容，其中阴阳偏盛导致的病症类型，"阴盛则阳病""重阴必阳"等病机的考查为常考内容，阴阳格拒中常对阴盛格阳和阳盛格阴导致的病症性质为常考内容。气的失常、津液的输布和排泄障碍为重点必考内容。历年会考查气虚和各种气机失调类型、血虚类型的定义，此应重点掌握。津液输布、排泄中各脏腑的作用会考查，应结合藏象进行复习。

常考的细节有：

1. 导致疾病虚实变化的主要机制是正邪消长盛衰。

2. 虚实病机的概念。

3. "大实有羸状"的病机是真实假虚；"至虚有盛候"的病机是真虚假实。

4. 真寒假热证的病机是阴盛格阳。

5. 导致津液不足的原因有外感阳热病邪、五志化火、消灼津液等。

6. 气闭、气逆、气脱的定义。

7. 津液的输布、排泄障碍可导致湿浊困阻、痰饮凝聚、水液潴留等。

8. 血虚的定义。

9. 元气耗损和功能减退、脏腑功能低下、抗病能力下降的病机是气虚。

10. 津液与气血之间关系失常，主要为水停气阻、气随液脱、津枯血燥、津亏血瘀及血瘀津停。

第十节　诊　法

诊法是中医诊察疾病，收集病情资料的基本方法，包括望、闻、问、切四法，简称"四诊"。

一、望　诊

（一）望神

1. **得神**　又称有神，是精气充足，神气旺盛的表现。临床表现为神识清楚，语言清晰，面色荣润，表情自然，目光明亮，精彩内含，反应灵敏，动作灵活，呼吸调匀，肌肉不削等。见于正常人，或虽病但正气未伤之人，提示脏腑功能未衰，病轻易治，预后良好。

2. **少神**　又称"神气不足"是五脏精气不足，轻度失神的表现。可见虚症。

3. **失神**　又称"无神"，一是精亏神衰，正气大伤；二是邪盛神乱。

4. **假神**　久病或重病，精气极度衰弱的患者突然出现暂时好转的一种假象，如"回光返照""残灯复明"。

5. **神识异常**　也称神乱，主要指癫、狂、病等精神失常疾病。

（二）望色

1. **常色**　即正常人的面色，指人在健康状态下的面部颜色和光泽，是精血充盈、脏腑和调和的外部表现。中华民族属黄色人种，其常色是红黄隐隐，明润含蓄。常色有主色和客色之分，主色指人生来就有并终身不变的基本面色和肤色，客色指随生活环境及劳作等因素而发生相应变化的面色。

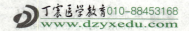
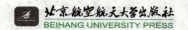

2. 病色　病色即疾病状态下面部色泽的异常变化，病色分为善色和恶色。

（1）青色主惊风、寒证、痛证、瘀血。

（2）赤色主热证。

（3）黄色主虚、主湿。

（4）白色主虚证、主寒证，主失血证。

（5）黑色主肾虚、寒证、瘀血和水饮。

（三）望形体

1. 望体型　望形体指观察患者形体之胖瘦强弱且体质形态等，以诊断疾病的方法。

（1）体强。

（2）体弱。

（3）体胖。

（4）体瘦。

2. 望姿态　姿，即姿势、体位；态，即动态。望姿态就是通过观察患者的姿势及动态以了解病情的诊病方法。

（四）望头项五官

1. 望头面　头形的大小异常和畸形多见于正值颅骨发育的婴幼儿，某些疾病常有典型的头形特征，如方颅畸形，肾精不足或脾胃虚弱，颅骨发育不良所致，可见于佝偻病、先天性梅毒等患儿。小儿囟门下陷，又称"囟陷"，多属虚证；小儿囟门高突，又称"囟填"，多属实热证；小儿囟门迟闭，骨缝不合，称为"解颅"，属肾气不足，发育不良，多见于佝偻病患儿，常兼有"五软"。

2. 望五官

（1）望目：古人将目之不同部位分属于五脏，后世医学据此发展成为"五轮"学说，内眦及外眦的血络属心，称为"血轮"；黑珠属肝，称为"风轮"；白珠属肺，称为"气轮"；瞳仁属肾，称为"水轮"；眼胞属脾，称为"肉轮"。望目主要望眼神、目形和目态。

（2）望耳：望耳主要望耳的色泽、形态和耳道分泌物。

（3）望鼻：鼻居面部中央，为肺之窍，足阳明胃经分布于鼻两旁，望鼻可以诊察肺和脾胃的病变，并判断其虚实盛衰及预后。望鼻主要望鼻的色泽和形态，以及鼻的分泌物。正常人鼻色红黄隐隐，含蓄明润，是胃气充足的表现。鼻端生红色粉刺，称为"酒渣鼻"多因肺胃蕴热所致。

（4）望口唇：脾开窍于口，其华在唇，足阳明胃经之脉环口唇，故望口唇可诊脾胃的病变。

①望色泽：口唇色诊与面部色诊之五色诊基本相同。

②望形态：口糜者是口内糜烂，色白形如苔藓，拭去白膜则色红刺痛，多由阳盛阴虚，脾经湿热内郁，以致热邪熏蒸而成，口疮是口内唇边生白色小疱，溃烂后红肿疼痛，亦称"口破""口疳"，由于心脾二经积热上熏所致，实火者烂斑密布，色鲜红；虚火者，有白斑而色淡红儿满口白斑如一片，称"鹅口疮"，系胎中伏热蕴积心脾所致。

③望动态：口开不闭主虚症，口闭不开为"口噤"，多为实证。

（5）望牙龈：齿为骨之余，骨为肾所主；龈为手足阳明经分布之处，故望齿与龈可以诊察肾、胃的病变及津液的盈亏。

（6）望咽喉：咽喉红肿疼痛，为外感风热或肺胃有热；咽红干而剂，是热伤肺津；若红肿溃烂，为热毒深极；咽部嫩红，肿痛不甚，是水亏火灼；咽喉一侧或两侧突起肿块，状如乳突，称"乳蛾"，是邪壅气血；若红赤溃烂，为热毒蕴结；若溃烂出现黄色脓样膜状物或脓点，刮之易去，属"烂乳蛾"或"烂喉舒"，是热毒壅盛，热灼肉腐，搏结成脓所致；咽部有灰白色膜点、擦之不去，重擦出血，

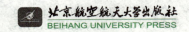

随即复生者，是"白喉"，为疫疬毒邪蕴积肺胃，上蒸咽喉所致，极易传染，须隔离治疗。

3. **望颈项**　望颈项是通过观察颈项的外形，以观察疾病的方法。

（五）望舌

舌象包括舌质和舌苔。

1. **望舌质**　望舌质通过望舌神、舌色、舌态和舌形的变化，以诊察疾病的方法。

2. **望舌态**　通过观察舌态不同颜色变化，以诊察疾病的方法。

3. **望苔质**　指通过观察舌苔质地的厚薄、润燥、腻腐、剥脱等变化，以诊察疾病的方法。

（六）望排出物

1. **望痰涎涕唾**

（1）望痰：痰白清稀或有灰黑点，为寒痰；痰黄而黏稠，坚干成块为热痰；痰清稀而多泡沫为风痰；痰少而黏，难于咳出者，为燥痰；痰中带血，色鲜红者，为热伤肺络。

（2）望涎：口流清涎者，多属脾胃虚寒，痰湿停滞；小儿口角流涎，涎渍颐下，称为"滞颐"，多由脾虚不能摄津所致，亦可见于胃热或虫积流涎，多为胃中有热，或宿食内停频频吐唾，可见于肾虚不固。

（3）望涕：鼻塞流清涕者，多属外感风寒；流浊涕者，多属外感风热；鼻流脓涕、气味腥臭者，称为"鼻渊"，为外感风热或胆经蕴热上攻于鼻所致，因寒热、气味等变化导致鼻流清涕、喷嚏连连，多因气不足，风邪侵袭所致，鼻腔出血，称为"鼻衄"，多因肺胃蕴热，灼伤鼻络所致。

（4）望唾：多唾而稀，为肾阳气化失司，水液上泛所致唾多而黏，多因胃中积冷宿食、湿停等，致胃气上逆而多唾。

2. **望呕吐物**

3. **望二便**

（1）望大便：大便清稀水样，多为寒湿泄泻；大便黄褐如糜而臭，多为湿热泄泻；大便清稀，完谷不化，或如鸭溏，多属脾虚泄泻或肾虚泄泻；大便如黏冻，夹有脓血，多为痢疾；大便燥结，干如羊屎，排出困难，为肠道津亏；大便带血，或便血相混，称为"便血"，其中血色鲜红，附在大便表面或排便后滴出者，为近血，可见于风热灼伤肠络所致的肠风下血，或痔疮、肛裂出血等；便色暗红或紫黑称为黑便，为远血，可因内伤劳倦、肝气不舒、胃脘血瘀等所致。

（2）望小便：小便清长，多见于虚寒证；小便短黄，多见于热证；尿中带血，多因热伤血络，或脾肾不固所致；尿有砂石，多因湿热内蕴，尿中杂质结为砂石所致；小便浑浊如米泔或滑腻如脂膏，多因脾肾虚，清浊不分，或湿热下注，气化不利，不能制约脂液下流所致。

二、闻　诊

（一）听声音

闻诊是通过听声音和嗅味来诊断疾病的方法。声音包括诊察了解患者的声音、呼吸语言、咳嗽、呕吐、呃逆、嗳气、太息、喷嚏、哈欠、肠鸣等各种声响，嗅气味包括嗅病体发出的异常气味及病室的气味。

1. **语声**

（1）声重：语声重浊，称为声重。临床常伴见鼻塞、流涕或咳嗽、痰多等症，多因外感，寒、风热或湿浊阻滞，肺气不宣，肺窍不通所致。

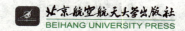

（2）音哑、失音：语声嘶哑者，称为音哑；语而无声者，称为失音。音哑较轻，失音较重新病音哑或失音，属实证，多是外感风寒或风热，肺气不宣，清肃失职，所谓"金实不鸣"；久病音哑或失音，多属虚证，常是精气内伤，声音难出，即所谓"金破不鸣"。

（3）呻吟：指病痛难忍所发出的痛苦哼哼声，多为自有痛楚或胀满。

（4）惊呼：指突然发出的惊叫声，多为剧痛或惊恐所致。

2. 语言

（1）谵语：指意识不清，语无伦次，声高有力，多属热扰心神之实证，多见于温病热入心包或阳明腑实证等。

（2）郑声：指神识不清，语言重复，时断时续，声音低弱，属于心气大伤、精神散乱之虚证。

（3）独语：自言自语，喃喃不休，首尾不续，见人便止，称为独语，常见于癫证。

（4）错语：语言错乱，语后自知，不能自主，称为错语。

（5）吃语：指睡梦中说话，吐字不清，意思不明。

（6）狂言：指精神错乱，语无伦次，狂躁妄，属阳热实证。

（7）言謇：神志清楚，思维正常的情况下，吐字不清或困难，称为言謇，多因风痰阻络，舌体失养所致，多见于中风先兆或中风后遗症。

3. 呼吸　患者呼吸如常，是形病而气未病；呼吸异常，是形气俱病，呼吸气粗，疾出疾入者，多属实证、热证，常见于外感病；呼吸气微，徐出徐入者，多属寒证、虚证，常见于内伤杂病态包括喘、哮、短气、少气等。

4. 咳嗽　多见于肺脏疾病，与其他脏腑病变也有密切关系。咳声阵发，发则连声不绝，甚则呕恶咳血，终时作"鹭鹚叫声"，名曰"顿咳"，也叫"百日咳"，常见于小儿，属肺实；咳声如犬吠，干咳阵作，伴有语声嘶哑，吸气困难，并见咽喉处黏膜红肿，有灰白色假膜形成，不易剥去，见于白喉，为肺肾阴虚，疫毒内传，里热炽盛，火毒攻喉所致，小儿患者居多。

5. 呕吐　吐势徐缓，声音微弱，吐物清稀者，多属虚寒证；吐势较猛，声音壮厉，吐物呈黏痰黄水，或酸或苦，多属实热证。

6. 呃逆　新病呃逆，其声有力，多属寒邪或邪热客于胃；久病呃逆，其声低气怯，为胃气将绝之兆；呃声频频，连续有力，高亢而短，多属实热；呃声低沉而长，音弱无力，良久一声，多属虚寒；呃声不高不低，持续时间短暂，患者神清气爽，无其他兼症，或进食仓促，或偶感风寒，一时气逆所致，可自愈。

7. 嗳气　嗳气古名"噫气"，是气从胃中向上，出于咽喉而发出的声音，也是胃气上逆的一种表现。

8. 太息　太息为情志病之声。

9. 喷嚏　喷嚏是由肺气上冲于鼻而作，外感风寒多见此症。

10. 肠鸣　肠鸣是腹中辘辘作响，据部位、声音可辨病位和病性。

（二）嗅气味

1. 病体气味　病体气味可以口气、汗气、鼻臭和身臭四方面诊治。

2. 病室气味　病室气味是病体及排泄物散发的，瘟疫病开始即有臭气触人，轻则盈于床帐，重者充满一室，病室有腐臭或尸臭气味，是脏腑腐败，病属危重，病室有血腥味，患者多患失血证；尿臊味，多见于水肿病晚期患者；烂苹果样气味，多见于消渴病患者，均属危重证候。

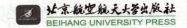

三、问　诊

（一）问寒热

1. **恶寒发热**　恶寒发热同时并见，可见于外感表证，是外邪侵袭肌表，卫阳与邪气相争的反映。
2. **但寒不热**　在疾病过程中，患者唯感畏寒而不发热，多属虚寒证。
3. **但热不寒**　患者只觉发热恶热，没有怕冷的症状。
4. **寒热往来**　恶寒与发热交替而作，称为寒热往来，是半表半里证的特征。

（二）问汗

1. **汗出有无**　汗出异常或无汗，与病邪的侵扰和正气不足等因素有关。
2. **汗出性质**

（1）**自汗**：患者日间汗出较多，活动尤甚，兼见神疲乏力、少气懒言、畏寒肢冷等症，阳气虚衰，卫阳不固所致，常见于气虚证、阳虚证。

（2）**盗汗**：患者睡时汗出，醒则汗止，兼见两颊红赤、五心烦热、潮热、舌红少苔等症由阴虚内热所致，多见于阴虚证。

（3）**绝汗**：病情危重时，患者大汗不止称绝汗，因可导致亡阴或亡阳，故又称脱汗。

（4）**战汗**：患者先有恶寒战栗，表情痛苦，几经挣扎，而后汗出者，称为战汗，是疾病发展的转折点，应注意观察病情变化。

（三）问疼痛

1. **疼痛部位**　可以根据疼痛部位判断其病位，有时可推断其病因。
2. **疼痛性质**

（1）胀痛：痛而作胀，或走窜，时发时止，见于气滞证，多见于胸、胁、脘、腹等部位，但头目胀痛，为肝阳上亢或肝火上炎证。

（2）刺痛：痛如锥刺，固定不移，由瘀血内阻，血行不畅所致，见于血瘀证。

（3）走窜痛：指痛处游走不定，或走窜疼痛，多见于气滞及风湿痹病。

（4）固定痛：痛处固定不移，多见于血瘀及寒湿痹病。

（5）冷痛：疼痛伴有寒冷感，由阳虚或寒邪侵袭所致。

（6）灼痛：疼痛伴有灼热感，且喜冷恶热，为火邪伤络或阴虚火旺所致。

（7）绞痛：痛势剧烈，如刀绞割，多为有形之邪（血瘀、砂石、虫积等）闭阻气机或寒邪凝滞气机所致。

（8）隐痛：痛势缠绵，不甚剧烈，尚可忍受，经久不愈，多由精血亏虚，或阳气不足，阴寒内盛，机体失却充养、温煦所致，见于虚证。

（9）重痛：痛而沉重，多湿邪为患，头部重痛，亦可因肝阳上亢，气血上壅所致。

（10）掣痛：牵引作痛，由一处而连及他处，亦称引痛、彻痛，多由阴血不足或邪阻经络，筋失所养而致。

（11）空痛：疼痛有空虚之感，多由气血精髓亏虚，组织器官失养所致。

（四）问饮食口味

问饮食及口味，是对病理情况下的口渴　饮水、食欲、进食、口味等的询问与辨证分析可了解体内津液的盈亏及输布情况，以及脾胃等有关脏腑的虚实。

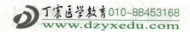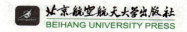

（五）问二便

1. 问大便

（1）便次异常

①便秘：凡大便秘结不通，坚硬难出或排便间隔时间长，或欲便而艰涩不畅的，称为便秘。

②泄泻：大便稀薄不成形，或呈水样便，便次增多，称为泄泻。纳少、腹胀、腹痛、大便溏泄、舌淡嫩，为脾胃虚弱；黎明前腹痛即泻，泻后则安，伴腰膝酸软，称"五更泻"，属肾虚命门火衰，泻下粪便臭如败卵，泻后痛减，脘胀嗳腐者，多因宿食内停，阻滞胃肠，传化失职所致；情志抑郁，腹痛即泻，泻后疼痛减轻，多为肝气郁结，横逆犯脾所致。

（2）便质异常：便质异常有完谷不化、溏结不调、下痢脓血和便血几种情况。

（3）排便感异常

2. 问小便

（1）尿量异常：小便清长而尿量增多，常见于虚寒证；尿量减少，可有阳热内盛耗津及汗、吐、下过多伤津所引起。

（2）尿次：小便次数增多，为小便频次；小便不畅，点滴而出为"癃"；小便不通，点滴不出为"闭"，一般统称"癃闭"，因湿热蕴结，或瘀血、结石阻塞者多属实证，因老年气虚、肾阳不足、膀胱气化不利者多属虚证。

（3）排便感异常。

（六）睡眠

睡眠的形成是人体阴阳昼夜运行的结果，问睡眠的异常，可了解机体阴阳的盛衰，临床常见的睡眠异常。睡眠异常主要有失眠和嗜睡两种情况。

（七）问耳目

1. 问耳　患者自觉耳内鸣响，如蝉如潮，妨碍听觉，称耳鸣；听力有不同程度减退或完全丧失为耳聋；听力减退，听音不清，为重听。实证和虚证均可导致耳部疾病的发生。

2. 问目　目痛多属实证，肝阳上亢、肝火上炎、风热侵袭等都可引起眼目疼痛；目眩，指眼前发黑、发花，甚则视物旋转，可由肝阳上亢或痰湿上蒙清窍引起，也可因气血阴精亏虚，目失濡养导致。目昏为视物模糊，雀盲，为暗时视物不清；歧视，为视一物为几物，三者病因病机基本相同，均由肝肾虚损，精血不足而致。

四、切　诊

（一）切脉部位

目前最常用的是寸口诊脉，寸口又名气口、脉口，即腕后桡动脉搏动处，寸口分寸、关、尺部，以腕后高骨（桡骨茎突）内侧为关部，关前为寸，关后为尺，两手共六部脉。

（二）正常脉象

健康人的脉象称为正常脉象，又称平脉、常脉，脉位不浮不沉，中取即得，脉形不大不小，不滑不涩，脉势从容和缓，应指有力。平脉具有胃、神、根三个特点，脉有胃气，是指脉象从容和缓，节律一致；脉有神，即脉象柔和有力，形体指下分明；脉有根，指沉取尺部，脉应指有力。

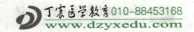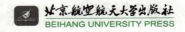

（三）常见病脉

1．浮脉

脉象：脉位表浅，轻取即得，重按稍减而不空。

主病：表证，亦可见于内伤久病。

2．沉脉

脉象：脉位深沉，轻取不应，重按始得。

主病：里证，有力为里实，无力为里虚。

3．迟脉

脉象：脉来迟缓，一息不足四至（每分钟脉搏在 60 次以下）。

主病：寒证，有力为实寒，无力为虚寒。

4．数脉

脉象：脉来快数，一息六至（每分钟脉搏在 90 次以上）。

主病：热证，有力为实热，无力为虚热。

5．虚脉

脉象：三部脉举之无力，重按空虚。

主病：虚证。

6．实脉

脉象：三部脉举按皆有力。

主病：实证。

7．滑脉

脉象：往来流利，应指圆滑，如盘走珠。

主病：痰饮、食积、实热、亦是青壮年的常脉，妇女的孕脉。

8．涩脉

脉象：往来不畅，应指艰涩，如轻刀刮竹。

主病：精伤、血少、气滞、血瘀。

9．洪脉

脉象：脉体大而有力，如波涛汹涌，来盛去衰。

主病：热盛。

10．细脉

脉象：脉体细小，应指细小如线，但至数明显。

主病：虚证，多见于阴虚、血虚证、又主湿病。

11．濡脉

脉象：浮而细软

主病：主虚证，也主湿证。

12．弦脉

脉象：端直以长，挺然指下，如按琴弦。

主病：肝胆病、痛证、痰饮。

13．紧脉

脉象：劲急有力，左右弹指，状如牵绳转索。

主病：寒、痛、宿食。

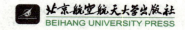

14. 缓脉

脉象：一息四至，来去怠缓。

主病：湿证、脾胃气虚。

15. 结脉

脉象：缓而时止，止无定数。

主病：结而有力主寒、痰、瘀血；结而无力主虚，见于气血亏虚。

16. 代脉

脉象：缓而时止，止有定数，良久方来。

主病：主脏气衰微，或跌打损伤、痛证、惊恐。

17. 促脉

脉象：数而时止，止无定数。

主病：促而有力主阳热亢盛、气血壅滞、痰食停积等实证；促而无力多为脏腑虚衰，多见于虚脱之证。

18. 相兼脉的主病规律　相兼脉的主病，多为组成该相兼脉的各单脉主病的综合，如浮为表，数为热，故浮数脉主表热证；沉为里，迟为寒，故沉迟脉主里寒证。

（四）按肌肤

按肌肤是为了探明全身肌表的寒热、润燥及肿胀等情况。

（五）按手足

按手足可以通过观察寒热，辨阴阳盛衰及病邪所属。

（六）按脘腹

通过按脘腹，可以辨满痛、肠痈、肿胀、积聚和蛔虫。

历年考点串讲

望神中得神、失神、假神的判断、语言和嗅气味中的病体气味、汗出性质和疼痛性质以及脉象，为重点内容。

常考的细节有：

1. 判断得神、失神、假神。

2. 五色主病。

3. 判断谵语、郑声、独语、错语、呓语等。

4. 病室内各种味道对应的患者类型的判断。

5. 自汗、盗汗、绝汗、盗汗的定义。

6. 各种疼痛的性质定义。

7. 结脉、代脉和促脉的区分。

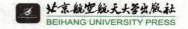

第十一节　辨　证

八纲，即表、里、寒、热、虚、实、阴、阳八个纲领。八纲辨证是指对四诊收集的临床资料进行综合分析，推理判断，从而概括出病证的阴阳、病位的表里、病性的寒热、正邪的虚实八类证候的过程。

一、八纲辨证

1. 表里辨证

（1）表证：指外感六淫等邪气经皮毛，口鼻侵入机体，以恶寒发热，鼻塞流涕，舌苔薄，脉浮为主要表现的一类轻浅证候，多见于外感病初期。

（2）里证：指病变部位在里，以脏腑、气血等病变为主的一类证候，多见于外感病的中后期，或内伤杂病。

2. 寒热辨证　寒热辨证是辨别疾病性质的两个纲领性证候，寒证与热证用来概括阴邪与阳邪致病及机体的阴阳盛衰，即所谓"阳盛则热""阴盛则寒"及"阴虚则热""阳虚则寒"。

（1）寒证：指感受寒邪，或阳虚阴盛等所致机体功能活动减退所表现的具有寒凉特点的一类证候。

（2）热证：指感受火热之邪，或邪郁化火化热，或机体阴虚液亏，脏腑阳气偏亢等所致机体功能活动亢进所表现的具有温热特点的一类证候。

3. 虚实辨证　虚实辨证是概括正气强弱和邪正盛衰的两个纲领性证候，主要反映病变过程中正气的强弱与邪气的盛衰。

（1）虚证：指人体正气不足而邪气不虚所表现的各种临床证候，多因先天禀赋不足和后天失养所致。

（2）实证：指邪盛而正不虚所表现的证候，多因六淫或疫疠之邪侵入人体所致；或脏腑功能失调而致病理产物蓄积，如水湿痰饮内停，或瘀血内阻，或宿食等停滞体内而成。

4. 阴阳辨证

（1）阳虚证：指体内阳气亏损，温养、推动等作用减退，以畏寒肢冷为主要表现的证候。

（2）阴虚证：指体内阴液亏少而无以制阳，以及滋润、濡养等作用减退，以咽干、五心烦热、脉细数等为主要表现的证候。

（3）亡阳证：指体内阳气极度衰微而欲脱，以冷汗、肢厥、面白、脉微等为主要表现的危重证候。

（4）亡阴证：指体内阴液严重耗损而欲竭，以汗出如油、虚烦躁扰、脉细数疾等为主要表现的危重证候。

二、八纲证候间的关系

1. 寒热相兼　证候相兼指在疾病某一阶段，无论病位、病性或邪正盛衰，同时存在两种或两种以上相互关联的证候，包括表实寒证、表实热证、里实寒证、里实热证等。

2. 证候错杂　证候错杂指疾病某一阶段，不仅有病位的表里同时受病，而且有寒、热、虚、实性质相反的证候并存，八纲中表里寒热虚实的错杂关系，可以表现为表里同病、寒热错杂、虚实夹杂，临床辨证应对其进行综合分析。

3. 证候真假

（1）真热假寒证：指内有真热而外见某些假寒现象的证候，也称热厥证，或阳盛格阴证。因热内盛，阳气郁闭于内，不能布达于外，故见四肢凉甚至厥逆、脉沉迟等假寒现象；邪热内闭，气血运行不畅，故见神识昏沉；热邪内蕴，伤津耗液，故见身热、胸腹灼热、口鼻气灼、口臭息粗、口渴喜饮等实热证的表现。

（2）**真寒假热证**：指内有真寒而外见某些假热现象的证候，也称阴盛格阳证、戴阳证，或虚阳浮越证。阳气虚衰，阴寒内盛，逼迫虚阳外越，故自觉发热却反欲盖衣被、脉浮大或数；虚阳浮越于上，则面色泛红如妆、口渴、咽痛；阳气虚衰，肢体失其温煦，血液不得上行，水液不得输布，故胸腹必然无灼热、四肢厥冷、口渴而不欲饮、咽痛而不红肿、小便清下利清谷、脉必按之无力；阳气虚衰，肢体失其温煦，血液不得上行，神失所养，故躁扰不宁却疲乏无力。

（3）**真实假虚证**：指本质为实，大实中反见某些虚羸现象的证候，即所谓的"大实有羸状"。热结肠胃、痰食壅积、湿热内蕴、瘀血停蓄等，邪气大积大聚，以致经脉阻滞，气血不能畅达，故出现默默不语、倦怠乏力、身体羸瘦、脉象沉迟等类似虚证的假象病变的本质属实，故虽默默不语却语时声高气粗，虽倦怠乏力却动之觉舒，虽肢体羸瘦而腹部硬满拒按，脉虽沉迟却按之有力。

（4）**真虚假实证**：指本质为虚证，反见某些盛实现象的证候，即所谓的"至虚有盛候"。脏腑虚衰，气血不足 运化无力，气机不畅，故可出现腹部胀满，呼吸喘促、大便闭塞等类似实证的假象，但其本质属虚，故腹部胀满而时有缓解，内无肿块而喜按，非实邪内积，而是脾虚不运所致；喘促而气短息弱，非邪气壅滞，肺失宣降，而是肺肾气虚，摄纳无权；大便闭塞而腹部不甚硬满，系阳气失其温运，腑气不畅所致；神疲乏力，面色萎黄或淡白，舌淡胖嫩，脉虚弱均为正气虚弱之象。

4. 证候转化 指疾病在发展变化过程中，其病位，病性，或邪正盛衰的状态发生变化，由一种证候转化为相对立的另一种证候，证候转化分表邪入里、里邪入表、寒证化热证、热证化寒证、实证转虚、因虚致实等方面构成。

5. 脏腑辨证 脏腑辨证是以脏腑为纲，依据脏腑生理功能及其病理变化特点，对四诊所收集的病情资料进行综合分析，确定病因与病性，并判断疾病所在脏腑部位的一种辨证方法。

历年考点串讲

本节中表里、寒热、阴阳的辨证为重点。

常考的细节有：

1. 恶寒发热，鼻塞流涕，舌苔薄，脉浮为主要表现的一类轻浅证候，是为表证。

2. 体内阴液严重耗损而欲竭，以汗出如油、虚烦躁扰、脉细数疾等为主要表现的危重证候，是为亡阴证。

3. 给出症状，判断具体证候。

第十二节 防治原则

一、预 防

1. 未病先防

（1）调养正气，提高抗病能力：调养正气是提高抗病能力的关键。

①重视调摄精神：平时要重视精神调养，做到心情舒畅，精神愉快安定并且尽量避免外界环境对人体的不良刺激，这样则人体的气机调畅，气血平和，正气充沛，抗邪有力，可预防疾病的发生。

②慎起居饮食：保持身体健康、精力充沛，生活就要有一定的规律性，做到饮食有节居有常、劳逸适度等。

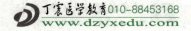
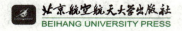

③常锻炼身体：运动是健康之本，经常锻炼身体，能够促使经脉通利，血液畅行，增强体质，从而防病祛病，延年益寿。

此外，调养正气还可采用人工免疫的方法，通过人工免疫的方法，也能够增强体质，提高抗邪能力，预防某些疾病的发生。

（2）外闭病邪，防治病邪侵害：邪气是导致疾病发生的重要条件，故未病先防除了调养正气，提高抗病能力外，还要注意避免各种邪气的侵害。

2. 既病防变

（1）早期诊治：疾病的发展和演变有一个过程，多是由表入里，由浅入深，逐步加重，因此应早期诊治，尽早控制病情。

（2）控制病传：人体是一个有机的整体，脏腑之间在功能上互相协调配合，在病理上也必然会互相影响相传变，所以在临床诊治疾病的过程中，必须了解病情的发展趋势，注意其传变规律，及时给予相应的防治措施。掌握了疾病的传变规律，针对即将发生的某种病理变化，适时进行某些预防性的治疗，"先安未受邪之地"，就可有效地控制病情发；"见肝之病，知肝传脾，当先实脾"即指临床上治疗肝病时，可配合健脾和胃之法，使脾气旺盛而不致受邪；又如在温热病的发展过程中，由于热为阳邪，最易化燥伤阴，故热邪常先损伤中焦胃阴，继而克伐下焦肾阴，针对这一传变规律，在胃阴受损时，应于甘寒养胃的方药中，适当加入一些咸寒滋肾之品，以固护肾阴，防止热邪的深入传变。

二、治 则

治则，也称治疗原则，是治疗疾病时必须遵循的法则，是在中医基本理论指导下，对临床治疗立法、处方、用药具有普遍指导意义的治疗学理论。中医治则理论体系中最高层次的治疗原则就是"治病求本"，这是中医治疗疾病的根本原则。

1. 治则与治法的区别

（1）治则：治则是从整体上把握治疗疾病的规律，以四诊收集的客观资料为依据，对疾病进行全面分析与比较、综合与判断，从而针对不同病情制订对应的原则。

（2）治法：治法则是医生对疾病进行辨证之后，根据辨证结果，在治则的指导下，针对具体病证拟订的直接且有针对性的治疗方法，是对治则的具体体现和实施。

2. 扶正祛邪 扶正祛邪的基本原则是扶正不留邪，去邪不伤正。

（1）扶正：扶正即扶助正气，是指用有扶助正气的药物或其他疗法。扶正治适用于正虚而邪不盛的虚证。临床上常用的补气法、养血法、滋阴法、温阳法等，均属扶正治则指导下确立的治法。

（2）祛邪：即祛除邪气，是指用有祛除邪气的药物或其他疗法。祛邪治则适用于邪盛而正不虚衰的实证。临床常用的汗法、下法、吐法、清热、利湿、行气、活血等均属此原则指导下确立的治法。

（3）扶正兼祛邪：即扶正为主，兼顾祛邪，适用于正虚为主兼邪盛的虚实错杂证。

（4）祛邪兼扶正：即祛邪为主，兼顾扶正，适用于邪盛为主兼正虚的虚实错杂证。

（5）先祛邪后扶正：即先攻后补，适用于邪盛正虚的虚实错杂证。

（6）先扶正后祛邪：即先补后攻，适用于正虚邪盛的虚实错杂证。

3. 标本先后

（1）急则治标：急则治标是指标病或标症甚急，若不先治其标，有可能危及患者生命或影响对本病治疗时所采用的一种治疗原则。

（2）缓则治本：缓则治本是指标病或标症缓而不急时，抓住疾病的本质进行治疗的一种原则。如肺阴虚所致的咳嗽，肺阴虚为本，咳嗽为标，治疗用滋阴润肺之法，肺阴充足，则咳嗽亦随之而愈。

（3）标本兼治：标本兼治，即标本同治，是指标病与本病并重时采取的一种治疗原则。如虚人感

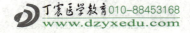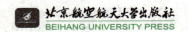

冒，患者素体气虚或血虚为本，又复感外邪为标，其外感病虽不重，但因其正虚无力抗邪，故外邪不易祛除，因此，必须采用益气解表、养血解表等治法，益气、养血是扶正治本，解表是祛邪治标。

4. 调整阴阳 调整阴阳是指调整阴阳的偏盛偏衰，以恢复阴阳相对平衡的治疗原则。

（1）损其有余：又称祛其偏盛，是针对阴阳偏盛病理变，所制订的治疗原则。阴阳偏盛是指阴邪或阳邪的亢盛，所谓"邪气盛则实"，故临床上表现为实证，当采用"实则泻之"的原则以损其有余。

（2）补其不足：补其不足，又称补其偏衰，是针对阴阳偏衰病理变化所制订的治疗原则。由于阴阳偏衰是指人体正气之阴阳虚衰，即所谓"精气夺则虚"，故临床上表现为虚证，当采用"虚则补之"的治则以助其不足，调补阴阳。

①阴阳互制之调补阴阳

a．阴病治阳：指阳偏衰不能制阴而阴盛，出现虚寒证，当补阳以制阴，又称为"阴病治阳"或"益火之源，以消阴翳"。

b．阳病治阴：阴偏衰不能制阳而阳亢，出现虚热证，当养阴以制阳，又称为"阳病治阴"或"壮水之主，以制阳光"。

②阴阳互济之调补阴阳

a．阴中求阳：指在补阳时适当配用补阴药，以此来促进阳气的化生。

b．阳中求阴：指在补阴时适当配用补阳药，以此来促进阴液的化生。

5. 正治与反治 指所用治法的性质与病证现象之间表现出逆从关系的两种治则，所谓"逆者正治，从者反治"。

（1）正治：又叫逆治，指治疗用药的性质，作用趋向逆病证表象而治的一种常用治则。包括寒证热之、热者寒之、虚则补之、实则泻之。

①寒者热之：寒性病证出现寒象，用温热性质的方药进行治疗，称为"寒者热之"。

②热者寒之：热性病证出现热象，用寒凉性质的方药进行治疗，称为"热者寒之"。

③虚则补之：虚性病证出现虚象，用补益扶正的方药进行治疗，称为"虚则补之"。

④实则泻之：实性病证出现实象，用攻逐祛邪的方药进行治疗，称为"实则泻之"。

（2）反治：又叫从治，指所用药物的性质，作用趋向顺从病证的某些表象而治的一种治则。反治主要包括热因热用、寒因寒用、塞因塞用、通因通用。

①热因热用：用温热性质的方药治疗具有假热现象病证的治法，又称以热治热法，适用于阴盛格阳的真寒假热证。

②寒因寒用：用寒凉性质的方药治疗具有假寒现象病证的治法，即以寒治寒法，适用于阳盛格阴的真热假寒证。

③塞因塞用：用补益的方药治疗具有闭塞不通症状之虚证的治法，即以补开塞法，适用于人体虚脏腑精气功能减退而出现闭塞症状的真虚假实证。

④通因通用：用通利祛邪的方药治疗具有通泄症状之实证的治法，即以通治通法，适用于因实邪内阻出现通泄症状的真实假虚证。

6. 三因治宜 即因人制宜、因时制宜、因地制宜，是指治疗疾病时，要根据患者、时令、地理等具体情况，制订适宜的治疗方法。

（1）因人治宜：因人制宜，是根据患者的年龄，性别，体质等不同特点，来制订适宜的治法，选用适宜的方药。

（2）因时治宜：因时制宜，是根据不同季节的气候特点，来制订适宜的治法，选用适宜的方药。四时气候的变化，对人体生理活动、病理变化都会产生一定的影响，所以治疗疾病时必须考虑时令气候的特点，注意治疗宜忌。如春夏季不宜用寒凉之品，秋冬季慎用寒凉药物，"用寒远寒，用凉远凉，用温远温，用热远热，食宜同法"等，均体现因时治宜的思想。

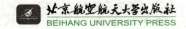

（3）因地治宜：因地制宜是根据不同地区的地理环境特点，来制订适宜的治法，选用适宜的方药。不同的地区，由于地势高、物产差异、气候寒热及居民饮食习惯不同等因素，导致人的体质和发病后的病理变化不尽相同，因此治疗用药也应有所区别。

历年考点串讲

本节为重点，扶正祛邪、正治与反治、三因制宜为必考内容，应熟练掌握。考查的形式多为判断具体治法的具体类型，准确掌握定义是解决这部分问题的关键。

常考的细节有：

1. 治则和治法的区分。
2. 扶正祛邪的原则：扶正不留邪，祛正不伤正。
3. 扶正和祛邪具体方法的区分。
4. 区分具体治法的标本先后顺序。
5. 正治又叫逆治，包括寒者热之、热者寒之、虚则补之、实则泻之。
6. 反治又叫从治，包括热因热用、寒因寒用、塞因塞用、通因通用。
7. 热因热用适用于阴盛格阳的真寒假热证。
8. 阴虚证的治则是阳病治阴，阳虚证的治则是阴病治阳。
9. "热者寒之"的治法属于损其有余。
10. 判断具体治疗方法属于三因制宜的哪方面。如"用寒远寒，用热远热"体现的是因时制宜。
11. 根据阴阳互根互用确定的治疗原则是阴中求阳和阳中求阴。

（王　薇）

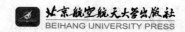

第五章　中药药理学△☆

第一节　中药药理学的基本理论与基础

一、中药药性理论的现代研究

（一）中药四性（四气）的现代研究

中药四气又称四性，是指中药寒、热、温、凉四种不同的药性，反映了中药在影响人体阴阳盛衰、寒热变化方面的作用趋势，是说明中药作用的主要理论依据之一。现代通常将中药分为寒凉及温热两大类进行研究。

1. 中药四气与中枢神经系统功能

（1）对中枢神经系统作用：多数寒凉药对中枢神经系统呈现抑制性作用，如金银花、板蓝根、钩藤、羚羊角、黄芩等；多数温热药则具有中枢兴奋作用，例如麻黄、麝香、马钱子等。

（2）模型动物脑内神经递质含量变化：寒凉药（知母、石膏、黄柏）制备虚寒证模型大鼠，使其脑内兴奋性神经递质去甲肾上腺素（NA）和多巴胺（DA）含量降低，5- 羟色胺（5-HT）含量升高，表现出中枢抑制状态；温热药（附子、肉桂、干姜等）可使动物脑内参与合成儿茶酚胺（CA）的多巴胺 β- 羟化酶活性增加，NA、DA 含量逐渐增加，而使脑 5-HT 含量降低。

2. 中药四气与自主神经系统功能

（1）中药四气与自主神经系统功能关系：寒证或热证患者临床上常有自主神经功能紊乱的症状。寒证患者的主要症状有形寒肢冷、口不渴、小便清长、大便稀溏、咯痰稀薄等；热证患者的主要症状有面红目赤、口渴喜饮、小便短赤、大便秘结等。寒证患者自主神经平衡指数降低（唾液分泌量多、心率减慢、基础体温偏低、血压偏低、呼吸频率减慢），即交感神经 - 肾上腺系统功能偏低；相反，热证患者自主神经平衡指数增高，即交感神经 - 肾上腺系统功能偏高。

（2）中药四气对自主神经系统功能作用

①作用：寒凉药对自主神经系统具有抑制性影响，而温热药具有兴奋性效应。用寒凉药（知母、生石膏、黄芩、龙胆草等）连续给大鼠灌服，可使大鼠心率减慢，尿中 CA 排出量减少，血浆和肾上腺内多巴胺 β- 羟化酶活性降低，组织耗氧量减少，尿中 17- 羟类固醇排出减少。将家兔制备成甲状腺功能低下阳虚证模型，动物的心率减慢、体温降低，同时体温和心率昼夜节律变化出现明显异常。用温热性的温肾助阳方药（熟附子、肉苁蓉、菟丝子、淫羊藿、巴戟天等）治疗后可以纠正甲状腺功能低下阳虚证模型动物的体温、心率及昼夜节律变化的异常。

②中药四气对自主神经的递质、受体及环核苷酸水平的影响：环磷腺苷（cAMP）和环磷酸鸟苷（cGMP）水平分别受肾上腺素能神经、β 受体及胆碱能神经、M 受体的调节。温热药能通过提高正常大鼠脑组织腺苷酸环化酶（AC）使核糖核酸（mRNA）表达，导致 AC 活性增强而引起 cAMP 合成增加，显示出中药温热之性；寒凉药则相反，可降低 AC mRNA 表达，导致 AC 活性抑制而引起 cAMP 合成减少，显示出中药寒凉之性。

（3）中药四气对交感神经、肾上腺皮质功能、细胞内 cGMP 水平的影响：多数寒凉药能降低交感神经活性、抑制肾上腺皮质功能、升高细胞内 cGMP 水平，相反多数温热药能提高交感神经活性、增

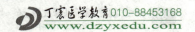
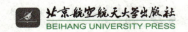

强肾上腺皮质功能、升高细胞内 cAMP 水平。

3. 中药四气与内分泌系统功能 温热药对内分泌系统具有兴奋效应，寒凉药具有抑制性作用，主要通过影响下丘脑 - 垂体 - 肾上腺皮质、下丘脑 - 垂体 - 甲状腺及下丘脑 - 垂体 - 性腺内分泌轴而实现。温热药人参、黄芪、鹿茸等可兴奋下丘脑 - 垂体 - 肾上腺皮质轴，使血液中促肾上腺皮质激素（ACTH）皮质醇含量升高；附子、肉桂、人参、黄芪等具有兴奋下丘脑 - 垂体 - 甲状腺轴作用，使血液中促甲状腺激素（TSH）或 T_3、T_4 水平升高；人参、附子、肉桂、鹿茸等可以兴奋下丘脑 - 垂体 - 性腺内分泌轴。动物长期给予温热药，其甲状腺、肾上腺皮质、卵巢等内分泌系统功能增强，而寒凉药可抑制这些内分泌系统功能。

4. 中药四气与能量代谢

（1）寒热药性的生物效应来源：寒热药性的生物效应来源于两个方面：一是中药本身蕴含不同形式或不同量值的能量或热量物质，这些物质在体内正常转化产生能量转移和热的变化；二是中药可能含有内生致热物质或相关物质，这些物质作用于机体后能产生一系列生理或病理反应，这些反应大多伴有能量转移和热变化。多数温热药可增强能量代谢，多数寒凉药可抑制能量代谢。

（2）中药四气影响能量代谢的作用：中药四气影响能量代谢的作用主要与调节下丘脑 - 垂体 - 甲状腺轴功能、Na^+-K^+-ATP 酶（钠泵）活性有关。甲状腺激素增强机体产热效应，其增加组织基础代谢率的作用与诱导钠泵产生有关。寒凉药具有抑制红细胞膜钠泵活性作用。

5. 寒凉药的抗感染、抗肿瘤作用

（1）抗感染作用：清热药、辛凉解表药药性多属寒凉，多具有一定抗感染作用。清热解毒药金银花、连翘、大青叶、野菊花等，以及辛凉解表药菊花、柴胡、薄荷等都具有抗菌、抗病毒、抗炎、解热等多种与抗感染相关的药理作用。许多寒凉药有增强机体免疫功能作用，如穿心莲、鱼腥草、牡丹皮等能增强巨噬细胞吞噬能力，加速病原微生物和毒素的清除。

（2）抗肿瘤作用：许多寒凉药对肿瘤有抑制作用，部分明确了其抗瘤活性成分，如喜树中喜树碱、三尖杉的活性成分三尖杉酯碱、长春花的活性成分长春新碱、斑蝥的活性成分斑蝥酸钠、山慈菇的活性成分秋水仙酰胺等。

（二）中药五味的现代研究

不同的化学成分是中药辛、甘、酸、苦、咸五味的物质基础。中药五味与其化学成分的分布，表现出一定平行性，也显示出一定规律性。

1. 辛 辛味药主要含挥发油，其次为苷类、生物碱等。主要分布于芳香化湿药、开窍药、温里药、解表药、祛风湿药及理气药中。辛能散、能行，具有发散、行气、活血、健胃、化湿、开窍等功效。以上功效与扩张血管、改善微循环、发汗、解热、抗炎、抗病原体、调整肠道平滑肌运动等作用相关。

2. 甘 甘味药的化学成分以糖类、蛋白质、氨基酸、苷类等机体代谢所需的营养成分为主，主要分布在补虚药、消食药、安神药和利水渗湿药中。甘能补、能缓、能和，具有补虚、缓急止痛、缓和药性或调和药味等功效。甘味补益药能补五脏气、血、阴、阳之不足，具有强壮机体、调节机体免疫系统功能、提高抗病能力的作用。

3. 酸 酸味药主要含有机酸类成分，涩味药主要含鞣质，酸味药主要分布于收涩药和止血药中，具有敛肺、止汗、涩肠、止血、固精、止泻的功效。有机酸和鞣质具有收敛、止泻、止血、消炎、抑菌等药理作用。

4. 苦 苦味药主要含生物碱和苷类成分，其次为挥发油、黄酮、鞣质等。主要分布在涌吐药、泻下药、理气药、清热药、活血药和祛风湿药中。苦能泄、能燥，具有清热、祛湿、降逆、泻下等功效。苦味与抑菌、抗炎、杀虫、平喘止咳、致泻、止吐等作用相关。

5. 咸 咸味药主要含有碘、钠、钾、钙、镁等无机盐成分。咸能软、能下，具有软坚散结或泻

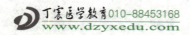
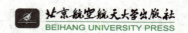

下等功效。与抗肿瘤、抗炎、抑菌、致泻、影响免疫系统等作用有关。

（三）中药归经的现代研究

归经理论是中药药性理论的重要组成部分。"归"是指药物作用的归属，即指药物作用的部位、"经"是指经络及其所属脏腑。归经就是药物作用选择性地归属于一定的脏腑经络。

1. 归经与药理作用　中药药理活性与归经存在一定的相关性。如现代药理和临床研究证明，具有抗惊厥作用的钩藤、天麻、全蝎、蜈蚣等22味中药均入肝经，入肝经率达100%，与不具有抗惊厥作用中药的入肝经率42.9%有显著差异。与中医"肝主筋""诸风掉眩，皆属于肝"的理论相吻合。

2. 归经与药动学　对23种中药的有效成分在体内的分布与中药归经之间的联系进行分析，研究发现其中20种中药归经所属的脏腑与其有效成分分布最多的脏腑基本一致（61%）和大致相符（26%），符合率高达87%。

（四）对中药毒性的现代认识

中药毒性是客观存在的，但并不意味着任何中药，在任何情况下都会对人体造成伤害，引起毒性反应。中药使用后，是否对人体造成伤害，出现毒性反应，以及毒性的大小，主要与药物的毒性、机体的状态和临床是否合理应用有关。

中药在长期的临床应用和生产实践过程中，积累并形成了大量减毒增效或控毒增效的方法，主要包括选用正品药材、依法炮制、对证用药、合理配伍、掌握煎服方法等。

二、影响中药药理作用的因素

中药的药理作用受中药材的品种与产地、采收季节、炮制加工、贮藏保管、制剂、煎煮方法、配伍禁忌等因素的影响。影响中药药理作用的机体因素有机体体质、年龄、性别、情志、遗传等生理状况和机体所处的病理状况，其对药物药理作用的发挥有密切影响。环境有时辰节律，机体的生理活动也随昼夜交替，四时变更而呈现周期性变化。药物的效应和毒副反应也常随之变化而有所差异。

三、中药药理作用的特点 ☆

1. 中药药理作用的特点　包括中药作用的两重性，即中药对机体既可产生治疗作用也可产生不良反应。

2. 中药作用的差异性　中药作用的差异性表现在种属差异和个体差异。大多数中药对人和动物的作用基本一致，然而，种属差异性也同样存在，由此动物实验结果尚不能完全显示中药对人的作用。此外中药作用的个体差异除与年龄、性别、精神状态等因素有关外，人的体质对用药也有影响。

3. 中药药理作用

（1）量效关系：由于方法学等问题，大多数中药尤其是粗制剂的有效剂量的范围往往比较窄，量效关系很难表现。

（2）时效关系：某些中药有效成分或注射剂，可通过药代动力学的研究，显示其时效关系（时量关系）。但尚无理想方法去揭示中药粗制剂时效关系。

（3）双向调节作用：双向调节作用是指某一中药既可使机体从功能亢进状态向正常转化，也可使机体从功能低下状态向正常转化，因机体所处病理状态不同而产生截然相反的药理作用，最终使机体达到平衡状态。中药作用的双向性与所用剂量大小和化学成分有关。

中药药理作用与中药功效大部分是一致的。但也有部分中药药理作用与中药功效之间还存在差异性。

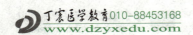

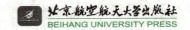

历年考点串讲

中药四气对自主神经系统功能、内分泌系统功能和中枢神经系统功能的影响；中药五味所含成分及药理作用是考试的必考内容。重点复习中药四气现代研究、中药五味的现代研究、中药药理作用的特点。

常考的细节有：

1. 温热药有兴奋下丘脑 - 垂体 - 肾上腺轴功能、兴奋下丘脑 - 垂体 - 甲状腺轴功能及下丘脑 - 垂体 - 性腺轴功能。
2. 寒凉性药物能纠正"甲亢"阴虚证大鼠的症状，降低血清中升高的 T_3、T_4 值。
3. 清热药、辛凉解表药等寒凉药多具有抗感染、抗肿瘤作用。
4. 甘味药的有效成分以糖类、蛋白质、氨基酸、苷类为主，能提高人体免疫功能和抗病能力。
5. 苦味药以含生物碱和苷类为主。具有抗菌、解热、利胆等药理作用。
6. 寒凉药石膏、知母长期给药可使 NA 含量降低。
7. 咸味药主要分布在化痰药和温肾壮阳药中。

第二节　解表药

一、解表药的药理作用

1. **解表药**　凡以发散表邪为主要作用，主治表证的药物称为解表药。

2. **解表药的主要药理作用**

（1）**发汗**：解表方药具有不同程度的发汗或促进汗腺分泌的作用。解表方药的发汗机制可能是多环节综合作用的结果：麻黄通过抑制汗腺导管对钠离子的重吸收而促进汗液分泌，该作用与中枢状态、外周神经有关；桂枝、生姜的辛辣成分通过刺激外周扩张血管，促进肌表血液循环而促进发汗；也可能与兴奋外周 α 受体有关。

（2）**解热**：单味中药以柴胡解热作用最为显著。柴胡挥发油、柴胡皂苷、葛根素、桂皮油、荆芥油等为其解热作用的物质基础。解表方药解热机制可能是多环节的协同效应：如通过扩张皮肤血管，促进发汗而增加散热；抑制中枢 cAMP 或 PGE_2 等的合成使致热原减少，体温调定点下移而解热；通过抗炎、抗病原微生物等作用而消除病因，促使体温下降等。

（3）**镇痛**：麻黄挥发油、细辛挥发油、柴胡皂苷、α - 薄荷酮和桂皮醛等为其镇痛的物质基础。解表药多属于外周性镇痛药，主要通过影响外周致痛物质的合成和释放发挥作用，细辛等可通过作用于中枢发挥镇痛作用。

（4）**抗炎**：柴胡、麻黄、生姜、辛夷、桂枝汤、桑菊饮等对多种实验性急、慢性炎症有明显的抑制作用，可缓解炎症局部红肿热痛症状。抗炎机制可能与下列因素有关：抑制炎性介质的合成和释放；抑制花生四烯酸代谢；抑制炎症小体或核因子 κB 活化；增强肾上腺皮质分泌功能；消除自由基等。

（5）**抗病原微生物**：麻黄、桂枝、柴胡、薄荷、桑叶、麻黄挥发油、麻黄汤等对金黄色葡萄球菌、溶血链球菌、肺炎球菌、伤寒杆菌、大肠埃希菌、痢疾杆菌及某些致病性真菌具有抑制作用；麻黄、桂枝、柴胡、紫苏、菊花、桂枝汤等对流感病毒具有一定的抑制作用。

（6）**调节免疫功能**：柴胡、苏叶、葛根、麻黄汤等在一定剂量下可增强巨噬细胞的吞噬能力，提高机体的抗病能力；桂枝汤能提高血清溶菌酶的含量，有利于表邪的解除；部分解表药能促进抗内毒

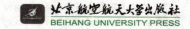

素抗体的生成，加速内毒素的清除；部分解表方药尚可提高细胞免疫功能或体液免疫功能；绝大多数解表方药具有抗变态反应的作用。

二、常用药物

麻黄

1. **功效** 发汗解表，宣肺平喘，利水消肿。
2. **主要有效成分** 生物碱，挥发油，生物碱中以 L- 麻黄碱、D- 伪麻黄碱为主。☆
3. **药理作用**

（1）发汗：麻黄挥发油、麻黄碱、L- 甲基麻黄碱发汗作用较强。麻黄发汗作用在高温状态下增强。麻黄的发汗作用与多个环节的协调紧密相关，如通过影响下丘脑体温调节中枢，引起体温调定点下移，启动散热过程，引起汗腺分泌，促进发汗；兴奋中枢的有关部位和外周 α_1 受体及阻碍了汗腺导管对钠离子的重吸收，导致汗液分泌增加而发汗等。

（2）平喘：麻黄平喘作用的主要成分为 L- 麻黄碱。平喘机制为：

①可直接兴奋支气管平滑肌的 β 受体，使平滑肌松弛。

②直接兴奋支气管黏膜血管平滑肌的 α 受体，使血管收缩，降低血管壁通透性，减轻支气管黏膜水肿。

③促进肾上腺髓质嗜铬细胞和去甲肾上腺素能神经末梢合成和释放递质，间接发挥拟肾上腺素作用。

④抑制炎症介质的生成和释放。

（3）利尿：D- 伪麻黄碱的利尿作用最显著。利尿机制与扩张肾血管、增加肾血流和肾小球滤过率、阻碍肾小管对钠离子的重吸收和通过 β 受体松弛膀胱体部、通过 α_1 受体收缩尿道近端有关。

（4）抗病原微生物。

（5）解热、抗炎、镇痛：麻黄水煎液、麻黄挥发油对发热家兔有显著解热作用。麻黄水煎液、麻黄醇提取物均有明显的抗炎作用，其中，伪麻黄碱作用较强。麻黄挥发油是麻黄镇痛的主要活性部位。

（6）镇咳、祛痰：麻黄水煎液、麻黄醇提取物、麻黄总生物碱、麻黄碱均有镇咳作用。麻黄挥发油具有祛痰作用。

（7）免疫调节：麻黄水煎液、麻黄挥发油、麻黄多糖均能抑制小鼠单核巨噬细胞的吞噬功能，抑制正常小鼠体液免疫，但能提高免疫低下小鼠的体液免疫；麻黄多糖对自身免疫性甲状腺炎小鼠的 $CD_4^+ T$ 淋巴细胞具有抑制作用。

（8）中枢兴奋：治疗剂量的麻黄碱能兴奋大脑皮层和皮层下中枢，引起精神兴奋、失眠等症状。

（9）强心、升高血压：麻黄碱能直接和间接兴奋肾上腺素能神经受体，对心脏具有正性肌力、正性频率作用；能收缩血管，使血压升高。其升压作用特点为作用缓慢、温和、持久，反复应用易产生快速耐受性。

4. **现代应用**

（1）感冒。

（2）支气管哮喘。

（3）低血压状态。

（4）鼻塞。

5. **不良反应** 人口服过量麻黄碱可引起中毒，出现头晕、耳鸣、烦躁不安、心悸、血压升高、瞳孔散大、排尿困难等，甚至心肌梗死或死亡。此外，临床亦有麻黄碱不合理使用引起肝损害的报告。

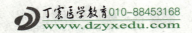
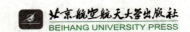

柴胡

1. **功效**　疏散退热，疏肝解郁，升阳举陷。

2. **主要有效成分**　柴胡皂苷、甾醇、挥发油和多糖等。☆

3. **药理作用**

（1）解热：丁香酚、己酸、γ-十一酸内酯、对-甲氧基苯二酮是挥发油解热作用的主要成分。柴胡挥发油解热作用可能是作用于体温调节中枢，通过抑制中枢 cAMP 的产生或释放，抑制体温调定点上移，使体温降低。此外，柴胡对病原微生物的抑制、杀灭作用也是其解热的作用环节之一。

（2）抗炎：柴胡煎液、柴胡皂苷和柴胡挥发油均有抗炎作用。其抗炎作用涉及多个环节：降低毛细血管通透性；抑制白细胞游走；抑制肉芽组织增生。柴胡抗炎机制比较复杂，柴胡皂苷能兴奋下丘脑-垂体-肾上腺皮质内分泌轴，促进垂体分泌 ACTH，增强糖皮质激素的抗炎作用。此外，可能还有直接抑制致炎物质释放的作用。

（3）抗病原微生物、抗细菌内毒素。

（4）促进免疫功能。

（5）镇静、镇痛、镇咳、抗癫痫。

（6）保肝、利胆、降血脂：柴胡的保肝机制与多环节有关，包括柴胡皂苷对生物膜（如线粒体膜）有直接保护作用；柴胡皂苷能促进脑垂体分泌 ACTH，进而升高血浆皮质醇，并能拮抗外源性甾体激素对肾上腺的萎缩作用，提高机体对非特异性刺激的抵抗力；促进肝细胞再生；抑制细胞外基质的合成。

4. **现代应用**

（1）发热。

（2）病毒性肝炎。

（3）咳嗽。

（4）高脂血症。

（5）流行性腮腺炎。

5. **不良反应**　柴胡毒性较小。人口服较大剂量可出现嗜睡、工作效率降低，甚至深睡等现象，或出现腹胀、食欲减退等。

桂枝

1. **功效**　发汗解肌，温通经脉。

2. **主要有效成分**　挥发油，即桂皮油，油中主要成分为桂皮醛。☆

3. **药理作用**

（1）扩张血管、促进发汗：桂皮油能扩张血管，改善血液循环，促使血液流向体表，从而有利于发汗和散热。

（2）抗病原微生物。

（3）改善心血管功能：桂枝水煎剂能增加小鼠心肌血流量，使外周血管扩张；桂枝水煎液加芳香水混合液小鼠灌服，对小鼠"寒凝血瘀"所致的肛温下降及微循环障碍有明显的改善作用；桂枝蒸馏液能降低大鼠离体心脏再灌注室颤发生率，改善心功能，如能恢复心率，提高心室最大收缩速率及左心室功能指数，同时伴心肌摄氧量增加。

（4）解热、镇痛：桂枝对体温具有双向调节作用。其解热作用可能是由于皮肤血管扩张，促进发汗使散热增加所致。桂枝煎剂及桂枝水提物加总挥发油的混合物给小鼠灌服，对热刺激引起的疼痛反应有明显抑制作用，并能提高痛阈值。

（5）抗炎、抗过敏：其抗炎机制与抑制组胺生成、PGE 的合成和释放、清除自由基、抑制 κB 信号通路和蛋白酪氨酸激酶活性等有关。

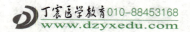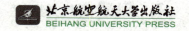

4. 现代应用

（1）预防流行性感冒。

（2）风湿性关节炎。

（3）低血压症。

葛根

1. **功效** 解肌退热，透疹，生津止渴，升阳止泻。

2. **主要有效成分** 黄酮类成分主要有葛根素、黄豆苷元、黄豆苷等。☆

3. **药理作用**

（1）**解热**：葛根解热作用的有效成分为葛根素。其解热机制可能与扩张皮肤血管，促进血液循环，加强呼吸运动，从而增加散热有关，亦与葛根素阻断中枢 β 受体而使 cAMP 生成减少有关。

（2）**降血糖、降血脂**：葛根煎剂有轻度降血糖作用，葛根素是其主要有效成分。葛根素对大鼠晶体醛糖还原酶有抑制作用，对防治糖尿病并发症有积极意义。

（3）**抗心肌缺血**：葛根抗心肌缺血的主要有效成分为葛根素，其作用机制可能与以下环节有关。

①改善微循环，减少 TXA_2 生成。

②抑制心肌细胞河豚毒素不敏感性钠内流和瞬间电流。

③减少缺血引起心肌乳酸的产生，降低缺血与再灌流时心肌的耗氧量与心肌水含量，改善缺血再灌注后心肌超微结构。

④抑制心肌组织 MDA 和髓过氧化物酶的生成。

（4）**抗心律失常**：葛根乙醇提取物、葛根黄酮和大豆苷元灌胃后能明显对抗氯化钡、乌头碱、氯化钙、氯仿 - 肾上腺素和急性心肌缺血等所致大鼠心律失常，预防氯化钙所致的大鼠心室纤颤，并减少氯仿所致小鼠室颤发生率，缩短大鼠结扎冠脉后室颤发作时间。葛根素静脉注射能提高哇巴因所致豚鼠室性早搏、室性心动过速的阈值，对室颤阈值也有提高作用。

（5）**扩张外周血管、降低血压**。

（6）**改善学习记忆能力**。

4. **现代应用**

（1）偏头痛。

（2）**突发性耳聋**。

（3）冠心病、心绞痛。

（4）高血压。

（5）感冒、头痛、发热。

（6）麻疹。

5. **不良反应** 少数患者口服葛根片后有头胀感，减量后可消失。葛根素注射液有引起药物热过敏性、药疹、过敏性休克、速发性喉头水肿等不良反应的报道。

细辛

1. **功效** 解表散寒，祛风止痛，通窍，温肺化饮。

2. **主要有效成分** 挥发油，辛味成分主要是异丁基十二烷四酰胺。☆

3. **药理作用**

（1）**解热**：细辛挥发油对多种原因引起的实验性发热大鼠有明显的解热作用。

（2）**镇静、镇痛**：细辛挥发油可使小鼠、豚鼠自主活动减少，行走不稳，呼吸轻度减慢，随剂量加大，中枢抑制加强，最后可因呼吸停止而死亡。

（3）**抗炎**：细辛挥发油有明显的抗炎作用，可抑制炎症发生过程的渗出、白细胞游走及肉芽组织增生。

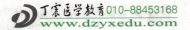
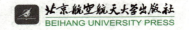

（4）抗变态反应：细辛水及乙醇提取物均使速发型变态反应中过敏介质释放量减少。

（5）呼吸系统作用：细辛挥发油、甲基丁香酚、细辛醚均可松弛支气管平滑肌而产生平喘作用。细辛挥发油可对抗组胺、乙酰胆碱引起的支气管痉挛。细辛醚有一定的祛痰作用。

4. 现代应用

（1）头痛。

（2）慢性支气管炎。

（3）心绞痛。

（4）缓慢型心律失常。

（5）局部麻醉。

5. 不良反应　肝毒性；肾毒性；口唇、舌尖和趾、指、发麻。

历年考点串讲

　　麻黄、柴胡、桂枝、葛根、细辛的功效、有效成分、药理作用、现代应用、不良反应都是解表药的重点内容，是考试的必考内容。重点复习麻黄的有效成分、药理作用和现代应用；柴胡、桂枝的药理作用和不良反应；葛根、细辛的药理作用。

　　常考的细节有：

1. 解表药主要具有发汗、解热、抗菌、抗炎、镇痛、调节免疫等药理作用。

2. 麻黄主要成分为生物碱，以 L- 麻黄碱、D- 麻黄碱为主。

3. 麻黄的平喘机制。

4. 柴胡注射液可引起过敏反应，严重时发生过敏性休克，使用时应密切监护。

5. 柴胡皂苷有解热、抗炎、镇静、镇痛、保肝、降血脂等药理作用。

6. 葛根现代临床可用于突发性耳聋的治疗。

7. 葛根治疗偏头痛的主要依据是葛根有调节脑血管收缩、舒张功能，能改善心脑血管微循环。

第三节　清热药

一、清热药的药理作用

1. 清热药　凡以清泄里热为主要功效，用以治疗里热证的方药称为清热药。

2. 清热药的主要药理作用

（1）抗病原微生物

①抗细菌：黄芩、黄连、黄柏、龙胆草、金银花、大青叶、蒲公英、鱼腥草、紫草等对金黄色葡萄球菌、溶血性链球菌、肺炎球菌、大肠埃希菌、痢疾杆菌、变形杆菌等有抑制作用；黄连、黄柏对结核杆菌、钩端螺旋体有抑制作用。

②抗真菌：知母、栀子、黄芩、黄连、黄柏、苦参、连翘、大青叶、板蓝根、鱼腥草、牡丹皮及青蒿等能抑制多种皮肤真菌的生长繁殖。其中清热解毒药、清热燥湿药的抗菌作用更为显著。

③抗病毒：金银花、连翘、鱼腥草、黄连、贯众、黄芩、大青叶、板蓝根、黄柏、败酱草、牡丹皮等对多种呼吸道病毒有抑制作用；金银花、连翘、黄芩、苦参、贯众等对柯萨奇病毒有抑制作用；苦参、

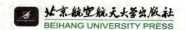

黄芩、赤芍、牡丹皮、半枝莲、山豆根、青蒿等对乙型肝炎病毒有抑制作用；黄芩、贯众、败酱草、青蒿对单纯疱疹病毒有抑制作用。

（2）**解热**：石膏、知母、黄芩、黄连、金银花、犀角、玄参、赤芍、紫草、地骨皮、大青叶、白虎汤、黄连解毒汤等对动物实验性发热模型均有解热作用，其机制多与抑制内生致热原的产生及阻断发热的病理环节有关。

（3）**抗炎**：金银花、知母、黄芩、赤芍、牡丹皮等对大鼠佐剂性关节炎也有一定的抑制作用。清热药抗炎机制主要有：兴奋垂体 - 肾上腺皮质系统，抑制炎症反应；抑制各种炎症介质的合成与释放。

（4）**抗毒素**：许多清热药具有抗细菌内毒素作用，提高机体对内毒素的耐受能力。其拮抗方式主要有直接作用和间接作用两种。直接作用表现为降解内毒素，拮抗外毒素，间接作用表现为降低细菌毒力。

（5）**抗肿瘤**。

（6）**调节免疫**：对免疫功能的影响较为复杂。一方面，多数清热方药能提高机体的免疫功能，增强机体的抗病能力。另一方面，某些清热药又可抑制多种类型的变态反应。

二、常用药物

黄芩

1. **功效**　清热燥湿，泻火解毒，止血，安胎。
2. **主要有效成分**　黄酮类成分黄芩苷、黄芩素、汉黄芩素、汉黄芩苷等。☆
3. **药理作用**

（1）抗病原微生物：黄芩对常见致病菌具有广谱抗菌作用，其抑菌成分主要是黄芩素与黄芩苷。黄芩对流感病毒、呼吸道合胞体病毒、肝炎病毒、柯萨奇病毒及艾滋病病毒均有一定的抑制作用。

（2）抗毒素：黄芩苷体外与内毒素温浴具有降解内毒素的作用，呈时间和剂量依赖性。

（3）抗肿瘤：黄芩抗肿瘤的主要活性成分有黄芩素、黄芩苷、汉黄芩素。黄芩抗肿瘤机制主要有影响细胞的运动侵袭能力、抑制肿瘤细胞增殖、诱导细胞分化与凋亡、抑制肿瘤血管生成等。

（4）解热：黄芩解热效应与抑制环加氧酶（COX）活性，使 PG 合成减少有关。

（5）抗炎：黄芩对急性、慢性炎症均有不同程度的抑制作用。黄芩苷的抑制作用最强。抗炎作用机制与抑制 AA 的代谢和调节白细胞的功能有关。黄芩苷和黄芩素可抑制 AA 代谢途径中环氧酶和脂氧酶活性，从而抑制 PGs 和 LTs 合成。

（6）调节免疫功能

①抗变态反应：黄芩免疫抑制作用的环节包括稳定肥大细胞膜，减少炎性介质释放；影响花生四烯酸代谢，抑制炎性介质的生成。

②提高机体免疫功能。

（7）利胆、保肝：黄芩及黄芩提取物对多种实验性肝损伤模型有保护作用。其保肝作用可能与抗氧自由基损伤有关。黄芩及黄芩素等可促进实验动物胆汁分泌。

（8）降血脂、抗动脉粥样硬化。

（9）对血液系统影响：黄芩有止血功效，通过不同程度地抑制胶原、ADP、花生四烯酸诱导的血小板聚集，抑制凝血酶诱导的纤维蛋白原转化为纤维蛋白，而产生抗凝血作用。

4. **现代应用**

（1）上呼吸道感染。

（2）急性菌痢。

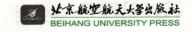

（3）病毒性肝炎。

5. **不良反应**　黄芩水煎剂口服不良反应较少，黄芩苷注射可引起少数人胃部不适或腹泻。

黄连

1. **功效**　清热燥湿，泻火解毒。

2. **主要有效成分**　含多种生物碱类，以小檗碱含量最高，其次为黄连碱、药根碱、甲基黄连碱、掌叶防己碱（巴马汀）等。☆

3. **药理作用**

（1）**抗病原微生物**：黄连及小檗碱具有广谱抗菌作用，对多种细菌、结核杆菌及真菌等有抑制或杀灭作用。黄连低浓度抑菌，高浓度杀菌，抗菌机制可能是：破坏细菌结构；抑制细菌糖代谢，抑制酵母菌及细菌糖代谢的中间环节丙酮酸的氧化脱羧过程；抑制细菌 DNA 的复制。

（2）**抗毒素、抗腹泻**：黄连和小檗碱能提高机体对多种细菌毒素的耐受力，对细菌内毒素所致大鼠死亡有保护作用。小檗碱还能对抗霍乱弧菌和大肠埃希菌所致肠分泌亢进、腹泻和死亡。

（3）**抗炎、解热**：黄连、黄连制剂和小檗碱都有抗炎作用。其抗炎机制可能与刺激促皮质激素释放及影响炎症过程的某些环节有关。小檗碱对牛奶致热家兔和酵母悬液致热大鼠都有解热效果。

（4）**镇静催眠**。

（5）**降血糖**：黄连煎剂及小檗碱均能降低正常小鼠血糖。黄连的降糖机制可能涉及增强对胰岛素的敏感性，保护胰岛 β 细胞，抑制糖醛还原酶等过程。

（6）**抗溃疡**：黄连及小檗碱、巴马汀均具有抗实验性胃溃疡作用。

（7）**抗肿瘤**：小檗碱对人鼻咽癌细胞、恶性畸胎瘤细胞、大鼠 9L 脑肿瘤细胞、人白血病细胞、艾氏腹水癌、淋巴瘤 NK/LY 细胞、前列腺癌 RM-1 细胞、卵巢癌 HEY/SKOV$_3$ 细胞均有一定的抑制和杀灭作用。

（8）**对心血管系统的影响**

①**正性肌力**：一定剂量范围内的小檗碱对多种动物的离体及在体心脏显示正性肌力作用。

②**抗心律失常**：小檗碱和药根碱有抗心律失常作用。阻断延迟激活钾通道可能是小檗碱延长APD，发挥抗心律失常作用的重要机制之一。

③**抗心肌缺血**：小檗碱有抗心肌缺血作用。小檗碱能增加离体猫心冠脉流量，能保护心肌缺血性损伤，改善梗死后衰竭的心室功能。

④**降压**：黄连对多种原因引起的高血压有较好的改善作用。小檗碱对血管环的直接舒张作用可能是通过激动血管内皮 M 受体，释放 NO，产生血管内皮依赖性舒张反应。

（9）**抗脑缺血**：小檗碱能增强小鼠对常压和减压状态的耐缺氧能力，皮下注射时可减慢小鼠整体耗氧的速度，延长闭塞缺氧状态下小鼠存活时间，并能提高小鼠心、脑及整体耐缺氧能力。

（10）**抗血小板聚集**。

4. **现代应用**

（1）感染性疾病。

（2）心脑血管性疾病。

（3）糖尿病。

（4）烧伤。

（5）胃及十二指肠溃疡、萎缩性胃炎。

5. **不良反应**　人口服黄连水煎剂不良反应少。口服小檗碱时，少数患者会出现上腹部不适、恶心、呕吐、腹泻等胃肠道症状。双黄连注射液静脉滴注有引起过敏性休克的报道，使用时应注意。

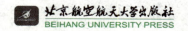

金银花

1. **功效**　清热解毒，疏散风热。

2. **主要有效成分**　含绿原酸类、黄酮类及挥发油等，绿原酸类成分主要是绿原酸、异绿原酸。☆

3. **药理作用**

（1）抗病原微生物：金银花具有广谱抗菌作用。体外对多种致病菌均有一定抑制作用，对肺炎球菌、脑膜炎双球菌、结核杆菌等亦有效。绿原酸和异绿原酸是金银花的主要抗菌有效成分。

（2）抗内毒素：金银花可加速内毒素从血中清除，对抗内毒素引起的小鼠死亡。金银花注射液体外具有降解内毒素的作用。绿原酸是金银花抗内毒素的活性成分。

（3）抗炎、解热：金银花既能抑制炎症的渗出，又能抑制炎性增生。金银花及其复方制剂具有一定解热作用，对实验性动物发热模型有明显的退热作用。

（4）增强免疫功能：金银花能提高机体的非特异性免疫功能。

4. **现代应用**

（1）急性上呼吸道感染。

（2）小儿肺炎。

（3）急性扁桃体炎。

5. **不良反应**　金银花不良反应较少，但有报道其中成药双黄连注射液、银黄注射液可引起过敏性休克，因此使用含金银花的注射剂应注意。

大青叶（板蓝根）

1. **功效**　清热解毒，凉血消斑。

2. **主要有效成分**　菘蓝苷、靛蓝、靛玉红、色胺酮，挥发油。☆

3. **药理作用**

（1）抗病原微生物：大青叶、板蓝根煎剂的体外抗菌范围广，靛蓝、靛玉红可能是其抗病原微生物的有效成分。大青叶、板蓝根抗病毒作用比较显著，对乙型脑炎病毒、腮腺炎病毒、流感病毒、乙型肝炎表面抗原均有抑制作用。

（2）提高机体免疫功能：板蓝根多糖对特异性和非特异性免疫功能均有一定促进作用，可增加正常小鼠脾脏重量、白细胞总数及淋巴细胞数，促进单核巨噬细胞系统功能。可使氢化可的松所致脾脏萎缩恢复正常水平。

（3）保肝：板蓝根具有保肝作用。靛蓝混悬液灌胃对四氯化碳致动物肝损伤有保护作用。对乙型肝炎病毒表面抗原 HBsAg、HBeAg 及乙型肝炎病毒 DNA 转阴和滴度下降有一定作用。

4. **现代应用**

（1）上呼吸道感染。

（2）扁桃体炎、咽炎。

（3）急性传染性肝炎。

（4）流行性乙型脑炎及流行性脑脊髓膜炎。

（5）带状疱疹、单纯疱疹、疱疹性口腔炎。

5. **不良反应**　大青叶与板蓝根口服不良反应较少，偶有胃肠道反应。板蓝根注射液可引起过敏反应，常见为皮肤过敏反应。

青蒿

1. **功效**　清虚热，除骨蒸，解暑热，除蒸，截疟，退黄。

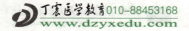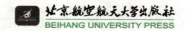

2. 主要有效成分 青蒿素为青蒿的主要活性物质，其衍生物有双氢青蒿素、蒿甲醚、蒿乙醚及青蒿琥酯。☆

3. 药理作用

（1）抗病原微生物

①抗疟原虫：青蒿素是青蒿中的主要抗疟成分，具有高效、速效、低毒等特点。青蒿素对疟原虫红细胞内期有杀灭作用，对红细胞外期和红细胞前期无效。青蒿素选择性作用于疟原虫的膜系结构，抑制细胞色素氧化酶的功能，破坏其食物包膜及线粒体膜，使核内染色质形成自噬泡，导致虫体结构瓦解而死亡。

②抗菌、抗病毒：青蒿水煎液对金黄色葡萄球菌、表皮葡萄球菌、炭疽杆菌、白喉杆菌、痢疾杆菌、结核杆菌等均有一定的抑制作用。青蒿挥发油对多种皮肤癣菌有抑制作用。青蒿有抗流感和柯萨奇 B 组病毒的作用。

（2）抗炎：青蒿水提物对大、小鼠蛋清性、酵母性关节肿胀和二甲苯所致小鼠耳壳肿胀有明显的抑制作用。

（3）解热、镇痛：青蒿及青蒿提取物对实验性发热动物有解热作用。青蒿水提物灌胃可提高小鼠热刺激痛阈，减少醋酸腹腔注射诱导的小鼠扭体次数。

（4）调节免疫功能：青蒿素对免疫系统作用较为复杂，目前多认为是抑制作用。青蒿素对皮质激素所致免疫功能低下的动物，可使降低的淋巴细胞转化率增高。

（5）抗癌：青蒿素对多种肿瘤细胞具有一定的抑制或杀灭作用。

4. 现代应用

（1）疟疾。

（2）高热。

（3）皮肤真菌疾病，神经性皮炎。

5. 不良反应 青蒿毒性低，其浸膏片口服少数患者可出现恶心、呕吐、腹痛、腹泻等消化道症状。

栀子

1. 功效 泻火除烦，清热利湿，凉血解毒。

2. 主要有效成分 环烯醚萜苷类有栀子苷、去羟栀子苷（京尼平苷）及其水解产物京尼平等。☆

3. 药理作用

（1）抗炎：栀子醇提物、水提物、乙酸乙酯部分和京尼平苷均有一定的抗炎作用。

（2）镇静、镇痛：栀子提取物、栀子总苷灌胃对醋酸诱发的小鼠扭体反应有抑制作用；栀子提取物能抑制小鼠自发活动或诱导睡眠。

（3）解热：栀子生品及各种炮制品的乙醇提取物对酵母所致发热大鼠有解热作用。

（4）利胆、保肝：京尼平苷和藏红花酸可使急性酒精性肝损伤小鼠血清 AST 和 ALT 的活性降低，减少肝组织 MDA 生成，改善肝病理变化。栀子苷对大鼠肌注黄曲霉素 B_1 诱导的肝损伤有保护作用。京尼平苷对半乳糖胺和脂多糖诱导的肝细胞凋亡和肝衰竭有保护作用。栀子水提物、醇提物、栀子苷、藏红花酸、京尼平苷均可促进动物胆汁分泌。

（5）促进胰腺分泌：栀子及其提取物能促进大鼠胰腺分泌，降低胰酶活性，能使胰腺细胞膜结构、功能趋于正常。

4. 现代应用

（1）急性黄疸型肝炎。

（2）扭挫伤。

（3）急性卡他性结膜炎。

5. **不良反应**　大剂量栀子及其有效成分对肝、肾有一定毒性作用。

鱼腥草

1. **功效**　清热解毒，消痈排脓，利尿通淋。

2. **主要有效成分**　挥发油和黄酮类成分。挥发油成分含癸酰乙醛（鱼腥草素）及月桂醛，鱼腥草的特殊气味与癸酰乙醛有关。☆

3. **药理作用**

（1）抗病原微生物：鱼腥草具有广谱抗菌作用。鱼腥草素是具有抗菌活性的主要成分。

（2）抗炎：鱼腥草素是鱼腥草抗炎有效成分之一，能抑制巴豆油和二甲苯引起的小鼠耳肿胀及皮肤毛细血管通透性增加，以及醋酸引起的小鼠腹腔毛细血管通透性增加。

（3）对免疫功能的影响：鱼腥草煎剂体外能增强人体外周血白细胞吞噬金黄色葡萄球菌的能力，对X线照射和环磷酰胺致小鼠白细胞减少有保护作用。

4. **现代应用**

（1）急性呼吸道感染。

（2）妇科炎症及不孕症。

（3）外科术后感染、皮肤病、细菌性痢疾。

5. **不良反应**　鱼腥草注射液可引起皮肤红肿、瘙痒、皮疹及恶寒、发热、寒战、胸闷、心悸、呼吸困难、肺水肿，甚至过敏性休克。

苦参

1. **功效**　清热燥湿，杀虫，利尿。

2. **主要有效成分**　苦参主要含生物碱类，包括苦参碱、氧化苦参碱、槐果碱、槐胺碱、槐定碱等。含黄酮类成分如苦参酮、苦参啶、苦参醇等。☆

3. **药理作用**

（1）抗病原微生物：抗菌的主要活性成分是苦参碱、氧化苦参碱、槐定碱、槐果碱，黄酮类化合物如苦参酮等亦为抑菌有效成分。

（2）抗炎。

（3）抗过敏：苦参碱的免疫抑制作用较强。

（4）抗肿瘤：多种苦参生物碱及黄酮类成分体外对包括肝癌、胃癌、大肠癌、肺癌、鼻咽癌、乳腺癌等多种肿瘤细胞具有一定的抑制或杀灭作用。

（5）解热：苦参注射液、氧化苦参碱静脉注射对四联菌苗诱导的家兔发热有抑制作用。

（6）抗心肌缺血：苦参总碱能扩张冠脉，增加冠脉血流量，能减轻垂体后叶素引起的急性心肌缺血，抑制ST段下降和T波低平等心电图缺血性变化。

（7）抗心律失常：苦参碱对乌头碱、氯化钡、肾上腺素等诱发的实验性心律失常模型有一定的对抗作用。苦参碱的抗心律失常作用可能是一方面是对心脏的直接抑制作用，另一方面也通过延长心室有效不应期，提高心室舒张期兴奋阈值来发挥作用。

4. **现代应用**

（1）急慢性肠炎。

（2）滴虫阴道炎。

（3）皮肤病。

（4）心律失常。

（5）肿瘤。

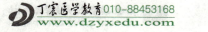

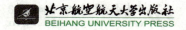

（6）肝病。

5. **不良反应** 苦参制剂口服对胃肠道有刺激作用，表现为恶心、呕吐、食欲不振、腹泻等。

知母

1. **功效** 清热泻火，滋阴润燥。
2. **主要有效成分** 主要含多种甾体皂苷。☆
3. **药理作用**

（1）解热：知母提取物皮下注射对大肠埃希菌所致家兔发热有解热作用。解热起效慢，作用持久。

（2）抗炎：知母对二甲苯致小鼠耳肿胀和乙酸致小鼠腹腔毛细血管通透性亢进均有抑制作用。

（3）对交感神经和 β 受体功能的影响：知母及其皂苷元能降低阴虚证患者血、脑、肾上腺中多巴胺 β 羟化酶活性，使 NE 合成和释放减少；抑制过快的 β 受体蛋白合成，下调 β 受体。知母及其皂苷元还能使阴虚模型动物脑、肾中 β 受体功能下降。

（4）降血糖：知母水提物、知母总酚和知母多糖对正常小鼠均有降血糖作用，对四氧嘧啶糖尿病家兔和小鼠的血糖升高有抑制作用。知母聚糖 A、B、C、D 均有降血糖作用，其中以知母聚糖 B 活性最强。

（5）改善学习记忆。

4. **现代应用**

（1）急性传染、感染性疾病。
（2）糖尿病。
（3）肺结核潮热或肺热咳嗽。

历年考点串讲

清热药的功效、有效成分、药理作用、现代应用、不良反应都是止血药的重点内容，是考试的必考内容。重点复习常用药黄芩、黄连、金银花、大青叶、青蒿、栀子、鱼腥草、苦参、知母的有效成分、药理作用、现代应用及不良反应。

常考的细节有：

1. 金银花有抗病原微生物、抗内毒素、解热、抗炎、增强免疫功能的药理作用。
2. 黄连及小檗碱对流感病毒有抑制作用。
3. 板蓝根可以使乙型肝炎病毒表面抗原 HBsAg、HBeAg 及乙型肝炎病毒 DNA 转阴。
4. 鱼腥草中具有抗菌活性的主要成分为癸酰乙醛。
5. 黄芩通过扩张外周血管产生降压作用。
6. 苦参可通过稳定细胞膜产生抗炎作用。
7. 青蒿抗疟的有效成分是青蒿素。对疟原虫红细胞内期有杀灭作用，对红细胞外期和红细胞前期无效。
8. 知母具有降低交感神经功能和 β 受体功能。

第四节　泻下药

一、基本知识

1. **泻下药**　凡能引起腹泻、促使排便或润滑大肠及攻逐水饮的药物称为泻下药。

2. **泻下药的主要药理作用**

（1）泻下：泻下作用主要分为刺激性泻下、容积性泻下及润滑性泻下。大黄、番泻叶、芦荟等药物的致泻成分均为结合型蒽苷，在细菌酶的作用下水解为苷元，刺激大肠黏膜下神经丛，使肠管蠕动增加而排便，为刺激性泻药。芒硝主要成分为硫酸钠，口服后在肠腔内不能吸收，发挥高渗作用，使肠腔保留大量水分，肠容积增大，促进肠蠕动而泻下，为容积性泻药。火麻仁、郁李仁等含有大量的脂肪油，使肠道润滑，粪便软化，同时脂肪油在碱性肠液中能分解产生脂肪酸，可对肠壁产生温和的通便作用，为润滑性泻药。

（2）利尿作用：芫花、甘遂、牵牛子、商陆等均有较强的利尿作用。大黄中所含蒽醌亦有轻度利尿作用，其机制与抑制肾小管上皮细胞 Na^+-K^+-ATP 酶有关。

（3）抗病原微生物：甘遂、芫花、大戟、商陆、芦荟、大黄等分别对某些革兰阴性菌和革兰阳性菌、某些病毒、真菌及致病性原虫均有不同程度的抑制作用。

（4）抗炎作用：大黄和商陆均有明显的抗炎作用，既抑制炎症早期的渗出水肿，又能抑制炎症后期的肉芽增生。大黄的抗炎作用机制可能与抑制花生四烯酸代谢有关。商陆皂苷能兴奋垂体-肾上腺皮质系统而发挥抗炎作用。

二、常用药物

大黄

1. **功效**　泻下攻积，清热泻火，凉血解毒，逐瘀通经，利湿退黄。

2. **主要有效成分**　主要成分为蒽醌衍生物，以结合型和游离型两种形式存在，其中以结合型蒽醌苷为主，是泻下的主要成分，主要有蒽醌苷和二蒽酮苷。蒽醌苷类成分有番泻苷 A、B、C、D、E、F 等。游离型蒽醌有大黄素、大黄酸、芦荟大黄素、大黄酚、大黄素甲醚等。尚含大量鞣质，如没食子酸和 D- 儿茶素。☆

3. **药理作用**

（1）泻下：大黄属于刺激性泻药，致泻作用部位在大肠。致泻的主要成分为结合型蒽醌，其中以番泻苷 A 作用最强。泻下作用机制包括：

①大黄口服后，结合型蒽醌苷大部分未被小肠吸收而抵达大肠，在大肠被细菌酶迅速水解为游离型大黄酸蒽酮和大黄酸，刺激肠黏膜及肠壁肌层内神经丛，促进结肠蠕动而致泻。

②蒽酮具有胆碱样作用，可兴奋肠平滑肌上 M 胆碱受体，促进结肠蠕动。

③大黄抑制肠平滑肌上 Na^+-K^+-ATP 酶，抑制 Na^+ 从肠腔转移至细胞内，使肠腔内渗透压升高，肠腔容积增大，机械性刺激肠壁，使肠蠕动增强而致泻。

④部分原型蒽苷自小肠吸收后，经过肝脏转化，还原成苷元，由血流或胆汁运输至大肠而发挥泻下作用。

（2）保肝、利胆：大黄能疏通肝内毛细胆管，促进胆汁分泌；并能促进胆囊收缩，松弛胆囊奥狄括约肌，使胆汁排出增加。大黄不仅促进胆汁分泌，使胆汁中胆红素和胆汁酸含量增加。

（3）保护胃黏膜、抗急性胰腺炎。

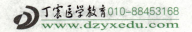
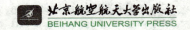

（4）改善肾功能：大黄素、大黄酸、芦荟大黄素有利尿作用，其作用与抑制肾髓质 Na^+-K^+-ATP 酶有关。大黄能延缓慢性肾衰竭的发展。大黄治疗氮质血症的机制可能是：

①大黄泻下作用使肠内氨基酸吸收减少。

②血中必需氨基酸增加使蛋白质合成增加。

③大黄抑制肌蛋白的分解从而减少尿素氮的来源。

④促进尿素和肌酐随尿排出。

⑤抑制肾代偿性肥大、缓解高代谢状态。

（5）对血液系统的作用

①止血：大黄能缩短出血时间，作用确切，见效快。所含 α-儿茶素、没食子酸为其有效成分。

②改善血液流变性：大黄能改善血液流变性，使血液黏度及血细胞比容均降低。

（6）降血脂：大黄可明显降低喂饲高胆固醇饮食致实验性高胆固醇血症家兔的血清胆固醇水平。

4. 现代应用

（1）便秘。

（2）急慢性肾衰竭。

（3）急性感染性疾病及菌痢肠炎、急性胰腺炎、急性胆囊炎、肠梗阻。

（4）各种出血性疾病。

（5）胃溃疡、高脂血症、病毒性肝炎、子宫内膜异位症、慢性前列腺炎。

5. 不良反应 大黄停药后可出现继发性便秘。大黄毒性较低，临床应用比较安全，但服用过量可引起中毒，出现恶心、呕吐、头痛、腹绞痛等不良反应。大黄蒽醌类成分具有一定肝脏毒性，长期服用应注意。

芒硝

1. 功效 泻下通便，润燥软坚，清热消肿。

2. 主要有效成分 含水硫酸钠（$Na_2SO_4 \cdot 10H_2O$）。☆

3. 药理作用

（1）泻下：硫酸钠水解产生大量硫酸根离子，在肠道难被吸收，滞留于肠腔内，使肠内容物形成高渗状态，抑制肠内水分的吸收，使肠内容物容积增大，扩张肠道，机械性刺激肠壁，反射性引起肠蠕动增加而致泻。硫酸钠本身也刺激肠黏膜，使其蠕动增加。

（2）利胆：口服小剂量芒硝，可刺激小肠壶腹部，反射性地引起胆囊收缩，促进胆汁排出。

（3）抗肿瘤。

（4）抗炎作用：硫酸钠外敷可加快淋巴循环，增强网状内皮细胞的吞噬功能，而具有抗炎作用。

4. 现代应用

（1）便秘。

（2）急性乳腺炎。

（3）肛肠病。

（4）利尿药。

5. 不良反应 高浓度芒硝溶液可引起幽门痉挛，产生胃不适感，影响胃排空。芒硝含钠离子多，故水肿患者应慎用。孕妇忌用。

番泻叶

1. 功效 泻热行滞，通便，利水。

2. 主要有效成分 含蒽醌衍生物及二蒽酮类衍生物，主要成分为番泻苷 A、B、C、D、E、F，并含大黄酸、大黄酚、大黄素、芦荟大黄素等。☆

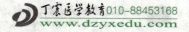

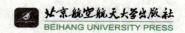

3. **药理作用**

（1）泻下：泻下的主要有效成分为番泻苷 A、B。泻下作用机制同大黄。

（2）止血：番泻叶可使血小板及纤维蛋白原增多，缩短凝血时间、血浆复钙时间、凝血活酶时间及血块收缩时间，有助于止血。

4. **现代应用**

（1）便秘。

（2）急性机械性肠梗阻。

（3）急性胰腺炎。

（4）上消化道出血。

5. **不良反应**　少数患者服用较大剂量后可出现腹痛，但排便后自行缓解。本品可刺激盆腔神经，并使盆腔器官充血，故月经期及妊娠妇女慎用或忌用。

芫花

1. **功效**　泻下逐水。

2. **主要有效成分**　含二萜原酸酯类、黄酮类、挥发油等。12-苯甲酰瑞香素为抗白血病活性成分。☆

3. **药理作用**

（1）泻下、利尿：生芫花与醋制芫花煎剂、水浸剂或醇浸剂均能兴奋小肠，使肠蠕动增加而致泻。芫花煎剂大鼠灌胃可增加尿量，利尿同时 Na^+ 排出率明显增加。

（2）止咳、祛痰：醋制芫花和苯制芫花的醇提液和水提液及羟基芫花素均有止咳作用。小鼠酚红排痰试验证实上述制剂均有祛痰作用。

（3）镇静、镇痛及抗惊厥。

（4）抗菌：芫花全草煎剂、醋制芫花及苯制芫花水提液对肺炎球菌、溶血性链球菌、流感杆菌等有抑制作用。水浸剂对某些皮肤真菌有抑制作用。

（5）兴奋子宫，致流产。芫花萜、芫花素可致多种妊娠动物流产。

4. **现代应用**

（1）肝病。

（2）终止妊娠。

（3）闭经。

5. **不良反应**　芫花刺激性较强，口服后头晕、头痛、四肢疼痛、恶心、呕吐、腹痛。芫花根注射液和芫花萜醇剂的毒性较强，能引起全身各个脏器不同程度的损害。芫花酯甲引产对胎盘、脐带毒性较大，对胎儿脏器和母体的毒性较小。

历年考点串讲

　　大黄、芒硝、番泻叶、芫花的功效、有效成分、药理作用、现代应用、不良反应是泻下药的重点内容，是考试的必考内容。重点复习大黄、芒硝的有效成分、药理作用及不良反应；番泻叶、芫花的药理作用和现代应用。

　　常考的细节有：

1. 泻下药按照泻下机制可分为刺激性泻药、容积性泻药及润滑性泻药。

2. 大黄有泻下、保肝、利胆、保护胃黏膜、抗急性胰腺炎、改善肾功能、止血、改善血流变、

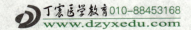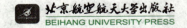

降血脂等药理作用。

3. 大黄能明显降低氮质血症和慢性肾衰竭患者血中非蛋白氮，延缓慢性肾衰竭的发展，改善肾功能。

4. 大黄止血的主要成分是没食子酸、D-儿茶素。

5. 芒硝泻下的主要成分是硫酸钠。

6. 芫花现代可用于终止妊娠。

第五节　祛风湿药

一、祛风湿药的药理作用

1. **祛风湿药**　凡以祛风湿、解除痹痛为主要功效，临床用于治疗痹证的药物称为祛风湿药。

2. **祛风湿药的主要药理作用**

（1）抗炎：常用祛风湿药对多种实验性急慢性炎症模型均有不同程度的抑制作用。已知抗炎的主要有效成分有秦艽碱甲、青风藤碱、粉防己碱、甲氧基欧芹酚、雷公藤总苷、雷公藤内酯等。

（2）镇痛：川乌、青风藤、独活、秦艽、五加皮、防己有不同程度的镇痛作用，提高动物对热刺激、电刺激、化学刺激所致疼痛反应的阈值，也可减少小鼠醋酸扭体次数。

（3）对免疫功能的影响：雷公藤、五加皮、独活、豨莶草、青风藤对机体免疫功能有明显抑制作用。本类药中少部分成分对免疫功能有促进作用，细柱五加总皂苷和多糖可提高小鼠网状内皮系统的吞噬功能和小鼠血清抗体滴度。

二、常用药物

秦艽

1. **功效**　祛风湿，清湿热，止痹痛，退虚热。

2. **主要有效成分**　秦艽主要成分为龙胆苦苷，在提取过程中遇氨转变为生物碱，有秦艽碱甲（龙胆碱）、秦艽碱乙（龙胆次碱）、秦艽碱丙。☆

3. **药理作用**

（1）抗炎：秦艽有明显的抗炎作用。秦艽乙醇浸出液和秦艽碱甲对二甲苯致小鼠耳肿胀、甲醛和蛋清致小鼠足跖肿胀、醋酸致小鼠腹腔毛细血管通透性增加有显著的抑制作用。有效成分为秦艽碱甲。

（2）镇痛：秦艽水提物、醇提物和秦艽碱甲可明显抑制醋酸所致小鼠扭体反应，减轻热板或光热刺激所致小鼠和大鼠的疼痛反应，且随剂量增加，镇痛作用增强，但作用持续时间短暂。

（3）抗过敏：秦艽碱甲能明显减轻豚鼠因组胺所致的哮喘、抽搐，对组胺所致的豚鼠休克有一定的保护作用。其作用机制可能与其抗组胺作用有关。

（4）镇静、解热：秦艽碱甲小剂量对大鼠有镇静作用，较大剂量则有中枢兴奋作用，出现兴奋、惊厥，甚至导致麻痹死亡。秦艽碱甲对酵母所致大鼠发热有解热作用。

4. **现代应用**

（1）风湿性关节炎和类风湿关节炎。

（2）流行性脑脊髓膜炎。

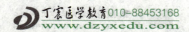
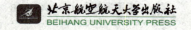

（3）肩关节周围炎。

（4）小儿急性黄疸型传染性肝炎。

5. **不良反应**　在常规剂量内水煎服秦艽可能有胃不适反应；剂量过大可能引起恶心、呕吐、腹泻反应。

独活

1. **功效**　祛风湿，止痛，解表。

2. **主要有效成分**　主要成分为香豆素类，包括东莨菪素、二氢欧山芹醇、二氢欧山芹醇乙酸酯、花椒毒素、伞形花内酯等。挥发油成分主要含有 α-蒎烯、L-柠檬酸烯等。☆

3. **药理作用**

（1）**抗炎、镇痛**：甲氧基欧芹酚腹腔给药可抑制角叉菜胶所致的大鼠足肿胀率和减少醋酸引起的小鼠扭体反应次数。活水煎剂能明显延长热板法所致小鼠疼痛反应时间。

（2）**镇静**：当归酸、伞形花内酯有明显的镇静作用，是独活镇静作用的主要有效成分。

（3）**抑制血小板聚集和抗血栓形成**：独活抑制血小板聚集的有效成分为二氢欧山芹醇、二氢欧山芹醇乙酸酯、二氢欧山芹素、欧芹酚甲醚。独活醇提物可明显抑制大鼠动静脉环路血栓的形成，使血栓重量减轻，也可抑制大鼠体外血栓形成，使血栓重量减轻，血栓长度缩短。

（4）**对心血管系统作用**：欧芹酚甲醚具有扩张血管、降压作用。独活中分离出的 γ-氨基丁酸可对抗多种实验性心律失常，延迟室性心动过速的发生，降低室性心动过速的发生率和缩短持续时间。

4. **现代应用**

（1）风湿性关节炎。

（2）坐骨神经痛和三叉神经痛。

（3）腰椎间盘突出症及腰椎骨质疏松症。

（4）慢性支气管炎。

（5）银屑病。

5. **不良反应**　大鼠注射花椒毒素引起肝、肾损伤；患者服用独活煎剂出现过舌麻木、恶心、呕吐、胃不适等不良反应。独活中香豆素类成分为光活性物质，可使受日光或紫外线照射处皮肤发生日光性皮炎，发生红肿、色素增加、表皮增厚现象。

五加皮

1. **功效**　祛风湿，补肝肾，强筋骨，利水。

2. **主要有效成分**　刺五加糖苷 B_1、紫丁香苷、五加苷 A、B、C、D。☆

3. **药理作用**

（1）**抗炎**：五加皮的抗炎作用主要通过减少炎症介质的释放及抑制其致炎作用所致。

（2）**对免疫功能的影响**：细柱五加皮对免疫功能有抑制作用，五加皮总皂苷和多糖则有提高机体免疫功能的作用。

（3）**镇静、镇痛**：细柱五加皮醇浸膏协同戊巴比妥钠催眠作用。其正丁醇提取物及短梗五加醇提物均能提高痛阈，具有明显镇痛作用。

（4）**性激素样作用**。

4. **现代应用**

（1）风湿性和类风湿关节炎。

（2）关节痛。

（3）小儿行迟。

（4）浮肿。

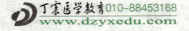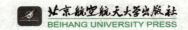

5. **不良反应** 细柱五加皮大剂量可出现中枢抑制，下肢软弱无力。北五加有一定毒性，中毒可致严重心律失常，并引起中毒性视神经炎及多发性神经炎。

防己

1. **功效** 利水消肿，祛风止痛。
2. **主要有效成分** 粉防己碱（汉防己甲素）、防己诺林碱（汉防己乙素）、汉防己丙素、轮环藤酚碱等。☆
3. **药理作用**
（1）抗炎：粉防己碱、防己诺林碱有抗炎作用。
（2）免疫抑制和抗过敏：粉防己碱对细胞免疫和体液免疫均有抑制作用。粉防己碱的免疫抑制作用和抗过敏作用与钙通道的阻滞有关。
（3）镇痛。
（4）对心血管系统的作用：粉防己碱能对抗乌头碱、氯仿等所致动物心律失常，对窦房传导功能和自律性有抑制作用。粉防己碱对麻醉猫、家兔有降压作用。粉防己碱能扩张冠状动脉，增加冠脉血流量，可对抗垂体后叶素引起的大鼠冠脉痉挛，减轻冠状动脉结扎犬的心脏损伤程度。
（5）抗肝纤维化：粉防己碱可显著改善肝功能，减轻肝脏病理性损伤，肝内胶原沉积减少。
（6）防治矽肺。
4. **现代应用**
（1）高血压病。
（2）心绞痛。
（3）矽肺。
（4）神经性疼痛。
（5）慢性肝病及纤维化。

雷公藤

1. **功效** 祛风除湿，活血通络，消肿止痛，解毒杀虫。
2. **主要有效成分** 生物碱类有雷公藤春碱、雷公藤晋碱、雷公藤辛碱等；二萜类化合物有雷公藤甲素、雷公藤乙素、雷公藤丙素等；三萜类有雷公藤内酯甲、雷公藤红素等；倍半萜类有雷公藤碱等。☆
3. **药理作用**
（1）对免疫功能的影响：雷公藤及其多种成分均可明显抑制免疫功能。雷公藤内酯可明显抑制抗体的产生和分泌，并抑制 Ts 细胞的活化，抑制 T、B 淋巴细胞增殖，提高血清总补体含量，抑制小鼠 IgG 的形成。公藤甲素对单向混合淋巴细胞反应、DTH、T 淋巴细胞亚群均表现抑制作用。雷公藤多苷治疗类风湿关节炎，患者血清中 IgM、IgA、IgG 均下降，补体 C_3 增高，γ 球蛋白明显下降，对体液免疫有明显抑制作用。
（2）抗炎：雷公藤总苷对各种急慢性关节炎有较好的抗炎作用。雷公藤甲素、雷公藤内酯对巴豆油诱发的小鼠耳肿胀、醋酸所致的小鼠毛细血管通透性增高有抑制作用。雷公藤红素对大鼠实验性棉球肉芽肿有明显的抑制作用，呈现一定的量效关系。
（3）对血管和血液系统的作用：雷公藤乙酸乙酯提取物能降低佐剂关节炎大鼠全血和血浆黏度、减少血细胞比容及纤维蛋白原含量，使血小板最大聚集率明显下降。雷公藤多苷可减轻内皮损伤模型大鼠内膜增生的程度，减少血管内皮损伤后血浆内源性洋地黄因子的含量及局部炎症细胞的数量。
（4）对生殖系统的影响：雷公藤制剂有明显的抗生育作用。抗生育作用具有可逆性，停止给药后 6～8 个月生育功能可以恢复。

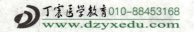 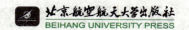

（5）抗肿瘤：雷公藤甲素、雷公藤乙素和雷公藤内酯有抗肿瘤作用。

4. 现代应用

（1）类风湿关节炎。

（2）肾小球肾炎和肾病综合征。

（3）结缔组织病。

（4）银屑病、神经性皮炎、湿疹和过敏性紫癜。

（5）慢性支气管炎和小儿喘息型支气管炎。

5. 不良反应　雷公藤毒副作用的大小与用药量有关，药量越大，毒副作用也越明显。消化系统主要表现为恶心、呕吐、腹痛、腹泻、便秘、食欲不振等胃肠道症状，急性中毒可引起胃肠道非特异性损伤。生殖系统主要表现为长期连续服用时男子生育能力下降或不育，女子出现月经紊乱、闭经等。造血系统的不良反应主要表现为 WBC、粒细胞、红细胞及全血细胞减少。神经系统的不良反应主要表现在头晕、乏力、失眠、嗜睡、复视等。心血管系统的不良反应有胸闷、心悸、心律失常等。另外还有过敏反应、肝肾损伤。

历年考点串讲

　　秦艽、独活、五加皮、防己、雷公藤的功效、有效成分、药理作用、现代应用、不良反应是祛风湿药的重点内容，是考试的必考内容。重点复习秦艽、独活、五加皮、防己的有效成分和药理作用；雷公藤的有效成分、药理作用、现代应用以及不良反应。

　　常考的细节有：

　　1. 祛风湿药有抗炎、镇痛、调节免疫功能的药理作用。

　　2. 秦艽抗炎的主要成分是秦艽碱甲，通过兴奋下丘脑 - 垂体，使肾上腺素分泌增多，从而增加肾上腺皮质功能而起到抗炎作用。

　　3. 细柱五加多糖有性激素样作用。

　　4. 秦艽、粉防己、雷公藤均是通过兴奋垂体 - 肾上腺皮质功能起到抗炎作用。

　　5. 防己现代临床可以防治矽肺。

　　6. 五加皮的抗炎作用主要通过减少介质释放及抑制其致炎作用。

　　7. 雷公藤抗肿瘤作用的主要成分是雷公藤甲素、雷公藤乙素、雷公藤内酯、雷公藤羟内酯。

第六节　芳香化湿药

一、芳香化湿药的药理作用

1. 芳香化湿药　凡气味芳香，以化湿运脾为主要功效的方药称为芳香化湿药。

2. 芳香化湿药的主要药理作用

（1）调整胃肠运动功能：芳香化湿药对胃肠运动的不同影响与机体的功能状态有关，如苍术煎剂既能对抗 Ach 所致小肠痉挛，又能对抗肾上腺素所致平滑肌抑制。砂仁挥发油、厚朴酚、和厚朴酚、苍术醇、β- 桉叶醇是调整胃肠运动的物质基础。

（2）促进消化液分泌：厚朴、广藿香、白豆蔻、草豆蔻、草果等均含有挥发油，通过刺激嗅觉、

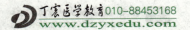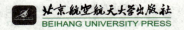

味觉感受器，或温和地刺激局部黏膜，反射性地增加消化腺分泌。挥发油为促进消化液分泌的物质基础。

（3）**抗病原微生物**：芳香化湿药具有不同程度的抗病原微生物作用。厚朴酚、苍术提取物、广藿香酮对金黄色葡萄球菌、溶血性链球菌、肺炎球菌、百日咳杆菌、大肠埃希菌、枯草杆菌、痢疾杆菌、铜绿假单胞菌等具有体外抑制或杀灭作用，其中尤以厚朴抗菌力强，抗菌谱广。厚朴、苍术、广藿香、砂仁、白豆蔻对腮腺炎病毒、流感病毒等有抑制作用。砂仁挥发油、厚朴酚、和厚朴酚、苍术醇、β-桉叶醇、藿香中的黄酮类物质是抗病原微生物的物质基础。

（4）**抗溃疡**：苍术、厚朴、砂仁等芳香化湿药，具有较强的抗实验性溃疡作用。抗溃疡主要作用环节包括：

①增强胃黏膜保护作用：从苍术中提取的氨基己糖具有促进胃黏膜修复作用；关苍术提取物还能增加氨基己糖在胃液和黏膜中的含量；砂仁能促进胃黏膜细胞释放 PG，保护胃黏膜免遭其他外源性因素的损伤。

②抑制胃酸分泌过多：厚朴酚能明显对抗四肽胃泌素及氨甲酰胆碱所致胃酸分泌增多；茅苍术所含 β-桉叶醇有抗 H_2 受体作用，能抑制胃酸分泌，并对抗皮质激素对胃酸分泌的刺激作用。

二、常用药物

厚朴

1. 功效　燥湿消痰，行气平喘。

2. 主要有效成分　木脂素类成分主要为厚朴酚、四氢厚朴酚、异厚朴酚及和厚朴酚；生物碱类成分主要为木兰箭毒碱；挥发油主要为 β-桉叶醇。☆

3. 药理作用

（1）调整胃肠运动功能：厚朴煎剂对兔离体肠肌有兴奋作用；对小鼠离体肠管在一定剂量范围内亦具有兴奋作用，但加大剂量具有抑制作用。厚朴酚对组胺所致十二指肠痉挛有一定的抑制作用。有效成分为厚朴酚等木脂素类。

（2）促进消化液分泌：厚朴通过刺激嗅觉、味觉感受器，或温和地刺激局部黏膜，反射性地增加消化腺分泌。有效成分为挥发油。

（3）抗溃疡：厚朴煎剂、姜炙厚朴煎剂及其有效成分对大鼠幽门结扎型溃疡及应激型溃疡均有明显抑制作用。有效成分为厚朴酚及和厚朴酚等。厚朴抗溃疡作用机制与其抑制胃酸分泌过多有关，该作用与其中枢性的分泌抑制作用有关。

（4）保肝：厚朴酚对急性实验性肝损伤，具有降血清 ALT 作用。厚朴酚能对抗免疫性肝纤维化损伤，防止肝纤维化和肝硬变的形成。

（5）抗菌，抗病毒：厚朴酚、和厚朴酚及其代谢产物四氢厚朴酚和四氢和厚朴酚，由于联苯环上的羟基及烯丙基可产生抗菌活性，均有极强的抗菌作用。有效成分为厚朴酚、和厚朴酚等木脂素类物质。

（6）抗炎，镇痛：厚朴乙醇提取物具有较好的抗炎和镇痛作用。

（7）中枢抑制和肌松：厚朴乙醚提取物及厚朴酚、和厚朴酚有明显的中枢抑制作用。厚朴提取物对脑干网状结构激活系统及丘脑下前部的觉醒中枢有抑制作用。厚朴酚能显著抑制中枢兴奋性氨基酸谷氨酸的作用而产生脊髓抑制。厚朴酚及和厚朴酚具有中枢性肌松作用，能强烈抑制脊髓反射，可被大剂量的士的宁所拮抗，认为它们属于非箭毒样的肌松剂。

4. 现代应用

（1）细菌性痢疾。

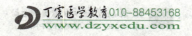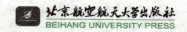

（2）防治龋齿。

（3）肌强直。

5．不良反应　厚朴中有毒成分主要是木兰箭毒碱，口服毒性较小。厚朴在一般肌松剂量下，对实验动物心电图无影响，大剂量可致呼吸肌麻痹而死亡。

广藿香

1．功效　芳香化浊、和中止呕、发表解暑。

2．主要有效成分　广藿香醇（百秋李醇）以及广藿香酮等挥发油成分。☆

3．药理作用

（1）促进胃液分泌：广藿香挥发油可刺激胃黏膜，促进胃液分泌，增强消化能力。

（2）抗病原微生物：广藿香具有较强的抗菌作用。广藿香酮可抑制金黄色葡萄球菌、肺炎双球菌、溶血性链球菌、大肠埃希菌、痢疾杆菌、铜绿假单胞菌；广藿香香精油对甲氧西林敏感金黄色葡萄球菌和 MRSA 有显著抑制作用。广藿香黄酮类物质有抗病毒作用，可抑制消化道、上呼吸道鼻病毒生长繁殖。广藿香煎剂、水浸出液、醚、醇浸出液对许兰黄癣菌、趾间及足趾毛癣菌等多致病性真菌有抑制作用。广藿香煎剂对钩端螺旋体有低浓度抑制、高浓度杀灭作用。

4．现代应用

（1）急慢性胃肠炎、消化不良、胃肠过敏、夏日感冒。

（2）早孕反应。

（3）真菌性阴道炎。

5．不良反应　藿香正气水可能造成过敏性药疹，甚至休克。

苍术

1．功效　燥湿健脾，祛风散寒，明目。

2．主要有效成分　主含挥发油，油中主要成分是苍术醇，为 β - 桉叶醇、茅术醇的混合物。☆

3．药理作用

（1）调整胃肠道运动功能：苍术煎剂、苍术醇提物在一定剂量范围内能明显缓解 Ach 所致家兔离体小肠痉挛，而对肾上腺素所致小肠运动抑制则有一定的对抗作用。苍术醇提物还能对抗 Ach、氯化钡所致大鼠离体胃平滑肌痉挛，而对正常大鼠胃平滑肌则有轻度兴奋作用。

（2）抗溃疡：苍术有较强的抗溃疡作用。苍术抗溃疡作用机制主要表现在抑制胃酸分泌和增强胃黏膜保护作用两个方面。

（3）保肝：苍术及其有效成分对肝细胞受损大鼠均有显著的保护作用。

（4）对血糖的影响：苍术煎剂灌胃对四氧嘧啶性糖尿病家兔和链脲佐菌霉素诱发的大鼠高血糖有降血糖作用。

（5）抗缺氧：苍术抗缺氧的主要活性成分为 β - 桉叶醇。

（6）中枢抑制：茅苍术、北苍术、β - 桉叶醇、茅术醇有镇静作用，能抑制小鼠自发活动。

4．现代应用

（1）小儿腹泻。

（2）急性胃肠炎。

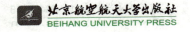

历年考点串讲

厚朴、广藿香、苍术的功效、有效成分、药理作用、现代应用、不良反应都是化湿药的重点内容，是考试的必考内容。重点复习厚朴、广藿香、苍术的有效成分、药理作用、现代应用以及不良反应。

常考的细节有：

1. 芳香化湿药均含有挥发油，能刺激胃肠运动，有利于胃肠内容物的排空或积气的排出，起到健胃、祛风的作用。

2. 厚朴所含厚朴酚、和厚朴酚具有中枢性肌松作用，能强烈抑制脊髓反射，属于非箭毒样的肌松剂。

3. 厚朴保肝作用的有效成分是厚朴酚。

4. 广藿香促进胃液分泌作用的成分是挥发油。

5. 苍术有调整胃肠运动、抗溃疡、保肝、调节血糖、抗缺氧、中枢抑制的药理作用。

第七节　利水渗湿药

一、利水渗湿药的药理作用

1. **利水渗湿药**　凡以通利水道，渗泄水湿，治疗水饮内停、水湿壅盛所致各种病证为主要功效的中药称利水渗湿药。

2. **利水渗湿药的主要药理作用**

（1）**利尿**：多数利水渗湿药均具有不同程度的利尿作用，其中猪苓、泽泻的利尿作用较强。不同的药物作用机制不尽相同，如猪苓、泽泻抑制肾小管对钠离子的重吸收；茯苓中的茯苓素拮抗 ALD；泽泻增加 ANP 的含量等。

（2）**抗病原微生物**：茯苓、猪苓、茵陈、金钱草、木通、萹蓄、半边莲等具有抗菌作用；茵陈对杆菌及球菌有抑制作用；车前子、茵陈、地肤子、萹蓄、木通等具有抗真菌作用；车前子及茵陈对钩端螺旋体有抑制作用。

（3）**利胆、保肝**：本类药物中茵陈、半边莲、玉米须、金钱草等均具有明显的利胆作用。泽泻、茵陈、猪苓、垂盆草具有保肝作用。

（4）**抗肿瘤、增强免疫功能**：茯苓多糖和猪苓多糖具有显著的抗肿瘤作用，还能提高机体的非特异性及特异性免疫功能。

二、常用药物

茯苓

1. **功效**　利水渗湿、健脾、宁心。

2. **主要有效成分**　β-茯苓聚糖、茯苓酸、茯苓素等。☆

3. **药理作用**

（1）**利尿**：茯苓在慢性实验能明显利尿，急性试验无明显利尿作用；醇提物有效，水提物无效；

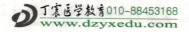 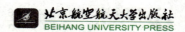

对健康动物和人不具有利尿作用，但对水肿患者、严重的肾炎患者及心脏病患者利尿作用显著。茯苓素是茯苓利尿作用的有效成分，具有和 ALD 及其拮抗剂相似的结构，体外可结合到大鼠肾胞质膜 ALD 受体上，体内可拮抗 ALD 活性，提高尿中 Na^+/K^+ 比值，产生利尿作用。

（2）免疫调节：茯苓多糖体具有增强机体免疫功能的作用。

（3）抗肝硬化：茯苓醇明显减轻实验动物肝硬化，肝内胶原含量降低，尿羟脯氨酸排出量增多。

（4）对胃肠功能的影响：茯苓浸剂对大鼠胃溃疡有防治作用，能抑制胃液分泌；对家兔离体肠肌有直接松弛作用，使肠肌收缩振幅减小，张力下降。

（5）抗肿瘤：茯苓多糖体与茯苓素均有明显的抗肿瘤作用。茯苓的抗肿瘤作用机制主要是通过增强机体免疫功能和一定的直接细胞毒作用。

4．现代应用

（1）水肿。

（2）婴幼儿腹泻。

（3）精神分裂症。

（4）失眠。

<h3 style="text-align:center">泽泻</h3>

1．功效　利水渗湿，泄热。

2．主要有效成分　三萜类化合物的泽泻醇 A、泽泻醇 B、泽泻醇 C 及其醋酸酯；属倍半萜化合物的泽泻醇、环氧泽泻烯。☆

3．药理作用

（1）利尿：泽泻利尿作用的强弱与药材的采集时间、药用部位、炮制方法及实验动物的种属有关。泽泻的利尿作用机制包括：

①直接作用于肾小管的集合管，抑制 K^+ 的分泌，同时抑制 Na^+ 的重吸收。

②增加血浆 ANP 的含量。

③抑制肾脏 Na^+-K^+-ATP 酶的活性，减少 Na^+ 重吸收等。

（2）抗炎。

（3）抗实验性肾结石：泽泻可以增强人尿液对结晶生长的抑制作用，尤其对结晶体积较大者，抑制作用显著。

（4）降血脂及抗动脉粥样硬化：泽泻有降低实验性高脂血症动物的血清胆固醇、甘油三酯和低密度脂蛋白（LDL）的作用。作用机制可能为降低小肠胆固醇的吸收率及抑制小肠胆固醇的酯化。泽泻具有抗实验性动脉粥样硬化作用。

（5）保肝：泽泻能改善肝脏脂肪代谢，具有抗脂肪肝作用。对于高脂、高胆固醇、低蛋白饲料所致的动物脂肪肝病变，泽泻经甲醇、苯和丙酮提取的组分能使肝中脂肪含量降低，对四氯化碳引起的急性肝损伤有保护作用。

（6）抗血小板聚集和抗血栓。

（7）降压：泽泻有轻度的降血压作用，但维持时间短。

4．现代应用

（1）高脂血症。

（2）梅尼埃病。

（3）高血压。

5．不良反应　泽泻含有刺激性物质，内服可引起胃肠炎，贴于皮肤引起水疱。另有过敏反应报道。

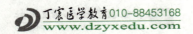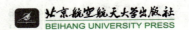

茵陈

1. **功效** 利湿退黄，解毒疗疮。

2. **主要有效成分** 6，7-二甲氧基香豆素、绿原酸、咖啡酸、茵陈二炔等。☆

3. **药理作用**

（1）**利胆**：茵陈具有显著的利胆作用，可松弛胆道括约肌，加速胆汁排泄。在增加胆汁分泌的同时，也增加胆中固体物胆酸、胆红素的排泄量。茵陈有效成分6,7-二甲氧基香豆素具有利胆退黄作用。

（2）**保肝**：茵陈可保护肝细胞膜，防止肝细胞坏死，促进肝细胞再生及改善肝脏微循环。保肝作用机制可能为：诱导肝药酶，增强肝脏的解毒功能，保护肝细胞膜的完整和促进肝细胞的再生。

（3）**抗病原微生物**：茵陈煎剂在体外对金黄色葡萄球菌有明显的抑制作用，对痢疾杆菌、溶血性链球菌、大肠埃希菌、伤寒杆菌、脑膜炎双球菌等均有不同程度的抑制作用。茵陈抗菌活性成分主要是茵陈炔酮、对羟基苯乙酮和其他挥发油成分。

（4）**降血脂与抗动脉粥样硬化**：香豆素类化合物具有扩血管、降血脂、抗凝血等作用。茵陈煎剂可使实验性高胆固醇血症家兔血脂明显下降，动脉壁粥样硬化减轻，内脏脂肪沉着减少，主动脉壁胆固醇含量降低。

（5）**解热、镇痛、抗炎**：茵陈中的6，7-二甲基香豆素有镇痛作用。

（6）**抗肿瘤**：茵陈煎剂灌服，对黄曲霉素 B_1 诱发的小鼠骨髓嗜多染红细胞微核率、染色体畸变率和姊妹染色单体交换率的增高有明显拮抗作用，且有明显量效关系。

4. **现代应用**

（1）高胆固醇血症。

（2）胆石症。

（3）痤疮。

5. **不良反应** 少数患者服用后有头晕、恶心、上腹饱胀和灼热感，个别出现腹泻及短暂心慌等反应。

猪苓

1. **功效** 利水渗湿。

2. **主要有效成分** 猪苓多糖、猪苓酸A、C、角甾醇等。☆

3. **药理作用**

（1）**利尿**：猪苓增加健康人的尿量与尿中氯化物，在6小时内不明显增加雄性家兔的总尿量，但尿中氯化物增加。目前认为其利尿作用机制主要是抑制了肾小管对水及电解质，特别是钠、钾、氯的重吸收。

（2）**增强免疫功能**：猪苓多糖是猪苓增强免疫功能作用的主要有效成分，能提高荷瘤小鼠及化疗小鼠腹腔巨噬细胞吞噬能力。

（3）**抗肿瘤**：猪苓多糖为猪苓抗肿瘤作用有效成分。猪苓多糖对小鼠肝癌、肉瘤 S_{180}、移植性肉瘤 S180 具有明显的抑制作用，能降低 N-丁基-N（4-羟丁基）亚硝胺（BBN）诱发的大鼠膀胱癌发生率，并使大鼠肿瘤数、肿瘤直径和恶性程度均显著降低。

（4）**保肝**：猪苓多糖能减轻 D-半乳糖胺、四氯化碳对小鼠肝脏损伤，表现为肝组织病理损伤减轻、血清谷丙转氨酶活力下降，防止肝6-磷酸葡萄糖磷酸酶和结合磷酸酶活力降低。

4. **现代应用**

（1）各种类型肝炎。

（2）银屑病。

（3）恶性肿瘤。

5. **不良反应** 猪苓多糖注射液可引起药物性皮炎、血管神经性水肿、过敏性休克等过敏反应。

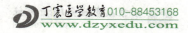
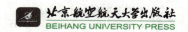

另有报道，猪苓多糖可致系统性红斑狼疮。

第八节　温里药

一、温里药的药理作用

1. **温里药**　凡以温里祛寒为主要功效，主治里寒证的中药称为温里药。

2. **温里药的主要药理作用**

（1）**强心**：附子、干姜、肉桂、吴茱萸等均有强心作用，可使心肌收缩力增强，心排血量增加。附子、吴茱萸、花椒、高良姜、丁香均含有消旋去甲乌药碱，是温里药强心的共性有效成分，该成分具有β受体部分激动剂的作用。肉桂的强心作用与其促进交感神经末梢释放 CA 有关。干姜的醇提液有直接兴奋心肌作用。

（2）**抗心律失常**：附子、干姜、肉桂、荜澄茄等有加快心律作用，但吴茱萸提取物能减慢心率。

（3）**扩张血管，改善血液循环**：附子、肉桂、吴茱萸、荜澄茄等能扩张冠脉，增加冠脉血流量，改善心肌供血。附子、肉桂、干姜等可扩张脑血管，改善脑循环。胡椒、干姜、肉桂等所含的挥发油或辛辣成分可使体表血管、内脏血管扩张，改善循环，使全身产生温热感。

（4）**抗休克**：温里药抗休克的作用机制主要与其强心、扩血管、改善微循环有关。

（5）**对胃肠运动的影响**：干姜、肉桂、吴茱萸、丁香、胡椒、荜澄茄等性味辛热，含有挥发油，对胃肠道有温和的刺激作用，能使肠管兴奋，增强胃肠张力，促进蠕动，排出胃肠积气。附子、丁香、小茴香等能抑制小鼠的胃排空。吴茱萸、干姜、肉桂能缓解胃肠痉挛性收缩。

（6）**促消化**：干姜的芳香和辛辣成分能直接刺激口腔和胃黏膜，改善局部血液循环，使胃液分泌增加，胃蛋白酶活性和唾液淀粉酶活性增强，有助于提高食欲和促进消化吸收。

（7）**利胆、止吐、抗溃疡**：干姜、肉桂、高良姜等能促进胆汁分泌。干姜、吴茱萸、丁香有止吐

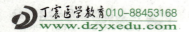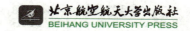

作用。附子、干姜、肉桂、吴茱萸、花椒、小茴香、丁香等有抗胃溃疡的作用。

（8）对肾上腺皮质系统功能的影响：附子、肉桂、干姜对垂体 - 肾上腺皮质系统有兴奋作用，促进肾上腺皮质激素合成。

（9）对神经系统功能的影响：附子、肉桂、吴茱萸、小茴香等有镇静作用。附子、干姜、肉桂、吴茱萸、花椒、小茴香、丁香、高良姜等有不同程度的镇痛作用。附子、乌头、花椒有局部及黏膜麻醉作用。附子、干姜、肉桂能兴奋交感神经，使产热增加，有祛寒作用。

二、常用药物

附子

1. **功效**　回阳救逆，补火助阳，散寒止痛。
2. **主要有效成分**　双酯型生物碱，如乌头碱、新乌头碱、次乌头碱等。☆
3. **药理作用**

（1）强心：附子对离体和在体心脏、正常及衰竭心脏均具有强心作用，能增强心肌收缩力，加快心率，增加心排血量，增加心肌耗氧量。附子用药过量可引起心律失常。去甲乌药碱（DMC）是附子强心的主要成分，氯化甲基多巴胺、去甲猪毛菜碱、附子苷等也有强心作用。

（2）对血管和血压的影响：附子有扩张血管，增加血流，改善血液循环作用。附子注射液或 DMC 静脉注射有明显扩张血管作用，均可使麻醉犬心排血量、冠状动脉血流量、脑血流量及股动脉血流量明显增加，血管阻力降低。DMC 是降压有效成分，具有兴奋 β 受体及阻断 α₁ 受体的双重作用。氯化甲基多巴胺为 α 受体激动剂，去甲猪毛菜碱对 β 受体和 α 受体均有兴奋作用，二者是升压作用有效成分。

（3）抗休克：附子能提高失血性休克、内毒素性休克、心源性休克及肠系膜上动脉夹闭性休克等模型动物的 MABP，延长其存活时间及存活百分率。对缺氧性、血栓闭塞性休克等有明显保护作用。

（4）抗心律失常：附子有显著的抗缓慢型心律失常作用。DMC 对维拉帕米所致小鼠缓慢型心律失常有明显防治作用，能改善房室传导，加快心率，恢复窦性心律。附子也具有抗快速型心律失常的作用。附子正丁醇、乙醇及水提物均对氯仿所致小鼠室颤有预防作用。附子对心肌电生理有不同影响，这与所含不同成分有关。

（5）心肌保护作用：DMC 具有扩张冠状动脉和增加心肌营养性血流量的作用，附子抗心肌缺血作用可能与增加心肌血氧供应有关。

（6）抗寒冷、提高耐缺氧能力：附子冷浸液和水煎液均能抑制寒冷引起的鸡和大鼠的体温下降，延长生存时间，减少死亡数。此作用与附子强心扩张血管、增加血流量等作用有关。附子注射液腹腔注射能显著提高小鼠对常压缺氧的耐受能力，提示其对心、脑有保护作用。

（7）抗炎、镇痛：附子煎剂对急性炎症模型有明显抑制作用，其抗炎有效成分为乌头碱、次乌头碱、中乌头碱。生附子、附子水煎醇沉液具有显著的镇痛作用，其有效成分是乌头碱。

（8）对阴虚、阳虚样动物模型的影响：附子可使阴虚证进一步恶化，使阳虚证得到改善。

（9）对消化系统的影响：附子煎剂能兴奋离体兔空肠平滑肌的收缩运动，此作用可被阿托品、肾上腺素或苯海拉明阻断，推测附子具有胆碱样、组胺样和抗肾上腺素样作用。

4. **现代应用**

（1）休克。

（2）缓慢型心律失常。

（3）风湿性关节炎、关节痛、腰腿痛、神经痛。

（4）偏头痛。

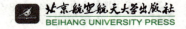

5. 不良反应　人口服乌头碱 0.2mg 可导致中毒，乌头碱的致死量为 3～4mg。常见的中毒症状主要以神经系统、循环系统和消化系统表现为主，常见恶心、呕吐、腹痛、腹泻、头昏眼花、口舌、四肢及全身发麻、畏寒。严重者出现躁动，瞳孔散大，视觉模糊，呼吸困难，手足抽搐，体温及血压下降等。乌头碱对心脏毒性较大，心电图表现为一过性心率减慢，房性室性期外收缩和心动过速，以及非阵发性室性心动过速和心室颤动等。

肉桂

1. 功效　补火助阳，引火归原，散寒止痛，温通经脉。

2. 主要有效成分　含挥发油，其主要成分有桂皮醛、桂皮酸。☆

3. 药理作用

（1）对心血管系统的影响：桂皮醛能增强豚鼠离体心脏的收缩力，增加心率。肉桂的强心作用主要与其促进交感神经末梢释放 CA 有关。肉桂、桂皮醛、桂皮酸钠等对动物外周血管有扩张作用，可使冠脉和脑血流量明显增加，血管阻力下降，血压降低。

（2）对消化系统的影响：肉桂水煎液可抑制大鼠和小鼠的小肠蠕动。肉桂水提物和醚提物能明显减少蓖麻油引起的小鼠腹泻次数，也能明显增加大鼠的胆汁分泌及流量。桂皮油可促进兔肠蠕动，使消化液分泌增加，缓解胃肠痉挛性疼痛。肉桂对多种实验性溃疡模型有抑制作用。

（3）对内分泌的影响：肉桂对肾上腺皮质功能有明显的促进作用。肉桂水煎液具有改善性功能的作用，能提高血浆睾丸酮水平和降低血浆 T_3 水平。

（4）抗血小板聚集、抗凝血：肉桂提取物、桂皮醛在体外对 ADP 诱导的大鼠血小板聚集有抑制作用。肉桂水煎剂及水溶性甲醇部分具有抗凝血作用。

（5）抗炎作用：肉桂醛主要通过抑制 NO 的生成而发挥抗炎作用。

（6）镇痛。

4. 现代应用

（1）支气管哮喘、慢性支气管炎。

（2）腰痛。

（3）面神经麻痹。

（4）银屑病、荨麻疹。

（5）小儿流涎。

干姜

1. 功效　温中散寒，回阳通脉，温肺化饮。

2. 主要有效成分　主要含挥发油和姜辣素。挥发油主要成分为姜烯、姜醇、姜烯酮等；姜辣素主要成分为姜酚、姜烯酚、姜酮等。☆

3. 药理作用

（1）对消化系统的影响：干姜挥发油对消化道有轻度刺激作用，可使肠张力、节律及蠕动增强。姜辣素的主要成分姜酚。可通过激动 M、H_1 受体而发挥收缩肠管效应。干姜醇提物对阿托品、AD 引起的胃排空减慢有明显促进作用。而挥发油能竞争性拮抗 Ach、组胺致离体回肠的收缩。

（2）对心血管系统的影响：干姜甲醇提取物可使离体豚鼠心房自主运动增强。强心成分为姜酚和姜烯酮。干姜挥发油和姜辣素有扩张血管作用。姜烯酮能抑制 NA 对肠系膜静脉的收缩作用，姜酚能使血管扩张，促进血液循环。

（3）抗炎：干姜的水、醇提取物都有明显抗炎作用。姜烯酮能明显抑制组胺和醋酸所致小鼠毛细血管通透性增加，抑制肉芽增生，并使肾上腺重量增加。其抗炎作用可能是通过促进肾上腺皮质的功能产生的。

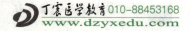
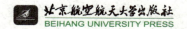

（4）镇痛：干姜醚提物和水提物都有镇痛作用，干姜挥发油也有明显的镇痛作用。

（5）抗血栓：干姜水提物对 ADP、胶原酶诱导的血小板聚集有明显的抑制作用，能延迟实验性血栓形成，姜烯酮对家兔血小板 COX 活性和人 TXA_2 的生成有抑制作用。干姜挥发油亦有抗血栓形成作用。

4. 现代应用

（1）呕吐。

（2）冠心病。

（3）晕船。

历年考点串讲

附子、肉桂、干姜的功效、有效成分、药理作用、现代应用、不良反应都是止血药的重点内容，是考试的必考内容。

重点复习温里药的主要药理知识；附子、干姜、肉桂的有效成分、药理作用、现代应用以及药物的不良反应等。

常考的细节有：

1. 温里药主治里寒证所依据的药理作用是温里药所含挥发油及辛辣成分可使体表血管、内脏血管扩张、改善循环，使周身产生温热感。

2. 附子有强心、扩张血管、抗休克、抗心律失常、心肌保护、抗寒冷、抗炎、镇痛、耐缺氧的药理作用。

3. 附子有降压作用、强心作用的成分是去甲乌药碱。

4. 附子的毒性主要由乌头碱类生物碱引起，中毒的主要症状以神经系统、循环系统及消化系统为主。

5. 肉桂扩张血管、增加冠状动脉血流量的主要成分是桂皮醛。

6. 干姜的强心成分为姜酚和姜烯酮。

第九节　理气药

一、理气药的药理作用

1. 理气药　凡以疏理气机、治疗气滞或气逆证为主要功效的中药称为理气药。

2. 理气药的主要药理作用

（1）调节胃肠运动：理气药对胃肠运动显示兴奋和抑制双向作用。

①兴奋胃肠运动：多数理气药能兴奋在体胃肠平滑肌，表现为胃肠平滑肌的张力加大，收缩节律加快，收缩幅度加大。

②抑制胃肠运动：大多数理气药对离体胃肠平滑肌或痉挛状态的胃肠平滑肌具有解痉作用。理气药所含对羟福林、N-甲基酪胺、橙皮苷及甲基橙皮苷是解痉作用的有效成分。其机制主要与阻断 M 胆碱受体及直接抑制肠蠕动有关。

（2）调节消化液分泌：理气药对消化液分泌呈双向调节作用。陈皮、乌药、佛手、厚朴等均可促进胃液、肠液、胰液等消化液分泌，提高消化酶的活性，促进消化。枳实、枳壳、陈皮、木香等均可降低病理性胃酸分泌增多，对多种实验性胃溃疡模型具有抗溃疡作用。

（3）利胆：枳壳、陈皮、青皮、木香、香附、沉香等均能促进实验动物和人的胆汁分泌，使胆汁流量增加。

（4）松弛支气管平滑肌：枳实、陈皮、甘松、沉香等均可松弛支气管平滑肌，陈皮、青皮、木香、香附、佛手能缓解组胺所致的支气管平滑肌痉挛，扩张支气管，增加肺灌流量，其作用机制可能与直接松弛支气管平滑肌、抑制亢进的副交感神经、兴奋支气管平滑肌的 β 受体及抗过敏介质释放有关。

（5）调节子宫平滑肌：理气药对子宫平滑肌有双向调节作用，枳实、枳壳、陈皮可以兴奋子宫平滑肌，青皮、香附、乌药、甘松则对子宫平滑肌具有抑制作用。

二、常用药物

青皮

1. **功效** 疏肝破气，消积化滞。

2. **主要有效成分** 主要含有挥发油、黄酮苷类有效成分。挥发油主要有柠檬烯和枸橼醛等；黄酮苷主要有橙皮苷、枸橼苷、柚皮苷等。☆

3. **药理作用**

（1）松弛胃肠平滑肌：青皮的解痉作用可能是通过阻断 M 受体、兴奋 α 受体及直接抑制肠平滑肌而产生的。

（2）利胆：青皮注射液显著增加大鼠胆汁流量，口服给药对肝损伤大鼠有肝保护作用。

（3）祛痰、平喘：青皮挥发油中的有效成分柠檬烯具有祛痰作用，青皮醇提物及对羟福林溶液对组胺引起的支气管收缩具有对抗作用，对豚鼠离体气管也有较强的松弛作用。

（4）升压：青皮注射液对猫、兔及大鼠均有升压作用，维持时间较长，且能兴奋呼吸。其升压的主要有效成分为对羟福林，通过兴奋 α 受体而实现。

（5）抗休克。

（6）兴奋心脏：青皮注射液静脉注射对蟾蜍在体心肌的兴奋性、收缩性、传导性和自律性均有明显的正性作用。

4. **现代应用**

（1）慢性结肠炎。

（2）休克。

（3）阵发性室上性心动过速。

陈皮

1. **功效** 理气健脾，燥湿化痰。

2. **主要有效成分** 挥发油、黄酮类、生物碱、肌醇等。挥发油中主要成分是柠檬烯、γ - 松油烯；黄酮类主要为橙皮苷、新橙皮苷等。尚含有对羟福林。☆

3. **药理作用**

（1）对胃肠平滑肌的作用：对在体胃肠平滑肌具有兴奋作用，对离体胃肠平滑肌表现为抑制作用。

（2）助消化：陈皮挥发油对胃肠道有温和刺激作用，能促进消化液分泌和排除胃肠积气。

（3）抗胃溃疡：甲基橙皮苷皮下注射能明显抑制实验性胃溃疡，能抑制病理性胃液分泌增多。

（4）利胆、保肝：陈皮挥发油有溶解胆固醇、结石的作用。陈皮提取物对大鼠肝损伤有保护作用。

（5）祛痰、平喘：陈皮挥发油有刺激性祛痰作用，其有效成分为挥发油中的柠檬烯。陈皮还具有松弛支气管平滑肌的作用，呈现平喘作用。

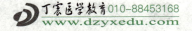 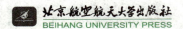

（6）对子宫平滑肌的作用：陈皮及其有效成分甲基橙皮苷对离体子宫平滑肌有抑制作用，对 Ach 所致子宫平滑肌痉挛也有拮抗作用。

（7）对心脏的作用：陈皮水提物、橙皮苷、甲基橙皮苷注射液能增强实验动物的心肌收缩力，增加心排血量。

（8）抗氧化。

（9）抗炎。

4. 现代应用

（1）消化不良。

（2）胆结石。

（3）支气管炎。

（4）急性乳腺炎。

5. 不良反应　过敏反应、便血。

枳实与枳壳

1. 功效　破气消积，化痰散痞。

2. 主要有效成分　挥发油（柠檬烯）、黄酮苷（橙皮苷）、生物碱（N-甲基酪胺、对羟福林）。☆

3. 药理作用

（1）对胃肠平滑肌的作用：枳实与枳壳对胃肠平滑肌呈双向调节作用，对在体胃肠平滑肌主要呈兴奋作用，对离体平滑肌则主要呈抑制作用。枳实与枳壳所含的化学成分对胃肠平滑肌的作用不同，其中黄酮苷对大鼠离体肠平滑肌的收缩呈抑制作用，挥发油则呈先兴奋后抑制作用，生物碱对大鼠离体肠平滑肌的收缩无明显作用。

（2）抗胃溃疡：枳实对幽门螺杆菌有显著杀灭作用，且随着浓度的增加，杀菌作用增强。枳壳挥发油能显著减少胃液分泌量及降低胃蛋白酶活性。

（3）对子宫平滑肌的作用：枳实与枳壳对不同种属动物子宫有不同影响。对离体或在体家兔子宫呈兴奋作用，对小鼠离体子宫呈抑制效应。

（4）镇痛。

（5）心血管系统作用

①强心：枳实注射液、对羟福林、N-甲基酪胺均能增强心肌收缩力，增加心排血量，呈现强心作用。

②扩张冠状动脉：枳实与枳壳的有效成分 N-甲基酪胺能降低冠脉阻力，增加冠脉血流量，降低心肌耗氧量，改善心肌代谢。

③升血压：枳实与枳壳的注射液均可升高血压，升压作用迅速，持续时间长，无"后降压"现象。其升压作用的有效成分是对羟福林和 N-甲基酪胺，升压作用主要与兴奋 α 受体有关。

4. 现代应用

（1）休克。

（2）胃下垂、子宫脱垂、脱肛。

5. 不良反应　麻醉犬静脉注射剂量过大升压过高过快，可见暂时性异位节律及无尿。

香附

1. 功效　疏肝解郁，调经止痛。

2. 主要有效成分　α-香附酮、香附子烯、香附子醇、异香附醇、柠檬烯等。☆

3. 药理作用

（1）对平滑肌作用：香附能抑制未孕大鼠离体子宫平滑肌收缩，使收缩频率减慢，收缩幅度降低，

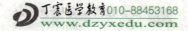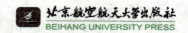

收缩持续时间缩短。香附抑制子宫平滑肌的作用与抑制 PG 的合成与释放有关。香附酮是其主要的药效成分。

（2）利胆：香附煎剂对正常大鼠有较强的利胆作用，可促进胆汁分泌，增加胆汁流量。

（3）抑制子宫及雌激素样作用：香附挥发油有轻度雌激素样活性。

（4）镇痛、抗炎、解热：香附的石油醚、乙酸乙酯部位具有显著的镇痛作用。香附醇提取物、三萜类化合物具有解热作用。香附提取物对角叉菜胶和甲醛引起的大鼠足趾肿胀有明显抑制作用。

4. 现代应用

（1）月经不调、痛经。

（2）胃炎和胃肠绞痛。

（3）尿路结石。

木香

1. 功效 行气止痛，健脾消食。

2. 主要有效成分 挥发油、木香碱、菊糖。☆

3. 药理作用

（1）调节胃肠运动：不同剂量的木香水煎剂对胃肠排空及肠推进均有促进作用，呈剂量依赖关系。木香水煎剂促进胃肠运动的作用与其增加 MTL 的含量有关。

（2）抗消化性溃疡：木香丙酮提取物能抑制实验动物的胃溃疡。

（3）促进胆囊收缩：木香水煎剂能增强空腹时胆囊的收缩，促进胆汁分泌，利胆作用的有效成分为木香烃内酯和去氢木香内酯。

（4）对呼吸系统的作用：木香对支气管平滑肌有解痉作用。木香水提液、醇提液、挥发油、总生物碱对组胺或 Ach 所致的豚鼠气管、支气管痉挛有松弛作用。

（5）对心血管系统作用：低浓度的木香挥发油对离体兔心有抑制作用，木香去内酯挥发油、总内酯有明显扩张血管作用。

（6）抗菌：木香挥发油对链球菌、金黄色葡萄球菌与白色葡萄球菌有抑制作用。木香煎剂对多种真菌有抑制作用。

（7）抑制血小板聚集：木香水溶性成分对兔血小板聚集有明显抑制作用，对已聚集的血小板也有一定的解聚作用。

4. 现代应用

（1）消化不良。

（2）痢疾。

历年考点串讲

青皮、陈皮、枳实与枳壳、香附、木香的功效、有效成分、药理作用、现代应用、不良反应都是理气药的重点内容，是考试的必考内容。重点复习青皮、陈皮的有效成分和药理作用；枳实与枳壳、香附的药理作用和现代应用以及木香的药理作用。

常考的细节有：

1. 理气药对胃肠运动显示兴奋和抑制双向作用、对消化液分泌呈现促进和抑制双向作用，还有利胆、松弛支气管平滑肌、调节子宫功能、升压等药理作用。

2. 青皮祛痰作用的有效成分是柠檬烯；升压作用的有效成分是对羟福林。

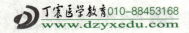
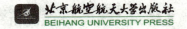

3．陈皮抗溃疡作用的有效成分是甲基橙皮苷。

4．枳实现代用于胃下垂、子宫脱垂等疾病的治疗。

5．香附具有抑制子宫及雌激素作用。

6．木香有调节胃肠运动、抗消化性溃疡、促进胆囊收缩、解痉、解压、抗菌、抑制血小板聚集等药理作用。

第十节　消食药

一、消食药的药理作用

1．**消食药的概念**　凡以消化食积为主要功效，主治饮食积滞的药物，称为消食药。

2．**消食药的主要药理作用**

（1）助消化

①消化酶作用：山楂、神曲含有脂肪酶，有利于脂肪的消化；麦芽、谷芽、神曲中含淀粉酶，可促进碳化合物的消化。

②有机酸和维生素作用：山楂含山楂酸、柠檬酸等多种有机酸，能提高胃蛋白酶活性，促进蛋白质的消化；山楂、麦芽、谷芽等富含维生素，如维生素 B_1、维生素 B_2 和维生素C；神曲含有 B 族维生素，补充维生素可增加食欲，促进消化。

③促进消化液分泌：山楂、麦芽、鸡内金均可明显促进胃液和胃酸分泌而助消化。

（2）调节胃肠运动：不同消食药对胃肠运动有不同的影响。鸡内金、山楂可增强胃运动，促进胃排空；莱菔子可加强动物离体回肠的节律性收缩，有利于消除肠道积气积物；山楂能明显对抗 Ach、钡离子所致家兔十二指肠痉挛性收缩，又能兴奋大鼠松弛状态，对胃肠运动有调节作用。

二、常用药物

山楂

1．**功效**　消食健胃，行气散瘀、化浊降脂。

2．**主要有效成分**　山楂的主要成分为黄酮类及有机酸类化合物。☆

3．**药理作用**

（1）助消化：山楂含多种维生素及有机酸，口服后能促进胃液和消化酶的分泌，增加胃液酸度，提高胃蛋白酶活性，促进蛋白质的消化；所含的脂肪酶能促进脂肪的消化。山楂对肠道功能紊乱有明显的双向调节作用，水提物能增强大鼠胃肠平滑肌的运动；醇提物能提高小肠推进率；可促进胃肠运动和胃排空，焦山楂优于净山楂。

（2）对心血管系统的作用

①抗心肌缺血、脑缺血：山楂酸体外对乳鼠心肌细胞损伤有保护作用；山楂提取物对垂体后叶素引起的心肌缺血有保护作用；山楂黄酮能缩小家兔实验性心肌梗死范围，增加缺血心肌营养血流量。山楂提取物对缺血脑组织有保护作用。山楂总黄酮可升高抗氧化酶的活性，清除自由基、抑制脂质过氧化和炎症反应，减小大脑中动脉血栓所致的脑梗死范围；能改善脑代谢，对脑缺血-再灌注损伤有保护作用。

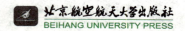

②抗心律失常：山楂黄酮能减轻三氯甲烷、乌头碱引起的实验性心律失常，山楂提取物能对抗家兔因注射垂体后叶素引起的心律失常。

③强心：山楂提取物、山楂黄酮对在体和离体蟾蜍心脏均有强心作用。其机制可能与 β 肾上腺素受体、Ca^{2+} 通道及抑制磷酸二酯酶有关。

④降压：山楂具有缓慢持久的降压作用，其发挥降压作用的可能有效成分是总黄酮、二聚黄烷及多聚黄烷。山楂的降压作用与其扩张外周血管作用有关。

（3）调节脂质代谢：山楂总黄酮能显著降低高脂饲料造成的脂肪肝模型大鼠血清的 TC、TG、LDL-C 水平，显著升高 HDL-C 水平，并降低 ALT、AST、ALP 活性，改善血液流变学，修复肝脏组织损伤。山楂中槲皮素和金丝桃苷可抑制 HMG-CoA 还原酶活性，抑制内源性胆固醇的合成。山楂醇提物可上调 7α-羟化酶的表达，加强胆固醇代谢，促进胆汁酸排除。山楂总黄酮还可促进肝脏 LDL-R mRNA 和蛋白表达。山楂的黄酮部分可以明显降低血浆黏度，对高、中、低黏度均有一定的降低作用。山楂去糖水提物可显著改善动脉粥样硬化大鼠动脉病理变化，减少内膜厚度。

4. 现代应用

（1）消化不良。

（2）冠心病、心绞痛。

（3）产后腹痛、恶露不尽、痛经、经闭等。

（4）高脂血症、动脉粥样硬化。

5. 不良反应　山楂可轻微促子宫收缩，孕妇慎用。进食高蛋白及高脂肪食物再进食山楂易引起胃结石。

莱菔子

1. 功效　消食除胀，降气化痰。

2. 主要有效成分　莱菔子含有芥子碱及其硫氰酸盐和脂肪油，以及莱菔子素、植物甾醇、维生素类等。☆

3. 药理作用

（1）对消化功能影响：莱菔子有收缩离体胃、十二指肠平滑肌作用，加入 M 受体阻滞剂阿托品后莱菔子对十二指肠平滑肌作用消失，但加入 α、β 受体阻滞剂对莱菔子的作用无影响。提示莱菔子促进家兔十二指肠平滑肌收缩可能是通过作用于 M 受体。

（2）镇咳、祛痰、平喘：炒莱菔子的水提液能对抗磷酸组胺引起的豚鼠离体气管收缩；延长乙酰胆碱对豚鼠的引喘潜伏期；减少氨水引咳小鼠的咳嗽次数；酚红排泌法显示莱菔子醇提取物还有祛痰作用。

4. 现代应用

（1）便秘、腹胀。

（2）高血压。

（3）老年性高脂血症。

（4）咳嗽、气喘、支气管哮喘。

历年考点串讲

消食药的功效、有效成分、药理作用、现代应用、不良反应都是消食药的重点内容，是考试的必考内容。重点复习消食药的药理作用，山楂的有效成分、药理作用和现代应用以及莱菔

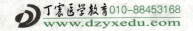
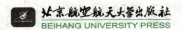

子的药理作用。

常考的细节有：

1. 与消食药助消化作用相关的药理作用包括补充消化酶、促进胃液分泌、维生素作用。

2. 调节胃肠运动的方式：鸡内金、山楂可增强胃运动；莱菔子可加强动物离体回肠的节律性收缩；山楂既能对抗 Ach、钡离子引起的家兔十二指肠溃疡痉挛性收缩，又能增强大鼠松弛状态的平滑肌收缩。

3. 山楂主要有效成分有黄酮类化合物和有机酸。

4. 山楂中含的有机酸可增加胃蛋白酶活性。

5. 山楂具有抗心肌缺血作用，调节脂质代谢的药理作用。其在调节脂质代谢中可显著降低高脂饲料造成的脂肪肝模型大鼠血清的 TC、TG、LDL-C 水平，显著升高 HDL-C 水平，并降低 ALT、AST、ALP 活性，改善血液流变学，修复肝脏组织损伤。山楂中槲皮素和金丝桃苷可抑制 HMG-CoA 还原酶活性，抑制内源性胆固醇的合成。

6. 莱菔子具有镇咳、祛痰、平喘作用。

第十一节　止血药

一、止血药的药理作用

1. **止血药**　凡能促进血液凝固，制止体内外出血，治疗出血证的药物称为止血药。

2. **止血药的主要药理作用**

（1）影响局部血管：三七、小蓟、紫珠可收缩局部血管；槐花收缩局部小血管，降低毛细血管通透性；白茅根降低毛细血管通透性。

（2）促进凝血因子生成：大蓟可促进凝血酶原激活物生成；小蓟含有凝血酶样活性物质；三七可增加凝血酶含量；白茅根可促进凝血酶原生成；艾叶、茜草等可促进凝血过程而止血。

（3）改善血小板功能：三七可增加血小板数，提高血小板的黏附性，促进血小板释放、聚集；蒲黄、小蓟、紫珠、仙鹤草可增加血小板数而止血；白及可增强血小板因子Ⅲ的活性；地榆可增强血小板功能。

（4）抑制纤维蛋白溶解：白及、紫珠、小蓟、艾叶可抗纤维蛋白溶解而止血。

二、常用药物

三七

1. **功效**　散瘀止血、活血止痛。

2. **主要有效成分**　三七的主要成分为多种皂苷类成分、黄酮类成分、三七氨酸。☆

3. **药理作用**

（1）止血：三七具有较强的止血作用，其止血活性成分是三七氨酸，机制与收缩局部血管、增加血小板数量、增强血小板功能、增加血液中凝血酶含量有关。

（2）促进造血：三七能促进骨髓多能造血干细胞增殖、分化，提高血液中粒细胞、红细胞、白细胞的数量和功能。三七及其皂苷能明显改善动物各种血液损伤模型的病理状况。可明显促进 ^{60}Co-γ 照射小鼠多能造血干细胞的增殖，增加脾脏重量；可促进环磷酰胺引起的小鼠白细胞减少恢复。

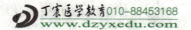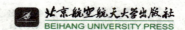

（3）抗血栓：三七抗血栓的活性成分是三七皂苷，尤其是人参皂苷 $Rg1$。三七抗血栓作用环节包括抗血栓聚集、抗凝血酶及促进纤维蛋白溶解等。

（4）对心脑血管系统的影响

①抗心肌梗死、心肌缺血：三七及其有效成分对多种实验性心肌缺血模型有保护作用。静脉注射三七皂苷可显著改善动物冠脉结扎所致急性心肌缺血时的心电图变化，缩小心肌梗死的面积。三七抗心肌缺血的作用机制可能为：扩张冠脉，增加冠脉血流量，促进心肌梗死区侧支循环的形成，改善心肌耗氧量；抑制心肌收缩力，减慢心率，降低外周血管的阻力，降低心肌耗氧量；抗脂质过氧化，提高 SOD 活力，减少 MDA 的生成；提高组织耐缺氧能力。

②抗心律失常：三七及其有效成分对多种实验性心律失常模型有明显的保护作用。机制包括阻滞慢钙通道，降低自律性；延长 APD 及 ERP，消除折返激动；减慢传导。

③扩血管、降血压：三七及总皂苷（PNS）能扩张血管，降低血压和外周阻力，尤以降低舒张压明显。PNS 选择性扩张肾动脉、肠系膜动脉等小动脉和门静脉、下腔静脉等静脉血管，对大动脉扩张不明显。三七还可显著扩张冠脉和脑血管。三七扩血管、降血压作用可能与阻止钙离子内流有关。

④抗动脉粥样硬化：PNS 可调节 $PGI_2\text{-}TXA_2$ 的比例，稳定血管内环境。

⑤抗脑缺血、脑梗死损伤：PNS 可抗脑缺血、脑梗死损伤。机制可能与抑制炎症反应、保护血 - 脑屏障、抑制神经元细胞凋亡有关。

（5）调节代谢：三七对糖代谢有双向调节的作用。三七皂苷 C_1 能降低四氧嘧啶致糖尿病小鼠血糖浓度，可拮抗胰高血糖素的升糖作用，而三七总皂苷则可协同胰高血糖素的升糖作用。三七还具有降脂作用、增加蛋白质和核酸合成作用。

（6）抗炎：三七及总皂苷对多种急慢性炎症模型都有明显的抑制作用，其抗炎的主要有效成分是以人参二醇皂苷为主的皂苷类成分，作用机制可能与垂体 - 肾上腺素系统有关。

（7）抗肿瘤：人参皂苷 Rh_1 对离体肝癌细胞有抑制作用；人参皂苷 Rh_2 可抑制小鼠黑色素瘤的生长；三七皂苷与 ConA 或 PHA 共存时对小鼠脾细胞有较强的抗瘤活性。

（8）镇痛：三七镇痛有效成分为人参二醇皂苷，对小鼠扭体法、热板法及大鼠光辐射甩尾法等多种疼痛模型有镇痛作用。

4. 现代应用

（1）脑出血、上消化道出血。

（2）冠心病、高血压、急性脑梗死。

（3）外伤出血肿痛。

（4）肝炎。

（5）急性有机磷农药中毒。

5. 不良反应　三七总皂苷注射液可引起机体变态反应；少数患者可出现胃肠道不适及出血倾向，如痰中带血、齿龈出血、月经增多等；剂量大时可能引起房室传导阻滞。

白及

1. 功效　收敛止血、消肿生肌。

2. 主要有效成分　主要含白及胶、菲类衍生物等。☆

3. 药理作用

（1）止血：白及可促进血小板聚集，外用对实质性器官和肌肉出血止血效果较好，白及胶有局部止血作用。机制可能与抑制纤维蛋白溶解及增强血小板因子Ⅲ活性有关。

（2）促进创面愈合：白及促进创面愈合和抗消化道溃疡的可能机制是促进创面成纤维细胞增殖，提高羟脯氨酸的合成；促进炎症细胞的浸润，刺激各种生长因子聚合而促进创面愈合。

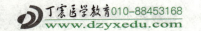
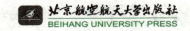

（3）抗病原微生物：白及乙醇浸提液、联苯类及双氢菲类化合物对多种病原微生物有抑制作用。

4．现代应用

（1）上消化道出血、肺结核、慢性结肠炎。

（2）口腔溃疡、感染性出血、烧伤、冻伤。

蒲黄

1．功效　凉血、活血祛瘀、利尿。

2．主要有效成分　主要含黄酮、甾体类、脂肪油、生物碱、氨基酸、鞣质等。☆

3．药理作用

（1）止血：生蒲黄、炒蒲黄、蒲黄炭均具有较好的止血作用，可促进血液凝固而止血。止血的有效成分是黄酮类化合物。

（2）抗血小板聚集：蒲黄煎剂及其总黄酮、有机酸、多糖对 ADP、花生四烯酸、胶原诱导的家兔体内、外血小板聚集均有明显的抑制作用。

（3）对心血管作用：白及乙醇浸提液、联苯类及双氢菲类化合物对多种病原微生物有抑制作用。

①扩张血管、降血压：蒲黄具有扩张血管、改善微循环作用。蒲黄煎剂、醇提取物等静脉注射可使动物血压下降，心率减慢。

②抗心肌缺血：蒲黄水提醇沉液对离体兔心脏有明显增加冠脉流量作用。

③降血脂、抗动脉粥样硬化：蒲黄可显著降低实验性高脂血症及动脉粥样硬化家兔的 TC 和 LDL-C 含量，使 TC/HDL-C、LDL-C/HDL-C 比值减少，减少过多胆固醇在主动脉壁内的堆积，抑制粥样硬化斑块形成。

（4）抗炎：蒲黄对大鼠蛋清性足肿及小鼠腹腔毛细血管通透性增高均具有抑制作用。

（5）兴奋子宫：蒲黄煎剂、酊剂、乙醚浸液对动物离体子宫有兴奋作用。

4．现代应用

（1）高脂血症。

（2）冠心病。

（3）特发性溃疡性结肠炎。

历年考点串讲

三七、蒲黄、白及的功效、有效成分、药理作用、现代应用、不良反应都是止血药的重点内容，是考试的必考内容。重点复习三七的有效成分和药理作用、蒲黄的药理作用和现代应用以及白及的药理作用。

常考的细节有：

1．与止血药止血相关的药理作用是：影响局部血管、促进凝血因子生成、改善血小板功能、抑制纤维蛋白溶解等。

2．三七、蒲黄、白及改善血小板功能机制分别是：三七可增加血小板数，提高血小板的黏附性，促进血小板释放、聚集；蒲黄可增加血小板数而止血；白及可增强血小板因子Ⅲ的活性。

3．三七止血的活性成分是三七氨酸，抗血栓的活性成分是三七皂苷，尤其是人参皂苷 Rg_1。其抗血栓作用与抗血栓聚集、抗凝血酶及促进纤维蛋白溶解等有关。

4．三七具有止血、促进造血、抗血栓、抗心肌缺血、抗心律失常、扩血管、降血压、抗动脉粥样硬化、抗脑缺血、抗炎、抗肿瘤、镇痛等多种药理活性。

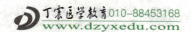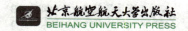

5. 白及止血作用机制与抑制纤维蛋白溶解及增强血小板因子Ⅲ活性有关。

6. 蒲黄具有止血、抗血小板聚集、扩血管、降血压、降血脂、抗动脉粥样硬化、抗炎、兴奋子宫等药理作用。

7. 蒲黄现代可应用于高脂血症、冠心病、特发性溃疡性结肠炎等。

第十二节 活血化瘀药

一、活血化瘀药的药理作用

1. **活血化瘀药** 凡以疏通经脉、祛除血瘀为主要功效，主治血瘀证的药物，称为活血化瘀药。

2. **活血化瘀的主要药理作用**

（1）改善微循环

①改善微血流：加速流动缓慢的血流。

②改善微血管状态：缓解微血管痉挛，减轻微循环内红细胞的瘀滞和汇集，微血管襻顶瘀血减少或消失，微血管轮廓清楚，形态趋于正常。

③降低毛细血管通透性，减少微血管周围渗血。

④促进侧支循环的建立。

（2）改善血液流变学：可降低血液黏度、降低 HCT、减慢红细胞沉降率、加快红细胞或血小板电泳速度或血小板速度、增强红细胞变形能力等。

（3）改善血流动力学：可扩张外周血管、增加冠脉流量、降低外周阻力、增加组织器官血流量。

（4）抗血栓：活血化瘀药抗血栓作用与抑制血小板活化、聚集、黏附，延长凝血时间，提高纤溶系统活性等作用有关。

二、常用药物

丹参

1. **功效** 活血祛瘀、通经止痛、清心除烦、凉血消痈。

2. **主要有效成分** 丹参的主要成分为丹参酮Ⅰ、丹参酮Ⅱ$_A$、丹参酮Ⅱ$_B$等脂溶性成分和丹参素、丹酚酸 A、丹酚酸 B 等水溶性成分。☆

3. **药理作用**

（1）对心血管系统的作用

①强心、扩血管：丹参可使心功能不良的心肌收缩力增强而不增加心肌耗氧量。丹参酮、磺酸钠、丹参素可扩张冠状动脉血管、增加冠脉流量、促进侧支循环。同时，丹参可扩张肢体血管、增加血流量，可用于冠心病和血栓闭塞性脉管炎。

②改善微循环：丹参和丹参素可改善微循环，血流加速，流态趋于正常，毛细血管开放数增加。冠心病患者应用丹参制剂静脉滴注可明显改善外周微循环障碍。丹参还可减少脑血流量，改善脑组织循环。

（2）对血液系统的作用

①改善血液流变学，提高红细胞变形能力：丹参素、丹参酮Ⅱ$_A$均可抑制血小板内磷酸二酯酶的活性，增加 cAMP 含量，减少 TXA_2 的合成与释放，从而抑制血小板聚集。

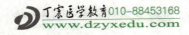
丁宏医学教育 010-88453168
www.dzyxedu.com

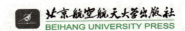
北京航空航天大学出版社
BEIHANG UNIVERSITY PRESS

②抗血栓形成：丹参可抗血液凝固，延长出、凝血时间；丹参可激活纤溶酶原，促进纤维蛋白转化裂解，产生纤溶作用，促进血栓溶解。

（3）抗动脉粥样硬化：丹参素可抑制细胞内源性胆固醇形成，抑制动脉粥样硬化斑块的形成。

（4）调节组织的修复与再生：丹参可使实验性心肌梗死的心肌坏死区较快清除；可减轻骨折局部瘀血，缩短骨折愈合时间，但对多度增生的纤维母细胞有抑制作用。

（5）保肝：丹参可抑制或减轻肝细胞坏死及炎症反应，对急、慢性肝损伤有防治作用。还可抑制肝内纤维增生，防止肝硬化的发生和发展。

（6）此外，丹参还具有抗心律失常、镇静、安神、抗菌等功效。

4．现代应用

（1）冠心病。

（2）慢性肝炎和早期肝硬化。

（3）脑缺血。

（4）肺源性心脏病。

5．不良反应　丹参制剂注射可引起过敏反应。

川芎

1．功效　活血行气、祛风止痛。

2．主要有效成分　川芎的主要含生物碱、挥发油、酚、内酯类成分。☆

3．药理作用

（1）扩张血管：川芎嗪、阿魏酸可抑制药物引起的血管收缩，改善脑血流、微循环、增加营养心肌的血流量、降低心肌耗氧量。川芎嗪具有明显的舒张血管作用。川芎煎剂、川芎嗪、酚性成分均可对抗垂体后叶素引起的心肌缺血、川芎嗪对结扎冠脉前降支所致的心肌梗死可减轻病变程度、缩小梗死范围。同时川芎嗪可迅速透过血 - 脑屏障，利于在脑部发挥扩血管作用，改善脑的血液循环。川芎嗪对肢体血管也有扩张作用。

（2）抗血栓形成：川芎及川芎嗪、阿魏酸均可抑制血小板聚集。机制为：降低血小板表面活性；抑制血小板内磷酸二酯酶、提高 cAMP 含量，从而抑制 TXA_2 的合成；川芎可抑制红细胞聚集，降低血小板黏附和白细胞黏附，抑制血液凝固。

（3）解痉：川芎嗪对血管平滑肌有解痉作用，可拮抗肾上腺素或氯化钾引起的主动脉收缩；阿魏酸对 α 受体有阻滞作用，可抑制主动脉收缩；藁本内酯可明显解除乙酰胆碱、组胺、氯化钡引起的气管平滑肌痉挛；川芎、阿魏酸、川芎内酯对妊娠子宫平滑肌有兴奋作用。

（4）川芎嗪可抑制心肌收缩力。

4．现代应用

（1）冠心病、心绞痛、动脉粥样硬化。

（2）风湿性关节炎、类风湿关节炎。

（3）缺血性中风。

（4）神经性头痛、血管性头痛。

5．不良反应　可引起过敏反应。

益母草

1．功效　活血调经、利尿消肿、清热解毒。

2．主要有效成分　益母草的主要成分为生物碱、黄酮类化合物。☆

3．药理作用

（1）兴奋子宫平滑肌：益母草对子宫平滑肌有双向调节作用。益母草水提物可兴奋正常子宫平滑

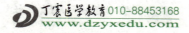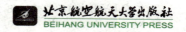

肌；也可抑制缩宫素对子宫的兴奋作用。益母草中水溶性生物碱是子宫收缩作用的主要物质，水溶性非生物碱成分是缓解子宫痉挛的主要物质。

（2）改善血液流变学

①降低血液黏度：益母草注射液、益母草碱、水苏碱具有降低血液黏度的作用。

②抗血小板聚集：益母草在体内外均可显著抑制血小板聚集。

③抗血栓：益母草抗血栓作用与减少血小板数、抑制血小板凝血功能、促进纤溶等相关。

（3）利尿、防治急性肾小管坏死：益母草碱经脉注射显著增加家兔尿量，可明显降低甘油肌注所致大鼠急性肾小管坏死的尿素氮水平，减轻肾组织损伤。

（4）增强免疫：益母草多糖具有提高小鼠免疫能力。

（5）改善微循环：益母草可改善异丙肾上腺素造成的小鼠肠系膜循环障碍，对肾上腺素造成的小鼠肠系膜微循环障碍，益母草有促进微动脉血流恢复的作用。

4. 现代应用

（1）功能性月经不调。

（2）产后恢复。

5. 不良反应　益母草可直接兴奋子宫，可引起流产，孕妇不宜使用。

延胡索

1. 功效　活血、行气、止痛。

2. 主要有效成分　延胡索主要含有延胡索乙素、甲素、丑素、去氢延胡索甲素等生物碱类成分。☆

3. 药理作用

（1）镇痛：延胡索多种制剂均有明显的镇痛作用，延胡索总碱的镇痛效价约为吗啡的40%，总碱中甲素、乙素、丑素为主要镇痛有效成分，以乙素最强。

（2）镇静、催眠：延胡索及有效成分左旋四氢巴马汀对兔、犬、猴具有镇静催眠作用，能明显降低小鼠自发活动与被动活动。

（3）对心脑血管系统的影响

①抗心肌缺血：去氢延胡索甲素可扩张冠状血管，增加冠脉流量，为延胡索抗心肌缺血的有效成分。左旋四氢巴马汀和消旋四氢巴马汀主要通过抑制细胞内 Ca^{2+} 释放使血管扩张，而对受体控制性 Ca^{2+} 通道抑制性作用较弱。

②抗脑缺血：延胡索乙素抗脑缺血作用与其降低脑组织中钙离子浓度，阻止缺血再灌注时脑组织 SOD 和 LDH 活力下降，降低脑组织 MDA 含量有关。

③抑制血小板聚集：延胡索乙素静脉给药对大鼠实验性血栓形成有明显的抑制作用，并剂量依赖性地抑制 ADP、AA 和胶原诱导的血小板聚集。延胡索乙素抑制脑血栓形成的机制与其控制血小板活性有关。

（4）抗溃疡、抑制胃酸分泌。

4. 现代应用

（1）急性胃炎、慢性浅表性胃炎。

（2）功能性月经不调。

（3）冠心病、心绞痛。

（4）各种疼痛。

5. 不良反应　延胡索较大剂量服用，部分患者出现嗜睡、头晕、腹胀现象，有时尚见药物热。

水蛭

1. 功效　破血瘀、散结聚、通经脉、利水道。

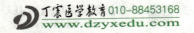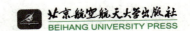

2. **主要有效成分**　水蛭的主要成分为蛋白质和氨基酸。☆

3. **药理作用**

（1）抗凝血、抗血栓：水蛭提取物能抑制内源性凝血系统，具有抗凝血作用。水蛭抗凝成分是水蛭素，可与凝血酶结合成一种非共价复合物，使凝血酶的活性丧失，从而抑制凝血过程及凝血酶诱导的血小板聚集，达到抗凝血及抗血栓形成的目的。

（2）抗肿瘤：水蛭抗肿瘤机制是诱导肿瘤细胞凋亡；抑制肿瘤血管生成；提高机体免疫力；抗肿瘤多药耐药。

（3）保护视网膜：水蛭能够改善早期糖尿病视网膜病变的特征，此作用可能与其减轻 OFR 损伤、提高抗脂质过氧化作用、增强纤溶活性及改善血液流变学有关。

（4）抗心脑缺血：水蛭微粉、多肽对大鼠脑缺血 - 再灌注损伤具有明显的保护作用，其保护机制与改善血 - 脑屏障损伤有关。

（5）兴奋子宫：水蛭对离体家兔子宫有很强的兴奋作用，显著提高子宫张力，增加收缩频率，但不影响收缩幅度。

4. **现代应用**

（1）脑血管疾病。

（2）高脂血症。

（3）冠心病、心绞痛。

（4）子宫肌瘤。

5. **不良反应**　水蛭的毒性反应主要为心血管系统损害，大量服用可使毛细血管过度扩张、出血，最后致肺、肾、心脏瘀血，最终因呼吸衰竭、心力衰竭而死亡。

桃仁

1. **功效**　活血祛瘀、润肠通便。

2. **主要有效成分**　桃仁主要含苦杏仁苷和挥发油。☆

3. **药理作用**

（1）扩张血管：桃仁可扩张血管、降低血管阻力、增加组织血流量。

（2）抗血栓：桃仁可提高血小板中 cAMP 水平，可抗血小板聚集，抑制血液凝固，抗血栓形成。

（3）抗肝纤维化。

（4）抗炎：桃仁及所含蛋白对急慢性炎症都有对抗作用。

（5）润肠缓泻：桃仁中脂肪油可提高肠内容物与肠黏膜间的润滑性；可增加肠蠕动，解除排便困难。

（6）镇咳：桃仁中苦杏仁苷水解产生的氢氰酸对呼吸中枢有一定的抑制作用，使呼吸运动趋于安静而止咳。

4. **现代应用**

（1）妇科病。

（2）外伤疼痛。

（3）眼底病。

（4）肝硬化。

（5）便秘。

5. **不良反应**　桃仁含苦杏仁苷，过量可抑制呼吸；因有兴奋子宫作用，孕妇慎用。

红花

1. **功效**　活血通经、散瘀止痛。

2. **主要有效成分**　红花主含红花黄色素。☆

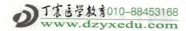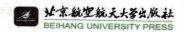

3．**药理作用**

（1）对心血管系统作用：红花有轻度兴奋心脏作用，可降低冠脉阻力、增加冠脉流量及心肌营养性血流量，对多种原因所致心律失常均具有保护作用。

（2）抗血栓：红花及红花黄色素均能抑制血小板聚集和实验性血栓的形成，其抗血栓与其抑制血小板聚集、增强纤维蛋白溶解作用有关。

（3）兴奋子宫：红花对多种动物的子宫平滑肌有明显的兴奋作用。

（4）降血脂：红花油可降低高脂血症动物的血清胆固醇、甘油三酯的含量，可防止主动脉及冠状动脉粥样硬化斑块形成。

（5）镇痛：红花黄色素有明显的镇痛作用。

4．**现代应用**

（1）冠心病。

（2）脑栓塞。

5．**不良反应**　红花煎剂对妊娠大鼠母体及胚胎均有明显的毒性，可导致流产。

莪术

1．**功效**　行气破血、消积止痛。

2．**主要有效成分**　莪术主含莪术酮、莪术醇等倍半萜类成分。☆

3．**药理作用**

（1）抗肿瘤

①直接抑制或破坏癌细胞。

②增强或改变瘤细胞的免疫原性，诱发或促进机体对肿瘤的免疫排斥反应。

（2）对心血管系统的作用：莪术能明显扩张外周血管，降低股动脉血管阻力，血流量增加。

（3）改善血液流变性、抗血栓形成：莪术水提物可降低血黏度，抑制血小板聚集；可显著抑制体内血栓形成。

（4）抗早孕：莪术挥发油、醇浸膏等多种成分对动物有不同程度的抗早孕作用。

4．**现代应用**

（1）宫颈癌。

（2）宫颈糜烂。

（3）冠心病。

（4）缺血性脑血管病。

（5）真菌性阴道炎。

5．**不良反应**　莪术及其制剂使用中少数人可出现头晕、面红、胸闷、心慌、乏力等症状。

银杏叶

1．**功效**　益心养肺、化湿止泻。

2．**主要有效成分**　银杏叶主含黄酮、内酯类成分。☆

3．**药理作用**　扩张血管；改善学习记忆；抗血栓、改善微循环；降血脂；解痉。

4．**现代应用**

（1）帕金森病。

（2）脑血管病。

（3）冠心病。

（4）高胆固醇血症。

5．**不良反应**　静脉注射银杏叶提取物可引起皮肤过敏反应、循环障碍和静脉炎。

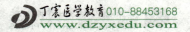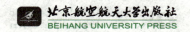

历年考点串讲

活血化瘀药的药理作用及川芎、丹参、莪术、益母草、延胡索、马钱子、水蛭的成分、药理作用、现代应用、不良反应都是活血化瘀药的重点内容，是考试的必考内容。重点复习活血化瘀药的药理作用，川芎、丹参、延胡索、莪术、益母草、马钱子、水蛭的有效成分、药理作用和现代应用。

常考的细节有：

1. 活血化瘀药抗血栓作用与抑制血小板活化、聚集、黏附，延长凝血时间，提高纤溶系统活性等作用有关。改善微循环包括改善微血流、改善微血管状态、降低毛细血管通透性、促进侧支循环的建立。

2. 丹参具有强心、扩血管、改善微循环、改善血液流变学、抗血栓、抗动脉粥样硬化、调节组织修复与再生、保肝、抗心律失常、镇静、安神、抗菌等功效。在临床可用于冠心病、慢性肝炎和早期肝硬化、脑缺血、肺心病。

3. 川芎、阿魏酸、川芎内酯对妊娠子宫平滑肌有兴奋作用。川芎嗪可迅速透过血-脑屏障，利于在脑部发挥扩血管作用，改善脑的血液循环。

4. 益母草对子宫平滑肌有双向调节作用。水溶性生物碱是子宫收缩作用的主要物质，水溶性非生物碱成分是缓解子宫痉挛的主要物质。

5. 延胡索多种制剂均有明显的镇痛作用，延胡索总碱的镇痛效价约为吗啡的40%，总碱中以甲素、乙素、丑素为镇痛有效成分，以乙素最强。

6. 水蛭提取物能抑制内源性凝血系统，具有抗凝血作用。水蛭抗凝成分是水蛭素。

7. 桃仁中苦杏仁苷水解产生的氢氰酸对呼吸中枢有一定的抑制作用，使呼吸运动趋于安静而止咳。

8. 莪术可通过直接抑制或破坏癌细胞和增强或改变瘤细胞的免疫原性，诱发或促进机体对肿瘤的免疫排斥反应，发挥抗肿瘤作用。

9. 马钱子中主要含有生物碱类成分，主要是番木鳖碱、马钱子碱，生物碱为其毒性成分。中毒作用主要表现在中枢神经系统。

第十三节　化痰止咳平喘药

一、化痰止咳平喘药的药理作用

1. 化痰止咳平喘药　凡以祛痰或消痰、缓解或制止咳嗽和喘息为主要功效的药物，称为化痰止咳平喘药。

2. 化痰止咳平喘药的主要药理作用

（1）祛痰：化痰止咳平喘药中桔梗、川贝母、前胡、紫菀、皂荚、天南星、薤菜、满山红均具有祛痰作用，其中除薤菜的祛痰成分为薤菜素，其他药物的祛痰作用均与皂苷类成分相关。

（2）镇咳：半夏、苦杏仁、百部等药物镇咳部位在中枢神经系统。

（3）平喘：不同药物平喘机制不同，浙贝母中浙贝碱可舒张动物支气管平滑肌，直接抑制支气管痉挛而缓解哮喘；款冬花中醚提取物的平喘作用与兴奋神经节和抗过敏有关；洋金花含莨菪类生物碱，平喘作用与M受体阻断相关。

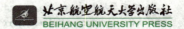

（4）抗炎。

二、常用药物

半夏

1. **功效** 燥湿化痰、降逆止呕、消痞散结。
2. **主要有效成分** 半夏主要含生物碱类、蛋白等多种成分。☆
3. **药理作用**

（1）镇咳：生半夏、姜半夏、清半夏均具有镇咳作用，镇咳部位主要在咳嗽中枢，成分为生物碱。

（2）镇吐：半夏对多种原因所致呕吐均有镇吐作用，成分为生物碱、甲硫氨酸、甘氨酸、葡萄糖醛酸、L-麻黄碱等，与抑制呕吐中枢相关。

（3）催吐：生半夏具有催吐作用，可能是由于所含苷元对黏膜的强烈刺激所致，适当处理后可除去催吐成分。

（4）抗溃疡：半夏醇提物可对抗小鼠实验性胃溃疡，但生半夏可损伤胃黏膜。

（5）调节胃肠运动：姜矾半夏、姜煮半夏可抑制小鼠胃肠运动，而生半夏可促进小鼠胃肠运动。

（6）抗肿瘤：半夏中多糖、生物碱及葫芦巴碱等成分对多种动物实验性肿瘤细胞有明显的抑制作用。

（7）半夏还具有抗早孕、抗生育、抗心律失常、降血脂、抗帕金森病等药理作用，抗早孕的有效成分是半夏蛋白。

4. **现代应用**

（1）多种呕吐。

（2）冠心病。

（3）恶性肿瘤。

（4）呼吸道炎症引起的咳嗽、痰多。

5. **不良反应** 生半夏具有较强毒性，严重时可致死亡，炮制后可降低毒性。生半夏、姜半夏、法半夏的水煎剂腹腔注射均有致畸作用。

桔梗

1. **功效** 宣肺、利咽、祛痰、排脓。
2. **主要有效成分** 桔梗主含三萜皂苷类成分。☆
3. **药理作用**

（1）祛痰：桔梗祛痰作用机制是皂苷类成分经口服刺激胃黏膜，反射性增加支气管黏膜分泌，使痰液稀释而被排出。

（2）镇咳：桔梗水提物及桔梗皂苷均具有镇咳作用。

（3）松弛平滑肌：桔梗皂苷可竞争性拮抗 Ach 或组胺引起的回肠收缩，并拮抗组胺引起的气管收缩。

（4）抗炎：桔梗皂苷对早、中、晚三期炎症反应均有抑制作用，机制与兴奋垂体-肾上腺皮质功能有关。

（5）桔梗还具有降血糖、调血脂、镇静、镇痛、解热、扩张血管、减慢心率、抗溃疡、利尿、抗肿瘤等药理作用。

4. **现代应用**

（1）肺炎、肺结核、慢性支气管炎。

（2）急性扁桃体炎、急性咽炎等。

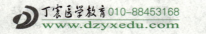
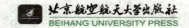

苦杏仁

1. **功效**　降气止咳平喘、润肠通便。
2. **主要有效成分**　苦杏仁主要含有苦杏仁苷及多种挥发油、蛋白质类成分。☆
3. **药理作用**

（1）镇咳、平喘、祛痰：苦杏仁发挥此作用机制是苦杏仁苷被杏仁酶或肠道微生物酶分解产生微量的氢氰酸，从而抑制呼吸中枢。

（2）抗炎：苦杏仁的蛋白质成分 KR-A 和 KR-B 具有明显的抗炎作用。

（3）增强免疫。

（4）泻下：苦杏仁中含较多的脂肪油，具有润滑性泻下作用。

（5）苦杏仁还具有镇痛、抗肿瘤、抗突变等多种药理作用。

4. **现代应用**

（1）咳嗽、慢性支气管炎。

（2）便秘。

5. **不良反应**　苦杏仁过量服用可引起急性中毒。应先用亚硝酸盐再用硫代硫酸钠解毒。

历年考点串讲

化痰止咳平喘药的有效成分、药理作用、现代应用、不良反应都是化痰止咳平喘药的重点内容，是考试的必考内容。重点复习化痰止咳平喘药的药理作用，半夏、桔梗、苦杏仁的有效成分、药理作用和现代应用。

常考的细节有：

1. 化痰止咳平喘药药理作用是：祛痰、镇咳、平喘、抗炎。

2. 不同药物平喘机制不同，浙贝母中浙贝碱可舒张动物支气管平滑肌，直接抑制支气管痉挛而缓解哮喘；款冬花中醚提取物的平喘作用与兴奋神经节和抗过敏有关；洋金花含莨菪类生物碱，平喘作用与 M 受体阻断相关。

3. 半夏发挥镇咳作用部位主要在咳嗽中枢，成分为生物碱。

4. 半夏具有镇咳、镇吐、催吐、抗溃疡、调节胃肠运动、抗肿瘤、抗早孕、抗生育、抗心律失常、降血脂、抗帕金森病等药理作用。生半夏、姜半夏、法半夏的水煎剂腹腔注射均有致畸作用。

5. 桔梗祛痰作用机制是皂苷类成分经口服刺激胃黏膜，反射性增加支气管黏膜分泌，使痰液稀释而被排出。

6. 苦杏仁发挥镇咳、平喘、祛痰作用机制是苦杏仁苷被杏仁酶或肠道微生物酶分解产生微量的氢氰酸，从而抑制呼吸中枢。

7. 杜鹃素的祛痰作用机制有：直接作用于呼吸道黏膜，促进气管粘液 - 纤毛运动，增强呼吸道清除异物能力；黏痰溶解作用。

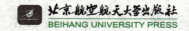

第十四节　安神药

一、安神药的药理作用

1. **安神药**　凡以宁心安神为主要功效，主治心神不安证的药物，称为安神药。
2. **安神药的主要药理作用**　镇静；抗惊厥；改善睡眠；增强免疫；抗心律失常、抗心肌缺血、降压。

二、常用药物

酸枣仁

1. **功效**　养心益肝、安神、敛汗。
2. **主要有效成分**　酸枣仁主要含有黄酮、三萜皂苷、生物碱及脂肪油等多种成分。☆
3. **药理作用**
（1）镇静：酸枣仁具有显著的镇静作用，其中酸枣仁总黄酮、总皂苷均具有镇静作用。
（2）抗惊厥：酸枣仁具有抗惊厥作用，酸枣仁总生物碱、总黄酮及环肽类生物碱是其抗惊厥的主要成分。
（3）改善睡眠。
（4）抗抑郁：酸枣仁皂苷为其抗抑郁的主要成分。
（5）抗焦虑。
（6）增强学习记忆能力。
（7）对心血管系统作用：抗心律失常；改善心肌缺血；降血压。
（8）降血脂。
（9）增强免疫功能：酸枣仁中多糖组分可增强免疫功能。
4. **现代应用**
（1）失眠症、神经衰弱。
（2）体虚多汗。
（3）窦性心律不齐。
5. **不良反应**　酸枣仁过食可出现冷汗淋漓、面白肢冷、心烦不定等症状。

远志

1. **功效**　宁心安神、祛痰开窍、消散痈肿。
2. **主要有效成分**　远志主要含有三萜皂苷、糖酯类、香豆素、木脂素等多种成分。☆
3. **药理作用**
（1）镇静：远志糖酯A、C是其镇静作用的物质基础。
（2）抗惊厥。
（3）改善睡眠。
（4）抗抑郁：远志中3,6-二芥子酰基蔗糖有显著的抗抑郁作用。
（5）增强学习记忆能力：远志皂苷、酰化寡糖等是其增强学习记忆能力的药效成分。
（6）祛痰、镇咳：远志具有明显的镇咳和祛痰作用，其中远志皂苷3D可能是祛痰的主要成分，远志皂苷2D、3C是镇咳作用的主要成分。
（7）降血脂。

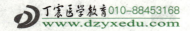
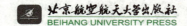

（8）远志还具有抗心肌缺血、抗菌、抗诱变、兴奋子宫平滑肌、抗衰老等多种药理作用。

4. 现代应用

（1）失眠症、神经衰弱。

（2）痈肿疮毒、乳房肿痛。

5. 不良反应 远志皂苷对胃黏膜有刺激作用，服用过量可引起腹痛、呕吐等不良反应。

历年考点串讲

安神药的有效成分、药理作用、现代应用、不良反应都是安神药的重点内容，是考试的必考内容。重点复习安神药的药理作用，酸枣仁、远志的有效成分、药理作用和现代应用。

常考的细节有：

1. 酸枣仁具有镇静、抗惊厥、改善睡眠、抗焦虑、增强学习记忆力、抗心律失常、改善心肌缺血、降血压、降血脂、增强免疫等药理作用。

2. 酸枣仁中总黄酮、总皂苷为其镇静作用的药效成分，总生物碱、总黄酮及环肽类生物碱是其抗惊厥的主要活性成分，多糖组分可增强免疫功能。

3. 远志具有明显的镇咳和祛痰作用，其中远志皂苷 3D 可能是祛痰的主要成分，远志皂苷 2D、3C 是镇咳作用的主要成分。

4. 远志具有镇静、抗惊厥、改善睡眠、抗抑郁、增强学习记忆、祛痰、镇咳、降血脂等药理作用。

5. 酸枣仁、远志均具有镇静、抗惊厥、改善睡眠、增强学习记忆能力的作用。

第十五节　平肝息风药

一、平肝息风药的药理作用

1. **平肝息风药** 凡以平肝潜阳、息风止痉为主要功效，治疗肝阳化风、阴虚风动证的药物，称为平肝息风药。

2. **平肝息风药的主要药理作用** 镇静、抗惊厥；降血压；抗血栓；解热、镇痛。

二、常用药物

天麻

1. **功效** 息风止痉、平抑肝阳、祛风通络。

2. **主要有效成分** 天麻主要含有酚类化合物及其苷类、甾醇、有机酸。☆

3. **药理作用**

（1）镇静、抗惊厥：天麻素可降解为天麻苷元，天麻苷元能与脑内苯二氮䓬受体结合，产生镇静、抗惊厥等中枢抑制作用。

（2）降血压：天麻、天麻素对多种动物均有降压作用，降压作用与舒张血管有关。

（3）抗血小板聚集、抗血栓：天麻素、天麻苷元、天麻多糖均有抗血小板聚集和抗血栓作用。

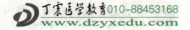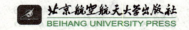

（4）抗心肌缺血：天麻素是天麻抗心肌缺血的主要成分，机制与天麻抗自由基产生、改善细胞能量代谢有关。

（5）保护脑神经细胞：天麻的脑保护作用与对抗兴奋性氨基酸的毒性、抗自由基、保护细胞膜、抑制 NOS 活性、抗细胞凋亡和改善能量代谢等相关。

（6）抗炎、镇痛：天麻对多种炎症反应有抑制作用，对多种实验性疼痛有抑制作用。

（7）天麻还具有抗眩晕、增强免疫功能、改善学习记忆、延缓衰老的作用。

4．现代应用

（1）癫痫、轻微破伤风。

（2）高血压。

（3）神经衰弱。

（4）血管性头痛。

（5）老年痴呆。

5．不良反应　用单味天麻或天麻制剂可出现头晕、胸闷气促、恶心呕吐、心跳及呼吸加快、皮肤瘙痒等过敏症状。

钩藤

1．功效　息风止痉、清热平肝。

2．主要有效成分　钩藤主要含有生物碱类、黄酮、三萜类成分。☆

3．药理作用

（1）镇静、抗癫痫：钩藤有中枢镇静作用，随剂量增加镇静作用增强，机制与调节不同脑区单胺类递质如 DA、NA、5-HT 的释放有关。

（2）降血压：钩藤具有明显的降压作用，物质基础是钩藤碱和异钩藤碱，异钩藤碱的降压作用强于钩藤碱。

（3）抗血小板聚集、抗血栓：钩藤碱抗血小板聚集和抗血栓形成的机制与抑制血小板膜释放 AA，进而减少 TXA_2 合成有关。

（4）抗脑缺血：钩藤碱对大鼠的脑缺血 - 再灌注损伤有保护作用。

（5）解痉：钩藤碱、异钩藤碱、去氢钩藤碱均具有解痉作用。

（6）钩藤还具有抗变态反应、抗心律失常等药理作用。

4．现代应用

（1）惊痫、抽搐。

（2）高血压。

地龙

1．功效　清热定惊、通络、平喘、利尿。

2．主要有效成分　地龙主要含多种酶类、蚯蚓素、蚯蚓解热碱等成分。☆

3．药理作用

（1）镇静、抗惊厥：地龙抗惊厥作用可能与琥珀酸对中枢的抑制作用有关。

（2）解热、镇痛：地龙对多种原因引起的动物发热有解热作用，解热成分为解热碱、琥珀酸，作用与调节体温中枢，增加散热有关。地龙粉针剂有镇痛作用。

（3）抗血栓：地龙提取液可使血液黏度和血小板聚集性降低，其抗血栓作用是通过抗凝、抑制血小板聚集、促进纤维蛋白溶解等因素而实现的，主要成分是蚓激酶等。

（4）降血压：地龙多种制剂均有降压作用。

（5）平喘：地龙平喘作用机制是阻断组胺受体，抑制平滑肌肌动蛋白的表达，进而抑制气管重建。

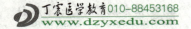

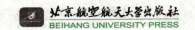

北京航空航天大学出版社　BEIHANG UNIVERSITY PRESS

平喘物质基础是琥珀酸、黄嘌呤、次黄嘌呤。

（6）地龙还具有抗肿瘤、增强免疫的作用。

4. 现代应用

（1）高热、惊厥、癫痫。

（2）风湿性关节炎。

（3）咳喘。

5. 不良反应 口服过量可致中毒。

历年考点串讲

平肝息风药的功效、有效成分、药理作用、现代应用、不良反应都是其重点内容，是考试的必考内容。重点复习平肝息风药的药理作用，天麻、钩藤、地龙的有效成分、药理作用和现代应用。

常考的细节有：

1. 天麻对心血管系统具有降血压、抗血小板聚集、抗心肌缺血的作用，可应用于癫痫、轻微破伤风、高血压、神经衰弱、血管性头痛、老年痴呆。

2. 天麻镇静作用机制是天麻素可降解为天麻苷元，天麻苷元能与脑内苯二氮䓬受体结合，产生镇静、抗惊厥等中枢抑制作用。

3. 钩藤具有明显的降压作用，物质基础是钩藤碱和异钩藤碱，异钩藤碱的降压作用强于钩藤碱。

4. 地龙具有镇静、抗惊厥、解热、镇痛、抗血栓、降血压、平喘、抗肿瘤、增强免疫等药理作用，可用于高热、惊厥、癫痫、风湿性关节炎、咳喘等疾病。

5. 地龙提取液可使血液黏度和血小板聚集性降低，其抗血栓作用是通过抗凝、抑制血小板聚集、促进纤维蛋白溶解等因素而实现的，主要成分是蚓激酶等。

6. 牛黄解痉作用的物质基础是胆酸钠。

第十六节　开窍药

一、开窍药的药理作用

1. 开窍药 凡具有通关开窍、启闭醒神作用的药物称为开窍药。

2. 开窍药的主要药理作用

（1）调节中枢神经系统：石菖蒲、冰片等多数开窍药对中枢表现镇静作用，而麝香对中枢既有兴奋作用又有抑制作用。

（2）抗脑缺血：麝香、冰片、石菖蒲均具有保护脑缺血作用。

（3）改善学习记忆：开窍药一般均具有益智作用，可改善动物的学习记忆能力。

（4）抗心肌缺血。

（5）抗炎。

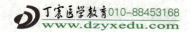
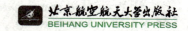

二、常用药物

麝香

1. **功效**　开窍醒神、活血通经、止痛、催产。
2. **主要有效成分**　麝香主要含有麝香酮、降麝香酮、多肽类等成分。☆
3. **药理作用**
（1）调节中枢神经系统：麝香对中枢神经功能具有双向调节作用，有效成分是麝香酮。
（2）抗脑缺血：物质基础是麝香酮。
（3）耐缺氧：麝香可增强中枢对缺氧的耐受力。
（4）抗血小板聚集：麝香对细菌内毒素诱发的弥散性血管内凝血，可产生抑制血小板减少、血小板聚集和抗凝血酶的作用。
（5）兴奋子宫：麝香对离体和再体子宫均呈明显的兴奋作用。
（6）抗炎：主要成分是多肽类物质。
（7）兴奋心脏：麝香可兴奋心脏，使收缩力增强，心排血量增加，血压升高，可能与增强儿茶酚胺的作用有关。
（8）麝香还具有抗溃疡、兴奋呼吸中枢、雄激素样作用、增强免疫、抗菌、抗肿瘤等药理作用。
4. **现代应用**
（1）冠心病、心绞痛。
（2）高热神昏。
（3）咽喉肿痛。
5. **不良反应**　麝香酮超量或使用不当可中毒。孕妇禁用。

石菖蒲

1. **功效**　开窍醒神、化湿和胃、宁心安神。
2. **主要有效成分**　石菖蒲主要含 β- 细辛醚、α- 细辛醚等成分。☆
3. **药理作用**
（1）对中枢神经系统作用
①镇静：石菖蒲挥发油成分对中枢具有广泛的抑制作用。
②抗惊厥：α- 细辛醚为其抗惊厥有效成分。
③抗癫痫：石菖蒲水溶性具有抗癫痫作用。
④增强学习记忆：主要成分是 α- 细辛醚。
（2）解痉：石菖蒲去油煎剂、总挥发油、β- 细辛醚、α- 细辛醚对离体肠管自发性收缩幅度均具有抑制作用。解痉作用机制可能与直接与 His 受体结合或部分阻断乙酰胆碱与 His 受体结合有关。
4. **现代应用**
（1）中风、癫痫、肺性脑病、乙型脑炎昏迷。
（2）肠炎、痢疾。
（3）健忘、失眠。
5. **不良反应**　过量服用可致中毒。

冰片

1. **功效**　开窍醒神、消肿止痛。
2. **主要有效成分**　主要含龙脑等成分。☆

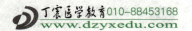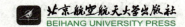

3．药理作用

（1）抗脑缺血。

（2）增加血 - 脑屏障通透性。

（3）耐缺氧：龙脑和异龙脑均可延长耐缺氧时间，异龙脑作用更显著。

（4）抑制中枢：龙脑和异龙脑均能显著延长戊巴比妥引起的小鼠睡眠时间并与戊巴比妥产生协同作用，异龙脑的作用更显著。

（5）抗炎、镇痛：龙脑或异龙脑均能抑制蛋清所致大鼠足跖肿胀，可能与拮抗 PGE 和抑制炎症介质释放有关。

（6）抗病原微生物：冰片对多种细菌和真菌有抑制作用，对流感病毒也有抑制作用。

4．现代应用

（1）脑血管意外、冠心病、心绞痛。

（2）角膜炎、口腔溃疡、皮肤疮疡。

（3）牙周炎、牙周脓肿、神经性头痛。

历年考点串讲

开窍药的功效、有效成分、药理作用、现代应用、不良反应都是其重点内容，是考试的必考内容。重点复习开窍药的药理作用，麝香、石菖蒲、冰片的药理作用和现代应用。

常考的细节有：

1．开窍药具有的药理作用有调节中枢神经系统、抗脑缺血、改善学习记忆、抗心肌缺血、抗炎等。

2．麝香具有双向调节中枢神经系统、抗脑缺血、耐缺氧、抗血小板聚集、兴奋子宫、抗炎、兴奋心脏等药理作用。

3．麝香可兴奋心脏，使收缩力增强，心排血量增加，血压升高，可能与增强儿茶酚胺的作用有关。

4．石菖蒲可应用于中风、癫痫、肺性脑病、乙型脑炎昏迷、肠炎、痢疾、健忘、失眠等。

5．石菖蒲解痉作用机制可能与直接与 His 受体结合或部分阻断乙酰胆碱与 His 受体结合有关。

6．冰片中龙脑和异龙脑均能显著延长戊巴比妥引起的小鼠睡眠时间并与戊巴比妥产生协同作用，异龙脑的作用更显著。

7．冰片中龙脑或异龙脑均能抑制蛋清所致大鼠足跖肿胀，可能与拮抗 PGE 和抑制炎症介质释放有关。

第十七节　补虚药

一、补虚药的药理作用

1．补虚药　凡能补虚扶弱、纠正人体气血阴阳虚衰的病理偏向的药物称为补虚药。根据性能、功效适应证可分为补气药、补血药、补阴药、补阳药。

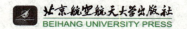

2. 补虚药的主要药理作用

（1）对机体免疫功能的影响：补虚药可调节机体免疫功能。

①增加免疫器官胸腺或脾脏重量，对抗免疫抑制剂引起的免疫器官萎缩。

②升高外周白细胞数，增强巨噬细胞的吞噬功能。

③增加外周血 T 淋巴细胞数，促进 T 淋巴细胞转化增殖，增强 T 细胞功能。

④促进抗体生成，提高血清抗体水平。

（2）对内分泌系统的影响

①增强下丘脑 - 垂体 - 肾上腺皮质轴功能。

②增强 HPG 功能。

③调节下丘脑 - 垂体 - 甲状腺分泌系统的功能。

（3）对中枢神经系统的影响：增强学习记忆能力。

（4）对物质代谢的影响

①促进蛋白质和核酸合成。

②对糖代谢的调节。

③对脂质代谢的影响。

（5）对心血管系统的影响：补气药在一定剂量范围内可产生正性肌力作用；多数补虚药具有调节血压作用；抗心肌缺血；抗心律失常。

（6）对造血系统的影响：补血药、补气药、补阴药的促进造血功能显著。

（7）对消化系统的影响：多数补气药能调节胃肠运动功能。

（8）抗氧化：多数补虚药具有抗氧化损伤作用。

二、常用药物

人参

1. **功效**　大补元气、益气固脱、生津、安神益智。
2. **主要有效成分**　人参的主要有效成分有人参皂苷和人参多糖类成分。☆
3. **药理作用**

（1）对中枢神经系统的作用

①对中枢兴奋与抑制：人参对中枢神经系统可双向调节，作用与成分和用量有关。人参皂苷 Rg 类有兴奋作用，Rb 类有抑制作用。小剂量主要为兴奋，大剂量则为抑制。

②增强学习记忆能力：人参增强学习记忆能力的主要有效成分为人参皂苷 Rg_1 和 Rb_1。

③抗脑缺血：人参皂苷对脑缺血损伤有保护作用，机制可能是：提高神经细胞抗氧化能力；抑制兴奋性氨基酸毒性，抑制钙超载，保护缺血神经元；抑制脑缺血所致的炎症反应，抑制白细胞浸润和黏附分子表达。

（2）对心血管系统的影响

①强心、抗休克：人参强心作用机制与促进 CA 的释放及抑制心肌细胞膜 Na^+-K^+-ATP 酶活性，促进 Na^+-Ca^{2+} 交换，使 Ca^{2+} 内流增加有关，其作用与强心苷相似。人参强心成分是人参皂苷。

②扩血管、调节血压：人参可双向调节血压，与剂量和机体功能状态有关。小剂量可使血压升高，大剂量使血压下降。人参对整体动物的冠状动脉、脑血管、椎动脉、肺动脉均有扩张作用，可增加和改善这些器官的血液循环。人参扩张血管的主要有效成分是人参皂苷 Re、Rb_1、Rg_1、Rc，作用机制可能与诱导 NO 产生、调节 VSMC 功能有关。

③抗心肌缺血：人参总皂苷对异丙肾上腺素造成的心肌缺血的心电图及血清酶学均有明显的改善

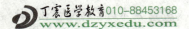
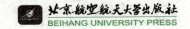

作用。抗心机缺血机制是：扩张冠脉；促进细胞对葡萄糖的摄取与利用，提高糖酵解和有氧分解能力，增强能量供应，降低小鼠在严重缺氧情况下大脑和心肌的乳酸含量；抑制氧自由基产生；保护缺血心肌中 SOD 酶及降低心肌脂质过氧化物的含量；降低心肌梗死犬磷酸肌酸激酶和 TXA_2 值，增加 PGI_2 值，升高 PGI_2/TXA_2 比值。

④抗心律失常：人参皂苷对多种原因造成的心律失常均有保护作用，主要与钙通道阻滞、减轻心肌肥厚和重构有关，人参皂苷 Rg_1 和 Rh_1 可阻滞大鼠心肌细胞 L、T 型钙通道，缩短钙通道开放频率和开放时间。

⑤抗血栓：人参抗血栓作用机制是通过激活腺苷酸环化酶和抑制磷酸二酯酶活性使血小板内 cAMP 含量升高，也与抑制血小板内 COX 和 TXA_2 合成酶，拮抗 Ca^{2+} 作用相关。

（3）增强免疫功能：人参皂苷、人参多糖是人参提高免疫功能的有效成分。

（4）对内分泌系统的影响

①增强肾上腺皮质功能：人参对下丘脑 - 垂体 - 肾上腺皮质轴表现兴奋作用，使其功能增强，促进肾上腺皮质激素合成与分泌。

②增强性腺功能：人参有兴奋下丘脑 - 垂体 - 性腺轴功能的作用，促进垂体分泌性腺激素。

③增强甲状腺功能：人参醇提物具有增强甲状腺功能的作用。

④促进胰岛素的释放：人参总皂苷可刺激大鼠离体胰腺释放胰岛素，并可促进葡萄糖引起的胰岛素释放。

（5）对物质代谢的影响

①促进核酸和蛋白质合成：人参皂苷能促进生发活动旺盛的组织的 DNA、RNA 及蛋白质的生物合成。

②降血脂：人参降血脂作用机制主要与激活脂蛋白酶和脂质代谢酶，促进脂质代谢，影响胆固醇及血中脂蛋白的合成、分解、转化和排泄有关。其有效成分是人参多糖及人参皂苷 Rb_2。

③调节血糖：人参对糖代谢有双向调节作用，对注射胰岛素诱发的血糖降低有回升作用。人参皂苷和人参多糖对高血糖有降低作用，人参糖肽对高血糖有明显降低作用。

（6）增强机体造血功能：人参对骨髓造血有刺激作用，对骨髓细胞 DNA、RNA、蛋白质及脂质的合成有促进作用。

（7）抗应激：人参能维持机体内环境的稳定性，增强机体对多种刺激的非特异抵抗能力，即具有"适应原样作用"。

（8）延缓衰老：人参延缓衰老作用途径有抑制 MAO-B 活性；抗氧化；降低细胞膜流动性；调控免疫炎性细胞因子和增强免疫功能。

4．现代应用

（1）抢救危重症患者。

（2）心血管系统疾病。

（3）肿瘤。

（4）糖尿病。

（5）消化系统疾病。

（6）衰老症状。

5．不良反应　人参可诱发中枢神经系统兴奋。长期用药可出现类似皮质类固醇中毒症状，如皮疹、食欲减退、低血钾等，也可引起性早熟或雌激素样作用。

黄芪

1．功效　补气健脾、升阳举陷、益卫固表、利尿消肿、托毒生肌。

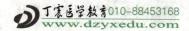 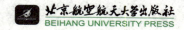

2. **主要有效成分**　黄芪主要含有黄芪多糖、黄酮类及三萜皂苷类成分。☆

3. **药理作用**

（1）增强免疫功能：黄芪注射液、黄芪皂苷、黄芪多糖及黄酮类成分均可增强机体免疫功能。

（2）促进造血功能：黄芪多糖对造血系统的作用机制是保护和改善骨髓造血微环境；促进外周造血干细胞的增殖和动员；促进内源性造血因子的分泌。

（3）对物质代谢影响

①调节血糖：黄芪对正常小鼠的血糖含量无明显影响，但可降低葡萄糖负荷后的小鼠血糖水平，对抗肾上腺素引起的小鼠血糖升高和苯乙双胍致小鼠实验性低血糖现象，而对胰岛素性低血糖无明显影响。

②降血脂：黄芪水煎液可明显降低高脂血症小鼠血清 TC、TG、LDL-C 水平。黄芪多糖能降低高脂血症大鼠的血脂，减少肝脏脂质沉积。

③促进蛋白质和核酸代谢：黄芪水煎液能显著促进血清和肝脏蛋白质的更新；黄芪多糖能明显增加小鼠脾脏 RNA、DNA、蛋白质含量。

（4）抗应激：黄芪增强大鼠的抗应激能力，此作用与增强肾上腺皮质功能相关。

（5）抗氧化：黄芪多糖具有抗氧化作用。

（6）对心血管系统的影响

①强心：黄芪具有强心作用，对中毒或疲劳衰竭心脏的作用更为明显。

②保护心肌：黄芪对病毒性心肌炎有治疗作用，还能对抗缺血再灌注和糖尿病引起的心肌损伤。黄芪皂苷和黄芪多糖是其抗病毒性心肌炎的主要成分，机制可能是：抑制 OFR，抗心肌脂质过氧化；降低细胞内游离钙浓度，减轻钙超载；调控凋亡基因转录，减少心肌细胞凋亡和损伤；减轻病毒性心肌炎中心肌穿孔素介导的细胞毒性作用和炎症反应。

③调节血压：黄芪的降压成分为 GABA 和黄芪皂苷甲。

4. **现代应用**

（1）病毒性疾病。

（2）心血管系统疾病。

（3）衰老。

（4）肾炎。

（5）消化系统疾病。

（6）免疫力低下。

甘草

1. **功效**　补脾益气、清热解毒、祛痰止咳、缓急止痛、调和诸药。

2. **主要有效成分**　甘草主要含有三萜皂苷类和黄酮类成分。☆

3. **药理作用**

（1）肾上腺皮质激素样作用：甘草具有皮质激素样作用的机制是促进皮质激素的合成；甘草次酸在结构上与皮质激素相似，能竞争性地抑制皮质激素在肝内的代谢失活，从而间接提高皮质激素的血药浓度。

（2）调节机体免疫功能：甘草具有抑制和增强机体免疫的功能。

（3）对消化系统的影响

①抗溃疡：甘草抗溃疡的机制是抑制胃液、胃酸分泌；增加胃黏膜细胞的己糖胺成分，保护胃黏膜使之不受损害；促进消化道上皮细胞再生；刺激胃黏膜上皮细胞合成和释放有黏膜保护作用的内源性 PG。

②解痉：甘草对胃平滑肌有解痉作用，有效成分是黄酮类化合物，以甘草酸作用最强。

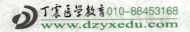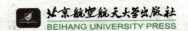

③保肝：甘草对多种实验性肝损伤有保护作用。

（4）镇咳、祛痰：甘草能促进咽喉和支气管黏膜的分泌，呈现祛痰镇咳作用。甘草流浸膏、甘草次酸、甘草黄酮对氨水和 SO_2 引起的小鼠咳嗽均匀镇咳作用，并均有祛痰作用。

（5）抗炎、抗菌、抗病毒、抗变态反应：甘草具有皮质激素样抗炎作用，抗炎有效成分是甘草酸单铵盐、甘草次酸和总黄酮。甘草中黄酮类化合物、甘草甜素对多种菌类均有抑制作用。甘草酸单铵、甘草甜素具有抗变态反应作用。

（6）解毒：甘草对误食毒物、药物中毒均有一定的解毒作用，解毒作用的有效成分是甘草甜素。机制为：吸附毒物，甘草甜素水解后释放出葡萄糖醛酸可与含羧基、羟基的毒物结合，减少毒物的吸收；通过物理、化学沉淀毒物以减少吸收；肾上腺皮质激素样作用，并改善垂体 - 肾上腺系统的调节作用，提高机体对毒物的耐受能力；提高小鼠肝 $CytP_{450}$ 的含量，增强肝脏的解毒能力。

4. 现代应用

（1）肾上腺皮质功能低下症。

（2）胃及十二指肠溃疡。

（3）病毒性肝炎。

（4）呼吸系统疾病。

（5）皮肤炎症。

5. 不良反应　甘草有皮质激素样水钠潴留作用，大量或长期用药后，部分患者可能出现水肿、血压升高、低血钾等症。

淫羊藿

1. 功效　补肾阳、强筋骨、祛风湿。

2. 主要有效成分　淫羊藿中主要有效成分是黄酮、多糖、生物碱及木脂素。☆

3. 药理作用

（1）增强性腺功能：淫羊藿对垂体 - 性腺轴的功能有促进作用。淫羊藿多糖和淫羊藿苷是淫羊藿性激素作用的主要物质基础。

（2）改善骨代谢：淫羊藿对骨质疏松有良好的防治作用。淫羊藿影响骨代谢的作用环节有提高动物 DNA 合成率，促进 DNA、RNA 和蛋白质的合成；淫羊藿提取液具有抑制骨细胞的活性，同时可促进骨细胞功能，使钙化骨形成增加；增强 HPG 及 HPA 等内分泌系统的功能，进而影响骨代谢。

（3）增强免疫功能：淫羊藿及其提取物对免疫器官、免疫细胞、免疫因子等均具调节作用，有效成分主要是淫羊藿苷、淫羊藿多糖。

（4）抗氧化：淫羊藿总黄酮具有减少心、肝组织过氧化脂质和 LPF 形成的作用；淫羊藿多糖能明显降低老龄小鼠血清、肝组织和心肌组织中 LPF 含量。

（5）对心血管系统的影响

①强心、抗心律失常：淫羊藿水煎液及醇浸出液可恢复戊巴比妥钠所致动物衰竭心脏的心肌收缩力。淫羊藿提取物可明显缩短药物诱发豚鼠实验性心率失常的持续时间。

②扩血管、降压：淫羊藿可扩张外周血管，降压。其扩血管机制可能与对钙通道的阻滞作用相关。

③抗心肌缺血和脑缺血：淫羊藿苷对心肌收缩能力有明显抑制作用，具有抗心肌缺血作用。淫羊藿苷、淫羊藿总黄酮静脉注射可增加家兔和犬的脑血流量，降低脑血管阻力，有抑制缺血性脑损伤的作用。

（6）对血液系统的影响

①增强骨髓造血功能。

②抗血栓。

（7）还具有抗炎、抗肿瘤、降血脂、降血糖、提高学习记忆能力等药理作用。

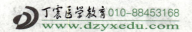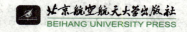

4．**现代应用**

（1）性功能减退。

（2）神经衰弱。

（3）血液病。

（4）心血管疾病。

（5）慢性肝炎。

当归

1．**功效**　补血活血、调经止痛、润肠通便。

2．**主要有效成分**　当归主要含有挥发油、多糖等成分。☆

3．**药理作用**

（1）对血液系统的影响

①促进骨髓造血功能：当归能增加外周血细胞、白细胞、血红蛋白及骨髓有核细胞数。其促进造血的主要成分为当归多糖。

②抑制血小板聚集、抗血栓：当归及阿魏酸钠体内、外均能抑制各种诱导剂诱导的血小板聚集和释放。阿魏酸抑制血小板聚集与其抑制血小板释放，升高血小板内 cAMP/cGMP 比值，抑制血小板膜磷脂酰酸化过程等环节有关。

③改善血液流变学。

④降血脂、抗动脉粥样硬化。

（2）对心血管系统的影响

①抗心肌缺血、抗脑缺血：当归可增加心肌氧的供给，减少氧的消耗，显著减轻麻醉犬因阻断冠脉时的心肌梗死范围。当归注射液对颈动脉注射 AA 造成的大鼠急性脑缺血模型，可显著改善脑缺血症状。

②抗心律失常：当归及其制剂对多种实验性心律失常模型有不同程度的对抗作用。

③保护心肌细胞：当归对心肌细胞缺氧性损伤有保护作用。

④扩血管、降血压：当归对冠状血管、脑血管、肺血管及外周血管均有扩张作用，降低血压，改善心脏功能和血流动力学。

（3）调节子宫平滑肌：当归含有兴奋子宫和抑制子宫平滑肌的两种成分。抑制成分主要为挥发油及阿魏酸，兴奋成分为水溶性或醇溶性的非挥发性物质。当归对子宫的作用根据子宫的功能状态可以产生抑制或兴奋效应，呈现双向调节。

（4）增强免疫功能：当归及当归多糖、阿魏酸等活性成分对机体免疫功能有促进作用。

4．**现代应用**

（1）心血管系统疾病。

（2）妇科病。

（3）支气管哮喘、支气管炎。

（4）突发性耳聋。

（5）小儿病毒性肺炎。

党参

1．**功效**　补中益气、健脾益肺。

2．**主要有效成分**　党参主要含有多糖、皂苷、植物甾醇等成分。☆

3．**药理作用**

（1）对消化系统的影响

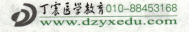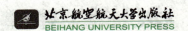

①调节胃肠运动：党参调整胃肠运动的作用可能与选择性作用于胆碱能 M 受体或肾上腺素能 α 受体有关。

②抗胃溃疡：党参抗溃疡作用环节包括抑制胃酸分泌，降低胃液酸度；促进胃黏液分泌，增强胃黏液 - 碳酸氢盐屏障作用；促进胃肠上皮细胞增殖，保护和修复胃肠黏膜；调节胃肠激素水平，调整胃肠功能紊乱。

③增强免疫功能：党参多糖是其增强免疫功能的主要有效成分。

（2）对血液系统的影响

①增强造血功能：党参煎剂可增加家兔和小鼠红细胞和血红蛋白含量。党参多糖对脾脏代偿造血功能有促进作用，对骨髓造血功能无明显增强作用，能升高溶血性血虚模型小鼠外周血的血红蛋白含量。

②改善血液流变性：党参液可抑制 ADP 诱导的家兔血小板聚集。党参注射液可降低家兔全血比黏度和血浆比黏度，抑制体内外血栓形成。

（3）对心血管系统的影响

①抗心肌缺血：党参注射液静脉注射可对抗垂体后叶素引起的大鼠急性心肌缺血。

②强心、抗休克：党参有增强心肌收缩力、增加心输出量、抗休克的作用。

③降血压：党参降压作用主要由扩张外周血管所致，舒张血管平滑肌作用可能与内皮细胞释放 NO 有关。

（4）对中枢神经系统的影响

①镇静、催眠、抗惊厥。

②抗脑损伤：党参总皂苷是党参治疗脑卒中的主要有效成分，对缺血再灌注损伤后神经细胞的坏死和凋亡过程均具有抑制作用。

③增强学习记忆能力。

4．现代应用　冠心病、高脂血症、功能性子宫出血、急性高山反应。

熟地黄

1．功效　滋阴补血、益精填髓。

2．主要有效成分　熟地黄主要含有梓醇、地黄素、桃叶珊瑚苷及多糖等成分。☆

3．药理作用

（1）增强免疫功能：熟地黄可增强细胞免疫功能。

（2）降血糖：地黄低聚糖对正常大鼠血糖无明显影响；可降低四氧嘧啶性糖尿病大鼠血糖水平，增加肝糖原含量；对葡萄糖及肾上腺素引起的高血糖，有一定的对抗作用。

（3）促凝血、增强造血功能：熟地黄能缩短 TT，有促进凝血的作用。地黄多糖可促进正常小鼠骨髓造血干细胞、粒单系祖细胞和早期、晚期红系祖细胞的增殖分化。

（4）抗脑缺血：熟地黄可改善谷氨酸单钠毁损下丘脑弓状核大鼠的学习记忆。

（5）抗甲状腺作用：熟地黄水煎液对三碘甲状腺原氨酸造成阴虚模型大鼠灌胃，可明显降低血浆 T_3、升高醛固酮和甲状腺素水平，使饮水量和尿量减少，体重减轻也得到缓解。

4．现代应用

（1）贫血。

（2）糖尿病。

（3）银屑病。

何首乌

1．功效　生品可解毒、消痈、润肠通便；制品可补肝肾、益精血、乌须发、强筋骨。

2．主要有效成分　何首乌的主要有效成分为磷脂、蒽醌类、葡萄糖苷类。☆

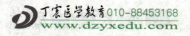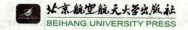

3. **药理作用**

（1）增强学习记忆能力：何首乌中多种提取物、多糖均具有增强学习记忆能力。

（2）降血脂、抗动脉粥样硬化：何首乌提取物能有效降低高脂血症大鼠血清 TC、TG 含量及高脂血症鹌鹑血清 TC 含量，提高 HDL-C/TC 的比值。何首乌总苷能防止 ApoE 基因缺陷小鼠 AS 病变的形成。何首乌降血脂与抗胆固醇作用的有效成分主要是蒽醌苷类、二苯烯化合物及卵磷脂等。

（3）促进骨髓造血功能：何首乌促进小鼠粒系祖细胞的生长。

（4）增强免疫功能。

（5）抗氧化。

4. **现代应用**

（1）高脂血症。

（2）失眠。

（3）多种皮肤病。

5. **不良反应**　何首乌对肝脏具有一定的毒副作用。

枸杞子

1. **功效**　滋补肝肾、益精明目。

2. **主要有效成分**　枸杞子主要含有甜菜碱、枸杞多糖、胡萝卜素等成分。☆

3. **药理作用**

（1）调节机体免疫功能：枸杞多糖是枸杞促进免疫功能的有效成分。枸杞多糖可作用于 T 细胞、B 细胞、巨噬细胞等主要免疫活性细胞，调节机体的免疫功能。

（2）保肝：枸杞多糖对肝脏有较好的保护作用，枸杞多糖保护肝脏的作用环节包括：抗脂质过氧化；保护肝细胞膜结构不受破坏；促进蛋白质合成；减少肝细胞损伤，促进肝细胞再生和肝功能恢复。

（3）降血脂：枸杞子液明显降低血清 TC、TG、LDL-C 及肝组织 TC、TG 的含量。枸杞多糖可降低高脂血症小鼠的血脂水平。

（4）降血糖：枸杞子具有明显的降血糖作用。枸杞多糖可降低正常动物血糖，对四氧嘧啶引起的动物糖尿病有明显的预防作用。此外，枸杞多糖对 α-葡萄糖苷酶具有较强的非竞争性抑制作用。

（5）抗氧化：枸杞多糖具有抗氧化作用。

4. **现代应用**

（1）慢性肝病。

（2）生殖系统疾病。

（3）老年体虚。

（4）银屑病、湿疹、神经性皮炎、带状疱疹。

5. **不良反应**　枸杞子有过敏反应，可见恶心、呕吐、血尿等。过量使用可致肝脏损害。

冬虫夏草

1. **功效**　补肺益肾、止血化痰。

2. **主要有效成分**　冬虫夏草中主要含有粗蛋白、脂肪及多种氨基酸成分。☆

3. **药理作用**

（1）调节机体免疫。

（2）性激素样作用：冬虫夏草具有雄性激素和雌性激素样作用。

（3）平喘、祛痰：冬虫夏草和虫草菌丝的水提液可明显扩张支气管，并能增强肾上腺素的作用。

（4）保护肾功能：冬虫夏草保护肾脏功能的作用可能与下列机制有关。

①降低 BUN 和 Crea 含量，增加 Ccr。

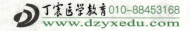
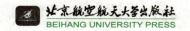

②稳定肾小管上皮细胞溶酶体膜，防止溶酶体的破裂。

③促进肾小管内皮细胞生长因子的合成、释放，使肾小管组织破坏减少而恢复加快。

④抑制肾系膜细胞的增殖，减少系膜区 IgA IC 的沉积。

（5）增强骨髓造血功能。

（6）增强学习记忆能力、抗氧化。

（7）抗应激。

4. 现代应用

（1）慢性肾炎及肾衰竭。

（2）慢性活动性肝炎、肝硬化。

（3）呼吸系统疾病。

（4）高脂血症。

历年考点串讲

补虚药的功效、有效成分、药理作用、现代应用、不良反应都是补虚药的重点内容，是考试的必考内容。重点复习补虚药的药理作用，人参、黄芪、甘草、淫羊藿、当归、党参、熟地黄、何首乌、枸杞子、冬虫夏草的有效成分、药理作用和现代应用、不良反应。

常考的细节有：

1. 人参可双向调节血压、血糖、影响中枢神经系统。小剂量可使血压升高，大剂量使血压下降；人参皂苷 Rg 类对中枢神经系统有兴奋作用，Rb 类有抑制作用，小剂量主要为兴奋，大剂量则为抑制。

2. 人参扩张血管的主要有效成分是人参皂苷 Re、Rb_1、Rg_1、Rc，作用机制可能与诱导 NO 产生、调节 VSMC 功能有关。人参强心作用与强心苷相似。人参醇提物具有增强甲状腺功能的作用。

3. 黄芪对病毒性心肌炎有治疗作用，机制可能是：抑制 OFR，抗心肌脂质过氧化；降低细胞内游离钙浓度，减轻钙超载；调控凋亡基因转录，减少心肌细胞凋亡和损伤；减轻病毒性心肌炎中心肌穿孔素介导的细胞毒性作用和炎症反应。

4. 甘草对误食毒物、药物中毒均有一定的解毒作用，解毒作用的有效成分是甘草甜素。不良反应有皮质激素样水钠潴留作用，大量或长期用药后，部分患者可能出现水肿、血压升高、低血钾等症。

5. 淫羊藿对垂体 - 性腺轴的功能有促进作用。淫羊藿多糖和淫羊藿苷是淫羊藿性激素作用的主要物质基础。

6. 当归含有兴奋子宫和抑制子宫平滑肌的两种成分。抑制成分主要为挥发油及阿魏酸，兴奋成分为水溶性或醇溶性的非挥发性物质。

7. 党参具有调节胃肠运动、抗胃溃疡、增强免疫功能、增强造血功能、改善血液流变性、抗心肌缺血、强心、抗休克、降血压、镇静、催眠、抗惊厥、抗脑损伤、增强学习记忆能力等多种药理活性。

8. 熟地黄具有抗甲状腺作用。

9. 枸杞子具有明显的降血糖作用。

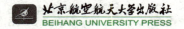

第十八节　收涩药

一、收涩药的药理作用

1. **收涩药**　凡以收敛固涩为主要功效的药物，称为收涩药。
2. **收涩药功效相关药理作用**　主要有收敛、止泻、镇咳、抗病原微生物，物质基础是鞣质类成分。

二、常用药物

五味子

1. **功效**　收敛固涩、益气生津、补肾宁心。
2. **主要有效成分**　五味子主要含有挥发油、木脂素类成分。☆
3. **药理作用**

（1）对中枢神经系统的作用

①保护脑神经：五味子醇提取物对 D- 半乳糖致衰老小鼠脑神经细胞具有保护作用，此作用与提高 SOD 活性、降低 MDA 含量、增强神经细胞 DNA 损伤的修复能力、抑制凋亡有关。

②镇静、催眠。

③增强学习记忆力。

（2）对消化系统的作用

①保肝：五味子醇提取物、五味子甲素、乙素、丙素、五味子醇甲、五味子醇乙、五味子酯甲、五味子酯乙均具有保肝作用。其作用机制有：抗脂质过氧化；促进修复和再生；增强解毒功能；增强肾上腺皮质功能；利胆。

②抗溃疡：五味子的三萜酸和木脂素有保护胃黏膜的作用。

（3）对心血管系统的作用

①抗心肌收缩力、减慢心率。

②抗心肌缺血。

③降血压。

（4）抗氧化、抗衰老：五味子水提液及五味子酚、北五味子粗多糖均具有延缓衰老、抗氧化作用，可显著增加脑、肝等组织的 SOD 活性，降低 MDA 含量，对动物的肝、肾、心、脑匀浆 LPO 的生成具有明显的抑制作用。

（5）增强免疫：五味子粗多糖、水煎剂具有升高白细胞和增强免疫功能的作用。

4. **现代应用**

（1）急慢性肝炎。

（2）神经衰弱。

5. **不良反应**　口服生药可有打嗝、反酸、胃烧灼感、肠鸣、困倦等反应。

山茱萸

1. **功效**　补益肝肾、收涩固脱。
2. **主要有效成分**　山茱萸主要含有山茱萸苷、马前苷、鞣质等成分。☆
3. **药理作用**

（1）降血糖及防治糖尿病血管病变：山茱萸降糖作用明显。

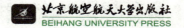

（2）对心血管系统的作用：山茱萸有强心作用。总有机酸对多种原因所致心律失常有对抗作用，机制与降低心肌组织的自律性、兴奋性和延长 APD 有关。

（3）抗应激、抗氧化、降血脂：山茱萸可增强机体的抗应激能力，提高小鼠耐缺氧，抗疲劳、增强记忆力，可对抗脂质过氧化，还具有抗动脉粥样硬化的作用。

（4）调节免疫。

4. 现代应用

（1）糖尿病。

（2）功能性子宫出血。

历年考点串讲

收涩药的功效、有效成分、药理作用、现代应用、不良反应都是收涩药的重点内容，是考试的必考内容。重点复习收涩药的药理作用，五味子、山茱萸的有效成分、药理作用和现代应用。

常考的细节有：

1. 收涩药具有收敛、止泻、镇咳、抗病原微生物等药理作用。

2. 收涩药的物质基础多是鞣质类成分。

3. 五味子具有保护脑神经、镇静、催眠、增强学习记忆力、保肝、抗溃疡、抗心肌收缩力、减慢心率、抗心肌缺血、降血压、抗氧化、抗衰老、增强免疫等药理作用。

4. 五味子醇提取物对 D- 半乳糖致衰老小鼠脑神经细胞具有保护作用，此作用与提高 SOD 活性、降低 MDA 含量、增强神经细胞 DNA 损伤的修复能力、抑制凋亡有关。

5. 五味子水提液及五味子酚、北五味子粗多糖均具有延缓衰老、抗氧化作用，可显著增加脑、肝等组织的 SOD 活性，降低 MDA 含量，对动物的肝、肾、心、脑匀浆 LPO 的生成具有明显的抑制作用。

第十九节　驱虫药

一、驱虫药的药理作用

1. 驱虫药　凡以祛除或杀灭人体寄生虫为主要功效的药物称为驱虫药。

2. 驱虫药的主要药理作用

（1）驱蛔虫：苦楝皮驱虫有效成分苦楝素可使虫体麻痹而不能附着肠壁，被排出体外；使君子的使君子酸钾可麻痹虫体头部。

（2）驱绦虫：南瓜子和槟榔对绦虫有麻痹作用。

二、驱虫谱

1. 使君子可用于驱杀蛔虫、蛲虫。

2. 苦楝皮可用于驱杀蛔虫、绦虫、蛲虫、鞭虫、血吸虫。

3. 川楝子可用于驱杀蛔虫。

4. 槟榔可用于驱杀蛔虫、绦虫、蛲虫、姜片虫、血吸虫。

5. 南瓜子可用于驱杀蛔虫、绦虫、血吸虫。

历年考点串讲

驱虫药的药理作用是驱虫药的重点内容，是考试的必考内容。重点复习驱虫药的驱虫谱。
常考的细节有：

1. 槟榔可用于驱杀蛔虫、绦虫、蛲虫、姜片虫、血吸虫。

2. 川楝子可用于驱杀蛔虫。

3. 使君子可用于驱杀蛔虫、蛲虫。

第二十节　中药新药（医院制剂）药效学和毒理学研究基本知识☆

一、中药新药主要药效学研究基本知识

1. **对受试药的要求**　处方固定，制备工艺、药品质量标准应基本稳定，剂型和质量标准应与临床用药基本相同，可选用不含赋形剂的中药提取物。

2. **药理学研究广泛采用的动物种系**　昆明种小鼠、Wistar 大鼠、SD 大鼠、青紫蓝兔、新西兰白兔、豚鼠等。

3. **各类新药主要药效试验至少应设 3 个剂量组**　大动物（犬与猴等）可设 2 个剂量组。小动物如小鼠和大鼠每组动物数至少 10 ～ 14 只，大动物每组动物数不少于 6 只。

二、中药新药一般药理研究基本知识

1. **实验动物的选择**　实验动物常用小鼠、大鼠、犬等。常用清醒动物进行实验。如使用麻醉动物，应注意麻醉药物的选择和麻醉深度。

2. **观察指标**

（1）中枢神经系统：动物的一般行为表现、姿势、步态、有无流涎、肌颤及瞳孔变化等；定性和定量评价给药动物的自发活动、机体协调能力与镇静药物的协同 / 拮抗作用。

（2）心血管系统：给药前后血压（收缩压、舒张压、平均动脉压）、心电图（QT 间期、PR 间期、ST 段和 QRS 波等）和心率等变化。

（3）呼吸系统：给药前后的呼吸频率、节律和呼吸深度等。

三、中药新药毒理学研究基本知识

1. **毒理实验基本要求**

（1）受试药物：中药固体制剂灌胃给药，如片剂、丸剂、浸膏粉、固体提取物、胶囊中粉末等实验需加适量水配成一定浓度水溶液备用。不溶于水制剂可用 1% 羧甲基纤维素钠或 10% 阿拉伯胶等制

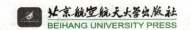

成混悬液备用。

（2）实验动物：急性毒性实验常规首选小鼠，长期毒性实验常采用大鼠和犬。

（3）动物饲养条件：应在 GLP 实验室进行。

2．毒性实验研究内容

（1）急性毒性实验：急性毒性试验是指受试动物在一次大剂量给药后所产生的毒性反应和死亡情况。药物的急性毒性常用半数致死量（LD_{50}）表示。LD_{50} 愈小，药物毒性愈大。

（2）长期毒性实验：长期毒性实验的目的，主要是观察连续给予受试药物后，由于蓄积而对机体产生的毒性反应及其严重程度，找出毒性反应的靶器官及其损害的可逆性，确定无毒反应剂量，为拟定人用安全剂量提供参考。

历年考点串讲

中药新药（医院制剂）药效学和毒理学研究的相关基本药物、动物选择都是本章的重点内容，是考试的必考内容。重点复习中药新药毒理学研究动物选择。

常考的细节有：

急性毒性实验常规首选小鼠，长期毒性实验常采用大鼠和犬。

（郑 霄 刘 涵）

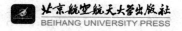

第六章　药事管理

第一节　药事与药事管理

1. **药事及药事管理定义**

（1）药事：与药品的研制、生产、经营、使用、监督、安全与环保、价格与广告等所有与涉药活动有关的事项。

（2）药事管理（pharmacy administration）：指对药学事业的综合管理，是运用管理学、法学、社会学、经济学的原理和方法对药事活动进行研究，总结其规律，并用以指导药事工作健康发展的社会活动。

2. **药事管理特点**　专业性、政策性、实践性、综合性。

3. **药事管理的目的**　保证药品质量，保障人体用药安全，维护人民健康和用药的合法权益。

4. **药事管理的研究内容**　包括药事管理体制、药事监督管理、药品生产、经营管理、注册管理、使用管理、药品包装、说明书、广告及价格管理、特殊管理的药品、药事法制管理、中药管理及药事伦理等。

5. **药事管理的发展趋势**　随着科学技术的发展和药学技术的进步，药品、药学事业和药事管理实践产生巨大发展变化，主要反映在：

（1）关注无形的药学服务。

（2）药事管理向标准化、法制化、科学化发展。

（3）重视和研究合理利用药品资源。

6. **药事管理学研究方法**　药事管理研究方面涉及内容广泛，研究方法很多。在实际研究中，常用的研究方法主要有：调查研究、描述性研究（概况研究和个案研究、发展研究）、历史研究、事后回顾研究和实验研究几类。

7. **药品管理相关的法律制度**

（1）药事管理法律制度构成：包括宪法中关于药事活动的原则性规定、药事法律、药事行政法规、药事部门规章、地方药事法规、地方管理规章、国际药事条约和公约、行业标准、法律解释等。

（2）药事管理法律制度的特征：药事法律是以维护公众健康为最终目标。它是由一系列的法律、法规、规章等构成一个庞大的系统，涉及药品的研发、注册、生产、流通、使用等整个过程，具有系统性特征。

（3）药事管理法律适用原则：应遵循层级冲突适用规则、特别冲突适用规则、新旧适用规则等。

历年考点串讲

药事及药事管理定义及特点和药事管理目的及主要研究内容是考试必考内容。

常考的细节有：

1. 药事管理：药事管理（pharmacy administration）：是指对药学事业的综合管理，是运用管理学法学、社会学、经济学的原理和方法对药事活动进行研究，总结其规律，并用以指导药

丁震医学教育 010-88453168　www.dzyxedu.com　　北京航空航天大学出版社　BEIHANG UNIVERSITY PRESS

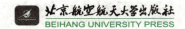

事工作健康发展的社会活动。

2．药事管理的特点：专业性、政策性、实践性、综合性。

3．药事管理的目的：保证药品质量，保障人体用药安全，维护人民健康和用药的合法权益。

第二节　药品与药品标准、药师职责

一、药品与药品标准

1．**药品的法律含义**　药品是指用于预防、治疗、诊断人的疾病，有目的地调节人的生理功能并规定有适应证或者功能主治、用法和用量的物质，包括中药材、中药饮片、中成药、化学原料药及其制剂、抗生素、生化药品、放射性药品、血清、疫苗、血液制品和诊断药品等。

2．**药品质量**　指药品的一些固有特性可以满足防治和诊断疾病等要求的能力及程度，即药品的物理学、化学、生物学指标符合规定标准的程度。

药品质量的特性表现：有效性、安全性、稳定性、均一性、经济性。

（1）有效性和安全性是药品的基本特征。

（2）均一性：指药品的每一单位产品都必须符合有效性、安全性的规定要求。

3．**药品的特殊性**　药品作为特殊商品具有：专属性；两重性；限时性；质量的严格性；社会责任性。

4．**药品标准**　国家对药品的质量规格及检验方法所做的技术规定，是药品的生产、流通、使用及检验、监督管理部门共同遵循的法定依据。药品标准属于国家强制性标准。

（1）药品标准的法定要求

①药品必须按照国家药品标准和批准的生产工艺进行生产。

②中药饮片必须按照规定的药品标准炮制。

③药品必须符合国家药品标准：国务院药品监督管理部门颁发的《中华人民共和国药典》和药品标准为国家药品标准；国务院药品监督管理部门组织药典委员会，负责国家药品标准的制定和修订；国务院药品监督管理部门的药品检验机构负责标定国家药品标准品、对照品。

（2）药品标准的分类：依据《药品管理法》的规定，我国的药品标准分为国家药品标准和炮制规范。

①国家药品标准，是指国家为保证药品质量所制定的质量指标、检验方法以及生产工艺等的技术要求，包括《中华人民共和国药典》（以下简称《中国药典》）及其增补本、药品注册标准和其他药品标准，以及与药品质量指标、生产工艺和检验方法相关的技术指导原则和规范。

②中药饮片炮制规范：炮制规范是指中药饮片的炮制规范。《药品管理法》规定，中药饮片必须按照国家药品标准炮制；国家药品标准没有规定的，必须按照省、自治区、直辖市人民政府药品监督管理部门制定的炮制规范炮制。省、自治区、直辖市人民政府药品监督管理部门制定的炮制规范应当报国务院药品监督管理部门备案。

（3）国家药品标准的制定

①国家药典委员会是依法负责制定和修订国家药品标准的专业技术管理机构。

②《中国药典》内容构成：自2005年版《中国药典》起，《中国药典》将分三部出版，一部为中药；二部为化学药；三部为生物制品。各部均由凡例、正文、附录及索引构成。

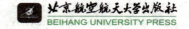

二、药 师

1. 药师

（1）定义：广义的药师泛指受过高等药学专业学历教育，毕业后从事药学工作的各类高级药学人员，按规定取得相应的药师专业技术职务。狭义的药师系指执业药师。它是实行《药师法》管理的国家和地区，实行统一的药师资格考试，合格后按规定要求注册并执业的药师，亦称作执业药师或注册药师。

（2）药师专业技术资格：根据技术职称可分主任（中）药师、副主任（中）药师、主管（中）药师、（中）药师、（中）药士。

（3）人事部、卫生部对卫生技术等专业技术资格实行考试制度。

2. 执业药师管理

（1）执业药师的定义：执业药师是指经全国统一考试合格，取得《执业药师资格证书》并经注册登记，在药品生产、经营、使用单位中执业的药学技术人员。

（2）中国推行执业药师制度

①执业药师资格考试属于职业资格准入考试，实行全国统一大纲、统一命题、统一组织的考试制度。

②执业药师资格实行注册制度。取得《执业药师资格证书》者，须按规定向所在省（自治区、直辖市）药品监督管理局申请注册。经注册后，方可按照注册的执业类别（药学类、中药学类）、执业范围（药品生产、药品经营、药品使用）从事相应的执业活动。未经注册者，不得以执业药师身份执业。执业药师注册有效期为3年，有效期满前3个月，持证者须到原注册机构申请办理再次注册，再次注册必须提交执业药师继续教育学分证明。

③执业药师实行继续教育登记制度。CFDA统一印制《执业药师继续教育登记证书》，执业药师接受继续教育经考核合格后，由培训机构在证书上登记盖章，并以此作为再次注册的依据。我国规定执业药师每年必须取得的学分是15分。

历年考点串讲

药品的概念和药品的质量特性是考试的必考内容。重点复习药品的特殊性；药品标准的分类。
常考的细节有：

1. 药品标准属于国家强制性标准。

2. 国务院药品监督管理部门颁发的《中华人民共和国药典》和药品标准为国家药品标准；国务院药品监督管理部门组织药典委员会，负责国家药品标准的制定和修订；国务院药品监督管理部门的药品检验机构负责标定国家药品标准品、对照品。

3. 执业药师注册有效期为3年，有效期满前3个月，持证者须到原注册机构申请办理再次注册，再次注册必须提交执业药师继续教育学分证明。我国规定执业药师每年必须取得的学分是15分。

4. 有效性和安全性是药品的基本特征。

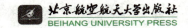

第三节　药事组织

一、药事组织概况

1. 药事组织分类

（1）药事组织：是指为实现药学的社会任务，经由人为分工形成的各种形式的组织机构，即以实现药学社会任务为共同目标的人们的集合体，是人们以特定形式的结构关系而共同工作的系统。

（2）药事组织可分为5种类型：包括药品监督管理组织、药品生产、经营组织、医疗机构药事组织、药学教育和科研组织、药学社团组织

2. 药事组织管理的必要性及特征　药事管理体制，是指一定社会制度下药事系统的组织方式、管理制度和管理方法；是关于药事工作的国家行政机关、企业和事业单位机构设置或开办、隶属关系和管理权限划分的制度；也是药事组织运行机制和工作制度。

药事管理体制的特点既体现在它的社会性方面，又体现在时代性方面，它既受到整个国家经济体制和生产关系的制约，又因不同时期的社会政治经济制度不同而不同。药事管理体制是个比较复杂的综合性社会系统，其内涵可包括：药品监督管理体制、生产与经营管理体制、药品使用管理体制、药学教育和科技管理体制。

二、药事管理组织

（一）药事监督管理系统的组织机构

1. 药品监督管理行政机构　CFDA、CFDA 内设机构、地方药品监督管理行政机构以及卫生行政部门、中医药管理部门、发展和改革宏观调控部门、人力资源和社会保障部门、工商行政管理部门、工业和信息化管理部门、商务管理部门、公安部门等行政部门。

2. 药品监督管理技术组织。

（1）药品检验机构：中国食品药品检定研究院，职责有：

①药品的注册审批检验及其技术复核，负责进口药品注册检验及其质量标准复核工作。

②药品安全相关的监督检验、委托检验、抽查检验以及安全性评价检验检测，负责药品进口口岸检验工作。

③药品检验检测的复验及技术检定。

④生物制品批签发。

⑤药品安全相关标准、技术规范及要求、检测方法制修订的技术复核与验证。

⑥药用辅料、直接接触药品的包装材料及容器的注册检验、监督检验、委托检验、复验及技术检定工作，以及相关国家标准制修订的技术复核与验证。

⑦药品国家标准物质的研究、制备、标定、分发和管理。

⑧生产用菌毒种、细胞株的检定，医用标准菌毒种、细胞株的收集、鉴定、保存、分发和管理。

⑨有关药品广告以及互联网药品信息服务的技术监督。

⑩全国药监系统检验检测机构的业务指导、规划和统计等相关工作，组织开展药品研究、生产、经营相关单位以及医疗机构中的药品检验检测机构及人员的业务指导。

⑪开展药品安全相关标准研究以及安全监测和质量控制新方法、新技术研究。

⑫严重药品不良反应或事件原因的实验研究。

⑬组织开展药品安全相关检验检测工作的国际交流与合作。

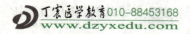
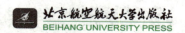

（2）地方各级药品检验机构。

（3）CFDA 其他直属技术机构：包括国家药典委员会、CFDA 药品审评中心、CFDA 药品评价中心、CFDA 食品药品审核验中心等。

（二）药品生产、经营行业管理组织

医药行业管理是指承担国家医药行业管理职责的政府部门对包括化学制药（原料及制剂）、中药材、中药饮片、中成药、生化制药、医疗器械、制药机械及医药包装材料等生产、经营（企业）方面的工商业活动进行宏观经济管理、规划、调控和政策指导。

承担药品生产、经营行业管理组织职责的政府部门主要有：

1. 国家发展和改革委员会 国家发展和改革委员会与医药行业管理相关的主要职责是：组织拟订综合性产业政策；承担重要商品总量平衡和宏观调控的责任；拟订国家战略物资储备规划。

在国家发改委内设机构中由价格司和价格监督司负责药品价格的监督管理工作：负责拟订并组织实施价格政策；监督检查价格政策的执行；负责组织制定和调整少数由国家管理的重要商品价格和重要收费标准，依法查处价格违法行为和价格垄断行为等。

2. 工业和信息化部 工业和信息化部职责主要包括研究提出工业发展战略、拟订工业行业规划和产业政策并组织实施；负责国家医药储备管理的工作，指导工业行业技术法规和行业标准的拟订；负责高技术产业中涉及生物医药、新材料等的规划、政策和标准的拟订及组织实施；工业日常运行监测；对中小企业的指导和扶持。

3. 商务部 2003 年成立的商务部是国务院组成部门，是国务院负责国内外贸易和国际经济合作发展的国家部门。2009 年国务院明确，商务部是药品流通行业的管理部门，负责研究制定药品流通行业发展规划、行业标准和有关政策，配合实施国家基本药物制度，提高行业组织化程度和现代化水平，逐步建立药品流通行业统计制度，推进行业信用体系建设，指导行业协会实行行业自律，发展行业培训。

4. 国家中医药管理局 国家中医药管理局科教司内设中药科研处，行使中药行业科研管理职责；拟订中医、中药基础研究发展规划和计划，确定重点发展领域；拟定中医、中药应用与开发研究发展规划和计划，确定重点发展领域。

5. 国家工商行政管理总局 国家工商行政管理总局与医药行业管理有关的主要职责是：

（1）负责各类（医药）企业和从事经营活动的单位、个人以及外国（地区）企业常驻代表机构等市场主体的登记注册（核定注册单位名称，审定、批准、颁发有关证件）并监督管理、承担依法查处取缔无照经营的责任。

（2）承担依法规范和维护各类市场经营秩序的责任，依法组织实施合同行政监管，负责监督管理市场交易行为。

（3）承担监督管理流通领域商品质量和流通环节食品安全的责任，负责食品流通环节的监管；组织开展有关服务领域消费维权工作，按分工查处假冒伪劣等违法行为，保护经营者、消费者合法权益。

（4）承担查处违法直销和传销案件的责任；依法查处不正当竞争、商业贿赂、走私贩私等经济违法行为。

（5）指导广告业发展，负责广告活动的监督管理工作，查处违法行为。

（6）负责商标注册和管理工作，依法保护商标专用权和查处商标侵权行为，处理商标争议事宜，加强驰名商标的认定和保护工作，负责特殊标志，官方标志的登记、备案和保护。

（7）依法组织监管个体工商户、个人合伙和私营企业的经营行为。

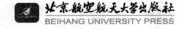

第四节　中药管理

一、中药的地位

中药是指以中医药学理论体系的术语表述药物性能、功效和使用规律，并在中医药理论指导下所应用的药物。在中医辨证理论指导下应用，是中药最本质的特点。

中药不是单纯的天然药物。天然药物是指自然界具有一定药理活性的植物、动物或矿物，从广义上讲，中药也属于天然药物的范畴。"天然药物是指在现代医药理论指导下使用的天然药用物质及其制剂"（《药品注册管理办法》。）

二、中药管理的基本内容

（一）中药管理的特殊性

1. 中药材、中药饮片、中成药是中药的组成部分

（1）中药材是临床应用的中药汤剂和中成药制药工业的起始原料药：中药材是指药用植物、动物、矿物的药用部分采收后经产地初加工形成的原料药材和部分人工制成品，大多是来自自然界的天然药用物质。

《药品管理法》规定发运中药材必须有包装，在每件包装上必须注明品名、产地、日期、调出单位，并附有质量合格的标志。

（2）中药饮片生产是以中医药理论为指导的我国特有制药技术，既可根据中药处方，直接调配煎汤（剂）服用，又可作为中成药生产的原料，供制药厂使用。中药饮片的概念：药材经过炮制后可直接用于中医临床或制剂生产使用的处方药品。

中药饮片的标签必须注明品名、规格、产地、生产企业、产品批号、生产日期，实施批准文号管理的中药饮片还必须注明药品批准文号。

（3）中成药系指在中医药理论指导下，根据临床疗效确切、应用范围广泛的处方、验方或秘方组成方剂，具备一定质量、规格、剂型，经国务院药品监督管理部门批准，发给批准文号，可以批量生产供应的药物。

中成药的特点：中成药大多数给以特定的名称，以显示其特殊疗效，适当加以包装、标明适应证或者功能主治、用法、用量等，可不经医生处方直接购买使用。按照我国推行药品分类管理制度，许多中成药都可经遴选，作为非处方药供患者使用。

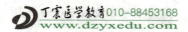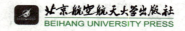

2. 中药的生产、流通、使用和科研管理的特殊性

（1）中药生产、流通管理的特殊性：在中药材、中药饮片和中成药三大部分中，除中药饮片、中成药外，中药材仍属于农副产品，但它又不同于一般的农副产品。

（2）使用管理的特殊性

①重点加强对医疗机构使用中药饮片和配制中药制剂的管理。

②使用管理的重点是合理用药。

（3）中药科研管理的特殊性：中药科学研究的内容十分广泛，特别是中药药理学研究应从对单味中药的研究向以复方药为主的方向发展，要求中药科学研究既要运用科学研究的一般原理和方法，又要运用现代科学技术的手段。

（二）中药品种保护

为了提高中药品种的质量，保护中药生产企业的合法利益，促进中药事业的发展，国务院于1992年10月发布了《中药品种保护条例》，自1993年1月1日起施行。

1.《中药品种保护条例》保护的对象

《条例》第2条规定："本条例适用于中国境内生产制造的中药品种，包括中成药、天然药物的提取物及其制剂和中药人工制成品。"

《条例》规定："依照本条例受保护的中药品种必须是列入国家药品标准的品种。"

2. 中药品种的分级保护

（1）一级保护中药品种：《条例》第6条规定：符合下列条件之一的中药品种，可以申请一级保护：对特定疾病有特殊疗效的；相当于国家一级保护野生药材物种的人工制成品；用于预防和治疗特殊疾病的。

（2）二级保护中药品种：《条例》第7条规定：符合下列条例之一的中药品种，可以申请二级保护：符合本条例第6条规定的品种或者已经解除一级保护的品种；对特定疾病有显著疗效的；从天然药物中提取的有效物质及特殊制剂。

3. 保护期限及保护措施　中药保护品种的保护期限：中药一级保护品种保护期限分别为30年、20年和10年。中药二级保护品种的保护期限为7年。

4.《中药品种保护条例》的制定　《药品管理法》第36条明确："国家实行中药品种保护制度，具体办法由国务院制定"。

（三）野生药材资源保护管理

1.《野生药材资源保护管理条例》《药品管理法》规定："国家保护野生药材资源，鼓励培育中药材。"为保护和合理利用野生药材资源，适应人民医疗保健事业的需要，1987年10月30日，国务院发布了《野生药材资源保护管理条例》，明确了对野生药材资源保护的原则、物种三级分类管理、采收、经营及违反条例应承担的责任等具体规定；列出了国家重点保护野生药材物种名录。《条例》要求，在中华人民共和国境内采猎、经营野生药材的单位或个人必须遵守。

（1）野生药材资源保护的原则：国家对野生药材资源实行保护、采猎相结合的原则，并创造条件开展人工种养。

（2）国家重点保护的野生药材物种：共分为以下三级。

①一级：濒临灭绝状态的稀有珍贵野生药材物种（简称一级保护野生药材物种），名录中收载了4种。

②二级：分布区域小、资源处于衰竭状态的重要野生药材物种（简称二级保护野生药材物种），名录中收载了27种。

③三级：资源严重减少的主要常用野生药材物种（简称三级保护野生药材物种），名录中收载了45种。

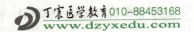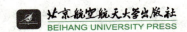

（3）《野生药材资源保护管理条例》中国家重点保护野生药材物种名录收载野生药材物种 76 种，包含中药材 42 种。

42 种国家重点保护的野生动植物药材品种为

①一级：虎骨、豹骨、羚羊角、梅花鹿茸。

②二级：马鹿茸、麝香、熊胆、穿山甲片、蟾酥、蛤蟆油、金钱白花蛇、乌梢蛇、蕲蛇、蛤蚧、甘草、黄连、人参、杜仲、厚朴、黄柏、血竭。

③三级：川（伊）贝母、刺五加、黄芩、天冬、猪苓、龙胆（草）、防风、远志、胡黄连、肉苁蓉、秦艽、细辛、紫草、五味子、蔓荆子、诃子、山茱萸、石斛、阿魏、连翘、羌活。

2. 《中华人民共和国野生动物保护法》 国家对野生动物实行加强资源保护、积极驯养繁殖、合理开发利用的方针，鼓励开展野生动物科学研究。

3. 禁止犀牛角和虎骨贸易 明确取消犀牛角和虎骨药用标准，不得再用犀牛角和虎骨制药。国家鼓励犀牛角和虎骨代用品药用的研究开发，积极宣传推广研究成果。

4. 加强麝、熊资源保护及其产品入药的管理 含天然麝香、熊胆成分的产品须统一贴"中国野生动物经营利用管理专用标识"后方可进入流通领域。

5. 甘草、麻黄草专营和许可证管理 《甘草、麻黄草专营和许可证管理办法》规定："国家对甘草和麻黄草收购、加工和销售实行专营和许可证制度。未取得甘草、麻黄草收购许可证的企业和个人不得从事甘草和麻黄草收购、加工和销售活动。""对肉苁蓉、雪莲、冬虫夏草等野生中药材的收购、加工、销售和出口管理，参照本办法执行。

（四）中药材生产质量管理规范（GAP）

《中药材生产质量管理规范》简称 GAP。本规范是中药材生产和质量管理的基本准则，适用于中药材生产企业生产中药材（含植物、动物药）的全过程。

（五）中药材专业市场管理

1. 中药材专业市场的设立：经国务院有关主管部门整顿、验收批准的中药材专业市场有目前 17 家。

2. 严禁进入市场交易的中成药及有关药品：按照国务院"整顿和规范中药材专业市场"的规定，国务院药品管理有关部门明确规定，中药材专业市场严禁下列中药材、中药饮片、中成药及有关药品进入市场交易：中药材专业市场需要经过炮制加工的中药饮片；中成药；化学原料药及其制剂；抗生素；生化药品；放射性药品；血清疫苗；血液制品；诊断用药和有关医疗器械；罂粟壳；28 种毒性中药材品种；国家重点保护的 42 种野生动植物药材品种（家种、家养除外）；国家法律、法规明令禁止上市的其他药品。

3. 药品生产企业、医疗机构严禁从中药材市场采购中药饮片。

历年考点串讲

国家重点保护的野生药材物种的分级及药材名称是考试的必考内容。中药材、中药饮片和中成药的概念；重点复习野生药材资源保护的原则。

常考的细节有：

1. 中医辨证理论指导下应用，是中药最本质的特点。

2. 《药品管理法》规定发运中药材必须有包装，在每件包装上必须注明品名、产地、日期、调出单位，并附有质量合格的标志。

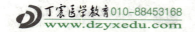
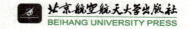

3．中药饮片的标签必须注明品名、规格、产地、生产企业、产品批号、生产日期，实施批准文号管理的中药饮片还必须注明药品批准文号。

4．中成药的特点：中成药大多数给以特定的名称，以显示其特殊疗效，适当加以包装、标明适应证或者功能主治、用法、用量等，可不经医生处方直接购买使用。按照我国推行药品分类管理制度，许多中成药都可经遴选，作为非处方药供患者使用。

5．《中药品种保护条例》保护的对象：本条例适用于中国境内生产制造的中药品种，包括中成药、天然药物的提取物及其制剂和中药人工制成品。

6．中药保护品种的保护期限：中药一级保护品种保护期限分别为 30 年、20 年和 10 年。中药二级保护品种的保护期限为 7 年。

7．《中药材生产质量管理规范》简称 GAP。

8．药材专业市场严禁下列中药材、中药饮片、中成药及有关药品进入市场交易：中药材专业市场需要经过炮制加工的中药饮片；中成药；化学原料药及其制剂；抗生素；生化药品；放射性药品；血清疫苗；血液制品；诊断用药和有关医疗器械；罂粟壳；28 种毒性中药材品种；国家重点保护的 42 种野生动植物药材品种（家种、家养除外）；国家法律、法规明令禁止上市的其他药品。

第五节　麻醉药品和精神药品管理条例

一、总　　则

1．麻醉药品和精神药品的定义

（1）麻醉药品：指连续使用后易产生依赖性，能成瘾癖的药品。

（2）精神药品：指直接作用于中枢神经系统，使之兴奋或抑制，连续使用能产生依赖性的药品。

2．麻醉药品和精神药品的分类

（1）麻醉药品包括：阿片类、可卡因类、大麻类、合成麻醉药品类及国家药品监督管理部门制定的其他易成瘾癖的药品、药用原植物及其制剂。

（2）精神药品：精神药品分为第一类精神药品和第二类精神药品，一类精神药品比第二类精神药品更易产生依赖性，对人体健康的危害更大。

（3）第一类精神药品品种：我国生产及使用的第一类精神药品有 7 个品种，具体品种是：哌甲酯、司可巴比妥、丁丙诺啡、γ-羟丁酸、氯胺酮、马吲哚、三唑仑。我国生产及使用的第二类精神药品有 29 个品种，包括异戊巴比妥、格鲁米特、喷他佐辛、戊巴比妥、阿普唑仑等。

3．麻醉药品和精神药品的立法　鉴于麻醉药品和精神药品的特殊性，国际社会早已认识到对其进行严格管制的必要性并达成共识，采取协调一致的行动。我国先后颁布《麻醉药品和精神药品管理条例》《麻醉药品、精神药品处方管理规定》《医疗机构麻醉药品、第一类精神药品管理规定》等一系列法律法规，体现出国家对麻醉药品和精神药品依法监管的不懈努力。

二、种植、实验研究和生产

麻醉药品和精神药品的标签应当印有国务院药品监督管理部门规定的标志。《药品管理法》第 54 条第三款规定"麻醉药品、精神药品、医疗用毒性药品、放射性药品、外用药品和非处方药的标签，

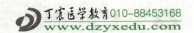
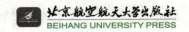

必须印有规定的标志。"

三、使 用

1. 科研、教学使用的审批 开展麻醉药品和精神药品实验研究活动应当具备下列条件，并经国务院药品监督管理部门批准：

（1）以医疗、科学研究或者教学为目的。

（2）有保证实验所需麻醉药品和精神药品安全的措施和管理制度。

（3）单位及其工作人员2年内没有违反有关禁毒的法律、行政法规规定的行为。

（4）麻醉药品和精神药品的实验研究单位申请相关药品批准证明文件，应当依照药品管理法的规定办理，需要转让研究成果的，应当经国务院药品监督管理部门批准。

2. 处方管理

（1）《印鉴卡》管理：医疗机构需要使用麻醉药品和第一类精神药品的，应当经所在地设区的市级人民政府卫生主管部门批准，取得《麻醉药品、第一类精神药品购用印鉴卡》（简称《印鉴卡》）。

医疗机构取得《印鉴卡》应当具备下列条件：

①有专职的麻醉药品和第一类精神药品管理人员。

②有获得麻醉药品和第一类精神药品处方资格的执业医师。

③有保证麻醉药品和第一类精神药品安全储存的设施和管理制度。

《印鉴卡》有效期为3年。《印鉴卡》有效期满前3个月，医疗机构应当向市级卫生行政部门重新提出申请。

（2）处方与调剂管理

执业医师取得麻醉药品和第一类精神药品的处方资格后，方可在本医疗机构开具麻醉药品和第一类精神药品处方，但不得为自己开具该种处方。药师取得麻醉药品和第一类精神药品调剂资格后，方可在本机构调剂麻醉药品和第一类精神药品。

医务人员应当根据国务院卫生主管部门制定的临床应用指导原则，门（急）诊癌症疼痛患者和中、重度慢性疼痛患者，需长期使用麻醉药品和第一类精神药品的，首诊医师应当亲自诊察患者，建立相应的病历，要求其签署《知情同意书》。除需长期使用麻醉药品和第一类精神药品的门（急）诊癌症疼痛患者和中、重度慢性疼痛患者外，麻醉药品注射剂仅限于医疗机构内使用。

执业医师应当使用专用处方开具麻醉药品和精神药品，专用处方的格式以及单张处方的最大用量应当符合《处方管理办法》的规定。对麻醉药品和第一类精神药品处方，处方的调配人、核对人应当仔细核对，签署姓名，并予以登记；对不符合《条例》规定的，处方的调配人、核对人应当拒绝发药。

麻醉药品和精神药品处方由调剂处方药品的医疗机构妥善保存。麻醉药品和第一类精神药品处方至少保存3年，第二类精神药品处方至少保存2年。医疗机构还应当根据麻醉药品和精神药品处方开具情况，按照麻醉药品和精神药品品种、规格对其消耗量进行专册登记，登记内容包括发药日期、患者姓名、用药数量。专册保存期限为3年。

3. 医疗机构借用及配制的规定 医疗机构制剂的配制管理对临床需要而市场无供应的麻醉药品和精神药品，持有《医疗机构制剂许可证》和《印鉴卡》的医疗机构需要配制制剂的，应当经所在地省级药品监督管理部门批准。医疗机构配制的麻醉药品和精神药品制剂只能在本医疗机构使用，不得对外销售。

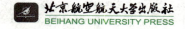

四、储　存

1．储存管理：麻醉药品药用原植物种植企业、定点生产企业、全国性批发企业和区域性批发企业以及国家设立的麻醉药品储存单位，应当设置储存麻醉药品和第一类精神药品的专库。该专库应当符合下列要求：

（1）安装专用防盗门，实行双人双锁管理。

（2）具有相应的防火设施。

（3）具有监控设施和报警装置，报警装置应当与公安机关报警系统联网。

2．麻醉药品定点生产企业应当将麻醉药品原料药和制剂分别存放。麻醉药品和第一类精神药品的使用单位应当设立专库或者专柜储存麻醉药品和第一类精神药品。专库应当设有防盗设施并安装报警装置；专柜应当使用保险柜。专库和专柜应当实行双人双锁管理。

3．麻醉药品药用原植物种植企业、定点生产企业、全国性批发企业和区域性批发企业、国家设立的麻醉药品储存单位以及麻醉药品和第一类精神药品的使用单位，应当配备专人负责管理工作，并建立储存麻醉药品和第一类精神药品的专用账册。药品入库双人验收，出库双人复核，做到账物相符。专用账册的保存期限应当自药品有效期期满之日起不少于5年。

4．第二类精神药品经营企业应当在药品库房中设立独立的专库或者专柜储存第二类精神药品，并建立专用账册，实行专人管理。专用账册的保存期限应当自药品有效期期满之日起不少于5年。

五、运　输

通过铁路运输麻醉药品和第一类精神药品的，应当使用集装箱或者铁路行李车运输。没有铁路需要通过公路或者水路运输麻醉药品和第一类精神药品的，应当由专人负责押运。根据《条例》规定，托运或者自行运输麻醉药品和第一类精神药品的单位，应当向所在地设区市级药品监督管理部门申请领取运输证明。运输证明有效期为1年。运输证明应当由专人保管，不得涂改转让、转借。

托运人办理麻醉药品和第一类精神药品运输手续，应当将运输证明副本交付承运人。承运人应当查验、收存运输证明副本，并检查货物包装。没有运输证明或者货物包装不符合规定的，承运人不得承运。根据《条例》规定，邮寄麻醉药品和精神药品，寄件人应当提交所在地设区市级药品监督管理部门出具的准予邮寄证明。邮政营业机构应当查验、收存准予邮寄证明。没有准予邮寄证明的，邮政营业机构不得收寄。省级邮政主管部门指定符合安全保障条件的邮政营业机构负责收寄麻醉药品和精神药品。邮政营业机构收寄麻醉药品和精神药品，应当依法对收寄的麻醉药品和精神药品予以查验。

定点生产企业、全国性批发企业和区域性批发企业之间运输麻醉药品、第一类精神药品，发货人在发货前应当向所在地省级药品监督管理部门报送本次运输的相关信息。属于跨省、自治区、直辖市运输的，收到信息的药品监督管理部门应当向收货人所在地的同级药品监督管理部门通报；属于在本省、自治区、直辖市行政区域内运输的，收到信息的药品监督管理部门应当向收货人所在地设区的市级药品监督管理部门通报。

历年考点串讲

麻醉药品和精神药品的定义、分类以及使用、储存和运输是考试必考内容。重点复习麻醉药品和精神药品的分类、标签管理、和处方管理等内容。

常考的细节有：

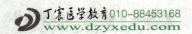

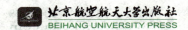

1. 第一类精神药品品种：哌甲酯、司可巴比妥、丁丙诺啡、γ-羟丁酸、氯胺酮、马吲哚、三唑仑。

2. 《印鉴卡》有效期为 3 年。《印鉴卡》有效期满前 3 个月，医疗机构应当向市级卫生行政部门重新提出申请。

3. 麻醉药品和精神药品处方由调剂处方药品的医疗机构妥善保存。麻醉药品和第一类精神药品处方至少保存 3 年，第二类精神药品处方至少保存 2 年。专册保存期限 3 年。

4. 第二类精神药品经营企业应当在药品库房中设立独立的专库或者专柜储存第二类精神药品，并建立专用账册，实行专人管理。专用账册的保存期限应当自药品有效期期满之日起不少于 5 年。

第六节　医疗用毒性药品管理办法

医疗用毒性药品系指毒性剧烈、治疗剂量与中毒剂量相近，使用不当会致人中毒或死亡的药品。

1. **医疗用毒性药品的生产、加工、收购、经营、配方用药的规定**

（1）根据医疗需要制订计划。

（2）生产企业负责质量检验，并建立严格的管理制度。

①毒性药品生产企业负责质量检验，并建立严格的管理制度：每次配料，必须经 2 人以上复核无误，并详细记录每次生产所用原料和成品数，经手人要签字备查。

②必须严格执行生产工艺操作规程：生产毒性药品及其制剂，必须严格执行生产工艺操作规程，建立完整的生产记录，保存 5 年备查。药品生产企业（含医疗机构制剂室）涉及毒性药品的，要建立严格的管理制度，每次配料必须经两人以上复核签字。

（3）毒性药品的收购与经营管理：毒性药品的收购和经营，由药品监督管理部门指定的药品经营企业承担；配方用药由有关药品零售企业、医疗机构负责供应。其他任何单位或者个人均不得从事毒性药品的收购、经营和配方业务。

（4）药品经营企业供应和调配规定：药品经营企业（含医疗机构药房）要严格按照 GSP 或相关规定的要求，毒性药品应专柜加锁，并由专人保管，做到双人、双锁，专账记录；医疗机构供应和调配毒性药品，须凭医生签名的处方。每次处方剂量不得超过 2 日极量。

2. **保管、领发、核对制度**　毒性药品的包装容器上必须印有毒药标志，在运输毒性药品的过程中，应当采取有效措施，防止发生事故。

3. **医疗单位供应和调配规定**

（1）凭医生签名的正式处方

（2）调配处方管理：调配处方时，必须认真负责，计量准确，按医嘱注明要求。并由配方人员及具有药师以上技术职称的复核人员签名盖章后方可发出。对处方未注明"生用"的毒性中药，应当付炮制品。如发现处方有疑问时，须经原处方医生重新审定后再行调配。处方一次有效，取药后处方保存 2 年备查。

4. **毒性药品管理品种**

（1）毒性中药品种：砒石（红砒、白砒）、砒霜、水银、生马钱子、生川乌、生草乌、生白附子、生附子、生半夏、生南星、生巴豆、斑蝥、青娘虫、红娘虫、生甘遂、生狼毒、生藤黄、生千金子、生天仙子、闹羊花、雪上一枝蒿、白降丹、蟾酥、洋金花、红粉、轻粉、雄黄共 27 种。

（2）西药毒药品种：去乙酰毛花苷 C、阿托品、洋地黄毒苷、氢溴酸后马托品、三氧化二砷、毛

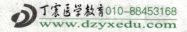
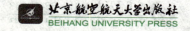

果芸香碱、升汞、水杨酸毒扁豆碱、亚砷酸钾、氢溴酸东莨菪碱、士的宁共 11 种。

（3）A 型肉毒毒素。

历年考点串讲

中药毒性药品管理品种是考试的必考内容。重点复习医疗用毒性药品的概念。

常考的细节有：

1．药品生产企业（含医疗机构制剂室）涉及毒性药品的，要建立严格的管理制度，每次配料必须经两人以上复核签字。

2．毒性药品每次处方剂量不得超过 2 日极量。

3．毒性药品处方保存 2 年。

4．《医疗用毒性药品管理办法》所附医疗用毒性中药品种的数量共 28 种。

第七节　国家基本药物管理

一、国家基本药物制度的发展

"实施意见"规定："基本药物是适应基本医疗卫生需求，剂型适宜，价格合理，能够保障供应，公众可公平获得的药品。"

1．国家基本药物的分类　《国家基本药物目录管理办法》规定："国家基本药物目录中的药品包括化学药品、生物制品、中成药和中药饮片"。

（1）化学药品和生物制品：分为 25 类 103 小类，共 317 个品种。

（2）中成药：分为 6 类 29 小类，共 203 个品种。

（3）中药饮片：《中国药典》的中药饮片为国家基本药物，国家另有规定的除外。

2．我国基本药物制度发展历程

（1）1979 年，我国政府响应 WHO 的倡导，积极参加 WHO 基本药物行动计划，组织有关医药工作者成立了国家基本药物遴选小组。

（2）1981 年 8 月，《国家基本药物目录（西药部分）》编订完成。因为中药品种繁多，当时中成药普遍存在同名异方或同方异名的现象，所以中成药的遴选工作未能开展。

（3）1982 年 1 月，我国正式颁布了《国家基本药物目录》，只遴选了以原料药为主的 28 类 278 个品种的西药，未遴选中成药。

（4）1984 年，我国首次出版《国家基本药物》一书，全书又将基本药物细分为 52 类，共收入 280 个品种。

（5）1991 年 9 月，我国被指定为基本药物行动委员会西太平洋地区代表，任期为 1992 年 1 月至 1994 年 12 月。

（6）1992 年 3 月 9 日，原卫生部颁布了《制订国家基本药物工作方案》，决定自 1992 年起将基本药物制定工作与我国医疗制度改革相结合，在此基础上制订公费报销药物目录，并成立了国家基本药物领导小组。

（7）1997 年 1 月，《中共中央、国务院关于卫生改革与发展的决定》明确指示"国家建立并完善

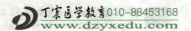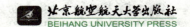

基本药物制度"，使推行国家基本药物制度在政策层面上得到了保障。

（8）1998 年国务院机构改革后，基本药物目录的制订工作交由国家药品监督管理部门负责，具体由原国家食品药品监督管理局药品安全监管司负责。随后在 1998 年、2000 年、2002 年和 2004 年对目录均进行了调整。

（9）2009 年 8 月 18 日原卫生部等 9 部委局制定发布了《国家基本药物目录管理办法（暂行）》《关于建立国家基本药物制度的实施意见》，颁布了再一次调整后的《国家基本药物目录》，并确定 3 年为一个调整周期。2009 年 9 月 22 日，为加强基本药物质量监督管理，保证基本药物质量，依据《药品管理法》《药品管理法实施条例》等法律法规，原国家食品药品监督管理局组织制定了《关于加强基本药物质量监督管理的规定》。

（10）2013 年 3 月，原卫生部颁布了最新 2012 年版的《国家基本药物目录》，并于 2013 年 5 月 1 日开始实施。

3. 我国现行基本药物制度

（1）基本药物管理机构：为加快基本药物制度建设，组建了国家基本药物工作委员会，隶属于国务院卫生行政部门，并健全国家基本药物目录遴选及定期调整机制和部门协同工作机制，制订并颁布《国家基本药物目录》。按照国家基本药物工作委员会确定的原则，原卫生部负责组织建立国家基本药物专家库，报国家基本药物工作委员会审核。专家库主要由医学、药学、药物经济学、医疗保险管理、卫生管理和价格管理等方面专家组成，负责国家基本药物的咨询和评审工作。

（2）国家基本药物遴选原则：《国家基本药物目录管理办法》规定基本药物遴选原则为：防治必需；安全有效；价格合理；使用方便；中西药并重；基本保障；临床首选；基层能够配备。不得纳入目录遴选范围的药品如下：

①含有国家濒危野生动植物药材的。

②主要用于滋补保健易滥用的。

③非临床治疗首选的。

④因严重不良反应，国家食品药品监督管理部门明确规定暂停生产、销售或使用的。

⑤违背国家法律、法规，或不符合伦理要求的。

⑥国家基本药物工作委员会规定的其他情况。

（3）国家基本药物目录制定程序及调整要求

①制定国家基本药物目录的程序：

a. 从国家基本药物专家库中，随机抽取专家成立目录咨询专家组和目录评审专家组，咨询专家不参加目录评审工作，评审专家不参加目录制订的咨询工作。

b. 咨询专家组根据循证医学、药物经济学对纳入遴选范围的药品进行技术评价，提出遴选意见，形成备选目录。

c. 评审专家组对备选目录进行审核投票，形成目录初稿。

d. 将目录初稿征求有关部门意见，修改完善后形成送审稿。

e. 送审稿经国家基本药物工作委员会审核后，授权国家卫计委发布。

②国家基本药物目录的调整：国家基本药物目录在保持数量相对稳定的基础上，实行动态管理，原则上 3 年调整一次。必要时，经国家基本药物工作委员会审核同意，可适时组织调整。属于下列情形之一的品种，应当从国家基本药物目录中调出：

a. 药品标准被取消的。

b. 国家食品药品监督管理部门撤销其药品批准证明文件的。

c. 发生严重不良反应的。

d. 根据药物经济学评价，可被风险效益比或成本效益比更优的品种所替代的。

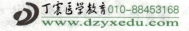 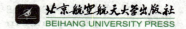

e. 国家基本药物工作委员会认为应当调出的其他情形。

二、国家基本药物使用和销售规定

1. 生产管理 国家建立完善的医药产业政策和行业发展规划、国家药品储备制度，加强药品质量监督管理。

（1）基本药物招标定点生产：政府主办的医疗卫生机构使用的基本药物，除中药饮片以外，由省级药品采购机构公开招标采购，按我国《招标投标法》和《政府采购法》的有关规定，实行省级集中网上公开招标，由招标选择药品生产企业。结合企业的产品质量、服务和保障能力，制定具体的参与投标的基本药物生产企业资格条件。药品招标采购要坚持"质量优先、价格合理的原则，坚持全国统一市场，不同地区、不同所有制企业平等参与、公平竞争。药品购销双方要根据招标采购结果签订合同并严格履约。用量较少的基本药物，可以采用招标方式定点生产。

（2）基本药物电子监管：2011年4月1日起国家药品监管部门对基本药物实行全品种电子监管，通过统一标识的药品电子监管码（20位）、每件药品的电子监管码唯一、上市药品最小销售包装上印制或粘贴监管码、运用监管网进行数据采集与报送等实施药品电子身份证监管。对未入网的和未使用电子监管码的一律不得参加基本药物招标采购。

2. 配送管理 招标采购的基本药物可由中标生产企业直接配送或者委托有配送能力的药品经营企业配送到指定的医疗机构。药品生产企业委托的药品经营企业应当在省级药品集中采购平台上备案，备案情况向社会公开，省级药品采购机构及时公布每家医疗机构的配送企业名单以便接受社会监督。医疗机构应当按照合同约定的时间在验收药品后30日内支付药品货款。对违规网下采购药品拖延货款的医疗机构，视情节轻重给予通报批评、限期整改、责令支付违约金等处罚。

3. 使用管理 按照国家规定落实相关政府补助政策，建立基本药物优先和合理使用制度。政府主办的基层医疗卫生机构全部配备和使用国家基本药物。在建立国家基本药物制度的初期，政府主办的基层医疗卫生机构确需配备、使用的非目录药品，暂由省级人民政府统一确定，配备使用的非目录药品执行国家基本药物制度相关政策和规定。其他各类医疗机构也要将基本药物作为首选药物并达到一定的使用比例，具体使用比例由卫生行政部门确定。医疗机构要按照国家基本药物临床应用指南和基本药物处方集，加强合理用药管理，确保规范使用基本药物。

4. 基本药物费用保障 基本药物全部纳入费用保障范围，如治疗性药品已被列为基本医疗保险药品目录的甲类药品，全额报销；基本药物中的国家免疫规划用疫苗、艾滋病抗病毒药、抗血吸虫病药、抗麻风病药、抗结核病药等由国家免费提供。《国务院办公厅关于建立健全基层医疗卫生机构补偿机制的意见》提出实施基本药物制度后，政府举办的乡镇卫生院、城市社区卫生服务机构的人员支出和业务支出等运行成本通过服务收费和政府补助予以补偿。

5. 基本药物质量监管完善 基本药物生产、配送质量规范，对基本药物定期进行质量抽检，并向社会及时公布抽检结果。加强和完善基本药物不良反应监测，建立健全药品安全预警和应急处置机制，完善药品召回管理制度，保证用药安全。

历年考点串讲

基本药物的概念、分类，发展历程及现行基本药物制度和使用销售规定等都是重要内容，是考试必考内容。

重点复习基本药物概念、我国现行基本药物制度等。

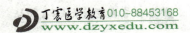 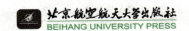

常考的细节有：

1. 基本药物概念：基本药物是适应基本医疗卫生需求，剂型适宜，价格合理，能够保障供应，公众可公平获得的药品。

2. 国家基本药物遴选原则：《国家基本药物目录管理办法》规定基本药物遴选原则为：防治必需；安全有效；价格合理；使用方便；中西药并重；基本保障；临床首选；基层能够配备。

3. 不得纳入基本药物目录遴选范围的药品：

（1）含有国家濒危野生动植物药材的。

（2）主要用于滋补保健易滥用的。

（3）非临床治疗首选的。

（4）因严重不良反应，国家食品药品监督管理部门明确规定暂停生产、销售或使用的。

（5）违背国家法律、法规，或不符合伦理要求的。

（6）国家基本药物工作委员会规定的其他情况。

4. 基本药物的调整周期为：3 年

第八节　处方药与非处方药的分类管理

一、药品的分类管理制度

1. 处方药与非处方药

（1）处方药：处方药通常是指那些需凭医生处方才能从医院药房或社会药店购取的药品，在医疗专业人员（医师或药师）指导下使用。列入处方药管理的药品一般是毒性药品和国际公约规定的管制药品，即毒、麻、精、放特殊管理的药品；抗生素类药品；非肠道给药的药品制剂，如大、小针剂，输液用制剂等；新药。

（2）非处方药：非处方药是指由国务院药品监督管理部门公布的，不需要凭执业医师和执业助理医师处方，消费者可以自行判断、购买和使用的药品。非处方药简称为 OTC。根据药品的安全性，非处方药分为甲、乙两类。

2. 药品分类管理的主要内容

（1）药品分类管理的原则：药品安全有效，使用方便，合理经济。

（2）药品分类管理的特点：处方药实行严格管理，非处方药实行规范管理。

（3）严格管理处方药，加大处方药的监管力度。

二、处方药与非处方药分类管理的内容

1. 处方药管理的内容

（1）经营：经营处方药的批发企业和零售企业必须具有《药品经营企业许可证》。

（2）广告：处方药只准在专业性医药报刊进行广告宣传。

（3）警示语：处方药的警示语为：凭医师处方销售、购买和使用。

2. 非处方药的管理内容

（1）非处方药目录的遴选

①遴选非处方药的指导思想是：安全有效、慎重从严、结合国情、中西药并重。

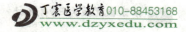
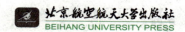

②遴选非处方药的原则是：应用安全、疗效确切、质量稳定、使用方便。

（2）经营：经营非处方药的批发企业和经营甲类非处方药的企业必须具有《药品经营企业许可证》。

（3）广告：非处方药经审批可以在大众传播媒介进行广告宣传。

（4）警示语：非处方药的警示语为：请仔细阅读药品使用说明书，并按说明使用或在药师指导下购买和使用。

（5）标签和说明书：每个销售基本单元包装必须附有标签和说明书。

历年考点串讲

处方药与非处方药的概念是考试的必考内容。重点复习遴选非处方药的指导思想和原则。

常考的细节有：

1．非处方药简称 OTC。根据药品的安全性，非处方药分为甲、乙两类。

2．药品分类管理的原则是：药品安全有效，使用方便，合理经济。

3．处方药只准在专业性医药报刊进行广告宣传。非处方药经审批可以在大众传播媒介进行广告宣传。

4．每个销售基本单元包装必须附有标签和说明书。

5．列入处方药管理的药品一般是毒性药品和国际公约规定的管制药品，即毒、麻、精、放特殊管理的药品；抗生素类药品；非肠道给药的药品制剂，如大、小针剂，输液用制剂等；新药。

第九节　医疗机构药事管理

一、《医疗机构药事管理规定》

（一）《医疗机构药事管理规定》的主要特点

医疗机构药事管理的特点包括专业性、实践性和服务性。

1．**专业性**　指医疗机构药事管理不同于一般行政管理工作，具有明显的药学专业特征。

2．**实践性**　指医疗机构药事管理是各种管理职能和方法在医疗机构药事活动中的实际运用。

3．**服务性**　突出了医疗机构药事管理的目的，即保障医疗机构药学服务工作的正常运行和不断发展，围绕医疗机构的总目标，高质高效地向患者和社会提供医疗卫生保健的综合服务。

（二）《医疗机构药事管理规定》的主要内容

1．**医疗机构药事管理的组织机构**

（1）医疗机构药事管理组织机构的法定要求：医疗机构医务部门应当指定专人，负责与医疗机构药物治疗相关的行政事务管理工作。二级以上医院应当设立药事管理与药物治疗学委员会，其他医疗机构应当成立药事管理与药物治疗学组。二级以上医院药事管理与药物治疗学委员会委员由具有科级技术职务任职资格的药学、临床医学、护理和医院感染管理、医疗行政管理等人员组成。成立医疗机构药事管理与药物治疗学组的医疗机构由药学、医务、护理、医院感染、临床科室等部门负责人和具

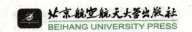

有药师、医师以上专业技术职务任职资格人员组成。医疗机构负责人任药事管理与药物治疗学委员会副主任委员。

诊所、卫生所、医务室、卫生保健所和卫生站可不设药事管理组织机构和药学部门，由机构负责人指定医务人员负责药事工作。中医诊所、民族医诊所可不设药事管理组织机构和药学部门，由中医药和民族医药专业技术人员负责药事工作。

（2）药事管理与药物治疗学委员会（组）的职责：药事管理与药物治疗学委员会（组）应当建立健全相应工作制度，日常工作由药学部门负责，它的主要职责有：

①贯彻执行医疗卫生及药事管理等有关法律、法规、规章。审核制定本机构药事管理和药学工作规章制度，并监督实施。

②制定本机构药品处方集和基本用药供应目录。

③推动药物治疗相关临床诊疗指南和药物临床应用指导原则的制定与实施，监测、评估本机构药物使用情况，提出干预和改进措施，指导临床合理用药。

④分析、评估用药风险和药品不良反应、药品损害事件，并提供咨询与指导。

⑤建立药品遴选制度，审核本机构临床科室申请的新购入药品、调整药品品种或者供应企业和申报医院制剂等。

⑥监督、指导麻醉药品、精神药品、医疗用毒性药品及放射性药品的临床使用与规范化管理。

⑦对医务人员进行有关药事管理法律法规、规章制度和合理用药知识教育培训；向公众宣传安全用药知识。

（3）医疗机构药学部门的职责要求：医疗机构根据本机构功能、任务、规定设置相应的药学部门，配备和提供与药学部门工作任务相适应的专业技术人员、设备和设施；二级以上医院设立药学部，并可根据实际情况设置二级科室；二级医院设置药剂科；其他医疗机构设立药房。药学部门具体负责药品管理、药学专业技术服务和药事管理工作，开展以病人为中心、以合理用药为核心的临床药学工作，组织药师参与临床药物治疗，提供药学专业技术服务。药学部门建立健全相应的工作制度、操作规程和工作记录，并组织实施。

2. 药物临床应用管理的法定要求　药物临床应用管理是对医疗机构临床诊断、预防和治疗疾病用药全过程实施监督管理。其主要内容有：

（1）医疗机构的用药原则：医疗机构应遵循安全、有效、经济的合理用药原则，尊重患者对药品使用的知情权和隐私权。

（2）药学专业技术人员配备与管理

①医疗机构配置药学专业技术人员的总体要求：医疗机构药学专业技术人员按照有关规定取得相应的药学专业技术职务任职资格。医疗机构药学专业技术人员不得少于本机构卫生专业技术人员的8%。建立静脉用药调配中心（室）的，医疗机构应当根据实际需要另行增加药学专业技术人员数量。

②医疗机构药学专业技术人员的管理：医疗机构应当加强对药学专业技术人员的培养、考核和管理，制订培训计划，组织药学专业技术人员参加毕业后规范化培训和继续医学教育，将完成培训及取得继续医学教育学分情况，作为药学专业技术人员考核、晋升专业技术职务任职资格和专业岗位聘任的条件之一。医疗机构直接接触药品的药学人员，应当每年进行健康检查。患有传染病或者其他可能污染药品的疾病的，不得从事直接接触药品的工作。

③医疗机构药师工作职责

a. 负责药品采购供应、处方或者用药医嘱审核、药品调剂、静脉用药集中调配和医院制剂配制，指导病房（区）护士请领、使用与管理药品。

b. 参与临床药物治疗，进行个体化药物治疗方案的设计与实施，开展药学查房工作，为患者提供药学专业技术服务。

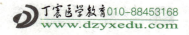
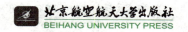

c. 参加查房、会诊、病例讨论和疑难、危重患者的医疗救治，协同医师做好药物使用遴选工作，对临床药物治疗提出意见或调整建议，与医师共同对药物治疗负责。

d. 开展抗菌药物临床应用监测，实施处方点评与超常预警，促进药物的合理使用。

e. 开展药品质量监测、药品严重不良反应和药品损害的收集、整理、报告等工作。

f. 掌握与临床用药相关的药物信息，提供用药信息与药学咨询服务，向公众宣传合理用药知识。

g. 结合临床药物治疗实践，进行药学临床应用研究；开展药物利用评价和药物临床应用研究；参与新药临床试验和新药上市后安全性与有效性监测。

h. 其他与医院药学相关的专业技术工作。

（三）临床药师管理

《医疗机构药事管理规定》确立了临床药师制，它规定医疗机构应当根据本机构性质、任务、规模配备适当数量临床药师，三级医院临床药师不少于 5 名，二级医院临床药师不少于 3 名。临床药师应当具有高等学校临床药学专业或者药学专业本科以上学历，并应当经过规范化培训。医疗机构结合临床和药物治疗，开展临床药学和药学研究工作，并提供必要的工作条件，制订相应管理制度，加强领导与管理。医疗机构应建立由医师、临床药师和护士组成的临床治疗团队，开展临床合理用药工作。临床药师应当全职参与临床药物治疗工作，对患者进行用药教育，指导患者安全用药。

二、医疗机构中药饮片管理办法

医疗机构中药饮片管理办法的主要内容

1. 医院采购中药饮片，应当验证生产经营企业及其销售人员的相关证明文件并存档备查。

2. 医院对所购的中药饮片，应当按照国家药品标准和省级规范进行验收，验收不合格的不得入库。

3. 中药饮片仓库应当有与使用量相适应的条件及设施，出入库应当有完整记录，定期进行养护并记录。

4. 中药饮片装斗时要清斗，认真核对，装量适当，不得错斗、串斗。中药饮片调配后，复核率应当达到 100%，每剂重量误差应当在 ±5% 以内。

5. 调配含有毒性中药饮片的处方，每次处方剂量不得超过 2 日极量。对处方未注明"生用"的，应给付炮制品。罂粟壳不得单方发药，必须凭有麻醉药处方权的执业医师签名的淡红色处方方可调配，每张处方不得超过 3 日用量，连续使用不得超过 7 日，成人一次的常用量为每天 3 ～ 6g。

6. 中药饮片煎煮液的包装材料和容器应当无毒、卫生、不易破损，并符合有关规定。

三、医疗机构配制制剂的管理

1. **医疗机构配制制剂的许可证管理制度**　医疗机构制剂，是指医疗机构根据本单位临床需要经批准而配制、自用的固定处方制剂。

《药品管理法》明确规定："医疗机构配制制剂，须经所在地省、自治区、直辖市人民政府卫生行政部门审核同意，由省、自治区、直辖市人民政府药品监督管理部门批准，发给《医疗机构制剂许可证》。无《医疗机构制剂许可证》的，不得配制制剂。"

2. **医疗机构配制制剂的品种限制规定**

（1）医疗机构配制制剂品种批准文号的限制性规定：医疗机构配制的制剂，应当是临床需要而市场上没有供应的品种。并须经所在省、自治区、直辖市人民政府药品监督管理部门批准后方可配制。市场上有供应或者已取得批准文号的品种不得配制。

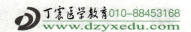
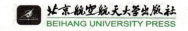

（2）医疗机构配制制剂和使用的限制性规定：医疗机构配制制剂和使用必须依法管理。必须做到：

①配制制剂必须按规定进行质量检验。

②凭医师处方在本医疗机构内使用。

③医疗机构的制剂不得在市场上销售或者变相销售：发生灾情、疫情、突发事件或者临床急需而市场没有供应时，经国务院或者省、自治区、直辖市人民政府药品监督管理部门批准，在规定期限内，医疗机构配制的制剂可以在指定的医疗机构之间调剂使用。另外，法律规定，任何单位和个人不得发布医疗机构制剂广告。

3. **医疗机构配制制剂的品种审批及批准文号管理** 《药品管理法》及其《实施条例》规定："医疗机构配制的制剂，应当是本单位临床需要而市场上没有供应的品种"。医疗机构配制制剂，必须按照国务院药品监督管理部门的规定报送有关资料和样品，经所在地省、自治区、直辖市人民政府药品监督管理部门批准，并发给批准文号后，方可配制。

《医疗机构制剂注册管理办法（试行）》明确规定有下列情形之一的，不得作为医疗机构制剂申报。

（1）市场上已有供应的品种。

（2）含有未经国家食品药品监督管理总局批准的活性成分的品种。

（3）除变态反应原外的生物制品。

（4）中药注射剂。

（5）中药、化学药组成的复方制剂。

（6）麻醉药品、精神药品、医疗用毒性药品、放射性药品。

（7）其他不符合国家有关规定的制剂。

医疗机构制剂批准文号的格式为：X 药制字 H（Z）+4 位年号 +4 位流水号。X 代表省自治区、直辖市简称，H 代表化学制剂，Z 代表中药制剂。医疗机构制剂批准文号的有效期为 3 年。有效期届满需要继续配制的，申请人应当在有效期届满前 3 个月按照原申请配制程序提出再注册申请。

4. **医疗机构配制制剂的法定条件** 《药品管理法》第 24 条规定"医疗机构配制制剂，必须具有能够保证制剂质量的设施、管理制度、检验仪器和卫生条件。"

四、《处方管理办法》

1. **处方** 由注册的执业医师和执业助理医师在诊疗活动中为患者开具的、由取得药学专业技术职务任职资格的药学专业技术人员审核、调配、核对，并作为患者用药凭证的医疗文书。处方包括医疗机构病区用药医嘱单。

2. **处方标准**

（1）处方内容

①前记：包括医疗机构名称，费别，患者姓名、性别、年龄，门诊或住院病历号，科别或病区和床位号，临床诊断，开具日期等。可添列特殊要求的项目。麻醉药品和第一类精神药品处方还应当包括患者身份证明编号，代办人姓名、身份证明编号。

②正文：以 Rp 或 R 标示，分列药品名称、剂型、规格、数量、用法用量。

③后记：医师签名或者加盖专用签章，药品金额以及审核、调配、核对、发药药师签名或加盖专用签章。

（2）处方颜色：普通处方的印刷用纸为白色。急诊处方印刷用纸为淡黄色，右上角标注"急诊"。儿科处方印刷用纸为淡绿色，右上角标注"儿科"。麻醉药品和第一类精神药品处方印刷用纸为淡红色，右上角标注"麻"或"精一"。第二类精神药品处方印刷用纸为白色，右上角标注"精二"。

（3）处方权限：经注册的执业医师在执业地点取得相应的处方权。注册的执业助理医师在医疗机

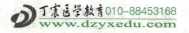
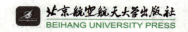

构开具的处方，应当经所在执业地点执业医师签名或加盖专用签章后方有效。

此外，医疗机构应当按照有关规定，对本机构执业医师和药师进行麻醉药品和精神药品使用知识和规范化管理的培训，经考核合格后取得麻醉药品和第一类精神药品的处方权。医师取得麻醉药品和第一类精神药品处方权后，方可在本机构开具麻醉药品和第一类精神药品处方，但不得为自己开具该类药品处方。

（4）处方书写：《处方管理办法》对处方书写规则进行了明确规定，具体内容如下：

①患者一般情况、临床诊断填写清晰、完整，并与病历记载相一致。

②每张处方限于一名患者的用药。

③字迹清楚，不得涂改；如需修改，应当在修改处签名并注明修改日期。

④药品名称应当使用规范的中文名称书写，没有中文名称的可以使用规范的英文名称书写；医疗机构或者医师、药师不得自行编制药品缩写名称或者使用代号；书写药品名称、剂量、规格、用法、用量要准确规范，药品用法可用规范的中文、英文、拉丁文或者缩写体书写，但不得使用"遵医嘱""自用"等含糊不清字句。

⑤患者年龄应当填写实足年龄，新生儿、婴幼儿写日、月龄，必要时要注明体重。

⑥西药和中成药可以分别开具处方，也可以开具一张处方，中药饮片应当单独开具处方。

⑦开具西药、中成药处方，每一种药品应当另起一行，每张处方不得超过5种药品。

⑧中药饮片处方的书写，一般应当按照"君、臣、佐、使"的顺序排列；调剂、煎煮的特殊要求注明在药品右上方，并加括号，如布包、先煎、后下等；对饮片的产地、炮制有特殊要求的，应当在药品名称之前写明。

⑨药品用法用量应当按照药品说明书规定的常规用法用量使用，特殊情况需要超剂量使用时，应当注明原因并再次签名。

⑩除特殊情况外，应当注明临床诊断。

⑪开具处方后的空白处画一斜线以示处方完毕。

⑫处方医师的签名式样和专用签章应当与院内药学部门留样备查的式样相一致，不得任意改动，否则应当重新登记留样备案。

⑬药品剂量与数量用阿拉伯数字书写。剂量应当使用法定剂量单位：重量以克（g）、毫克（mg）、微克（μg）、纳克（ng）为单位；容量以升（L）、毫升（ml）为单位；国际单位（IU）、单位（U）；中药饮片以克（g）为单位。片剂、丸剂、胶囊剂、颗粒剂分别以片、丸、粒、袋为单位；溶液剂以支、瓶为单位；软膏及乳膏剂以支、盒为单位；注射剂以支、瓶为单位，应当注明含量；中药饮片以剂为单位。

（5）处方限量：处方一般不得超过7日用量；急诊处方一般不得超过3日用量；对于某些慢性病、老年病或特殊情况，处方用量可适当延长，但医师应当注明理由。医疗用毒性药品、放射性药品的处方用量应当严格按照国家有关规定执行。

《处方管理办法》对麻醉药品和精神药品的处方限量：哌甲酯用于治疗儿童多动症时，每张处方不得超过15日常用量。此外，对于需要特别加强管制的麻醉药品，盐酸二氢埃托啡处方为一次常用量，仅限于二级以上医院内使用；盐酸哌替啶处方为一次常用量，仅限于医疗机构内使用。

（6）处方有效期与保存期限：处方开具当日有效。特殊情况下需延长有效期的，由开具处方的医师注明有效期限，但有效期最长不得超过3日。

处方由调剂处方药品的医疗机构妥善保存。普通处方、急诊处方、儿科处方保存期限为1年，医疗用毒性药品、第二类精神药品处方保存期限为2年，麻醉药品和第一类精神药品处方保存期限为3年。处方保存期满后，经医疗机构主要负责人批准、登记备案，方可销毁。

（7）处方调剂管理

①处方调剂的一般要求

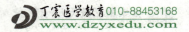
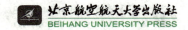

　　a. 药师应当凭医师处方调剂处方药品，非经医师处方不得调剂。

　　b. 药师应当按照操作规程调剂处方药品认真审核处方，准确调配药品，正确书写药袋并粘贴标签。注明患者姓名和药品名称、用法、用量，包装。向患者交付药品时，按照药品说明书或者处方用法，进行用药交代与指导，包括每种药品的用法、用量、注意事项等。

　　c. 药师应当认真逐项检查处方前记、正文和后记书写是否清晰、完整，并确认处方的合法性。

　　d. **必须做到"四查十对"，即：查处方，对科别、姓名、年龄；查药品，对药名、剂型、规格、数量；查配伍禁忌，对药品性状、用法用量；查用药合理性，对临床诊断。**

　　e. 药师在完成处方调剂后，应当在处方上签名或者加盖专用签章。

　　②处方审查：收到处方后，根据处方管理规定，药师应当认真逐项检查处方前记、正文和后记书写是否清晰、完整，并确认处方的合法性。按照《处方管理办法》的规定，药师应当对处方用药适宜性进行审核，审核内容包括：

　　a. 规定必须做皮试的药品，处方医师是否注明过敏试验及结果的判定。

　　b. 处方用药与临床诊断的相符性。

　　c. 剂量、用法的正确性。

　　d. 选用剂型与给药途径的合理性。

　　e. 是否有重复给药现象。

　　f. 是否有潜在临床意义的药物相互作用和配伍禁忌。

　　g. 其他用药不适宜情况

　　药师审核处方后，认为存在用药不适宜时，应当告知处方医师，请其确认或者重新开具处方。药师发现严重不合理用药或者用药错误，应当拒绝调剂。

历年考点串讲

　　处方管理办法、医疗机构配制制剂管理、临床药师管理等都是重要内容，是考试必考内容。重点复习处方管理的相关内容，医疗机构配制制剂的品种限制规定、批准文号管理等。

　　常考的细节有：

　　1. 《药品管理法》及其《实施条例》规定："医疗机构配制的制剂，应当是本单位临床需要而市场上没有供应的品种"。

　　2. 医疗机构制剂批准文号的格式为：X药制字H（Z）+4位年号+4位流水号。X代表省、自治区、直辖市简称，H代表化学制剂，Z代表中药制剂。

　　3. 医疗机构制剂批准文号的有效期为3年。

　　4. 普通处方的印刷用纸为白色。急诊处方印刷用纸为淡黄色，右上角标注"急诊"。儿科处方印刷用纸为淡绿色，右上角标注"儿科"。麻醉药品和第一类精神药品处方印刷用纸为淡红色，右上角标注"麻"或"精一"。第二类精神药品处方印刷用纸为白色，右上角标注"精二"。

　　5. 处方开具当日有效。特殊情况下需延长有效期的，由开具处方的医师注明有效期限，但有效期最长不得超过3日。处方一般不得超过7日用量；急诊处方一般不得超过3日用量；对于某些慢性病、老年病或特殊情况，处方用量可适当延长，但医师应当注明理由。

　　6. 处方由调剂处方药品的医疗机构妥善保存。普通处方、急诊处方、儿科处方保存期限为1年，医疗用毒性药品、第二类精神药品处方保存期限为2年，麻醉药品和第一类精神药品处方保存期限为3年。

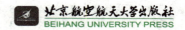

第十节　药品不良反应监测报告制度与药品召回制度

一、药品不良反应报告制度概述

1. **药品不良反应的含义**　指合格药品在正常用法用量下出现的与用药目的无关的或意外的有害反应。包括副作用、毒性作用、后遗效应、过敏反应、继发反应、特异性遗传素质反应等。

（1）副作用是指在治疗剂量时出现的与治疗目的无关的不适反应。

（2）毒性作用是由于患者的个体差异、病理状态或合用其他药物引起敏感性增加，在治疗量时出现的毒性反应。因服用剂量过大而发生的毒性作用，不属于药物的不良反应。

（3）后遗效应指停药后血药浓度已降至有效浓度以下，但生物效应仍存在。

（4）过敏反应是外来抗原性物质与体内抗体间所发生的非正常免疫反应。当外来抗原进入机体，使淋巴细胞或体液免疫系统致敏，机体处于致敏状态中，而当机体再次接触同样的变态反应原时，抗原与抗体产生反应，引起某种程度的组织损伤或功能障碍。

（5）继发反应是指由于药物的治疗作用所引起的不良后果，如二重感染、菌群失调。

（6）特异性遗传素质反应指少数患者用药后，发生与药物本身药理作用无关的反应。如葡萄糖-6-磷酸脱氢酶缺乏者服用伯氨喹发生溶血症。

2. **药品不良反应的类别**

（1）药物不良反应按其与药理作用有无关联而分为 A 型和 B 型两类。A 型药品不良反应又称为剂量相关的不良反应。该反应为药理作用增强所致，常与剂量有关，可以预测，发生率高而死亡率低。临床上常见的副作用与毒性反应均属此类，如抗血凝药所致出血。B 型药品不良反应，又称剂量不相关的不良反应。它是一种与正常药理作用无关的异常反应，一般与剂量无关联，难于预测，发生率低而死亡率高。过敏反应属于此类。

（2）根据药品不良反应的可预测性、严重程度和危害性，又可将药品不良反应分为新的药品不良反应、严重的药品不良反应和药品群体不良事件。

严重的药品不良反应是指因服用药品引起以下损害情形之一的反应：导致死亡；危及生命；致癌、致畸、致出生缺陷；导致显著的或者永久的人体伤残或者器官功能的损伤。⑤；导致住院或住院时间延长；导致其他重要医学事件，如不进行治疗可能出现上述所列情况的。

对已确认发生严重不良反应的药品，应该采取的措施是停止生产、销售、使用。

3. **药品不良反应报告制度的发展**

（1）药品不良反应报告和监测是指药品不良反应的发现、报告、评价和控制的过程。

（2）2011 年《药品管理法》第 71 条规定：在我国实行药品不良反应报告制度，将药品不良反应报告制度以法律的形式确定下来。《药品管理法》还要求药品生产企业、药品经营企业和医疗机构必须经常考察本单位所生产、经营、使用的药品质量、疗效和反应；如发现可能与用药有关的严重不良反应，必须及时向当地省、自治区、直辖市人民政府药品监督管理部门和卫生行政部门报告。

二、药品不良反应报告制度

1. **药品不良反应报告制度的监督主体及其主要职责**　国家食品药品监督管理局主管全国药品不良反应报告和监测工作，地方各级药品监督管理部门主管本行政区域内的药品不良反应报告和监测工作。

（1）国家食品药品监督管理局的主要职责。

（2）省级药品监督管理部门的主要职责。

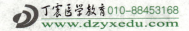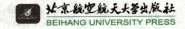

（3）国家药品不良反应监测中心的主要职责。

（4）省级药品不良反应检测机构的主要职责。

2. **药品不良反应报告制度的法定报告主体及其职责**　药品生产、经营企业和医疗机构获知或者发现可能与用药有关的不良反应，应当通过国家药品不良反应监测信息网络报告；不具备在线报告条件的，应当通过纸质报表报所在地药品不良反应监测机构，由所在地药品不良反应监测机构代为在线报告。

3. **药品不良反应报告制度的要求、报告与处置程序**

（1）药品不良反应报告的总体要求：新药监测期内的国产药品应当报告该药品的所有不良反应；其他国产药品报告新的和严重的不良反应。进口药品自首次获准进口之日起 5 年内，报告该进口药品的所有不良反应；满 5 年的，报告新的和严重的不良反应。

（2）个例药品不良反应的报告与处置程序：药品生产、经营企业和医疗机构发现或者获知新的、严重的药品不良反应应当在 15 日内报告，其中死亡病例须立即报告；其他药品不良反应应当在 30 日内报告。设区的市级、县级药品不良反应监测机构应当对收到的药品不良反应报告的真实性、完整性和准确性进行审核。严重药品不良反应报告的审核和评价应当自收到报告之日起 3 个工作日内完成，其他报告的审核和评价应当在 15 个工作日内完成。省级药品不良反应监测机构应当在收到下一级药品不良反应监测机构提交的严重药品不良反应评价意见之日起 7 个工作日内完成评价工作。

（3）药品群体不良事件的报告与处置程序：药品生产、经营企业和医疗机构获知或者发现药品群体不良事件后，应当立即通过电话或者传真等方式报所在地的县级药品监督管理部门、卫生行政部门和药品不良反应监测机构，必要时可以越级报告；同时填写《药品群体不良事件基本信息表》，对每一病例还应当及时填写《药品不良反应／事件报告表》，通过国家药品不良反应监测信息网络报告。获知药品群体不良事件后药品生产企业应当立即开展调查，在 7 日内完成调查报告，报所在地省级药品监督管理部门和药品不良反应监测机构。

（4）药品重点监测的法定要求：药品生产企业对新药监测期内的药品和首次进口 5 年内的药品，应当开展重点监测，并按要求对监测数据进行汇总、分析、评价和报告；对本企业生产的其他药品，应当根据安全性情况主动开展重点监测。

三、药品召回制度

1. **药品召回**　指药品生产企业（包括进口药品的境外制药厂商）按照规定的程序收回已上市销售的存在安全隐患的药品。

2. **召回义务的内容**

（1）药品使用单位应当协助药品生产企业履行召回义务。

（2）药品使用单位发现其经营、使用的药品存在安全隐患的，应当立即停止销售或者使用该药品，通知药品生产企业或者供货商，并向药品监督管理部门报告。

（3）药品使用单位应当建立和保存完整的购销记录，保证销售药品的可溯源性。

（4）药品使用单位应当配合药品生产企业或者药品监督管理部门开展有关药品安全隐患的调查，提供有关资料。

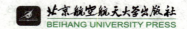

历年考点串讲

药品不良反应报告总体要求：新药监测期内的国产药品应当报告该药品的所有不良反应；其他国产药品报告新的和严重的不良反应。进口药品自首次获准进口之日起 5 年内，报告该进口药品的所有不良反应；满 5 年的，报告新的和严重的不良反应。是考试的必考内容。重点复习药品不良反应的概念。

常考的细节有：

1. A 型药品不良反应又称为剂量相关的不良反应，该反应为药理作用增强所致，常与剂量有关。B 型药品不良反应与剂量不相关。

2. 在我国实行药品不良反应报告制度，将药品不良反应报告制度以法律的形式确定下来。

3. 副作用、毒性作用、后遗效应、过敏反应、继发反应、特异性遗传素质反应概念。

4. 严重不良反应的内容。

5. 对已确认发生严重不良反应的药品，应该采取的措施是停止生产、销售、使用。

第十一节　药品注册管理办法

一、药品注册程序

药品注册申请包括新药申请、仿制药申请、进口药品申请以及补充申请和再注册申请。

新药注册申请：是指未曾在中国境内上市销售的药品的注册申请。已上市药品改变剂型、改变给药途径、增加新的适应证的药品注册按照新药申请的程序申报。新药注册申请的程序步骤：

1. 新药临床试验申请

（1）资料申报→省级药品监督管理部门的形式审查→初审和现场核查→省级药品监督管理部门报送相关资料→技术审评批准新药临床试验。改变剂型但不改变给药途径，并且增加新适应证的注册申请获得批准后不发给新药证书，靶向制剂、缓释、控释制剂等特殊剂型除外。

（2）新药生产审批：资料申报→省级药品监督管理部门的形式审查→初审和现场核查→报送相关资料→第一次技术审评→申请生产现场检查→生产现场检查→报送现场检查和药品检验报告→第二次技术审评→批准生产。

2. 仿制药注册

仿制药是指已有国家药品标准的药品。仿制药应当与被仿制药具有同样的活性成分、给药途径、剂型、规格和相同的治疗作用。已有多家企业生产的品种，应当参照有关技术指导原则选择被仿制药进行对照研究。**仿制药注册是指生产国家食品药品监督管理局已批准上市的已有国家标准的药品的注册申请，但是生物制品按照新药申请的程序申报。**

3. 进口药品注册程序

进口药品申请是指境外生产的药品在中国境内上市销售的注册申请。申请进口的药品，应当获得境外制药厂商所在生产国家或者地区的上市许可，未在生产国家或者地区获得上市许可，但经国家食品药品监督管理局确认该药品安全、有效而且临床需要的，可以批准进口。

申请进口的药品其生产应当符合所在国家或者地区药品生产质量管理规范及中国《药品生产质量管理规范》的要求。

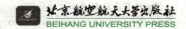

二、药品批准文号的格式

药品经注册所取得的各种药品批准证明文件格式如下。

1. **药品批准文号的格式为** 国药准字 H（Z、S、J）+4 位年号 +4 位顺序号，其中 H 代表化学药品，Z 代表中药，S 代表生物制品，J 代表进口药品分包装。

2. **《进口药品注册证》证号的格式为** H（Z、S）+4 位年号 +4 位顺序号；《医药产品注册证》证号的格式为：H（Z、S）C+4 位年号 +4 位顺序号，其中 H 代表化学药品，Z 代表中药，S 代表生物制品。对于境内分包装用大包装规格的注册证，其证号在原注册证号前加字母 B。

3. **新药证书号的格式为** 国药证字 H（Z、S）+4 位年号 +4 位顺序号，其中 H 代表化学药品，Z 代表中药，S 代表生物制品。

历年考点串讲

药品批准文号格式是重要内容，是考试必考内容。

常考的细节有：

药品批准文号的格式为：国药准字 H（Z、S、J）+4 位年号 +4 位顺序号，其中 H 代表化学药品，Z 代表中药，S 代表生物制品，J 代表进口药品分包装。

第十二节　药品经营质量管理规范

依据《中华人民共和国药品管理法》及其实施条例等有关法律、法规，国务院药品监督管理部门于 2000 年 4 月 30 日颁布了《药品经营质量管理规范》（Good Supply Practice，GSP），即我国现行 GSP。

药品经营质量管理规范（GSP）是规范药品经营质量管理的基本准则，是针对药品运输、计划采购、购进验收、储存、销售及售后服务等环节制定的保证药品符合质量标准的一整套质量管理体系，其核心是通过严格的管理制度来约束企业的行为，对药品经营全过程进行全面、全员、全过程质量控制，保证向用户提供优质的药品。

一、药品批发的质量管理

1. **仓库、设备要求**　我国现行 GSP 对药品批发企业仓库设施、设备的要求。

（1）药品批发企业应有与经营规模相适应的仓库。仓库应具备的设施、设备有：

①保持药品与地面之间有一定距离的设备。

②避光、通风和排水的设备。

③检测和调节温、湿度的设备。

④防尘、防潮、防霉、防污染以及防虫、防鼠、防鸟等设备。

⑤符合安全用电要求的照明设备。

⑥适宜拆零及拼箱发货的工作场所和包装物料等的储存场所和设备。

（2）GSP 对专营中药材、中药饮片批发企业仓库设施、设备的要求：应有适合中药材、中药饮片储存的仓库，有专用的养护工作场所，并设置中药标本室（柜）。

2. **药品质量验收的要求**　质量验收是控制入库药品质量的关键环节，应符合以下要求：

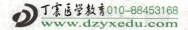
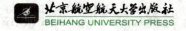

（1）严格按照法定标准和合同规定的质量条款对购进药品、销后退回药品的质量进行逐批验收。

（2）验收时应同时对药品的包装、标签、说明书以及有关要求的证明或文件进行逐一检查。

（3）验收抽取的样品应具有代表性。

（4）验收应按有关规定做好验收记录，验收记录应保存至超过药品有效期1年，但不得少于3年。

（5）验收首营品种还应进行药品内在质量的检验。

（6）验收应在符合规定的场所进行，在规定时限内完成。

仓库保管员凭验收员签字或盖章收货。对货与单不符、质量异常、包装不牢或破损、标志模糊等情况有权拒收，并报告企业有关部门处理。

3. 药品储存的要求　药品应按规定的储存要求专库、分类存放。储存中应遵守以下几点：

（1）药品按温、湿度要求储存于相应的库中。

（2）在库药品均应实行色标管理；搬运和堆垛应严格遵守药品外包装图式标志的要求，规范操作。怕压药品应控制堆放高度，定期翻垛。

（3）药品与仓间地面、墙、顶、散热器之间应有相应的间距或隔离措施。

（4）药品应按批号集中堆放。有效期的药品应分类相对集中存放，按批号及效期远近依次或分开堆码并有明显标志。

（5）药品与非药品、内用药与外用药、处方药与非处方药之间应分开存放；易串味的药品、中药材、中药饮片以及危险品等应与其他药品分开存放。

（6）麻醉药品、一类精神药品、医疗用毒性药品、放射性药品应当专库或专柜存放，双人双锁保管，专账记录。

二、药品零售的质量管理

1. 营业场所和仓库设备的要求　药品零售企业应有与经营规模相适应的营业场所和药品仓库，并且环境整洁、无污染物。企业的营业场所、仓库、办公生活等区域应分开。

药品零售企业营业场所和药品仓库应配置的设备包括：便于药品陈列展示的设备，特殊管理药品的保管设备；符合药品特性要求的常温、阴凉和冷藏保管的设备；必要的药品检验、验收、养护的设备；检验和调节温、湿度的设备；保持药品与地面之间有一定距离的设备；药品防尘、防潮、防污染和防虫、防鼠、防霉变等设备；经营中药饮片所需的调配处方和临方炮制的设备。

2. 药品购进和验收

（1）企业购进药品的要求：企业购进药品应以质量为前提，从合法的企业进货。对首营企业应确认其合法资格，并做好记录。购进药品应有合法票据，并按规定建立购进记录，做到票、账、货相符，购进票据和记录应保存至超过药品有效期1年，但不得少于两年。购进药品的合同应明确质量条款。购进首营品种，应进行药品质量审核，审核合格后方可经营。

（2）企业验收药品的要求：验收人员购进的药品应根据原始凭证，严格按照有关规定逐批验收并记录。必要时应抽样送检验机构检验。验收药品质量时，应按规定同时检查包装、标签、说明书等项内容。

历年考点串讲

《药品经营质量管理规范》的英文缩写GSP考试的必考内容。

常考的细节有：

1.《药品经营质量管理规范》的具体实施办法，实施步骤由国务院药品监督管理部门规定。

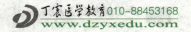

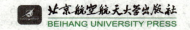

2．国家对药品经营企业实行许可证的有效期制度。《药品经营质量管理规范认证证书》有效期为 5 年，有效期满前 3 个月内，由企业提出重新认证的申请。

3．药品经营单位出售药品必须执行质量保证制度。

4．药品批发企业按规定建立的药品销售记录是保存至超过药品有效期 1 年，但不得少于 3 年。

5．药品的质量验收应按有关规定做好验收记录，验收记录应保存至超过药品有效期 1 年，但不得少于 3 年。

第十三节　中医药条例

一、中医医疗机构与从业人员

1．中医医疗机构的管理与要求

（1）中医医疗机构的开办要求：开办中医医疗机构，应当符合国务院卫生行政部门制定的中医医疗机构性质标准和当地区域卫生规划，并按照《医疗机构管理条例》的规定办理审批手续，取得医疗机构执业许可证后，方可从事中医医疗活动。

（2）中医医疗机构的运行特色：中医医疗机构从事医疗服务活功，应当充分发挥中医药特色和优势，遵循中医药自身发展规律，运用传统理论和方法。结合现代科学技术手段。发挥中医药在防治疾病、保健、康复中的作用为群众提供价格合理、质量优良的中医药服务。

（3）基层卫生服务机构提供中医医疗服务的事务：依法设立的社区卫生服务中心（站）。乡镇卫生院等城乡基层卫生服务机构，应当能够提供中医医疗服务。

2．中医从业人员的要求

（1）中医从业人员的资格准入：中医从业人员，应当依照有关卫生管理的法律、行政法规、部门规章的规定通过资格考试，并经注册取得执业证书后，方可从事中医服务活动。以师承方式学习中医学的人员以及确有专长的人员，应当按照国务院卫生行政部门的规定，通过执业医师或者执业助理医师资格考核考试，并经注册取得医师执业证书后，方可从事中医医疗活动。

（2）中医从业人员的从业要求：中医从业人员应当遵守相应的中医诊断治疗原则、医疗技术标准和技能操作规范。全科医师和乡村医生应当具备中医药基本知识以及运用中医诊疗知识、技术，处理常见病和突发病的基本技能。

二、中医药发展的保障措施

1．政府、单位、组织和个人的作用

县级以上地方人民政府应当根据中医药事业发展的需要以本地区国民经济和社会发展状况，逐步增加对中医药事业的投入，扶持中医药事业的发展。任何单位和个人不得将中医药事业经费挪作他用。国家鼓励境内外组织和个人通过捐资、投资等方式扶持中医药事业发展。非营利性中医医疗机构，依照国家有关规定享受财政补贴、税收减免等优惠政策。县级以上地方人民政府劳动保障行政部门确定的城镇职工基本医疗保险定点医疗机构应当包括符合条件的中医医疗机构。获得定点资格的中医医疗机构，应当按照规定向参保人员提供基本医疗服务。

2．加强中医药资源管理

县级以上各级人民政府应当采取措施加强对中医药文献的收集、整理、研究和保护工作。有关单位和中医医疗机构应当加强重要中医药文献资料的管理、保护和利用。国家

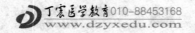
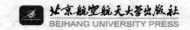

保护野生中药材资源，扶持濒危动植物中药材人工代用品的研究和开发利用。县级以上地方人民政府应当加强中药材的合理开发和利用鼓励建立中药材种植、培育基地，促进短缺中药材的开发、生产。

3. **与中医药有关的评审或鉴定活动的法定要求**　与中医药有关的评审或者鉴定活动，应当体现中医药特色，遵循中医药自身的发展规律。中医药专业技术职务任职资格的评审，中医医疗、教育、科研机构的评审、评估，中医药科研出题的立项和成果鉴定，应当成立专门的中医药评审、鉴定组织或者由中医药专家参加评审、鉴定。

历年考点串讲

中医从业人员的要求是重要内容，是考试必考内容。

常考的细节有：

中医从业人员，应当依照有关卫生管理的法律、行政法规、部门规章的规定通过资格考试，并经注册取得执业证书后，方可从事中医服务活动。

第十四节　中药知识产权保护

一、知识产权保护概述

1. **知识产权**　指人们基于自己的智力活动创造的成果和经营管理活动中的经验而依法享有的一系列民事权利的总称。

2. **知识产权保护的意义**　知识产权保护法律制度的完善与否决定了一个国家科学技术事业能否具备强劲的发展动力。

3. **知识产权的特征**　专有性、时间性、地域性、无形性。

4. **我国的知识产权保护的现状**　我国对知识产权保护法律制度的构建开始于20世纪90年代初，经过二十几年的时间，逐步建立了完备的知识产权保护法律制度。

二、中药知识产权保护

1. **中药专利保护**　指运用专利法律制度保护中药领域内的智力活动的成果。中药专利的类型包括：发明、实用新型、外观设计。

发明是指对产品、方法及其改进所提出新的技术方案。分为产品发明和方法发明。

（1）中药产品发明主要包括新的中药有效成分（指国家药品标准未收载的从植物、动物、矿物等物质中提取的有效成分及其制剂）；新发现的药材（指未被国家药品标准收载的中药材）、药材新的药用部位及其制剂、新的中药材代用品、新的有效部位（指从国家药品标准中未收载的植物、动物、矿物等物质中提取的一类或数类成分组成的有效部位及其制剂）、新的中药复方制剂、改变给药途径的中药制剂、改变剂型的中药制剂。

（2）中药方法发明包括生产方法发明和用途发明。生产方法发明包括中药饮片的制备方法（指中药材的加工和炮制工艺以及相关产品的生产方法，如果其方法和步骤与现有的技术相比具有《专利法》上所规定的新颖性、创造性和实用性，均可以申请方法专利）、中药提取物的制备方法（指从单味中

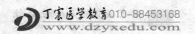
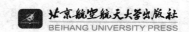

药材或复方制剂中将某种有效部分提取分离的方法）和新的制剂工艺。用途发明包括新发现的中药材在制备药品中的新用途、已有中药材或者其提取物的第二医疗用途、已知中药提取物在制备药品中的新用途等。

2. **中药行政保护** 指运用行政法规对与中药相关智力成果加以保护，保护的法律依据是国务院颁布的行政法规。国务院颁布的《中药品种保护条例》是目前我国中药知识产权保护的重要形式。

三、与贸易有关的知识产权协议（TRIPS）

1. **TRIPS 基本知识** 与贸易有关的知识产权协议（TRIPS）是知识产权保护的国际标准之一。TRIPS 的主要内容共有以下 8 个方面：著作权及其相关权利、商标、地理标记、工业品外观设计、专利、集成电路布图设计、对未公开信息的保护和对许可合同中限制竞争行为的控制。

2. **TRIPS 重申的保护知识产权的基本原则** 国民待遇原则；保护公共秩序、社会公德、公众健康原则；对权利合理限制原则；权利的地域性原则；专利、商标申请的优先权原则；版权自动保护原则。

3. **TRIPS 新提出的保护知识产权的基本原则** 最惠国待遇原则；争端解决原则；透明度原则；承认知识产权为私权的原则；对行政终局决定的司法审查和复审原则。

历年考点串讲

TRIPS 新提出的保护知识产权的基本原则是考试的必考内容。

常考的细节有：

1. 中药产品发明内容。

2. 中药方法发明包括生产方法发明和用途发明。其中生产方法发明主要包括：中药饮片的制备方法、中药提取物的制备方法和新的制剂工艺。用途发明主要包括新发现的中药材在制备药品中的新用途、已有中药材或者其提取物的第二医疗用途和已知中药提取物在制备药品中的新用途等。

3. TRIPS 是与贸易有关的知识产权协议的简称。

第十五节　药品包装、标签和说明书管理

1. **药品的通用名称与商品名称**

（1）药品的通用名称：列入国家药品标准的药品名称为药品通用名称，药品通用名称要经过国务院药品监督管理部门注册批准使用。

（2）药品的商品名称：药品商品名称是指药品的生产、经营企业在药品法定通用名称之外给自己企业所生产的药品命名的名称，又称专有名称。商品名经过注册之后就成为商标名称，是特定厂家为自己生产的特定配方的药品进行商标注册的名称。有区别商品的功能，它属于商标范畴，必须在国家工商总局用商标局核准注册。

2. **药品包装管理的主要内容**

（1）直接接触药品的包装材料和容器，必须符合药用要求。

（2）药品包装必须适合药品质量要求，方便储存、运输和医疗使用。发运中药材必须有包装。在

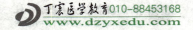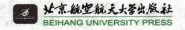

每件包装上，必须注明品名、产地、日期、调出单位，并附有质检合格的标志。

（3）药品包装必须按照规定印有或者贴有标签，并附有说明书。麻醉药品、精神药品医疗用毒性药品、放射性药品、外用药品和非处方药的标签，必须印有规定的标志。

3. 药品标签和说明书管理的主要内容

（1）药品标签管理

①药品的标签是指药品包装上印有或者贴有的内容，分为内标签和外标签。药品内标签指直接接触药品的包装的标签。外标签指内标签以外的其他包装的标签。

②药品的内标签应当包括药品通用名称、适应证或者功能主治、规格、用法用量、生产日期、产品批号、有效性、生产企业等内容。包装尺寸过小无法全部标明上述内容的，至少应当标注药品通用名称、规格、产品批号、有效期等内容。

③药品外标签应当注明药品通用名称、成分、性状、适应证或者功能主治、规格、用法用量、不良反应、禁忌、注意事项、贮藏、生产日期、产品批号、有效期、批准文号、生产企业等内容。适应证或者功能主治、用法用量、不良反应、禁忌、注意事项不能全部注明的，应当标出主要内容，并注明"详见说明书"字样。

④用于运输、贮藏的包装的标签，至少应当注明药品通用名称、规格、贮藏、生产日期、产品批号、有效期、批准文号、生产企业，也可以根据需要注明包装数量、运输注意事项或者其他标记等必要内容。

⑤原料药的标签应当注明药品名称、贮藏、生产日期、产品批号、有效期、执行标准、批准文号等。

⑥同一药品生产企业生产的同一药品，药品规格和包装规格均相同的，其标签的内容、格式且颜色必须一致；药品规格或者包装规格不同的，其标签应当明显区别或者规格项明显标注。同一药品生产企业生产的同一药品，分别按处方药与非处方药管理的，两者的包装颜色也应当明显区别。

⑦对贮藏有特殊要求的药品，应当在标签的醒目位置注明。

⑧药品标签中的有效期应当按年、月、日的顺序标识，年份用四位数字表示，月、日用两位数表示。其具体标注格式为有效期至××××年××月或者有效期至××××年××月××日），也可以用数字和其他符号表示为有效期～××××.××.或者有效期至××××/××/××等。预防用生物制品有效期的标注按照国家食品药品监督管理局批准的注册标准执行，治疗用生物制品有效期的标注自分装日期计算，其他药品有效期的标注自生产日期计算。有效期若标注到日，应当为起算日期对应年、月、日的前1天。若标注到月，应当为起算月份对应年、月的前1月。

（2）药品说明书管理

①药品说明书应当包括药品安全性、有效性的重要科学数据、结论和信息，用以指导安全、合理使用药品。药品说明书的具体格式、内容书写要求需按国家食品药品监督管理局制定发布的要求执行。

②药品说明书对疾病名称、药学专业名词、药品名称、临床检验名称和结果的表述，应当采用国家统一颁布或规范的专用词汇，度量衡单位应当符合国家标准的规定。

③药品说明书应当列出全部活性成分或者组方中的全部中药药味。注射剂和非处方药还应当列出所用的全部辅料名称。药品处方中含有可能引起严重不良反应的成分或者辅料的，应当予以说明。

④药品生产企业应当主动跟踪药品上市后的安全性、有效性情况，需要对药品说明书进行修改的，应当及时提出申请。根据药品不良反应监测、药品再评价结果等信息，国家食品药品监督管理局可以要求药品生产企业修改药品说明书。

⑤药品说明书获准修改后，药品生产企业应当将修改的内容立即通知相关药品经营企业、使用单位及其他部门，并按要求及时使用修改后的说明书和标签。

⑥药品说明书应当充分包含药品不良反应情况，详细注明药品不良反应。药品生产企业未根据药品上市后的安全性、有效性情况及时修改说明书或者未将药品不良反应在说明书中充分说明的，由此引起的不良后果由该生产企业承担。

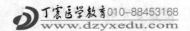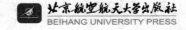

⑦药品说明书核准日期和修改日期应当在说明书中醒目标识。

历年考点串讲

药品标签和说明书管理是重要内容，是考试必考内容。

常考的细节有：

1. 药品有效期的标注自生产日期计算。有效期若标注到日，应当为起算日期对应年、月、日的前1天。若标注到月，应当为起算月份对应年、月的前1月。

2. 药品外标签应当注明药品通用名称、成分、性状、适应证或者功能主治、规格、用法用量、不良反应、禁忌、注意事项、贮藏、生产日期、产品批号、有效期、批准文号、生产企业等内容。适应证或者功能主治、用法用量、不良反应、禁忌、注意事项不能全部注明的，应当标出主要内容，并注明"详见说明书"字样。

第十六节 《药品管理法》

《中华人民共和国药品管理法》简称《药品管理法》于1984年9月20日由第六届全国人民代表大会常务委员会第七次会议通过，并于2001年12月1日起施行。

一、药品经营企业管理

药品经营企业的审批主体：药品批发经营企业的审批主体是省级药品监督管理部门，药品零售经营企业审批主体是市、县级药品监督机构。

1. **药品经营企业开办条件**　根据《药品管理法》，开办药品经营企业的法定要求有：

（1）具有依法经过资格认定的药学技术人员。

（2）具有与所经营药品相适应的营业场所、设备、仓储设施、卫生环境。

（3）具有与所经营药品相适应的质量管理机构或者人员。

（4）具有保证所经营药品质量的规章制度。

2. **药品经营活动的管理**　根据《药品管理法》，对药品经营活动的法定要求有：

（1）药品经营企业购进药品，必须建立并执行进货检查验收制度。

（2）药品经营企业购销药品，必须有真实、完整的购销记录。

（3）药品经营企业销售药品必须准确无误，并正确说明用法、用量和注意事项；调配处方必须经过核对，对处方所列药品不得擅自更改或者代用。对有配伍禁忌或者超剂量的处方，应当拒绝调配；必要时，经处方医师更正或者重新签字，方可调配。药品经营企业销售中药材，必须标明产地。

（4）药品经营企业必须制定和执行药品保管制度，采取必要的冷藏、防冻、防潮、防虫、防鼠等措施，保证药品质量，药品入库和出库必须执行检查制度。

二、医疗机构的药剂管理

1. **医疗机构配备药学技术人员的规定**　医疗机构必须配备依法经过资格认定的药学技术人员。非药学技术人员不得直接从事药剂技术工作。

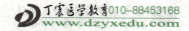
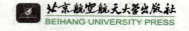

2. 医疗机构药品采购、保存及调配处方的管理

（1）医疗机构购进药品，必须建立并执行进货检查验收制度，验明药品合格证明和其他标识；不符合规定要求的，不得购进和使用。

（2）医疗机构必须制定和执行药品保管制度，采取必要的冷藏、防冻、防潮、防虫、防鼠等措施，保证药品质量。

（3）医疗机构的药剂人员调配处方必须经过核对，对处方所列药品不得擅自更改或者代用。对有配伍禁忌或者超剂量的处方，应当拒绝调配；必要时，经处方医师更正或者重新签字，方可调配。

三、药品管理

1. 特殊管理的药品　《药品管理法》第 35 条规定："国家对麻醉药品、精神药品、医疗用毒性药品、放射性药品，实行特殊管理。"即我国实行特殊管理的药品包括：麻醉药品、精神药品、医疗用毒性药品和放射性药品。

2. 进出口药品的管理

（1）进出口药品管理的总体要求：药品进口须经国务院药品监督管理部门组织审查，经审查确认符合质量标准、安全有效方可批准进口，并发给进口药品注册证书。医疗单位临床急需或者个人自用进口的少量药品，按照国家有关规定办理进口手续。禁止进口疗效不确切，不良反应大或者其他原因危害人体健康的药品。对国内供应不足的药品，国务院有权限制或者禁止出口。

（2）进口药品的程序要求：药品必须从允许药品进口的口岸进口，并由进口药品的企业向口岸所在地药品监督管理部门登记备案。海关凭药品监督管理部门出具的《进口药品通关单》放行。口岸所在地药品监督管理部门应当通知药品检验机构按国务院药品监督管理部门的规定对进口药品进行抽查检验。

（3）进口药品的强制检验：国务院药品监督管理部门对下列药品在销售前或者进口时，指定药品检验机构进行检验；检验不合格的，不得销售或者进口：国务院药品监督管理部门规定的生物制品。首次在中国销售的药品。国务院规定的其他药品。

（4）进口药品的再评价：国务院药品监督管理部门对已经批准生产或者进口的药品，应当组织调查，对疗效不确切、不良反应大或者其他原因危害人体健康的药品，应当撤销批准文号或者进口药品注册证书。已被撤销批准文号或者进口药品注册证书的药品，不得生产或者进口、销售和使用；已经生产或者进口的，由当地药品监督管理部门监督销毁或者处理。

（5）特殊管理药品的进出口规定：进口或出口麻醉药品和国家规定范围内的精神药品，必须持有国务院药品监督管理部门发给的《进口准许证》或《出口准许证》。

3. 假药与劣药管理

（1）假药：药品所含成分与国家药品标准规定的成分不符的；以非药品冒充药品或者以他种药品冒充此种药品的。有下列情形之一的药品，按假药论处：

①国务院药品监督管理部门规定禁止使用的。

②依照本法必须批准而未经批准生产、进口，或者依照本法必须检验而未经检验即销售的。

③变质的。

④被污染的。

⑤使用依照本法必须取得批准文号而未取得批准文号的原料药生产的。

⑥所标明的适应证或者功能主治超出规定范围的。

（2）劣药：药品成分的含量不符合国家药品标准的，为劣药。有下列情形之一的药品，按劣药论处：

①未标明有效期或者更改有效期的。

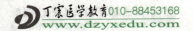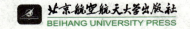

②不注明或者更改生产批号的。

③超过有效期的。

④直接接触药品的包装材料和容器未经批准的。

⑤擅自添加着色剂、防腐剂、香料、矫味剂及辅料的。

⑥其他不符合药品标准规定的。

四、药品价格和广告的管理

1. **药品价格管理** 根据《药品管理法》，我国药品价格管理的措施分为政府定价和市场自主定价两种方式。

2. **药品广告管理**

（1）药品广告的审批与监督管理：药品广告须经企业所在地省、自治区直辖市人民政府药品监督管理部门批准，并发给药品广告批准文号；未取得药品广告批准文号的不得发布。

（2）药品广告的限制性规定：处方药可以在国务院卫生行政部门和国务院药品监督管理部门共同指定的医、药学业刊物上介绍，但不得在大众传播媒介发布广告或者以其他方式进行以公众为对象的广告宣传。

药品广告的内容必须真实、合法，以国务院药品监督管理部门批准的说明书为准，不含有虚假的内容。药品广告不得含有不科学的表示功效的断言或者保证，不得利用国家机关、医药科研单位、学术机构或者专家、学者、医师、患者的名义和形象作证明。非药品广告不得有涉及药品的宣传。

五、法律责任

1. **医疗机构无证配制制剂的法律责任** 依法予以取缔，没收药品、没收违法所得，罚款药品货值金额的 2～5 倍，刑事责任构成犯罪的，依照刑法追究刑事责任。

2. **医疗机构配制、销售假劣药的法律责任** 生产、销售假药的，没收违法生产、销售的药品和违法所得。罚款药品货值金额的 1～5 倍；有药品批准证明文件的予以撤销，并责令停产、停业整顿；情节严重的，吊销《医疗机构制剂许可证》，构成犯罪的，依法追究刑事责任。生产、销售劣药的，没收违法生产、销售的药品和违法所得，并处违法生产、销售药品货值金额 1～3 倍罚款；情节严重的，责令停产、停业整顿或撤销药品批准证明文件，吊销《医疗机构制剂许可》；构成犯罪的，依法追究刑事责任。

3. **医疗机构违反进货渠道规定的法律责任** 医疗机构从无《药品生产许可证》《药品经营许可证》的企业购进药品的，责令改正，没收违法购进的药品，并处违法购进药品货值金额两倍以上 5 倍以下的罚款；有违法所得的，没收违法所得；情节严重的，吊销《医疗机构执业许可证书》。

4. **医疗机构违法使用药品批准证明文件的法律责任** 伪造、变造、买卖、出租、出借许可证或者药品批准证明文件的，没收违法所得，并处违法所得 1 倍以上 3 倍以下的罚款；没有违法所得的处 2 万元以上 10 万元以下的罚款；情节严重的，并吊销卖方、出租方、出借方的《医疗机构制剂许可证》或者撤销药品批准证明文件；构成犯罪的，依法追究刑事责任。

5. **医疗机构违法使用药品批准证明文件的法律责任** 提供虚假的证明、文件资料样品或者采取其他欺骗手段取得《医疗机构制剂许可证》或者药品批准证明文件的，吊销《医疗机构制剂许可证》，或者撤销药品批准证明文件，5 年内不受理其申请，并处 1 万元以上 3 万元以下的罚款。医疗机构将其配制的制剂在市场销售的，责令改正，没收违法销售的制剂，并处违法销售制剂货值金额 1 倍以上 3 倍以下的罚款；有违法所得的，没收违法所得。

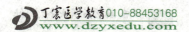
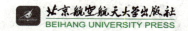

6. **医疗机构在药品购销活动中违法行为的法律责任**　医疗机构的负责人、药品采购人员、医师等有关人员收受药品生产企业、药品经营企业或者其代理人给予的财物或者其他利益的，由卫生行政部门或者本单位给予处分，没收违法所得；对违法行为情节严重的执业医师，由卫生行政部门吊销其执业证书；构成犯罪的，依法追究刑事责任。

7. **医疗机构的民事赔偿责任**　医疗机构违反《药品管理法》的规定，给药品使用者造成损害的，依法承担赔偿责任。

历年考点串讲

假、劣药的认定及按假、劣药论处的情形是考试的必考内容。重点复习特殊管理的药品。

常考的细节有：

1. 《药品管理法》由全国人民代表大会常务委员会通过。

2. 药品经营企业购进药品，必须建立并执行进货检查验收制度。

3. 医疗机构购进药品，必须建立并执行进货检查验收制度，验明药品合格证明和其他标识；不符合规定要求的，不得购进和使用。

4. 医疗机构的药剂人员调配处方必须经过核对，对处方所列药品不得擅自更改或者代用。对有配伍禁忌或者超剂量的处方，应当拒绝调配；必要时，经处方医师更正或者重新签字，方可调配。

5. 《国务院药品监督管理部门对已经批准生产或者进口的药品，应当组织调查，对疗效不确切、不良反应大或者其他原因危害人体健康的药品，应当撤销批准文号或者进口药品注册证书。已被撤销批准文号或者进口药品注册证书的药品，不得生产或者进口、销售和使用；已经生产或者进口的，由当地药品监督管理部门监督销毁或者处理。

6. 根据《药品管理法》，我国药品价格管理的措施分为政府定价和市场自主定价两种方式。

7. 药品广告须经企业所在地省、自治区直辖市人民政府药品监督管理部门批准，并发给药品广告批准文号；未取得药品广告批准文号的不得发布。

8. 处方药可以在国务院卫生行政部门和国务院药品监督管理部门共同指定的医、药学业刊物上介绍，但不得在大众传播媒介发布广告或者以其他方式进行以公众为对象的广告宣传。

第十七节　医疗机构从业人员行为规范

1. **总则**　为规范医疗机构从业人员行为，根据医疗卫生有关法律法规、规章制度。结合医疗机构实际，制定本规范。本规范适用于各级各类医疗机构内所有从业人员，包括：管理人员、医师、护士、医技人员、药学技术人员以及其他人员。医疗机构从业人员，既要遵守本文件所列基本行为规范，也要遵守与职业相对应的分类行为规范。

2. **基本行为规范**　以人为本，践行宗旨。遵纪守法，依法执业。尊重患者，关爱生命。优质服务，医患和谐。廉洁自律，恪守医德。严谨求实，精益求精。爱岗敬业，团结协作。乐于奉献，热心公益。

3. **药学技术人员行为规范**

（1）严格执行药品管理法律法规，科学指导用药，保障用药合理、安全。

（2）认真履行处方审核调配职责，坚持查对制度，不得对处方所列药品擅自更改或代用。

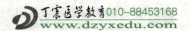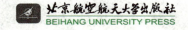

（3）配合医师做好患者用药使用禁忌、不良反应、注意事项和使用方法的解释说明，详尽解答用药疑问。

（4）严格执行药品采购、验收、保管、供应等各项制度规定，不私自销售、使用非正常途径采购的药品。

（5）加强药品不良反应监测，自觉执行药品不良反应报告制度。

历年考点串讲

药学技术人员行为规范是重要内容，是考试必考内容。

常考的细节有：

药学技术人员行为规范

1. 严格执行药品管理法律法规，科学指导用药，保障用药合理、安全。

2. 认真履行处方审核调配职责，坚持查对制度，不得对处方所列药品擅自更改或代用。

3. 配合医师做好患者用药使用禁忌、不良反应、注意事项和使用方法的解释说明，详尽解答用药疑问。

4. 严格执行药品采购、验收、保管、供应等各项制度规定，不私自销售、使用非正常途径采购的药品。

5. 加强药品不良反应监测，自觉执行药品不良反应报告制度。

（袁亚兰　张倩倩）

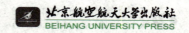

第七章　中药炮制学

第一节　炮制与临床疗效 ☆

一、炮制与临床疗效

1. **净制与临床疗效的关系**　由于原药材常常混有一些杂质或非药用部分，或各个部位作用不同，若一并入药，则难以达到治疗目的，甚至造成医疗事故。

《中国药典》炮制通则将净制列为三大炮制方法之一。如麻黄，茎具有发汗作用，而根具有敛汗作用；巴戟天的木心为非药用部分，且占的比例较大，若不除去，则用药剂量不准，降低疗效。

有的原药材中还可能混有外形相似的其他有毒药物，如八角茴香中混入莽草，黄芪中混入狼毒，贝母中混入光菇子（丽江慈菇），天花粉中混入王瓜根等，这些异物若不拣出，轻则中毒，重则造成死亡。

2. **切制与临床疗效的关系**

（1）药材切制的目的是为了提高煎药质量，或者利于进一步炮制和调配。

（2）药材切制前需经过润泡等软化操作，使软硬适度，便于切制。

（3）控制水处理的时间和吸水量至关重要。若浸泡时间过长，吸水量过多，则药材中的成分大量流失，降低疗效，并给饮片干燥带来不利影响。

（4）若饮片厚度相差太大，在煎煮过程中会出现易溶、难溶、先溶、后溶等问题，煎煮得到的浸出物各成分含量多少不一，按照中医理论，将会取气失味或取味失气，达不到气味相得的要求。

3. **加热炮制与临床疗效的关系**

（1）加热是中药炮制的重要手段，其中炒制和煅制应用最广泛。

（2）炒制药物对药物疗效的影响

①药物炒制，其方法简便，在提高疗效、抑制偏性方面有较大的作用。

②许多中药经过炒制，可以产生不同程度的焦香气，收到启脾开胃的作用，如炒麦芽、炒谷芽等。

③种子和细小果实类药物炒后不但有香气，而且有利于溶媒渗入药物的内部，提高煎出效果。

④苦寒药物炒后苦寒之性缓和，免伤脾阳，如炒栀子。

⑤温燥药或作用较猛的药经炒后可缓和烈性，如麸炒苍术、枳实。

⑥有异味的药物炒后可矫臭矫味，利于服用，如麸炒僵蚕。

⑦药物经炒制后可增加止血作用，如荆芥炒炭后增加止血作用。

（3）煅制法适用的药物以及对药物疗效的影响。

①煅制常用于处理矿物药、动物甲壳及化石类药物，或者需要制炭的某些药物。

②矿物药或动物甲壳类药物，煅后能使药物质地酥脆，利于粉碎和煎熬，自然铜煅后可提高煎出效果。

③煅制药物会使药物药性产生变化，如白矾煅后燥湿、收敛作用增强。

（4）蒸煮对药物临床疗效的影响。

①药物经过蒸制后性味、功效都发生明显的变化。

②药物经煮制后可降低毒性，保证临床用药安全有效，如川乌、草乌加热煮制后，其毒性显著降低。

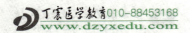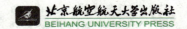

③有利于保存有效成分，杏仁经煮制后可杀酶保苷。

④增加药物疗效，木香煨后实肠止泻作用增强。

4．加辅料炮制与临床疗效的关系

（1）中药经辅料制后，在性味、功效、作用趋向、归经和毒副作用方面都会发生变化，从而最大限度地发挥疗效。中药加入辅料用不同方法炮制，可借助辅料发挥协同、调节作用，使固有性能有所损益，以尽量符合治疗要求。

（2）常用辅料对药物的影响

①酒制：可用于性味苦寒的药物。酒制可以利用酒的辛热行散作用，既可缓和苦寒之性，免伤脾胃，又可使其寒而不滞，更好地发挥清热泻火作用。活血药酒制可使作用增强而力速，适于瘀阻脉络、肿痛较剧或时间较短需速散者。滋腻药气薄味厚，易影响脾胃的运化，酒制能宜行药势，减弱黏滞之性，使其滋而不腻，更易发挥药力。

②醋制：活血药醋制能使作用缓和而持久，提高疗效，适用于血脉瘀滞引起的出血证，如醋五灵脂；或积聚日久，实中夹虚，需缓治者，如醋大黄。

③盐制：温肾药以盐制时味的扶助，使气厚之药得到味的配合，达到"气味相扶"的目的，增强其补肾作用，如盐补骨脂。

④姜制：姜制可增强药物化痰止呕作用。

⑤蜜制：蜜制能增强止咳药或补气药的作用，如紫菀蜜制后可降低其泄肺气副作用，更适合肺气不足的患者和小孩服用。

⑥药汁制：以药汁制可发挥辅料与主药的综合疗效，如吴茱萸辛热，以气胜，黄连苦寒，以味胜，用吴茱萸制黄连，一冷一热，阴阳相济，无偏胜之害，故萸黄连长于泻肝火以和胃气。

二、炮制对药性的影响

1．炮制对药物四气五味的影响

（1）四气五味是中药的基本性能之一，它是按照中医理论体系，把临床实践中所得到的经验进行系统的归纳，以说明各种药物的性能。

（2）炮制常常通过对药物性味的影响，从而达到调整药物治疗作用的目的。通过相资为制或者相反为制，炮制可以改变或调整药物的性味，从而达到调整药物治疗作用的目的。

①反制法：纠正药物过偏之性味，在相反为制的原则下，通过加入辅料或者采取一定的炮制方法，纠正药物过偏之性，也称"反制"。如栀子苦寒之性甚强，经过辛温的姜汁制后，能降低苦寒之性，以免伤中，即所谓"以热制寒"。若用咸寒的盐水炮制辛温的巴戟天、茴香等，可以缓和辛温之性，即所谓"以寒制热"。这也是中医治则理论"寒者热之，热者寒之"的具体运用。

②从制法：增强药物不足之性味，属"从制法"即"相资为制"。一种情况是药性本偏，但用于实证或重证仍嫌药力不足，通过炮制进一步增强药力。如以苦寒的胆汁制黄连，更增强黄连苦寒之性，所谓寒者益寒，用于泻肝胆实火，以求速效。以辛热的酒制仙茅，更增强仙茅温肾壮阳作用，所谓热者益热，常用于命门火衰，阴寒偏盛的阳痿精冷，宫寒不孕或寒湿痹痛。另一种情况是药性较缓和，临床嫌其药效不强，取效太慢，通过炮制增强药性，从而增强药物的作用。如辛温的当归用辛热的酒制可增强辛散温通作用，常用于血瘀痛经或血瘀经闭以及跌损所致的瘀滞肿痛。这实际上是中药配伍七情中"相须"配伍使用的运用。

③改变药性扩大药物用途：同一来源和药用部位的药材经过不同方法炮制成不同饮片品种后，其药性可能发生不同变化，适用于临床不同病症，如大黄、黄连等。另一种情况是药物性味发生根本性的转变，炮制前后功效也迥然不同。如生地黄甘寒，具有清热凉血、养阴生津作用；制成熟地黄后，

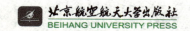

则转为甘温之品，具有滋阴补血的功效。即一者性寒，主清；一者性温，主补。天南星性本辛温，善于燥湿化痰，祛风止痉；加胆汁制成胆南星，则性味转为苦凉，具有清热化痰，息风定惊的功效。可见天南星经炮制后不但性（气）向相反的方面转化，而味也发生了根本性的转变。

2．炮制对药物升降浮沉的影响

（1）升降浮沉是指药物作用于机体的趋向，它是中医临床用药应当遵循的规律之一。升降浮沉与性味有密切的关系。升降浮沉与性味有密切的关系。一般而言，性温热、味辛甘的药，属阳，作用升浮；性寒凉、味酸苦咸的药，属阴，作用沉降。升降浮沉还与气味厚薄有关。

（2）药物大凡生升熟降。如莱服子能升能降，生品以升为主，用于涌吐风痰；炒后则以降为主，常于降气化痰，消食除胀。

（3）炮制辅料对药物升降的影响

①酒：酒炒上行。如黄柏原系清下焦湿热之药，经酒制后作用向上，兼能清上焦之热。

②姜：姜炒则散。

③醋：醋炒能收敛。

④盐水：盐水炒则下行温肾。砂仁为行气开胃、化湿醒脾之品，作用于中焦，经盐炙后，可以下行温肾，治小便频数。

3．炮制对药物毒性的影响

（1）毒性主要是指药物的偏性

（2）药物去毒的方法：分离出去毒性部位；水漂；水飞；加热；加辅料处理；去油制霜。

（3）药物去毒的主要途径

①使毒性成分发生改变，如川乌、草乌等。

②使毒性成分含量减少，如巴豆等。

③利用辅料的解毒作用，如白矾制天南星、半夏等。

4．炮制对药物归经的影响

（1）药物作用的部位常以归经来表示，它是以脏腑经络理论为基础的。所谓归经就是指药物有选择性地对某些脏腑或经络表现出明显的作用，而对其他脏腑或经络的作用不明显或无作用。

（2）药物加入辅料炮制后，或改变归经，或可以引导药力直达病所，更好地发挥疗效。

（3）辅料炮制后药物作用重点的变化

①盐制：入肾经。

②醋制：入肝经。

③蜜制：入脾经。

三、炮制与方剂疗效的关系

1．提高疗效

（1）增强方剂中药物的作用

①将药物进行炮制，使有效成分易于溶出或利于保存。如三子养亲汤中的紫苏子、白芥子、莱菔子炒黄应用，利于有效成分溶出使疗效增强。

②通过炮制调整药性，发挥药物长处。如紫苏子炒后辛散之性减弱，而温肺降气作用增强，其降气化痰、温肺平喘之功明显；白芥子炒后过于辛散耗气的作用有所缓和，温肺化痰作用增强；莱菔子炒后由升转降，功效由涌吐风痰而变为降气化痰、消食除胀。

（2）保证方中各药比例准确，充分发挥配伍后的综合疗效：主要通过净制工序来解决。如山茱萸的核、金樱子的毛核、巴戟天的木心、关黄柏的粗皮（栓皮），均为非药用部分，而且占的比例较大，

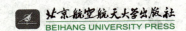

若不除去，则势必使该药在方中的实际比例大为减小，不能很好发挥全方作用。

（3）增强对病变部位的作用：由于组成方剂的中药常常对多个脏腑、经络有作用，但患者通常又并非各个部位都发生病变，临床上使用这些药物时可能会导致药物作用分散，甚至对未病部位产生不良反应。为了使药物集中在病变部位发挥疗效，常常加入辅料炮制，使其对病变部位的作用增强，而对无关部位的作用减弱。

（4）突出临床需要的药效，提高全方的临床疗效：中药通常是一药多效，但在方剂中并不需要发挥该药的全部作用，特别是在不同方剂中，同一药物所起的作用并不一样。如麻黄在麻黄汤中起发汗解表、宣肺平喘作用，故原方生用，并要求去节，取其发汗平喘作用强；在越婢汤中，用麻黄意在利水消肿，故生用而未要求去节，取其利水力较强而性兼发泄。

2. **消减不良反应**

（1）消除药物本身不利于治疗的因素：有的药物在治病的同时，也会因药物某一作用与证不符，给治疗带来不利影响。如在四逆汤中用干姜生品。在化生汤中则需用炮姜。

（2）调整辅助药物的药性，制约方中主药对机体的不利影响：有的方剂中主药在发挥治疗作用的同时也会产生不良反应，为了趋利避害，组方时可在方中加入某种辅助药物，但它并不直接起明显的治疗作用，而是制约主药的不良反应。如调胃承气汤甘草要求炙用。

3. **扩大应用范围**　若组成方剂的药物不变，仅在药物炮制加工方面不同，也会使方剂的功用发生一定的变化，改变部分适应证。如四物汤，由当归、川芎、白芍、熟地黄组成，血虚血热者，可用生地黄。血虚无热者，可用熟地黄。血虚腹痛者，加炙甘草，酒白芍。血虚兼瘀滞者，当归、川芎改为酒炙。

4. **适应剂型要求**　每个方剂都要做成制剂才能供患者应用，由于剂型不同、制备方法不同，故对药物炮制的要求也不同。如藿香正气丸需要用制半夏，而藿香正气水则可以用生半夏。

历年考点串讲

药物通过炮制增强方剂中药物的作用、炮制对药物四气五味的影响等都是炮制学的重要内容，是考试必考内容。重点复习药物通过炮制增强方剂中药物的作用、反制法、从制法、炮制对药物归经的影响等。常见的考题方式：如何通过炮制增强药物在方剂中的作用、炮制对药物归经的影响等。

常考的细节有：

1. 将药物进行炮制，使有效成分易于溶出或利于保存。
2. 通过炮制，纠正药物过偏之性，如姜汁制栀子，称为"反制"。
3. 通过炮制，增强药物性味，如胆汁制黄连；酒制仙茅，称为"从制"。
4. 药物通过炮制影响其升降浮沉。
5. 醋制入肝经、蜜制入脾经、盐制入肾经等。

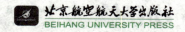

第二节　中药炮制的目的及对药物的影响

一、中药炮制的目的

1. 降低或消除毒副作用　有些药物在治疗疾病的同时，会伴有毒性或副作用较大，严重影响患者用药安全，通过炮制可降低其毒性或副作用。如乌头炮制后可使乌头碱水解或分解成毒性低的乌头次碱和乌头原碱而降低毒性，苍耳子、蓖麻子等，毒性蛋白因受热变性而毒性降低。柏子仁去油消除其副作用。

2. 改变或缓和药性　药物经炮制后缓和其药性，甘草经炮制后，其药性由凉转温，功能由清转补。麻黄蜜制后辛散作用缓和。黄连姜炙后缓和其苦寒之性。

3. 增强药物疗效　通过炮制提高药物疗效的主要方法一般有增加溶出率、提高疗效，辅料协同、增强疗效，制备新药、扩大疗效，减少损失、保存药效等几种。"逢子必炒"可以提高子类中药有效成分溶出。鳖甲沙烫醋淬，可提高鳖甲蛋白质有效成分溶出。黄芩用蒸法处理后，可破坏黄芩苷分解酶，从而利于黄芩苷的保存。黑豆经炮制后一药多用。

4. 改变或增强药物作用趋势　中药的作用趋向以升、降、沉、浮来表示。中药通过炮制，可改变其作用趋向。如莱菔子生升熟降。

5. 改变药物作用的部位或增强对某部位的作用　中医对于疾病的部位通常以经络脏腑来归纳，通过炮制可改变药物作用部位，引药入经。如柴胡、香附醋制引药入肝。小茴香、益智仁、橘核盐制引药入肾。

6. 便于制剂和调剂　中药来源于植物根、茎、藤、木、花、果、叶、草等中药材，经水软化处理，切制成一定规格的片、丝、段、块、后，便于调剂和制剂。甲壳类动物药、矿物药和化石类药材很难粉碎，不利于制剂和调剂，经加热等处理后，使之质地酥脆方便调剂和制剂。

7. 洁净药，利于贮藏保管　中药在采收、仓贮、运输过程中会有杂质，并残留非药用部位和霉败品，因此必须经过严格分理和洗刷，使其达到临床用药卫生标准。同时加热处理还可以除去水分、杀灭虫害和微生物。如桑螵蛸蒸制可杀死虫卵利于储存；黄芩、苦杏仁蒸制可杀酶保苷。

8. 矫臭矫味，利于服用　中药一般具有特殊的气味，某些动物药材、树脂类药材以及其他具有特殊不良气味的药材，往往为患者所不适。为了方便服用通常采取炮制方法降低其臭味。

二、炮制对药物化学成分的影响☆

生物碱是一类来源于自然界的含氮有机化合物，通常有似碱的性质。大多数生物碱均有较复杂的环状结构，氮元素多包含在环内，具有明显的生理活性，根据需要可分别处理。

1. 对含生物碱类药物的影响

（1）生物碱为有效成分，应尽量减少损失，提高溶出率。常选用醋、黄酒、白酒等辅料进行炮制。如延胡索醋制后生物碱的溶出较生品高出近1倍。对不耐热或少数易溶于水的生物碱，炮制时宜少加热或不加热，或尽量减少与水接触的时间。如山豆根、石榴皮、龙胆草宜软化切片生用。又如槟榔碱，小檗碱在软化时应少泡多润，药透水尽，尽量避免生物碱流失，影响疗效。

（2）生物碱为有毒成分，应减少其含量或转化其化学结构，降低毒性。各种生物碱都有不同的耐热性，有的在高温情况下不稳定，可产生水解或分解变化。对于毒性生物碱常采用水漂、加热等方法处理，使毒性成分含量减少或结构发生变化。如乌头碱在高温时水解成乌头次碱或乌头原碱，士的宁在加热条件下可变异为异士的宁或其氮氧化合物降低其毒性。

（3）同植物不同药用部位所含生物碱生物活性不同，应区分不同的药用部位。如麻黄茎含麻黄碱

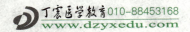 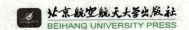

和伪麻黄碱，升高血压。而麻黄根所含麻黄根碱则降低血压。

2. 对含苷类药物的影响

（1）苷为有效成分，应尽量减少损失，提高其溶出率。含苷类成分的药物通常含有相应专一的分解酶，在一定的温度和湿度条件下容易被相应的酶水解。故槐花、苦杏仁、黄芩等药物通常采用炒、烘、蒸、燀等方法杀酶保苷。苷一般能溶于酒和水中所以含苷类药物常选择黄酒作为炮制辅料，以提高其溶出率。同时如甘草、陈皮等药物中的苷易溶于水，故在水制时应少泡多润。

（2）苷为无效或有毒副作用的成分时，应破坏其苷。如何首乌通过加热等方法破坏蒽醌苷，消除泻下的副作用。

3. 对含挥发油类药物的影响

（1）挥发油是有效成分，应尽量减少损失：挥发油不宜加热处理。在软化切片过程中，要抢水洗，尽量避免药物与水接触时间，以免香气走失。切片后低温干燥温度不得超过50℃，如薄荷、荆芥等。

（2）使挥发油减量，以缓和药性。如苍术挥发油较多，具有刺激性及"燥性"。苍术通过炮制后，挥发油含量减少，达到了缓和燥性的目的。

（3）使挥发油发生质变，以改变药性。如荆芥炒炭后增加9种新成分，并具有止血作用。

4. 对含无机化合物类药物的影响　无机成分大量存在与矿物、动植物化石和甲壳类药物中，在植物种也含有较多的无机盐类，它们大多与组织细胞中有机酸结合成盐而存在。在炮制时，应根据临床要求进行炮制处理。

（1）植物类如夏枯草中含钾盐，长时间水处理，降低降压、利尿作用。

（2）矿物类中药经过煅烧或煅烧醋淬后不仅易于粉碎，也有利于药物在肠胃的吸收，从而增强疗效，如磁石、自然铜、礞石等。

（3）石膏、明矾、寒水石等，在加热过程中还会改变某些药的化学成分，产生新的治疗作用。如炉甘石（$ZnCO_3$）煅化后变为氧化锌（ZnO）具有解毒、明目功能。雄黄（As_2S_2）经加热后可生成剧毒 As_2O_3，故有"雄黄见火毒如砒"之说。

5. 对含其他成分类药物的影响

（1）对含鞣质类药物的影响：鞣质具有收敛止血、止泻、抑菌、保护黏膜等作用。因为鞣质易溶于水，特别是热水，故在水处理时，应少泡多润，以免鞣质损失。鞣质为强还原剂，容易被氧化，所以白芍、槟榔等含有鞣质的药物，切片时置露空气中有时色泽泛红。鞣质能与铁器产生化学反应，生成铁盐，而产生沉淀，如何首乌含有一定鞣质，故不能用铁制容器炮制。鞣质较耐高温，槐花经高温炮制后可增加其含量，涩性增加，增强止血作用。

（2）对含有机酸类药物的影响：有机酸类指分子结构中含有羧基的化合物。在植物的叶、根、果实中广泛分布，特别是未成熟的肉质果实内，有机酸在植物体内除少数游离状态存在外，一般都与离子结合成盐类存在。低分子的有机酸大多数能溶于水，如地龙平喘的主要成分丁二酸、夏枯草的利尿成分、熊果酸等，宜少泡多润。有机酸的酸性会对人体的胃部有刺激性，不利于胃病患者，同时也会对牙齿造成伤害，所以通过加热的炮制方法除去部分有机酸可减少对人体伤害，如山楂炒焦可降低其酸性。

（3）对含油脂类药物的影响：油脂通常具有润肠通便的作用，若润肠通便作为该药的治疗作用之一，则应尽量保存油脂，如桃仁、柏子仁宜直接捣碎入药。若不需润肠作用则应将其去油制霜，避免产生滑肠副作用。有的油脂有毒，有的油脂泻下作用峻烈，有的油脂有令人呕吐的副作用，对这些药物，炮制时应尽量减少或控制其油脂含量。如瓜蒌仁经去油制霜可除去令人恶心呕吐之弊。巴豆中的油脂既是有效成分，又是有毒成分，则宜用去油制霜法，控制巴豆油的含量在18%～20%，使之适中，不致中毒。

（4）对含树脂类药物的影响：树脂是一类复杂的化合物，多有一定的生理活性。一般不溶于水，而溶于乙醇等有机溶媒。树脂为药物有效成分时，可用辅料酒、醋等处理，以提高其溶解度，增强疗

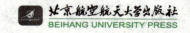

效如乳香、没**药醋炙，能增强活血止痛作用**。若树脂作用峻猛或有毒性，应尽量降低其含量。如牵牛子中的树脂苷，具有峻泻作用，易伤正气，炮制时应用炒法等处理，来破坏部分树脂苷，以缓和药性。

（5）对含蛋白质、氨基酸药物的影响：**蛋白质是一类由氨基酸通过肽键结合而成的大分子胶体物质。**蛋白质为有效成分时，应尽量保存其蛋白质活性。因蛋白质能溶于水，生成胶体溶液，故这类药材在软化处理时，不宜水浸泡，也不能加热，否则蛋白质会损失或凝固变性而失去药效。如蜂王浆、雷丸、天花粉等宜生用。药物中的蛋白质为毒性成分时，常采用加热的方法，凝固毒性蛋白，降低或消除毒性。**如扁豆煮后毒性减弱。**

（6）对含糖类药物的影响：糖是多羟基醛或多羟基酮及其衍生物、聚合物的总称。单糖及小分子寡糖易溶于水，在热水中溶解度更大；多糖难溶于水，但能被水解成寡糖、单糖。因此在炮制含糖类成分时，要尽量少用水处理。糖与苷原可结合成苷，故一些含糖苷类药物在加热处理后，可分解出大量糖分。如生地黄制成熟地黄后变甜；何首乌制后还原糖含量增加。

历年考点串讲

炮制对含生物碱类药物的影响、炮制对含挥发油类药物的影响、炮制对含油脂类药物的影响等都是炮制学的重要内容，是考试必考内容。重点复习炮制对含生物碱类药物的影响、炮制对含挥发油类药物的影响等。

常见的考题方式：如何提高生物碱的溶出率、如何提苷类成分的溶出率，如何炮制含生物碱类药物等。

常考的细节有：

1．炮制对生物碱的影响。

2．炮制对药物毒性成分的影响。

3．炮制对苷类成分的影响。

4．使挥发油减量，以缓和药性。如苍术含挥发油，具刺激性，即"燥性"。

第三节　中药炮制的辅料☆

1．液体辅料的种类　液体辅料主要有醋、酒、蜂蜜、食盐水、生姜汁、甘草汁、黑豆汁、米泔水、胆汁、麻油等。

2．液体辅料的炮制作用

（1）酒：**炮制用酒以黄酒为主**，白酒多用于浸泡药物。**酒的性味甘辛、大热**，能活血通络、祛风散寒、行药势、矫臭矫味。药物经酒制后有助于有效成分的溶出，而增强疗效。**动物类腥膻气味为三甲胺、氨基戊醛类等成分**，酒制时他能随酒挥发而除去，酒有酯类等醇香物质，可以矫臭矫味。常用酒炮制的药物有黄连、黄芩、大黄、白芍、白花蛇、山茱萸、女贞子等。

（2）醋：古称酢、醯、苦酒，习称米醋。醋味酸、苦，性温。具有引药入肝、理气、止血、行水、消肿、解毒、散瘀止痛、矫味矫臭等作用。同时，醋具酸性，能与药物中所含的游离生物碱等成分结合成盐，从而增加其溶解度而易煎出有效成分，提高疗效。醋能使大戟、芫花等药物毒性降低而有解毒作用。**醋能和具腥膻气味的三甲胺类成分结合成盐而无臭气，故可除去药物的腥臭气味。**此外醋还具有杀菌防腐作用。醋多用作炙、蒸、煮等辅料，常用醋制的药物有延胡索、甘遂、商陆、大戟、芫花、

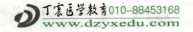 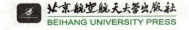

莪术、香附、柴胡等。

（3）蜂蜜：为蜜蜂科中华蜜蜂等采集花粉酿制而成，品种比较复杂，以枣花蜜、山白蜜、荔枝蜜等质量为佳，荞麦蜜色深有异臭，质差。蜂蜜因蜂种、蜜源、环境等不同，其化学组成差异较大。主要成分为果糖、葡萄糖，水分，尚含少量蔗糖、麦芽糖、有机酸、含氧化合物、酶类、氨基酸、维生素、矿物质等成分。

蜂蜜生则性凉，故能清热；熟则性温，故能补中；以其甘而平和，故能解毒；柔而濡泽，故能润燥；缓可去急，故能止痛；气味香甜，故能矫味矫臭；不冷不燥，得中和之气，故十二脏腑之病，无不宜之。因而认为蜂蜜有调和药性的作用。

炮制常用的是炼蜜。蜜能与药物起协同作用，增强其润肺止咳，补脾益气作用。还能矫味，缓和药性及降低药物的副作用等。常用蜂蜜炮制的药物有甘草、麻黄、紫菀、百部、马兜铃、白前、枇杷叶、款冬花、百合、桂枝等。

（4）食盐水：食盐为无色透明的等轴系结晶或白色结晶性粉末。食盐水为食盐加适量水溶化，经过滤而得的无色、味咸的澄明液体。主要成分为氯化钠和水，尚含少量的氯化镁、硫酸镁、硫酸钙、硫酸钠、氯化钾、碘化钠及其他不溶物质等成分。

食盐味咸，性寒。能强筋骨，软坚散结，清热，凉血，解毒，防腐，并能矫味。药物经食盐水制后，能引药下行，缓和药物的性能，增强药物滋补肝肾、滋阴降火、疗疝止痛的疗效，并能矫味、防腐等。

常以食盐水炮制的药物有知母、黄柏、杜仲、巴戟天、小茴香、橘核、车前子、砂仁、菟丝子、补骨脂、益智仁、泽泻、沙苑子等。

（5）生姜汁：为姜科植物鲜姜的根茎，经捣碎取的汁；或用干姜，加适量水共煎去渣而得的黄白色液体。姜汁有香气，其主要成分为挥发油、姜辣素，另外尚含有多种氨基酸、淀粉及树脂状物。生姜味辛，性温。升腾发散而走表，能发表，散寒，温中，止呕，开痰，解毒。药物经姜汁制后能抑制其寒性，增强疗效，降低毒性。常以姜汁制的药物有厚朴、竹茹、草果、半夏、黄连等。

（6）甘草汁：为甘草饮片水煎去渣而得的黄棕色至深棕色的液体。甘草主要成分为甘草甜素及甘草苷、还原糖、淀粉及胶类物质等。

甘草味甘，性平。具补脾益气、清热解毒、祛痰止咳、缓急止痛作用。药物经甘草汁制后能缓和药性，降低毒性。常以甘草汁制的药物有远志、半夏、吴茱萸、附子等。

（7）黑豆汁：为大豆的黑色种子，加适量水煮熬去渣而得的黑色混浊液体。黑豆含蛋白质、脂肪、维生素、色素、淀粉等物质。

黑豆味甘，性平。能活血，利水，祛风，解毒，滋补肝肾。药物经黑豆汁制后能增强药物滋补肝肾的疗效，降低药物毒性或副作用等。常以黑豆汁制的药物有何首乌等。

（8）米泔水：为淘米时第二次滤出的灰白色混浊液体，其中含少量淀粉和维生素等。因易酸败发酵，应临用时收集。米泔水味甘，性凉，无毒。能益气，除烦，止渴，解毒。米泔水对油脂有吸附作用，常用来浸泡含油质较多的药物，以除去部分油质，降低药物辛辣之性，增强补脾和中的作用。常以米泔水制的药物有苍术、白术等。

目前因米泔水不易收集，大生产也有用 2kg 米粉加水 100kg，充分搅拌代替米泔水用者。

（9）胆汁：系牛、猪、羊的新鲜胆汁，为绿褐色、微透明的液体，略有黏性，有特异腥臭气，主要成分为胆酸钠、胆色素、黏蛋白、脂类及无机盐类等。胆汁味苦，性大寒。能清肝明目，利胆通肠，解毒消肿，润燥。与药物共制后，能降低药物的毒性或燥性，增强疗效。主要用于制备胆南星。

（10）麻油：为胡麻科植物脂麻的干燥成熟种子，经冷压或热压法制得的植物油。主要成分为：油酸约 50%，亚油酸约 38%，软脂酸约 8%，硬脂酸约 5% 及芝麻素、芝麻酚等。

麻油味甘，性微寒。具润燥通便，解毒生肌的作用。中药炮制常用于某些具腥臭气味的动物类或质地坚硬或有毒的药物。与药物共制后，使其质地酥脆，利于粉碎和成分的溶出，并可降低药物的毒

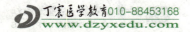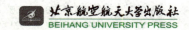

性和矫味矫臭。中药炮制用油应符合食用要求，凡混入杂质或酸败变质者不可用。常用麻油炮制的药物有蛤蚧、马钱子、三七及动物骨类等。

3. 固体辅料的种类　固体辅料主要有稻米、麦麸、白矾、豆腐、土、蛤粉、滑石粉、河砂、朱砂等。

4. 固体辅料的炮制作用

（1）稻米：稻米为禾本科植物稻的种仁。主要成分为淀粉、蛋白质、脂肪，尚含维生素、有机酸、矿物质及糖类。稻米味甘，性平。能补中益气，健脾和胃，除烦止渴，止泻痢。与药物共制，**可增强药物疗效**，降低刺激性和毒性。中药炮制多选用大米或糯米。常用米制的药物有党参、斑蝥、红娘子等。

（2）麦麸：麦麸为禾本科植物小麦经磨粉过筛后的种皮，呈淡黄色或褐黄色的皮状颗粒。质较轻，具特殊麦香气。麦麸味甘、淡，性平。能和中益脾。与药物共制能**缓和药物的燥性**，增强疗效，除去药物不良气味，使药物色泽均匀一致。麦麸还能吸附油质，亦可作为煨制的辅料。麦麸经用蜂蜜或红糖制过者则称蜜麸或糖麸。常以麦麸制的药物有枳壳、枳实、僵蚕、苍术、白术等。

（3）白矾：又称明矾，为三方晶系明矾矿石经提炼而成的不规则的块状结晶体，无色，透明或半透明，有玻璃样色泽，质硬脆易碎，味微酸而涩，易溶于水，主要成分为含水硫酸铝钾。白矾味酸，性寒。能解毒，祛痰杀虫，收敛燥湿，防腐。**与药物共制后，可防止腐烂，降低毒性，增强疗效**。常以白矾制的药物有半夏、天南星等。

（4）豆腐：豆腐为大豆种子粉碎后经特殊加工制成的乳白色固体，主含蛋白质、维生素、淀粉等物质。豆腐味甘，性凉。能益气和中，生津润燥，清热解毒。豆腐具有较强的沉淀与吸附作用，**与药物共制后可降低药物毒性，去除污物**。常与豆腐共制的药物有藤黄、珍珠（花珠）、硫黄等。

（5）土：中药炮制常用的是灶心土（伏龙肝），也可用黄土、赤石脂等。灶心土呈焦土状，黑褐色，有烟熏气味。灶心土味辛，性温，**能温中和胃，止血，止呕，涩肠止泻等**。与药物共制后可降低药物的刺激性，增强药物疗效。常以土制的药物有白术、当归、山药。

（6）蛤粉：蛤粉为帘蛤科动物文蛤、青蛤等的贝壳，经煅制粉碎后的灰白色粉末。主要成分为氧化钙等。蛤粉味咸，性寒。能清热，利湿，化痰，软坚。与药物共制可除去药物的腥味，增强疗效。**常用蛤粉烫制阿胶**。

（7）滑石粉：滑石粉为单斜晶系鳞片状或斜方柱状的硅酸盐类矿物滑石经精选净化、粉碎、干燥而制得的细粉。滑石粉味甘，性寒。能利尿，清热，解暑。**中药炮制常用滑石粉作中间传热体拌炒药物，可使药物受热均匀**。常用滑石粉烫炒的药物有刺猬皮、鱼鳔胶等。

（8）河砂：中药炮制用河砂，应筛选粒度均匀适中的河砂，经去净泥土、杂质后，晒干备用。药物通过砂炒可使质地坚韧的药物质地酥脆，**或使药物膨大鼓起，便于粉碎和利于有效成分的溶出**。此外，还可利用河砂温度高，破坏部分毒副作用成分而降低药物的毒副作用，去除非药用部位及矫味矫臭等。常以砂烫炒的药物有穿山甲、骨碎补、狗脊、龟甲、鳖甲、马钱子等。

（9）朱砂：朱砂为三方晶系硫化物类矿物辰砂，主要成分为硫化汞。朱砂味甘，性微寒。具有镇惊、安神、解毒等功效。常用朱砂拌制的药材有麦冬、茯苓、茯神、远志等。

历年考点串讲

　　液体辅料的种类、固体辅料的种类、辅料的炮制作用等都是炮制学的重要内容，是考试必考内容。重点复习辅料的种类、辅料的炮制作用等。

　　常见的考题方式：辅料的种类、经辅料炮制后药物对药性的影响等。

　　常考的细节有：

1. 辅料的种类。

2. 辅料的炮制作用。

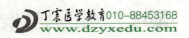
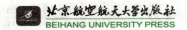

第四节　炮制品的质量要求☆

中药炮制品，即中药饮片，其质量的优劣直接影响药物的临床疗效，因此对炮制品均有一定的质量要求。

1. 炮制品质量要求的项目　包括净度、片型及粉碎粒度、色泽、气味、水分、灰分、浸出物、显微及理化鉴别、有效成分、有毒成分、有害物质、卫生学检查、包装检查等。

2. 各项目的标准

（1）净度：净度是指中药炮制品的纯净程度，即对杂质的限量要求。可以用饮片含杂质及非药用部位所占重量比的百分数来表示。炮制品的净度要求是：不应该含有泥沙、灰屑、霉烂品、虫蛀品、杂物及非药用部位等。非药用部位主要是果实种子类药材的皮壳及核，根茎类药材的芦头，皮类药材的栓皮，动物类药材的头、足、翅，矿物类药材的夹杂物等。国家中医药管理局颁布的《中药饮片质量标准通则（试行）》中规定：果实种子类、全草类、树脂类含药屑、杂质不得超过3%；根类、根茎类、叶类、花类、藤木类、皮类、动物类、矿物类及菌藻类等含药屑、杂质不得超过2%。炒制品中的炒黄品、米炒品等含药屑、杂质不得超过1%；炒焦品、麸炒品等含药屑、杂质不得超过2%；炒炭品、土炒品等含药屑、杂质不得超过3%；炙品中酒炙品、醋炙品、盐炙品、姜炙品、米泔炙品等含药屑、杂质不得超过1%；药汁煮品、豆腐煮品、煅制品等含药屑、杂质不得超过2%；发酵制品、发芽制品等含药屑、杂质不得超过1%；煨制品含药屑、杂质不得超过3%。除另有规定外，《中国药典》2015年版规定饮片药屑杂质通常不得超过3%。

（2）片型及粉碎粒度：片型是饮片的外观形状，根据需要可切成薄片、厚片，或为了美观而切成瓜子片、柳叶片和马蹄片。无论哪种片型都要符合《中国药典》一部及《全国中药炮制规范》的规定。切制后的饮片应均匀、整齐，色泽鲜明，表面光洁，无污染，无泛油，无整体，无枝梗，无连刀、掉边、翘边等。中药饮片质量标准通则（试行）规定：异形片不得超过10%；极薄片不得超过该片标准厚度0.5mm；薄片、厚片、丝、块不得超过该片标准厚度1mm；段不得超过该标准厚度2mm。

一些药物不宜切制饮片，或有临床上的特殊需要，或为了更好地保留有效成分，经净制处理后，用人工或机器直接破碎成不同规格的颗粒，颗粒的大小就是破碎度。颗粒饮片可以用粉碎机不加筛底或用粗筛子，也可以用特制的破碎机来制备。颗粒饮片应粒度均匀，无杂质，粉末等级等符合《中国药典》的要求。

（3）色泽：中药饮片都有固有的颜色光泽，若加工不当，或贮存不当均可引起颜色光泽的变化，从而影响药品的质量。《中药饮片质量标准通则（试行）》规定，各炮制品的色泽除应符合该品种的标准外，各炮制品的色泽要均匀，炒黄品、麸炒品、土炒品、蜜炙品、酒炙品、醋炙品、盐炙品、油炙品、姜汁炙品、米泔炙品、烫制品等含生片、糊片不得超过2%；炒焦品含生片、糊片不得超过3%；炒炭品含生片和完全炭化者不得超过5%；蒸制品应色泽黑润，内无生心，含未蒸透者不得超过3%；煮制品含未煮透者不得超过2%，有毒药材应煮透；煨制品含未煨透者及糊片不得超过5%；煅制品含未煅透及灰化者不得超过3%。白芍变红，黄芩变绿，说明药物内在成分发生了变化。甘草生品黄色，蜜炙后则变为老黄色。

（4）气味：中药及其炮制品均有其固有的气味，这也是体现中药饮片质量的一个重要因素。一些芳香类中药都有浓烈的香气，如含挥发油类中药，当归、薄荷、独活等，在干燥或贮存过程中也要密切观察挥发油的存逸。但有些有异味的中药则须用炮制的方法除去异味，如马兜铃的异味可致呕，经蜜炙后可以缓和动物类药材多数有腥臭味，需炮制后加以矫正，如僵蚕、蕲蛇、九香虫等。有些药物需加辅料炙，炙后除了具有原来药物的气味外，还具有辅料的气味，如酒炙、醋炙、盐炙、蜜炙、姜炙等。

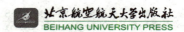

（5）水分：水分是控制中药材及其炮制品质量的一个基本指标。炮制品中含水过多时容易造成发霉变质、虫蛀等，严重者可使有效成分分解、酶解，从而降低其疗效。同时由于含水量过多也减少了配方的实际用量。含水量过少也会影响饮片的质量，如胶类药材或饮片，含水少时可造成干裂，而成碎块。一般炮制品的水分含量宜控制在 7% ～ 13%，各类炮制品的含水量，《中药饮片质批标准通则（试行）》中规定：蜜炙品不得超过 15%；酒炙品、醋炙品、盐炙品、姜汁炙品、米泔水炙品、蒸制品、煮制品、发芽制品、发酵制品均不得超过 13%；烫制后醋淬制品不得超过 10%。

（6）灰分：灰分是将药材或饮片在高温下炽灼、灰化至恒重，所剩残留物的重量百分数。干姜总灰分不得超过 6.0%；炮姜总灰分不得超过 7.0%。

（7）浸出物：对于那些有效成分尚不完全清楚或没有准确定量方法的饮片，可以用浸出物的含量作为指标，用以表示饮片可溶于此种溶剂的成分总量，来衡量饮片的质量。根据饮片中主要成分的性质，可选用不同的溶剂，一般常用的溶剂是水、乙醇和乙醚，所得浸出物分别称为水溶性浸出物、醇溶性浸出物和挥发性醚浸出物如：干姜浸出物不得少于 22.0%；炮姜浸出物则不得少于 26.0%。大蓟炭用 70% 的乙醇为溶剂，不得少于 13.0%。

（8）显微及理化鉴别：显微鉴别是利用显微镜来观察炮制品的组织结构或粉末中的组织、细胞、内含物等特征，鉴别炮制品的真伪、纯度，甚至质量。

理化鉴别是用化学与物理的方法对炮制品中所含成分进行的鉴别试验。通常只做定性试验，少数可做限量试验。理化鉴别主要包括：显色反应与沉淀反应、荧光鉴别、升华物鉴别及薄层色谱鉴别等。

（9）有效成分：为药物治病的主要作用成分，所以对饮片的有效成分有明确要求。如干姜含 6-姜辣素不得少于 0.60%；姜炭含 6-姜辣素不得少于 0.050%；炮姜含 6-姜辣素不得少于 0.30%；山萸肉含马钱苷不得少于 0.60%；酒萸肉含马钱苷不得少于 0.5%。

（10）有毒成分：炮制可以"减毒""增效"，对于毒性中药材来说，保证或增强药效的同时，控制饮片毒性成分的含量，安全用药更为重要，所以对饮片的毒性成分含量有限量要求。如生川乌含乌头碱、次乌头碱和新乌头碱的总量应为 0.050% ～ 0.17%；制川乌含双酯型生物碱以乌头碱、次乌头碱和新乌头碱的总量计，不得超过 0.040%；含苯甲酰乌头原碱、苯甲酰次乌头原碱和苯甲酰新乌头原碱的总量应为 0.070% ～ 0.15%。马钱子含士的宁（$C_{21}H_{22}N_2O_2$）应为 1.20% ～ 2.20%，马钱子碱不得少于 0.80%；其炮制品马钱子粉含士的宁（$C_{21}H_{22}N_2O_2$）应为 0.78% ～ 0.82%，马钱子碱不得少于 0.50%。巴豆霜及千金子霜含脂肪油均为 18.0% ～ 20.0%。

（11）有害物质：有害物质的检测主要针对，重金属、砷盐及农药残留。

（12）卫生学检查：对于直接使用的中药饮片要进行卫生学检查 主要有细菌总数，霉菌总数及活螨等，还应检查大肠埃希菌、沙门菌等。

（13）包装的检查：包装的目的首先是保护药物不受污染，便于运输和贮存，当然也兼顾美观、便于营销等。《中华人民共和国药品管理法》规定对包装的检查，应注意包装材料或容器，品名、产地、规格等级、装量及包件式样是否与标签一致，检查包装的完整性、清洁程度、霉变、虫蛀或其他污染等情况，检查生产日期及批准文号等并详细记录。

历年考点串讲

炮制品质量要求的项目、各个项目的标准等都是炮制学的重要内容，是考试必考内容。重点复习炮制品质量要求的项目、各个项目的标准等。常见的考题方式：炮制品质量要求的项目、药物净度的标准、药物含水量的标准等。

常考的细节有：

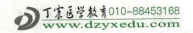

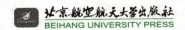

1．炮制品质量要求的项目。
2．炮制品饮片含水量要求。
3．饮片毒性成分含量要求。
4．饮片片型质量要求。

第五节 净选加工

一、净选加工的目的

结合具体药物理解目的，净选加工的目的主要有：

1．**分理药用部位** 使不用药用部位各自发会更好疗效。如麻黄分离根和草质茎，莲子分离莲子肉和莲子心，扁豆分离种皮和种仁。

2．**大小分档** 便于在水处理和加热过程中分别处理，使其均匀一致。如半夏、白术、川芎、川乌、附子等。

3．**除去非药用部位** 使调配时剂量准确或减少服用时的副作用。如厚朴去粗皮、枳壳去瓤、巴戟天去心、党参去芦、枇杷叶去毛等。

4．**除去泥沙杂质及虫蛀霉变品** 主要是除去产地采集、加工、贮存过程中混入的泥沙杂质、虫蛀及霉变品，以达到洁净卫生要求。

二、清除杂质

清除杂质的目的是为了使药物洁净或便于进一步加工处理。依照《中国药典》关于杂质的要求，般把药材中混存的杂质规定为三类：一是来源与规定相同，但其性状或部位与规定不符；二是来源与规定不同的物质；三是无机杂质。在实际操作过程中，根据中药材质地与性质，清除杂质的方法也有所不同，一般可分为挑选、筛选、风选、水选和磁选等。

1．**清除杂质的方法** 杂质一般指药材中夹杂的泥土、砂石、杂草、非药用部位及变质失效的部分。清除杂质的方法主要有挑选、筛选、风选、水选、磁选等。

2．**各种方法的操作要点**◇☆

（1）挑选：挑选是指用手工挑拣混在药物中的杂质及霉变品等，或将药物按大小、粗细等进行分档，以使其洁净或进一步加工处理。

操作方法：将药物放在竹长匾内或摊放在桌上，用手拣去簸不出、筛不下且不能入药的杂质，如核、柄、梗、骨、壳等，或变质失效的部分，如虫蛀、霉变及走油部分，或分离不同的药用部位。

（2）筛选：筛选是根据药物和杂质的体积大小不同，选用不同规格的筛和罗，筛选除去与药物的体积大小相差悬殊的杂质，或将辅料筛去（如麦麸、河沙、滑石粉、蛤粉、米、土粉等），使其达到洁净；或者用不同规格的筛罗对药物进行大小分档。筛选方法：传统均使用竹筛、铁丝筛、铜筛、麻筛、马蹄筛、绢筛等。但马蹄筛、绢筛一般用于筛去细小种子类的杂质，或药物研粉需细净者。

（3）风选：风选是利用药物和杂质的比重不同，借助风力清除杂质，其对象是与药物的质量相差较大的杂质。一般经过簸扬（一般可利用簸箕或风车），借药材起伏的风力，使之与杂质分离，以达到纯净之目的。

（4）水选：用水冲洗除去杂质，或利用药物与杂质的水的浮力不同分离非药用部位。有些含盐药物，

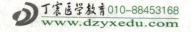
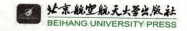

用筛选或风选不易除去，故用水选或漂的方法，以使药物洁净。如海藻、昆布等；也可浮选药物与非药用部位，如酸枣仁与核的分离。质地较轻的药物，如蝉蜕、蛇蜕、土鳖虫等，操作时，将药物置水中搅拌，使药物中的杂质漂浮于水面或沉于水中而除去。水选时注意不可在水中浸泡过长，防止溶失药效，并注意及时干燥，防止霉变，降低疗效。根据药材性质，水选可分为洗净、淘洗、浸漂三种方法。

①洗净：系用清水将药材表面的泥土、灰尘、霉斑或其他不洁之物洗去。即先将洗药池注入清水七成满，倒入挑拣整理过的药材，搓揉干净，捞起，装入竹筐中，再用清水冲洗一遍，沥干水，干燥，或进一步加工。如牡蛎。

②淘洗：系用大量清水荡洗附在药材表面的泥沙或杂质。即把药材置于小盛器内，手持一边倾斜潜入水中，轻轻搅动药材，来回抖动小盛器，使杂质与药材分离，除去上浮的皮、壳杂质和下沉在小盛器的泥沙，取出药物，干燥 如蝉蜕、蛇蜕等。

③浸漂：系将药物置于大量清水中浸较长时间，适当翻动，每次换水；或将药材用竹筐盛好，置清洁的长流水中漂较长的时间，至药材毒质盐分或腥臭异味得以减除为度，取出，干燥，或进一步加工。如海藻、昆布、盐苁蓉等漂去盐分，天南星、半夏等漂去毒性，人中白、紫河车漂去腥臭异味，酸枣仁、蝉蜕、土鳖虫等分离杂质。

在药材水选时，应严格掌握时间，对其有效成分易溶于水类药材者，一般采用"抢水洗"法（快速洗涤药材，缩短药材与水的接触时间），以免损失药效，并及时干燥，防止霉变。

（5）磁选：磁选主要利用强磁性材料吸附混合在药材中的磁性杂物（铁屑、铁丝），将药材与磁性杂物分离。磁选避免了因药材在采收、储运、加工过程中可能混入铁质杂物（如钉子、铁丝、铁屑等）对后续工序的影响，保护了切药机、粉碎机等设备。

3. 各种方法的适用药物

（1）挑选适宜的药物：莱菔子、桑螵蛸、蛇床子、石膏；苏叶、藿香、淡竹叶、香薷；枸杞子、百合、薤白。天南星、半夏、白芍、白附子、白术、大黄、木通等药物。

（2）筛选适宜的药物：延胡索、浙贝母、半夏。穿山甲、鸡内金、鱼鳔胶。或筛去辅料，如麦麸、河砂、滑石粉、蛤粉、米、土粉等。

（3）风选适宜的药物：紫苏子、车前子、吴茱萸、青葙子、莱菔子、葶苈子。

（4）水选适宜的药物：乌梅、山茱萸、大枣、川贝母、海藻、昆布、蝉蜕、蛇蜕、土鳖虫。

（5）磁选适宜的药物：朱砂、雄黄。

三、分离和清除非药用部位

1. 去除非药用部位的方法　净制是根据原药材的情况结合中医临床用药要求而进行的。按净制要求可分为：去根去茎，去皮壳，去毛，去心，去芦，去核，去瓤，去枝梗，去头、尾、足、翅，去残肉，去杂质、去霉败品等。

2. 各种方法的适用药物

（1）去根去茎

去残根：荆芥、麻黄、薄荷、黄连、芦根、藕节、马齿苋、马鞭草、泽兰、茵陈、益母草、瞿麦等。

去残茎：龙胆、白薇、丹参、威灵仙、续断、秦艽、广豆根、柴胡等。

麻黄根能止汗，茎能发汗解表，故须分开入药。

（2）去枝梗：五味子、花椒、辛夷、女贞子、桑寄生、栀子、桑螵蛸等。

（3）去皮壳：如厚朴、杜仲、黄柏、肉桂；草果、益智、使君子、白果、大风子、榧子、巴豆子类药物，苦杏仁、桃仁，可用焯法去皮，有些药物多在产地趁鲜去皮，如知母、桔梗（传统要求桔梗去"浮皮"后入药）等。若不趁鲜及时去皮，干后不易除去。

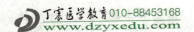
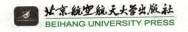

（4）去毛：刷去毛：枇杷叶、石韦等；烫去毛：骨碎补、香附、知母等；燎去毛（刮去毛）：如鹿茸；挖去毛：金樱子。

（5）去心：除去非药用部位：地骨皮、五加皮、白鲜皮、牡丹皮、甘遂、百部、巴戟天、麦冬、远志等。

（6）分理不同药用部位：莲子、花椒、百合、连翘等。

（7）去核：如乌梅、北山楂、山茱萸、诃子等。

（8）去芦：如人参、玄参、党参、桔梗等。

（9）去瓤：如枳壳、青皮等。

（10）去头尾、皮骨、足、翅：如乌梢蛇、斑蝥等。

（11）去残肉：如龟甲、鳖甲等。

四、其他加工△☆

1. 其他加工方法

（1）碾捣：有些矿物类、动物甲壳类或果实类、种子类、根及根茎类药物，需碾碎或捣碎，才能更好地煎出药效。

（2）制绒：某些纤维性和体轻泡的药材经捶打，成绒絮状．可以缓和药性或便于应用。

（3）拌衣：将药物湿润后，加入定量的朱砂或青黛细粉拌匀。

（4）揉搓：某些质地松软而呈丝条状的药物，须揉搓成团，便于调配和煎煮。

2. 各种方法的适用药物

（1）碾捣：采用碾碎或捣碎的药物，大致分为矿物类、甲壳类、果实种子类及根及根茎类，如自然铜、穿山甲、栀子、三七等。

（2）制绒：某些纤维性和体轻泡的药材经捶打，推辗成绒絮状，可以缓和药性或便于应用。如麻黄碾成绒，则发汗作用缓和，适用于老年人、儿童和体弱者服用。另外，艾叶制绒，便于配制"灸"法所用的艾条或艾炷。

（3）揉搓：质地松软而呈丝条状的药物，须揉搓成团，便于调配和煎熬如竹茹、谷精草。荷叶、桑叶须揉搓成小碎块，便于调剂和制剂。

（4）拌衣：如朱砂拌茯苓，青黛拌灯心草等。朱砂拌茯苓、远志可增强宁心安神的作用，青黛拌灯心草则有清热凉肝的作用。

历年考点串讲

清除杂质的方法、其他加工的种类、去除非药用部位方法等都是炮制学的重要内容，是考试必考内容。重点复习清除杂质的方法、制绒、拌衣等。

常见的考题方式：药物净制的方法、药物制绒的功效等。

常考的细节有：

1. 拌衣，如朱砂拌茯苓，青黛拌灯心草等。制绒，可以缓和药性或便于应用。

2. 药物清除杂质的方法及适用药物。

3. 分离和清除非要用部位的方法及适用药物。

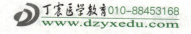
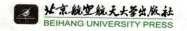

第六节　饮片切制

一、饮片切制的目的

1. **便于有效成分煎出**　饮片切制按药材的质地不同而采取"质坚宜薄""质松宜厚"的切制原则，以利于煎出药物的有效成分；同时由于饮片与溶媒的接触面增大，可提高有效成分的煎出率，并可避免药材细粉在煎煮过程中出现糊化、粘锅等现象，显示出饮片"细而不粉"的特色。

2. **利于炮炙**　药材切制成饮片后，便于炮炙时控制火候，使药物受热均匀。还有利于各种辅料的均匀接触和吸收，提高炮炙效果。

3. **利于调配和制剂**　药材切制成饮片后，体积适中，方便配方；在制备液体剂型时，药材切制后能增加浸出效果；制备固体剂型时，由于切制品便于粉碎，从而使处方中的药物比例相对稳定。

4. **便于鉴别**　对性状相似的药材，切制成一定规格的片型，显露其组织结构的特征，有利于区别不同药材，防止混淆。

5. **利于贮存**　药物切制后，含水量下降，减少了霉变、虫蛀等因素而利于贮存。

二、切制前的水处理△ ☆

1. **常用的水处理方法**　常规水软化处理方法包括淋法、洗法、泡法、漂法、润法等，现代常用真空加温润药、减压浸渍和气相置换设备进行快速软化。

（1）淋法（喷淋法）：是用清水喷淋或浇淋药材的方法。操作时，将药材整齐堆放，用清水均匀喷淋，喷淋的次数根据药材质地而异，一般为 2～3 次，均需稍润，以适合切制。

（2）淘洗法：是用清水洗涤或快速洗涤药物的方法。操作时，将药材投入清水中，经淘洗或快速洗涤后，及时取出，稍润，即可切制。由于药材与水接触时间短，故又称"抢水洗"。

（3）泡法：是将药材用清水泡一定时间，使其吸入适量水分的方法。操作时，先将药材洗净，再注入清水至淹没药材，放置一定时间，视药材的质地、大小和季节、水温等灵活掌握，中间不换水，一般浸泡至一定程度，捞起，润软，再切制。

（4）漂法：是将药材用多量水，多次漂洗的方法。操作时，将药材放入大量的清水中，每天换水 2～3 次。

（5）润法：是把泡、洗、淋过的药材，用适当器具盛装，或堆积于润药台上，以湿物遮盖，或继续喷洒适量清水，保持湿润状态，使药材外部的水分徐徐渗透到药物组织内部，达到内外湿度一致，利于切制。

2. **各种方法的适用药物**

（1）淋法（喷淋法）：淋法多适用于气味芳香、质地疏松的全草类、叶类、果皮类和有效成分易随水流失的药材。如薄荷、荆芥、佩兰、香薷、枇杷叶、陈皮、甘草等。

（2）淘洗法：淘洗法适用于质地松软、水分易渗入及有效成分易溶于水的药材，如五加皮、瓜蒌皮、白鲜皮、合欢皮、南沙参、石斛、瞿麦、陈皮、防风、龙胆、细辛等。

（3）泡法：泡法适用于质地坚硬，水分较难渗入的药材。如天花粉、木香、乌药、土茯苓、泽泻、姜黄、三棱等。

（4）漂法：漂法适用于毒性药材、用盐腌制过的药物及具腥臭异常气味的药材，如川乌、草乌、天南星、半夏、附子、肉苁蓉、昆布、海藻、紫河车等。

（5）润法

①浸润：如大黄、何首乌、泽泻、槟榔、木香、郁金、枳壳、枳实等。

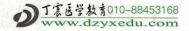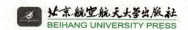

②伏润（闷润）：如郁金、川芎、白术、白芍、山药、三棱、槟榔等。

③露润（吸潮回润）：如当归、玄参、牛膝等。

3. 药材软化程度的检查　药材在水处理过程中，要检查其软化程度是否符合切制要求，习惯称"看水性"或"看水头"。常用的经验方法有：

（1）弯曲法：适用于长条状药材。药材软化后握于手中，拇指向外推，其余四指向内缩，以药材略弯曲，不易折断为合格，如白芍 木通、木香等。

（2）指掐法：适用于团块状药材。以手指甲掐入软化后药材的表面为宜，如白术、白芷、天花粉、泽泻等。

（3）穿刺法：适用于粗大块状药材。以铁钎能刺穿药材而无硬心感为宜，如大黄、虎杖等。

（4）手捏法：适用于不规则的根与根茎类药材 软化后以手捏粗的一端，感觉其较柔软为宜，如当归、独活等；有些块根、果实、菌类药材，需润至手握无响声及无坚硬感，如黄芩、槟榔、延胡索、枳实、雷丸等。

4. 水处理的"少泡多润"原则　干燥的药材切制成饮片必须经过水处理。通过水处理使药材吸收一定量的水分，使药物质地由硬变软，便于切制。水处理药材的物理过程分三个阶段，即浸润、溶解和扩散。药材在浸润和溶解两个过程中，质地由硬变软，而在扩散过程中，有效成分开始由细胞内向浸泡药材的水溶液中转移，最终导致有效成分的流失，因此，要适当控制用水量、浸润时间和温度，防止扩散现象的发生，避免药材损失有效成分。

水处理软化药材的原则为"少泡多润，药透水尽"润药得当，切制的饮片颜色鲜艳，水分均匀，饮片平坦整齐，润后很少出现炸心、翘片、掉边、碎片等现象，又可减少有效成分损耗，保证饮片的质量。

三、饮片类型及切制方法

1. 饮片的类型　药材的自然状况和不同需要，对于决定饮片类型具有重要意义，因为它直接关系到饮片切制的操作和临床疗效。饮片切制分为手工切制和机器切制，手工切片可灵活切制各种规格、形状的饮片，而机器切片多为横片、斜片、段、丝等。

2. 各种类型的规格　常见的饮片类型和规格有：△☆

（1）极薄片：厚度为 0.5mm 以下，对于木质类及动物骨、角质类药材，根据需要，入药时，分别制成极薄片。如羚羊角、鹿角、松节、苏木、降香等。

（2）薄片：厚度为 1～2mm，适宜质地致密坚实、切薄片不易破碎的药材。如白芍、乌药、槟榔、当归、木通、天麻、三棱等。

（3）厚片：厚度为 4mm，适宜质地松泡、黏性大、切薄片易破碎的药材，如茯苓、山药、天花粉、泽泻、丹参、升麻、南沙参等。

斜片：适宜长条形而纤维性强的药材。倾斜度小称瓜子片（如桂枝、桑枝），倾斜度稍大而体粗者称马蹄片（如大黄），倾斜度更大而药材细者，称柳叶片（如甘草、黄芪、川牛膝、银柴胡、漏芦、紫苏梗、鸡血藤、木香等）。

直片（顺片）适宜性状肥大、组织致密、色泽鲜艳和需突出其鉴别特征的药材。如大黄、天花粉术、附子、何首乌、防己、升麻等。

（4）丝（包括细丝和宽丝）：细丝 2～3mm，宽丝 5～10mm。适宜皮类、叶类和较薄果类药材。如黄柏、厚朴、桑白皮、青皮、合欢皮、陈皮等均切细丝；荷叶、枇杷叶、淫羊藿、冬瓜皮、瓜蒌皮等均切宽丝。

（5）段（咀、节）：长为 10～15mm，长段又称"节"，短段称"咀"。适宜全草类和形态细长，

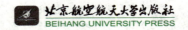

内含成分易于煎出的药材。如薄荷、荆芥、香薷、益母草、党参、青蒿、佩兰、瞿麦、怀牛膝、沙参、白茅根、广藿香、木贼、石斛、芦根、麻黄、忍冬藤、谷精草、大蓟、小蓟等。

（6）块：边长为 8 ～ 12mm 的立方块。有些药物煎熬时，易糊化，需切成不等的块状，如阿胶丁等。

（7）其他：中药饮片片型规格丰富多样，根据切制后成品的不同形状，全国各地还有各具特色的饮片类型，主要有：

①圆片：又称顶头片，如白芍、白芷等。

②骨牌片：将长方形片状药材，先切成长段，再纵切成骨牌片，如杜仲、黄柏等。

③肚片：多用于树皮类药材，如厚朴、肉桂等。

④蝴蝶片：适用于不规则块根或菌类药材，如白术、川芎。

⑤马蹄片：如大黄；腰子片，如马钱子。

⑥凤眼片：如枳壳。

⑦如意片：如双筒厚朴。

⑧剪片：用剪刀将硬皮类药材剪成小块片，如陈皮等。

⑨创片：将药材用机械压制后，再纵切或刨成片，如黄芪、天麻、当归等。

3. 饮片的选择原则△☆

（1）切薄片：质地致密、坚实者，宜切薄片。如乌药、槟榔、当归、白芍、木通等。

（2）切厚片：质地松泡、粉性大者，宜切厚片。如山药、天花粉、茯苓、甘草、黄芪、南沙参等。

（3）切直片、斜片：为了突出鉴别特征，或为了饮片外形的美观，或为了方便切制操作，视不同情况，选择切直片、斜片等。如大黄、何首乌、山药、黄芪、桂枝、桑枝等。

（4）切段：凡药材形态细长，内含成分又易煎出的，可切制成一定长度的段。如木贼、荆芥、薄荷、麻黄、益母草等。

（5）切丝：皮类药材和宽大的叶类药材，可切制成一定宽度的丝。如陈皮、黄柏、荷叶、枇杷叶等。

（6）切块或片：为了方便对药材进行炮炙（如酒蒸），切制时，可选择一定规格的块或片如大黄、何首乌等。

饮片类型会直接影响到药物疗效。《金匮玉函经》指出："欲如大豆，粗则药力不尽"饮片的厚薄、长短及粒度的大小、粗细与煎出物都有着密切的联系，通过对饮片类型的质量标准进行深入研究，量化 优化经验加工切制方法，是中药饮片切制发展的必然趋势。

4. 切制方法　饮片切制常用的方法有切、镑、刨、锉、劈等。其中切制为最主要的方法。△☆

（1）切制：切制又可分为手工切制和机器切制两大类。

①手工切制：目前，手工切制主要用于少量加工或特殊需要的植物类药材饮片切制。工具为特制切药刀，分为刀片和刀床两部分。操作时将软化好的药材整理成把或单个置于刀床上，用手或一特制的压板向刀口推进，然后按下刀片即成。饮片的厚薄长短，以推进距离控制。

②机器切制：常用于大量生产。目前全国各地生产的切药机种类较多。

a. 切药机主要种类：剁刀式切药机、旋转式切药机、多功能中药切药机、多功能斜片切药机。

b. 剁刀式切药机适用于形态细长的根、根茎、全草和部分皮类、叶类药材的切制；旋转式切药机适用于形态短圆的块状、颗粒状药材的切制。

（2）镑法：适用于动物角质类药材，如水牛角等。所用的工具为镑刀，是一种在方形木上平行镶嵌多数刀片的专用工具。操作时，将软化过的药材用钳子夹住，另一只手持镑刀沿药材表面向前推动，如此来回镑成极薄的饮片（又称镑片）。

（3）刨法：适用于木质类药材，如苏木等。操作时，将药材固定，用刨刀刨成薄片即可。

（4）锉法：有些用量小而习惯用粉末的药材，常用此法，如羚羊角、水牛角等。临用时，用钢锉将其锉为末，或再加工继续研细即可。

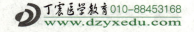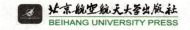

（5）劈法：利用斧类工具将动物骨骼类或木质类药材劈成块或厚片的方法。如降香、松节等。

四、饮片的干燥△☆

1. **饮片干燥的方法**　药物切成饮片后，为保存药效，便于贮存，必须及时干燥，否则影响质量。干燥方法主要有：

（1）人工干燥：人工干燥系利用一定的干燥设备，对饮片选行干燥的方法。本法的优点是：不受气候影响，比自然干燥卫生，并能缩短干燥时间，降低劳动强度，提高生产率。近年来，全国各地在生产实践中，设计并制造出各种干燥设备，如直火热风式、蒸汽式、电热式、远红外线式、微波式，其干燥能力和效果均有了较大的提高，这些干燥设备正在不断推广和完善。适宜大量生产。

（2）自然干燥：自然干燥系指把切制好的饮片置日光下晒干或置阴凉通风处阴干的方法。

2. **饮片干燥的注意事项**　人工干燥的温度，应视药物性质而灵活靠握。一般药物以不超过 80℃ 为宜。含芳香挥发性成分的药材以不超过 50℃ 为宜。已干燥的饮片需放凉后再贮存，否则，余热会使饮片回潮，易于发生霉变。干燥后的饮片含水量应控制在 7% ～ 13% 为宜。

历年考点串讲

常用的水处理方法、药材软化程度的检查、饮片片型的选择等都是炮制学的重要内容，是考试必考内容。重点复习药材软化程度的检查、常用的水处理方法等。

常见的考题方式：药材软化处理的方法有哪些、药材软化程度的检查方式等。

常考的细节有：

1. 饮片切制的目的。
2. 饮片切至前水处理的注意事项及各种方法的适用药物。
3. 水处理的"少泡多润原则"。
4. 饮片的切片类型和适用药物。
5. 药材软化程度的检查方法和适用药物。

第七节　炮制方法各论及其主要药物

一、炒　法

1. **目的**　不加任何辅料的炒法称为清炒法。根据火候及程度的不同又分为炒黄、炒焦和炒炭。

（1）炒黄法的目的

①利于药物有效成分的溶出，增强疗效。如决明子、牵牛子、王不留行等。

②缓和药性。如槐花炒黄缓和苦寒之性；牛蒡子炒黄缓和寒滑之性等。

③破酶保苷，保存药效。如槐花、芥子等。

④降低毒性。如苍耳子、牵牛子生用有小毒，炒黄后毒性降低。

⑤除去药材中部分水分，防止其发霉、变质。

（2）炒焦法的目的

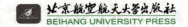

①增加某些药物的消食健脾作用。如山楂、神曲等。

②减少药物的刺激性。如山楂炒焦使有机酸含量降低，酸味缓和，刺激性减小。

③缓和药性。栀子炒焦缓和苦寒之性；山楂炒焦缓和酸性；苍术炒焦缓和辛燥之性；槟榔炒焦缓和克伐伤正之性等。

（3）炒炭法的目的：药物炒炭主要是使其增强或产生止血等作用。如大蓟、白茅根炒炭增强止血的功效；荆芥炒炭产生了止血作用。

（4）麸炒法的目的

①增强疗效。如白术、山药等经麸炒后，可增强补脾的作用。

②缓和药性。如枳实具强烈的破气作用、苍术药性燥烈，经麸炒后药性缓和，不致耗气伤阴。

③矫臭矫味，清洁药物。如僵蚕生品气味腥臭，还带有菌丝、分泌物等，麸炒后能矫正其气味，并能清洁药物。

（5）米炒法的目的

①增强药物的健脾止泻作用。如党参。

②降低药物的毒性。如红娘子、斑蝥。

③矫正不良气味。如斑蝥、红娘子。

（6）土炒法的目的：增强药物补脾止泻的功能。如山药。

（7）砂炒法的目的

①增强疗效：便于调剂和制剂。如狗脊、鳖甲等。

②降低毒性：如马钱子等。

③便于去毛：如马钱子、骨碎补等。

④矫臭矫味：如鸡内金、脐带等。

（8）蛤粉炒法的目的

①使药物质地酥脆，便于制剂和调剂。如阿胶、鹿角胶等。

②降低药物的滋腻之性，矫正不良气味。如阿胶、鹿角胶等。

③可增强某些药物清热化痰的功效。如阿胶。

（9）滑石粉炒法的目的

①使药物质地酥脆，便于粉碎和煎煮。如象皮、黄狗肾。

②降低毒性及矫正不良气味，以利于用药安全和服用方便。如刺猬皮、水蛭等。

2．操作方法

（1）炒黄的操作方法：将净制或切制后的药物，置热锅内，用文火（或中火）炒至药物较原色加深，鼓起，有爆裂声，并有香气逸出时，取出放凉。

（2）炒焦的操作方法：取净制或切制后的药物，置热锅内，用中火加热，炒至药物表面焦黄色或焦褐色，有焦香气逸出时，出锅，摊开晾凉。

（3）炒炭的操作方法：取净制或切制后的药物，置热锅内，用武火或中火炒至药物表面焦黑色，内部呈焦黄色或至规定程度时，喷淋少许清水，熄灭火星，取出，摊开晾凉。

（4）麸炒的操作方法：先用中火或武火将锅烧热，再将麦麸均匀撒入锅内，至起烟时投入大小分档的药物，快速均匀翻动并适当控制火力，炒至药物表面呈黄色或深黄色时取出，筛去麦麸，放凉。

（5）米炒的操作方法

①米拌炒法：先将锅烧热，加入定量的米用中火炒至冒烟时，投入药物，拌炒至一定程度，取出筛去米，放凉。

②米上炒法：先将锅烧热，撒上浸湿的米，使其平贴锅上，用中火加热炒至米冒烟时投入药物，轻轻翻动米上的药物，至所需程度取出，筛去米，放凉。

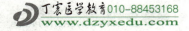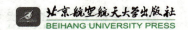

（6）土炒的操作方法：将灶心土研成细粉，置于锅内，用中火加热，炒至土呈灵活状态时投入净药物，翻炒至药物表面均匀挂上一层土粉，并透出香气时，取出，筛去土粉，放凉。

（7）砂炒的操作方法

①普通砂炒：取河砂置锅内武火加热至呈灵活状态，投入药物，不断翻埋至质地酥脆或膨胀鼓起，或边缘卷曲，外表黄色或加深时取出，筛去砂，放凉；或趁热将药物投入醋液中略浸，取出，干燥。

②油砂拌炒：取河砂筛去粗砂粒及杂质等，用清水洗净泥土，置锅内用武火加热，并加入 1% ～ 2% 的食用植物油拌炒，至油烟散尽，砂的色泽均匀加深，翻动灵活时，加入药物，不断翻炒至质地酥脆或鼓起，外表呈黄色或较原色加深时取出，筛去砂放凉，或趁热投入醋中略浸，取出干燥。

（8）蛤粉炒的操作方法：将研细过筛后的蛤粉置热锅内，中火加热至蛤粉滑利易翻动时减小火力，投入经加工处理后的药物，不断沿锅底轻翻烫炒至膨胀鼓起，内部疏松时取出，筛去蛤粉，放凉。

（9）滑石粉炒的操作方法：将滑石粉置热锅内，用中火加热至灵活状态时，投入经加工处理后的药物，不断翻动，至药物质酥或鼓起或颜色加深时取出，筛去滑石粉，放凉。

3. 辅料用量

（1）麸炒时，每 100kg 药物，用麦麸 10 ～ 15kg。

（2）米炒时，每 100kg 药物，用米 20kg。

（3）土炒时，每 100kg 药物，用灶心土 25 ～ 30kg。

（4）砂炒时，砂的用量以能掩盖所加药物为度。

（5）蛤粉炒时，每 100kg 药物，用蛤粉 30 ～ 50kg。

（6）滑石粉炒时，每 100kg 药物，用滑石粉 40 ～ 50kg。

4. 注意事项

（1）炒黄的注意事项

①热锅炒药。锅预热，便于药物受热均匀。

②投药前药物大小分档，分别炒制。

③控制好锅温与火力，一般药物炒黄多用文火，王不留行、水红花子、山楂、苍耳子等药用中火。

④均匀翻炒，注意亮锅底，炒黄时防止局部温度过高，使药物炒焦。

⑤药物出锅后及时摊开晾凉，然后入库，防止热药吸湿回潮。

（2）炒焦的注意事项

①热锅炒药。锅预热，便于药物受热均匀。

②投药前药物大小分档，分别炒制。

③控制好锅温与火力，是炒制技术的关键。温度太高，受热太急，药物易焦化，受热不均匀。温度太低，受热时间长，药物发泡膨胀爆裂效果差，影响质量。炒焦多用中火。

④均匀翻炒，注意亮锅底，炒焦时防止局部过热炭化。

⑤药物出锅后及时摊开晾凉，然后入库，防止热药吸湿回潮。

（3）炒炭的注意事项

①炒炭时要控制火力：一般质地坚实的根、根茎、厚片类药物，宜用武火炒至表面焦黑色，内部棕褐色；质地疏松轻薄的花、花粉、叶、全草、薄片类药物，宜用中火炒至表面黑褐色或棕黄色。

②炒炭存性：即药物在炒炭时只能使其部分炭化，更不能灰化，未炭化部分仍应保存药物的固有气味，且炒炭的药物应保持其原形。

③喷淋清水灭火星。

④炭药出锅后必须摊开冷透，或置于密闭容器中隔氧冷却，并加以核查，待充分冷却后再入库收贮，以免复燃。

（4）麸炒的注意事项

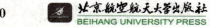

①辅料用量要适当。

②火力适当。麸炒一般用中火；锅预热程度以"麸下烟起"为度。

③麦麸要均匀撒布热锅中，待起烟投药，使药物受热均匀。

④麸炒药物要求干燥，以免药物黏附焦化麦麸。

⑤要求迅速出锅，防止出现焦斑。

（5）**米炒的注意事项**

①炮制昆虫类药物时，以米的色泽变化观察火候，炒至米变焦黄或焦褐色为度。

②炮制植物类药物时，观察药物色泽变化，炒至黄色为度。也可结合观察米的色泽变化。

③如用米上炒法，尽量使浸湿的米平贴炒制容器上，成为"锅巴"，轻轻翻动米上的药物，让药物隔着米加热。

（6）**土炒的注意事项**

①灶心土在使用前需碾细过筛，土块过大则传热不均匀。

②药物大小分档，分别炒制。

③灶心土预先加热至灵活状态，保证土温均匀一致，使药物内部的水分和汁液外渗，与土接触，在药物表面均匀挂一层土粉。

④药物投入锅中后应适当调节火力，以防止药物烫焦。

⑤土炒同种药物，土可以反复使用，若土色变深时，应及时更换新土。

（7）**砂炒的注意事项**

①大小分档，分别炒制。

②用过的河砂可反复使用，炒过毒性药物的砂不可再炒其他药物。

③油砂若反复使用时，每次用前均需添加适量食用植物油拌炒。

④砂炒温度要适中。温度过高时可添加冷砂或减少火力等方法调节。

⑤砂量应适宜，量过大易产生积热使砂温度过高；反之砂量过少，药物受热不均匀，也会影响炮制质量。

⑥砂炒火力一般为武火，温度高，操作时翻动要勤，出锅要快。有需醋浸淬的药物，应趁热投入醋中浸淬。

（8）**蛤粉炒的注意事项**

①胶块切成立方丁，大小分档，分别炒制。

②炒制时火力不宜过大，以防药物黏结、焦糊或"烫僵"。如温度过高可酌加冷蛤粉。

③胶丁下锅翻炒要速度快而均匀，避免互相粘连，造成不圆整而影响外观。

④烫炒同种药物可连续使用，但颜色加深后需及时更换。

⑤贵重、细料药物如阿胶之类，先采取试投的方法，以便掌握火力，保证炒制质量。

（9）**滑石粉炒的注意事项**

①一般用中火，炒至滑石粉呈灵活状态时投药。

②适当调节火力，防止药物生熟不均或焦化。

③滑石粉可反复使用，色泽变灰暗时，需及时更换，以免影响成品外观色泽。

5. 适用药物

（1）适用于炒黄的药物多为种子类药物，如花椒、白果、牛蒡子、葶苈子、紫苏子、水红花子、薏苡仁、牵牛子、苍耳子、决明子、莱菔子、槐花、芥子、酸枣仁、王不留行等。

（2）适用于炒焦的药物有山楂、栀子、川楝子、槟榔等。

（3）适用于炒炭的药物有大蓟、小蓟、侧柏叶、乌梅、白茅根、牡丹皮、干姜、蒲黄、荆芥等。

（4）适用于麸炒的药物多为补脾胃或作用强烈及有腥味的药物，如苍术、枳壳、僵蚕等。

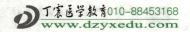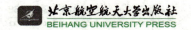

（5）适用于米炒的药物有两类：补脾益胃药，如党参。昆虫类有毒的药物，如斑蝥、红娘子等。

（6）适用于土炒的多为补脾止泻的药物，如山药、白术等。

（7）适用于砂炒的是质地坚硬的植物药和动物药，如骨碎补、狗脊、马钱子、鳖甲、龟板、穿山甲等。

（8）适用于蛤粉炒的是胶类药物，如阿胶、鹿角胶等。

（9）适用于滑石粉炒的是韧性较大的动物类药物，如刺猬皮、水蛭、黄狗肾等。

二、炙 法

炙法根据所用辅料不同，可分为酒炙、醋炙、盐炙、姜炙、蜜炙、油炙等法。

1. 目的

（1）酒炙法的目的

①改变药性，引药上行。如黄连、大黄等。

②增强活血通络作用。如当归、白芍等。

③矫臭去腥。如乌梢蛇、蕲蛇、紫河车等

（2）醋炙法的目的

①引药入肝，增强活血止痛的作用。如乳香、没药、三棱等，醋炙可增强活血祛瘀的功效；柴胡、香附、青皮、延胡索等醋炙后可增强疏肝止痛的作用。

②降低毒性，缓和药性。如京大戟、甘遂、芫花、商陆等醋炙可降低毒性，缓和泻下作用。

③矫臭矫味。如乳香、没药、五灵脂等。

（3）盐炙法的目的

①引药下行，增强疗效。一般补肾药如杜仲、巴戟天、韭菜子等盐炙后能增强补肝肾的作用；小茴香、橘核、荔枝核等药，盐炙后可增强疗疝止痛的功效；车前子等药，盐炙后可增强泄热利尿的作用；益智仁等药，盐炙后则可增强缩小便和固精的作用。

②缓和药物辛燥之性。如补骨脂、益智仁等。

③增强滋阴降火作用。如知母、黄柏等药。

（4）姜炙法的目的

①制其寒性，增强和胃止呕作用。如黄连、栀子、竹茹等。

②缓和副作用，增强疗效。如厚朴姜炙可消减其刺激性。

（5）蜜炙法的目的

①增强润肺止咳的作用。如百部、款冬花、紫菀、枇杷叶等。

②增强补脾益气的作用。如黄芪、甘草、党参等。

③缓和药性。如麻黄等蜜炙后可缓和其发汗作用，增加其平喘止咳作用。

④矫味和消除副作用。如马兜铃，消除其对胃的刺激性副作用，以防引起呕吐。

（6）油炙法的目的

①增强疗效。如淫羊藿，用羊脂油炙后能增强温肾助阳作用。

②利于粉碎，便于制剂和服用。如豹骨、三七、蛤蚧，经油炸或涂酥后，能使其质地酥脆，易于粉碎。

2. 操作方法

（1）酒炙的操作方法

①先拌酒后炒药：将净制或切制后的药物与一定量的酒拌匀，稍闷润，待酒被吸尽后，置炒制容器内，用文火炒干，取出晾凉。此法适用于质地较坚实的根及根茎类药物，黄连、川芎、白芍等。

②先炒药后加酒：先将净制或切制后的药物，置炒制容器内，加热至一定程度，再喷洒一定量的酒炒干，取出晾凉。此法多用于质地疏松的药物，如五灵脂。

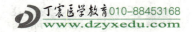 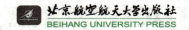

（2）醋炙的操作方法

①先拌醋后炒药：将净制或切制后的药物，加入定量米醋拌匀，闷润，待醋被吸尽后，置炒制容器内，用文火炒至一定程度，取出晾凉。此法适用于大多数植物类药物，如甘遂、商陆、芫花、柴胡、三棱等。

②先炒药后喷醋：将净选后的药物，置炒制容器内，炒至表面熔化发亮（树脂类）或炒至表面颜色改变，有腥气逸出（动物粪便类）时，喷洒定量米醋，炒至微干，取出后继续翻动，摊开晾干。此法适用于树脂类、动物粪便类药物，如乳香、没药、五灵脂等。

醋炙时用醋量，一般为每100kg药物，用米醋20～30kg，最多不超过50kg。

（3）盐炙的操作方法

①先拌盐水后炒：将食盐加适量清水溶解，与药物拌匀，放置闷润，待盐水被吸尽后，置炒制容器内，用文火炒至一定程度，取出晾凉。

②先炒药后加盐水：先将药物置炒制容器内，用文火炒至一定程度，再喷淋盐水，炒干，取出晾凉。黏液质较多的药物一般用此法。盐的用量通常是每100kg药物，用食盐2kg。

（4）姜炙的操作方法：将药物与定量的姜汁拌匀，闷润，使姜汁逐渐渗入药物内部。然后置炒制容器内，用文火炒至规定程度，取出晾凉。或者将药物与姜汁拌匀，待姜汁被吸尽后，进行干燥。

（5）蜜炙的操作方法

①先拌蜜后炒药：取定量熟蜜，加适量开水稀释，加入药物中拌匀，闷润至透，置炒制容器内，用文火炒至颜色加深、不粘手时，取出晾凉，凉后及时收贮。如黄芪、甘草、枇杷叶等。

②先炒药后加蜜：将药物置炒制容器内，用文火炒至颜色加深时，加入定量熟蜜，迅速翻动，使蜜与药物拌匀，炒至不粘手时，取出晾凉，凉后及时收贮。如槐角、百合等。

一般药物采用第一种方法炮制。但有的药物质地致密，蜜不易被吸收，可采用第二种方法处理，先除去部分水分，并使质地略变酥脆，则蜜就较易被吸收。

熟蜜的用量视药物的性质而定。一般质地疏松、纤维多的药物用蜜量宜大；质地坚实，黏性较强，油分较多的药物用蜜量宜小。除另有规定外，每100kg药物，用熟蜜25kg。

（6）油炙的操作方法：油炙通常有三种操作方法，即油炒、油炸和油脂涂酥烘烤。

①油炒：先将羊脂切碎，置锅内加热，炼油去渣，然后取药物与羊脂油拌匀，用文火炒至油被吸尽，药物表面呈油亮光泽时，取出，摊开晾凉。

②油炸：取植物油，倒入锅内加热，至沸腾时，倾入药物，用文火炸至一定程度，取出，沥去油，粉碎。

③油脂涂酥烘烤：动物类药物切成块或锯成短节，放炉火上烤，用酥油涂布，加热烘烤，待酥油渗入药物内部后，再涂再烤，反复操作，直至药物质地酥脆，晾凉，或粉碎。

3. 辅料用量

（1）酒炙时，每100kg药物，用黄酒10～20kg。

（2）醋炙时，每100kg药物，用米醋20～30kg，最多不超过50kg。

（3）盐炙时，每100kg药物，用食盐2kg。

（4）姜炙时，每100kg药物，用生姜10kg。若无生姜，可用干姜煎汁，用量为生姜的1/3。

（5）蜜炙时，每100kg药物，用炼蜜25kg。

（6）羊脂油炙淫羊藿时，每100kg药物，用羊脂油20kg。

4. 注意事项

（1）酒炙的注意事项

①加黄酒拌匀闷润过程中，容器上面应加盖，以免黄酒迅速挥发。

②若黄酒的用量较少，不易与药物拌匀时，可先将黄酒加适量水稀释后，再与药物拌润。

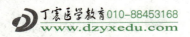
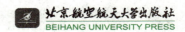

③药物在加热炒制时，火力不宜过大，一般用文火，勤加翻动，炒至近干，颜色加深时，即可取出，晾凉。

（2）醋炙法的注意事项

①醋炙前药物应大小分档。

②若醋的用量较少，不易与药物拌匀时，可加适量水稀释后，再与药物拌匀。

③一般用文火炒制，勤加翻动，使之受热均匀，炒至规定的程度。

④树脂类、动物粪便类药物必须用先炒药后喷醋的方法；且出锅要快，防熔化粘锅，摊时宜勤翻动，以免相互黏结成团块。

（3）盐炙法的注意事项

①加水溶解食盐时，一定要控制水量。水的用量应视药物的吸水情况而定，一般以食盐的4～5倍量为宜。若加水过多，则盐水不能被药吸尽，或者过湿不易炒干；水量过少，又不易与药物拌匀。

②含黏液质多的车前子、知母等药物，不宜先用盐水拌匀。因这类药物遇水容易发黏，盐水不易渗入，炒时又容易粘锅，所以需先将药物加热炒去部分水分，并使药物质地变疏松，再喷洒盐水，以利于盐水渗入。

③盐炙法火力宜小，采用第二种方法时更应控制火力。若火力过大，加入盐水后，水分迅速蒸发，食盐即黏附在锅上，达不到盐炙的目的。

（4）姜炙法的注意事项

①制备姜汁时，水的用量不宜过多，一般以最后所得姜汁与生姜的比例为1：1较适宜。

②药物与姜汁拌匀后，需充分闷润，待姜汁被吸尽后，再用文火炒干，否则，达不到姜炙的目的。

（5）蜜炙法的注意事项

①炼蜜时，火力不宜过大，以免溢出锅外或焦化。此外，若蜂蜜过于浓稠，可加适量开水稀释。

②蜜炙药物所用的熟蜜不宜过多过老，否则黏性太强，不易与药物拌匀。

③熟蜜用开水稀释时，要严格控制水量（为熟蜜量的1/3～1/2），以蜜汁能与药物拌匀。而又无剩余的蜜液为宜。若加水量过多，则药物过湿，不易炒干，成品容易发霉。

④蜜炙时，火力一定要小，以免焦化。炙的时间可稍长，要尽量将水分除去，避免发霉。

⑤蜜炙药物须凉后密闭贮存，以免吸潮发黏或发酵变质；贮存的环境除应通风干燥外，还应置阴凉处，不宜受日光直接照射。

（6）油炙法的注意事项

①油炸药物因温度较高，一定要控制好温度和时间，否则，易将药物炸焦，致使药效降低或者失去药效。

②油炒、油脂涂酥，均应控制好火力和温度，以免药物炒焦或烤焦，使有效成分被破坏从而疗效降低；油脂涂酥药物时，需反复操作直至酥脆为度。

5. 适用药物

（1）酒炙法：多用于活血散瘀药、祛风通络药、动物类药和性味苦寒的药物。如当归、黄连、大黄、常山、乌梢蛇、蕲蛇、蛇蜕、桑枝、蟾酥、川芎、白芍、续断、牛膝、威灵仙、地龙、龙胆草、丹参、益母草、仙茅等。

（2）醋炙法：多用于疏肝解郁、散瘀止痛、攻下逐水的药物，如延胡索、柴胡、香附、青皮、艾叶、五灵脂、乳香、没药、甘遂、商陆、芫花、大戟、狼毒、莪术、郁金等。

（3）盐炙法：多用于补肾固精、疗疝、利尿和泻相火的药物，如知母、泽泻、巴戟天、小茴香、益智仁、橘核、杜仲、补骨脂、黄柏、沙苑子、荔枝核、车前子、砂仁、菟丝子等。

（4）姜炙法：多用于祛痰止咳、降逆止呕的药物，如竹茹、草果、厚朴等。

（5）蜜炙法：多用于补脾益气类及润肺止咳类中药。如甘草、黄芪、紫菀、马兜铃、百部、白前、

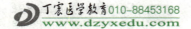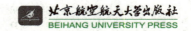

枇杷叶、款冬花、旋覆花、桑白皮、百合、麻黄、金樱子、升麻、桂枝、桑叶、瓜蒌、瓜蒌皮等。

（6）油炙法：多用于淫羊藿、蛤蚧、三七等。

三、煅 法

依据操作方法和要求的不同，煅法分为明煅法、煅淬法、扣锅煅法。

1. 目的

（1）明煅法的目的

①使药物质地酥脆。如花蕊石、金精石等。

②除去结晶水。如白矾、硼砂等。

③使药物有效成分易于煎出。如钟乳石、花蕊石等。

④改变或缓和药物性能。如石膏、寒水石、石决明等。

（2）煅淬法的目的

①使药物质地酥脆，易于粉碎，利于有效成分煎出。如代赭石、磁石。

②改变药物的理化性质，减少副作用，增强疗效。如自然铜。

③清除药物中夹杂的杂质，洁净药物。如炉甘石。

（3）扣锅煅法的目的

①改变药物性能，产生或增强止血作用。如血余炭等。

②降低毒性。如干漆等。

2. 操作方法

（1）明煅的操作方法

①敞锅煅：即将药物直接放入煅锅内，用武火加热的煅制方法。此法适用于含结晶水的易熔矿物类药。如白矾等。

②炉膛煅：质地坚硬的矿物药，直接放于炉火上煅至红透，取出放凉。煅后易碎或煅时爆裂的药物需装入耐火容器或适宜容器内煅透，放凉。

③平炉煅：将药物置炉膛内，武火加热并用鼓风机促使温度迅速升高和升温均匀。在煅制过程中，可根据要求适当翻动，使药材受热均匀，煅至药材发红或红透（通过观察孔可见炉膛发红或红亮）时停止加热，取出放凉或进一步加工。此法煅制效率较高，适用于大量生产。其适用范围与炉膛煅相同。

④反射炉煅：将燃料投入炉内点燃，并用鼓风机吹旺，然后将燃料口密闭。从投料口投入药材，再将投料口密闭，鼓风燃至指定时间，适当翻动，使药材受热均匀，煅红后停止鼓风，继续保温煅烧，稍后取出放凉或进一步加工。此法煅制效率较高，适用于大量生产。其适用范围与炉膛煅相同。

（2）煅淬的操作方法：将药物在高温有氧条件下煅烧至红透后，立即投入规定的液体辅料中骤然冷却的方法称煅淬。常用的淬液有醋、酒、药汁等。

（3）扣锅煅的操作方法：将药物置于锅中，上盖一较小的锅，两锅结合处用盐泥或细砂封严，扣锅上压一重物，防止锅内气体膨胀而冲开扣锅。扣锅底部贴一白纸条或放几粒大米，用武火加热，煅至白纸或大米呈深黄色，药物全部炭化为度。亦有在两锅盐泥封闭处留一小孔，用筷子塞住，时时观察小孔处的烟雾，当烟雾由白变黄并转呈青烟，之后逐渐减少时，降低火力，煅至基本无烟时，离火，待完全冷却后，取出药物。

3. 辅料用量

（1）代赭石、自然铜、磁石、紫石英醋淬时，每 100kg 药物，用醋 30kg。

（2）阳起石酒淬时，每 100kg 药物，用黄酒 20kg。

4. 注意事项

（1）明煅法的注意事项

①将药物大小分档，以免煅制时生熟不均。

②煅制过程中宜一次煅透，中途不得停火，以免出现夹生现象。

③煅制温度、时间应适度，要根据药材的性质而定。如主含云母类、石棉类、石英类矿物药，煅时温度应高，时间应长。这类矿物药，短时间煅烧即使达到"红透"，其理化性质也难以发生很大改变。而对主含硫化物类和硫酸盐类药物，煅时温度不一定太高，时间需稍长，以使结晶水彻底挥发以及药物的理化性质发生变化。

④有些药物在煅烧时产生爆溅，可在容器上加盖（但不密闭）以防爆溅。

（2）煅淬法的注意事项：煅淬要反复进行几次，使液体辅料吸尽、药物全部酥脆为度，避免生熟不均。所用的淬液种类和用量根据各药物的性质和煅淬目的而定。

（3）扣锅煅法的注意事项

①煅烧过程中，由于药物受热炭化，有大量气体及浓烟从锅缝中喷出，应随时用湿泥堵封，以防空气进入，使药物灰化。

②药材煅透后应放置冷却再开锅，以免药材遇空气后燃烧灰化。

③煅锅内药料不宜放得过多、过紧，以免煅制不透，影响煅炭质量。

④判断药物是否煅透的方法，除观察米和纸的颜色外，还可用滴水即沸的方法来判断。

5. 适用药物

（1）明煅法多适用于矿物类、贝壳类及化石类药物。如白矾、寒水石、龙骨、龙齿、瓦楞子、石膏、石决明、牡蛎、蛤壳、花蕊石、钟乳石、阳起石、金精石、云母石、海浮石、珍珠母等。

（2）煅淬法多适用于质地坚硬，经过高温仍不能疏松的矿物药，以及临床上因特殊需要而必须煅淬的药物。如自然铜、代赭石、炉甘石、磁石、紫石英、阳起石等。

（3）扣锅煅法适用于煅制质地疏松、炒炭易灰化或有特殊需要及某些中成药在制备过程中需要综合制炭的药物。如血余炭、灯心、荷叶、棕榈、干漆、蜂房、丝瓜络等。

四、蒸、煮、燀法

1. 蒸法的目的

（1）改变药物性能，扩大用药范围。如何首乌、地黄等。

（2）增强疗效。如肉苁蓉、山茱萸等。

（3）缓和药性。如大黄、女贞子等。

（4）减少副作用。如大黄、黄精等。

（5）保存药效，利于贮存。如黄芩、桑螵蛸等。

（6）便于软化切制。如木瓜、天麻等。

2. 蒸法的操作方法　蒸法根据药物的性质和要求的不同，分为清蒸、加辅料蒸和炖 3 种炮制方法：

（1）清蒸法：取净药材，大小分档，置适宜的蒸制容器内，用蒸汽加热蒸至规定程度，放凉，取出，晾至六成干，切片或段，干燥。

（2）加辅料蒸法：取净药材，大小分档，加入液体辅料拌匀，润透，置适宜的蒸制容器内，用蒸汽加热蒸至规定程度，取出，稍晾，拌回蒸液（蒸后容器内剩余的液体辅料），再晾至六成干，切片或段，干燥。

（3）炖法：取净药材，大小分档，加入液体辅料拌匀，润透，置适宜的蒸制容器内，密闭，隔水或用蒸汽加热炖透，或炖至辅料完全被吸尽时，放凉，取出，晾至六成干，切片或段，干燥。

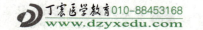 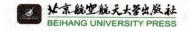

3. 蒸法的辅料用量

（1）酒蒸时，每 100kg 药物，用黄酒多为 20 ～ 30kg。

（2）醋蒸五味子时，每 100kg 药物，用醋 15kg。

（3）黑豆汁蒸何首乌时，每 100kg 药物，用黑豆 10kg。

4. 蒸法的注意事项

（1）须用液体辅料拌蒸的药物，应待辅料被药物吸尽后再蒸制。

（2）蒸制时一般先用武火加热，待"圆汽"（即水蒸气充满整个蒸制容器并从锅盖周围大量溢出）后改为文火，保持锅内有足够的蒸汽即可。但在非密闭容器中酒蒸时，从开始到结束要一直用文火蒸制，防止酒很快挥发，达不到酒蒸的目的。

（3）蒸制时要注意火候，若时间太短则达不到蒸制目的；若蒸得过久，则影响药效，有的药物可能"上水"，致使水分过大，难于干燥。

（4）须长时间蒸制的药物，应不断添加开水，以免蒸汽中断，特别注意不要将水蒸干，影响药物质量。需日夜连续蒸制者应有专人值班，以保安全。

（5）加辅料蒸制完毕后，若容器内有剩余的液体辅料（蒸液），应拌入药物后再进行干燥。

5. 蒸法的适用药物　多适用于具有滋补作用的中药，如地黄、何首乌、女贞子、五味子、木瓜、黄精、桑螵蛸、肉苁蓉、山茱萸、人参、天麻、玄参等。

6. 煮法的目的

（1）消除或降低药物的毒副作用。如川乌、附子、硫黄、藤黄等。

（2）改变药性，增强疗效。如远志与甘草汁液同煮。

（3）清洁药物。如豆腐煮珍珠等。

7. 煮法的操作方法　煮制的操作方法因各药物的性质、辅料种类及炮制要求不同而异，分为以下 3 种方法。

（1）清水煮：药物净制、大小分档后，加水浸泡至内无干心，取出，置适宜容器内，加水没过药面，武火煮沸，改用文火煮至内无白心，取出，切片，如乌头。或加水武火煮沸，投入净药材，煮至一定程度，取出，闷润至内外湿度一致，切片，如黄芩。

（2）药汁煮或醋煮：药物净制、大小分档后，加药汁或醋拌匀，加水没过药面，武火煮沸后，改用文火煮至药透汁尽，取出，切片，干燥。如醋莪术，甘草水煮远志。

（3）豆腐煮：将药物置豆腐中，放置于适宜容器，加水没过豆腐，煮至规定程度，取出放凉，除去豆腐。如豆腐煮珍珠、藤黄。

8. 煮法的辅料用量

（1）豆腐煮藤黄时，每 100kg 药物，用豆腐 300kg。

（2）豆腐煮硫黄时，每 100kg 药物，用豆腐 200kg。

（3）远志、吴茱萸用甘草汁煮时，每 100kg 药物，用甘草 6kg。

9. 煮法的注意事项

（1）大小分档：大小不同的药材对煮制时间要求不同，为保证产品质量均匀一致，大小不同药材要分别炮制。

（2）控制适宜加水量：加水量多少根据要求而定。如毒剧药清水煮时加水量宜大，要求药透汁不尽，煮后将药捞出，去除母液。加液体辅料煮制时，加水量应控制适宜，要求药透汁尽，加水过多，药透而汁未吸尽，有损药效；加水过少，则药煮不透，影响质量。煮时中途如需加水，应加沸开水。

（3）掌握适当火力：先用武火煮至沸腾，再改用文火，保持微沸，否则水迅速蒸发，不易向药物组织内部渗透。

（4）及时干燥或切片：煮好后出锅，应及时晒干或烘干，如需切片，则可闷润至内外湿度一致，

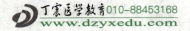 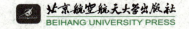

先切成饮片，再进行干燥，如黄芩或适当晾晒，再切片，干燥，如乌头。

10. **煮法的适用药物**　多适用于毒剧药物，如藤黄、川乌、草乌、远志、附子、硫黄、吴茱萸等。

11. **燀法的目的**

（1）在保存有效成分的前提下，除去非药用部分。如苦杏仁等。

（2）分离不同药用部位。如白扁豆等。

12. **燀法的操作方法**　先将多量清水加热至沸，再把药物连同具孔盛器（如笊篱、漏勺等），一起投入沸水中，稍微翻烫片刻，加热 5～10 分钟，烫至种皮由皱缩到膨胀，种皮易于挤脱时，立即取出，浸漂于冷水中，捞起，搓开种皮、种仁，晒干，簸去或筛去种皮。

13. **燀法的注意事项**

（1）水量要大，以保证水温。一般为药量的 10 倍以上。若水量少，投入苦杏仁后，水温迅速降低，酶不能很快被灭活，反而使苷被酶解，影响药效。亦影响白扁豆的去毒效果。

（2）待水沸后投药，加热时间以 5～10 分钟为宜。若水烫时间过长，易导致成分损失。

（3）去皮后，宜当天晒干或低温烘干。否则易泛油，色变黄，影响成品质量。

14. **燀法的适用药物**　需要去除种皮的种子类药物，如苦杏仁、桃仁、白扁豆等。

五、复制法☆

1. **目的**

（1）降低或消除药物的毒性。如半夏。

（2）改变药性。如胆天南星。

（3）增强疗效。如白附子。

（4）矫臭解腥。如紫河车。

2. **操作方法**　复制法没有统一的方法，具体方法和辅料的选择可视药物而定。一般将净选后的药物置一定容器内，加入一种或数种辅料，按工艺程序，或浸、泡、漂，或蒸、煮，或数法共用，反复炮制达到规定的质量要求。

3. **辅料用量**

（1）制白附子和制天南星时，每 100kg 药物，用生姜、白矾各 12.5kg。

（2）紫河车复制时，每 100kg 药物，用黄酒 10kg，花椒 2.5kg。

（3）半夏复制时各炮制品所用辅料不同，辅料用量参见半夏项下。

4. **注意事项**　本法操作方法复杂，辅料品种较多，炮制一般需较长时间，故应注意：

（1）时间可选择在春、秋季，避免温度过高导致发酵腐烂（化缸）。

（2）地点应选择在阴凉处，避免暴晒，以免腐烂，并可加入适量明矾防腐。

（3）如需加热处理，火力要均匀，水量要多，以免糊汤。

5. **适用药物**　适用于有毒及有腥臭气味的药物，如半夏、天南星、白附子、紫河车等。

六、发酵法☆

1. **目的**

（1）改变原有性能，产生新的治疗作用，扩大用药品种。如六神曲、建神曲、淡豆豉等。

（2）增强疗效。如半夏曲。

2. **操作方法**　根据不同品种，将发酵原料采用不同的方法进行加工处理后，再置温度、湿度适宜的环境中进行发酵。常用的方法有药料与面粉混合发酵和直接用药料进行发酵两种。用前法炮制的

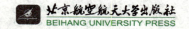

如六神曲、建神曲、半夏曲、沉香曲等，后者如淡豆豉、百药煎等。

发酵过程主要是微生物新陈代谢的过程，因此，此过程要保证其生长繁殖的条件。主要条件如下：

（1）菌种：主要是利用空气中微生物自然菌种进行发酵，但有时会因菌种不纯，影响发酵的质量。

（2）培养基：主要为水、含氮物质、含碳物质、无机盐类等。如六神曲中面粉为菌种提供了碳源，赤小豆为菌种提供了氮源。

（3）温度：一般发酵环境的最佳温度为 30～37℃。温度太高则菌种老化、死亡，不能发酵；温度过低，虽能保存菌种，但繁殖太慢，不利于发酵，甚至不能发酵。

（4）湿度：一般发酵的相对湿度应控制在 70%～80%。湿度太大，则药料发黏，且易生虫霉烂，造成药物发暗；过分干燥，则药物易散不能成形。以"握之成团，指间可见水迹，放下轻击则碎"为宜。

（5）其他方面：还要有适宜的 pH、溶氧、无机盐等。

3. **注意事项**　发酵制品以曲块表面霉衣黄白色，内部有斑点为佳，同时应有酵香气味。不应出现黑色、霉味及酸败味。故应注意：

（1）原料在发酵前应进行杀菌、杀虫处理，以免杂菌感染，影响发酵质量。

（2）发酵过程须一次完成，不中断，不停顿。

（3）温度和湿度对发酵的速度影响很大，湿度过低或过分干燥，发酵速度慢甚至不能发酵，而温度过高则能杀死霉菌，不能发酵。

4. **适用药物**　一类是药料与面粉混合发酵，适用于制备六神曲等。另一类方法是直接用药料进行发酵，适用于制备淡豆豉等。

七、发芽法☆

1. **目的**　通过发芽，果实或种子中贮存的物质被分解或转化，如淀粉被分解为糊精、葡萄糖及果糖，蛋白质分解成氨基酸，脂肪被分解成甘油和脂肪酸，并依据植物的遗传特性合成各种新的物质，包括纤维素、消化酶、维生素，而具有新的功效，扩大用药品种。

2. **操作方法**　选择新鲜、粒大、饱满、无病虫害、色泽鲜艳的种子或果实，用清水浸泡适度，捞出，置于能透气漏水的容器中，或已垫好竹席的地面上，用湿物盖严，每天喷淋清水 2～3 次，保持湿润，经 2～3 天即可萌发幼芽，待幼芽长出 0.2～1cm 时，取出干燥。

3. **注意事项**

（1）发芽温度一般以 18～25℃为宜，浸渍后种子或果实的含水量控制在 42%～45% 为宜。

（2）种子的浸泡时间应依气候、环境而定，一般春、秋季宜浸泡 4～6 小时，冬季 8 小时，夏季 4 小时。

（3）选用新鲜成熟的种子或果实，在发芽前应先测定发芽率，要求发芽率在 85% 以上。

（4）适当避光并选择有充足氧气、通风良好的场地或容器进行发芽。

（5）发芽时先长须根而后生芽，不能把须根误认为是芽。以芽长至 0.2～1cm 为标准，发芽过长则影响药效。

（6）在发芽过程中，要勤加检查、淋水，以保持所需湿度，并防止发热霉烂。

4. **适用药物**　具有发芽能力的种子类药物，如大麦、稻谷、大豆。

八、制霜法△☆

药物经过去油制成松散粉末，或析出细小结晶，或升华、煎熬成粉渣的方法，称为制霜法。

1. **目的**

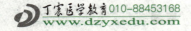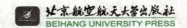

（1）去油制霜法的目的

①**降低毒性，缓和药性**。如巴豆，有大毒，泻下作用猛烈，去油制霜后可降低毒性，缓和泻下作用，保证临床用药安全有效。

②降低副作用。如柏子仁，其内含柏子仁油，具有滑肠通便之功，体虚便溏患者不宜用，制成霜后，除去了大部分油分，可降低滑肠的副作用。

（2）渗析制霜法的目的：制造新药，增强疗效。如西瓜霜。

2. **操作方法**　去油制霜的操作方法：取原药材，除去外壳取仁，辗成细末或捣烂如泥，用多层吸油纸包裹，蒸热，或置炉边或烈日暴晒后，压榨，如此反复换纸吸去油，至松散成粉，不再黏结为度。

渗析制霜法的操作方法：取新鲜西瓜，沿蒂头切一厚片作顶盖，挖出部分瓜瓤，将芒硝填入瓜内，盖上顶盖，用竹签扦牢，用碗或碟托住，盖好，悬挂于阴凉通风处，待西瓜表面析出白霜时，随时刮下，直至无白霜析出，晾干。或取新鲜西瓜切碎，放入不带釉的瓦罐内，一层西瓜一层芒硝，将口封严，悬挂于阴凉通风处，数日后即自瓦罐外面析出白色结晶物，随析随收集，至无结晶析出为止。

3. **注意事项**

（1）药物加热时所含油质易于渗出，故去油制霜时多加热或放置热处。

（2）有毒药物去油制霜用过的布或纸要及时烧毁，以免误用。

4. **适用药物**

（1）去油制霜法适用于制备巴豆霜、千金子霜、柏子仁霜、瓜蒌子霜等。

（2）渗析制霜法适用于制备西瓜霜。

九、烘焙法△☆

1. **目的**　降低毒性，矫臭矫味，便于粉碎和贮存。如虻虫、蜈蚣。

2. **操作方法**　烘就是将药物置于近火处或利用烘箱、干燥室等设备，使药物所含水分徐徐蒸发，从而使药物充分干燥。焙则是将净选后的药物置于适当容器或锅内，用文火经较短时间加热，并不断翻动，焙至药物颜色加深，质地酥脆为度。现代由于在烘制过程中，多利用烘箱、干燥室等设备，减少了传统炒炙法中的翻炒，减轻了劳动强度，又避免了烟熏火燎，还可使药物受热均匀，便于控制炮制程度，提高饮片质量。

3. **注意事项**　烘焙法不同于炒法，一定要用文火，并要勤加翻动，以免药物焦化。

4. **适用药物**　动物类中药，如虻虫、蜈蚣等。

十、煨制法△☆

1. **目的**

（1）增强疗效。如诃子、木香、葛根等煨制后，除去部分油脂，可增强止泻的作用。

（2）减小副作用。如肉豆蔻煨制后可除去药物中部分油脂及刺激性成分，从而免于滑肠。

2. **操作方法**

（1）**麦麸煨**：将药物和麦麸同置预热适度的炒制容器内，用文火加热，掩埋并适当翻动，至麦麸呈焦黄色，药物颜色加深时取出，筛去麦麸，放凉，即得。

（2）**面裹煨**：取面粉加适量水做成团块，再压成薄片，将药物逐个包裹，或将药物表面用水湿润，如水泛丸法包裹面粉3～4层，晾至半干，投入热滑石粉或热砂中，文火加热，掩埋，适当翻动，煨至面皮呈焦黄色时取出，筛去滑石粉或砂子，放凉，剥去面皮，筛去碎屑，即得。

（3）**纸包煨**：将净制或切制后的药物用三层湿纸包裹，埋于热滑石粉中，文火加热，煨至纸呈焦

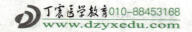
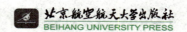

黑色，药物表面呈微黄色时，取出，去纸，放凉，即得。

（4）滑石粉煨：取滑石粉置预热适度的炒制容器内，加热炒至灵活状态，投入药物，文火加热，掩埋并适当翻动，至药物颜色加深，并有香气飘逸时取出，筛去滑石粉，放凉，即得。

（5）隔纸煨：药物切片后，趁湿平铺于吸油纸上，一层药物一层纸，如此间隔平铺数层，上下用平坦木板夹住，以绳捆扎结实，使药物与吸油纸紧密接触，置于烘干室或温度较高处，煨至油渗透到纸上，取出，放凉，除去纸，即得。

3. 辅料用量

（1）麦麸煨时，每 100kg 药物，用麦麸 30 ～ 40kg。

（2）面裹煨时，每 100kg 药物，用面粉 50kg。

（3）滑石粉煨时，每 100kg 药物，用滑石粉 50kg。

4. 注意事项

（1）药物应大小分档，以免受热不均匀。

（2）煨制时辅料用量较大，以便于药物受热均匀和吸附油质。

（3）煨制时火力不宜过强，一般以文火缓缓加热，并适当翻动。

5. 适用药物　需要除去部分油质的药物，如肉豆蔻、诃子、木香、葛根等。

十一、提净法△ ☆

1. 目的

（1）使药物纯净，提高疗效。如芒硝净制后可提高纯度，增强其润燥软坚、消导、下气通便的作用。

（2）缓和药性。如芒硝经萝卜共煮，重结晶后，可缓和其咸寒之性。

（3）降低毒性。如硇砂经醋煮后，能使药物纯净，并能降低毒性。

2. 操作方法　根据药物的不同性质，常用的提净法有两种。

（1）降温结晶（冷结晶）：将药物与辅料加水共煮后，滤去杂质，将滤液置阴凉处，使之冷却重新结晶。

（2）蒸发结晶（热结晶）：将药物先适当粉碎，加适量水加热溶化后，滤去杂质，将滤液置于搪瓷盆中，加入定量米醋，再将容器隔水加热，使液面析出结晶物，随析随捞取，至析尽为止；或将原药与醋共煮后，滤去杂质，将滤液加热蒸发至一定体积后再使之自然干燥。

3. 辅料用量

（1）芒硝提净时，每 100kg 药物，用萝卜 20kg。

（2）硇砂提净时，每 100kg 药物，用米醋 50kg。

4. 注意事项

（1）加水量要适当，若水量过大，将药物加水溶解或与辅料共煮后，过滤液需适当浓缩，以便于结晶析出。

（2）滤液需放置在适宜的温度条件下，以便于结晶析出。

（3）结晶母液经适当浓缩后可继续析出结晶，直至不再析出结晶为止。

5. 适用药物　适用于可溶性无机盐类药物，如芒硝、硇砂等。

十二、水飞法△ ☆

1. 目的

（1）去除杂质，洁净药物。如朱砂、雄黄等。

（2）使药物质地细腻，便于内服和外用，提高其生物利用度。如朱砂、滑石粉等。

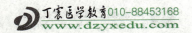
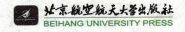

（3）防止药物在研磨过程中粉尘飞扬，污染环境。如朱砂、滑石粉等。

（4）除去药物中可溶于水的毒性物质。如砷、汞等。

2．**操作方法** 将药物适当破碎，置乳钵中或其他适宜容器内，加入适量清水，研磨成糊状，再加多量水搅拌，粗粉即下沉，立即倾出混悬液，下沉的粗粒再行研磨，如此反复操作，至研细为止。最后将不能混悬的杂质弃去。将前后倾出的混悬液合并静置，待沉淀后，倾去上面的清水，将干燥沉淀物研磨成极细粉末。

目前大生产多采用球磨机湿法粉碎。方法是将药料和水加入球磨机圆筒内，投料量一般为圆筒容积的 1/4 ～ 1/3，加水量为投料量的 1 倍。研磨至所需程度，取出，静置，倾去上清液，沉淀物干燥，或用清水漂洗数次，干燥。

3．**注意事项**

（1）在研磨过程中，水量宜少。

（2）搅拌混悬时加水量宜大，以除去溶解度小的有毒物质或杂质。

（3）干燥时温度不宜过高，以晾干为宜。

（4）朱砂和雄黄粉碎要忌铁器，并要注意温度。

4．**适用药物** 水飞法适用于不溶于水的矿物、贝壳类药物，如朱砂、雄黄、滑石、玛瑙等。

十三、干馏法☆

1．**目的** 干馏法的目的是制备有别于原药材的干馏物，以适合临床需要。

2．**操作方法** 制备方法因药而异，如黑豆馏油是以砂浴加热，在干馏器上部收集冷凝的液状物，竹沥油是在容器周围加热，在下面收集液状物，竹沥、荆沥等则可直接烧制，蛋黄油用武火炒制制备油状物。

3．**注意事项** 干馏法温度一般较高，多在 120 ～ 450℃进行，但由于原料不同，各干馏物裂解温度也不一样，如竹沥油在 350 ～ 400℃，豆类的干馏物一般在 400 ～ 450℃制成。

4．**适用药物** 竹沥、黑豆馏油等。

十四、主要药物的炮制

槐花

1．**炮制方法**

（1）槐花：取原药材，除去杂质及枝梗，筛去灰屑。

（2）炒槐花：取净槐花，置炒制容器内，用文火加热，炒至表面深黄色，取出晾凉。

（3）槐花炭：取净槐花，置炒制容器内，用中火加热，炒至表面焦褐色，取出凉透。

2．**炮制作用** 生槐花苦寒之性较强。炒槐花缓和苦寒之性，杀酶保苷。槐花炭清热凉血作用极弱，涩性增加，以凉血止血力胜。

3．**炮制品功效** 生槐花苦寒之性较强，长于清肝泻火，清热凉血。多用于血热妄行，肝热目赤。炒槐花用于脾胃虚弱的出血患者。槐花炭用于多种出血证。☆

4．**炮制研究概况** 槐花炒炭的原理：槐花炒炭后止血作用增加主要因为：槲皮素和鞣质含量升高；异鼠李素含量降低。☆

芥子

1．**炮制方法**

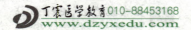
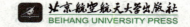

（1）芥子：取原药材，去净杂质，用时捣碎。

（2）炒芥子：取净芥子，置炒制容器内，用文火加热，炒至淡黄色至深黄色（炒白芥子或深黄色至棕褐色（炒黄芥子），有爆鸣声，断面浅黄色，有香辣气时即可。用时捣碎。

2. 炮制作用　生芥子辛散作用强，炒后可缓和辛散走窜之性，质地酥脆便于炮制煎煮。杀酶保苷保存药性。

3. 炮制品功效　芥子味辛，性温，归肺经。具有温肺豁痰利气、散结通络止痛的功能。生芥子辛散力强，善于通络止痛。多用于胸闷胁痛，关节疼痛，痈肿疮毒。☆

4. 炮制研究概况　芥子苷有健胃作用，酶解后生成异硫氰酸酯类。炒后芥子酶被破坏。

芥子内服后能刺激黏膜，引起胃部温暖感，增加消化液的分泌，有健胃作用。此苷本身无刺激性，酶解后生成异硫氰酸脂类（芥子油），具有辛辣味和刺激性。由于酶是蛋白质，故蛋白的变性又能从一个侧面反映出白芥子酶在炒制过程中的热变。采用傅里叶变换红外光谱技术对白芥子药材的炒制过程进行动态跟踪，结果符合中医药中的"杀酶"理论，从而达到"保苷"的效果。炒后可杀酶保苷，使其服用后，在胃肠道环境中缓慢分解，逐渐释放出芥子油而发挥治疗作用。

对芥子炮制前后的芥子苷进行含量测定，结果表明，白芥子生品中异硫氰酸烯丙酯含量最高，是其香辣味的主要来源，炮制后该化合物含量大幅下降，以微炒品含量降低较小，这与古今白芥子均要求"微炒"的方法相一致。炒芥子煎液中只含芥子苷，生芥子煎液中则含芥子苷和芥子油。

用清炒法、电热恒温烘烤和远红外线烘烤炮制白芥子，结果表明，远红外线烘烤白芥子色泽均匀，烘烤时间短，含苷量高，损耗低，应为可行的炮制方法。

花椒☆

炮制方法

1. 花椒　取原药材，除去椒目（另作药用），果柄及杂质。

2. 炒花椒　取净花椒，置炒制容器内，用文火炒至出汗，呈油亮光泽 颜色加深，有香气逸出时，取出晾凉。

白果

炮制方法

1. 白果仁　取原药材，除去杂质，去壳取仁。用时捣碎。

2. 炒白果仁　取净白果仁，置炒制容器内，用文火加热，炒至深黄色，有香气，取出，晾凉，用时捣碎。

决明子

1. 炮制方法

（1）决明子：取原药材，去净杂质，洗净，干燥。用时捣碎。

（2）炒决明子：取净决明子，置炒制容器内，用中火加热，炒至颜色加深，微鼓起，断面浅黄色，并有香气逸出时，取出即可。用时捣碎。

2. 炮制作用　决明子味甘、苦、咸，性微寒。归肝、大肠经。具有清热明目、润肠通便的功能。生决明子长于清肝热，润肠燥。炒决明子能缓和寒泻之性，有平肝养肾的功效。使药物质地酥脆。

3. 炮制品功效☆

（1）决明子清热明目、润肠通便。

（2）生决明子长于清肝热，润肠燥。用于目赤肿痛，大便秘结。

（3）炒决明子有平肝养肾的功效，可用于头痛、头晕、青盲内障。

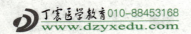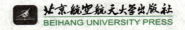

莱菔子

1. 炮制方法

（1）莱菔子：取原药材，除去杂质。用时捣碎。

（2）炒莱菔子：取净莱菔子，置热锅内，文火炒至鼓起，有爆裂声，外表色泽加深，内部黄色，并有香气逸出时，取出晾凉。用时捣碎。

2. 炮制作用 莱菔于炒后性降，缓和药性，有香气，避免恶心副作用，同时质地酥脆，易于粉碎和煎出药效成分。

3. 炮制品功效 生莱菔子能升能散，长于涌吐风痰。炒莱菔子性降，长于消食除胀，降气化痰。常用于食积腹胀，气喘咳嗽。☆

牛蒡子

炮制方法

1. 牛蒡子 取原药材，筛去灰屑及杂质。用时捣碎。

2. 炒牛蒡子 取净牛蒡子，置热锅内，文火炒至鼓起，有爆裂声，断面浅黄色，略有香气逸出时，取出。用时捣碎。

牵牛子

1. 炮制方法

（1）牵牛子：取原药材，去净杂质，用时捣碎。

（2）炒牵牛子：取净牵牛子，置热锅内，文火炒至膨胀鼓起，有爆裂声，颜色加深，断面浅黄色，取出。

2. 炮制作用 牵牛子生品有毒。偏于逐水消肿，杀虫。炮制后可降低毒性，缓和药性，免伤正气，易于粉碎和煎出药效成分，以消食导滞见长。

葶苈子△ ☆

炮制方法

1. 葶苈子 取原药材，除去杂质，筛去灰屑。用时捣碎。

2. 炒葶苈子 取净葶苈子置热锅内，文火炒至微鼓起，断面浅黄色，并有香气逸出时，取出放凉。用时捣碎。

紫苏子△ ☆

炮制方法

1. 紫苏子 取原药材，洗净，干燥。用时捣碎。

2. 炒紫苏子 取净紫苏子，置炒制容器内，用文火加热，炒至有爆裂声，表面颜色加深，断面浅黄色，并逸出香气时，取出晾凉。用时捣碎。

3. 蜜紫苏子 取熟蜜，加适量开水稀释，淋入净紫苏子内拌匀，稍闷，文火炒至深棕色，不粘手时取出。每 100kg 紫苏子，用炼蜜 10kg。

4. 苏子霜 取净紫苏子，研如泥状，加热，用布或吸油纸包裹，压榨去油，至药物不再粘成饼，成松散粉末为度，研细。

苍耳子

1. 炮制方法

（1）苍耳子：取原药材，除去杂质，用时捣碎。

（2）炒苍耳子：取净苍耳子，置炒制容器内，用中火加热，炒至黄褐色，刺焦时即可，辗去刺，

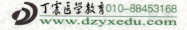 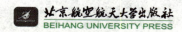

筛净。用时捣碎。

2. **炮制作用**　苍耳子生品有毒，消风止痒力强，炒后可降低毒性，偏于通鼻窍，祛风湿，止痛。

水红花子△☆

炮制方法

1. **水红花子**　取原药材，除去杂质及灰屑。用时捣碎。
2. **炒水红花子**　取净水红花子，置炒制容器内，用中火加热，迅速拌炒至爆花，取出晾凉。

王不留行

1. **炮制方法**

（1）王不留行：取原药材，除去杂质。

（2）炒王不留行：取净王不留行，投入预热容器内，中火拌炒至大部分爆花即可。爆花者占 80% 以上为宜。

2. **炮制作用**　王不留行炒后体泡，爆花，易于煎出有效成分，且走散力较强，同时还能杀酶保苷。

3. **炮制品功效**☆

（1）生品长于消痈肿，多用治疗乳痈及其他疮痈肿痛等。

（2）炒品长于活血通经、下乳、通淋。多治疗产后乳汁不下、闭经、通经、石淋、小便不利等。

酸枣仁

1. **炮制方法**

（1）酸枣仁：取原药材，去净杂质。用时捣碎。

（2）炒酸枣仁：取净酸枣仁，置热锅内，用文火加热，炒至鼓起，有爆裂声，颜色加深，断面浅黄色，有香气时取出。用时捣碎。

2. **炮制作用**　酸枣仁炒后质酥脆，起到杀酶保苷的作用，有利于粉碎和煎出有效成分，提高疗效。

3. **炮制品功效**☆

（1）酸枣仁生品性平，宜入清剂中，长于养心安神、益肝肾。

（2）炒酸枣仁性偏温补，宜入温剂，长于养心敛汗。

4. **炮制研究概况**☆

（1）酸枣仁含酸枣仁皂苷 A 和 B、黄酮类、三萜类化合物、脂肪、蛋白质、甾醇、维生素 C 等。尚含微量具强烈刺激性的挥发油。

（2）酸枣仁为中医宁心安神的要药。古人对其生用与炒用的作用众说不一。据研究，生、炒酸枣仁的化学成分尚未发现不同。但炒酸枣仁水或乙醚提取物含量比生品高；炒焦和炒黑低于生品。乙醇提取物含量各炒制品均低于生品。薄层扫描法测定生、炒酸枣仁提取液中的皂苷含量，结果表明，炒酸枣仁中总皂苷（A 和 B），明显高于生酸枣仁。药理实验表明，生、炒酸枣仁均有镇静安眠作用，但炒品强于生品。

薏苡仁

炮制方法

1. **薏苡仁**　取原药材，除去杂质，筛去灰屑。
2. **炒薏苡仁**　取净薏苡仁，置热锅内，中火炒至表面黄色，略鼓起，表面有突起，取出。
3. **麸炒薏苡仁**　先将锅烧热，撒入麦麸即刻烟起，再投入薏苡仁迅速拌炒至黄色，微鼓起，取出，筛去麦麸即得。每 100kg 薏苡仁用麦麸 15kg。

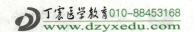 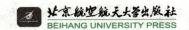

山楂

1. 炮制方法

（1）山楂：取原药材，除去杂质及脱落的核及果柄，筛去碎屑。

（2）炒山楂：取净山楂，置炒制容器内，用中火加热，炒至颜色加深，取出晾凉，筛去碎屑。

（3）焦山楂：取净山楂，置炒制容器内，用武火加热，炒至外表焦褐色，内部黄褐色，取出晾凉，筛去碎屑。

（4）山楂炭：取净山楂，置炒制容器内，用武火加热，炒至表面焦黑色，内部焦褐色，取出晾凉，筛去碎屑。

2. 炮制作用 山楂炒后酸味减弱，可缓和对胃的刺激性，焦山楂不仅酸味减弱，且增加苦味，消食作用最强，山楂炭其性收涩，偏于止血。

3. 炮制品功效☆

（1）生山楂长于活血化瘀，用于高脂血症、高血压病、冠心病等。

（2）炒山楂善于消食化积。用于脾虚食滞，食欲不振，神倦乏力。

（3）焦山楂长于消食止泻。用于食积兼脾虚和痢疾。

（4）山楂炭具有止血、止泻的功效。可用于胃肠出血或脾虚腹泻兼食滞者。如用酸枣并山楂肉核烧灰，米饮调下，治肠风下血（《百一选方》）。

4. 炮制研究概况 山楂中的总黄铜和总有机酸都集中在果肉中，山楂核中含量甚微，而山楂核又占整个药材重量的40%左右，故山楂去核的方法是合理的。山楂不同炮制品中，总黄铜和有机酸类成分含量差异很大，加热时间越长，温度越高，两类成分被破坏就越多。实验表明，炒山楂对黄铜类成分无明显影响，有机酸稍有减量，焦山楂黄铜类成分只保留了25.8%，总有机酸仅保留了32.8%。☆

栀子

1. 炮制方法

（1）栀子：取原药材，除去杂质，碾碎。

（2）炒栀子：取栀子碎块，置炒制容器内，用文火加热，炒至黄褐色，取出晾凉。

（3）焦栀子：取栀子碎块，置炒制容器内，用中火加热，炒至焦褐色或焦黑色，取出晾凉。

（4）栀子炭：取栀子碎块，置炒制容器内，用武火加热，炒至黑褐色，喷淋少许清水熄灭火星，取出晾干。

2. 炮制作用 栀子生品苦寒降泄，易伤中气，且对胃有刺激性，脾胃较弱者服后易吐。炒黄或炒焦后缓和了苦寒之性，避免伤胃。炒炭则有止血作用。

3. 炮制品功效☆

（1）栀子苦，寒，归心、肺、胃、三焦经。有泻火除烦、清热利湿、凉血解毒等作用。栀子生品长于泻火利湿、凉血解毒。多用于治疗温病高热、湿热黄疸、湿热淋症等，外治扭伤跌损。

（2）炒栀子和焦栀子均有清热除烦的作用，多用于治疗热郁心烦、肝热目赤等。一般热较甚者用炒品，脾、胃较虚弱者用焦品。

（3）栀子炭长于凉血止血，多用于吐血、咳血、尿血、崩漏下血等。

4. 炮制研究概况 实验表明：栀子苷主要集中再栀子仁中，栀子壳中含量相当低。炒栀子和焦栀子中栀子苷含量均有所下降，焦栀子比炒栀子更明显，炒炭后栀子苷含量下降幅度较大。生栀子的抗炎作用最强，经不同方法炮制后的栀子抗炎作用明显减弱，且随温度升高，抗炎作用逐渐降低，是由于栀子苷受热破坏或分解所致。☆

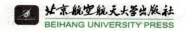

槟榔

1. 炮制方法

（1）槟榔：取原药材，除去杂质，用水浸泡3～5天，捞出，置容器内，经常淋水，润透，切薄片，干燥，筛去碎屑。

（2）炒槟榔：取槟榔片，置炒制容器内，用文火加热，炒至微黄色，取出晾凉，筛去碎屑。

（3）焦槟榔：取槟榔片，置炒制容器内，用中火加热，炒至焦黄色，取出晾凉，筛去碎屑。

2. 炮制作用　槟榔生用消积下气之力较强。炒后药性缓和，避免克伐太过耗损正气。同时减少副作用。炒焦后药性更缓。

3. 炮制品功效☆

（1）槟榔味苦、辛，性温。归胃、大肠经。

（2）生槟榔具有杀虫，消积，降气，行水，截疟的功能。

（3）炒槟榔与焦槟榔均长于消食导滞，用于食积不消、痢疾里急后重等，一般身体素质稍强者可选用炒槟榔，身体素质较差者应选用焦槟榔。

4. 炮制研究概况　槟榔所含槟榔碱易溶于水，槟榔经浸泡后切片，生物碱损失很大。比较槟榔传统浸润法、减压冷浸法、粉碎颗粒法、减压蒸汽法，结果表明：减压蒸汽焖润法，槟榔碱损失少，最佳工艺为先减压后加水，用25～26℃水浸泡，切0.5mm以下般薄片，阴干。槟榔碱受热不稳定，比较生品、炒焦品、炒焦品、炒炭品中槟榔碱的含量，结果：随着受热时间的增加，槟榔碱的含量逐渐降低；槟榔饮片的干燥方法对生物碱含量也有影响；切片后晒干其生物碱损失比阴干大得多，晒干也比阴干的含量低，烘干则与阴干含量接近。☆

川楝子☆

炮制方法

1. 川楝子　取原药材，除去杂质。用时捣碎。

2. 焦川楝子　取净川楝子，切片或砸成小块，置炒制容器内，用中火加热，炒至表面焦黄色或焦褐色，取出晾凉，筛去灰屑。

3. 盐川楝子　取净川楝子片或碎块，用盐水拌匀，稍闷，待盐水被吸尽后，置炒制容器内，用文火加热，炒至深黄色，取出晾凉，筛去碎屑。

干姜

1. 炮制方法

（1）干姜：取原药材，除去杂质，略泡，洗净，润透，切厚片或块，干燥，筛去碎屑。

（2）炮姜：先将净河砂置炒制容器内，用武火炒热，再加入干姜片或块，不断翻动，炒至鼓起，表面棕褐色，取出，筛去砂，晾凉。

（3）姜炭：取干姜块，置炒制容器内，用武火加热，炒至表面焦黑色，内部棕褐色，喷淋少许清水，灭尽火星，略炒，取出晒干，筛去碎屑。

2. 炮制作用　炮姜缓和了辛燥之性，温里作用缓和持久。姜炭则偏于止血。

3. 炮制品功效☆

（1）干姜性味辛，热。具有温中散寒、回阳通脉、燥湿消痰、回阳救逆的功能。

（2）炮姜性味苦、辛，温。具有温中散寒、温经止血的功能。温里作用缓和持久，可用于中气虚寒的腹痛、腹泻和虚寒性出血。

（3）姜炭性味苦、涩，温。归脾、肝经。其辛味消失，守而不走，长于止血温经。

4. 炮制研究概况　研究表明，炮姜对应激性胃溃疡、醋酸诱发胃溃疡、幽门结扎型胃溃疡均呈

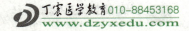
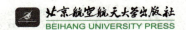

明显的抑制倾向，干姜无此作用。炮姜和姜炭均能缩短小鼠的出血、凝血时间，与对照组比较，具有极显著性差异。姜炭的作用又比炮姜强，两者比较，也有显著性差异。而生姜和干姜水煎液均无缩短凝血时间的作用。☆

大蓟☆

炮制方法

1. **大蓟**　取原药材，除去杂质，抢水洗净，润软，切段，干燥。

2. **大蓟炭**　取大蓟段，置炒制容器内，用武火加热，炒至表面焦黑色，内部棕褐色，喷洒少许清水，灭尽火星，取出晒干。

小蓟

炮制方法

1. **小蓟**　取原药材，除去杂质，稍润，切段，干燥，筛去碎屑。

2. **小蓟炭**　取小蓟段，置炒制容器内，用武火加热，炒至表面黑褐色，内部黄褐色，喷淋少许清水，熄灭火星，取出晾干。

蒲黄

1. **炮制方法**

（1）蒲黄：取原药材，揉碎结块，除去花丝及杂质。

（2）蒲黄炭：取净蒲黄，置炒制容器内，用中火加热，炒至棕褐色，喷淋少许清水，灭尽火星，取出晾干。

蒲黄为花粉类药物，质轻松，炒制时火力不可过大，出锅后应摊晾散热，防止复燃，检查确已凉透，方能收贮。如喷水较多，则须晾干，以免发霉。

2. **炮制作用**　蒲黄炒炭后止血作用增强。

3. **炮制品功效**　蒲黄味甘，性平。归肝、心包经。具有行血化瘀、利尿通淋的功能。用于瘀血阻滞的心腹痛，痛经，产后瘀痛，跌打损伤，血淋涩痛。蒲黄炭性涩，止血作用增强。常用于咯血、吐血、衄血、尿血、便血、崩漏及外伤出血。☆

4. **炮制研究概况**　蒲黄的生品及炒品均有止血作用，但蒲黄炭可缩短出血时间和凝血时间。☆

荆芥

1. **炮制方法**

（1）荆芥：取原药材，除去杂质，抢水洗净，稍润，切断，干燥，筛去碎屑。

（2）炒荆芥：取荆芥段，置炒药锅内，用文火加热，炒至微黄色，取出，放凉。

（3）荆芥炭：取荆芥段，置炒药锅内，用武火加热，炒至表面黑褐色，内部焦褐色时，喷淋少量清水，灭尽火星。取出，晾干凉透。

2. **炮制作用**　生荆芥辛散之性较强，炒后辛散之性减弱，炒炭后产生了止血作用。

3. **炮制品功效**☆

（1）生品用于感冒，头痛、麻疹、咽喉不利，疮疡初起等。

（2）炒荆芥具有祛风理血的作用，可用于妇女产后血晕。

（3）荆芥炒炭后辛散作用极弱，具有止血的功效。

4. **炮制研究概况**☆

（1）荆芥主要含挥发油。荆芥各部位挥发油含量以荆芥穗最高。

（2）生品挥发油中有8种成分在荆芥炭中未检出，另检出了9种新成分。荆芥炭混悬液和荆芥炭挥发油乳剂均有明显的止血作用；生品则无此作用，表明荆芥炒炭产生了止血作用。

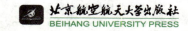

侧柏叶

炮制方法

1. **侧柏叶** 取原药材，除去杂质和硬梗。

2. **侧柏炭** 取净侧柏叶，置热锅内，武火炒至表面呈焦褐色，内部焦黄色，喷淋清水少许，熄灭火星，取出凉透。

乌梅

炮制方法

1. **乌梅** 原药材，除去杂质，洗净，干燥。

2. **乌梅肉** 取净乌梅，用清水润软或蒸软后，剥取净肉，干燥，筛去碎屑。

3. **乌梅炭** 取净乌梅或乌梅肉，置炒制容器内，用武火加热，炒至皮肉发泡，表面呈焦黑色，取出晾凉，筛去碎屑。乌梅色黑，炒炭不易掌握颜色变化，以炒至皮肉鼓起，黏质变枯，色焦黑为宜。

4. **醋乌梅** 取净乌梅或乌梅肉，用米醋拌匀，闷润至醋被吸尽，置适宜容器内，密闭，隔水加热 2～4 小时，取出干燥。

白茅根

炮制方法

1. **白茅根** 取原药材，微润，切段，干燥，筛去碎屑。

2. **茅根炭** 取茅根段，置炒制容器内，用中火加热，炒至表面焦褐色，内部焦黄色，喷淋少许清水，灭尽火星，取出晾干。

牡丹皮☆

炮制方法

1. **牡丹皮** 取原药材，除去杂质，抢水洗净，润透，切薄片，干燥，筛去碎屑。

2. **牡丹皮炭** 取净牡丹皮片，置炒制容器内，用中火加热，炒至表面黑褐色，内部黄褐色，喷淋少许清水，灭尽火星，取出晒干，筛去碎屑。

苍术

1. **炮制方法**

（1）苍术：取原药材，除去杂质，用水浸泡，洗净，润透，切厚片，干燥，筛去碎屑。

（2）麸炒苍术：先将锅烧热，撒入麦麸，用中火加热，待冒烟时投入净苍术片，不断翻炒，炒至苍术表面深黄色时，取出，筛去麦麸，放凉。每 100kg 苍术片，用麦麸 10kg。

（3）焦苍术：苍术片置热锅内，用中火加热，炒至焦褐色时，喷淋少许清水，再用文火炒干，取出放凉，筛去碎屑。

2. **炮制作用** 生苍术温燥而辛烈，燥湿、祛风、散寒力强。麸炒后辛味减弱，燥性缓和，气变芳香，增强了健脾和胃的作用。焦苍术辛燥之性大减，以固肠止泻为主。

3. **各炮制品的主要功效☆**

（1）生苍术温燥而辛烈，燥湿，祛风，散寒力强。用于风湿痹痛，肌肤麻木不仁，脚膝疼痛，风寒感冒，肢体疼痛，湿温发热，肢节酸痛。

（2）麸炒苍术辛味减弱，燥性缓和，气变芳香，增强了健脾和胃的作用，用于脾胃不和，痰饮停滞，脘腹痞满，青盲，雀目。如治脾胃不和的平胃散和痰饮内停的不换金正气散（《局方》）；治青盲、雀盲，眼目昏涩的二术散（《准绳》）。

（3）焦苍术辛燥之性大减，以固肠止泻为主。用于脾虚泄泻，久痢，或妇女的淋带白浊。如治脾

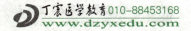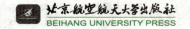

虚泄泻的椒术丸（《保命集》）。

4. **炮制研究概况** 苍术经炮制（清炒、麸炒、米泔水制），后挥发油含量均明显减少，苍术挥发油对青蛙有镇静作用，并略使脊髓反射亢进。大剂量使中枢神经抑制，终致呼吸麻痹而死亡，可见过量的苍术挥发油引起的副作用是非常明显的。

枳壳

1. **炮制方法**

（1）枳壳：原药材，除去杂质，洗净，润透，去瓤，切薄片，干燥，筛去碎落的瓤核。

（2）麸炒枳壳：先将锅烧热，均匀撒入定量麦麸，用中火加热，待烟起投入枳壳片，不断翻动，炒至淡黄色时取出，筛去麦麸，放凉。

2. **炮制作用** 枳壳生用辛燥，作用较强，偏于行气宽中除胀。麸炒枳壳可缓和其峻烈之性，偏于理气健胃消食。

3. **各炮制品的主要功效☆**

（1）枳壳味苦、辛、酸，性温。归脾、胃经。具有理气宽中、消滞除胀的功能。枳壳辛燥，作用较强，偏于行气宽中除胀。用于气实壅满所致之脘腹胀痛或胁肋胀痛，瘀滞疼痛；子宫下垂，脱肛，胃下垂。

（2）麸炒枳壳可缓和其峻烈之性，偏于理气健胃消食。用于宿食停滞，呕逆嗳气，风疹瘙痒。麸炒枳壳因其作用缓和，适宜于年老体弱而气滞者。

僵蚕☆

1. **炮制方法**

（1）僵蚕：取原药材，除去杂质及残丝，洗净，晒干。

（2）麸炒僵蚕：先用中火将锅烧热，均匀撒入定量麦麸，待起烟时加入净僵蚕，急速翻炒至僵蚕表面呈黄色时出锅，筛去麸皮，放凉。

2. **炮制作用** 僵蚕辛散之力较强。麸炒后疏风解表之力稍减，长于化痰散结，除去菌丝和分泌物，矫正气味，便于粉碎和服用。

党参

1. **炮制方法**

（1）党参：取原药材，除去杂质，洗净，润透，切厚片，干燥。

（2）米炒党参：将大米置热的炒药锅内，用中火加热至米冒烟时，投入党参片拌炒，至党参呈黄色时取出，筛去米，放凉。每100kg党参片，用米20kg。

（3）蜜炙党参：取熟蜜用适量开水稀释后，与党参片拌匀，闷透，置热炒药锅内，用文火加热，不断翻炒至黄棕色，不粘手时取出，放凉。

2. **炮制作用** 党参生用擅长益气生津。米炒党参气变清香，能增强和胃、健脾止泻作用。蜜党参增强了补中益气润燥养阴的作用。

3. **各炮制品的主要功效☆**

（1）党参味甘，性平。归脾、肺经。具有补中益气、健脾益肺的功能。党参擅长益气生津。常用于气津两伤或气血两亏。如治气阴两亏的上党参膏（《得配》）；治气血两亏的两仪膏（《中药成方集》）。

（2）米炒党参气变清香，能增强和胃、健脾止泻作用。多用于脾胃虚弱，食少，便溏。如治脾虚泄泻的理中汤（《伤寒论》）。

（3）蜜党参增强了补中益气润燥养阴的作用。用于气血两虚之证。如参芪白术汤（《不知医必要》），具补中益气、升阳举陷的作用，可治中气下陷，内脏下垂者。

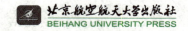

斑蝥

1. 炮制方法

（1）斑蝥：取原药材，除去杂质，或取原药材，除去头、足、翅及杂质。

（2）米炒斑蝥：将米置热锅内，用中火加热至冒烟，投入斑蝥拌炒，米呈黄棕色，取出，筛去米，除去头、足、翅，摊开晾凉。或者投入去头、足、翅的斑蝥拌炒，至米呈黄棕色，取出，筛去米，摊开放凉。每100kg斑蝥，用米20kg。

注意事项：斑蝥在炮制和研粉加工时，操作人员宜带眼罩或防毒面具进行操作，以保护眼、鼻黏膜免受其损伤，炒制后的米要妥善处理，以免伤害人畜，发生意外事故。

2. 炮制作用　生斑蝥毒性较大，多外用。米炒后，毒性降低，矫臭矫味，可内服。

3. 各炮制品的主要功效　生斑蝥多外用，毒性较大，以攻毒蚀疮为主。用于瘰疬瘘疮，痈疽肿毒，顽癣瘙痒。米炒斑蝥毒性降低，可内服。以通经、破散结为主。用于狂犬咬伤，瘰疬，肝癌，胃癌。☆

4. 炮制研究概况　斑蝥适宜采用米炒法炮制。从斑蝥素理化特性来说，其在84℃开始升华，其升华点为110℃，米炒时锅温为128℃，正适合于斑蝥素的升华，又不至于温度太高致使斑蝥焦化。当斑蝥与米同炒时，由于斑蝥均匀受热，使斑蝥素部分升华而含量降低，从而使其毒性降低。研究表明，总斑蝥素含量下降了54.54%～59.15%，其次，斑蝥呈乌黑色，单炒难以判断炮制火候，而米炒可准确地指示炮制程度。☆

白术

1. 炮制方法

（1）白术：取原药材，除去杂质，洗净，润透，切厚片，干燥，筛去碎屑。

（2）土炒白术：先将土粉置锅内，用中火加热，炒至土呈灵活状态时，投入白术片，炒至白术表面均匀挂土粉时，取出，筛去土粉，放凉。每100kg白术片，用灶心土25kg。

（3）麸炒白术：先将锅用中火烧热，撒入麦麸（或蜜炙麦麸），待冒烟时，投入白术片，不断翻炒，至白术呈焦黄色，逸出焦香气，取出，筛去麦麸，放凉。每100kg白术片，用麦麸10kg。

2. 炮制作用　白术生用以健脾燥湿、利水消肿为主。土炒白术，借土气助脾；补脾止泻力胜。麸炒白术能缓和燥性，借麸入中，增强健脾、消胀作用。

3. 各炮制品的主要功效☆

（1）生白术用于痰饮，水肿，以及风湿痹痛。

（2）土炒白术用于脾虚食少，泄泻便溏，胎动不安。

（3）麸炒白术用于脾胃不和，运化失常，食少胀满倦怠乏力，表虚自汗。

4. 炮制研究概况　白术经炮制后挥发油含量有所减少，麸炒品的成分有所增加，尤其是内酯类成分含量增多。

山药

1. 炮制方法

（1）山药：取原药材，除去杂质，大小分档，洗净，润透，切厚片，干燥，筛去碎屑。

（2）土炒山药：先将土粉置锅内，用中火加热至灵活状态，再投入山药片拌炒，至表面均匀挂土粉时，取出，筛去土粉，放凉。每100kg山药片，用灶心土30kg。

（3）麸炒山药：将锅烧热，撒入麦麸，待其冒烟时，投入山药片，用中火加热，不断翻动至黄色时，取出，筛去麦麸，晾凉。每100kg山药片，用麦麸10kg。

注意事项：山药切片以春秋季为宜，在切制水处理过程中，防止发黏变质，切片后宜及时干燥。土经加热后逐渐变色，因此炒山药的土稍显黑色时及时换新土，以保持药色美观。

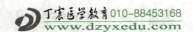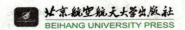

2. 炮制作用　山药生用长于补肾生精,益肺阴。土炒山药长于补脾止泻。麸炒山药长于补脾健胃。

3. 各炮制品的主要功效☆

（1）山药味甘，性平。归脾、胃、肾经。具有补脾养胃，生津益肺，补肾涩精的功能。以补肾生精，益肺阴为主。用于肾虚遗精、尿频，肺虚喘咳，阴虚消渴。

（2）土炒山药以补脾止泻为主。用于脾虚久泻，或大便泄泻。

（3）麸炒山药以补脾健胃为主。用于脾虚食少，泄泻便溏，白带过多。

鳖甲

1. 炮制方法

（1）鳖甲：取原药材，置蒸锅内，沸水蒸45分钟，取出，放入热水中，立即用硬刷除去皮肉，洗净，干燥。或取原药材用清水浸泡，不换水，至皮肉筋膜与甲骨容易分离时取出背甲，洗净，日晒夜露至无臭味，干燥。

（2）醋鳖甲：取砂置炒制容器内，用武火加热至滑利状态，容易翻动时，投入大小分档的净鳖甲，炒至外表淡黄色，质酥脆时，取出，筛去砂，趁热投入醋液中稍浸，捞出，干燥，用时捣碎。每100kg鳖甲，用醋20kg。

2. 炮制作用　鳖甲质地坚硬，有腥臭气。养阴清热、潜阳息风之力较强。砂炒醋淬后，质变酥脆，矫臭矫味。醋制还能增强药物入肝消积、软坚散结的作用。

3. 各炮制品的主要功效　鳖甲味咸，性微寒。归肝、肾经。具有滋阴潜阳，退热除蒸，软坚散结的功能。鳖甲质地坚硬，有腥臭气。养阴清热、潜阳息风之力较强，多用于热病伤阴或内伤虚热，虚风内动。醋制还能增强药物入肝消积、软坚散结的作用。☆

4. 炮制研究概况☆

（1）对化学成分的影响：鳖甲炮制前后蛋白质含量基本相近，但炮制后煎出率显著增高，煎煮3小时后，蛋白质煎出量、钙的煎出率均大大高于生品。

（2）工艺研究：净制时采用食用菌法操作，净制品中游离氨基酸、醇溶性浸出物含量，微量元素含量均高于传统炮制品，而有毒物的含量低于传统炮制品。

鸡内金

1. 炮制方法

（1）鸡内金：取原药材，除去杂质，洗净，干燥。

（2）炒鸡内金：将净鸡内金置热锅内，用中火加热，炒至表面焦黄色，取出，放凉。

（3）砂炒鸡内金：取砂置炒制容器内，用中火加热至滑利状态，容易翻动时，投入大小一致的鸡内金，不断翻动，炒至鼓起卷曲、酥脆、呈淡黄色时取出，筛去砂子，放凉。

（4）醋鸡内金：将鸡内金压碎，置锅内用文火加热，炒至鼓起，喷醋，取出，干燥。

2. 炮制作用　鸡内金生用长于攻积，通淋化石。炒制后质地酥脆，便于粉碎，矫正不良气味，并能增强健脾消积的作用。醋鸡内金质酥易碎，矫正了不良气味，有疏肝助脾的作用。

3. 各炮制品的主要功效　鸡内金味甘，性平。归脾、胃、小肠、膀胱经。具有健胃消食、涩精止遗的功能。鸡内金生用长于攻积，通淋化石。用于泌尿系结石和胆道结石。鸡内金炒制后能增强健脾消积的作用。用于消化不良，食积不化，脾虚泻泄。醋鸡内金长于疏肝助脾，多用于脾胃虚弱，脘腹胀满。☆

马钱子

1. 炮制方法

（1）马钱子：取原药材，除去杂质。

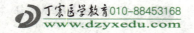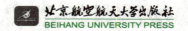

（2）制马钱子

①砂烫：将砂置炒制容器内，用武火加热至滑利状态，容易翻动时，投入大小一致的马钱子，不断翻动，炒至棕褐色或深棕色，鼓起，内部红褐色，并起小泡时，取出，筛去砂子，放凉。亦可供制马钱子粉用。

②油炸：取麻油适量置锅内，加热至230℃左右，投入马钱子，炸至老黄色时，立即取出，沥去油，放凉。用时碾粉。

（3）马钱子粉：取砂烫马钱子，粉碎成细粉，测定士的宁的含量后，加适量淀粉，使含量符合规定，混匀，即得。

2. 炮制作用　生马钱子毒性剧烈，而且质地坚硬，仅供外用。制马钱子毒性降低，质地酥脆，易于粉碎，可供内服，常制成丸散剂应用。

3. 各炮制品的主要功效☆

（1）马钱子味苦，性温；有大毒。归肝、脾经。具有通络止痛、散结消肿的功能。生马钱子毒性剧烈，而且质地坚硬，仅供外用。常用于局部肿痛或痈疽初起。

（2）制马钱子毒性降低，质地酥脆，易于粉碎，可供内服，常制成丸散剂应用。多用于风湿痹痛，跌打损伤，骨折瘀痛，痈疽疮毒，瘰疬，痰核，麻木瘫痪。

4. 炮制研究概况　马钱子主含生物碱，其中以番木鳖碱（即士的宁）和马钱子碱为多，还有伪番木鳖碱、伪马钱子碱、异番木鳖碱、异马钱子碱等生物碱和马钱子苷。

马钱子主要成分士的宁和马钱子碱既是有效成分也是有毒成分。马钱子经炮制后，士的宁、马钱子碱含量均有不同程度下降，但以士的宁下降较少，马钱子碱下降明显。士的宁和马钱子碱在加热过程中醚键断裂开环，转变成他们相应的异型结构和氮氧化合物。转化后的这些生物碱毒性变小，且保留或增强了某些生物活性。当砂炒温度在230～240℃、时间为3～4分钟时，士的宁转化10%～15%，马钱子碱转化30%～35%，而士的宁和马钱子碱的异型和氮氧化合物含量最高。☆

骨碎补

炮制方法

1. 骨碎补　取原药材，除去杂质，洗净，润透，切厚片，干燥。筛去碎屑。

2. 砂炒骨碎补　取砂置炒制容器内，用武火加热至滑利状态，容易翻动时，投入骨碎补片，不断翻动，炒至鼓起，取出，筛去砂，放凉，撞去毛。

狗脊

炮制方法

1. 狗脊　取原药材，除去杂质；未切片者，洗净，润透，切厚片（或蒸软后切片），干燥筛去碎屑。

2. 砂炒狗脊　将砂置炒制容器内，用武火加热至滑利状态，容易翻动时，投入狗脊片，不断翻动，炒至鼓起，鳞片呈焦褐色时取出，筛去砂，放凉后除去残存绒毛。

3. 蒸狗脊　取净狗脊片置蒸笼内，用武火加热，蒸4～6小时，停火，闷6～8小时，取出，干燥。

4. 酒狗脊　取净狗脊片，加定量黄酒拌匀，润透后，置蒸制容器内，用武火加热，蒸4～6小时，停火，闷6～8小时，取出，干燥。每100kg狗脊片，用黄酒15kg。

阿胶

1. 炮制方法

（1）阿胶丁：取阿胶块，置文火上烘软，趁热切成约0.5cm左右的小丁块。

（2）蛤粉炒阿胶：炒至鼓起呈类圆球形，内无溏心。

（3）蒲黄炒阿胶：炒至鼓起呈类圆球形，内无溏心。

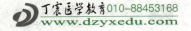 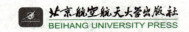

2. **炮制作用** 阿胶具有补血滋阴，润燥，止血的功能。炒制后降低了滋腻之性，质变酥脆，利于粉碎，同时也矫正了不良气味。蛤粉炒阿胶长于益肺润燥。蒲黄炒阿胶以止血安络力强。

3. **各炮制品的主要功效** ☆

（1）阿胶味甘，性平。归肺、肝、肾经。具有补血滋阴，润燥，止血的功能。

（2）蛤粉炒阿胶降低了滋腻之性，质变酥脆，利于粉碎，同时也矫正了不良气味，善于益肺润燥。用于阴虚咳嗽，久咳少痰或痰中带血。

（3）蒲黄炒阿胶以止血安络力强，多用于阴虚咳血，崩漏，便血。

刺猬皮

炮制方法

1. **刺猬皮** 取原药材，用碱水浸泡，将污垢洗刷干净，再用清水洗净，润透，剁成小方块，干燥。

2. **滑石粉炒刺猬皮** 取滑石粉置热锅内，用中火加热炒至灵活状态时，投入净刺猬皮块，拌炒至黄色、鼓起、皮卷曲、刺尖秃时，取出，筛去滑石粉，放凉。

3. **砂炒刺猬皮** 取砂适量置热锅内，用武火加热炒至灵活状态时，投入净刺猬皮块，不断翻埋，至刺尖卷曲焦黄，质地发泡时，取出，筛去砂，放凉。另有用砂炒至上述规格时，取出，筛去砂，趁热投入醋液中稍浸，捞出，干燥。

水蛭

炮制方法

1. **水蛭** 取水蛭，洗净，闷软，切段，晒干。

2. **滑石粉炒水蛭** 取滑石粉置热锅内，中火加热炒至灵活状态时，投入水蛭段，勤加翻动，拌炒至微鼓起，呈黄棕色时取出，筛去滑石粉，放凉。每100kg水蛭，用滑石粉40kg。

黄连

1. **炮制方法**

（1）黄连：取原药材，除去杂质，抢水洗净，润透，切薄片，晾干，或用时捣碎。

（2）酒黄连：取黄连片，加黄酒拌匀，稍闷润，待酒被吸尽后，置炒制容器内，用文火加热，炒干，色泽加深，取出晾凉。每100kg黄连片，用黄酒12.5kg。

（3）姜黄连：取黄连片，用姜汁拌匀，稍闷润，待姜汁被吸尽后，置炒制容器内，用文火热炒干，取出晾凉。每100kg黄连片，用生姜12.5kg或干姜4kg，绞汁或煎汁。

（4）萸黄连：取吴茱萸加适量水煎煮，取汁去渣，煎液与黄连片拌匀，稍闷润，待药液被吸尽后，置炒制容器内，用文火加热，炒干，取出晾凉。每100kg黄连片，用吴茱萸10kg。

2. **炮制作用** 生黄连苦寒之性较强，酒炙黄连能引药上行，缓和寒性，姜炙黄连缓和苦寒之性，增强止呕作用，吴茱萸制黄连抑制苦寒之性，使黄连寒而不滞。

3. **各炮制品的主要功效** ☆

（1）黄连泻火解毒、清热燥湿。

（2）酒炙黄连能引药上行，缓其寒性，善清头目之火。用于治疗目赤肿痛、口舌生疮等。

（3）姜炙黄连其苦寒之性缓和，止呕作用增强，以治胃热呕吐为主。

（4）吴萸制黄连以清气分湿热，散肝胆郁火为主，用于治疗湿热郁滞肝胆，嘈杂吞酸。

4. **炮制研究概况** 黄连中含有小檗碱、黄连碱、掌叶防己碱、药根碱、甲基黄连碱、木兰花碱等。黄连切制时，宜在水温较低时进行，并尽量减少在水中的浸润时间，否则损失药效。目前实际应用中，黄连多在用时捣碎，以避免在切制过程中成分的流失。☆

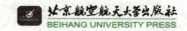

大黄

1. 炮制方法

（1）大黄：取原药材，除去杂质，大小分开，洗净，捞出，淋润至软后，切厚片或小方块，晾干或低温干燥，筛去碎屑。

（2）酒大黄：取大黄片或块，用黄酒喷淋拌匀，稍闷润，待黄酒被吸尽后，置炒制容器内，用文火炒干，色泽加深，取出晾凉，筛去碎屑。每100kg大黄片或块，用黄酒10kg。

（3）熟大黄：取大黄片或块，用黄酒拌匀，闷润至黄酒被吸尽，装入炖药罐内或适宜蒸制容器内，密闭，隔水炖或蒸至大黄内外均呈焦黑色时，取出，干燥。每100kg大黄片或块，用黄酒30kg。

（4）大黄炭：取大黄片或块，置炒制容器内，用武火加热，炒至外表呈焦黑色时，取出，晾凉。

（5）醋大黄：取大黄片或块，用米醋拌匀，稍闷润，待醋被吸尽后，置炒制容器内，用文火加热，炒干，取出，晾凉，筛去碎屑。每100kg大黄片或块，用米醋15kg。

（6）清宁片：取大黄片或块，置煮制容器内，加水超过药面，用武火加热，煮烂时，加入黄酒（100：30）搅拌，再煮成泥状，取出晒干，粉碎，过100目筛，取细粉，再与黄酒、熟蜜混合成团块状，置笼屉内蒸至透，取出揉匀，搓成直径约14mm的圆条，于50～55℃低温干燥，烘至七成干时，装入容器内，闷约10天至内外湿度一致，手摸有挺劲，取出，切厚片，晾干。筛去碎屑。

2. 炮制作用
生大黄苦寒沉降，气味重浊，走而不守，直达下焦。酒炙大黄缓和苦寒泻下作用，并借酒升提之性，引药上行。熟大黄缓和泻下作用，减轻腹痛之副作用，并增强活血祛瘀之功。大黄炭泻下作用极微，增强凉血化瘀止血作用。醋大黄减弱泻下作用，凸显消积化瘀作用。清宁片泻下作用极缓。

3. 各炮制品的主要功效☆

（1）大黄味苦，性寒。归脾、胃、大肠、心包经。生大黄苦寒沉降，气味重浊，走而不守，直达下焦，泻下作用峻烈，具有泻下攻积、清热泻火、凉血解毒、逐瘀通经、利湿退黄的功能。

（2）酒炙大黄其苦寒泻下作用稍缓，并借酒升提之性，引药上行，善清上焦血分热毒。用于目赤咽肿，齿龈肿痛。

（3）熟大黄，经酒蒸后，泻下作用缓和，腹痛之副作用减轻，并能增强活血祛瘀之功。

（4）大黄炭泻下作用极微，并有凉血化瘀止血作用。用于血热有瘀出血。

（5）醋大黄泻下作用减弱，以消积化瘀为主，用于食积痞满，产后瘀停，癥瘕癖积。

（6）清宁片泻下作用缓和，具缓泻而不伤气，逐瘀而不败正之功。用于饮食停滞，口燥舌干，大便秘结之年老、体弱者及久病患者，可单用。

4. 炮制研究概况
经研究表明，结合型蒽醌为大黄泻下主要有效成分。大黄经酒炒后，结合型蒽醌有所减少。酒炒大黄泻下效力比生品降低30%，熟大黄、清宁片比生品降低95%，大黄炭无泻下作用。生品、炮制品在同等剂量下，泻下物干重基本一致。说明酒炖大黄和清宁片既可使泻下作用缓和，又能达到排除肠内积滞的目的。☆

蕲蛇

1. 炮制方法

（1）蕲蛇：取原药材，除去头、鳞，切成寸段。

（2）蕲蛇肉：取蕲蛇，除去头，用黄酒润透后，除去鳞、骨，干燥。

（3）酒蕲蛇：取蕲蛇段，加入定量黄酒拌匀，稍闷润，待被吸尽后，置炒制容器内，用文火加热，炒至黄色，取出晾凉，筛去碎屑。每100kg蕲蛇，用黄酒20kg。

2. 炮制作用
蕲蛇除去头、鳞，可除去毒性。蕲蛇生品气腥，不利于服用和粉碎，临床较少应用。蕲蛇经酒制后，增强祛风、通络、止痉的作用，并可矫味，减少腥气，便于粉碎和制剂。

3. **各炮制品的功效** 酒蕲蛇能增强祛风、通络、止痉的作用，并可矫味，减少腥气，便于粉碎和制剂，临床多用酒制品。用于风湿顽痹，肢体麻木，筋脉拘挛，中风，半身不遂，破伤风，小儿急慢性惊风，痉挛抽搐，惊厥。☆

4. **炮制研究概况** 蕲蛇含 3 种毒蛋白，并含透明质酸酶、出血毒素，还含出血因子。蕲蛇毒腺在头部，去头的目的是为了降低毒性。☆

当归

1. **炮制方法**

（1）当归（全当归）：取当归，除去杂质，洗净，润透，切薄片，晒干或低温干燥。

（2）酒当归：取净当归片，加入定量黄酒拌匀，稍闷润，待酒被吸尽后，置炒制容器内，文火加热，炒至深黄色，取出晾凉。每 100kg 当归片，用黄酒 10kg。

（3）土炒当归：将灶心土粉置预热适度的炒制容器内，中火加热炒至土呈灵活状态，倒入净当归片，炒至当归片上粘满细土时（俗称挂土），取出。筛去土，摊凉。每 100kg 当归片，用灶心土粉 30kg。

（4）当归炭：取当归片，置预热适度的炒制容器内，中火加热，炒至微黑色，取出晾凉。

2. **炮制作用**

（1）当归生品质润，长于补血活血，调经此痛，润肠通便。

（2）酒炙可增强活血通经的作用。

（3）土炒可增强入脾补血作用，又能缓和油润之性而不致滑肠。

（4）炒炭后，以止血补血为主。用于崩中漏下，月经过多。

3. **各炮制品的主要功效** 止血用当归头，补血用当归身，破血用当归尾，补血活血用全当归。☆

4. **炮制研究概况** 归头中的钙、铜、锌最高；挥发油含量，归尾比归头高，阿魏酸含量以归尾最高。☆

川芎

炮制方法

1. **川芎** 取原药材，除去杂质，大小分开，洗净，用水泡至指甲能掐入外皮为度，取出，润透，切薄片，干燥。筛去碎屑。

2. **酒川芎** 取川芎片，加入定量黄酒拌匀，稍闷润，待酒被吸尽后，置炒制容器内，用文火加热，炒至棕黄色时，取出晾凉。筛去碎屑。

续断

炮制方法

1. **续断** 取原药材，除去杂质，洗净，润透，切厚片，干燥，筛去碎屑。

2. **酒续断** 取净续断片，加入定量黄酒拌匀，稍闷润，待酒被吸尽后，置炒制容器内，用文火加热，炒至微带黑色时，取出晾凉，筛去碎屑。每 100kg 续断片，用黄酒 10kg。

3. **盐续断** 取净续断片，用盐水拌匀，稍闷润，待酒被吸尽后，置炒制容器内，用文火加热，炒干，取出晾凉，筛去碎屑。每 100kg 续断片，用食盐 2kg。

白芍

炮制方法

1. **白芍** 取原药材，除去杂质，大小条分开，洗净，浸泡至六七成透，取出，闷润至透，切薄片，干燥。

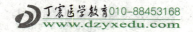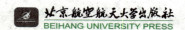

2. **酒白芍**　取白芍片，加入黄酒拌匀，稍闷润，待酒被吸尽后，置炒制容器内，用文火，炒至表面微黄色，取出晾凉。每100kg白芍片，用黄酒10kg。

3. **炒白芍**　取白芍片，置炒制容器内，用文火加热，炒至表面微黄色，取出晾凉。

4. **醋白芍**　取白芍片，加入定量米醋拌匀，稍闷润，待醋被吸尽后，置炒制容器内，用文火加热，炒干，取出晾凉。每100kg白芍片，用米醋15kg。

5. **土炒白芍**　取定量灶心土（伏龙肝）细粉，置炒制容器内，用中火加热，炒至土呈灵活状态，加入白芍片，炒至表面挂土色，微显焦黄色时，取出，筛去土粉，摊开放凉。每100kg白芍片，用灶心土粉20kg。

桑枝

炮制方法

1. **桑枝**　取原药材，除去杂质，稍浸洗净，润透，切薄片，晒干，筛去碎屑。

2. **酒桑枝**　取桑枝片，加入定量黄酒拌匀，待酒被吸尽后，置炒制容器内，用文火加热，炒至黄色，取出晾凉，筛去碎屑。

3. **炒桑枝**　取桑枝片，置炒制容器内，用文火加热，炒至微黄色，取出晾凉，筛去碎屑。

丹参

炮制方法

1. **丹参**　取原药，除去杂质及残茎，洗净，润透，切厚片，干燥。筛去碎屑。

2. **酒丹参**　取丹参片，加入定量黄酒拌匀，稍闷润，待酒被吸尽后，置炒制容器内，用文火加热，炒干，取出晾凉。

仙茅☆

1. **炮制方法**

（1）仙茅：取原药材，除去杂质，洗净，稍润，切段，干燥，筛去碎屑。

（2）酒仙茅：取净仙茅段，用黄酒拌匀，稍闷润，待酒被吸尽后，置预热适度的炒制容器内，用文火加热，炒干，颜色加深，取出晾凉，筛去碎屑。

2. **炮制作用**　仙茅生品性热，有毒，酒炙后，可降低毒性，增强补肾阳、强筋骨、祛寒湿作用。

常山☆

1. **炮制方法**

（1）常山：取原药材，除去杂质及残茎，分开大小浸泡至三四成透时，取出润透，切薄片，干燥，筛去碎屑。

（2）炒常山：取净常山片，置炒制容器内，用文火加热，翻炒至常山色变深，取出晾凉。

（3）酒常山：取净常山片，加定量黄酒拌匀，稍闷润，待酒被吸尽后，置炒制容器内，用文火加热，炒干，取出晾凉，筛去碎屑。每100kg常山片，用黄酒10kg。

2. **炮制作用**　常山生用有毒，有较强的涌吐痰饮作用，常山炒黄或酒炙后毒性降低，可减轻恶心呕吐的副作用。

牛膝☆

炮制方法

1. **牛膝**　取原药材，除去杂质，洗净，润透，除去芦头，切段，晒干或低温干燥。

2. **酒牛膝**　取牛膝段，加入定量黄酒拌匀，稍闷润，待酒被吸尽后，置炒制容器内，用文火加热，炒干，取出晾凉。每100kg牛膝段，用黄酒10kg。

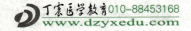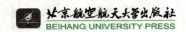

3. **盐牛膝** 取牛膝段，加入定量食盐水拌匀，稍闷润，待盐水被吸尽后，置炒制容器内，用文火加热，炒干，取出晾凉。每 100kg 牛膝段，用食盐 2kg。

蟾酥☆

1. 炮制方法

（1）蟾酥：蒸软，切薄片，烤脆后，研为细粉。

（2）酒蟾酥：取蟾酥，捣碎，加入定量白酒浸渍，时常搅动至呈稠膏状，干燥，粉碎。每 10kg 蟾酥，用白酒 20kg。

2. 炮制作用
蟾酥生品质硬难碎，并且对操作者有刺激性，故用白酒浸渍，便于制粉，降低毒性，并能减少对操作者的刺激性。

3. 各炮制品的主要功效
蟾酥作用峻烈，临床用量极小，多制成丸散剂内服或外用。酒蟾酥毒性降低，临床多用于疔疮，痈毒，咽喉肿痛。

柴胡

1. 炮制方法

（1）柴胡：取原药材，除去杂质和残茎，洗净，润透，切厚片，干燥。

（2）醋柴胡：取柴胡片，加入定量的米醋拌匀，闷润至醋被吸尽，置炒制容器用文火加热，炒干，取出晾凉。每 100kg 柴胡片，用米醋 20kg。

（3）鳖血柴胡

①取净柴胡片，加入定量洁净的新鲜鳖血及适量冷开水拌匀，闷润至鳖血液被吸尽，置炒制容器内，用文火加热，炒干，取出晾凉。

②取净柴胡片，加入定量洁净的新鲜鳖血和定量黄酒拌匀，闷润至鳖血和酒液被吸尽，用文火加热，炒干，取出晾凉。每 100kg 柴胡片，用鳖血 13kg，黄酒 25kg。

2. 炮制作用
柴胡生用，升散作用较强，醋炙能缓和升散之性，增强疏肝止痛作用，鳖血炙能填阴滋血，抑制其浮阳之性，增强清肝退热的功效。

3. 各炮制品的主要功效☆

（1）生品多用于解表退热，气虚下陷，脱肛，子宫脱垂。

（2）醋柴胡适用于肝郁气滞的胁肋胀痛，腹痛及月经不调等证。

（3）鳖血柴胡用于治疗骨蒸劳热，午后潮热，热入血室。

4. 炮制研究概况
柴胡主要含有挥发油、柴胡皂苷、多糖等。柴胡挥发油清轻上浮，能解表退热。☆

对柴胡生品及酒、醋、蜜炙品的皂苷及挥发油进行定性定量比较，结果表明，总皂苷含量顺序为：蜜柴胡＞酒柴胡＞醋柴胡＞生柴胡；挥发油的含量顺序为：蜜柴胡＞醋柴胡＞酒柴胡＞生柴胡；对柴胡不同炮制品（生品、醋柴胡、酒柴胡）中的多糖以苯酚 - 硫酸法测定，结果生柴胡中多糖含量最多。北柴胡生品柴胡皂苷 α 的含量最高，清炒品含量最低。

延胡索

1. 炮制方法

（1）延胡索：取原药材，除去杂质，洗净，干燥，切厚片或用时捣碎。

（2）醋延胡索

①取净延胡索或延胡索片，加入定量的米醋拌匀，闷润至醋被吸尽后，置炒制容器内，用文火加热，炒干，取出晾凉。筛去碎屑。每 100kg 延胡索，用米醋 20kg。

②取净延胡索，加入定量的米醋与适量清水（以平药面为宜），置煮制容器内，用文火加热煮至透心。

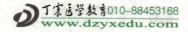
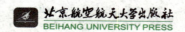

醋液被吸尽时，取出，晾至6成干，切厚片，晒干。筛去碎屑；或干后捣碎。每100kg延胡索，用米醋20kg。

③酒延胡索：取净延胡索片，加入定量的黄酒拌匀，闷润至酒被吸尽后，置炒制容器内，用文火加热，炒干，取出晾凉。筛去碎屑。每100kg延胡索片，用黄酒15kg。

2．**炮制作用**　延胡索生品止痛有效成分不易煎出，效果欠佳，醋炙后，有效成分易于煎出，行气止痛作用增强，酒炙后还增强了活血祛瘀作用。

3．**各炮制品的主要功效**☆

（1）延胡索味辛、苦，性温。归肝、脾经。具有活血，利气，止痛的功能。用于胸胁、脘腹疼痛，经闭痛经，产后瘀阻，跌打肿痛等证。

（2）醋延胡索行气止痛作用增强。广泛用于身体各部位的多种疼痛证候。

（3）酒延胡索以活血、祛瘀、止痛为主。用于心血瘀滞所致的胸痛、胸闷、心悸，瘀血疼痛等。

4．**炮制研究概况**☆

（1）延胡索主要含有延胡索甲素、乙素及丑素等生物碱成分。延胡索镇痛的有效成分为生物碱，但游离生物碱难溶于水，醋制可使生物碱生成盐，易溶于水，提高煎出率，增强疗效，证实了醋制延胡索的科学性，也与传统认为醋制增强其止痛作用相吻合。

（2）延胡索中及季铵碱有降压、增加冠脉流量的作用，炮制后含量降低，故应用于冠心病，提倡用生品。已有实验证明，延胡索拌醋晾干，不加热优于加热，季铵碱破坏减少。另有研究表明，醋炙、酒炙均能提高延胡索生物碱和延胡索乙素的煎出量，从而增强镇痛和镇静作用。

香附

1．**炮制方法**

（1）香附：取原药材，除去毛须及杂质，切厚片或碾碎，干燥。筛去碎屑。

（2）醋香附

①取净香附粒或片，加定量的米醋拌匀，闷润至醋被吸尽后，置炒制容器内，用文火加热炒干，取出晾凉。筛去碎屑。

②取净香附，加入定量的米醋，再加与米醋等量的水，共煮至醋液基本吸尽，再蒸5小时，闷片刻，取出微晾，切厚片，干燥，筛去碎屑；或取出干燥后，碾碎。每100kg香附粒或片，用米醋20kg。

（3）四制香附：取净香附粒或片，加入定量的生姜汁、米醋、黄酒、食盐水拌匀，闷润至汁液被吸尽后，用文火加热炒干，取出晾凉。筛去碎屑。每100kg香附粒或片，用生姜5kg（取汁），米醋、黄酒各10kg食盐2kg（清水溶化）。

（4）酒香附：取净香附粒或片，加入定量的黄酒拌匀，闷润至黄酒被吸尽，置炒制容器内，用文火加热炒干，取出晾凉。筛去碎屑。每100kg香附粒或片，用黄酒20kg。

（5）香附炭：取净香附，大小分档，置炒制容器内，用中火加热，炒至表面焦黑色，内部焦褐色，喷淋清水少许，灭尽火星，取出晾干，凉透。筛去碎屑。

2．**炮制作用**　生香附上行胸膈，外达肌肤，故多入解表剂中；醋炙后，能专入肝经，增强疏肝止痛作用；四制香附，以行气解郁，调经散结为主；酒炙后能增强通经脉的作用；炒炭后产生止血作用。

3．**各炮制品的主要功效**☆

（1）香附生品以理气解郁为主。用于风寒感冒、胸膈痞闷、胁肋疼痛等。

（2）醋香附，疏肝止痛，并能消积化滞，用于伤食腹痛、血中气滞、胃脘疼痛。酒炙后，能通经脉，散结滞，多用于治寒疝腹痛。

（3）四制香附，以行气解郁、调经散结为主，多用治胁痛、痛经、月经不调等证。

（4）香附炭性味苦涩，多用治妇女崩漏不止等证。

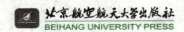

4.炮制研究概况☆

（1）香附主要含有挥发油，油中主要成分为 α - 香附酮、β - 香附酮、芹子烯、广藿香酮。此外，还有黄酮类和萜类化合物等。

（2）香附经醋制后，总挥发油含量比生香附降低约 35%。采用高效液相色谱法，测定生香附、醋炙香附乙醇提取液中 α - 香附酮的含量，结果醋炙香附溶出量较生品提高了近 20%，醋炙品的水溶性浸出物含量亦明显高于生品，说明醋制香附有利于有效成分的煎出而增强疗效。香附炮制时，若只从浸出率和是否去毛须两方面考虑，可以不去毛须，以缩短炮制工艺。由于醋香附片浸出率最高，挥发油含量又较高，因而是香附最佳炮制品规格。香附醋炙和酒炙后总皂苷含量比生品分别提高 28.21% 和 22.48%。

<h3 style="text-align:center">乳香</h3>

1.炮制方法

（1）乳香：取原药材，除去杂质，将大块者砸碎。

（2）醋乳香：取净乳香，置炒制容器内，用文火加热，炒至冒烟，表面微熔，喷淋定量的米醋，边喷边炒至表面呈油亮光泽时，迅速取出，摊开放凉。每 100kg 乳香，用米醋 5kg。

（3）炒乳香：取净乳香，置炒制容器内，用文火加热，炒至冒烟，表面熔化显油亮光泽时，迅速取出，摊开放凉。

2.炮制作用 乳香生品气味辛烈，对胃的刺激较强，易引起呕吐，醋制或炒制后刺激性缓和，利于服用，便于粉碎。醋炙乳香还能增强活血止痛、收敛生肌的功效，并可矫臭矫味。

3.各炮制品的主要功效☆

（1）乳香味辛、苦，性温。归心、肝、脾经。具有活血止痛、消肿生肌的功能。乳香生品活血消肿、止痛力强，多用于瘀血肿痛或外用肿痛，溃破久不收口。

（2）醋乳香用于治疗心腹诸痛，以及一切痛证。

（3）炒乳香作用与醋炙品基本相同。多用于治产后瘀滞不净，攻刺心脏作痛。

4.炮制研究概况 乳香主要含有树脂、树胶和挥发油等。目前对乳香镇痛作用的主要成分是乳香树脂还是乳香挥发油，认识上尚未统一。有报道认为，乳香挥发油为其镇痛的有效成分，挥发油的主要成分为乙酸辛酯。生乳香乙酸辛酯和辛醇的含量较多，经不同方法炮制后，挥发油的组分及含量均有不同程度的变化，分子量较大的组分含量有所减少，而分子量较小的组分含量有所增加。挥发油及树脂的含量随炮制程度的不同而有不同程度的下降。研究表明，乳香挥发油既是其活血止痛的有效成分，同时又具有刺激性，因此制定乳香饮片的质量标准很有必要。以 120℃烘乳香代替炒乳香，既可达到除去大部分挥发油的炮制目的，符合用药要求，又减少了乳香树脂的损失。乳香炮制前后抗炎作用顺序为：清炒品＞醋炙品＞生品。☆

<h3 style="text-align:center">莪术</h3>

炮制方法

1.莪术 取原药材，除去杂质，略泡，洗净，蒸软，切厚片，干燥。

2.醋莪术 取净莪术，置煮制容器内，加入定量的米醋与适量水浸没药面，煮至透心，取出，稍晾，切厚片，干燥。每 100kg 莪术，用米醋 20kg。

<h3 style="text-align:center">芫花</h3>

炮制方法

1.生芫花 取原药材，除去杂质。

2.醋芫花 取净芫花，加入定量的米醋拌匀，闷润至醋被吸尽，置炒制容器内，用文火加热，

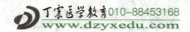
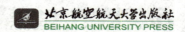

炒至微干，取出晾凉。

三棱

炮制方法

1. **三棱**　除去杂质，浸泡，润透，切薄片，干燥。

2. **醋三棱**　取净三棱片，加入定量的醋拌匀，闷润至醋被吸尽，置炒制容器内，用文火加热，炒至颜色加深，取出晾凉。每 100kg 三棱片，用醋 15kg。

甘遂

1. **炮制方法**

（1）甘遂：取原药材，除去杂质，洗净，干燥，大小个分档。

（2）醋甘遂：取净甘遂，加入定量的米醋拌匀，闷润至醋被吸尽后，置炒制容器内，用文火加热，炒干，取出晾凉。用时捣碎。每 100kg 甘遂，用米醋 30kg。

2. **炮制作用**　生甘遂有毒，药力竣烈，醋炙后毒性减低，峻泻作用缓和。

3. **各炮制品的主要功效** ☆

（1）甘遂苦、寒，有毒。归肺、肾、大肠经。具有泻水逐饮的功能。生甘遂临床多入丸、散剂用，可用于胸腹积水，二便不通。

（2）醋甘遂用于腹水胀满，痰饮积聚，气逆喘咳，风痰癫痫，二便不利。

京大戟

炮制方法

1. **生大戟**　取原药材，除去杂质，洗净，润透，切厚片，干燥，筛去碎屑。

2. **醋大戟**

（1）取净京大戟片，加入定量的米醋拌匀，闷润至醋被吸尽后，置炒制容器内，用文火加热，炒干，取出晾凉，筛去碎屑。每 100kg 京大戟片，用米醋 30kg。

（2）取净京大戟药材，置煮制容器内，加入定量的米醋与适量水，浸润 1～2 小时，用文火加热，煮至醋液被吸尽，内无白心时，取出，晾至 6～7 成干时，切厚片，干燥，筛去碎屑。每 100kg 京大戟片，用米醋 30kg。

商陆☆

炮制方法

1. **商陆**　取原药材，除去杂质，洗净，润透，切厚片或块，干燥。

2. **醋商陆**　取净商陆片（块），加入定量米醋拌匀，闷润至醋被吸尽，置炒制容器内，用文火加热，炒干，取出晾凉。每 100kg 商陆片，用米醋 30kg。

知母

1. **炮制方法**

（1）知母：取原药材，除去毛状物及杂质，洗净，润透，切厚片，干燥。

（2）盐知母：取净知母片，置炒制容器内，用文火加热，炒至变色，喷淋盐水，炒干，取出晾凉。每 100kg 知母片，用食盐 2kg。

2. **炮制作用**　知母生品苦寒滑利，盐炙可引药下行，专于入肾，增强滋阴降火的作用。

3. **各炮制品的主要功效**　生品具有清热泻火、生津润燥的功能。泻肺、胃之火尤宜生用。多用于外感热病，高热烦渴，肺热燥咳，内热消渴，肠燥便秘。盐知母，善清虚热。常用于肝肾阴亏，虚火上炎，骨蒸潮热，盗汗遗精。☆

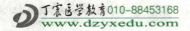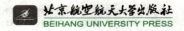

4. 炮制研究概况　知母中含有甾体皂苷、双苯吡酮，木脂素、黄酮、多糖、有机酸等。知母盐炙后，新芒果苷、异芒果苷含量减少，芒果苷含量增加。芒果苷含量高低依次为盐炙品＞炒黄品＞酒炙品＞麸炒品＞生品。另有研究表明，多糖含量盐炙品最高，生品最低，知母经炮制后均有利于多糖的溶出。☆

杜仲

1. 炮制方法

（1）杜仲：取原药材，刮去粗皮，洗净，切丝或块，干燥。

（2）盐杜仲：取杜仲丝或块，加盐水拌匀，稍闷，待盐水被吸尽后，置炒制容器内，用中火炒至丝易断、表面焦黑色时，取出晾凉。每100kg杜仲块或丝，用食盐2kg。

2. 炮制作用
生杜仲较少应用，盐炙引药入肾，直达下焦，温而不燥，补肝肾、强筋骨、安胎的作用增强，利于成分煎出。

3. 各炮制品的主要功效
杜仲味甘，性温。归肝、肾经。具有补肝肾、强筋骨、安胎的功能。生杜仲一般仅用于浸酒。盐炙杜仲常用于肾虚腰痛，筋骨无力，妊娠漏血，胎动不安和高血压症。☆

黄柏

1. 炮制方法

（1）黄柏：取原药材，除去杂质，喷淋清水，润透，切丝，干燥。

（2）盐黄柏：取净黄柏丝，用盐水拌匀，稍闷，待盐水被吸尽后，置炒制容器内，用文火加热，炒干，取出晾凉。每100kg黄柏丝，用食盐2kg。

（3）酒黄柏：取净黄柏丝，用黄酒拌匀，稍闷，待酒被吸尽后，置炒制容器内，用文火加热，炒干，取出晾凉。每100kg黄柏丝，用黄酒10kg。

（4）黄柏炭：取净黄柏丝，置炒制容器内，用武文加热，炒至表面焦黑色，内部深褐色，喷淋少许清水灭尽火星，取出晾干。黄柏在切制前水处理时要掌握好"水头"，若吸水过多，容易发黏，不易切制。

2. 炮制作用
黄柏生品苦燥，性寒而沉，盐炙可引药入肾，缓和苦燥之性，增强滋肾阴、泻相火、退虚热的作用，酒炙后可降低苦寒之性，免伤脾阳，并借酒升腾之力，引药上行，清血分湿热，炒炭后清湿热之中兼具涩性。

3. 各炮制品的主要功效☆

（1）盐黄柏多用于阴虚发热，骨蒸劳热，盗汗，遗精，足膝痿软，咳嗽咯血等。

（2）酒黄柏多用于热壅上焦诸证及热在血分。

（3）黄柏炭多用于便血、崩漏下血。

4. 炮制研究概况☆

（1）黄柏中含有生物碱、挥发油、黄酮类化合物等。

（2）黄柏经浸泡切丝后，小檗碱明显损失；酒炒、盐炒、清炒品的小檗碱含量变化不大；黄柏炭经高温处理，小檗碱几乎损失殆尽。因此，中医用黄柏炭治疗崩漏等出血症，而不用于治痢疾。随着炮制温度的增加，其原有的生物碱、小檗碱、黄柏碱含量降低，并会生成新的化学成分小檗红碱，其含量随着温度的升高而增加。随着加热炮制程度加大，黄柏的指纹图谱的变化也加大。黄柏在炮制后有21种成分具有显著性差异，其中炮制后新生成的物质有5种，质量分数增加的物质有8种，减少的有8种。

（3）生黄柏及不同炮制品均表现出不同程度的抑菌和抗炎作用，但随炒制温度升高，对急性炎症的抑制作用也下降，当炒制温度达250℃时，抗炎作用已极弱。解热实验表明，生品与炮制品的解热作用较弱且缓慢，盐制对黄柏抗痛风作用无显著性影响。通过比较发现，酒炙品中盐酸小檗碱在大鼠

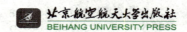

上焦组织分布的相对含量较生品有所增加，盐炙品则体现在下焦脏器中相对含量的增加，进而说明了炮制趋向的作用。

泽泻

炮制方法

1. **泽泻**　取原药材，除去杂质，大小分档，稍浸，洗净，润透，切厚片，干燥。

2. **盐泽泻**　取净泽泻片，用盐水拌匀，闷润，待盐水被吸尽后，置炒制容器内，用文火加热，炒至微黄色，取出晾凉。每 100kg 泽泻片，用食盐 2kg。

3. **麸炒泽泻**　将麸皮撒入热锅中，用中火加热，待冒浓烟时投入泽泻片，不断翻动，炒至药物呈黄色时取出，筛去麸皮，晾凉。每 100kg 泽泻片，用麦麸 10kg。

橘核

炮制方法

1. **橘核**　取原药材，除去杂质，洗净，干燥。用时捣碎。

2. **盐橘核**　取净橘核，用盐水拌匀，闷润，待盐水被吸尽后，置炒制容器内，用文火加热，炒至微黄色并有香气逸出时，取出晾凉。用时捣碎。每 100kg 橘核，用食盐 2kg。

砂仁

炮制方法

1. **砂仁**　取原药材，除去杂质。用时捣碎。

2. **盐砂仁**　取净砂仁，加盐水拌匀，稍闷，待盐水被吸尽后，置炒制容器内，用文火加热炒干，取出晾凉。每 100kg 砂仁，用食盐 2kg。

车前子

炮制方法

1. **车前子**　取原药材，除去杂质，筛去灰屑。

2. **炒车前子**　取净车前子，置炒制容器内，用文火加热，炒至略有爆裂声，并有香气逸出时，取出晾凉。

3. **盐车前子**　取净车前子，置炒制容器内，用文火加热，炒至略有爆鸣声时，喷淋盐水，炒干，取出晾凉。每 100kg 车前子，用食盐 2kg。

补骨脂△

炮制方法

1. **补骨脂**　取原药材，除去杂质。

2. **盐补骨脂**　取净补骨脂，加盐水拌匀，闷润，待盐水被吸尽后，置炒制容器内，用文火加热，炒至微鼓起、迸裂并有香气逸出时，取出晾凉。每 100kg 补骨脂，用食盐 2kg。

菟丝子

炮制方法

1. **菟丝子**　取原药材，除去杂质，淘净，干燥。

2. **盐菟丝子**　取净菟丝子，加盐水拌匀，闷润，待盐水被吸尽后，置炒制容器内，用文火加热，炒至略鼓起，微有爆裂声，并有香气逸出时，取出晾凉。每 100kg 菟丝子，用食盐 2kg。

3. **酒菟丝子饼**　取净菟丝子，加适量水煮至开裂，不断搅拌，待水液被吸尽，全部显黏丝稠粥状时，加入黄酒和白面拌匀，取出，压成饼，切成小方块，干燥。每 100kg 菟丝子，用黄酒 15kg，

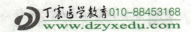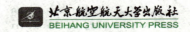

面粉 15kg。

4．**炒菟丝子** 取菟丝子，置炒制容器内，用文火加热，炒至微黄色，有爆裂声，取出晾凉。

巴戟天☆

1．炮制方法

（1）巴戟天：取原药材，除去杂质。

（2）巴戟肉：取净巴戟天，置蒸制容器内蒸透，趁热除去木心，切段，干燥。

（3）盐巴戟：取净巴戟天，用盐水拌匀，待盐水被吸尽后，置蒸制容器内蒸透，趁热除去木心，切段，干燥。每 100kg 净巴戟天，用食盐 2kg。

（4）制巴戟：取净甘草捣碎，加水（甘草：水 =1 ∶ 5）煎汤，去渣，取甘草汤加入净巴戟天拌匀，置锅内，用文火煮至药透汁尽，取出，趁热除去木心，切段，干燥。每 100kg 净巴戟天，用甘草 6kg，煎汁约 50kg。

2．炮制作用 巴戟天生品具有祛风除湿的功能。盐制后引药归肾，温而不燥，补肾助阳作用缓和，多服久服无伤阴之弊。甘草制后增加甘温补益作用，偏于补肾助阳，强筋骨。

竹茹

1．炮制方法

（1）竹茹：取原药材，除去杂质和硬皮，切段或揉成小团。

（2）姜竹茹：取竹茹段或团，加姜汁拌匀，稍润，待姜汁被吸尽后，置炒制容器内，用文火加热，如烙饼法将两面烙至微黄色，取出，晾凉。每 100kg 竹茹，用生姜 10kg。

2．炮制作用 竹茹质地疏松，揉成小团或切段，便于配方和煎出药效成分。姜炙后可增强降逆止呕的功效。

3．各炮制品的主要功效 竹茹味甘，性微寒。归肺、胃经。生竹茹具有清热化痰、除烦的功能。多用于痰热咳嗽或痰火内扰，心烦不安。姜竹茹长于降逆止呕，多用于呕哕、呃逆。☆

厚朴

炮制方法

1．**厚朴** 取原药材，刮去粗皮，洗净，润透，切丝，干燥，筛去碎屑。

2．**姜厚朴** 取厚朴丝，加姜汁拌匀，闷润，待姜汁被吸尽后，置炒制容器内，用文火加热，炒干，取出晾凉。或取生姜切片，加水煮汤，另取刮净粗皮的药材，扎成捆，置姜汤中，反复浇淋，文火加热煮至姜液被吸尽，取出，切丝，干燥。筛去碎屑。每 100 kg 厚朴，用生姜 10kg。

草果

炮制方法

1．**草果仁** 取原药材，除去杂质，用武火加热，炒至焦黄色并鼓起，取出稍凉，去壳取仁。用时捣碎。

2．**姜草果** 取净草果仁，加姜汁拌匀，稍闷，待姜汁被吸尽后，置炒制容器内，用文火加热，炒至深黄色，取出晾凉。用时捣碎。每 100kg 草果仁，用生姜 10kg。

甘草

1．炮制方法

（1）甘草：取原药材，除去杂质，洗净，润透，切厚片，干燥。

（2）蜜甘草：取熟蜜，加适量开水稀释后，加入净甘草片中拌匀，闷润至透，置炒制容器内，文火加热，炒至黄色至深黄色、不粘手时，取出晾凉。

2．炮制作用 甘草生品味甘偏凉，长于泻火解毒、化痰止咳。蜜炙后性偏甘温，能增强补脾和胃、

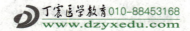
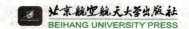

益气复脉、缓急止痛的作用。

3. 各炮制品的主要功效☆

（1）甘草味甘，性平。归心、肺、胃经。具有补脾益气，清热解毒，祛痰止咳，缓急止痛，调和诸药的功能。

（2）生甘草甘凉，多用于痰热咳嗽，咽喉肿痛，痈疽疮毒，食物中毒及药物中毒。

（3）蜜炙甘草甘温；以补脾和胃、益气复脉力胜。常用于脾胃虚弱，心气不足，脘腹疼痛，筋脉挛急，脉结代。

麻黄

1. 炮制方法

（1）麻黄：取原药材，除去木质茎、残根及杂质，切段。

（2）蜜麻黄：取熟蜜，加适量开水稀释，加入麻黄段中拌匀，闷润至透，置炒制容器内，用文火加热，炒至不粘手时，取出晾凉。每100kg麻黄段，用熟蜜20kg。

（3）麻黄绒：取麻黄段，碾绒，筛去粉末。

（4）蜜麻黄绒：取熟蜜，加适量开水稀释，加入麻黄绒内拌匀，闷润，置炒制容器内，用文火加热，炒至深黄色、不粘手时，取出晾凉。每100kg麻黄绒，用熟蜜25kg。

2. 炮制作用　麻黄生品辛散发汗力强，经蜜炙后性温偏润，辛散发汗作用缓和，同时因蜜的协同作用，宣肺、平喘止咳作用增强；制绒则缓和了生品的辛散发汗作用；蜜炙麻黄绒则大大缓和了辛散力，同时也增强了止咳平喘作用。

3. 各炮制品的主要功效☆

（1）生品发汗解表和利水消肿力强。多用于风寒表实证，风水浮肿，风湿痹痛，阴疽，痰核。

（2）蜜麻黄性温偏润，辛散发汗作用缓和，以宣肺平喘力胜。多用于表证较轻，而肺气壅闭，咳嗽气喘较重的患者。

（3）麻黄绒作用缓和，适于老年人、幼儿及虚人风寒感冒。用法与麻黄相似。

（4）蜜麻黄绒作用更缓和，适于表证已解而喘咳未愈的老年人、幼儿及体虚患者。用法与蜜炙麻黄相似。

4. 炮制研究概况　麻黄主要有麻黄碱、挥发油等成分。☆

（1）不同麻黄茎中草质茎生物碱含量最高，木质茎最低，前者为后者的35倍以上，过渡茎含量也甚低，约为草质茎的1/9。从薄层层析结果看，草质茎至少有5种生物碱斑点，过渡茎有2种生物碱斑点，木质茎不含麻黄碱，仅含少量其他生物碱。故传统炮制要求除去木质茎。麻黄茎中所含的多种麻黄型生物碱主要在节间，尤其是髓部含量最高，节所含生物碱类型与节间同，含量仅为节间的1/3，但节的伪麻黄碱含量比节间高；麻黄根主要含有大环精氨类生物碱，麻黄茎主要含有苯丙胺类生物碱，不同类型生物碱作用不同，导致麻黄根和茎功效各异。

（2）麻黄炮制后总生物碱有所下降，炒麻黄下降幅度稍大于蜜麻黄。麻黄炮制后挥发油含显著降低，降低幅度是蜜炙品＞清炒老品＞清炒嫩品，蜜炙麻黄对挥发油的影响较恒定。麻黄炮制后挥发油中所含成分的种类和各成分含量关系都发生了变化。麻黄制绒后挥发油较生麻黄降低了20.6%，炙麻黄绒较麻黄绒挥发油降低了51.9%。

桂枝△

1. 炮制方法

（1）桂枝：取原药材，除去杂质，洗净，润透，切厚片，干燥。筛去碎屑。

（2）蜜桂枝：取熟蜜，加适量开水稀释，淋入净桂枝片内拌匀，闷润，置炒制容器内，用文火加热，炒至老黄色、不粘手时，取出晾凉。每100kg桂枝片，用熟蜜15kg。

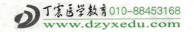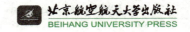

2. 炮制作用 桂枝生品辛散温通作用较强，长于发汗解表，温经通阻。蜜炙缓和药性，增强补虚缓急作用。

3. 各炮制品的主要功效 桂枝味辛、甘，性温。归心、肺、膀胱经。具有发汗解肌，温通经脉，助阳化气的功能。本品以生用为主，常用于风寒感冒，风寒湿痹，痰饮，胸痹或心悸，脉结代，痛经等病症。蜜桂枝辛通作用减弱，长于温中补虚，散寒止痛。如治疗产后虚羸不足。☆

黄芪

炮制方法

1. **黄芪** 取原药材，除去杂质，大小分开，洗净，润透，切厚片，干燥。

2. **蜜黄芪** 取熟蜜，加适量开水稀释后，加入净黄芪片中拌匀，闷润至透，置炒制容器内，用文火加热，炒至深黄色、不粘手时，取出晾凉。每100kg黄芪片，用熟蜜25kg。

紫菀

炮制方法

1. **紫菀** 取原药材，除去杂质，洗净，稍润，切厚片或段，干燥。

2. **蜜紫菀** 取熟蜜，加适量开水稀释，加入紫菀片中拌匀，闷润至透，置炒制容器内，用文火加热，炒至棕褐色、不粘手时，取出晾凉。每100kg紫菀片或段，用熟蜜25kg。

枇杷叶

炮制方法

1. **枇杷叶** 取原药材，除去绒毛，用水喷润，切丝，干燥。

2. **炙枇杷叶** 取熟蜜，加适量开水稀释，加入枇杷叶丝内拌匀，闷润至透，置炒制容器内，用文火加热，炒至不粘手为度，取出晾凉。每100kg枇杷叶丝，用熟蜜20kg。

百合

炮制方法

1. **百合** 取原药材，除去杂质，筛净灰屑。

2. **蜜百合** 取净百合，置炒制容器内，用文火加热，炒至颜色加深时，加入适量开水稀释过的熟蜜，迅速翻炒均匀，并继续用文火炒至微黄色、不粘手时，取出晾凉。每100kg百合，用熟蜜5kg。

百部

炮制方法

1. **百部** 取原药材，除去杂质，洗净，润透，切厚片，干燥，筛去碎屑。

2. **蜜百部** 取熟蜜，加少量开水稀释，加入净百部片内拌匀，闷润至透，置炒制容器内，用文火加热，炒至不粘手时，取出晾凉。每100kg百部片，用熟蜜12.5kg。

白前

炮制方法

1. **白前** 取原药材，除去杂质，洗净，润透，切段，干燥。

2. **蜜白前** 取熟蜜，加适量开水稀释，加入净白前段内拌匀，闷润至透，置炒制容器内，文火加热，炒至表面深黄色、不粘手时，取出晾凉。每100kg白前段，用熟蜜25kg。

款冬花

炮制方法

1. **款冬花** 取原药材，除去杂质及残梗，筛去灰屑。

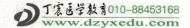
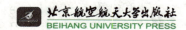

2. **蜜款冬花**　取熟蜜，加适量开水稀释，加入净款冬花内拌匀，闷润至透，置炒制容器内，用文火加热，炒至微黄色、不粘手时，取出晾凉。每100kg款冬花，用熟蜜25kg。

旋覆花

炮制方法

1. **旋覆花**　取原药材，除去梗、叶及杂质。

2. **蜜旋覆花**　取熟蜜，加适量开水稀释，加入净旋覆花内拌匀，稍闷，置炒制容器内，用文火加热，炒至不粘手时，取出晾凉。每100kg旋覆花，用熟蜜25kg。

桑白皮

炮制方法

1. **桑白皮**　取原药材，刮净粗皮，洗净，稍润，切丝，干燥。筛去碎屑。

2. **蜜桑白皮**　取熟蜜，加适量开水稀释，加入桑白皮丝中拌匀，闷润至透，置炒制容器内，用文火加热，炒至深黄色、不粘手时，取出晾凉。每100kg桑白皮丝，用熟蜜25kg。

淫羊藿

1. **炮制方法**

（1）淫羊藿：取原药材，除去杂质、枝梗，喷淋清水，稍润，切丝，干燥。

（2）炙淫羊藿：取羊脂油置锅内加热熔化，加入淫羊藿丝，用文火加热，炒至油脂吸尽，表面呈油亮光泽时，取出，晾凉。每100kg淫羊藿，用羊脂油（炼油）20kg。

2. **炮制作用**　淫羊藿生用以祛风湿、强筋骨力胜。羊脂油甘温，能温散寒邪，补肾助阳，炙淫羊藿，借助羊脂油甘热，能温散寒邪，补肾助阳之功效，协同增强淫羊藿温肾助阳作用。

3. **各炮制品的主要功效**☆

（1）淫羊藿味辛、甘，性温。归肝、肾经。具有补肾阳、强筋骨、祛风湿的功能。生品以祛风湿、强筋骨力胜。用于风湿痹痛，肢体麻木，筋骨痿软，慢性支气管炎，高血压等。

（2）羊脂油炙淫羊藿能增强其温肾助阳作用，多用于阳痿，不孕。

4. **炮制研究概况**　淫羊藿含有黄酮、多糖、木脂素、生物碱、挥发油等成分。淫羊藿总黄酮具有增强免疫，增加冠脉流量，抗血栓，抗衰老等作用。淫羊藿苷具有雄性激素样作用，能扩张血管，降低血压，减低心肌耗氧量。☆

白矾

1. **炮制方法**

（1）白矾：取原药材，除去杂质，捣碎或研细。

（2）枯矾：取净白矾，敲成小块，置煅锅内，用武火加热至熔化，继续煅至膨胀松泡呈白色蜂窝状固体，完全干枯，停火，放凉后取出，研成细粉。

煅制白矾时应一次性煅透，中途不得停火，不要搅拌。否则搅拌后堵塞了水分挥发的通路，易形成凉后的"僵块"。

2. **炮制作用**　白矾具有解毒杀虫、清热消痰、燥湿止痒的功能。煅制成枯矾后，酸寒之性降低，涌吐作用减弱，增强了收涩敛疮、止血化腐作用。

3. **各炮制品的主要功效**☆

（1）白矾：味酸、涩，性寒，归肺、脾、肝、大肠经。外用解毒杀虫，燥湿止痒，用于湿疹，疥癣，癫痫，中风，喉痹，常制成散剂、洗剂、含漱剂使用，高浓度具有腐蚀性。内服止血止泻，祛除风痰。

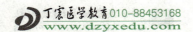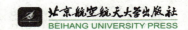

（2）枯矾酸寒之性降低，涌吐作用减弱，增强了收涩敛疮、止血化腐作用，用于湿疹湿疮，脱肛，痔疮，阴痒带下，鼻衄齿衄，鼻息肉。

4. **炮制研究概况** 明矾石为碱性硫酸铝钾，白矾为含水硫酸铝钾。研究表明，白矾煅制时 50℃开始失重，120℃开始出现大量吸热过程，260℃左右脱水基本完成，300℃开始分解，但 300～600℃分解缓慢，至 750℃无水硫酸铝钾脱硫过程大量发生，产生硫酸钾、三氧化二铝及三氧化硫，810℃以后持续熔融，成品水溶性差，出现混浊并有沉淀，故煅制温度应控制在 180～260℃。白矾经煅制后不仅失去结晶水，晶型结构也发生了变化，生白矾为立方晶型，枯矾为六方晶型。☆

石膏

1. **炮制方法**

（1）生石膏：取原药材，洗净，干燥，除去杂石，碾成细粉。

（2）煅石膏：取净石膏块，置无烟炉火或耐火容器内，用武火加热，煅至质地酥松，取出，凉后碾碎。

2. **炮制作用** 石膏生品具有清热泻火、除烦止渴的功能。煅制后增强了收湿、生肌、敛疮、止血的功能。

3. **各炮制品的主要功效** 石膏味辛、甘，性大寒。归肺、胃经。石膏具有清热泻火、除烦止渴的功能。用于外感热病，高热烦渴，肺热喘咳，胃火亢盛，头痛，牙痛。煅石膏缓和了大寒之性，免伤脾阳，清热泻火之功减弱，增加了收湿、生肌、敛疮、止血的功能。☆

4. **炮制研究概况** ☆

（1）石膏主要成分为含水硫酸钙，此外尚有有机物、硫化物等杂质。

（2）生石膏为含水硫酸钙，加热至 80℃～90℃开始失水，至 225℃可全部脱水转化成煅石膏。电镜观察结果表明，生石膏的粉末晶体形状结构整齐而紧密，而煅石膏的粉末结晶形状结构疏松而无规则。炮制前后的石膏红外光谱图、X 射线衍射图谱特征有明显差异。生石膏经加热处理后，煅石膏中 H_2O 的吸收峰消失；煅制后石膏 Ca、Mg、Zn、Na 元素的溶出有明显增加，Al、Se 元素的溶出明显减少。

石决明

1. **炮制方法**

（1）石决明：取原药材，洗净，干燥，碾碎或碾粉。

（2）煅石决明：取净石决明，置耐火容器内或置于无烟炉火上，用武火加热，煅至灰白色或青灰色，易碎时，取出放凉，碾碎。

2. **炮制作用** 石决明生用偏于平肝潜阳。煅石决明咸寒之性降低，平肝潜阳的功效缓和，增强了固涩收敛、明目作用。且煅后质地疏松，便于粉碎，有利于外用涂敷撒布，并利于煎出有效成分。

3. **各炮制品的主要功效** ☆

（1）石决明味咸，性寒。归肝经。具有平肝潜阳、清肝明目的功能。生用偏于平肝潜阳，用于头痛眩晕，惊厥抽搐。

（2）煅石决明增强了固涩收敛、明目作用。用于目赤，青盲雀目，痔漏成管。

珍珠母

炮制方法

1. **珍珠母** 取原药材，除去杂质及灰屑，碾碎。

2. **煅珍珠母** 取净珍珠母，置耐火容器内，用武火加热，煅至酥脆，取出放凉，打碎或碾粉。

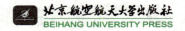

牡蛎

炮制方法

1. **牡蛎** 取原药材，洗净，晒干，碾碎。

2. **煅牡蛎** 取净牡蛎，置耐火容器内或无烟炉火上，用武火加热，煅至酥脆时取出，放凉，碾碎。

龙骨☆

1. **炮制方法**

（1）龙骨：取原药材，除去杂质及灰屑，刷净泥土，打碎。

（2）煅龙骨：取净龙骨小块，置耐火容器内，用武火加热，煅至酥脆，取出放凉，碾碎。

2. **炮制作用** 龙骨生用镇惊潜阳作用较强，煅后能增强收敛固涩、生肌的功效，并且质地酥脆，易于粉碎及煎出有效成分。

磁石☆

1. **炮制方法**

（1）磁石：取原药材，除去杂质，碾碎。

（2）煅磁石：取净磁石，砸成小块，置耐火容器内，用武火煅至红透，趁热倒入醋液内淬制，冷却后取出，反复煅淬至酥脆，取出干燥，碾碎。每 100kg 磁石，用醋 30kg。

2. **炮制作用** 生磁石偏于平肝潜阳，镇惊安神。煅磁石聪耳明目，补肾纳气力强，并且质地酥脆，易于粉碎及煎出有效成分，缓和了重镇安神功效。

自然铜

1. **炮制方法**

（1）自然铜：取原药材，除去杂质，洗净，干燥，砸碎。

（2）煅自然铜：取净自然铜，置耐火容器内，用武火加热，煅至红透立即取出，投入醋液中淬制，待冷后取出，继续煅烧醋淬至黑褐色，外表脆裂，光泽消失，质地酥脆，取出，摊开放凉，干燥后碾碎。每 100kg 自然铜，用醋 30kg。

2. **炮制作用**

自然铜多煅制后用，经煅淬后，可增强散瘀止痛作用，使质地酥脆，便于粉碎加工，利于煎出有效成分。

3. **各炮制品的主要功效☆**

（1）自然铜味辛，性平。归肝经。具有散瘀、接骨、止痛的功能。

（2）自然铜经煅淬后，增强散瘀止痛作用。多用于跌打肿痛，筋骨折伤。

4. **炮制研究概况** 自然铜火煅后二硫化铁分解成硫化铁，经醋淬后表面部分生成醋酸铁，且能使药物质地疏松易碎，并使药物中铁离子溶出增加，易于在体内吸收。X 射线衍射曲线表明，生自然铜为黄铁矿，煅自然铜则显磁黄铁矿特征。热分析结果，生自然铜表现出多个吸热、放热及与之相匹配的多阶段失重，即成分结构有多次变化。☆

炉甘石

1. **炮制方法**

（1）炉甘石：取原药材，除去杂质，打碎。

（2）煅炉甘石：取净炉甘石，置耐火容器内，用武火加热，煅至红透，取出，立即倒入水中浸淬，搅拌，倾取上层水中混悬液，残渣继续煅淬 3 ～ 4 次，至不能混悬为度，合并混悬液，静置，待澄清后倾去上层清水，干燥。

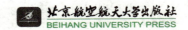

（3）制炉甘石

①黄连汤制炉甘石。取黄连加水煎汤 2～3 次，过滤去渣，合并药汁浓缩，加入煅炉甘石细粉中拌匀，吸尽后，干燥。每 100kg 煅炉甘石细粉，用黄连 12.5kg。

②三黄汤制炉甘石。取黄连、黄柏、黄芩，加水煮汤 2～3 次，至苦味淡薄，过滤去渣，加入煅炉甘石细粉中拌匀，吸尽后，干燥。每 100kg 煅炉甘石，用黄连、黄柏、黄芩各 12.5kg。

本品多作眼科外用药，临床要求用极细药粉，大多煅淬后还需水飞制取，制炉甘石应选用水飞后的细粉。

2. 炮制作用　炉甘石一般不生用，也不作内服，多作外敷剂使用。经煅淬水飞后，质地纯洁细腻，适宜于眼科及外敷用，消除了由于颗粒较粗而造成的对敏感部位的刺激性。采用黄连及三黄汤煅淬或拌制，可增强清热明目、敛疮收湿的功效。

血余炭

1. 炮制方法　取头发，除去杂质，反复用稀碱水洗去油垢，清水漂净，晒干，装于锅内，上扣一个口径较小的锅，两锅结合处用盐泥或黄泥封固，上压重物，扣锅底部贴一白纸条，或放几粒大米，用武火加热，煅至白纸或大米呈深黄色为度，离火，待凉后取出，剁成小块。

2. 炮制作用　本品不生用，入药必须煅制成炭，煅后方具有止血作用。

3. 各炮制品的主要功效　血余炭味苦、涩，性平。归肝、胃、膀胱经。具有止血、化瘀的功能。用于吐血、咯血、衄血、尿血、崩漏下血、外伤出血。☆

棕榈

炮制方法

1. 棕榈　原药材，除去杂质，洗净，切段，干燥，筛去灰屑。

2. 棕榈炭

（1）煅炭：取净棕榈段或棕板块置锅内，上扣一较小锅，两锅结合处用盐泥封固，上压重物，并贴一块白纸条或放大米数粒，用文武火加热，煅至白纸或大米呈深黄色时，停火，待锅凉后，取出。

（2）炒炭：取净棕板，切成小块，用武火炒至黑棕色，喷淋少量清水，取出干燥。

灯心草

炮制方法

1. 灯心草　取原药材，拣净杂质，剪成段。

2. 灯心草炭　取净灯心草，扎成小把，置煅锅内，上扣一口径较小的锅，接合处用盐泥封固，在扣锅上压以重物，并贴一条白纸或放数粒大米，用文武火加热，煅至纸条或大米呈深黄色时停火，待锅凉后，取出。

何首乌

1. 炮制方法

（1）何首乌：取原药材，除去杂质，洗净，稍浸，润透，切厚片或块，干燥。

（2）制首乌：取生首乌片或块，用黑豆汁拌匀，润湿，置非铁质的蒸制容器内，密闭隔水炖至汁液吸尽，药物呈棕褐色时，取出，干燥。或清蒸或用黑豆汁拌匀后蒸，至内外均呈棕褐色，取出，干燥。

每 100kg 何首乌片或块，用黑豆 10kg。

黑豆汁制法取黑豆 10kg，加水适量，煮约 4 小时，熬汁约 15kg，豆渣再加水煮约 3 小时，熬汁约 10kg，合并得黑豆汁约 25kg。

2. 炮制作用　生首乌苦泄性平兼发散，经黑豆汁拌蒸后，味转甘厚而性转温，增强了补肝肾、

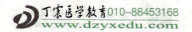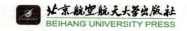

益精血、乌须发、强筋骨的作用，同时消除了生首乌滑肠致泻的副作用，使慢性患者长期服用而不造成腹泻。

3. **各炮制品的主要功效**☆

（1）何首乌味苦、甘、涩，性温。归肝、心、肾经。生首乌具有解毒消肿、润肠通便、截疟的功能。用于瘰疬疮痈，风疹瘙痒，肠燥便秘，久疟不止，高脂血症。

（2）经黑豆汁拌蒸后，增强了补肝肾、益精血、乌须发、强筋骨的作用，用于血虚萎黄，眩晕耳鸣，须发早白，腰膝酸软，肢体麻木，崩漏带下，久疟体虚，高脂血症。

4. **炮制研究概况**　首乌蒸制过程中，总蒽醌、结合蒽醌含量随着蒸制时间延长而减少，游离蒽醌开始增加，使致泻作用减弱。制首乌的磷脂类成分和糖的含量增加，使补益作用更加突出。☆

黄芩

1. **炮制方法**

（1）黄芩：取原药材，除去杂质，洗净。大小分档，置沸水中煮10分钟，取出，闷8～12小时，至内外湿度一致时，切薄片，干燥；或置蒸制容器内，隔水蒸至"圆汽"后半小时，待质地软化，取出，趁热切薄片，干燥（注意避免曝晒）。

（2）酒黄芩：取黄芩片，加黄酒拌匀，稍闷，待酒被吸尽后，置炒制容器内，用文火炒至药物表面微干，深棕黄色，嗅到药物与辅料的固有香气，取出，晾凉。每100kg黄芩片，用黄酒10kg。

（3）黄芩炭：取黄芩片，置预热的炒制容器内，用武火炒至药物表面黑褐色，内部深黄色，取出，摊开晾凉。

2. **炮制作用**　黄芩蒸或沸水煮的目的是使酶灭活，保存药效，又能使药物软化，便于切片。黄芩酒制入血分，并可借黄酒升腾之力，用于上焦肺热及四肢肌表之湿热；同时，因酒性大热，可缓和黄芩的苦寒之性，以免伤害脾阳，导致腹泻。黄芩炭长于清热止血。

3. **各炮制品的主要功效**☆

（1）黄芩味苦，性寒。归肺、胆、脾、大肠、小肠经。具有清热燥湿、泻火解毒、止血、安胎的功能。生黄芩清热泻火解毒力强，用于热病，湿温，黄疸，泻痢，乳痈发背。

（2）酒黄芩用于上焦肺热及四肢肌表之湿热。

（3）黄芩炭以清热止血为主，用于崩漏下血，吐血。

4. **炮制研究概况**　黄芩主含黄酮类成分如黄芩苷、黄芩苷元、汉黄芩苷元等。其中黄芩苷和汉黄芩苷是其主要有效成分。实验表明，黄芩在软化过程中，用冷水处理，易变绿色。这是由于黄芩中所含的酶在一定温度和湿度下，可酶解黄芩中的黄芩苷和汉黄芩苷，产生黄芩素和汉黄芩素。其中黄芩素不稳定，容易被氧化成醌类物质而变绿。使疗效降低。实验表明黄芩经过蒸制或沸水煮既可杀酶保苷，又可使药物软化，便于切片。可保证饮片质量和原有的色泽。☆

地黄

1. **炮制方法**

（1）鲜地黄：取鲜药材，除去杂质，洗净，用时切厚片或绞汁。

（2）生地黄：取干药材，除去杂质，洗净，闷润，切厚片，干燥。

（3）熟地黄

①取净生地黄，加黄酒拌匀，置蒸制容器内，密闭隔水炖至酒吸尽，药物显乌黑色光泽，味转甜，取出，晒至外皮黏液稍干时，切厚片或块，干燥。每100kg生地黄，用黄酒30～50kg。

②取净生地黄，置蒸制容器内，隔水蒸至黑润，取出，晒至八成干，切厚片或块，干燥。

（4）生地黄炭：取生地黄片，置炒制容器内，用武火炒至焦黑色，发泡，鼓起时，取出，放凉。或用闷煅法煅炭。

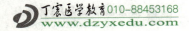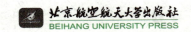

（5）熟地黄炭：取熟地黄片，置炒制容器内，用武火炒至焦褐色，取出，放凉，或用闷煅法煅炭。

2. 炮制作用 鲜地黄和生地黄苦寒之性较强，蒸制成熟地黄后，药性由寒转温，味由苦转甜，功能由清转补，且可借酒力行散，起到行药势、通血脉的作用。炒炭后增强了止血作用。生地黄炭入血分凉血止血。熟地黄炭以补血止血为主。

3. 各炮制品的主要功效☆

（1）鲜地黄味甘、苦，性寒。归心、肝、肾经。有清热生津、凉血止血的功能。用于热邪伤阴，发斑发疹，等症。

（2）生地黄味苦，性寒，归心、肝、肾经。为清热凉血之品，具有清热凉血、养阴生津部的功能。用于热病烦躁、发斑消渴、骨蒸劳热、吐血、尿血、崩漏。

（3）蒸制成熟地黄后，药性由寒转温，味由苦转甜，功能由清转补。熟地黄质厚味浓，滋腻碍脾。酒制后性转温，主补阴血，且可借酒力行散，起到行药势、通血脉的作用。具有滋阴补血、益精填髓的功能。用于肝肾阴虚，目昏耳鸣，腰膝酸软，消渴，遗精，崩漏，须发早白。

（4）生地黄炭入血分凉血止血。用于吐血，尿血、崩漏。

（5）熟地黄炭以补血止血为主。用于崩漏或虚损性出血。

黄精

炮制方法

1. 黄精 取原药材，除去杂质，洗净，略润，切厚片，干燥。

2. 酒黄精 取净黄精，加黄酒拌匀，置蒸制容器内，隔水蒸透，或密闭隔水炖至酒被吸尽，色泽黑润，口尝无麻味时，取出，稍晾，切厚片，干燥。每100kg黄精，用黄酒20kg。

3. 蒸黄精 取净黄精，置蒸制容器内，反复蒸至内外呈滋润黑色，切厚片，干燥。

女贞子

炮制方法

1. 女贞子 除去杂质，洗净，干燥。

2. 酒女贞子 取净女贞子，用黄酒拌匀，稍闷，置蒸制容器内，隔水蒸透，或密闭隔水炖至酒完全吸尽，女贞子呈黑润时，取出，干燥。每100kg女贞子，用黄酒20kg。

五味子

炮制方法

1. 五味子 除去杂质，用时捣碎。

2. 醋五味子 取净五味子，加醋拌匀，稍闷，置蒸制容器内，隔水蒸至醋被吸尽，表面显紫黑色，取出，干燥。每100kg五味子，用醋15kg。

3. 酒五味子 取净五味子，加酒拌匀，稍闷，置蒸制容器内，隔水蒸至酒被吸尽，表面转黑色，取出，干燥。每100kg五味子，用黄酒20kg。

4. 蜜五味子 取熟蜜用适量沸水稀释后，加入净五味子，拌匀，闷透，置炒制容器内，用文火加热，炒至不粘手时，取出，放凉。每100kg五味子，用熟蜜10kg。

山茱萸

炮制方法

1. 山萸肉 取原药材，洗净，除去杂质和残留果核。

2. 酒山萸肉 取山萸肉，用黄酒拌匀，置蒸制容器内，隔水蒸透，或密闭隔水炖至酒被吸尽，药物变黑润，取出，干燥。每100kg山萸肉，用黄酒20kg。

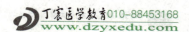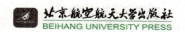

3. **蒸山茱萸**　取山萸肉,置蒸制容器内,先用武火,待"圆汽"改用文火,隔水蒸至外皮呈紫黑色,熄火后闷过夜,取出,干燥。

人参△☆

1. **炮制方法**

（1）生晒参：取原药材,洗净,经晒干或烘干后即为生晒参。用时润透,切薄片,干燥；或用时粉碎,捣碎。

（2）红参：取原药材,洗净,经蒸制干燥后即为红参。用时蒸软或稍浸后烤软,切薄片,干燥；或用时粉碎,捣碎。

2. **炮制作用**　生晒参偏于补气生津,复脉固脱,补脾益肺,红参长于大补元气、复脉固脱、益气摄血。

3. **各炮制品的主要功效☆**

（1）人参味甘、微苦,性平。归脾、肺、心经。具有大补元气、复脉固脱、补脾益肺、生津安神的功能。生晒参偏于补气生津,复脉固脱,补脾益肺,多用于体虚欲脱,脾虚食少,口渴。消渴等证。

（2）红参味甘、微苦,性温。具有大补元气、复脉固脱、益气摄血的功能。多用于体虚欲脱,肢冷脉微,气不摄血,崩漏下血者。

天麻☆

炮制方法：取原药材,除去杂质,洗净,润透或蒸软,切薄片,干燥。

肉苁蓉☆

1. **炮制方法**

（1）肉苁蓉：取原药材,除去杂质,洗净,润透,切厚片,干燥。有盐质者,先将盐分漂净后再切厚片,干燥。

（2）酒苁蓉：取净肉苁蓉片,加黄酒拌匀,置蒸制容器内,隔水蒸透,或密闭隔水炖至酒被吸尽,表面呈黑色,取出,干燥。每100kg肉苁蓉片,用黄酒30kg。

2. **炮制作用**　肉苁蓉味甘、咸,性温。归肾、大肠经。具有补肾阳、益精血、润肠通便的功能。肉苁蓉生品补肾止浊、滑肠通便力强。肉苁蓉酒制后补肾助阳之力增强。

木瓜☆

1. **炮制方法**　取原药材,除去杂质,洗净,润透或蒸透后切薄片,晒干。

2. **炮制作用**　木瓜质地坚硬,水分不易渗入,软化时久泡则损失有效成分。蒸木瓜较易切制,其片形美观,容易干燥。

桑螵蛸☆

1. **炮制方法**

（1）桑螵蛸：取原药材,除去杂质,洗净,置蒸制容器内,用武火隔水蒸至"圆汽"后约1小时,容器壁有水蒸气凝结成的水珠滴下为度。取出,晒干或烘干。用时剪碎。

（2）盐桑螵蛸：取净桑螵蛸,加入盐水拌匀,闷润,置炒制容器内,用文火加热,炒至有香气逸出时,取出放凉。

2. **炮制作用**　生桑螵蛸令人泄泻,蒸后可消除致泻的副作用,同时经过蒸制,又可杀死虫卵,有利于保存药效。盐水制可引药下行入肾,增强益肾固精、缩尿止遗的作用。

川乌

1. **炮制方法**

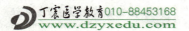

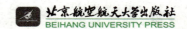

（1）生川乌：取原药材，拣净杂质，洗净灰屑，晒干。

（2）制川乌 取川乌，大小分档，用水浸泡至内无干心，取出，加水煮沸 4～6 小时，或蒸 6～8 小时，至取个大及实心者切开无白心，口尝微有麻舌感时，取出晾至六成干，切厚片，干燥。

2. 炮制作用　生川乌有大毒，制后毒性降低，可供内服。

3. 各炮制品的主要功效　川乌味辛、苦，性热；有大毒。归心、肝、肾、脾经。具有祛风湿、温经止痛的功能。生川乌有大毒，多外用于风冷牙痛，疥癣，痈肿。制后毒性降低，可供内服。用于风寒湿痹，肢体疼痛，麻木不仁，心腹冷痛，疝痛，跌打肿痛。☆

4. 炮制研究概况　川乌的主要成分为生物碱，其中双酯型乌头碱毒性最强，双酯型乌头碱 C8 位上的乙酰基水解（或分解），失去一分子醋酸，得到相应的苯甲酰单酯型生物碱，其毒性为双酯型乌头碱的 1/500～1/200。再进一步水解，使 C14 位上的苯甲酰基水解（或分解），失去一分子苯甲酸，得到亲水性氨基醇类乌头原碱，其毒性仅为双酯型乌头碱的 1/4000～1/2000。另一原因可能是炮制过程中脂肪酰基取代了 C8 位上的乙酰基，生成脂碱，从而降低了毒性。☆

草乌

1. 炮制方法

（1）生草乌：取原药材，除去杂质，洗净，干燥。

（2）制草乌：取净草乌，大小分档，用水浸泡至内无干心，取出，加水煮沸至取大个及实心者切开内无白心，口尝微有麻舌感时，取出，晾至六成干，切薄片，干燥。

2. 炮制作用　生草乌有大毒，多作外用。制后毒性降低，可供内服。

3. 各炮制品的主要功效　草乌味辛、苦，性热；有大毒。归心、肝、脾、肾经。具有祛风除湿、温经止痛的功能。生草乌有大毒，多作外用。制后毒性降低，可供内服。用于风寒湿痹，关节疼痛，心腹冷痛，跌打疼痛。☆

4. 炮制研究概况　草乌的主要成分和炮制解毒机理与川乌类似，可参看川乌项。采用双波长薄层扫描法分别测定生草乌、高压蒸法及煮沸 4 小时的制草乌饮片中的乌头碱、中乌头碱、次乌头碱三种毒性生物碱的含量，结果煮沸 4 小时毒性生物碱含量降低最为明显。在蒸制工艺中，随着压力与温度的增高，总生物碱含量无显著变化，而毒性生物碱的含量呈显著下降。☆

附子

1. 炮制方法

（1）炮附片：取砂置锅内，用武火炒热，加入附片，拌炒至鼓起并微变色，取出，筛去砂，放凉。

（2）淡附片：取净盐附子，用清水浸漂，每天换水 2～3 次，至盐分漂尽，与甘草、黑豆加水共煮，至透心，切开后口尝无麻舌感时，取出，除去甘草、黑豆，切薄片，干燥。每 100kg 盐附子，用甘草 5kg，黑豆 10kg。

2. 炮制作用　生附子有毒，加工炮制后毒性降低，便于内服。产地加工成盐附子的目的是防止药物腐烂，利于贮存。加工成黑顺片、白附片后毒性降低，可直接入药。炮附片以温肾暖脾为主。淡附片长于回阳救逆，散寒止痛。

3. 各炮制品的主要功效☆

（1）附子具有回阳救逆、补火助阳、逐风寒湿邪的功能。用于亡阳虚脱，肢冷脉微，阳痿，宫冷，心腹冷痛，虚寒吐泻，阴寒水肿，阳虚外感，寒湿痹痛。

（2）炮附片以温肾暖脾为主，用于心腹冷痛，虚寒吐泻。

（3）淡附片长于回阳救逆，散寒止痛。用于亡阳虚脱，肢冷脉微，阴寒水肿，阳虚外感，寒湿痹痛。

4. 炮制研究概况　附子的毒性成分为乌头碱等二萜双酯类生物碱。炮制后毒性降低，减毒机制亦与川乌类似。附子具有明显的强心作用，其中所含的一种微量成分消旋去甲乌药碱，证明具有显著的强心作用，稀释至十亿分之一仍有活性。其他强心成分尚有棍撑碱（氯化甲基多巴胺）、去甲猪毛菜碱等。各种炮制方法和工艺均能使附子中生物碱含量下降。但附子中总生物碱含量的多少不能准确反映其毒性大小，而双酯型生物碱的含量是决定其毒性大小的主要因素。☆

远志

炮制方法

1. **远志**　原药材，除去杂质，略洗，润透，切段，干燥。

2. **制远志**　取甘草，加适量水煎煮两次，煎液合并，加入净远志，用文火煮至汤被吸尽，取出，干燥。每 100kg 远志段，用甘草 6kg。

3. **蜜远志**　取熟蜜，加入少许开水稀释后，淋于制远志段中，稍闷，用文火炒至蜜被吸尽，药色深黄，略带焦斑，疏散不粘手为度，取出，放凉。每 100kg 远志段，用熟蜜 20kg。

吴茱萸

炮制方法

1. **吴茱萸**　取原药材，除去杂质，洗净，干燥。

2. **制吴茱萸**　取甘草片或碎块，加适量水，煎汤去渣，加入净吴茱萸，闷润吸尽后置热锅内，用文火炒至微干，取出，晒干。每 100kg 净吴茱萸，用甘草 6kg。

3. **盐吴茱萸**　取净吴茱萸，置于适宜容器内，加入盐水拌匀，置锅内用文火加热，炒至裂开，稍鼓起时，取出放凉。每 100kg 净吴茱萸，用食盐 3kg。

藤黄☆

1. **炮制方法**

（1）生藤黄：将原药材除去杂质，轧成粗粒或打成小块。

（2）制藤黄

①豆腐制：大块豆腐，中间挖一长方形槽，将药置槽中，再用豆腐盖严，置锅内加水煮，煮至藤黄熔化后，取出放凉，待藤黄凝固，除去豆腐即得。或将定量豆腐块中间挖槽，把净藤黄粗末放入槽中，上用豆腐覆盖，放入盘中用蒸笼加热，蒸至藤黄全部熔化，取出，放凉，除去豆腐，干燥。每 100kg 净藤黄，用豆腐 300kg。

②荷叶制：取荷叶加 10 倍量水煎 1 小时，捞去荷叶，加入净藤黄煮至烊化，并继续浓缩成稠膏状，取出，凉透，使其凝固，打碎。每 100kg 净藤黄，用荷叶 50kg。

③山羊血制：取净藤黄与鲜山羊血同煮 5～6 小时，取出，拣出山羊血，晾干。每 100kg 净藤黄，用山羊血 50kg。

2. **炮制作用**　藤黄生品有大毒，不能内服。制后毒性降低，可供内服。并可保证药物的净度。

苦杏仁

1. **炮制方法**

（1）苦杏仁：取原药材，筛去皮屑杂质，拣净残留的核壳及褐色油粒。用时捣碎。

（2）焯杏仁：取净苦杏仁置 10 倍量沸水中，加热约 5 分钟，至种皮微膨起即捞出，用凉水浸泡，取出，搓开种皮与种仁，干燥，筛去种皮。用时捣碎。

炒杏仁取焯苦杏仁，置锅内用文火炒至微黄色，略带焦斑，有香气，取出放凉。用时捣碎。应注意锅中水量要多，水沸后加药，药量要少，使水始终接近 100℃。否则破坏酶的效果不好。

2. **炮制作用**　苦杏仁生用有小毒。制后可降低毒性，使用药安全。焯杏仁可除去非药用部位，便于有效成分煎出，提高药效。又可破坏酶，保存苷。炒制后性温，长于温肺散寒。

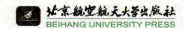

3. **各炮制品的主要功效**　苦杏仁味苦，性微温。有小毒。归肺、大肠经。具有降气止咳平喘、润肠通便的功能。生用有小毒。性微温而质润，长于润肺止咳，润肠通便。多用于新病咳喘（常为外感咳嗽）肠燥便秘。炒制后可降低毒性，使用药安全。燀杏仁作用与生杏仁相同，炒制后性温，长于温肺散寒，多用于肺寒咳喘，久患肺喘。☆

4. **炮制研究概况**　苦杏仁中的苦杏仁苷是止咳平喘的有效成分，脂肪油具有润肠通便作用。在一定的温度和湿度条件下，苦杏仁苷易被共存的苦杏仁酶和野樱酶水解，产生氢氰酸。☆

桃仁

炮制方法

1. **桃仁**　取原药材，筛去灰屑杂质，拣净残留的壳及泛油的黑褐色种子。用时捣碎。

2. **燀桃仁**　取净桃仁置沸水中，加热烫至种皮微膨起即捞出，在凉水中稍泡，捞起，搓开种皮与种仁，干燥，筛去种皮。用时捣碎。

3. **炒桃仁**　取燀桃仁，置锅内用文火炒至黄色，略带焦斑，取出放凉。用时捣碎。

白扁豆

炮制方法

1. **白扁豆**　取原药材，除去杂质，用时捣碎。

2. **扁豆衣**　取净扁豆置沸水中，稍煮至皮软后，取出放凉水中稍泡，取出，搓开种皮与种仁，干燥，筛取种皮（其仁亦药用）。

3. **炒扁豆**　取净扁豆或仁，置热锅内，用文火炒至表面微黄，略有焦斑时，取出放凉。

半夏☆

1. **炮制方法**

（1）生半夏：取原药材，除去杂质，洗净，干燥。用时捣碎。

（2）清半夏：取净半夏，大小分开，用8%白矾溶液浸泡至内无干心，口尝微有麻舌感，取出，洗净，切厚片，干燥。每100kg净半夏，用白矾20kg。

（3）姜半夏：取净半夏，大小分开，用水浸泡至内无干心时，取出，另取生姜切片煎汤，加白矾与半夏共煮至透心，取出，晾干，或晾至半干，干燥；或切薄片，干燥。每100kg净半夏，用生姜25kg，白矾12.5kg。

（4）法半夏：取净半夏，大小分开，用水浸泡至内无干心，取出；另取甘草适量，加水煎煮2次，合并煎液，倒入用适量水制成的石灰液中，搅匀，加入上述已浸透的半夏，浸泡，每天搅拌1～2次，并保持浸液pH在12以上，至切面黄色均匀，口尝微有麻舌感时，取出，洗净，阴干或烘干。每100kg净半夏，用甘草15kg，生石灰10kg。

2. **炮制作用**　半夏生用辛温有毒，能使入呕吐，咽喉肿痛，失音，多外用。经炮制后，能降低毒性，缓和药性，消除副作用。清半夏长于化痰，姜半夏增强了降逆止呕作用，法半夏偏于祛寒痰，同时具有调和脾胃的作用。

3. **各炮制品的主要功效**　半夏味辛，性温，有毒。归脾、肺经。具有化痰止咳、消肿散结的功能。生半夏有毒，多作外用，用于疮痈肿毒，湿痰咳嗽。清半夏以燥湿化痰为主，用于湿痰咳嗽，痰热内结，风痰吐逆，痰涎凝聚，咯吐不出。姜半夏以温中化痰、降逆止呕为主，用于痰饮呕吐，胃脘痞满。法半夏偏于祛寒痰，用于痰多咳嗽，痰饮眩悸。亦多用于中药成方制剂中。☆

天南星☆

1. **炮制方法**

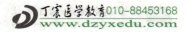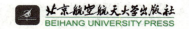

（1）生天南星：取原药材，除去杂质，洗净，干燥。

（2）制天南星：取净天南星，按大小分别用清水浸泡，每天换水2～3次，如水面起白沫，换水后加白矾（每100kg天南星，加白矾2kg），泡1日后，再换水漂至切开口尝微有麻舌感时取出。另取白矾、生姜片置锅内加适量水煮沸后，倒入天南星共煮至无干心时取出，除去姜片，晾至4～6成干，切薄片，干燥，筛去碎屑。每100kg天南星，用生姜、白矾各12.5kg。

（3）胆南星：取制天南星细粉，加入净胆汁（或胆膏粉及适量清水）拌匀，蒸60分钟至透，取出放凉，制成小块，干燥。或取天南星细粉，加入净胆汁（或胆膏粉及适量清水）拌匀，放温暖处，发酵5～7天后，再连续蒸或隔水炖9昼夜，每隔2小时搅拌1次，除去腥臭气，呈黑色浸膏状，口尝无麻味为度，取出，晾干。再蒸软，趁热制成小块。每100kg制天南星细粉，用牛（或羊、猪）胆汁400kg（胆膏粉40kg）。

2. **炮制作用** 天南星生品有毒，多供外用，经复制成制天南星后降低了毒性，并增强了燥湿化痰作用。加胆汁制成胆南星后，缓和了燥烈之性，药性由温转凉，味由辛转苦，有清化热痰、息风定惊的作用。

3. **各炮制品的主要功效☆**

（1）天南星味苦、辛，性温；有毒。归肺、肝、脾经。生天南星辛温燥烈，有毒，多外用。亦可内服，以祛风止痉为主，多用于破伤风，也用于癫痫。外用治痈肿疮疖，蛇虫咬伤。

（2）制南星毒性降低，燥湿化痰的作用增强。多用于顽痰咳嗽。

（3）胆南星毒性降低，其燥烈之性缓和，药性由温转凉，味由辛转苦，功能由温化寒痰转为清化热痰。以清化热痰、息风定惊力强，多用于痰热咳喘，急惊风，癫痫等症。

六神曲☆

1. **炮制方法**

（1）神曲：取杏仁、赤小豆碾成粉末，与面粉混匀，加入鲜青蒿、鲜辣蓼、鲜苍耳草药汁，揉搓成捏之成团，掷之即散的粗颗粒状软材，置模具中压制成扁平方块，用鲜苘麻叶包严，放入箱内，按品字形堆放，上面覆盖鲜青蒿。30～37℃，经4～6天即能发酵，待药面生出黄白色霉衣时取出，除去苘麻叶，切成2.5cm见方的小块，干燥。每100kg面粉，用杏仁、赤小豆各4kg，鲜青蒿、鲜辣蓼、鲜苍耳草各7kg。药汁为鲜草汁和其药渣煎出液。

（2）炒神曲：将神曲块投入热锅内，用文火加热，不断翻炒，至表面呈微黄色，取出，放凉。

（3）焦神曲：将神曲块投入热锅内，用文火加热，不断翻炒，至表面呈焦褐色，内部微黄色，有焦香气时，取出，摊开放凉。

（4）麸炒神曲：取麦麸皮均匀撒于热锅内，待烟起，将神曲倒入，快速翻炒至神曲表面呈棕黄色，取出，筛去麸皮，放凉；或用清炒法，炒至棕黄色。

2. **炮制作用** 六神曲系五种不同药物加面粉经发酵而成，改变了原有药物的性能，产生了健脾开胃、发散等作用。麸炒后具有甘香气，和胃消食作用增强。炒焦增强了化积止泻作用。

3. **各炮制品的主要功效☆**

（1）六神曲味甘、辛，性温。入脾、胃经。生六神曲健脾开胃，并有发散作用。

（2）炒神曲健脾和胃功能增强，发散作用减少。

（3）麸炒六神曲具有甘香气，以醒脾和胃为主。用于食积不化，脘腹胀满，不思饮食，肠鸣泄泻。

（4）焦六神曲消食化积力强，以治食积泄泻为主。

淡豆豉☆

1. **炮制方法** 取黑大豆洗净。另取桑叶、青蒿加水煎煮，滤过，将煎汁拌入净大豆中，待汤液被吸尽后，置蒸制容器内蒸透，取出，稍凉，置容器内，用煎过汁的桑叶、青蒿渣覆盖，在温度

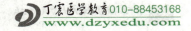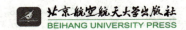

25～28℃，相对湿度 80% 的条件下，闷至发酵，长满黄衣时，取出，去药渣，加适量水搅拌、捞出，置容器内，保持温度 50～60℃，闷 15～20 天，充分发酵，有香气逸出时，取出，略蒸，干燥，即得淡豆豉。每 100kg 黑大豆，用桑叶、青蒿各 7～10kg。

2. **炮制作用** 淡豆豉具有解表、除烦的功能。用于伤风感冒、发热恶寒、头痛，或胸中烦闷，虚烦不眠。

麦芽☆

1. **炮制方法**

（1）麦芽：取新鲜成熟饱满的净大麦，用清水浸泡 6～7 成透，捞出，置能排水容器内，盖好，每天淋水 2～3 次，保持湿润，待幼芽长至约 0.5cm 时，取出干燥即得。

（2）炒麦芽：取净大麦，置预热的炒制容器内，用文火加热，不断翻动，炒至表面棕黄色，鼓起并有香气时，取出晾凉，筛去灰屑。

（3）焦麦芽：取净麦芽置炒制容器内，用中火加热，炒至有爆裂声，表面呈焦褐色，鼓起，并有焦香气时，取出晾凉，筛去灰屑。

2. **炮制作用** 大麦经发芽成麦芽后，产生健脾消食、疏肝通乳作用；炒后增强健脾消食作用，并能回乳；炒焦则能增强消食化积作用。

3. **各炮制品的主要功效☆**

（1）麦芽味甘，性平。归脾、胃经。具有消食和胃、疏肝通乳的功能。用于消化不良，乳汁郁积。

（2）炒麦芽偏温而气香，具有行气、消食、回乳之功。

（3）焦麦芽性偏温而味甘微涩，增强了消食化滞、止泻的作用。

谷芽☆

炮制方法

1. **谷芽** 取成熟而饱满的稻，用清水浸泡至六七成透，捞出，置能排水的容器内，覆盖，每天淋水 1～2 次，保待湿润，待须根长至 1cm 时，取出晒干，除去杂质。

2. **炒谷芽** 取净谷芽，置炒制容器内，用文火加热，炒至表面深黄色，大部分爆裂，并有香气逸出时，取出晾凉，筛去灰屑。

3. **焦谷芽** 取净谷芽，置炒制容器内，用中火加热，炒至表面焦黄色，大部分爆裂，并有焦香气逸出时，取出晾凉，筛去灰屑。

大豆黄卷☆

炮制方法

1. **大豆黄卷** 取净大豆，用清水浸泡至表面起皱，捞出。置能排水的容器内，上盖湿布，每天淋水 2～3 次，保持湿润，待芽长至 0.5～1cm 时，取出，干燥。

2. **制大豆黄卷** 取灯心草、淡竹叶置锅内，加入适量清水煎煮两次（每次 30～60 分钟），过滤去渣。药汁与净大豆黄卷共置锅内用文火加热，煮至药汁被吸尽，取出干燥。每 100kg 大豆黄卷，用淡竹叶 2kg，灯心草 1kg。

3. **炒大豆黄卷** 取净大豆黄卷，置热锅内，用文火加热，微炒至较原色稍深，取出放凉。

巴豆△☆

1. **炮制方法**

（1）生巴豆：取原药材，除去杂质，去净果壳及种皮取仁。

（2）巴豆霜：取净巴豆仁，碾如泥状，里层用纸，外层用布包严，蒸热，用压榨器榨去油，如此

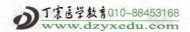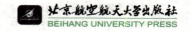

反复数次，至药物松散成粉，不再黏结成饼为度。少量者，可将巴豆仁碾后用数层粗纸包裹，放热炉台上，受热后，反复压榨换纸，达到上述要求为度。注意事项如下：

①生巴豆有剧毒，在制霜过程中，往往由于接触巴豆种仁、油蒸气而引起皮炎，局部出现红斑或红肿，有灼热感或痛痒，眼鼻部亦有灼热感等。操作时应加注意，并应戴手套及口罩防护。

②工作结束时，可用冷水洗涤裸露部分，不宜用热水洗。如有皮炎症状时，可用绿豆、防风、甘草煎汤内服。据《外科证治全书》载："中巴豆毒，绿豆汤冷服或甘草、黄连煎汁冷饮。"

③压榨去油时，药物要加热才易出油；如用粗纸包压时要勤换纸，以使油充分渗在纸上。

④用过的布或纸立即烧毁，以免误用。

2. 炮制作用　巴豆生品有大毒，泻下峻烈，仅供外用。经加热去油成霜后，能降低毒性，缓和其泻下作用。

3. 各炮制品的主要功效

（1）巴豆味辛，性热；有大毒。归胃、大肠经。具有峻下积滞、逐水消肿、豁痰利咽、蚀疮的功能。生巴豆毒性强烈，仅供外用蚀疮。

（2）炒巴豆毒性稍减，可用于疮拥肿毒，腹水鼓胀，泻痢。

（3）巴豆霜毒性降低，泻下作用得到缓和，多用于寒积便秘，乳食停滞，腹水，二便不通，喉风，喉痹。

4. 炮制研究概况　巴豆脂肪油具有强烈的泻下作用和刺激作用。巴豆毒素是一种蛋白质，遇热则失去活性。

柏子仁△☆

炮制方法

1. 柏子仁　取原药材，除去杂质及残留的种皮，筛去灰屑。

2. 炒柏子仁　取净柏子仁，置热锅中，用文火加热，炒至油黄色，有香气逸出为度，取出，放凉。

3. 柏子仁霜　取净柏子仁，碾成泥状，用布（少量可用数层吸油纸）包严，蒸热，压榨去油，如此反复操作，至药物不再黏结成饼为度，再碾细。

千金子△☆

炮制方法

1. 生千金子　取原药材，除去杂质，筛去灰屑，洗净，曝晒后，搓去皮，取仁，用时打碎。

2. 千金子霜　取净千金子仁，碾成泥状，用布包严，蒸热，压榨去油，如此反复操作，至药物松散不再黏结成饼为度。少量者，碾碎用吸油纸数层包裹，加热，反复压榨换纸，以纸上不显油痕即可。

西瓜霜△☆

1. 炮制方法　取新鲜西瓜，沿蒂头切一厚片作顶盖，挖出部分瓜瓤，将芒硝填入瓜内，盖上顶盖，用竹签扦牢，用碗或碟托住，盖好，悬挂于阴凉通风处，待西瓜表面析出白霜时，随时刮下，直至无白霜析出，晾干。或取新鲜西瓜切碎，放入不带釉的瓦罐内，一层西瓜一层芒硝，将口封严，悬挂于阴凉通风处，数日后即自瓦罐外面析出白色结晶物，随析随收集，至无结晶析出为止。每100kg西瓜，用芒硝15kg。

2. 炮制作用　西瓜能清热解暑，芒硝能清热泻火，两药合制，性味增强，起到协同作用，使药物更纯洁，增强清热泻火之功。

3. 各炮制品的主要功效　西瓜霜味咸，性寒。归肺、胃经。具有清热泻火、消肿止痛的功效，多用于咽喉肿痛，口舌热疮等。☆

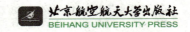

蜈蚣△☆

1. 炮制方法

（1）蜈蚣：取原药材，除去竹片及头足，用时折断或捣碎。

（2）焙蜈蚣：取净蜈蚣，除去头足，用文火焙至黑褐色质脆时，放凉。

2. 炮制作用
蜈蚣生品有毒，多外用，焙后能降低毒性，矫臭矫味，使药物干燥，便于粉碎。

3. 各炮制品的主要功效☆

（1）蜈蚣味辛，性温，有毒。归肝经。具有息风止痉、解毒散结、通络止痛的功能。多用于急慢惊风，破伤风等症的痉挛抽搐，癫病。

（2）焙蜈蚣毒性降低，矫味矫臭，并使之干燥，便于粉碎。多入丸散内服或外敷，功用同生品。

肉豆蔻△☆

1. 炮制方法

（1）麦麸煨：取净肉豆蔻，加入麦麸，数煨温度150～160℃，约15分钟，至麸皮呈焦黄色，肉豆蔻呈棕褐色，表面有裂隙时取出，筛去麸皮，放凉（药典法）。或将麦麸和肉豆蔻同置锅内，用文火加热，掩埋并适当翻动，至麦麸呈焦黄色，肉豆蔻呈深棕色时取出，筛去麦麸，放凉，用时捣碎。每100kg肉豆蔻用麦麸40kg。

（2）滑石粉煨：将滑石粉置锅内，加热炒至灵活状态，投入肉豆蔻，文火加热，掩埋并适当翻动，至肉豆蔻呈深棕色并有香气飘逸时取出，筛去滑石粉，放凉，用时捣碎。每100kg肉豆蔻，用滑石粉50kg。

（3）面裹煨：取面粉加适量水做成团块，再压成薄片，将肉豆蔻逐个包裹，或将肉豆蔻表面用水湿润，如水泛丸法包裹面粉，再湿润包裹至3～4层，晒至半干，投入已炒热的滑石粉锅内，适当翻动，至面皮呈焦黄色时取出，筛去滑石粉，放凉，剥去面皮。用时捣碎。每100kg肉豆蔻，用面粉50kg。

2. 炮制作用
肉豆蔻生品有滑肠致泻的作用，并具有刺激性。煨后可除去部分油质，免于滑肠，减少刺激性，增强固肠止泻作用。

3. 各炮制品的主要功效☆

（1）肉豆蔻辛，性温。归脾、胃、大肠经。具有涩肠止泄、温中行气、开胃消食的功能。

（2）生肉豆蔻辛温气香，长于暖胃消食，下气止呕。如治脾胃虚寒，不思饮食的本车二神丸（《景岳全书》）；但生肉豆蔻含有大油质，有滑肠之弊，并具刺激性，一般多制用。

（3）煨肉豆蔻可除去部分油质，免于滑肠，刺激性减小，增强了固肠止泻的功能。用于心腹胀痛，虚弱冷痢，呕吐，宿食不消。如治久泻不止的养脏汤（《局方》）；治脾肾阳虚，五更泄泻的四神丸（《中国药典》）；治脾胃虚寒气滞所致的脘腹胀痛、宿食不消、呕吐等症的肉肉豆蔻散。

4. 炮制研究概况
肉豆蔻含有脂肪油25%～40%，挥发油8%～15%，脂肪油中主要含肉豆蔻酸甘油酯，挥发油中主要含肉豆蔻醚、丁香酚、黄樟醚及多种萜类化合物。研究表明，肉豆蔻炮制后挥发油成分发生了质和量的变化，有13个新成分增加，4个成分消失，止泻成分甲基丁香酚、甲基异丁香酚含增加，毒性成分肉豆蔻醚、黄樟醚含量降低，其中肉豆蔻醚含量依次是面煨＜麸煨＜滑石粉煨＜生品。☆

木香△☆

1. 炮制方法

（1）木香：取原药材，除去杂质，洗净，闷润至软，切厚片晾干。

（2）煨木香：取未干燥的木香片，平铺于吸油纸上，一层木香片一层纸，如此间隔平铺数层，上下用平坦木板夹住，以绳捆扎结实，使木香与吸油纸紧密接触，放烘干室或温度较高处，煨至木香所

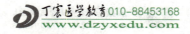
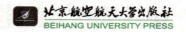

含挥发油渗透到纸上，取出木香，放凉，备用。

2. **炮制作用**　木香煨后除去部分油质，实肠止泻作用增强。

3. **各炮制品的主要功效☆**

（1）木香味辛，苦，性温。归脾、胃、大肠、胆经。具有行气止痛、健脾消食的功能。

（2）生品长于行气止痛。多用于脘腹胀痛。

（3）煨木香长于实肠止泻。多用于脾虚泄泻、肠鸣腹痛等症。

4. **炮制研究概况**　木香主含挥发油。有研究报道：纸煨品、清炒品、麦麸煨品等炮制品比生品中的挥发油含量有所减少。麸炒、麸煨、纸煨均使木香中的去氢木香内酯、木香烃内酯等的含量显著降低。通过显微组织结构观察分析发现，煨制木香挥发含量下降是由于木香油细胞因受热而破裂，导致挥发油损失。☆

葛根△ ☆

炮制方法

1. **葛根**　取原药材，除去杂质，洗净，稍泡，捞出闷润，切厚片，晒干。

2. **煨葛根**

（1）湿纸煨：取葛根片或块，用三层湿纸包好，埋入无烟热火灰中，煨至纸呈焦黑色，葛根呈微黄色时取出，去纸放凉，备用。

（2）麦麸煨：取麦麸撒入热锅中，用中火加热，待冒烟后，倒入葛根片，上面再撒麦麸，煨至下层麦麸呈焦黄色时，随即用铁铲将葛根与麦麸不断翻动，至葛根片呈焦黄色时取出。筛去麦麸，放凉，备用。每100kg葛根，用麦麸30kg。

芒硝△ ☆

1. **炮制方法**

（1）芒硝：取适量鲜萝卜，洗净，切成片，置锅中，加适量水煮透，捞出萝卜，再投入适量天然芒硝（朴硝）共煮，至全部溶化，取出过滤或澄清以后取上清液放冷。待结晶大部分析出，取出置避风处适当干燥即得，其结晶母液经浓缩后可继续析出结晶，直至不再析出结晶为止。每100kg芒硝，用萝卜20kg。

（2）风化硝：取重结晶之芒硝，打碎，包裹悬挂于阴凉通风处，令其自然风化成白色质轻粉末。或取芒硝平底盆内，露放通风处，令其风化，消失水分，成为白色粉末，即得。

2. **炮制作用**　芒硝提净后可提高其纯净度。萝卜煮制后，缓和其咸寒之性，并借萝卜消积滞、化痰热、下气、宽中作用，以增强芒硝润燥软坚、消导、下气通便之功。风化失去结晶水成风化硝，药性缓和，便于外用。

3. **各炮制品的主要功效☆**

（1）芒硝味咸、苦，性寒。归胃、大肠经。具有泻热通便，润燥软坚，清火消肿的功能。

（2）朴硝用萝卜煮制后所得的芒硝，可提高其纯净度，同时缓和其咸寒之性，并借萝卜消积滞，化痰热，下气，宽中作用，以增强芒硝润燥软坚，消导，下气通便之功用于实热便秘大便燥结，积滞腹痛，肠痈肿毒。

（3）玄明粉为芒硝经风化作用，失去结晶水后的无水硫酸钠，其性缓和而不泄利。用于实热便秘，大便燥结，积滞腹痛。外治咽喉肿痛，口舌生疮，牙龈肿痛、目赤、臃肿，丹毒。

4. **炮制研究概况☆**

（1）芒硝：主含硫酸钠，此外常夹带有食盐、硫酸钙、硫酸镁等。

（2）朴硝：经不同工艺炮制后钠元素含量变化不明显，钙、镁离子含量显著下降，加萝卜制芒硝中钾元素含量明显升高。同一条件下，10～15℃结晶比2～4℃结晶无机元素含量低。用萝卜提净后，

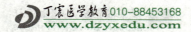 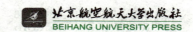

萝卜的锌、锰、铁等元素进入了芒硝，成为炮制后芒硝的组成成分，同萝卜也吸附了铜、铅、铬等离子，从而降低了对人健康不利的成分的含量。

硇砂△ ☆

炮制方法

1. **硇砂** 取原药材，除去杂质，砸成小块。

2. **醋硇砂** 取净硇砂块，置沸水中溶化，过滤后倒入搪瓷盆中，加入适量醋，将搪瓷盆放在水锅内，隔水加热蒸发，当液面出现结晶时随时捞起，直至无结晶析出为止，干燥。或将上法滤过获得的清液置锅中，加入适量醋，加热蒸发至干，取出。每100kg硇砂，用米醋50kg。

朱砂△ ☆

1. **炮制方法** 朱砂粉：取原药材，用磁铁吸尽铁屑，置乳钵内，加适量清水研磨成糊状，然后加多量清水搅拌，倾取混悬液。下沉的粗粉再如上法，反复操作几次，直至手捻细腻，无亮星为止，弃去杂质，合并混悬液，静置后倾去上面的清水，取沉淀晾干，再研细即可。或取朱砂用磁铁吸除铁屑，球磨水飞成细粉，40℃以下烘干，过200目筛。

2. **炮制作用** 朱砂有毒，不入煎剂，经水飞后能使药物达到纯净，极细，便于制剂及服用。同时还可降低毒性。

3. **各炮制品的主要功效** 朱砂甘，微寒。有毒。归心经。有清心镇惊、安神解毒作用。临床多用其制品，内服多用于心悸易惊，失眠多梦，癫痫肿毒等。☆

4. **炮制研究概况** 朱砂的主要成分是硫化汞，尚含有微量的杂质，杂质主要是游离汞和可溶性汞盐，后者毒性极大，为朱砂中的主要有毒成分。研磨水飞后可使朱砂中可溶性汞盐含量减少，而对硫化汞本身含量基本无影响。☆

雄黄△ ☆

1. **炮制方法** 雄黄粉：取净雄黄加适量清水共研至细，加多量清水搅拌，倾取混悬液，下沉部分再如上法反复操作多次，除去杂质，合并混悬液，静置后分取沉淀，晾干，研细。

2. **炮制作用** 雄黄有毒，水飞后使药物达到极细和纯净，降低毒性，便于制剂。

3. **各炮制品的主要功效** 雄黄辛，温。有毒。归肝、胃经。有解毒杀虫作用。临床多用其水飞制品，用于疮疖疔毒，蛇虫咬伤等。☆

珍珠△ ☆

炮制方法

1. **珍珠** 取原药材，除去杂质，洗净，晾干。

2. **珍珠粉** 取原药材，洗净污垢（垢重者，可先用碱水洗涤，再用清水漂去碱性），用纱布包好，再将豆腐置砂锅或铜锅内，一般300g珍珠用两块250g重的豆腐，下垫一块，上盖一块，加清水淹没豆腐寸许，煮制2小时，至豆腐呈蜂窝状为止。取出，去豆腐，用清水洗净晒干，研细过筛，用冷水水飞至舌舔无渣感为度。取出放入铺好纸的竹筐内晒干或烘干，再研细。

竹沥☆

1. **炮制方法** 取鲜嫩淡竹茎，截成0.3～0.5m的段，劈开洗净，装入坛内，装满后坛口向下，架起，坛的底面及周围用锯末和劈柴围严，用火燃烧，坛口下面置一罐，竹片受热后即有汁液流出，滴注罐内，至竹中汁液流尽为止。或取鲜竹，洗净，从两节之间锯开，竹节位于中间，纵向劈开两瓣，架在文火上加热，两端流出的汁液接于容器中，即得。

2. **炮制作用** 淡竹茎经干馏制成的竹沥有清热化痰的作用。

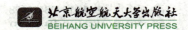

3. 各炮制品的主要功效　竹沥甘，寒，有消热化痰作用。多用于肺热咳嗽痰多，气喘胸闷及中风昏迷等。

历年考点串讲

炮制的目的、炮制的操作方法、炮制品功效等都是炮制学的重要内容，是考试必考内容。重点复习炮制方法、炮制作用、炮制品功效等。

常考的细节有：

1. 炒法的目的。
2. 炒黄的适用药物。
3. 扣锅煅的注意事项。
4. 煅淬法的适用药物。
5. 蒸法的注意事项。
6. 水飞法的适用药物。
7. 复制法的目的和法半夏的炮制工艺、辅料用量。
8. 发酵法、发芽法的适宜温度和湿度。
9. 制霜法的适用药物和操作方法。
10. 提净法的辅料用量和炮制目的。
11. 主要药物的炮制方法、作用和炮制品功效。

（张子杰）

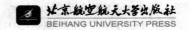

第八章　中药鉴定学

第一节　中药鉴定总论

一、中药材的采收加工△☆

1. 采收原则

（1）植物类药

①根和根茎类：一般在秋、冬季节植物地上部分将枯萎时及春初发芽前或刚露苗时采收。有些植物枯萎期较早应提前在其植株枯萎前采收。

②茎木类：一般在秋、冬两季采收。

③皮类：一般在春末夏初采收。少数皮类药材在秋冬两季采收，肉桂则在春季和秋季各采收一次。

④叶类：多在植物光合作用旺盛期，叶片繁茂，颜色青绿，开花前或果实未成熟前采收。

⑤花类：多在含苞待放时采收，如金银花、辛夷、丁香、槐米等；在花初开时采收的如红花、洋金花等；对花期较长、花朵陆续开放的植物，应分批采摘，以保证质量。一般不宜在花完全盛开后采收。

⑥果实种子类：一般果实多在自然成熟或将近成熟时采收。有的采收幼果，如枳实、青皮等。种子类药材需在果实成熟时采收。

⑦全草类：一般在植株充分生长，茎叶茂盛时采收，如穿心莲、青蒿等；有的在花开时采收，如荆芥、香薷、益母草等。茵陈有两个采收期，春季采收的习称"绵茵陈"，秋季采收的习称"茵陈蒿"。

⑧藻、菌、地衣类：药用部位不同，采收时间不一，例如茯苓立秋后采收较好，冬虫夏草在夏初子座出土孢子未发散时采收，海藻在夏秋二季采收，松萝全年均可采收。

（2）动物类药：因原动物种类和药用部位不同，采收时间也不相同。

①昆虫类：入药部分含虫卵的，应在虫卵孵化前采收，如桑螵蛸应在深秋至次年3月中旬前采收。以成虫入药的，均应在活动期捕捉，如土鳖虫等。有翅昆虫，宜在清晨露水未干时捕捉，因此时不易起飞，如斑蝥等。

②两栖类、爬行类：多数宜在夏秋雨季捕捉，如蟾酥和各种蛇类。亦有在霜降期捕捉的，如中国林蛙等。

③鸟类和哺乳类：大多数全年均可采收，如鸡内金、牛黄、马宝等。但鹿茸需在5月中旬至7月下旬锯取，过时则骨化，麝香活体取香则多在10月份进行。

（3）矿物类药：全年均可采收，大多结合开矿采掘。

2. 加工方法

（1）拣：将采收的新鲜药材中的杂物及非药用部分拣去，或是将药材拣选出来，如牛膝去芦头、须根；白芍、山药除去外皮药材中的细小部分或杂物，可用筛子筛除或用竹匾或簸箕，簸去杂物或分开轻重不同之物

（2）洗：药材在采集后，表面多少附有泥沙，要洗净后才能供药用。

（3）漂：是用水溶去部分有毒成分，如半夏、天南星、附子等。另外有些药材含有大量盐分，在应用前需要漂去，如：海螵蛸、海藻、昆布等。

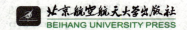

（4）切片：较大的根及根茎类、坚硬的藤木类和肉质的果实类药材大多趁鲜切成块、片，以利干燥。

（5）去壳：种子类药材，一般把果实采收后，晒干去壳，取出种子或先去壳取出种子而后晒干，但也有不去壳的以保持其有效成分不致散失。

（6）蒸、煮、烫：含黏液汁、淀粉或糖分多的药材，用一般方法不易干燥，须先经蒸、煮或烫处理，以便易于干燥。加热时间的长短及采取何种加热方法，视药材的性质而定。

（7）熏硫：有些药材为使色泽洁白，防止霉烂，常在干燥前用硫黄熏制，如山药、白芷、天麻、川贝母、牛膝、天南星等，这是一种传统的加工方法，但该法不同程度地破坏了环境和药材的天然本质，是否妥当，尚需深入研究。

（8）发汗：有些药材在加工过程中用微火烘至半干或微煮蒸后，堆置起来发热，使其内部水分往外溢，变软，变色，增加香味或减少刺激性，有利于干燥，这种方法习称"发汗"，如厚朴、杜仲、玄参、续断等。

（9）干燥：干燥的目的是及时除去药材中的大量水分，避免发霉、虫蛀以及有效成分的分解和破坏，利于贮藏，保证药材质量。可根据不同的药材选择不同的干燥方法，如晒干、烘干、低温、干燥、阴干、晾干、远红外加热干燥、微波干燥。

二、中药鉴定的依据

1. 国家药品标准

（1）《中华人民共和国药典》（简称《中国药典》）：是国家监督管理药品质量的法定技术标准，为第一执行标准。

（2）《部颁药品标准》也是由国家药典委员会编纂出版，是补充在同时期该版药典中未收载的品种或内容，与《中国药典》同属国家药品标准，也是全国各有关单位必须遵照执行的法定药品标准。

2. 地方药品标准
各省、自治区、直辖市等地方制订的中药材标准，收载的药材多为国家药品标准未收载的品种，为各地方的习惯用药，只在当地有约束力。如收载品种与《中国药典》或《部颁药品标准》有重复或矛盾时，应首先按《中国药典》执行，其次按《部颁药品标准》执行。

三、中药鉴定的一般程序

1. 检品登记
由专管部门按规定接收检品，包括抽检样品和委托检验的样品。

2. 取样

（1）抽取样品前，应看清药品名、产地、规格等级及包件式样是否一致，检查包装的完整性、清洁程度以及有无水迹、霉变或其他物质污染等情况，并详细记录。有异常情况的包件，应单独检验。

（2）同批抽检原则

①药材总包件数不足 5 件的，逐件取样。

②5 ～ 99 件，随机抽 5 件取样。

③100 ～ 1000 件，按 5% 比例取样。

④超过 1000 件的，超过部分按 1% 比例取样。

⑤贵重药材，不论包件多少均逐件取样。

（3）对破碎的、粉末状的或大小在 1cm 以下的药材，可用采样器抽取样品，每一包件至少在 2 ～ 3 个不同部位各取样品 1 份，包件大的应从 10cm 以下的深处在不同部位分别抽取。每一包件的取样量为一般药材抽取 100 ～ 500g；粉末状药材抽取 25 ～ 50g；贵重药材抽取 5 ～ 10g；对包件较大或个体较大的药材，可根据实际情况抽取有代表性的样品。

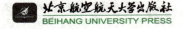

（4）将抽取的样品混匀，即为抽取样品总量。若抽取样品总量超过检验用量数倍时，可按四分法再取样。

（5）最终抽取的供检验用样品量，一般不得少于检验所需用量的3倍，即1/3供实验室分析用，另1/3供复核用，其余1/3留样保存。

3. 鉴定

（1）中药品种真伪鉴定：中药品种真伪鉴定包括中药的来源鉴定、性状鉴定、显微鉴别、理化鉴定。

（2）中药质量优劣鉴定包括中药纯度的检查和中药质量优良度的鉴定。

4. 鉴定记录及鉴定报告书

（1）鉴定记录：鉴定记录是出具报告书的原始依据，应做到记录原始、数据真实、字迹清楚、资料完整。

（2）检验报告书：检验报告书是对药品质量做出的技术鉴定，如是药品检验所出具的检验报告书，则是具有法律效力的技术文件，应长期保存。

四、中药鉴定方法

1. **来源鉴定**　来源鉴定法又称基原鉴定法，是应用植（动、矿）物的分类学知识，对中药的来源进行鉴定，确定其正确的学名。来源鉴定的内容包括原植（动）物的科名、植（动）物名、拉丁学名、药用部位，矿物药的类、族、矿石名或岩石名。

2. **性状鉴定**　性状鉴定的内容包括形状、大小、颜色、表面特征、质地、断面特征、气、味、水试、火试等。

（1）药材

①形状：指干燥药材的形态。

②大小：指药材的长短、粗细（直径）和厚度。

③色泽：指在日光下观察药材的颜色及光泽度。

④表面特征：指药材表面是光滑还是粗糙，有无皱纹、皮孔、鳞片、毛茸或其他附属物等。

⑤质地：指药材的轻重、软硬、坚韧、疏松（或松泡）、致密、黏性、粉性、油润、角质、绵性、柴性等特征。

⑥断面特征：包括自然折断面和横切面特征。

⑦气：有些药材有特殊的香气或臭气，是由于药材含有挥发性物质的缘故。

⑧味：药材的味感是由其所含的化学成分决定的，每种药材的味感是比较固定的，对鉴别某些药材特别有价值。

⑨水试：利用某些药材在水中产生的各种特殊的变化来鉴别药材。

⑩火试：有的药材用火烧之，能产生特殊的香气或臭气，会有颜色、烟雾、闪光或响声等现象出现，可据此鉴别其真伪甚至优劣。

（2）饮片：中药饮片系指将药材经炮制，制成一定规格，供中药配方或作中药制剂原料使用的加工药材。药饮片在性状鉴定时特别要注意形状、大小、表面、切面、质地、断面和气味的特征。

①形状：根和木本植物茎的饮片大多为类圆形切片；草本茎多为段状；皮常为弯曲或卷曲的条片状；叶一般为丝条状；果实、种子般为类圆球形。

②大小：《中国药典》规定饮片的规格有片、段、块、丝等。

③表面：表面是饮片最具特征的地方，可分为外表面和切面。饮片的切面大多为横切面，特征较多。双子叶植物根，根茎、木质茎有环状形成层和放射状环列的维管束，饮片切面显环纹和放射状纹理；形成了习称。如"菊花心"指黄芪、甘草，"车轮纹"指防风，"金井玉栏"指板蓝根、桔梗的切面皮

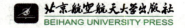

部白色等。有的饮片具异常结构,如切面有同心环状排列筋脉点的牛膝和川牛膝、"罗盘纹"的商陆。"云锦状花纹"的何首乌和"星点"的大黄根茎等。分泌组织在切面上也是重要的识别特征,如具有树脂道的人参、三七、西洋参;苍术的大型油室,习称"朱砂点";鸡血藤的分泌细胞,饮片皮部的树脂样红棕色分泌物等。

④质地:常有硬、脆、韧、实、轻、重、松、粉、黏、角质等。

⑤断面:(同药材)

⑥气、味:(同药材)

3. 显微鉴别　显微鉴别法是利用显微技术对中药进行显微分析,以确定其品种相质量的鉴定方法,包括组织鉴定和粉末鉴定。△☆

4. 理化鉴定　利用某些物理的、化学的或仪器分析方法,鉴定中药的真实性、纯度和品质优劣程度的方法统称为理化鉴定法。△☆

(1)物理常数的测定:物理常数测定包括相对密度、旋光度、折光度、硬度、黏稠度、沸点、凝固点、熔点等的测定。

(2)一般理化鉴别

①化学定性分析:利用药材中的化学成分能与某些试剂产生特殊的气味、颜色、沉淀或结晶等反应来鉴别中药的真伪。

②微量升华:利用中药中所含的某些化学成分,在一定温度下能升华的性质,获得升华物,在显微镜下观察其结晶形状、色泽,或取升华物加试液观察反应。

③荧光分析:利用中药中所含的某些化学成分,在紫外光或常光下能产生一定颜色的荧光的性质进行鉴别。

④显微化学分析:将药材的切片粉末或浸出物等置于载玻片上,加某些化学试剂后产生沉淀或结晶,在显微镜下观察其形状和颜色进行鉴别。

⑤泡沫指数和溶血指数的测定:利用皂素的水溶液振摇后能产生持久性的泡沫和溶解红细胞的性质,可测定含皂苷类成分药材的泡沫指数或溶血指数作为质量指标。

(3)检查

①水分测定:《中国药典》规定的水分测定法有四种:烘干法、甲苯法、减压干燥法和气相色谱法。

②灰分测定:《中国药典》规定的灰分测定法包括总灰分测定法和酸不溶性灰分测定法。

③膨胀度的测定:膨胀度是药品膨胀性质的指标,是指按干燥品计算,每1g药品在水或其他规定的溶剂中,在一定的时间与温度条件下膨胀后所占有的体积。

④酸败度:是指油脂或含油脂的种子类药材,在贮藏过程中发生复杂的化学变化,产生游离脂肪酸、过氧化物和低分子醛类、酮类等分解产物,因而出现异臭味,影响到药材的感观和内在质量。

⑤色度检查:在贮藏过程中易变色、走油的药材,利用比色鉴别法检查药材在贮藏过程中有色杂质的限量,了解和控制其走油变质的程度。

⑥有害物质的检查:中药的有害物质主要有内源性的有害物质和外源性的有害物质。

a. 内源性的有害物质:主要为严重危害人体健康的毒性成分。

b. 外源性的有害物质:中药中的外源性有害物质主要是重金属及有害元素、残留的农药、黄曲霉毒素和二氧化硫等。

(4)色谱法:色谱法是中药化学成分分离和鉴别的重要方法之一,由于现代色谱技术具有分离和分析两种功能,非常适合成分复杂的中药的品质评价。

①薄层色谱法:将供试品溶液点于薄层板上,在展开容器内用展开剂展开,使供试品所含成分分离,所得色谱图与适宜的对照物(对照品或对照药材)按同法所得的色谱图对比,并可用薄层扫描仪进行扫描,用于鉴别、检查或含量测定。

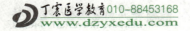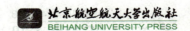

②高效液相色谱法：采用高压输液泵将规定的流动相泵入装有填充剂的色谱柱进行分离测定的色谱方法。注入的供试品，由流动相带入柱，各成分在柱内被分离，并依次进入检测器，由记录仪、积分仪或数据处理系统记录色谱信号。

③气相色谱法：采用气体为流动相（载气）流经装有填充剂的色谱柱进行分离测定的色谱方法。

④其他色谱法：蛋白电泳色谱法和高效毛细管电泳等。

（5）**分光光度法**：分光光度法是通过测定被测物质在特定波位处或一定波长范围内的吸光度或发光强度，对该物质进行定性和定量分析的方法。

①紫外可见分光光度法：对主成分或有效成分在 200 ～ 760nm 处有最大吸收波长的中药，常可选用此法。

②红外分光光度法：在药物分析中，以红外光谱具有的"指纹"特性作为药物鉴定的依据，是各国药典共同采用的方法，但一般仅限于西药等单组分、单纯化合物的鉴定。

③原子吸收分光光度法：原子吸收分光光度法的测量对象是呈原子状态的金属元素和部分非金属元素，由待测元素灯发出的特征谱线通过供试品经原子化产生的原子蒸气时，被蒸气中待测元素的基态原子所吸收，通过测定辐射光强度减弱的程度，求出供试品中待测元素的含量。

（6）**色谱、光谱和质谱联用分析法**：将单一的分析技术联合起来，不仅能获得更多的信息，而且可能产生单一分析技术所无法得到的新的信息。

（7）**浸出物测定**：对某些暂时无法建立含量测定项的中药，或已有含量测定项的中药，为了更全面地控制中药的质量，一般可根据该中药已知化学成分的类别，结合用药习惯，中药质地等，选用适宜的溶剂为溶媒，测定中药中可溶性物质的含量，以示中药的品质。

（8）**含量测定**：中药含有多种成分，其临床疗效常是多种成分协同作用的结果。所以在中医药理论指导下，结合现代科学研究，选择具有生理活性的主要化学成分或指标性成分，进行含量测定，用以评价中药的质量，是现阶段行之有效的方法。

五、中药质量标准△☆

对中药的品种和质量进行科学的鉴定，进而制定规范化的质量标准，是保障临床用药安全、有效、质量稳定、可控的关键。中药材质量标准的项目内容包括：

1. **名称** 药材的名称包括中文名、汉语拼音、药材拉丁名，均应按中药有关命名原则要求制定。

2. **来源** 包括原植（动）物的科名、植（动）物名、拉丁学名、药用部位（矿物药包括该矿物的类、族、矿石名或岩石名、主要成分）、采收季节和产地加工等。

3. **性状** 指药材的形状、大小、色泽、表面、质地、断面、气味等特征。

4. **鉴别** 包括经验鉴别、显微鉴别、理化鉴别。

5. **检查** 检查项下规定的各项是指药品在加工、生产、贮藏过程中可能含有的需要控制的物质，包括安全性、有效性、均一性与纯度要求。

6. **浸出物测定** 包括水溶性、醇溶性及醚溶性浸出物。

7. **含量测定** 以中医理论为指导，结合临床疗效，凡已知有效成分、毒性成分及能反映药材内在质量的指标成分的，均应建含量测定项。

8. **炮制** 包括净制、切制、炮制。

9. **性味与归经** 按中医理论对该药材性能的概括，先"味"后"性"，再列"归经"。

10. **功能与主治** 作用、医疗应用。

11. **用法与用量** 除有特殊用法的予以注明外，其他均指水煎内服；用量系指成人日常用剂量，必要时根据医疗需要酌情增减。

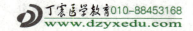
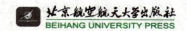

12. **注意**　指主要的禁忌和不良反应。
13. **贮藏**　药材贮存与保管的基本要求。

历年考点串讲

中药采收原则、加工方法、药品标准、鉴定依据、鉴定程序、鉴定方法，是考试必考内容。

重点复习中药材的采收原则、常用的加工方法、鉴定依据、取样原则、鉴定程序、鉴定方法的内容等。

常见的考题方式：根和根茎类、茎木类、皮类、叶类、花类、果实种子类。全草类、藻、菌、地衣类。动物类药：昆虫类、两栖类、鸟类和哺乳类等的采收季节和采收时机及适用的加工方法及鉴定方法的内容。

常考的细节有：
1. 植物类药按植物特性采收。
2. 动物类药因为动物种类和药用部位不同，所以采收时间也不相同。
3. 加工方法按中药罗列的 9 种方法加工。
4. 鉴定依据先按《中国药典》执行，其次按《部颁药品标准》执行。
5. 鉴定程序为检品登记、取样、鉴定、鉴定记录及鉴定报告书。
6. 鉴定方法主要有来源鉴定、性状鉴定、显微鉴别、理化鉴定。

第二节　根及根茎类中药

一、根类中药的概述

1. 性状鉴别

（1）药材

①根类中药包括**以根或以根为主带有部分根茎入药**的药材。

②根的形状通常为**圆柱形、长圆锥形、圆锥形或纺锤形**等。

③根的表面带有纵皱纹或横纹，有的可见皮孔；双子叶植物的根表面常为栓皮，较粗糙，单子叶植物的根表面常无栓皮而为表皮，有的仅具较薄的栓化组织。

④根的质地常因品种而异，有的质重坚实，有的体轻松泡；折断面显粉性或显纤维性、角质状等。

⑤横断面

a. 双子叶植物根有一圈形成层的环纹，环内的木质部范围较环外的皮部大。中央无髓部，自中心向外有放射状纹理，木部尤为明显。

b. 单子叶植物根有一圈内皮层的环纹，皮部宽广，中柱一般较皮部为小。中央有髓部，自中心向外无放射状纹理

（2）饮片：根类药材饮片主要观察其横切面，首先应注意区分双子叶植物的根和单子叶植物的根。

①双子叶植物：根有自中心向外的放射状结构，木部尤为明显，形成层环大多明显，环内的木部较环外的皮部大，中心常无髓，外表带有栓皮。

②单子叶植物：根横切面无放射状结构，内皮层环较明显，中央有髓，外表无木栓层，有的具较

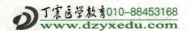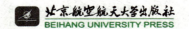

薄的栓化组织。

2. 显微鉴别△☆

（1）组织结构

①双子叶植物根：一般均具次生构造。最外层大多为周皮，由木栓层、木栓形成层及栓内层组成。少数双子叶植物的根还具有异常构造。

a. 多环性同心环维管束，如牛膝、商陆等。

b. 附加维管柱，在维管柱外围的薄壁组织中能产生新的附加维管柱，形成异常构造，如何首乌。

c. 内含韧皮部，又称木间韧皮部，就是在次生木质部中包埋有次生韧皮部。

d. 木间木栓，在次生木质部内形成木栓带，称为木间木栓或内含周皮。

②单子叶植物根：一般均具初生构造。最外层通常为一列表皮细胞，无木栓层，有的细胞分化为根毛，细胞外壁一般无角质层。最外通常为一列表皮细胞，无木栓层，有的细胞分化为根毛，细胞外壁一般无角质层。少数根的表皮细胞切线分裂为多层细胞，形成根被等。

（2）粉末特征：双子叶植物的根粉末中木栓组织多见，导管一般较粗，纤维、石细胞常见，亦可见分泌组织，如乳汁管、油管、油室、油细胞、树脂道等，后含物常可见淀粉粒，有的可见菊糖，结晶中多见草酸钙结晶，有的可见碳酸钙结晶等。

（3）显微鉴别注意点

①分泌组织：注意观察分泌组织的类型，如树脂道（人参、三七等）、乳汁管（桔梗、党参等）、油管（防风、白芷）、油室（木香）、油细胞（郁金）。分泌细胞的形状及排列情况、分泌物的颜色。

②机械组织

a. 石细胞：应注意其形状、大小、颜色、细胞壁的厚薄、纹孔形状、孔沟的疏密等特征。

b. 纤维：应注意纤维的形状、长短、粗细、颜色、细胞壁的性质及增厚程度、纹孔及孔沟的形态，同时还要注意纤维束周围的细胞是否含有结晶，形成晶鞘纤维。

③后含物

a. 结晶：注意观察结晶的性质（草酸钙、碳酸钙等）。

b. 淀粉粒：注意其类型、形状、大小、脐点形状、层纹等。

c. 菊糖：桔梗科植物只有菊糖而无淀粉粒，个别中药既含菊糖又含淀粉粒。

二、根茎类中药的概述

1. 性状鉴别

（1）药材：根茎类是一类变态茎，为地下茎的总称，包括根状茎、块茎、球茎及鳞茎等。根茎表面有节和节间，单子叶植物尤为明显；节上常有退化的鳞片状或膜质状小叶、叶柄基部残余物或叶痕，有时可见幼芽或芽痕；根茎上面或顶端常残存茎基或茎痕，侧面和下面有细长的不定根或根痕。

①药材中以根状茎多见，根状茎类中药的形状多呈结节状圆柱形，常具分枝，或不规则团块状等。

②块茎呈不规则块状或类球形。

③鳞茎呈球形或扁球形，地下茎缩短呈扁平皿状，称鳞茎盘，上面有肉质肥厚的鳞叶和顶芽，基部有不定根或不定根痕。

④球茎呈球形或扁球形，肉质肥大。

⑤蕨类植物的根茎表面常有鳞片或鳞毛，有的根茎上密布叶柄残基。

⑥根茎类中药的横断面

a. 双子叶植物根茎横断面中央有明显的髓部，可见形成层环，木部有明显的放射状纹理。

b. 单子叶植物根茎通常可见内皮层环纹，无形成层环，皮层及中柱均有维管束小点散布，髓部

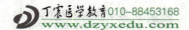

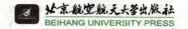

不明显。

（2）饮片：观察根茎饮片横切面，首先应注意区分双子叶植物的根茎和单子叶植物根茎。

①双子叶植物根茎：外表常有木栓层，有放射状结构，木部尤为明显，中央有明显的髓部，形成层环明显。

②单子叶植物根茎：不呈放射状结构，皮层及中柱均有维管束小点散布，无髓部，外表无木栓层或仅具较薄的栓化组织，通常可见内皮层环纹。

③蕨类植物的根茎常有鳞片或密生棕黄色鳞毛。

2．显微鉴别△☆

（1）组织构造：根茎的横切面在显微镜下观察组织构造，可以区分双子叶植物根茎、单子叶植物根茎和蕨类植物根茎。

①双子叶植物根茎一般均具次生构造，与地上茎相似。外表常有木栓层，少数有表皮或鳞叶。如木栓形成层发生在皮层外方，则初生皮层仍然存在。有些根茎仅有栓内层细胞，构成次生皮层。皮层中有根迹维管束或叶迹维管束斜向通过，内皮层多不明显。维管束为外韧型，成环状排列，束间为髓射线。中柱外方部位的具厚壁组织，如初生韧皮纤维和石细胞群，常排成不连续的环，中央有髓部。双子叶植物根茎除上述正常构造外，还可形成异常构造，常见类型。

a．髓维管束，是指位于根茎髓部的维管束，如大黄的髓部有许多星点状的异型维管束，其韧皮部和木质部的位置与外部正常维管束倒置，即韧皮部在内侧，木质部在外方。

b．内生韧皮部，是指位于木质部里端，在髓部的周围形成各个分离的韧皮部束，如茄科、葫芦科植物等。

c．木间木栓，在次生木质部内也形成木栓环带，如甘松根茎中的木间木栓包围一部分韧皮部和木质部，把维管柱分隔成数个束。

②单子叶植物根茎：一般均具初生构造。外表通常为一列表皮细胞，少数根茎皮层外部细胞木栓化，形成后生皮层，代替表皮起保护作用，如藜芦等。有的皮层外侧靠近表皮的细胞形成木栓组织，如生姜。皮层宽广，常有叶迹维管束散在；内皮层大多明显，具凯氏带，较粗大的根茎则不明显。中柱中有多数维管束散布，维管束大多为有限外韧型，也有周木型。髓部不明显。

③蕨类植物根茎：一般均为初生构造。外表通常为一列表皮，表皮下面有下皮层，为数列厚壁细胞，内部为薄壁细胞组成的基本组织。一般具网状中柱因根茎叶隙的纵向延伸和互相重叠，将维管系统分割成束，横切面观可见断续环状排列的周韧型维管束，每一维管束外围有内皮层，网状中柱的一个维管束又称分体中柱。分体中柱的形状、数目和排列方式是鉴定品种的重要依据。在环列的分体中柱的外方，有叶迹维管束，如绵马贯众等。有的根茎具双韧管状中柱。木质部排成环圈，其内外两侧均有韧皮部及内皮层环，中央有髓部，如狗脊。蕨类植物根茎的木质部一般无导管而有管胞。在基本组织的细胞间隙中，有的具间隙腺毛，如绵马贯众。

（2）粉末特征：鳞茎、球茎、块茎类中药常含大量的淀粉粒，其类型、形状、大小、脐点形态、层纹以及半复粒、复粒、多脐点单粒淀粉等特征常为其显微鉴别的重要依据。鳞茎的鳞叶表皮常可见气孔。单子叶植物根茎的导管常较细小，多为环纹导管。蕨类植物的根茎只有管胞而无导管。

（3）显微鉴别注意点：与根类中药显微鉴别注意点相似。

三、常用根及根茎类中药的鉴定

1．狗脊

（1）来源：为蚌壳蕨科植物金毛狗脊 Cibotium barometz（L.）J. Sm. 的干燥根茎。

（2）主产地：主产于福建、四川、广西、云南等地。

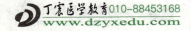

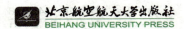

（3）采收加工：秋、冬二季采挖，除去泥沙，干燥；或削去硬根、叶柄及金黄色茸毛，切厚片，晒干，为"生狗脊片"；蒸后，晒至六七成干，切厚片，干燥，为"熟狗脊片"。☆

（4）性状鉴别

①药材呈不规则的长块状，长 10～30cm，直径 2～10cm。表面深棕色，残留金黄色绒毛；上面有数个红棕色的木质叶柄，下面残存黑色细根。质坚硬，不易折断。无臭，味淡、微涩。

②生狗脊片呈不规则长条形或圆形，长 5～20cm，直径 2～10cm，厚 1.5～5mm；切面浅棕色，较平滑，**近边缘 1～4mm 处有 1 条棕黄色隆起的木质部环纹或条纹**，边缘不整齐，偶有金黄色绒毛残留；质脆，易折断，有粉性。

③熟狗脊片呈黑棕色，质坚硬。

（5）显微鉴别：横切面为表皮细胞 1 列，残存金黄色的非腺毛。其内有 10 余列棕黄色厚壁细胞，壁孔明显。木质部排列成环，由管胞组成，其内外均有韧皮部和内皮层。皮层和髓均由薄壁细胞组成，细胞充满淀粉粒，有的含黄棕色物。△☆

（6）主成分：主含绵马酚、原儿茶酸及原儿茶醛等。△☆

2. 绵马贯众

（1）来源：**为鳞毛蕨科植物粗茎鳞毛蕨 Dryopteris crassirhizoma Nakai 的干燥根茎和叶柄残基。**

（2）主产地：主产于黑龙江、吉林、辽宁等省。

（3）采收加工：秋季采挖，削去叶柄、须根，除去泥沙，晒干。☆

（4）性状鉴别：呈长倒卵形，略弯曲，上端钝圆或截形，下端较尖，有的纵剖为两半，长 7～20cm，直径 4～8cm。表面黄棕色至黑褐色，密被排列整齐的叶柄残基及鳞片，并有弯曲的须根。叶柄残基呈扁圆形，长 3～5cm，直径 0.5～1.0cm；表面有纵棱线，质硬而脆，断面略平坦，棕色，有黄白色维管束 5～13 个，环列；每个叶柄残基的外侧常有 3 条须根，鳞片条状披针形，全缘，常脱落。质坚硬，断面略平坦，深绿色至棕色，有黄白色维管束 5～13 个，环列，其外散有较多的叶迹维管束。气特异，味初淡而微涩，后渐苦、辛。

（5）显微鉴别：叶柄基部横切面：表皮为 1 列外壁增厚的小形细胞，常脱落。下皮为 10 余列多角形厚壁细胞，棕色至褐色，基本组织细胞排列疏松，细胞间隙中有单细胞的间隙腺毛，头部呈球形或梨形，内含棕色分泌物；周韧维管束 5～13 个，环列，每个维管束周围有 1 列扁小的内皮层细胞，凯氏点明显，有油滴散在，其外有 1～2 列中柱鞘薄壁细胞，薄壁细胞中含棕色物和淀粉粒。△☆

（6）主成分：根茎含间苯三酚类化合物，有绵马酸类、黄绵马酸类、白绵马素类、去甲绵马素类、绵马酚、绵马次酸、粗蕨素等。△☆

3. 骨碎补

（1）来源：为水龙骨科植物槲蕨 Drynaria fortunei（Kunze）J.Sm. 的干燥根茎。

（2）主产地：主产于湖北、浙江，西南地区亦产。

（3）采收加工：全年均可采挖，除去泥沙，干燥或再燎去茸毛（鳞片）。☆

（4）性状鉴别：呈扁平长条状，多弯曲，有分枝，长 5～15cm，宽 1～1.5cm，厚 0.2～0.5cm。表面密被深棕色至暗棕色的小鳞片，柔软如毛，经火燎者呈棕褐色或暗褐色，两侧及上表面均具突起或凹下的圆形叶痕，少数有叶柄残基和须根残留。体轻，质脆，易折断，断面红棕色，维管束呈黄色点状，排列成环。气微，味淡、微涩。

（5）显微鉴别△☆

①横切面：表皮细胞 1 列，外壁稍厚。鳞片基部着生于表皮凹陷处，由 3～4 列细胞组成；内含类棕红色色素。维管束周韧型，17～28 个排列成环；各维管束外周有内皮层，可见凯氏点；木质部管胞类多角形。

②粉末棕褐色：鳞片碎片棕黄色或棕红色，体部细胞呈长条形或不规则形，直径 13～86μm，壁

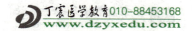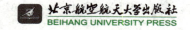

稍弯曲或平直，边缘常有毛状物，两细胞并生，先端分离；柄部细胞形状不规则。基本组织细胞微木化，孔沟明显，直径 37～101μm。

4. 细辛

（1）来源：为马兜铃科植物北细辛 Asarum heterotropoides Fr. Schmidtvar. mandshuricum（Maxim.）Kitag.、汉城细辛 A. sieboldii Miq. var. seoulense Nakai 或华细辛 A. sieboldii Miq. 的干燥根和根茎，前两种习称"辽细辛"。

（2）主产地：北细辛与汉城细辛主产于东北地区。华细辛主产于陕西、河南、山东、浙江等省。

（3）采收加工：夏季果熟期或初秋采挖，除去泥沙，阴干。☆

（4）性状鉴别

①北细辛：常卷曲成团。根茎横生呈不规则圆柱状，具短分枝，长 1～10cm，直径 0.2～0.4cm；表面灰棕色，粗糙，有环形的节，节间长 0.2～0.3cm，分枝顶端有碗状的茎痕。根细长，密生节上，长 10～20cm，直径 0.1cm；表面灰黄色，平滑或具纵皱纹；有须根和须根痕；质脆，易折断，断面平坦，黄白色或白色。**气辛香，味辛辣、麻舌。**

②汉城细辛：根茎直径 0.1～0.5cm，节间长 0.1～1cm。

③华细辛：根茎长 5～20cm，直径 0.1～0.2cm，节间长 0.2～1cm。气味较弱。

（5）显微鉴别：根横切面：表皮细胞 1 列，部分残存。皮层宽，有众多油细胞散在；外皮层细胞 1 列，类长方形，木栓化并微木化；内皮层明显，可见凯氏点。中柱鞘细胞 1～2 层，初生木质部 2～4 原型。韧皮部束中央可见 1～3 个明显较其周围韧皮部细胞大的薄壁细胞，但其长径显著小于最大导管直径，或者韧皮部中无明显的大型薄壁细胞。薄壁细胞含淀粉粒。△☆

（6）主成分：主含挥发油。油中均含甲基丁香油酚、黄樟醚、细辛醚等。此外尚含木脂素及硝基菲类化合物，如细辛脂素等。△☆

（7）含量测定☆

①挥发油：按照挥发油测定法测定，本品含挥发油不得少于 2.0%（ml/g）。

②细辛脂素：按照高效液相色谱法测定，按干燥品计算，含细辛脂素（$C_{20}H_{18}O_6$）不得少于 0.050%。

5. 大黄

（1）来源：**为蓼科植物掌叶大黄 Rheum palmatum L.、唐古特大黄 R. tangutium Maxim. ex Balf. 或药用大黄 R. officinale Baill. 的干燥根和根茎。**

（2）主产地：掌叶大黄主产于甘肃、青海、西藏、四川等地，多为栽培。唐古特大黄主产于青海、甘肃、西藏等地，野生或栽培。药用大黄主产于四川、贵州、云南、湖北等省，栽培或野生，产量较少。

（3）采收加工：秋末茎叶枯萎或次春发芽前采挖，除去泥土及细根，刮去外皮（忌用铁器），切瓣或段，或加工成卵圆形或圆柱形，绳穿成串干燥或直接干燥。☆

（4）性状鉴别：呈类圆柱形、圆锥形、卵圆形或不规则块状，长 3～17cm，直径 3～10cm。除尽外皮者表面黄棕色至红棕色，有的可见**类白色网状纹理及星点（异型维管束）**散在，残留的外皮棕褐色，多具绳孔及粗皱纹。质坚实，有的中心稍松软，断面淡红棕色或黄棕色，显颗粒性；根茎髓部宽广，有星点环列或散在；根木部发达，具放射状纹理，形成层环明显，无星点。**气清香，味苦而微涩，嚼之粘牙，有沙粒感。**

（5）显微鉴别△☆

①根木栓层和栓内层大多已除去。韧皮部筛管群明显；薄壁组织发达。形成层成环。木质部射线较密，宽 2～4 列细胞，内含棕色物；导管非木化，常 1 至数个相聚，稀疏排列。薄壁细胞含草酸钙簇晶，并含多数淀粉粒。

②根茎髓部宽广，其中常见黏液腔，内有红棕色物；异型维管束散在，形成层成环，木质部位于形成层外方，韧皮部位于形成层内方，射线呈星状射出。

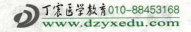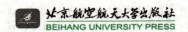

（6）主成分：三种大黄均含蒽醌衍生物：大黄酸、大黄素等，鞣质类物质有没食子酰葡萄糖、没食子酸等。挥发油、有机酸、脂肪酸、甾醇及多种无机元素。△☆

（7）理化鉴别：取本品粉末少量进行微量升华，可见黄色菱状针晶或羽状结晶，加碱试液显红色。☆

（8）含量测定☆

①总蒽醌：按照高效液相色谱法测定，按干燥品计算，含总蒽醌以芦荟大黄素（$C_{15}H_{10}O_5$）、大黄酸（$C_{15}H_8O_6$）、大黄素（$C_{15}H_{10}O_5$）、大黄酚（$C_{15}H_{10}O_4$）和大黄素甲醚（$C_{16}H_{12}O_5$）的总量计，不得少于 1.5%。

②游离蒽醌：按照高效液相色谱法测定，按干燥品计算，含游离蒽醌以芦荟大黄素（$C_{15}H_{10}O_5$）、大黄酸（$C_{15}H_8O_6$）、大黄素（$C_{15}H_{10}O_5$）、大黄酚（$C_{15}H_{10}O_4$）和大黄素甲醚（$C_{16}H_{12}O_5$）的总量计，不得少于 0.2%。

6. 何首乌

（1）来源：为蓼科植物何首乌 Polygonum multiflorum Thunb. 的干燥块根。

（2）主产地：主产于河南、湖北、广西、广东等省区。

（3）采收加工：秋、冬两季叶枯萎时采挖，削去两端，洗净，个大的切成块，干燥。☆

（4）性状鉴别：呈团块状或不规则纺锤形，长 6～15cm。直径 4～12cm。表面红棕色或红褐色，皱缩不平，有浅沟，并有横长皮孔样突起和细根痕。体重，质坚实，不易折断，断面浅黄棕色或浅红棕色，显粉性，皮部有 4～11 个类圆形异型维管束环列，形成云锦状花纹，中央木部较大，有的呈木心。气微，味微苦而甘涩。

（5）显微鉴别△☆

①横切面：木栓层为数列细胞，充满棕色物。韧皮部较宽，散有类圆形异型维管束 4～11 个，为外韧型，导管稀少。根的中央形成层成环；木质部导管较少，周围有管胞和少数木纤维。薄壁细胞含草酸钙簇晶和淀粉粒。

②粉末黄棕色。淀粉粒单粒类圆形，直径 4～50μm，脐点人字形、星状或三叉状，大粒者隐约可见层纹；复粒由 2～9 分粒组成。草酸钙簇晶直径 10～80（160）μm，偶见簇晶与较大的方形结晶合生。棕色细胞为类圆形或椭圆形，壁稍厚，胞腔内充满淡黄棕色、棕色或红棕色物质，并含淀粉粒。具缘纹孔导管直径 17～178μm。棕色块散在，形状、大小及颜色深浅不一。

（6）主成分：芪类化合物、卵磷脂、蒽醌衍生物、鞣质、铁及锌等。△☆

（7）含量测定☆

①二苯乙烯苷：避光操作。按照高效液相色谱法测定，按干燥品计算，含 2，3，5，4'- 四羟基二苯乙烯 -2-O-β-D- 葡萄糖苷（$C_{20}H_{22}O_9$）不得少于 1.0%。

②结合蒽醌：按照高效液相色谱法测定，本品按干燥品计算，含结合蒽醌以大黄素（$C_{15}H_{10}O_5$）和大黄素甲醚（$C_{16}H_{12}O_5$）的总量计，不得少于 0.10%。

7. 牛膝

（1）来源：为苋科植物牛膝 Achyranthes bidentata Bl. 的干燥根。

（2）主产地：主产于河南武陟、沁阳等地，河北、山西、山东、江苏等省也产，为栽培品。

（3）采收加工：冬季茎叶枯萎时采挖，除去须根及泥沙，捆成小把，晒至干皱后，将顶端切齐，晒干。☆

（4）性状鉴别：呈细长圆柱形，挺直或稍弯曲，长 15～70cm，直径 0.4～1cm，表面灰黄色或淡棕色，有微扭曲的细纵皱纹、排列稀疏的侧根痕和横长皮孔样的突起，质硬脆，易折断，受潮后变软，断面平坦，淡棕色，略呈角质样而油润，中心维管束木质部较大，黄白色，其外周散有多数黄白色点状维管束，断续排列成 2～4 轮，气微，味微甜而稍苦涩。

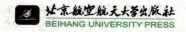

（5）显微鉴别：横切面为木栓层为数列扁平细胞，切向延伸。栓内层较窄。异型维管束外韧型，断续排列成 2 ～ 4 轮，最外轮的维管束较小，有的仅 1 至数个导管，束间形成层连接成环，向内维管束较大；木质部主要由导管及小的木纤维组成，根中心木质部集成 2 ～ 3 群。薄壁细胞含有草酸钙砂晶。△☆

（6）主成分：含甾酮类化合物，如 β - 蜕皮甾酮、牛膝甾酮等，并含多种皂苷类成分，以及齐墩果酸型三萜皂苷为主，如人参皂苷 Ro，此外尚含多糖、黄酮、生物碱等。△☆

8. 川牛膝

（1）来源：为苋科植物川牛膝 Cyathula officinalis Kuan 的干燥根。

（2）主产地：主产于四川、云南、贵州等省，野生或栽培。

（3）采收加工：秋、冬二季采挖，除去芦头、须根及泥沙，烘或晒至半干，堆放回润，再烘干或晒干。☆

（4）性状鉴别：呈近圆柱形，微扭曲，向下略细或有少数分枝，长 30 ～ 60cm，直径 0.5 ～ 3cm。表面黄棕色或灰褐色，具纵皱纹、支根痕和多数横长的皮孔样突起。质韧，不易折断，断面浅黄色或棕黄色，维管束点状，排列成数轮同心环。气微，味甜。

（5）显微鉴别△☆

①横切面：木栓细胞数列。栓内层窄。中柱大，三生维管束外韧型，断续排列成 4 ～ 11 轮，内侧维管束的束内形成层可见；木质部导管多单个，常径向排列，木化；木纤维较发达，有的切向延伸或断续连接成环。中央次生构造维管系统常分成 2 ～ 9 股，有的根中心可见导管稀疏分布。薄壁细胞含草酸钙砂晶、方晶。

②粉末棕色。草酸钙砂晶、方晶散在，或充塞于薄壁细胞中。具缘纹孔导管直径 10 ～ 80μm，纹孔圆形或横向延长呈长圆形，互列，排列紧密，有的导管分子末端呈梭形。纤维长条形，弯曲，末端渐尖，直径 8 ～ 25μm，壁厚 3 ～ 5μm，纹孔呈单斜纹孔或人字形，也可见具缘纹孔，纹孔口交叉成十字形，孔沟明显，疏密不一。

（6）主成分：主含甾酮类化合物，如杯苋甾酮、异杯苋甾酮、红苋甾酮等。△☆

9. 商陆

（1）来源：为商陆科植物商陆 Phytolacca acinosa Roxb. 或垂序商陆 P. americana 的干燥根。

（2）主产地：主产于河南、湖北、安徽等省；垂序商陆主产于山东、浙江、江西等省。

（3）采收加工：秋季至次春采挖，除去须根和泥沙，切成块或片，晒干或阴干。☆

（4）性状鉴别：本品为横切或纵切的不规则块片，厚薄不等。外皮灰黄色或灰棕色。横切片弯曲不平，边缘皱缩，直径 2 ～ 8cm；切面浅黄棕色或黄白色，木部隆起，形成数个突起的同心性环轮。纵切片弯曲或卷曲，长 5 ～ 8cm，宽 1 ～ 2cm，木部呈平行条状突起。质硬。气微，味稍甜，久嚼麻舌。

（5）显微鉴别△☆

①横切面：木栓细胞数列至 10 余列。栓内层较窄。维管组织为三生构造，有数层同心性形成层环，每环有几十个维管束。维管束外侧为韧皮部，内侧为木质部；木纤维较多，常数个相连或围在导管周围。薄壁细胞含草酸钙针晶束，并含淀粉粒。

②粉末灰白色。商陆草酸钙针晶成束或散在，针晶纤细，针晶束长 40 ～ 72μm，尚可见草酸钙方晶或簇晶。木纤维多成束，直径 10 ～ 20μm，壁厚或稍厚，有多数十字形纹孔。木栓细胞棕黄色，长方形或多角形，有的含颗粒状物。淀粉粒单粒类圆形或长圆形，直径 3 ～ 28μm，脐点短缝状、点状、星状和人字形，层纹不明显；复粒少数，由 2 ～ 3 分粒组成。

（6）主成分：含三萜皂苷及苷元，主要为商陆皂苷 A ～ Q 及商陆皂苷等。△☆

10. 银柴胡

（1）来源：为石竹科植物银柴胡 Stellariadichotoma L. var. lanceolata Bge. 的干燥根。

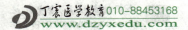
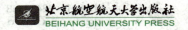

（2）主产地：主产于宁夏、甘肃、陕西、内蒙古等省区。

（3）采收加工：春、夏间植株萌发或秋后茎叶枯萎时采挖；栽培品于种植后第三年9月中旬或第四年4月中旬采挖，除去残茎须根及泥沙，晒干。☆

（4）性状鉴别

①药材类圆柱形，偶有分枝，长15～40cm，直径0.5～2.5cm。**表面浅棕黄色至浅棕色，有扭曲的纵皱纹和支根痕，多具孔穴状或盘状凹陷，习称"砂眼"，**从砂眼处折断可见棕色裂隙中有细砂散出。根头部略膨大，有密集的呈疣状突起的芽苞、茎或根茎的残基，习称**"珍珠盘"。质硬而脆，易折断，断面不平坦，较疏松，有裂隙，皮部甚薄，木部有黄、白色相间的放射状纹理。气微，味甘。**

②栽培品有分枝，下部多扭曲，直径0.6～1.2cm。表面浅棕黄色或浅黄棕色，纵皱纹细腻明显，细支根痕多呈点状凹陷。几无砂眼。根头部有多数疣状突起。折断面质地较紧密，几乎无裂隙，略显粉性，木部放射状纹理不甚明显。味微甜。

（5）显微鉴别：横切面：木栓细胞数列至10余列。栓内层较窄。韧皮部筛管群明显。形成层成环。木质部发达。射线宽至10余列细胞。薄壁细胞含草酸钙砂晶，以射线细胞中为多见。△☆

（6）主成分：含甾醇、黄铜、环肽及挥发油等，如银柴胡环肽等。△☆

11. 太子参

（1）来源：为石竹科植物孩儿参 Pseudostellaria heterophylla（Miq.）Pax ex Pax et Hoffm. 的干燥块根。

（2）主产地：主产于江苏、山东、安徽等省。

（3）采收加工：夏季茎叶大部分枯萎时采挖，洗净，除去须根，置沸水中略烫后晒干或直接晒干。☆

（4）性状鉴别：呈细长纺锤形或细长条形，稍弯曲，长3～10cm，直径0.2～0.6cm。表面灰黄色至黄棕色，较光滑，微有纵皱纹，凹陷处有须根痕。顶端有茎痕。质硬而脆，断面较平坦，周边淡黄棕色，中心淡黄白色，角质样。气微，味微甘。

（5）显微鉴别：横切面：木栓层为2～4列类方形细胞。栓内层薄，仅数列薄壁细胞，切向延长。韧皮部窄，射线宽广。形成层成环。木质部占根的大部分，导管稀疏排列成放射状，初生木质部3～4原型。薄壁细胞充满淀粉粒，有的薄壁细胞中可见草酸钙簇晶。△☆

（6）主成分：含环肽、皂苷及挥发油等，如太子参环肽 A,B 及太子参皂苷 A 等。△☆

12. 威灵仙

（1）来源：**为毛茛科植物威灵仙 Clematis chinensis Osbeck、棉团铁线莲 C. hexapetala Pall. 或东北铁线莲 C. manshurica Rupr. 的干燥根和根茎。**

（2）主产地：威灵仙主产于长江以南各省，如江苏、浙江、江西、安徽等省。棉团铁线莲主产于东北及山东省。东北铁线莲主产于东北地区。

（3）采收加工：秋季采挖，除去泥沙，晒干。☆

（4）性状鉴别

①**威灵仙：**根茎呈柱状，长1.5～10cm，直径0.3～1.5cm；表面淡棕黄色；顶端残留茎基；质较坚韧，断面纤维性；下侧着生多数细根。根呈细长圆柱形，稍弯曲，长7～15cm，直径0.1～0.3cm；表面黑褐色，有细纵纹，有的皮部脱落，露出黄白色木部；质硬脆，易折断，断面皮部较广，木部淡黄色，略呈方形，皮部与木部间常有裂隙。气微，味淡。

②**棉团铁线莲：**根茎呈短柱状，长1～4cm，直径0.5～1cm。根长4～20cm，直径0.5～1cm。根长4～20cm，直径0.1～0.2cm；表面棕褐色至棕黑色；断面木部圆形。味咸。

③**东北铁线莲：**根茎呈柱状，长1～11cm，直径0.5～2.5cm。根较密集，长5～23cm，直径0.1～0.4cm；表面棕黑色；断面木部近圆形。味辛辣。

（5）显微鉴别：根横切面△☆

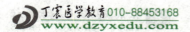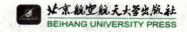

①威灵仙：表皮细胞外壁增厚，棕黑色。皮层宽，均为薄壁细胞，外皮层细胞切向延长；内皮层明显。韧皮部外侧常有纤维束和石细胞，纤维直径 18 ～ 43μm。形成层明显。木质部全部木化。薄壁细胞含淀粉粒。

②棉团铁线莲：外皮层细胞多径向延长，紧接外皮层的 1 ～ 2 列细胞壁稍增厚。韧皮部外侧无纤维束和石细胞。

③东北铁线莲：外皮层细胞径向延长，老根略切向延长。韧皮部外侧偶有纤维和石细胞。

（6）主成分：含多种三萜类皂苷及其苷元，如威灵仙皂苷、原白头翁素、齐墩果酸及常春藤皂苷元等。△☆

13. 川乌

（1）来源：为毛茛科植物乌头 Aconitum carmichaelii Debx. 的干燥母根。

（2）主产地：四川、陕西省为主要栽培产区，湖北、湖南、云南、河南等省亦有种植。

（3）采收加工：四川、陕西省为主要栽培产区，湖北、湖南、云南、河南等省亦有种植。☆

（4）性状鉴别：呈不规则的圆锥形，稍弯曲，顶端常有残茎，中部多向一侧膨大，长 2 ～ 7.5cm，直径 1.2 ～ 2.5cm。表面棕褐色或灰棕色，皱缩，有小瘤状侧根及子根脱离后的痕迹。质坚实，断面类白色或浅灰黄色，形成层环纹呈多角形。气微，味辛辣、麻舌。

（5）显微鉴别△☆

①横切面：后生皮层为棕色木栓化细胞；皮层薄壁组织偶见石细胞，单个散在或数个成群，类长方形、方形或长椭圆形，胞腔较大；内皮层不甚明显。韧皮部散有筛管群；内侧偶见纤维束，形成层类多角形。其内外侧偶有 1 至数个异型维管束。木质部导管多列，呈径向或略呈"V"形排列。髓部明显。薄壁细胞充满淀粉粒。

②粉末灰黄色。淀粉粒单粒球形、长圆形或肾形，直径 3 ～ 22μm；复粒由 2 ～ 15 分粒组成。石细胞近无色或淡黄绿色，呈类长方形、类方形、多角形或一边斜尖，直径 49 ～ 117μm，长 113 ～ 280μm，壁厚 4 ～ 13μm，壁厚者层纹明显，纹孔较稀疏。后生皮层细胞棕色，有的壁呈瘤状增厚突入细胞腔。导管淡黄色，主为具缘纹孔，直径 29 ～ 70μm，末端平截或短尖，穿孔位于端壁或侧壁，有的导管分子粗短弯曲或纵横连接。

（6）主成分：含生物碱，主要为双酯型二萜类生物碱，如乌头碱、新乌头碱、次乌头碱等。△☆

（7）理化鉴别：取本品粉末 0.5g，加乙醚 10ml 与氨试液 0.5ml，振摇 10 分钟，滤过。滤液置分液漏斗中，加 0.25mol/L 硫酸液 20ml，振摇提取，分取酸液适量，用水稀释后用分光光度法测定，缁 251nm 的波长处有最大吸收。☆

（8）含量测定：按照高效液相色谱法测定，本品按干燥品计算，含乌头碱（$C_{34}H_{47}NO_{11}$）、次乌头碱（$C_{33}H_{45}NO_{10}$）和新乌头碱（$C_{33}H_{45}NO_{11}$）的总量应为 0.050% ～ 0.17%。☆

14. 草乌

（1）来源：为毛茛科植物北乌头 Aconitum kusnezoffii Reichb. 的干燥块根。

（2）主产地：主产于东北、华北各省。

（3）采收加工：秋季茎叶枯萎时采挖，除去须根及泥沙，干燥。☆

（4）性状鉴别：呈不规则长圆锥形，略弯曲，长 2 ～ 7cm，直径 0.6 ～ 1.8cm。顶端常有残茎和少数不定根残基，有的顶端一侧有一枯萎的芽，一侧有一圆形或扁圆形不定根残基。表面灰褐色或黑棕褐色，皱缩，有纵皱纹、点状须根痕及数个瘤状侧根。质硬，断面灰白色或暗灰色，有裂隙，形成层环纹多角形或类圆形，髓部较大或中空。气微，味辛辣、麻舌。

（5）显微鉴别△☆

①横切面：后生皮层为 7 ～ 8 列棕黄色栓化细胞；皮层有石细胞，单个散在或 2 ～ 5 个成群，类长方形、方形或长圆形，胞腔大；内皮层明显。韧皮部宽广，常有不规则裂隙，筛管群随处可见。形

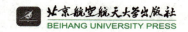

成层环呈不规则多角形或类圆形。木质部导管 1 ～ 4 列或数个相聚，位于形成层角隅的内侧，有的内含棕黄色物。髓部较大。薄壁细胞充满淀粉粒。

②粉末灰棕色。淀粉粒单粒类圆形，直径 2 ～ 23μm；复粒由 2 ～ 16 分粒组成。石细胞无色，与后生皮层细胞连接的石细胞显棕色，呈类方形、类长方形、类圆形、梭形或长条形，直径 20 ～ 133（234）μm，长至 465μm，壁厚薄不一，壁厚者层纹明显，纹孔细，有的含棕色物。后生皮层细胞棕色，表面观呈类方形或长多角形，壁不均匀增厚，有的呈瘤状突入细胞腔。

（6）主成分：主要含双酯型二萜类生物碱，如乌头碱、新乌头碱、次乌头碱等。△☆

15. 附子

（1）来源：为毛茛科植物乌头 Aconitum carmichaelii Debx. 子根的加工品。

（2）主产地：四川、陕西省为主要栽培产区。

（3）采收加工：6 月下旬至 8 月上旬采挖，除去母根、须根及泥沙，习称"泥附子"，加工成下列规格。☆

①盐附子：选择个大、均匀的泥附子，洗净，浸入食用胆巴的水溶液中过夜，再加食盐，继续浸泡，每天取出晒晾，并逐渐延长晒晾时间，直至附子表面出现大量结晶盐粒（盐霜）、体质变硬为止，习称"盐附子"。

②黑顺片：取泥附子，按大小分别洗净，浸入食用胆巴的水溶液中数日，连同浸液煮至透心，捞出，水漂，纵切成厚约 0.5cm 的片，再用水浸漂，用调色液使附片染成浓茶色，取出，蒸至出现油面光泽后，烘至半干，再晒干或继续烘干，习称"黑顺片"。

③白附片：选择大小均匀的泥附子，洗净，浸入食用胆巴的水溶液中数日，连同浸液煮至透心，捞出，剥去外皮，纵切成厚约 0.3cm 的片，用水浸漂，取出，蒸透，晒干，习称"白附片"。

（4）性状鉴别

①盐附子：呈圆锥形，长 4 ～ 7cm，直径 3 ～ 5cm。表面灰黑色，被盐霜，顶端有印陷的芽痕，周围有瘤状突起的支根或支根痕。体重，横切面灰褐色，可见充满盐霜的小空隙和多角形形成层环纹，环纹内侧导管束排列不整齐。气微，味咸而麻，刺舌。

②黑顺片：为纵切片，上宽下窄，长 1.7 ～ 5cm，宽 0.9 ～ 3cm，厚 0.2 ～ 0.5cm。外皮黑褐色，切面暗黄色，油润具光泽，半透明状，并有纵向导管束。质硬而脆，断面角质样。气微，味淡。

③白附片：无外皮，黄白色，半透明，厚约 0.3cm。

（5）主成分：主含生物碱，附子因系加工品，原来生品中剧毒的双酯类生物碱，再加工过程中易水解，失去 1 分子乙酸，生成毒性较小的单酯类生物碱苯甲酰乌头原碱、苯甲酰新乌头原碱及苯甲酰次乌头原碱。如进一步水解，又失去 1 分子苯甲酸，生成毒性更小的胺醇类生物碱乌头原碱、新乌头原碱及次乌头原碱。△☆

（6）含量测定：按照高效液相色谱法测定，本品按干燥品计算，含苯甲酰新乌头原碱（$C_{31}H_{43}NO_{10}$）、苯甲酰乌头原碱（$C_{32}H_{45}NO_{10}$）和苯甲酰次乌头原碱（$C_{31}H_{43}NO_9$）的总量，不得少于 0.010%。☆

16. 白头翁

（1）来源：为毛茛科植物白头翁 Pulsatilla chinensis（Bge.）Regel 的干燥根。

（2）主产地：主产于东北、华北、华东等地。

（3）采收加工：春、秋二季采挖，除去泥沙，干燥。☆

（4）性状鉴别：呈类圆柱形或圆锥形，稍扭曲，长 6 ～ 20cm，直径 0.5 ～ 2cm。表面黄棕色或棕褐色，具不规则纵皱纹或纵沟，皮部易脱落，露出黄色的木部，有的有网状裂纹或裂隙，近根头处常有朽状凹洞。根头部稍膨大，有白色绒毛，有的可见鞘状叶柄残基。质硬而脆，断面皮部黄白色或淡黄棕色，木部淡黄色。气微，味微苦涩。

（5）显微鉴别：粉末灰棕色。韧皮纤维梭形或纺锤形，长 100 ～ 390μm，直径 16 ～ 42μm，壁木化。

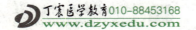 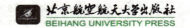

非腺毛单细胞，直径 13 ～ 33μm，基部稍膨大，壁大多木化，有的可见螺状或双螺状纹理。具缘纹孔导管、网纹导管及螺纹导管，直径 10 ～ 72μm。△☆

（6）主成分：含三萜皂苷、原白头翁素及白头翁素等。△☆

17. 白芍

（1）来源：为毛茛科植物芍药 Paeonia lactiflora Pall. 的干燥根。

（2）主产地：主产于浙江、安徽、四川、贵州、山东等省，均系栽培。

（3）采收加工：夏、秋两季采挖种植 3 ～ 4 年植株的根，洗净，除去头尾及须根，置沸水中煮至透心后除去外皮或去皮后再煮，晒干。☆

（4）性状鉴别：呈圆柱形，平直或稍弯曲，两端平截，长 5 ～ 18cm，直径 1 ～ 2.5cm。表面类白色或淡棕红色，光洁或有纵皱纹及细根痕，偶有残存的棕褐色外皮。质坚实，不易折断，断面较平坦，类白色或微带棕红色，形成层环明显，射线放射状。气微，味微苦、酸。

（5）显微鉴别：粉末黄白色。糊化淀粉粒团块甚多。草酸钙簇晶直径 11 ～ 35μm，存在于薄壁细胞中，常排列成行，或一个细胞中含数个簇晶。具缘纹孔导管和网纹导管直径 20 ～ 65μm。纤维长梭形，直径 15 ～ 40μm，壁厚，微木化，具大的圆形纹孔。△☆

（6）主成分：含芍药苷、羟基芍药苷、芍药内脂苷、苯甲酰芍药苷、牡丹酚原苷、丹皮酚等。此外，尚含苯甲酸、胡萝卜苷及鞣质类等。△☆

（7）含量测定：按照高效液相色谱法测定。☆

①药材按干燥品计算，含芍药苷（$C_{23}H_{28}O_{11}$）不得少于 1.6%。

②饮片含芍药苷（$C_{23}H_{28}O_{11}$）不得少于 1.2%。

18. 赤芍

（1）来源：为毛茛科植物芍药 Paeonia lactiflora · Pall. 或川赤芍 P. veitchii Lynch 的干燥根。

（2）主产地：芍药主产于内蒙古和东北等地，河北、陕西、山西、甘肃等省亦产。川赤芍主产四川，甘肃、陕西等省亦产。

（3）采收加工：春、秋二季采挖，除去根茎、须根及泥沙，晒干。☆

（4）性状鉴别：呈圆柱形，稍弯曲，长 5 ～ 40cm，直径 0.5 ～ 3cm。表面棕褐色，粗糙，有纵沟和皱纹，并有须根痕和横长的皮孔样突起，有的外皮易脱落。质硬而脆，易折断，断面粉白色或粉红色，皮部窄，木部放射状纹理明显，有的有裂隙。气微香，味微苦、酸涩。

（5）显微鉴别：横切面：木栓层为数列棕色细胞。栓内层薄壁细胞切向延长。韧皮部较窄。形成层成环。木质部射线较宽，导管群作放射状排列，导管旁有木纤维。薄壁细胞含草酸钙簇晶，并含淀粉粒。△☆

（6）主成分：芍药苷。△☆

19. 黄连

（1）来源：为毛茛科植物黄连 Coptis chinensis Franch. 三角叶黄连 C. deltoidea C. Y. Cheng et Hsiao 或云连 C. teeta Wall. 的干燥根茎。

（2）主产地

①味连：主产于四川石柱县，湖北西部、陕西、甘肃等地亦产，主要为栽培品，为商品黄连的主要来源。

②雅连：主产于四川洪雅、峨眉等地，为栽培品，有少量野生。

③云连：主产于云南德钦、碧江及西藏地区，原系野生，现有栽培。

（3）采收加工：秋季采挖，除去须根及泥沙，干燥，撞去残留须根。☆

（4）性状鉴别

①味连：多集聚成簇，常弯曲，形如鸡爪，单枝根茎长 3 ～ 6cm，直径 0.3 ～ 0.8cm。表面灰黄

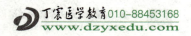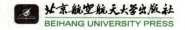

色或黄褐色，粗糙，有不规则结节状隆起、须根及须根残基，有的节间表面平滑如茎秆，习称"过桥"。上部多残留褐色鳞叶，顶端常留有残余的茎或叶柄。质硬，断面不整齐，皮部橙红色或暗棕色，木部鲜黄色或橙黄色，呈放射状排列，髓部有的中空。气微，味极苦。

②雅连：多为单枝，略呈圆柱形，微弯曲，长 4～8cm，直径 0.5～1cm。"过桥"较长。顶端有少许残茎。

③云连：弯曲呈钩状，多为单枝，较细小。

（5）显微鉴别：横切面：△☆

①味连：木栓层为数列细胞，其外有表皮，常脱落。皮层较宽，石细胞单个或成群散在。中柱鞘纤维成束或伴有少数石细胞，均显黄色。维管束外韧型，环列。木质部黄色，均木化，木纤维较发达。髓部均为薄壁细胞，无石细胞。

②雅连：髓部有石细胞。

③云连：皮层、中柱鞘及髓部均无石细胞。

（6）主成分：含异喹啉类生物碱。主要为小檗碱，其次为黄连碱、甲基黄连碱等。此外，尚含酚酸类成分如阿魏酸、绿原酸等。△☆

（7）理化鉴别：粉末或薄切片置载玻片上，加95%乙醇1～2滴及30%硝酸1滴，加盖玻片放置片刻，镜检，有黄色针状或针簇状结晶析出（硝酸小檗碱）。☆

（8）含量测定：照高效液相色谱法测定。

①味连按干燥品计算，以盐酸小檗碱（$C_{20}H_{18}ClNO_4$）计，含小檗碱（$C_{20}H_{17}NO_4$）不得少于 5.5%，表小檗碱（$C_{20}H_{17}NO_4$）不得少于 0.80%，黄连碱（$C_{19}H_{13}NO_4$）不得少于 1.6%，巴马汀（$C_{21}H_{21}NO_4$）不得少于 1.5%。

②雅连按干燥品计算，以盐酸小檗碱（$C_{20}H_{18}ClNO_4$）计，含小檗碱（$C_{20}H_{17}NO_4$）不得少于 4.5%。

③云连按干燥品计算，以盐酸小檗碱（$C_{20}H_{18}ClNO_4$）计，含小檗碱（$C_{20}H_{17}NO_4$）不得少于 7.0%。☆

20. 升麻

（1）来源：为毛茛科植物大三叶升麻 Cimicifuga heracleifolia Korn、兴安升麻 C. dahurica (Turcz.) Maxim. 或升麻 C. foetida L. 的干燥根茎。

（2）主产地：主产于辽宁、吉林、黑龙江。河北、山西、陕西等省亦产。

（3）采收加工：秋季采挖，除去泥沙，晒至须根干时，燎去或除去须根，晒干。☆

（4）性状鉴别：为不规则的长形块状，多分枝，呈结节状，长 10～20cm，直径 2～4cm。表面黑褐色或棕褐色，粗糙不平，有坚硬的细须根残留，上面有数个圆形空洞的茎基痕，洞内壁显网状沟纹；下面凹凸不平，具须根痕。体轻，质坚硬，不易折断，断面不平坦，有裂隙，纤维性，黄绿色或淡黄白色。气微，味微苦而涩。

（5）显微鉴别：粉末黄棕色。后生皮层细胞黄棕色，表面观呈类多角形，有的垂周壁及平周壁瘤状增厚，突入胞腔。木纤维多，散在，细长，纹孔口斜裂缝状或相交成人字形或十字形。韧皮纤维多散在或成束，呈长梭形，孔沟明显。△☆

（6）主成分：主含阿魏酸、异阿魏酸、咖啡酸及多种甾萜类成分，如升麻醇等。△☆

21. 防己

（1）来源：为防己科植物粉防己 Stephania tetrandra S. Moore 的干燥根。

（2）主产地：主产于浙江、安徽、湖北、湖南、江西等地。

（3）采收加工：秋季采挖，洗净，除去粗皮，晒至半干，切段，个大者再纵切，干燥。☆

（4）性状鉴别：呈不规则圆柱形、半圆柱形或块状，多弯曲，长 5～10cm，直径 1～5cm。表面淡灰黄色，在弯曲处常有深陷横沟而成结节状的瘤块样。体重，质坚实，断面平坦，灰白色，富粉

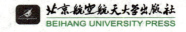

性，有排列较稀疏的放射状纹理。气微，味苦。

（5）显微鉴别：横切面：木栓层有时残存。栓内层散有石细胞群，常切向排列。韧皮部较宽。形成层成环。木质部占大部分，射线较宽；导管稀少，呈放射状排列；导管旁有木纤维。薄壁细胞充满淀粉粒，并可见细小杆状草酸钙结晶。△☆

（6）主成分：含多种异喹啉类生物碱，主要为粉防己碱、防己诺林碱、去甲粉防己碱等。△☆

22. 北豆根

（1）来源：本品为防己科植物蝙蝠葛 Menispermum dauricum DC. 的干燥根茎。

（2）主产地：主产于东北及河北、山东、山西等地。

（3）采收加工：春、秋二季采挖，除去须根及泥沙，干燥。☆

（4）性状鉴别：呈细长圆柱形，弯曲，有分枝，长可达 50cm，直径 0.3 ～ 0.8cm。表面黄棕色至暗棕色，多有弯曲的细根，并可见突起的根痕和纵皱纹，外皮易剥落。质韧，不易折断，断面不整齐，纤维细，木部淡黄色，呈放射状排列，中心有髓。气微，味苦。

（5）显微鉴别△☆

①横切面：表皮细胞 1 列，外被棕黄色角质层，木栓层为数列细胞。皮层较宽，老的根茎有石细胞散在。中柱鞘纤维排列成新月形。维管束外韧型，环列。束间形成层不明显。木质部由导管、管胞、木纤维及木薄壁细胞组成，均木化。中央有髓。薄壁细胞含淀粉粒及细小草酸钙结晶。

②粉末淡棕黄色。石细胞单个散在，淡黄色，分枝状或不规则形，直径 43 ～ 147μm（200μm），胞腔较大。中柱鞘纤维多成束，淡黄色，直径 18 ～ 34μm，常具分隔。木纤维成束，直径 10 ～ 26μm，壁具斜纹孔或交叉纹孔。具缘纹孔导管。草酸钙结晶细小。淀粉粒单粒直径 3 ～ 12μm；复粒 2 ～ 8 分粒。

（6）主成分：含多种生物碱，如北豆根碱、蝙蝠葛苏林碱。△☆

23. 延胡索

（1）来源：为罂粟科植物延胡索 Corydalis yanhusuo W. T. Wang 的干燥块茎。

（2）主产地：主产于浙江东阳、磐安。湖北、湖南、江苏等省亦产，多为栽培。

（3）采收加工：夏初（5 ～ 7 月）茎叶枯萎时采挖，除去须根，洗净，置沸水中煮至恰无白心时，取出，晒干。☆

（4）性状鉴别：呈不规则的扁球形，直径 0.5 ～ 1.5cm。表面黄色或黄褐色，有不规则网状皱纹。顶端有略凹陷的茎痕，底部常有疙瘩状突起。质硬而脆，断面黄色，角质样，有蜡样光泽。气微，味苦。

（5）显微鉴别：粉末绿黄色。糊化淀粉粒团块淡黄色或近无色。下皮厚壁细胞绿黄色，细胞多角形、类方形或长条形，壁稍弯曲，木化，有的成连珠状增厚，纹孔细密。螺纹导管直径 16 ～ 32μm。△☆

（6）主成分：含多种生物碱，主要有延胡索甲素、延胡索乙素、延胡索丙素及延胡索丁素等。△☆

（7）理化鉴别：取本品粉末 2g，加 0.25mol/L 硫酸溶液 20ml，振摇片刻，滤过。取滤液 2ml，加 1% 铁氰化钾溶液 0.4ml 与 1% 三氯化铁溶液 0.3ml 的混合液，即显深绿色，渐变深蓝色，放置后底部有较多的深蓝色沉淀。另取滤液 2ml，加重铬酸钾试液 1 滴，即生成黄色沉淀。☆

（8）含量测定：按照高效液相色谱法测定。☆

①药材按干燥品计算，含延胡索乙素（$C_{21}H_{25}NO_4$）不得少于 0.050%。

②饮片含延胡素乙素（$C_{21}H_{25}NO_4$）不得少于 0.040%。

24. 板蓝根

（1）来源：为十字花科植物菘蓝 Isatis indigotica Fort. 干燥根。

（2）主产地：主产于河北、江苏，河南、安徽、陕西等地均有栽培。

（3）采收加工：秋季采挖，除去泥沙，晒干。☆

（4）性状鉴别：呈圆柱形，稍扭曲，长 10 ～ 20cm，直径 0.5 ～ 1cm。表面淡灰黄色或淡棕黄色，

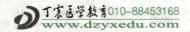
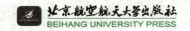

有纵皱纹、横长皮孔样突起及支根痕。根头略膨大，可见暗绿色或暗棕色轮状排列的叶柄残基和密集的疣状突起。体实，质略软，断面皮部黄白色，木部黄色。气微，味微甜后苦涩。

（5）显微鉴别：横切面：木栓层为数列细胞，栓内层狭。韧皮部宽广，射线明显，形成层成环。木质部导管黄色，类圆形，直径约至 80μm；有木纤维束。薄壁细胞含淀粉粒。△☆

（6）主成分：主含芥子苷、靛玉红、靛蓝、（R,S）- 告依春等。△☆

（7）含量测定：按照高效液相色谱法测定，药材按干燥品计算，含（R，S）- 告依春（C_5H_7NOS）不得少于 0.020%，饮片含（R，S）- 告依春（C_5H_7NOS）不得少于 0.030%。☆

25. 地榆

（1）来源：为蔷薇科植物地榆 Sanguisorba officinalis L. 或长叶地榆 S. officinalis L. var. longifolia (Bert.) Yii et Li 的干燥根。

（2）主产地：地榆主产于黑龙江、吉林、辽宁等省。长叶地榆主产于安徽、浙江、江苏等省。

（3）采收加工：春季将发芽时或秋季植株枯萎后采挖，除去须根，洗净，干燥，或趁鲜切片，干燥。☆

（4）性状鉴别

①地榆：本品呈不规则纺锤形或圆柱形，稍弯曲，长 5～25cm，直径 0.5～2cm。表面灰褐色至暗棕色，粗糙，有纵纹。质硬，断面较平坦，粉红色或淡黄色，木部略呈放射状排列。气微，味微苦涩。

②绵地榆：本品呈长圆柱形，稍弯曲，着生于短粗的根茎上；表面红棕色或棕紫色，有细纵纹。质坚韧，断面黄棕色或红棕色，皮部有多数黄白色或黄棕色绵状纤维。气微，味微苦涩。

（5）显微鉴别△☆

①根横切面

a. 地榆：木栓层为数列棕色细胞。栓内层细胞长圆形。韧皮部有裂隙，形成层环明显。木质部导管径向排列，纤维非木化，初生木质部明显。薄壁细胞内含多数草酸钙簇晶、细小方晶及淀粉粒。

b. 绵地榆：栓内层内侧与韧皮部有众多的单个或成束的纤维，韧皮射线明显；木质部纤维少。

②粉末

a. 地榆：粉末灰黄色至土黄色。草酸钙簇晶众多，棱角较钝，直径 18～65μm。淀粉粒众多，多单粒，长 11～25μm，直径 3～9μm，类圆形、广卵形或不规则形，脐点多为裂缝状，层纹不明显。木栓细胞黄棕色，长方形，有的胞腔内含黄棕色块状物或油滴状物。导管多为网纹导管和具缘纹孔导管，直径 13～60μm。纤维较少，单个散在或成束，细长，直径 5～9μm，非木化，孔沟不明显。草酸钙方晶直径 5～20μm。

b. 绵地榆：粉末红棕色，韧皮纤维众多，单个散在或成束，壁厚，直径 7～26μm，较长，非木化。

（6）主成分：主含鞣质，如地榆素 H_1～H_6、没食子酸。△☆

26. 苦参

（1）来源：为豆科植物苦参 Sophora flavescens Ait. 的干燥根。

（2）主产地：主产于山西、河南、河北等省。

（3）采收加工：春、秋二季采挖，切去根头，除去细根、泥土，洗净，干燥；或趁鲜切片，干燥。☆

（4）性状鉴别：呈长圆柱形，下部常有分枝，长 10～30cm，直径 1～6.5cm。表面灰棕色或棕黄色，具纵皱纹和横长皮孔样突起，外皮薄，多破裂反卷，易剥落，剥落处显黄色，光滑。质硬，不易折断，断面纤维性；切片厚 3～6mm；切面黄白色，具放射状纹理和裂隙，有的具异型维管束呈同心性环列或不规则散在。气微，味极苦。

（5）显微鉴别：粉末淡黄色。木栓细胞淡棕色，横断面观呈扁长方形，壁微弯曲；表面观呈类多角形，平周壁表面有不规则细裂纹，垂周壁有纹孔呈断续状。纤维和晶纤维，多成束；纤维细长，直径 11～27μm，壁厚，非木化；纤维束周围的细胞含草酸钙方晶，形成晶纤维，含晶细胞的壁不均匀

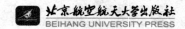

增厚。草酸钙方晶，呈类双锥形、菱形或多面形，直径约至 237μm。淀粉粒，单粒类圆形或长圆形，直径 2 ～ 20μm，脐点裂缝状，大粒层纹隐约可见；复粒较多，由 2 ～ 12 分粒组成。△☆

（6）主成分：含 20 余种生物碱，主要为苦参碱及氧化苦参碱。△☆

27. 山豆根

（1）来源：为豆科植物越南槐 Sophora tonkinensis Gagnep. 的干燥根和根茎。

（2）主产地：主产于广西、广东，习称"广豆根"。

（3）采收加工：秋季采挖，除去杂质，洗净，干燥。☆

（4）性状鉴别：根茎呈不规则的结节状，顶端常残存茎基，其下着生根数条。根呈长圆柱形，常有分枝，长短不等，直径 0.7 ～ 1.5cm。表面棕色至棕褐色，有不规则的纵皱纹及横长皮孔样突起。质坚硬，难折断，断面皮部浅棕色，木部淡黄色。有豆腥气，味极苦。

（5）显微鉴别：根横切面：木栓层为数列至 10 数列细胞。栓内层外侧的 1 ～ 2 列细胞含草酸钙方晶，断续形成含晶细胞环，含晶细胞的壁木化增厚。栓内层与韧皮部均散有纤维束。形成层成环。木质部发达，射线宽 1 ～ 8 列细胞；导管类圆形，大多单个散在，或 2 至数个相聚，有的含黄棕色物；木纤维成束散在。薄壁细胞含淀粉粒，少数含方晶。△☆

（6）主成分：主要为苦参碱及氧化苦参碱。△☆

28. 葛根

（1）来源：为豆科植物野葛 Pueraria lobata（Willd.）Ohwi 的干燥根。

（2）主产地：主产于湖南、河南、广东、浙江等地。

（3）采收加工：秋、冬二季采挖，趁鲜切成厚片或小块，干燥。☆

（4）性状鉴别：呈纵切的长方形厚片或小方块，长 5 ～ 35cm，厚 0.5 ～ 1cm。外皮淡棕色至棕色，有纵皱纹，粗糙。切面黄白色至淡黄棕色，有的纹理明显。质韧，纤维性强。气微，味微甜。

（5）显微鉴别：粉末淡棕色。淀粉粒单粒球形，直径 3 ～ 37μm，脐点点状、裂缝状或星状；复粒由 2 ～ 10 分粒组成。纤维多成束，壁厚，木化，周围细胞大多含草酸钙方晶，形成晶纤维，含晶细胞壁木化增厚。石细胞少见，类圆形或多角形，直径 38 ～ 70μm。具缘纹孔导管较大，具缘纹孔六角形或椭圆形，排列极为紧密。△☆

（6）主成分：主要含异黄酮，如葛根素、大豆苷元、大豆苷。△☆

（7）含量测定：按照高效液相色谱法测定，本品按干燥品计算，含葛根素（$C_{21}H_{20}O_9$）不得少于 2.4%。☆

29. 甘草

（1）来源：为豆科植物甘草 Glycyrrhiza uralensis Fisch. 胀果甘草 G. inflata Bat. 或光果甘草 G. glabra L. 的干燥根和根茎。

（2）主产地

①甘草主产于内蒙古、宁夏、甘肃、新疆，以内蒙古伊盟的杭锦旗一带、巴盟的橙口及甘肃、宁夏的阿拉善旗一带所产品质最佳，目前已有人工栽培。

②光果甘草及胀果甘草主产于新疆、甘肃等省区。

（3）采收加工：春、秋两季采挖，除去须根，晒干。☆

（4）性状鉴别

①甘草：根呈圆柱形，长 25 ～ 100cm，直径 0.6 ～ 3.5cm。外皮松紧不一。表面红棕色或灰棕色，具有显著的纵皱纹、沟纹、皮孔及稀疏的细根痕。质坚实，断面略显纤维性，黄白色，粉性，形成层环明显，射线放射状，有的有裂隙。根茎呈圆柱形，表面有芽痕，断面中部有髓。气微，味甜而特殊。

②胀果甘草：根和根茎木质粗壮，有的分枝，外皮粗糙，多灰棕色或灰褐色。质坚硬，木质纤维多，粉性小。根茎不定芽多而粗大。

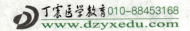

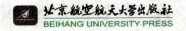

③光果甘草：根和根茎质地较坚实，有的分枝，外皮不粗糙，多灰棕色，皮孔细而不明显。

（5）显微鉴别△☆

①横切面：木栓层为数列棕色细胞。栓内层较窄。韧皮部射线宽广，多弯曲，常现裂隙；纤维多成束，非木化或微木化，周围薄壁细胞常含草酸钙方晶；筛管群常因压缩而变形。束内形成层明显。木质部射线宽 3～5 列细胞；导管较多，直径约至 160μm；木纤维成束，周围薄壁细胞亦含草酸钙方晶。根中心无髓，根茎中心有髓。

②粉末淡棕黄色。纤维成束，直径 8～14μm，壁厚，微木化，周围薄壁细胞含草酸钙方晶，形成晶纤维。草酸钙方晶多见。具缘纹孔导管较大，稀有网纹导管。木栓细胞红棕色，多角形，微木化。

（6）主成分：主含三萜皂苷及黄酮。三萜皂苷有甘草甜素、乌拉尔甘草皂苷（A、B）等。此外，尚含香豆素、生物碱及多糖等。△☆

（7）含量测定：按照高效液相色谱法测定。☆

①药材按干燥品计算，含甘草苷（$C_{21}H_{22}O_9$）不得少于 0.50%，甘草酸（$C_{42}H_{62}O_{16}$）不得少于 2.0%。

②饮片含甘草苷（$C_{21}H_{22}O_9$）不得少于 0.45%，甘草酸（$C_{42}H_{62}O_{16}$）不得少于 1.8%。

30. 黄芪

（1）来源：为豆科植物蒙古黄芪 Astragalus membranaceus（Fisch.）Bge. var. mongholicus（Bge.）Hsiao 或膜荚黄芪 A. membranaceus（Fisch.）Bge. 的干燥根。

（2）主产地：主产于山西、黑龙江、内蒙古等省区，以栽培的蒙古黄芪质量为佳。

（3）采收加工：春、秋二季采挖，切去根头，除去须根，晒至六七成干，分别大小，捆把，晒干。☆

（4）性状鉴别：呈圆柱形，有的有分枝，上端较粗，长 30～90cm，直径 1～3.5cm。表面淡棕黄色或淡棕褐色，有不整齐的纵皱纹或纵沟。质硬而韧，不易折断，断面纤维性强，并显粉性，皮部黄白色，木部淡黄色，有放射状纹理和裂隙，老根中心偶呈枯朽状，黑褐色或呈空洞。气微，味微甜，嚼之微有豆腥味。

（5）显微鉴别△☆

①横切面：木栓细胞多列；栓内层为 3～5 列厚角细胞。韧皮部射线外侧常弯曲，有裂隙；纤维成束，壁厚，木化或微木化，与筛管群交互排列；近栓内层处有时可见石细胞，形成层成环。木质部导管单个散在或 2～3 个相聚；导管间有木纤维；射线中有时可见单个或 2～4 个成群的石细胞。薄壁细胞含淀粉粒。

②粉末黄白色。纤维成束或散离，直径 8～30μm，壁厚，表面有纵裂纹，初生壁常与次生壁分离，两端常断裂成须状，或较平截。具缘纹孔导管无色或橙黄色，具缘纹孔排列紧密。石细胞少见，圆形、长圆形或形状不规则，壁较厚。

（6）主成分：主含三萜皂苷、黄酮及多糖。三萜皂苷有黄芪皂苷Ⅰ～Ⅶ，其中黄芪皂苷Ⅳ为主要成分；黄酮有芒柄花黄素、毛蕊异黄酮及其葡萄糖苷等；多糖有黄芪多糖Ⅰ、Ⅱ、Ⅲ。此外，尚含 γ 氨基丁酸、硒等。△☆

（7）含量测定：按照高效液相色谱法测定。按干燥品计算，含黄芪甲苷（$C_{41}H_{68}O_{14}$）不得少于 0.040%，毛蕊异黄酮葡萄糖苷（$C_{22}H_{22}O_{10}$）不得少于 0.020%。☆

31. 远志

（1）来源：为远志科植物远志 Polygala tenuifolia Willd. 或卵叶远志 P. sibirica L. 的干燥根。

（2）主产地：主产于山西、陕西、吉林、河南等省。

（3）采收加工：春、秋二季采挖，除去须根和泥沙，晒干。☆

（4）性状鉴别：呈圆柱形，略弯曲，长 3～15cm，直径 0.3～0.8cm。表面灰黄色至灰棕色，有较密并深陷的横皱纹、纵皱纹及裂纹，老根的横皱纹较密更深陷，略呈结节状。质硬而脆，易折断，断面皮部棕黄色，木部黄白色，皮部易与木部剥离。气微，味苦、微辛，嚼之有刺喉感。

（5）显微鉴别：横切面木栓细胞 10 余列。栓内层为 20 余列薄壁细胞，有切向裂隙。韧皮部较宽广，常现径向裂隙。形成层成环。木质部发达，均木化，射线宽 1～3 列细胞。薄壁细胞大多含脂肪油滴；有的含草酸钙簇晶和方晶。△☆

32. 人参

（1）来源：为五加科植物人参 Panax ginseng C. A. Mey. 的干燥根和根茎。栽培者为"园参"；播种在山林野生状态下自然生长的又称"林下山参"习称"籽海"。

（2）主产地：主产于吉林、辽宁、黑龙江等省。

（3）采收加工：园参多千秋季采挖，洗净，晒干或烘干。☆

（4）性状鉴别

①主根呈纺锤形或圆柱形，长 3～15cm，直径 1～2cm。表面灰黄色，上部或全体有疏浅断续的粗横纹及明显的纵皱，下部有支根 2～3 条，并着生多数细长的须根，须根上常有不明显的细小疣状突出。根茎（芦头）长 1～4cm，直径 0.3～1.5cm，多拘挛而弯曲，具不定根（艼）和稀疏的凹窝状茎痕（芦碗）。质较硬，断面淡黄白色，显粉性，形成层环纹棕黄色，皮部有黄棕色的点状树脂道及放射状裂隙。香气特异，味微苦、甘。

②或主根多与根茎近等长或较短，呈圆柱形、菱角形或人字形，长 1～6cm。表面灰黄色，具纵皱纹，上部或中下部有环纹，支根多为 2～3 条，须根少而细长，清晰不乱，有较明显的疣状突起。根茎细长，少数粗短，中上部具稀疏或密集而深陷的茎痕。不定根较细，多下垂。

（5）显微鉴别△☆

①横切面：木栓层为数列细胞。栓内层窄。韧皮部外侧有裂隙，内侧薄壁细胞排列较紧密，有树脂道散在，内含黄色分泌物。形成层成环。木质部射线宽广，导管单个散在或数个相聚，断续排列成放射状，导管旁偶有非木化的纤维。薄壁细胞含草酸钙簇晶。

②粉末淡黄白色。树脂道碎片易见，含黄色块状分泌物。草酸钙簇晶直径 20～68μm，棱角锐尖。木栓细胞表面观类方形或多角形，壁细波状弯曲。网纹导管和梯纹导管直径 10～56μm。淀粉粒甚多，单粒类球形、半圆形或不规则多角形，直径 4～20μm，脐点点状或裂缝状；复粒由 2～6 分粒组成。

（6）主成分：主含多种人参皂苷类化合物，须根中的含量较主根高。根据皂苷元的不同可分为两类三组：一类是四环三萜的达玛脂烷系皂苷，其中一组加酸水解最后产物为人参二醇。另一组水解产物为人参三醇。第二类是五环三萜的齐墩果烷系皂苷，其苷元为齐墩果酸。糖类为单糖、双糖、叁糖和十几种多糖化合物。挥发油中有几十种成分，如人参炔醇、人参环氧炔醇等。人参多肽类。此外，还含有有机酸、氨基酸、多种维生素等。△☆

（7）含量测定：按照高效液相色谱法测定，本品按干燥品计算，含人参皂苷 Rg_1（$C_{42}H_{72}O_{14}$）和人参皂苷 Re（$C_{48}H_{82}O_{18}$）的总量不得少于 0.30%，人参皂苷 Rb_1（$C_{54}H_{92}O_{23}$）不得少于 0.20%。☆

33. 西洋参

（1）来源：为五加科植物西洋参 Panax quinquefolium L. 的干燥根。

（2）主产地：原产加拿大和美国。我国东北、华北、西北等地引进种栽培成功。

（3）采收加工：秋季采挖，洗净，晒干或低温干燥。☆

（4）性状鉴别：呈纺锤形、圆柱形或圆锥形，长 3～12cm，直径 0.8～2cm。表面浅黄褐色或黄白色，可见横向环纹和线形皮孔状突起，并有细密浅纵皱纹和须根痕。主根中下部有一至数条侧根，多已折断。有的上端有根茎（芦头），环节明显，茎痕（芦碗）圆形或半圆形，具不定根（艼）或已折断。体重，质坚实，不易折断，断面平坦，浅黄白色，略显粉性，皮部可见黄棕色点状树脂道，形成层环纹棕黄色，木部略呈放射状纹理。气微而特异，味微苦、甘。

（5）主成分：主要含三萜皂苷，主要为人参皂苷及人参皂苷 F_{11} 等。△☆

（6）理化鉴别：薄层色谱鉴别：本品以西洋参对照药材、拟人参皂苷 F_{11}、人参皂苷 Rb_1、Re、

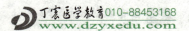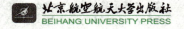

Rg_1 对照品为对照，进行薄层色谱法实验。分别置日光及紫外光灯（365nm）下检视，供试品色谱中，在与对照药材色谱及对照品色谱相应的位置上，分别显相同颜色的斑点或荧光斑点。☆

34. 三七

（1）来源：为五加科植物三七 Panax notoginseng（Burk.）F. H. Chen 的干燥根和根茎。

（2）主产地：主产于广西田阳、靖西、百色及云南文山等地。多系栽培。

（3）采收加工：秋季开花前采挖，洗净，分开主根、支根及根茎，干燥。支根习称"筋条"，根茎习称"剪口"。☆

（4）性状鉴别

①主根呈类圆锥形或圆柱形，长 1～6cm，直径 1～4cm。表面灰褐色或灰黄色，有断续的纵皱纹和支根痕。顶端有茎痕，周围有瘤状突起。体重，质坚实，断面灰绿色、黄绿色或灰白色，木部微呈放射状排列。气微，味苦回甜。

②筋条呈圆柱形或圆锥形，长 2～6cm，上端直径约 0.8cm，下端直径约 0.3cm。

③剪口呈不规则的皱缩块状或条状，表面有数个明显的茎痕及环纹，断面中心灰绿色或白色，边缘深绿色或灰色。

（5）显微鉴别：粉末灰黄色。淀粉粒甚多，单粒圆形、半圆形或圆多角形，直径 4～30μm；复粒由 2～10 余分粒组成。树脂道碎片含黄色分泌物。梯纹导管、网纹导管及螺纹导管直径 15～55μm。草酸钙簇晶少见，直径 50～80μm。△☆

（6）主成分：主要含三萜皂苷，主要为达玛烷型皂苷，有人参皂苷 Hb_2、Rb_2、Rb_3、Rc、Rd、Re、Rg_1、Rg_2、R_4、F_2、三七皂苷 R_1、R_2、R_3、R_4、R_6、Fa、绞股蓝皂苷 IX 及绞股蓝皂苷 X VII。此外，尚含田七氨酸、田七黄铜 B 及挥发油等。△☆

（7）理化鉴别：取粗粉 2g，加甲醇 15ml 温浸 20 分钟，滤液。取滤液 1ml，蒸干，加醋酸 1ml 及浓硫酸 1～2 滴，显黄色，渐变为红色、紫色、青色、污绿色。另取滤液数滴，点于滤纸上，干后，置紫外灯光下观察，有强烈的黄绿色荧光（黄酮类反应）。☆

35. 白芷

（1）来源：为伞形科植物白芷 Angelica dahurica（Fisch. ex Hoffm.）Benth. etHook. f. 或杭白芷 A. dahurica（Fisch. ex Hoffm.）Benth. et Hook. f. var.forrrrosana（Boiss.）Shanet Yuan 的干燥根。

（2）主产地

①白芷产于河南长葛、禹县者习称"禹白芷"。

②产于河北安国者习称"祁白芷"。

③杭白芷产于浙江、福建、四川等省，习称"杭白芷"和"川白芷"。

（3）采收加工☆

①夏、秋间叶黄时，挖取根部，除去地上部分及须根，洗净泥土，晒干或、烘干。

②杭州地区将处理干净的白芷放入缸内，加石灰拌匀，放置 1 周后，取出，晒干或炕干。

（4）性状鉴别：呈长圆锥形，长 10～25cm，直径 1.5～2.5cm。表面灰棕色或黄棕色，根头部钝四棱形或近圆形，具纵皱纹、支根痕及皮孔样的横向突起，有的排列成四纵行。顶端有凹陷的茎痕。质坚实，断面白色或灰白色，粉性，形成层环棕色，近方形或近圆形，皮部散有多数棕色油点。气芳香，味辛、微苦。

（5）显微鉴别：粉末黄白色。淀粉粒甚多，单粒圆球形、多角形、椭圆形或盔帽形，直径 3～25μm，脐点点状、裂缝状、十字状、三叉状、星状或人字状；复粒多由 2～12 分粒组成。网纹导管、螺纹导管直径 10～85μm。木栓细胞多角形或类长方形，淡黄棕色。油管多已破碎，含淡黄棕色分泌物。△☆

（6）主成分：主含香豆素和挥发油。香豆素主要为欧前胡素、异欧前胡素、别欧前胡素、别异欧

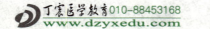
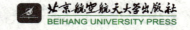

前胡素、比克白芷素等。△☆

（7）理化鉴别：薄层色谱鉴别，本品以白芷对照药材和欧前胡素对照品、异欧前胡素对照品为对照，进行薄层色谱法实验。置紫外灯光下（365nm）检视，供试品色谱中，在与对照药材色谱及对照品色谱相应的位置上，显相同颜色的荧光斑点。☆

36. 当归

（1）来源：为伞形科植物当归 Angelica sinensis（Oliv.）Diels 的干燥根。

（2）主产地：主产于甘肃岷县、武都、漳县、成县、文县等地。主为栽培。

（3）采收加工：一般栽培至第 2 年秋后采挖，除去茎叶、须根及泥土，放置，待水分稍蒸发后根变软时，捆成小把，上棚，以烟火慢慢熏干。☆

（4）性状鉴别：略呈圆柱形，下部有支根 3～5 条或更多，长 15～25cm。表面浅棕色至棕褐色，具纵皱纹和横长皮孔样突起。根头（归头）直径 1.5～4cm，具环纹，上端圆钝，或具数个明显突出的根茎痕，有紫色或黄绿色的茎和叶鞘的残基；主根（归身）表面凹凸不平；支根（归尾）直径 0.3～1cm，上粗下细，多扭曲，有少数须根痕。质柔韧，断面黄白色或淡黄棕色，皮部厚，有裂隙和多数棕色点状分泌腔，木部色较淡，形成层环黄棕色。有浓郁的香气，味甘、辛、微苦。

（5）显微鉴别△☆

①横切面：木栓层为数列细胞。栓内层窄，有少数油室。韧皮部宽广，多裂隙，油室和油管类圆形，直径 25～160μm，外侧较大，向内渐小，周围分泌细胞 6～9 个。形成层成环。木质部射线宽 3～5 列细胞；导管单个散在或 2～3 个相聚，呈放射状排列；薄壁细胞含淀粉粒。

②粉末淡黄棕色。韧皮薄壁细胞纺锤形，壁略厚，表面有极微细的斜向交错纹理，有时可见薄横膈。梯纹导管和网纹导管多见，直径约至 80μm。有时可见油室碎片。

（6）主成分：含挥发油及水溶性成分。挥发油中主要为藁本内酯和正丁烯基酞内酯等。水溶性成分有阿魏酸、多糖等。△☆

37. 独活

（1）来源：为伞形科植物重齿毛当归 Angelica pubescens Maxim. f. biserrata Shan et Yuan 的干燥根。习称"川独活"

（2）主产地：主产于湖北、四川等省。

（3）采收加工：春初苗刚发芽或秋末茎叶枯萎时采挖，除去残茎、须根及泥土，炕至半干，堆放 2～3 天，发软后，再烘至全干。☆

（4）性状鉴别：根略呈圆柱形，下部 2～3 分枝或更多，长 10～30cm。根头部膨大，圆锥状，多横皱纹，直径 1.5～3cm，顶端有茎、叶的残基或凹陷。表面灰褐色或棕褐色，具纵皱纹，有横长皮孔样突起及稍突起的细根痕。质较硬，受潮则变软，断面皮部灰白色，有多数散在的棕色油室，木部灰黄色至黄棕色，形成层环棕色。有特异香气，味苦、辛、微麻舌。

（5）显微鉴别：横切面：木栓细胞数列。栓内层窄，有少数油室。韧皮部宽广，约占根的 1/2；油室较多，排成数轮，切向径约至 153μm，周围分泌细胞 6～10 个。形成层成环。木质部射线宽 1～2 列细胞；导管稀少，直径约至 84μm，常单个径向排列。薄壁细胞含淀粉粒。△☆

（6）主成分：主含香豆素和挥发油。香豆素主要为二氢欧山芹醇当归酸酯、蛇床子素等。挥发油主含甲基欧芹酚等。△☆

（7）含量测定：按照高效液相色谱法，按干燥品计算，含柴胡皂苷 a（$C_{42}H_{68}O_{13}$）和柴胡皂苷 d（$C_{42}H_{68}O_{13}$）的总量不得少于 0.30%。☆

38. 前胡

（1）来源：为伞形科植物白花前胡 Peucedanum praeruptorum Dunn. 的干燥根。

（2）主产地：主产于浙江、江西、四川等省。

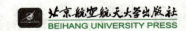

（3）采收加工：冬季植株枯萎后，或早春未抽茎时采收，挖取主根，除去茎叶、须根及泥土，晒干或低温干燥。☆

（4）性状鉴别：呈不规则的圆柱形、圆锥形或纺锤形，稍扭曲，下部常有分枝，长 3～15cm，直径 1～2cm。表面黑褐色或灰黄色，根头部多有茎痕和纤维状叶鞘残基，上端有密集的细环纹，下部有纵沟、纵皱纹及横向皮孔样突起。质较柔软，干者质硬，可折断，断面不整齐，淡黄白色，皮部散有多数棕黄色油点，形成层环纹棕色，射线放射状。气芳香，味微苦、辛。

（5）显微鉴别：横切面：木栓层为 10～20 余列扁平细胞。近栓内层处油管稀疏排列成一轮。韧皮部宽广，外侧可见多数大小不等的裂隙；油管较多，类圆形，散在，韧皮射线近皮层处多弯曲。形成层环状。木质部大导管与小导管相间排列；木射线宽 2～10 列细胞，有油管零星散在；木纤维少见。薄壁细胞含淀粉粒。△☆

（6）主成分：主含挥发油和香豆素，香豆素主要为白花前胡甲、乙、丙、丁素等。△☆

39. 北沙参

（1）来源：为伞形科植物珊瑚菜 Glehnia littoralis Fr. Schmidt ex Miq. 的干燥根。

（2）主产地：主产于江苏、山东等省。

（3）采收加工：夏、秋二季挖取根部，除去地上部分及须根，洗净，稍凉，置沸水中烫后，去外皮，晒干或烘干。或洗净直接干燥。☆

（4）性状鉴别：呈细长圆柱形，偶有分枝，长 15～45cm，直径 0.4～1.2cm。表面淡黄白色，略粗糙，偶有残存外皮，不去外皮的表面黄棕色。全体有细纵皱纹和纵沟，并有棕黄色点状细根痕；顶端常留有黄棕色根茎残基；上端稍细，中部略粗，下部渐细。质脆，易折断，断面皮部浅黄白色，木部黄色。气特异，味微甘。

（5）显微鉴别：横切面：栓内层为数列薄壁细胞，有分泌道散在。不去外皮的可见木栓层。韧皮部宽广，射线明显；外侧筛管群颓废作条状；分泌道散在，直径 20～65μm，内含黄棕色分泌物，周围分泌细胞 5～8 个，形成层成环。木质部射线宽 2～5 列细胞；导管大多成"V"形排列；薄壁细胞含糊化淀粉粒。△☆

（6）主成分：主含香豆素，如补骨脂素、佛手柑内酯、欧前胡素等。△☆

40. 龙胆

（1）来源：为龙胆科植物条叶龙胆 Gentiana manshurica Kitag.、龙胆 G. scabraBge.、三花龙胆 G. triflora Pall. 或坚龙胆 G. rigescens Franch. 的干燥根和根茎。前三种习称"龙胆"，后一种习称"坚龙胆"。

（2）主产地：龙胆主产于东北地区，三花龙胆主产于东北及内蒙古等省区；条叶龙胆主产于东北地区；坚龙胆主产于云南。

（3）采收加工：春、秋二季采挖，除去地上残茎，洗净泥土，晒干。以秋季采者质量较好。☆

（4）性状鉴别

①龙胆：根茎呈不规则的块状，长 1～3cm，直径 0.3～1cm；表面暗灰棕色或深棕色，上端有茎痕或残留茎基，周围和下端着生多数细长的根。根圆柱形，略扭曲，长 10～20cm，直径 0.2～0.5cm；表面淡黄色或黄棕色，上部多有显著的横皱纹，下部较细，有纵皱纹及支根痕。质脆，易折断，断面略平坦，皮部黄白色或淡黄棕色，木部色较浅，呈点状环列。气微，味甚苦。

②坚龙胆：表面无横皱纹，外皮膜质，易脱落，木部黄白色，易与皮部分离。

（5）显微鉴别△☆

①横切面

a. 龙胆：表皮细胞有时残存，外壁较厚。皮层窄；外皮层细胞类方形，壁稍厚，木栓化；内皮层细胞切向延长，每一细胞由纵向壁分隔成数个类方形小细胞。韧皮部宽广，有裂隙。形成层不甚明显。木质部导管 3～10 个群束。髓部明显。薄壁细胞含细小草酸钙针晶。

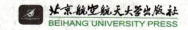

b. 坚龙胆：内皮层以外组织多已脱落。木质部导管发达，均匀密布。无髓部。

②粉末淡黄棕色

a. 龙胆外皮层细胞表面观类纺锤形，每一细胞由横壁分隔成数个扁方形的小细胞。内皮层细胞表面观类长方形，甚大，平周壁显纤细的横向纹理，每一细胞由纵隔壁分隔成数个栅状小细胞，纵隔壁大多连珠状增厚。薄壁细胞含细小草酸钙针晶。网纹导管及梯纹导管直径约至45μm。

b. 坚龙胆 无外皮层细胞。内皮层细胞类方形或类长方形，平周壁的横向纹理较粗而密，有的粗达3μm，每一细胞分隔成多数栅状小细胞，隔壁稍增厚或呈连珠状。

（6）主成分：主要含环烯醚萜苷及生物碱。环烯醚萜苷主要为龙胆苦苷、当归苦苷、当药苷等。生物碱主要为龙胆碱、龙胆黄碱等。此外，尚含龙胆多糖等。△☆

（7）含量测定：按照高效液相色谱法测定。按干燥品计算，龙胆含龙胆苦苷（$C_{16}H_{20}O_9$）不得少于3.0%，坚龙胆含龙胆苦苷（$C_{16}H_{20}O_9$）不得少于1.5%。☆

41. 秦艽

（1）来源：为龙胆科植物秦艽 Gentiana macrophylla Pall.、麻花秦艽 G. straminea Maxim.、粗茎秦艽 G. crassicaulis Duthie ex Burk. 或小秦艽 G. dahurica Fisch. 的干燥根。前三种按性状不同分别习称"秦艽"和"麻花艽"，后一种习称"小秦艽"。

（2）主产地

①秦艽主产于甘肃、山西、陕西。以甘肃产量最大，质量最好。

②粗茎秦艽主产于西南地区。

③麻花秦艽主产于四川、甘肃、青海、西藏等地。

④小秦艽主产于河北、内蒙古及陕西等省区。

（3）采收加工：春、秋两季采挖，除去茎叶及泥沙，秦艽及麻花艽晒软，堆放"发汗"至表面为红黄色或灰黄色后，再晒干；或不经发汗直接晒干。小秦艽趁鲜搓去黑皮，晒干。☆

（4）性状鉴别

①秦艽：呈类圆柱形，上粗下细，扭曲不直，长10～30cm，直径1～3cm。表面黄棕色或灰黄色，有纵向或扭曲的纵皱纹，顶端有残存茎基及纤维状叶鞘。质硬而脆，易折断，断面略显油性，皮部黄色或棕黄色，木部黄色。气特异，味苦、微涩。

②麻花艽：呈类圆锥形，多由数个小根纠聚而膨大，直径可达7cm。表面棕褐色，粗糙，有裂隙呈网状孔纹。质松脆，易折断，断面多呈枯朽状。

③小秦艽：呈类圆锥形或类圆柱形，长8～15cm，直径0.2～1cm。表面棕黄色。主根通常1个，残存的茎基有纤维状叶鞘，下部多分枝。断面黄白色。

（5）主成分：主要含裂环烯醚萜苷类，如龙胆苦碱、当药苦碱、当药苷等，以及生物碱，如龙胆碱、龙胆次碱等。△☆

42. 紫草

（1）来源：为紫草科植物新疆紫草 Arnebia euchroma（Royle）Johnst. 或内蒙紫草 A. guttata Bunge 的干燥根。依次称为"软紫草""内蒙紫草"。

（2）主产地：新疆紫草主产于新疆、西藏等自治区；内蒙紫草主产于内蒙古、甘肃。

（3）采收加工：春、秋两季采挖根部，除去泥土，晒干。☆

（4）性状鉴别

①新疆紫草（软紫草）：呈不规则的长圆柱形，多扭曲，长7～20cm，直径1～2.5cm。表面紫红色或紫褐色，皮部疏松，呈条形片状，常10余层重叠，易剥落。顶端有的可见分歧的茎残基。体轻，质松软，易折断，断面不整齐，木部较小，黄白色或黄色。气特异，味微苦、涩。

②内蒙紫草：呈圆锥形或圆柱形，扭曲，长6～20cm，直径0.5～4cm。根头部略粗大，顶端

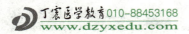
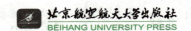

有残茎 1 或多个，被短硬毛。表面紫红色或暗紫色，皮部略薄，常数层相叠，易剥离。质硬而脆，易折断，断面较整齐，皮部紫红色，木部较小，黄白色。气特异，味涩。

（5）显微鉴别：粉末深紫红色。非腺毛单细胞，直径 13 ～ 56μm，基部膨大成喇叭状，壁具纵细条纹，有的胞腔内含紫红色色素。栓化细胞红棕色，表面观呈多角形或圆多角形，含紫红色色素。薄壁细胞较多，淡棕色或无色，大多充满紫红色色素。导管主为网纹导管，少有具缘纹孔导管，直径 7 ～ 110μm。△☆

（6）主成分：含羟基萘醌色素成分，如 β，β'- 二甲基丙烯酰阿卡宁、β，β'- 二甲基丙烯酰紫草素、紫草素等。△☆

43. 丹参

（1）来源：为唇形科植物丹参 Salvia miltiorrhiza Bge. 的干燥根和根茎。

（2）主产地：主产于安徽、江苏、山东、四川等省。栽培或野生。

（3）采收加工：秋季采挖，除去茎叶、泥沙、须根，晒干。☆

（4）性状鉴别

①根茎短粗，顶端有时残留茎基。根数条，长圆柱形，略弯曲，有的分枝并具须状细根，长 10 ～ 20cm，直径 0.3 ～ 1cm。表面棕红色或暗棕红色，粗糙，具纵皱纹。老根外皮疏松，多显紫棕色，常呈鳞片状剥落。质硬而脆，断面疏松，有裂隙或略平整而致密，皮部棕红色，木部灰黄色或紫褐色，导管束黄白色，呈放射状排列。气微，味微苦涩。

②栽培品较粗壮，直径 0.5 ～ 1.5cm。表面红棕色，具纵皱纹，外皮紧贴不易剥落。质坚实，断面较平整，略呈角质样。

（5）显微鉴别：粉末红棕色。石细胞类圆形、类三角形、类长方形或不规则形，也有延长呈纤维状，边缘不平整，直径 14 ～ 70μm，长可达 257μm，孔沟明显，有的胞腔内含黄棕色物。木纤维多为纤维管胞，长梭形，末端斜尖或钝圆，直径 12 ～ 27μm，具缘纹孔点状，纹孔斜裂缝状或十字形，孔沟稀疏。网纹导管和具缘纹孔导管直径 11 ～ 60μm。△☆

（6）主成分：主含二萜菲醌类和酚酸类成分。二萜醌类主要为丹参酮 I、IIA、IIB、隐丹参酮及羟基丹参酮 I 等。酚酸类主要为丹酚酸 A ～ G、丹参素及迷迭香酸等。△☆

（7）含量测定：按照高效液相色谱法测定，按干燥品计算：☆

①含丹参酮 II A（$C_{19}H_{18}O_3$）、隐丹参酮（$C_{19}H_{20}O_3$）和丹参酮 I（$C_{18}H_{12}O_3$）的总量不得少于 0.25%。

②含丹酚酸 B（$C_{36}H_{30}O_{16}$）不得少于 3.0%。

44. 黄芩

（1）来源：为唇形科植物黄芩 Scutellaria baicalensis Georgi. 的干燥根。

（2）主产地：主产于河北、山西、内蒙古、辽宁等省区。以山西产量较大，河北承德质量较好。野生为主，已开始栽培。

（3）采收加工：春、秋两季采挖，除去地上部分、须根及泥沙，晒至半干，撞去外皮，晒干。☆

（4）性状鉴别

①呈圆锥形，扭曲，长 8 ～ 25cm，直径 1 ～ 3cm。表面棕黄色或深黄色，有稀疏的疣状细根痕，上部较粗糙，有扭曲的纵皱纹或不规则的网纹，下部有顺纹和细皱纹。质硬而脆，易折断，断面黄色，中心红棕色；老根中心呈枯朽状或中空，暗棕色或棕黑色。气微，味苦。

②栽培品较细长，多有分枝。表面浅黄棕色，外皮紧贴，纵皱纹较细腻。断面黄色或浅黄色，略呈角质样。味微苦。

（5）显微鉴别：粉末黄色。韧皮纤维单个散在或数个成束，梭形，长 60 ～ 250μm，直径 9 ～ 33μm，壁厚，孔沟细。石细胞类圆形、类方形或长方形，壁较厚或甚厚。木栓细胞棕黄色，多角形。网纹导管多见，直径 24 ～ 72μm。木纤维多碎断，直径约 12μm，有稀疏斜纹孔。淀粉粒甚多，单粒类球形，直径 2 ～ 10μm，脐点明显，复粒由 2 ～ 3 分粒组成。△☆

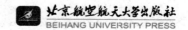

（6）主成分：含多种黄酮类化合物，主要为黄芩苷、汉黄芩苷、千层纸素 A 葡萄糖醛酸苷、黄芩素、汉黄芩素等。△☆

（7）含量测定：按照高效液相色谱法测定。☆

①药材按干燥品计算，含黄芩苷（$C_{21}H_{18}O_{11}$）不得少于 9.0%。

②饮片含黄芩苷（$C_{21}H_{18}O_{11}$）不得少于 8.0%。

45. 玄参

（1）来源：为玄参科植物玄参 Scrophularia ningpoensis Hemsl. 的干燥根。

（2）主产地：主产于浙江、湖北、江苏、江西等省。

（3）采收加工：冬季茎叶枯萎时采挖，除去根茎、幼芽、须根及泥沙，晒或烘至半干，堆放 3 ～ 6 天，反复数次至干燥。☆

（4）性状鉴别：呈类圆柱形，中间略粗或上粗下细，有的微弯曲，长 6 ～ 20cm，直径 1 ～ 3cm。表面灰黄色或灰褐色，有不规则的纵沟、横长皮孔样突起和稀疏的横裂纹和须根痕。质坚实，不易折断，断面黑色，微有光泽。气特异似焦糖，味甘、微苦。

（5）显微鉴别：横切面皮层较宽，石细胞单个散在或 2 ～ 5 个成群，多角形、类圆形或类方形，壁较厚，层纹明显。韧皮射线多裂隙。形成层成环。木质部射线宽广，亦多裂隙；导管少数，类多角形，直径约至 113μm，伴有木纤维。薄壁细胞含核状物。△☆

（6）主成分：主要含环烯醚萜苷类成分，主要有哈巴苷、哈巴俄苷、桃叶珊瑚苷及 8-（邻甲基 - 对 - 香豆酰）- 哈巴俄苷等。△☆

（7）含量测定：按照高效液相色谱法测定，按干燥品计算，含哈巴苷（$C_{15}H_{24}O_{10}$）和哈巴俄苷（$C_{24}H_{30}O_{11}$）的总量不得少于 0.45%。☆

46. 地黄

（1）来源：为玄参科植物地黄 Rehmannia glutinosa Libosch. 的新鲜或干燥块根。

（2）主产地：主产于河南省温县、博爱、武陟、孟县等地，产量大，质量佳。

（3）采收加工：秋季采挖，除去芦头及须根，洗净，鲜用者习称"鲜地黄"。将鲜生地黄徐徐烘焙，至内部变黑，约八成干，捏成团块，习称"生地黄"。☆

（4）性状鉴别

①鲜地黄：呈纺锤形或条状，长 8 ～ 24cm，直径 2 ～ 9cm。外皮薄，表面浅红黄色，具弯曲的纵皱纹、芽痕、横长皮孔样突起及不规则瘢痕。肉质，易断，断面皮部淡黄白色，可见橘红色油点，木部黄白色，导管呈放射状排列。气微，味微甜、微苦。

②生地黄：多呈不规则的团块状或长圆形，中间膨大，两端稍细，有的细小，长条状，稍扁而扭曲，长 6 ～ 12cm，直径 2 ～ 6cm。表面棕黑色或棕灰色，极皱缩，具不规则的横曲纹。体重，质较软而韧，不易折断，断面棕黑色或乌黑色，有光泽，具黏性。气微，味微甜。

（5）显微鉴别△☆

①横切面：木栓细胞数列。栓内层薄壁细胞排列疏松；散有较多分泌细胞，含橙黄色油滴；偶有石细胞。韧皮部较宽，分泌细胞较少。形成层成环。木质部射线宽广；导管稀疏，排列成放射状。

②生地黄粉末深棕色。木栓细胞淡棕色。薄壁细胞类圆形，内含类圆形核状物。分泌细胞形状与一般薄壁细胞相似，内含橙黄色或橙红色油滴状物。具缘纹孔导管和网纹导管直径约至 92μm。

（6）主成分：主要含环烯醚萜苷类成分，主要有梓醇、二氢梓醇、桃叶珊瑚苷、地黄苷 A、B、C、D 等。环烯醚萜苷类成分为主要活性成分，也是使地黄变黑的成分。此外，尚含毛蕊花糖苷及挥发油。△☆

（7）含量测定：按照高效液相色谱法测定，生地黄按干燥品计算。☆

①含梓醇（$C_{15}H_{22}O_{10}$）不得少于 0.20%。

②含毛蕊花糖苷（$C_{29}H_{36}O_{15}$）不得少于 0.020%。

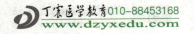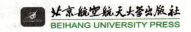

47．巴戟天

（1）来源：为茜草科植物巴戟天 Morinda officinalis How 的干燥根。

（2）主产地：主产于广东、广西、福建等省区。

（3）采收加工：全年均可采挖，去净泥土，除去须根，晒至六七成干，轻轻捶扁，切成 9 ～ 13cm 长段，晒干。☆

（4）性状鉴别：为扁圆柱形，略弯曲，长短不等，直径 0.5 ～ 2cm。表面灰黄色或暗灰色，具纵纹和横裂纹，有的皮部横向断离露出木部；质韧，断面皮部厚，紫色或淡紫色，易与木部剥离；木部坚硬，黄棕色或黄白色，直径 1 ～ 5mm。气微，味甘而微涩。

（5）显微鉴别△☆

①横切面：木栓层为数列细胞。栓内层外侧石细胞单个或数个成群，断续排列成环；薄壁细胞含有草酸钙针晶束，切向排列。韧皮部宽广，内侧薄壁细胞含草酸钙针晶束，轴向排列。形成层明显。木质部导管单个散在或 2 ～ 3 个相聚，呈放射状排列，直径至 105μm；木纤维较发达；木射线宽 1 ～ 3 列细胞；偶见非木化的木薄壁细胞群。

②粉末淡紫色或紫褐色。石细胞淡黄色，类圆形、类方形、类长方形、长条形或不规则形，有的一端尖，直径 21 ～ 96μm，壁厚至 39μm，有的层纹明显，纹孔和孔沟明显，有的石细胞形大，壁稍厚。草酸钙针晶多成束存在于薄壁细胞中，针晶长至 184μm。具缘纹孔导管淡黄色，直径至 105μm，具缘纹孔细密。纤维管胞长梭形，具缘纹孔较大，纹孔口斜缝状或相交成人字形、十字形。

（6）主成分：主含蒽醌类化合物，有甲基异茜草素、甲基异茜草素 -1- 甲醚。大黄素甲醚、2- 羟基 -3- 羟甲基蒽醌、2- 甲基蒽醌等。此外，尚含环烯醚萜苷及耐斯糖等。△☆

48．茜草

（1）来源：本品为茜草科植物茜草 Rubia cordifolia L. 的干燥根和根茎。

（2）主产地：主产于陕西、山西、河南等省。

（3）采收加工：春、秋二季采挖，除去泥沙，干燥。☆

（4）性状鉴别：根茎呈结节状，丛生粗细不等的根。根呈圆柱形，略弯曲，长 10 ～ 25cm，直径 0.2 ～ 1cm；表面红棕色或暗棕色，具细纵皱纹和少数细根痕；皮部脱落处呈黄红色。质脆，易折断，断面平坦皮部狭，紫红色，木部宽广，浅黄红色，导管孔多数。气微，味微苦，久嚼刺舌。

（5）显微鉴别：根横切面：木栓细胞 6 ～ 12 列，含棕色物。栓内层薄壁细胞有的含红棕色颗粒。韧皮部细胞较小。形成层不甚明显。木质部占根的主要部分，全部木化，射线不明显。薄壁细胞含草酸钙针晶束。△☆

（6）主成分：含蒽醌及萘醌类成分，主要为羟基茜草素、异茜草素、茜草素、大叶茜草素等。△☆

49．天花粉

（1）来源：为葫芦科植物栝楼 Trichosanthes kirilowii Maxim. 或双边栝楼 T. rosthomii Harms 的干燥根。

（2）主产地

①栝楼主产于河南、山东、江苏、安徽等省。

②双边栝楼主产于四川省。

（3）采收加工：秋、冬二季采挖，洗去泥土，刮去粗皮，切成段、块片或纵剖成瓣，晒干或烘干。☆

（4）性状鉴别：呈不规则圆柱形、纺锤形或瓣块状，长 8 ～ 16cm，直径 1.5 ～ 5.5cm。表面黄白色或淡棕黄色，有纵皱纹、细根痕及略凹陷的横长皮孔，有的有黄棕色外皮残留。质坚实，断面白色或淡黄色，富粉性，横切面可见黄色木质部，略呈放射状排列，纵切面可见黄色条纹状木质部。气微，味微苦。

（5）显微鉴别：粉末类白色。淀粉粒甚多，单粒类球形、半圆形或盔帽形，直径 6 ～ 48μm，脐点点状、短缝状或人字状，层纹隐约可见；复粒由 2 ～ 14 分粒组成，常由一个大的分粒与几个小分粒复合。

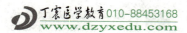 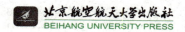

具缘纹孔导管大，多破碎，有的具缘纹孔呈六角形或方形，排列紧密。石细胞黄绿色，长方形、椭圆形、类方形、多角形或纺锤形，直径 27～72μm，壁较厚，纹孔细密。△☆

（6）主成分：含皂苷、天花粉蛋白、氨基酸及栝楼酸等。△☆

50. 桔梗

（1）来源：为桔梗科植物桔梗 Platycodon grandiflorum（Jacq.）A. DC. 的干燥根。

（2）主产地：全国大部分地区均产，以东北、华北产量较大，华东地区质量较好。

（3）采收加工：春、秋两季采挖，去净泥土、须根，趁鲜刮去外皮或不去外皮，干燥。☆

（4）性状鉴别：呈圆柱形或略呈纺锤形，下部渐细，有的有分枝，略扭曲，长 7～20cm，直径 0.7～2cm。表面淡黄白色至黄色，不去外皮者表面黄棕色至灰棕色，具纵扭皱沟，并有横长的皮孔样斑痕及支根痕，上部有横纹。有的顶端有较短的根茎或不明显，其上有数个半月形茎痕。质脆，断面不平坦，形成层环棕色，皮部黄白色，有裂隙，木部淡黄色。气微，味微甜后苦。

（5）显微鉴别：横切面：木栓细胞有时残存，不去外皮者有木栓层，细胞中含草酸钙小棱晶。栓内层窄。韧皮部乳管群散在，乳管壁略厚，内含微细颗粒状黄棕色物。形成层成环。木质部导管单个散在或数个相聚，呈放射状排列。薄壁细胞含菊糖。△☆

（6）主成分：主要含三萜皂苷，有桔梗皂苷 A、C、D，去芹菜糖基桔梗皂苷 D、D_3 等。△☆

51. 党参

（1）来源：为桔梗科植物党参 Codonopsis pilosula（Franch.）Nannf.、素花党参 C. pilosula Nannf. var.modesta（Nannf.）L. T. Shen 或川党参 C. tangshen Oliv. 的干燥根。

（2）主产地

①党参主产于山西、陕西、甘肃、四川等省及东北各地。

②潞党参（栽培品）产于山西平顺、长治、壶关等地。

③素花党参又称西党参，主产于甘肃文县，四川南坪、松潘等地。

④川党参主产于四川、湖北及与陕西接壤地区。

（3）采收加工：秋季采挖，除去地上部分及须根，洗净泥土，晒至半干，反复搓揉 3～4 次，晒至七八成干时，捆成小把，晒干。☆

（4）性状鉴别

①党参：呈长圆柱形，稍弯曲，长 10～35cm，直径 0.4～2cm。表面灰黄色、黄棕色至灰棕色，根头部有多数疣状突起的茎痕及芽，每个茎痕的顶端呈凹下的圆点状；根头下有致密的环状横纹，向下渐稀疏，有的达全长的一半，栽培品环状横纹少或无；全体有纵皱纹和散在的横长皮孔样突起，支根断落处常有黑褐色胶状物。质稍柔软或稍硬而略带韧性，断面稍平坦，有裂隙或放射状纹理，皮部淡棕黄色至黄棕色，木部淡黄色至黄色。有特殊香气，味微甜。

②素花党参（西党参）：长 10～35cm，直径 0.5～2.5cm。表面黄白色至灰黄色，根头下致密的环状横纹常达全长的一半以上。断面裂隙较多，皮部灰白色至淡棕色。

③川党参：长 10～45cm，直径 0.5～2cm。表面灰黄色至黄棕色，有明显不规则的纵沟。质较软而结实，断面裂隙较少，皮部黄白色。

（5）显微鉴别：横切面：木栓细胞数列至 10 数列，外侧有石细胞，单个或成群。栓内层窄。韧皮部宽广，外侧常现裂隙，散有淡黄色乳管群，并常与筛管群交互排列。形成层成环。木质部导管单个散在或数个相聚，呈放射状排列。薄壁细胞含菊糖。△☆

（6）主成分：含三萜类、甾醇类、多糖类、苷类及内酯类成分。三萜类有蒲公英萜醇、蒲公英萜醇乙酸酯、木栓酮等。甾醇类有 α-菠菜甾醇、Δ7-豆甾烯醇、豆甾醇及其葡萄糖苷等。多糖类如杂多糖 Cp-1、Cp-2、Cp-3、Cp-4 及其他多糖。苷类如党参炔苷、丁香苷、党参苷 I。内酯类如苍术内酯 II、党参内酯等。△☆

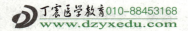
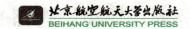

52. 南沙参

（1）来源：为桔梗科植物轮叶沙参 Adenophora tetraphylla（Thunb.）Fisch. 或沙参 A. stricta Miq. 的干燥根。

（2）主产地：主产于安徽、江苏、浙江、贵州等省。

（3）采收加工：春、秋二季采挖，除去须根，洗后趁鲜刮去粗皮，洗净，干燥。☆

（4）性状鉴别：呈圆锥形或圆柱形，略弯曲，长 7～27cm，直径 0.8～3cm。表面黄白色或淡棕黄色，凹陷处常有残留粗皮，上部多有深陷横纹，呈断续的环状，下部有纵纹和纵沟。顶端具 1 个或 2 个根茎。体轻，质松泡，易折断，断面不平坦，黄白色，多裂隙。气微，味微甘。

（5）显微鉴别：粉末灰黄色。木栓石细胞类长方形、长条形、类椭圆形、类多边形，长 18～155μm，宽 18～61μm，有的垂周壁连珠状增厚。有节乳管常连接成网状。菊糖结晶扇形、类圆形或不规则形。△☆

（6）主成分：含南沙参皂苷等三萜皂苷类成分。△☆

53. 木香

（1）来源：为菊科植物木香 Aucklandia lappa Decne. 的干燥根。

（2）主产地：主产于云南省，又称云木香；四川、西藏亦产。为栽培品。

（3）采收加工：秋、冬两季采挖 2～3 年生的根，除去茎叶、须根及泥土，切段或纵剖为块，晒干或风干，撞去粗皮。☆

（4）性状鉴别：呈圆柱形或半圆柱形，长 5～10cm，直径 0.5～5cm。表面黄棕色至灰褐色，有明显的皱纹、纵沟及侧根痕。质坚，不易折断，断面灰褐色至暗褐色，周边灰黄色或浅棕黄色，形成层环棕色，有放射状纹理及散在的褐色点状油室。气香特异，味微苦。

（5）显微鉴别：粉末黄绿色。菊糖多见，表面现放射状纹理。木纤维多成束，长梭形，直径 16～24μm，纹孔口横裂缝状、十字状或人字状。网纹导管多见，也有具缘纹孔导管，直径 30～90μm。油室碎片有时可见，内含黄色或棕色分泌物。△☆

（6）主成分：主要含挥发油，油中主要为倍半萜及其内酯，有木香烃内酯、去氢木香内酯、木香内酯、二氢木香内酯等。此外，尚含生物碱，如木香碱等。△☆

（7）含量测定：按照高效液相色谱法测定，按干燥品计算，含木香烃内酯（$C_{15}H_{20}O_2$）和去氢木香内酯（$C_{15}H_{18}O_2$）的总量不得少于 1.8%。☆

54. 川木香

（1）来源：本品为菊科植物川木香 Vladimiria souliei（Franch.）Ling 或灰毛川木香 V. souliei（Franch.）Ling var. cinerea Ling 的干燥根。

（2）主产地：川木香主产于四川省及西藏自治区；灰毛川木香产于四川省。

（3）采收加工：秋季采挖，除去须根、泥沙及根头上的胶状物，干燥。☆

（4）性状鉴别：呈圆柱形或有纵槽的半圆柱形，稍弯曲，长 10～30cm，直径 1～3cm。表面黄褐色或棕褐色，具纵皱纹，外皮脱落处可见丝瓜络状细筋脉；根头偶有黑色发黏的胶状物，习称"油头"。体较轻，质硬脆，易折断，断面黄白色或黄色，有深黄色稀疏油点及裂隙，木部宽广，有放射状纹理；有的中心呈枯朽状。气微香，味苦，嚼之粘牙。

（5）显微鉴别：横切面：木栓层为数列棕色细胞。韧皮部射线较宽；筛管群与纤维束以及木质部的导管群与纤维束均呈交互径向排列，呈整齐的放射状。形成层环波状弯曲，纤维束黄色，木化，并伴有石细胞。髓完好或已破裂。油室散在于射线或髓部薄壁组织中。薄壁细胞可见菊糖。△☆

（6）主成分：主含挥发油，油中主成分为川木香内酯、土木香内酯等。△☆

55. 白术

（1）来源：为菊科植物白术 Atractylodes macrocephala Koidz. 的干燥根茎。

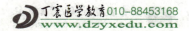 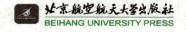

（2）主产地：主产于浙江、安徽、湖北、湖南等省，多为栽培。

（3）采收加工：霜降前后，挖取 2 ～ 3 年生的根茎，除去茎叶及细根，烘干，称烘术；晒干，称生晒术。☆

（4）性状鉴别：为不规则的肥厚团块，长 3 ～ 13cm，直径 1.5 ～ 7cm。表面灰黄色或灰棕色，有瘤状突起及断续的纵皱和沟纹，并有须根痕，顶端有残留茎基和芽痕。质坚硬不易折断，断面不平坦，黄白色至淡棕色，有棕黄色的点状油室散在；烘干者断面角质样，色较深或有裂隙。气清香，味甘、微辛，嚼之略带黏性。

（5）显微鉴别：粉末淡黄棕色。草酸钙针晶细小，长 10 ～ 32μm，存在于薄壁细胞中，少数针晶直径至 4μm。纤维黄色，大多成束，长梭形，直径约至 40μm，壁甚厚，木化，孔沟明显。石细胞淡黄色，类圆形、多角形、长方形或少数纺锤形，直径 37 ～ 64μm。薄壁细胞含菊糖，表面显放射状纹理。导管分子短小，为网纹导管及具缘纹孔导管，直径至 48μm。△☆

（6）主成分：含挥发油，油中主成分为苍术酮，白术内酯 A、B、3-β-乙酰氧基苍术酮，3-β-苍术酮。尚含苍术醇等。△☆

56. 苍术

（1）来源：为菊科植物茅苍术 Atractylodes lancea（Thunb.）DC. 或北苍术 A . chinensis（DC.）Koidz. 的干燥根茎。

（2）主产地：茅苍术主产于江苏、湖北、河南等省。北苍术主产于河北、山西、陕西、内蒙古等省区。

（3）采收加工：春、秋两季挖取根茎，除去茎、叶、细根及泥土，晒干，撞去须根。☆

（4）性状鉴别

①茅苍术：呈不规则连珠状或结节状圆柱形，略弯曲，偶有分枝，长 3 ～ 10cm，直径 1 ～ 2cm。表面灰棕色，有皱纹、横曲纹及残留须根，顶端具茎痕或残留茎基。质坚实，断面黄白色或灰白色，散有多数橙黄色或棕红色油室，暴露稍久，可析出白色细针状结晶。气香特异，味微甘、辛、苦。

②北苍术：呈疙瘩块状或结节状圆柱形，长 4 ～ 9cm，直径 1 ～ 4cm。表面黑棕色，除去外皮者黄棕色。质较疏松，断面散有黄棕色油室。香气较淡，味辛、苦。

（5）显微鉴别：粉末棕色。草酸钙针晶细小，长 5 ～ 30μm，不规则地充塞于薄壁细胞中。纤维大多成束，长梭形，直径约至 40μm，壁甚厚，木化。石细胞甚多，有时与木栓细胞连结，多角形、类圆形或类长方形，直径 20 ～ 80μm，壁极厚。菊糖多见，表面呈放射状纹理。△☆

（6）主成分：主含挥发油。油中主成分为苍术素、茅术醇、β-桉油醇、榄香醇、苍术醇、苍术酮等。△☆

（7）含量测定：按照高效液相色谱法测定，按干燥品计算，含苍术素（$C_{13}H_{10}O$）不得少于 0.30%。☆

57. 三棱

（1）来源：为黑三棱科植物黑三棱 Sparganium stoloniferum Buch. - Ham. 的干燥块茎。

（2）主产地：主产于江苏、河南、山东、江西等省。

（3）采收加工：冬季至次年春采挖，洗净，削去外皮，晒干。☆

（4）性状鉴别：呈圆锥形，略扁，长 2 ～ 6cm，直径 2 ～ 4cm。表面黄白色或灰黄色，有刀削痕，须根痕小点状，略呈横向环状排列。体重，质坚实。气微，味淡，嚼之微有麻辣感。

（5）显微鉴别△☆

①横切面：皮层为通气组织，薄壁细胞不规则形细胞间有大的腔隙；内皮层细胞排列紧密。中柱薄壁细胞类圆形，壁略厚，内含淀粉粒；维管束外韧型及周木型，散在，导管非木化。皮层及中柱均散有分泌细胞，内含棕红色分泌物。

②粉末黄白色。淀粉粒甚多，单粒类圆形、类多角形或椭圆形，直径 2 ～ 10μm，较大粒隐约可见点状或裂缝状脐点，分泌细胞内含红棕色分泌物。纤维多成束，壁较厚，微木化或木化，有稀疏单

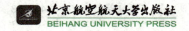

斜纹孔。木化薄壁细胞呈类长方形、长椭圆形或不规则形，壁呈连珠状，微木化。

（6）主成分：含黄酮类成分，主要为芦丁。△☆

58. 泽泻

（1）来源：为泽泻科植物泽泻 Alisma orientale（Sam.）Juzep. 的干燥块茎。

（2）主产地：主产于福建浦城、建阳及四川、江西等省，多系栽培。

（3）采收加工：冬季采挖，除去茎叶、须根，削去粗皮，洗净，炕干；或装入竹筐中撞去须根及粗皮，晒干。☆

（4）性状鉴别：呈类球形、椭圆形或卵圆形，长 2～7cm，直径 2～6cm。表面淡黄色至淡黄棕色，有不规则的横向环状浅沟纹和多数细小突起的须根痕，底部有的有瘤状芽痕。质坚实，断面黄白色，粉性，有多数细孔。气微，味微苦。

（5）显微鉴别：粉末淡黄棕色。淀粉粒甚多，单粒长卵形、类球形或椭圆形，直径 3～14μm，脐点人字状、短缝状或三叉状；复粒由 2～3 分粒组成。薄壁细胞类圆形，具多数椭圆形纹孔，集成纹孔群。内皮层细胞垂周壁波状弯曲，较厚，木化，有稀疏细孔沟。油室大多破碎，完整者类圆形，直径 54～110μm，分泌细胞中有时可见油滴。△☆

（6）主成分：含多种四环三萜酮醇衍生物，如泽泻醇 A、B、C 及其乙酸酯，表泽泻醇 A、24- 乙酰泽泻醇 A、23- 乙酰泽泻醇 B、23- 乙酰泽泻醇 C。此外，尚含倍半萜类、挥发油、多糖类。△☆

（7）含量测定：按照高效液相色谱法测定，按干燥品计算，含 23- 乙酰泽泻醇 B（$C_{32}H_{50}O_5$）不得少于 0.050%。☆

59. 天南星

（1）来源：为天南星科植物天南星 Arisaema erubescens（Wall.）Schott、异叶天南星 A. heterophyllum Bl. 或东北天南星 A. amurense Maxim. 的干燥块茎。

（2）主产地：天南星与异叶天南星产于全国大部分地区。东北天南星主产于东北及内蒙古、河北等省区。

（3）采收加工：秋、冬两季采挖，除去须根及外皮，晒干或烘干。☆

（4）性状鉴别：呈扁球形，高 1～2cm，直径 1.5～6.5cm。表面类白色或淡棕色，较光滑，顶端有凹陷的茎痕，周围有麻点状根痕，有的块茎周边有小扁球状侧芽。质坚硬，不易破碎，断面不平坦，白色，粉性。气微辛，味麻辣。

（5）显微鉴别：粉末类白色。淀粉粒以单粒为主，圆球形或长圆形，直径 2～17μm，脐点点状、裂缝状，大粒层纹隐约可见；复粒少数，由 2～12 分粒组成。草酸钙针晶散在或成束存在于黏液细胞中，长 63～131μm。草酸钙方晶多见于导管旁的薄壁细胞中，直径 3～20μm。△☆

（6）主成分：含黄酮及生物碱，尚含三贴皂苷、原儿茶醛、安息香酸及多种氨基酸等。△☆

60. 半夏

（1）来源：为天南星科植物半夏 Pinellia ternata（Thunb.）Breit. 的干燥块茎。

（2）主产地：主产于四川、湖北、河南、贵州等省。

（3）采收加工：夏、秋两季采挖，除去外皮和须根，晒干。☆

（4）性状鉴别：呈类球形，有的稍偏斜，直径 1～1.5cm,，表面白色或浅黄色，顶端有凹陷的茎痕，周围密布麻点状根痕；下面钝圆，较光滑。质坚实，断面洁白，富粉性。气微，味辛辣、麻舌而刺喉。

（5）显微鉴别：粉末类白色。淀粉粒甚多，单粒类圆形、半圆形或圆多角形，直径 2～20μm，脐点裂缝状、人字状或星状；复粒由 2～6 分粒组成。草酸钙针晶束存在于椭圆形黏液细胞中，或随处散在，针晶长 20～144μm。螺纹导管直径 10～24μm。△☆

（6）主成分：含有机酸，如琥珀酸、黑尿酸及精氨酸、丙氨酸、缬氨酸和亮氨酸等多种氨基酸等。此外，尚含生物碱、蛋白质、β- 谷甾醇 -D- 葡萄糖苷及原儿茶醛等。△☆

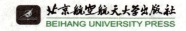

61. 白附子

（1）来源：为**天南星科植物独角莲 Typhonium giganteum Engl. 的干燥块茎。**

（2）主产地：主产河南、甘肃、湖北等省。

（3）采收加工：秋季采挖，除去须根和外皮，晒干。☆

（4）性状鉴别：呈椭圆形或卵圆形，长 2～5cm，直径 1～3cm。表面白色至黄白色，略粗糙，有环纹及须根痕，顶端有茎痕或芽痕。质坚硬，断面白色，粉性。气微，味淡、麻辣刺舌。

（5）显微鉴别△☆

①横切面：木栓细胞有时残存。内皮层不明显。薄壁组织中散有大型黏液腔，外侧较大，常环状排列，向中心渐小而少，黏液细胞随处可见，内含草酸钙针晶束。维管束散列，外韧型及周木型。薄壁细胞含众多淀粉粒。

②粉末黄白色。淀粉粒甚多，单粒球形或类球形，直径 2～29μm，脐点点状、裂缝状或人字状；复粒由 2～12 分粒组成，以 2～4 分粒者为多见。草酸钙针晶散在或成束存在于黏液细胞中，针晶长约至 97（136）μm，螺纹导管、环纹导管直径 9～45μm。

（6）主成分：含 β- 谷甾醇、琥珀酸、棕榈酸、亚油酸。△☆

62. 石菖蒲

（1）来源：为天南星科植物石菖蒲 Acorus tatarinowii Schott 的干燥根茎。

（2）主产地：主产于四川、浙江、江西、江苏等省。

（3）采收加工：秋、冬两季挖取根茎，除去叶及须根，洗净泥土，晒干。☆

（4）性状鉴别：呈扁圆柱形，多弯曲，常有分枝，长 3～20cm，直径 0.3～1cm。表面棕褐色或灰棕色，粗糙，有疏密不匀的环节，节间长 0.2～0.8cm，具细纵纹，一面残留须根或圆点状根痕；叶痕呈三角形，左右交互排列，有的其上有毛鳞状的叶基残余。质硬，断面纤维性，类白色或微红色，内皮层环明显，可见多数维管束小点及棕色油细胞。气芳香，味苦、微辛。

（5）显微鉴别△☆

①横切面：表皮细胞外壁增厚，棕色，有的含红棕色物。皮层宽广，散有纤维束和叶迹维管束；叶迹维管束外韧型，维管束鞘纤维成环，木化；内皮层明显。中柱维管束周木型及外韧型，维管束鞘纤维较少。纤维束和维管束稍纤维周围细胞中含草酸钙方晶，形成晶纤维。薄壁组织中散有类圆形油细胞，并含淀粉粒。

②粉末灰棕色。淀粉粒单粒球形、椭圆形或长卵形，直径 2～9μm；复粒由 2～20（或更多）分粒组成。纤维束周围细胞中含草酸钙方晶，形成晶纤维。草酸钙方晶呈多面形、类多角形、双锥形，直径 4～16μm。分泌细胞呈类圆形或长圆形，胞腔内充满黄绿色、橙红色或红色分泌物。

（6）主成分：主含挥发油。油中主成分为 α-、β- 及 γ- 细辛醚、1- 烯丙基 -2，4，5- 三甲氧基苯、顺 - 甲基异丁香油酚、反 - 甲基异丁香油酚、甲基丁香油酚、百里香酚等。△☆

63. 百部

（1）来源：为百部科植物直立百部 Stemona sessilifolia（Miq.）Miq.、蔓生百部 Stemona japonica（Bl.）Miq. 或对叶百部 Stemona tuberosa Lour. 的干燥块根。

（2）主产地：直立百部和蔓生百部均主产于安徽、江苏、浙江、湖北等省；对叶百部主产于湖北、广东、福建、四川等省。

（3）采收加工：春、秋两季采挖，除去须根，蒸或在沸水中烫至无白心，取出，晒干。

（4）性状鉴别☆

①直立百部：呈纺锤形，上端较细长，皱缩弯曲，长 5～12cm，直径 0.5～1cm。表面黄白色或淡棕黄色，有不规则深纵沟，间或有横皱纹。质脆，易折断，断面平坦，角质样，淡黄棕色或黄白色，皮部较宽，中柱扁缩。气微，味甘、苦。

②蔓生百部：两端稍狭细，表面多不规则皱褶和横皱纹。

③对叶百部：呈长纺锤形或长条形，长 8～24cm，直径 0.8～2cm。表面浅黄棕色至灰棕色，具浅纵皱纹或不规则纵槽。质坚实，断面黄白色至暗棕色，中柱较大，髓部类白色。

（5）显微鉴别：横切面△☆

①直立百部：根被为 3～4 列细胞，壁木栓化及木化，具致密的细条纹。皮层较宽。中柱韧皮部束与木质部束各 19～27 个，间隔排列，韧皮部束内侧有少数非木化纤维；木质部束导管 2～5 个，并有木纤维和管胞，导管类多角形，径向直径约至 48μm，偶有导管深入至髓部。髓部散有少数细小纤维。

②蔓生百部：根被为 3～6 列细胞。韧皮部纤维木化。导管径向直径约至 184μm，通常深入至髓部，与外侧导管束作 2～3 轮排列。

③对叶百部：根被为 3 列细胞，细胞壁无细条纹，其最内层细胞的内壁特厚。皮层外侧散有纤维，类方形，壁微木化。中柱韧皮部束与木质部束各 32～40 个。木质部束导管圆多角形，直径至 107μm，其内侧与木纤维和微木化的薄壁细胞连接成环层。

（6）主成分：含多种生物碱，主要为百部碱、原百部碱、次百部碱等。△☆

（7）理化鉴别：取本品粉末 5g，加 70% 乙醇 50ml，加热回流 1 小时，滤过，滤液蒸去乙醇，残渣加浓氨试液调节 pH 至 10～11，再加三氯甲烷 5ml 振摇提取，分取三氯甲烷层，蒸干，残渣加 1% 盐酸溶液 5ml 使溶解，滤过。滤液分为两份：一份中滴加碘化铋钾试液，生成橙红色沉淀；另一份中滴加硅钨酸试液，生成乳白色沉淀。☆

64. 川贝母

（1）来源：为百合科植物川贝母 Fritillaria cirrhosa D. Don、暗紫贝母 F. unibracteata Hsiao et K. C. Hsia、甘肃贝母 F. przewalskii Maxim.、梭砂贝母 F. delavayi Franch.、太白贝母 F. taipaiensis P. Y. Li 或瓦布贝母 F. unibracteata Hsiao et K. C. Hsia var. wabuensis（S. Y. Tang et S. C. Yue）Z. D. Liu, S. Wang et S. C. Chen. 的干燥鳞茎。按药材性状的不同分别习称"松贝"、"青贝"、"炉贝"和"栽培品"。

（2）主产地

①川贝母主产于四川、西藏、云南等省区。

②暗紫贝母主产于四川阿坝藏族自治州。

③甘肃贝母主产于甘肃、青海、四川等省。

④梭砂贝母主产于云南、四川、青海、西藏等省区。

⑤太白贝母主产于陕西（秦岭及其以南地区）、甘肃（东南部）、四川（东北部）、湖北（西北部）。

⑥瓦布贝母主产于四川西北部（北川、黑水、茂县、松潘）。

（3）采收加工：夏、秋二季或积雪融化后采挖，除去须根、粗皮及泥沙，晒干或低温干燥。☆

（4）性状鉴别

①松贝：类圆锥形或近球形，高 0.3～0.8cm，直径 0.3～0.9cm。表面类白色。外层鳞叶 2 瓣，大小悬殊，大瓣紧抱小瓣，未抱部分呈新月形，习称"怀中抱月"；顶部闭合，内有类圆柱形、顶端稍尖的心芽和小鳞叶 1～2 枚；先端钝圆或稍尖，底部平，微凹入，中心有 1 灰褐色的鳞茎盘，偶有残存须根。质硬而脆，断面白色，富粉性。气微，味微苦。

②青贝：呈类扁球形，高 0.4～1.4cm，直径 0.4～1.6cm。外层鳞叶 2 瓣，大小相近，相对抱合，顶部开裂，内有心芽和小鳞叶 2～3 枚及细圆柱形的残茎。

③炉贝：呈长圆锥形，高 0.7～2.5cm，直径 0.5～2.5cm。表面类白色或浅棕黄色，有的具棕色斑点。外层鳞叶 2 瓣，大小相近，顶部开裂而略尖，基部稍尖或较钝。

④栽培品呈类扁球形或短圆柱形，高 0.5～2cm，直径 1～2.5cm。表面类白色或浅棕黄色，稍粗糙，有的具浅黄色斑点。外层鳞叶 2 瓣，大小相近，顶部多开裂而较平。

（5）显微鉴别：粉末类白色或浅黄色。△☆

①松贝、青贝及栽培品：淀粉粒甚多，广卵形、长圆形或不规则圆形，有的边缘不平整或略作分枝状，直径 5～64μm，脐点短缝状、点状、人字状或马蹄状，层纹隐约可见。表皮细胞类长方形，垂周壁微波状弯曲，偶见不定式气孔，圆形或扁圆形。螺纹导管直径 5～26μm。

②炉贝：淀粉粒广卵形、贝壳形、肾形或椭圆形，直径约至 60μm，脐点人字状、星状或点状，层纹明显。螺纹导管和网纹导管直径可达 64μm。

（6）主成分：主含甾体生物碱，如西贝母碱，贝母素甲、贝母素乙、贝母辛等。△☆

（7）含量测定：按干燥品计算，含总生物碱以西贝母碱（$C_{27}H_{43}NO_3$）计，不得少于 0.050%。☆

65. 浙贝母

（1）来源：为百合科植物浙贝母 Fritillaria thunbergii Miq. 的干燥鳞茎。

（2）主产地：主产于浙江。江苏、安徽、湖南亦产。多系栽培。

（3）采收加工：初夏植株枯萎时采挖，洗净。大小分开，大者除去芯芽，习称"大贝"；小者不去芯芽，习称"珠贝"。分别撞擦，除去外皮，拌以煅过的贝壳粉，吸去擦出的浆汁，干燥；或取鳞茎，大小分开，洗净，除去芯芽，趁鲜切成厚片，洗净，干燥，习称"浙贝片"。☆

（4）性状鉴别

①大贝：为鳞茎外层的单瓣鳞叶，略呈新月形，高 1～2cm，直径 2～3.5cm。外表面类白色至淡黄色，内表面白色或淡棕色，被有白色粉末。质硬而脆，易折断，断面白色至黄白色，富粉性。气微，味微苦。

②珠贝：为完整的鳞茎，呈扁圆形，高 1～1.5cm，直径 1～2.5cm。表面类白色，外层鳞叶 2 瓣，肥厚，略似肾形，互相抱合，内有小鳞叶 2～3 枚和干缩的残茎。

③浙贝片：为鳞茎外层的单瓣鳞叶切成的片。椭圆形或类圆形，直径 1～2cm，边缘表面淡黄色，切面平坦，粉白色。质脆，易折断，断面粉白色，富粉性。

（5）显微鉴别：粉末淡黄白色。淀粉粒甚多，单粒卵形、广卵形或椭圆形，直径 6～56μm，层纹不明显。表皮细胞类多角形或长方形，垂周壁连珠状增厚；气孔少见，副卫细胞 4～5 个。草酸钙结晶少见，细小，多呈颗粒状，有的呈梭形、方形或细杆状。导管多为螺纹，直径至 18μm。△☆

（6）主成分：主含甾体生物碱，如贝母甲素、贝母素乙或去氢贝母碱、浙贝丙素、浙贝宁、浙贝酮、贝母辛、异浙贝母碱等。另含浙贝母素甲苷，水解后产生贝母素甲和一份子葡萄糖。△☆

（7）理化鉴别：取本品粉末 5g，加浓氨试液 2ml 与三氯甲烷 20ml，放置过夜，滤过，取滤液 8ml，蒸干，残渣加三氯甲烷 1ml 使溶解，作为供试品溶液。另取贝母素甲对照品、贝母素乙对照品，加三氯甲烷制成每 1ml 各含 2mg 的混合溶液，作为对照品溶液。照薄层色谱法试验，吸取供试品溶液 10～20μl、对照品溶液 10μl，分别点于同一硅胶 G 薄层板上，以乙酸乙酯 - 甲醇 - 浓氨试液（17：2：1）为展开剂，展开，取出，晾干，喷以稀碘化铋钾试液。供试品色谱中，在与对照品色谱相应的位置上，显相同颜色的斑点。☆

（8）含量测定：按照高效液相色谱法测定，按干燥品计算，含贝母素甲（$C_{27}H_{45}NO_3$）和贝母素乙（$C_{27}H_{43}NO_3$）的总量，不得少于 0.080%。☆

66. 天冬

（1）来源：为百合科植物天冬 Asparagus cochinchinensis（Lour.）Merr. 的干燥块根。

（2）主产地：主产于贵州、四川、广西等省区。

（3）采收加工：秋、冬二季采挖，洗净，除去茎基和须根，置沸水中煮或蒸至透心，趁热除去外皮，洗净，干燥。☆

（4）性状鉴别：呈长纺锤形，略弯曲，长 5～18cm，直径 0.5～2cm。表面黄白色至淡黄棕色，半透明，光滑或具深浅不等的纵皱纹，偶有残存的灰棕色外皮。质硬或柔润，有黏性，断面角质样，中柱黄白色。气微，味甜、微苦。

（5）显微鉴别：横切面根被有时残存。皮层宽广，外侧有石细胞散在或断续排列成环，石细胞浅

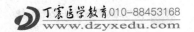 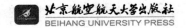

黄棕色，长条形、长椭圆形或类圆形，直径 32 ～ 110μm，壁厚，纹孔和孔沟极细密；黏液细胞散在，草酸钙针晶束存于于椭圆形黏液细胞中，针晶长 40 ～ 99μm。内皮层明显。中柱韧皮部束和木质部束各 31 ～ 135 个，相互间隔排列，少数导管深入至髓部，髓细胞亦含草酸钙针晶束。△☆

67. 麦冬

（1）来源：为百合科植物麦冬 Ophiopogon japonicus（L. f）Ker-Gawl. 的干燥块根。

（2）主产地：主产于浙江及江苏者称杭麦冬；主产于四川绵阳地区者称川麦冬。

（3）采收加工：夏季采挖，洗净，反复暴晒，堆置，至七八成干，除去须根，干燥。☆

（4）性状鉴别：呈纺锤形，两端略尖，长 1.5 ～ 3cm，直径 0.3 ～ 0.6cm。表面淡黄色或灰黄色，有细纵纹。质柔韧，断面黄白色，半透明，中柱细小。气微香，味甘、微苦。

（5）显微鉴别：横切面：表皮细胞 1 列或脱落，根被为 3 ～ 5 列木化细胞。皮层宽广，散有含草酸钙针晶束的黏液细胞，有的针晶直径至 10μm；内皮层细胞壁均匀增厚，木化，有通道细胞，外侧为 1 列石细胞，其内壁及侧壁增厚，纹孔细密。中柱较小，韧皮部束 16 ～ 22 个，木质部由导管、管胞、木纤维以及内侧的木化细胞连结成环层。髓小，薄壁细胞类圆形。△☆

（6）主成分：主含甾体皂苷和黄酮。甾体皂苷主要为麦冬皂苷 A、B、C、D、B'、C'、D' 等，其麦冬皂苷 A ～ D 苷元为鲁斯可皂苷元，麦冬皂苷 B' ～ D' 苷元为薯蓣皂苷元。黄酮主要为麦冬黄烷酮 A、B，甲基麦冬黄烷酮 A、B，麦冬黄酮 A、B，甲基麦冬黄酮 A、B 等。△☆

（7）含量测定：按干燥品计算，含麦冬总皂苷以鲁斯可皂苷元（$C_{27}H_{42}O_4$）计，不得少于 0.12%。☆

68. 知母

（1）来源：为百合科植物知母 Anemarrhena asphodeloides Bge. 的干燥根茎。

（2）主产地：主产于河北省，山西、内蒙古、陕西、东北的西部等地亦产。

（3）采收加工：春、秋二季采挖，除去须根和泥沙，晒干，习称"毛知母"；或除去外皮，晒干。☆

（4）性状鉴别：呈长条状，微弯曲，略扁，偶有分枝，长 3 ～ 15cm，直径 0.8 ～ 1.5cm，一端有浅黄色的茎叶残痕。表面黄棕色至棕色，上面有一凹沟，具紧密排列的环状节，节上密生黄棕色的残存叶基，由两侧向根茎上方生长；下面隆起而略皱缩，并有凹陷或突起的点状根痕。质硬，易折断，断面黄白色。气微，味微甜、略苦，嚼之带黏性。

（5）显微鉴别：粉末黄白色。黏液细胞类圆形、椭圆形或梭形，直径 53 ～ 247μm，胞腔内含草酸钙针晶束。草酸钙针晶成束或散在，长 26 ～ 110μm。△☆

（6）主成分：主含甾体皂苷，如知母皂苷 AI、AII、AIII、AIV、BI、BII 等。并含黄酮，如芒果苷、异芒果苷等。△☆

69. 山药

（1）来源：为薯蓣科植物薯蓣 Dioscorea opposita Thunb. 的干燥根茎。

（2）主产地：主产于河南，湖南、江西等省区亦产，均为栽培品。

（3）采收加工☆

①冬季茎叶枯萎后采挖，切去根头，洗净，除去外皮和须根，干燥，习称"毛山药片"。

②除去外皮，趁鲜切厚片，干燥，称为"山药片"。

③也有选择肥大顺直的干燥山药，置清水中，浸至无干心，闷透，切齐两端，用木板搓成圆柱状，晒干，打光，习称"光山药"。

（4）性状鉴别

①毛山药：本品略呈圆柱形，弯曲而稍扁，长 15 ～ 30cm，直径 1.5 ～ 6cm。表面黄白色或淡黄色，有纵沟、纵皱纹及须根痕，偶有浅棕色外皮残留。体重，质坚实，不易折断，断面白色，粉性。气微，味淡、微酸，嚼之发黏。

②山药片：为不规则的厚片，皱缩不平，切面白色或黄白色，质坚脆，粉性。气微，味淡、微酸。

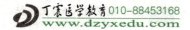
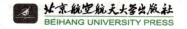

③光山药呈圆柱形，两端平齐，长 9～18cm，直径 1.5～3cm。表面光滑，白色或黄白色。

（5）显微鉴别：粉末类白色。淀粉粒单粒扁卵形、三角状卵形、类圆形或矩圆形，直径 8～35μm，脐点点状、人字状、十字状或短缝状，可见层纹；复粒稀少，由 2～3 分粒组成。草酸钙针晶束存在于黏液细胞中，长约至 240μm，针晶粗 2～5μm。具缘纹孔导管、网纹导管、螺纹导管及环纹导管直径 12～48μm。△☆

（6）主成分：含薯蓣皂苷元、山药素、尿囊素及多巴胺等。此外，尚含甾醇及多糖等成分。△☆

70. 射干

（1）来源：为鸢尾科植物射干 Belamcanda chinensis（L.）DC. 的干燥根茎。

（2）主产地：主产于河南、湖北、江苏等省。广布于全国各省区。

（3）采收加工：春初刚发芽或秋末茎叶枯萎时采挖，除去须根和泥沙，干燥。☆

（4）性状鉴别：呈不规则结节状，长 3～10cm，直径 1～2cm。表面黄褐色、棕褐色或黑褐色，皱缩，有较密的环纹。上面有数个圆盘状凹陷的茎痕，偶有茎基残存；下面有残留细根及根痕。质硬，断面黄色，颗粒性。气微，味苦、微辛。

（5）显微鉴别：粉末浅黄色。草酸钙柱晶较多，多已破碎，完整者长 15～82μm（可达300μm），直径 16～52μm。薄壁细胞类圆形或椭圆形，壁稍厚或略呈连珠状，具单纹孔。木栓细胞表面观多角形，壁薄，微波状弯曲，有的具棕色物。△☆

（6）主成分：主含异黄酮类成分，如次野鸢尾黄素、鸢尾苷元、鸢尾黄酮等。△☆

71. 莪术

（1）来源：为姜科植物蓬莪术 Curcuma phaeocaulis Val.、广西莪术 C. kwangsiensis S. G. Lee etC. F. Liang 或温郁金 C. wenyujin Y. H. Chen et C. Ling 的干燥根茎。后者习称"温莪术"。

（2）主产地

①蓬莪术主产于四川、福建、广东等省。

②温莪术主产于浙江、四川、台湾、江西等省。

③广西莪术主产于广西壮族自治区。

（3）采收加工：冬季茎叶枯萎后采挖，洗净，蒸或煮至透心，晒干或低温干燥后除去须根和杂质。☆

（4）性状鉴别

①蓬莪术：呈卵圆形、长卵形、圆锥形或长纺锤形，顶端多钝尖，基部钝圆，长 2～8cm，直径1.5～4cm。表面灰黄色至灰棕色，上部环节突起，有圆形微凹的须根痕或残留的须根，有的两侧各有 1 列下陷的芽痕和类圆形的侧生根茎痕，有的可见刀削痕。体重，质坚实，断面灰褐色至蓝褐色，蜡样，常附有灰棕色粉末，皮层与中柱易分离，内皮层环纹棕褐色。气微香，味微苦而辛。

②广西莪术：环节稍突起，断面黄棕色至棕色，常附有淡黄色粉末，内皮层环纹黄白色。

③温莪术：断面黄棕色至棕褐色，常附有淡黄色至黄棕色粉末。气香或微香。

（5）显微鉴别：横切面：木栓细胞数列，有时已除去皮层散有叶迹维管束；内皮层明显。中柱较宽，维管束外韧型，散在，沿中柱鞘部位的维管束较小，排列较密。薄壁细胞充满糊化的淀粉粒团块，薄壁组织中有含金黄色油状物的细胞散在。粉末黄色或棕黄色。油细胞多破碎，完整者直径62～110μm，内含黄色油状分泌物。导管多为螺纹导管、梯纹导管，直径 20～65μm。纤维孔沟明显，直径 15～35μm。淀粉粒大多糊化。△☆

（6）主成分：含挥发油，油中主要成分为莪术酮及吉马酮等。△☆

72. 姜黄

（1）来源：为姜科植物姜黄 Curcuma longa L. 的干燥根茎。

（2）主产地：主产于四川、福建等省。

（3）采收加工：冬季茎叶枯萎时采挖，洗净，煮或蒸至透心，晒干，除去须根。☆

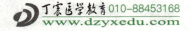
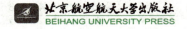

（4）性状鉴别：呈不规则卵圆形、圆柱形或纺锤形，常弯曲，有的具短叉状分枝，长 2 ～ 5cm，直径 1 ～ 3cm。表面深黄色，粗糙，有皱缩纹理和明显环节，并有圆形分枝痕及须根痕。质坚实，不易折断，断面棕黄色至金黄色，角质样，有蜡样光泽，内皮层环纹明显，维管束呈点状散在。气香特异，味苦、辛。

（5）显微鉴别：横切面：表皮细胞扁平，壁薄。皮层宽广，有叶迹维管束；外侧近表皮处有 6 ～ 8 列木栓细胞，扁平；内皮层细胞凯氏点明显。中柱鞘为 1 ～ 2 列薄壁细胞；维管束外韧型，散列，近中柱鞘处较多，向内渐减少。薄壁细胞含油滴、淀粉粒及红棕色色素。△☆

（6）主成分：主含挥发油，如姜黄酮、姜烯等。另外含酚性成分，如姜黄素等。△☆

（7）含量测定☆

①挥发油：按照挥发油测定法测定，药材含挥发油不得少于 7.0%（ml/g），饮片含挥发油不得少于 5.0%（ml/g）。

②姜黄素：按照高效液相色谱法测定，药材按干燥品计算，含姜黄素（$C_{21}H_{20}O_6$）不得少于 1.0%。饮片姜黄素（$C_{21}H_{20}O_6$）不得少于 0.90%。

73. 郁金

（1）来源：为姜科植物温郁金 Curcuma wenyujin Y. H. Chen et C. Ling、姜黄 C. longa L.、广西莪术 C. kwangsiensis S. G. Lee et C. F. Liang 或蓬莪术 C. phaeocau 伈 Val. 的干燥块根。前两者分别习称"温郁金"和"黄丝郁金"。其余按其性状不同习称"桂郁金"或"绿丝郁金"。

（2）主产地

①温郁金主产于浙江、四川、台湾、江西等省。

②姜黄主产于四川、福建等省。

③广西莪术主产于广西壮族自治区。

④蓬莪术主产于四川、福建、广东等省。

（3）采收加工：冬季茎叶枯萎后采挖，除去泥沙和细根，蒸或煮至透心，干燥。☆

（4）性状鉴别

①温郁金：呈长圆形或卵圆形，稍扁，有的微弯曲，两端渐尖，长 3.5 ～ 7cm，直径 1.2 ～ 2.5cm。表面灰褐色或灰棕色，具不规则的纵皱纹，纵纹隆起处色较浅。质坚实，断面灰棕色，角质样；内皮层环明显。气微香，味微苦。

②黄丝郁金：呈纺锤形，有的一端细长，长 2.5 ～ 4.5cm，直径 1 ～ 1.5cm。表面棕灰色或灰黄色，具细皱纹。断面橙黄色，外周棕黄色至棕红色。气芳香，味辛辣。

③桂郁金：呈长圆锥形或长圆形，长 2 ～ 6.5cm，直径 1 ～ 1.8cm。表面具疏浅纵纹或较粗糙网状皱纹。气微，味微辛苦。

④绿丝郁金：呈长椭圆形，较粗壮，长 1.5 ～ 3.5cm，直径 1 ～ 1.2cm。气微，味淡。

（5）显微鉴别：横切面：△☆

①温郁金：表皮细胞有时残存，外壁稍厚。根被狭窄，为 4 ～ 8 列细胞，壁薄，略呈波状，排列整齐。皮层宽约为根直径的 1/2，油细胞难察见，内皮层明显。中柱韧皮部束与木质部束各 40 ～ 55 个，间隔排列；木质部束导管 2 ～ 4 个，并有微木化的纤维，导管多角形，壁薄，直径 20 ～ 90μm。薄壁细胞中可见糊化淀粉粒。

②黄丝郁金：根被最内层细胞壁增厚。中柱韧皮部束与木质部束各 22 ～ 29 个，间隔排列；有的木质部导管与纤维连接成环。油细胞众多。薄壁组织中随处散有色素细胞。

③桂郁金：根被细胞偶有增厚，根被内方有 1 ～ 2 列厚壁细胞，成环，层纹明显。中柱韧皮部束与木质部束各 42 ～ 48 个，间隔排列；导管类圆形，直径可达 160μm。

④绿丝郁金：根被细胞无增厚。中柱外侧的皮层处常有色素细胞。韧皮部皱缩，木质部束 64 ～ 72 个，

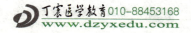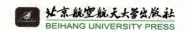

导管扁圆形。

（6）主成分：主含挥发油及姜黄素，油中主要成分为姜黄烯、姜黄酮等。此外，尚含去甲基姜黄素、去二甲基姜黄素等。△☆

74．天麻

（1）来源：为兰科植物天麻 Gastrodia elata Bl. 的干燥块茎。

（2）主产地：主产于四川、云南、贵州等省。东北及华北各地亦产。

（3）采收加工：立冬后至次年清明前采挖，立即洗净，蒸透，敞开低温干燥。☆

（4）性状鉴别：呈椭圆形或长条形，略扁，皱缩而稍弯曲，长 3～15cm，宽 1.5～6cm，厚 0.5～2cm。表面黄白色至黄棕色，有纵皱纹及由潜伏芽排列而成的横环纹多轮，有时可见棕褐色菌索。顶端有红棕色至深棕色鹦嘴状的芽或残留茎基；另端有圆脐形瘢痕。质坚硬，不易折断，断面较平坦，黄白色至淡棕色，角质样。气微，味甘。

（5）显微鉴别△☆

①横切面：表皮有残留，下皮由 2～3 列切向延长的栓化细胞组成。皮层为 10 数列多角形细胞，有的含草酸钙针晶束。较老块茎皮层与下皮相接处有 2～3 列椭圆形厚壁细胞，木化，纹孔明显。中柱占绝大部分，有小型周韧维管束散在；薄壁细胞亦含草酸钙针晶束。

②粉末黄白色至黄棕色。厚壁细胞椭圆形或类多角形，直径 70～180μm，壁厚 3～8μm，木化，纹孔明显。草酸钙针晶成束或散在，长 25～75（93）μm。用醋酸甘油水装片观察含糊化多糖类物的薄壁细胞无色，有的细胞可见长卵形、长椭圆形或类圆形颗粒，遇碘液显棕色或淡棕紫色。螺纹导管、网纹导管及环纹导管直径 8～30μm。

（6）主成分：主要含天麻素及其苷元。还含天麻醚苷、派立辛、香草醇等。△☆

（7）含量测定：按照高效液相色谱法测定，按干燥品计算，含天麻素（$C_{13}H_{18}O_7$）和对羟基苯甲醇（$C_7H_8O_2$）的总量不得少于 0.25%。☆

75．白及

（1）来源：为兰科植物白及 Bletilla striata（Thunb.）Reichb. f. 的干燥块茎。

（2）主产地：主产于贵州、四川、云南、湖北等省。

（3）采收加工：夏、秋二季采挖，除去须根，洗净，置沸水中煮或蒸至无白心，晒至半干，除去外皮，晒干。☆

（4）性状鉴别：呈不规则扁圆形，多有 2～3 个爪状分枝，长 1.5～5cm，厚 0.5～1.5cm。表面灰白色或黄白色，有数圈同心环节和棕色点状须根痕，上面有突起的茎痕，下面有连接另一块茎的痕迹。质坚硬，不易折断，断面类白色，角质样。气微，味苦，嚼之有黏性。

（5）显微鉴别：粉末淡黄白色。表皮细胞表面观垂周壁波状弯曲，略增厚，木化，孔沟明显。草酸钙针晶束存在于大的类圆形黏液细胞中，或随处散在，针晶长 18～88μm。纤维成束，直径 11～30μm，壁木化，具人字形或椭圆形纹孔；含硅质块细胞小，位于纤维周围，排列纵行。梯纹导管、具缘纹孔导管及螺纹导管直径 10～32μm。糊化淀粉粒团块无色。△☆

（6）主成分：主要含白及甘露聚糖，由 4 分子甘露糖和 1 分子葡萄糖组成。△☆

76．山慈菇

（1）来源：为兰科植物杜鹃兰 Cremastra appendiculata（D. Don）Makino、独蒜兰 Pleione bulbocodioides（Franch.）Rolfe 或云南独蒜兰 P. yunnanensis Rolfe 的干燥假鳞茎。

（2）主产地：主产于贵州及四川等省。

（3）采收加工：夏、秋二季采挖，除去地上部分及泥沙，分开大小置沸水锅中蒸煮至透心，干燥。☆

（4）性状鉴别

①毛慈菇：呈不规则扁球形或圆锥形，顶端渐突起，基部有须根痕。长 1.8～3cm，膨大部直径

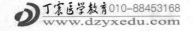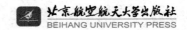

1～2cm。表面黄棕色或棕褐色，有纵皱纹或纵沟，中部有2～3条微突起的环节，节上有鳞片叶干枯腐烂后留下的丝状纤维。质坚硬，难折断，断面灰白色或黄白色，略呈角质。气微，味淡，带黏性。

②冰球子：呈圆锥形，瓶颈状或不规则团块，直径1～2cm，高1.5～2.5cm。顶端渐尖，尖端断头处呈盘状，基部膨大且圆平，中央凹入，有1～2条环节，多偏向一侧。撞去外皮者表面黄白色，带表皮者浅棕色，光滑，有不规则皱纹。断面浅黄色，角质半透明。

（5）显微鉴别△☆

①毛慈菇：最外层为一层扁平的表皮细胞，其内有2～3列细胞，壁稍厚，浅黄色，再向内为大的类圆形薄壁细胞，含黏液质，并含有淀粉粒。近表皮处的薄壁细胞中含有草酸钙针晶束，长70～150μm。维管束散在，外韧型。

②冰球子：表皮细胞切向延长，淀粉粒存在于较小的薄壁细胞中，维管束鞘纤维半月形，偶有两半月形。

历年考点串讲

根及根茎类中药类的内容是考试必考内容。重点复习根及根茎类中药性状鉴别和显微鉴别的特点。常见的考题方式：药材及饮片的来源、主产地、形态、质地、断面、组织结构、粉末特征等。

常考的细节有：

1. 根的表面带有纵皱纹或横纹，有的可见皮孔；双子叶植物的根表面常为栓皮，较粗糙，单子叶植物的根表面常无栓皮而为表皮，有的仅具较薄的栓化组织。

2. 根的质地常因品种而异，有的质重坚实，有的体轻松泡；折断面显粉性或显纤维性、角质状等。

3. 双子叶植物根：一般均具次生构造。

4. 双子叶植物的根粉末中木栓组织多见，导管一般较粗，纤维、石细胞常见，亦可见分泌组织，后含物常可见淀粉粒，有的可见菊糖，结晶中多见草酸钙结晶，有的可见碳酸钙结晶等。

5. 根茎类是一类变态茎，为地下茎的总称，包括根状茎、块茎、球茎及鳞茎等。

6. 观察根茎饮片横切面，首先应注意：区分双子叶植物的根茎和单子叶植物根茎。

7. 双子叶植物根茎：一般均具次生构造。

8. 鳞茎、球茎、块茎类中药常含大量的淀粉粒，其类型、形状、大小、脐点形态、层纹以及半复粒、复粒、多脐点单粒淀粉等特征常为其显微鉴别的重要依据。

第三节　茎木类中药

一、茎木类中药的概述

茎类中药，包括木本植物的藤茎、茎枝、茎刺、茎髓、茎的翅状附属物等。药用藤茎的，如川木通、大血藤、鸡血藤等。茎枝的，如桂枝、桑枝、槲寄生等。茎刺的，如皂角刺。茎髓部的，如通草。茎的翅状附属物的，如鬼箭羽。药用为草本植物藤茎的，如天仙藤等。

木类中药，指木本植物茎形成层以内的部分，通称木材。木材又分边材和心材。边材形成较晚，

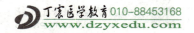
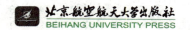

含水分较多，颜色较浅，亦称液材。心材形成较早，位于木质部内方，蓄积了较多的物质，颜色较深，质地较致密。木类中药多采用心材部分，如沉香等。

1. 性状鉴别　一般应注意其形状、大小、粗细、表面、颜色、质地、折断面及气味，如是带叶的茎枝，其叶则按叶类中药的要求进行观察。

（1）木质藤茎和茎枝多呈圆柱形或扁圆柱形，有的扭曲不直，粗细大小不一。表面大多为棕黄色，少数具特殊颜色。外表粗糙，可见深浅不一的裂纹及皮孔，节膨大，具叶痕及枝痕。质地坚实。断面纤维性或裂片状，木部占大部分，呈放射状排列；有的小孔明显可见，有的可见特殊的环纹，气味常可以帮助鉴别。草质藤茎较细长，多呈圆柱形，有的可见数条纵向的隆起棱线，也有呈类方柱形者。表面多呈浅黄绿色，节和节间、叶痕均较明显。质脆，易折断，断面可见明显的髓部，类白色，疏松，有的呈空洞状。

（2）木类中药多呈不规则的块状、厚片状或长条状，表面颜色不一，有的具有棕褐色树脂状条纹或斑块，有的因形成的季节不同而出现年轮。质地和气味常可以帮助鉴别，如沉香质重，具香气；白木香质轻，香气较淡。

2. 显微鉴别△

（1）组织构造

①茎木中药，一般应制成横切片、纵切片、解离组织片、粉末制片等，观察其组织特征时应注意以下几部分的特征：

a. 周皮或表皮：木栓细胞的形状、层数、增厚情况，落皮层有无等；幼嫩茎的周皮尚不发达，常可见到表皮组织。

b. 皮层：注意其存在与否且在横切面所占比例。

c. 韧皮部：韧皮薄壁组织和韧皮射线细胞的形态及排列情况以及有无厚壁组织等。

d. 形成层：是否明显，一般都成环状。

e. 木质部：导管、管胞、木纤维、木薄壁细胞、木射线细胞的形态和排列情况。

f. 髓部：大多由薄壁细胞构成，多具明显的细胞间隙，有的细胞可见圆形单纹孔；有的髓周围具厚壁细胞，散在或形成环髓纤维或环髓石细胞。草质茎髓部较发达，木质茎髓部较小。

双子叶植物木质茎藤，有的为异常构造，其韧皮部和木质部层状排列成数轮，如鸡血藤。有的髓部具数个维管束，如海风藤。有的具内生韧皮部，如络石藤。

②木类中药，一般分别制作三个方向的切片：即横切片、径向纵切片、切向纵切片，另外还可配合制作解离组织片和粉末片。观察时应注意下列组织的特征：

a. 横切面：是与茎的纵轴垂直所作的切面。可见导管、管胞、木纤维和木薄壁细胞等在横切面上的形状、直径大小和胞壁厚薄，亦可见同心状的年轮和辐射状的射线。

b. 径向切面：是通过茎的中心所作的纵切面。可见导管、管胞、木纤维和木薄壁细胞等纵切面的长度、宽度、纹孔和细胞两端的形状。射线细胞为长方形、多列排列整齐，与纵轴垂直，显示了射线在这个切面上的高度和长度。

c. 切向切面：是不经过茎的中心而垂直于茎的半径所做的切面。可见到的导管、管胞、木纤维和木薄壁细胞等与径向切面相似。射线为横切面，细胞群呈纺锤形，显示了射线在这个切面中的高度、宽度和细胞列数。

（2）粉末特征

①茎类中药常见的显微鉴别特征

a. 木质茎：木栓细胞多见，导管具缘纹孔导管，有的可见管胞。纤维、石细胞、木射线细胞、木薄壁细胞常见。还可见分泌组织，如分泌细胞等。内含物常可见淀粉粒、草酸钙结晶、硅质体等。

b. 草质茎：表皮细胞多见，有时可见角质层、气孔等，薄壁细胞多见。其余组织、细胞和内含

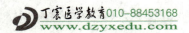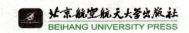

物特征同木质茎。

②木类中药常见的显微鉴别特征

a．导管：**大多为具缘纹孔及网纹导管**。注意导管的形状、宽度及长度，导管壁上纹孔的类型。还应注意导管中有无侵填体及侵填体的形态、颜色。

b．管胞：**松柏科植物的木材没有导管，而为管胞**。管胞是两端较狭细无明显末梢壁，或有斜形末梢壁，但无穿孔而只有纹孔。管胞侧壁上的纹孔通常是具缘纹孔。

c．木纤维：**为狭长的厚壁细胞，有斜裂隙状的单纹孔，少数有的为分隔纤维；有的为晶纤维如苏木、降香**。

d．木薄壁细胞：**是贮藏养料的生活细胞，有时内含淀粉粒或草酸钙结晶**。细胞壁有时增厚或有单纹孔，大多木质化。

e．木射线：**细胞壁多木化，有的可见壁孔，胞腔内常见淀粉粒或草酸钙结晶**。

二、常用茎木类中药的鉴定

1．海风藤

（1）来源：为胡椒科植物风藤 Piper kadsura（Choisy）Ohwi. 的干燥藤茎。

（2）主产地：主产于福建、浙江、广东、台湾等省。

（3）性状鉴别：呈扁圆柱形，微弯曲，长 15～60cm，直径 0.3～2cm。表面灰褐色或褐色，粗糙，有纵向棱状纹理及明显的节，节间长 3～12cm，节部膨大，上生不定根。体轻，质脆，易折断，断面不整齐，皮部窄，木部宽广，灰黄色，导管孔多数，射线灰白色，放射状排列，皮部与木部交界处常有裂隙，中心有灰褐色髓。气香，味微苦、辛。

（4）显微鉴别：粉末灰褐色。石细胞淡黄色或黄绿色，类圆形、类方形、圆多角形或长条形，直径 20～50μm，孔沟明显，有的胞腔含暗棕色物。草酸钙砂晶多存在于薄壁细胞中。木纤维多成束，直径 12～25μm，具斜纹孔或相交成十字形、人字形。皮层纤维细长，直径 12～28μm，微木化，纹孔稀少，有的可见分隔。具缘纹孔导管直径 15～90μm，纹孔排列紧密，有的横向延长成梯状，排列整齐。△☆

2．川木通

（1）来源：为毛茛科植物小木通 Clematis armandii Franch. 或绣球藤 Clematis montana Buch.-Ham. 的干燥藤茎。

（2）主产地：主产于四川、湖南、陕西、贵州等省。

（3）性状鉴别：呈长圆柱形，略扭曲，长 50～100cm，直径 2～3.5cm。表面黄棕色或黄褐色，有纵向凹沟及棱线；节处多膨大，有叶痕及侧枝痕。残存皮部易撕裂。质坚硬，不易折断。切片厚 2～4mm，边缘不整齐，残存皮部黄棕色，木部浅黄棕色或浅黄色，有黄白色放射状纹理及裂隙，其间布满导管孔，髓部较小，类白色或黄棕色，偶有空腔。气微，味淡。

（4）显微鉴别：粉末黄白色至黄褐色。纤维甚多，木纤维长梭形，末端尖狭，直径 17～43μm，壁厚，木化，壁孔明显；韧皮纤维长梭形，直径 18～60μm，壁厚，木化、胞腔常狭小。导管为具缘纹孔导管和网纹导管，直径 39～190μm。石细胞类长方形、梭形或类三角形，壁厚而木化，孔沟及纹孔明显。△☆

3．木通

（1）来源：木通科植物木通 Akebia quinata（Thunb.）Decne. 三叶木通 Akebia trifoliata（Thunb.）Koidz. 或白木通 Akebia trifoliata（Thunb.）Koidz. var. australis（Diels）Rehd. 的干燥藤茎。

（2）主产地

 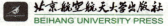

①木通主产于江苏、浙江、安徽、江西等省。

②三叶木通主产于浙江省。

③白木通主产于四川省。

（3）性状鉴别：呈圆柱形，常稍扭曲，长 30 ～ 70cm，直径 0.5 ～ 2cm。表面灰棕色至灰褐色，外皮粗糙而有许多不规则的裂纹或纵沟纹，具突起的皮孔。节部膨大或不明显，具侧枝断痕。体轻，质坚实，不易折断，断面不整齐，皮部较厚，黄棕色，可见淡黄色颗粒状小点，木部黄白色，射线呈放射状排列，髓小或有时中空，黄白色或黄棕色。气微，味微苦而涩。

（4）显微鉴别：粉末浅棕色或棕色。含晶石细胞方形或长方形，胞腔内含 1 至数个棱晶。中柱鞘纤维细长棱形，直径 10 ～ 40μm，胞腔内含密集的小棱晶，周围常可见含晶石细胞。木纤维长棱形，直径 8 ～ 28μm，壁增厚，具裂隙状单纹孔或小的具缘纹孔。具缘纹孔导管直径 20 ～ 110（220）μm，纹孔椭圆形、卵圆形或六边形。△☆

（5）主成分：含齐墩果酸、常春藤皂苷元、木通苯乙醇苷 B、白桦脂醇，木通皂苷等。△☆

4. 大血藤

（1）来源：为木通科植物大血藤 Sargentodoxa cuneata（Oliv.）Rehd.et Wils. 的干燥藤茎。

（2）主产地：主产于湖北、四川、江西、河南、江苏、安徽、浙江、贵州等省。

（3）性状鉴别：呈圆柱形，略弯曲，长 30 ～ 60cm，直径 1 ～ 3cm。表面灰棕色，粗糙，外皮常呈鳞片状剥落，剥落处显暗红棕色，有的可见膨大的节和略凹陷的枝痕或叶痕。质硬，断面皮部红棕色，有数处向内嵌入木部，木部黄白色，有多数细孔状导管，射线呈放射状排列。气微，味微涩。

（4）显微鉴别：横切面：木栓层为多列细胞，含棕红色物。皮层石细胞常数个成群，有的含草酸钙方晶。维管束外韧型。韧皮部分泌细胞常切向排列，与筛管群相间隔；有少数石细胞群散在。束内形成层明显。木质部导管多单个散在，类圆形，直径约至 400μm，周围有木纤维。射线宽广，外侧石细胞较多，有的含数个草酸钙方晶。髓部可见石细胞群。薄壁细胞含棕色或棕红色物。△☆

5. 苏木

（1）来源：为豆科植物苏木 Caesalpinia sap pan L. 的干燥心材。

（2）主产地：主产于台湾、广东、广西、贵州等省区。

（3）性状鉴别：呈长圆柱形或对剖半圆柱形，长 10 ～ 100cm，直径 3 ～ 12cm。表面黄红色至棕红色，具刀削痕，常见纵向裂缝。质坚硬。断面略具光泽，年轮明显，有的可见暗棕色、质松、带亮星的髓部。气微，味微涩。

（4）显微鉴别：横切面：射线宽 1 ～ 2 列细胞。导管直径约至 160μm，常含黄棕色或红棕色物。木纤维多角形，壁极厚。木薄壁细胞壁厚，木化，有的含草酸钙方晶。髓部薄壁细胞不规则多角形，大小不一，壁微木化，具纹孔。△☆

（5）主成分：心材含巴西苏木素约 2%，在空气中易氧化成巴西苏木色素，即为苏木的红色色素成分。尚含苏木酚。又含挥发油，油中主成分为 d-α-菲兰烃、罗勒烯，为苏木的香气成分。此外，尚含鞣质、原苏木素 B。△☆

6. 鸡血藤

（1）来源：为豆科植物密花豆 Spatholobus suberectus Dunn. 的干燥藤茎。

（2）主产地：主产于广东、广西、云南等省区。

（3）性状鉴别：为椭圆形、长矩圆形或不规则的斜切片，厚 0.3 ～ 1cm。栓皮灰棕色，有的可见灰白色斑，栓皮脱落处显红棕色。质坚硬。切面木部红棕色或棕色，导管孔多数；韧皮部有树脂状分泌物呈红棕色至黑棕色，与木部相间排列呈数个同心性椭圆形环或偏心性半圆形环；髓部偏向一侧。气微，味涩。

（4）显微鉴别：横切面：木栓层为多列细胞，含棕红色物。皮层石细胞常数个成群，有的含草酸

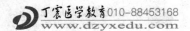

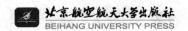

钙方晶。维管束外韧型。韧皮部分泌细胞常切向排列，与筛管群相间隔；有少数石细胞群散在。束内形成层明显。木质部导管多单个散在，类圆形，直径约至 400μm，周围有木纤维。射线宽广，外侧石细胞较多，有的含数个草酸钙方晶。髓部可见石细胞群。薄壁细胞含棕色或棕红色物。△☆

（5）主成分：含鞣质，多种异黄酮、二氢黄酮、查耳酮、三萜类和甾醇类成分，如芒柄花素、密花豆素、染料木苷。△☆

7. 降香

（1）来源：为豆科植物降香檀 Dalbergia odorifera T. Chen. 树干和根的干燥心材。

（2）主产地：主产于广东、海南等省，福建、广西、云南等省区也产。

（3）性状鉴别：呈类圆柱形或不规细块状。表面紫红色或红褐色，切面有致密的纹理。质硬，有油性。气微香，味微苦。

（4）显微鉴别：粉末棕紫色或黄棕色。具缘纹孔导管巨大，完整者直径约至 300μm，多破碎，具缘纹孔大而清晰，管腔内含红棕色或黄棕色物。纤维成束，棕红色，直径 8～26μm，壁甚厚，有的纤维束周围细胞含草酸钙方晶，形成晶纤维，含晶细胞的壁不均匀木化增厚。草酸钙方晶直径 6～22μm。木射线宽 1～2 列细胞，高至 15 细胞，壁稍厚，纹孔较密。色素块红棕色、黄棕色或淡黄色。△☆

8. 沉香

（1）来源：为瑞香科植物白木香 Aquilaria sinensis（Lour.）Gilg 含有树脂的木材。

（2）主产地：白木香主产于广东、海南、广西、福建等省区。

（3）性状鉴别：呈不规则块、片状或盔帽状，有的为小碎块。表面凹凸不平，有刀痕，偶有孔洞，可见黑褐色树脂与黄白色木部相间的斑纹，孔洞及凹窝表面多呈朽木状。质较坚实，断面刺状。气芳香，味苦。

（4）显微鉴别：横切面射线宽 1～2 列细胞，充满棕色树脂。导管圆多角形，直径 42～128μm，有的含棕色树脂。木纤维多角形，直径 20～45μm，壁稍厚，木化。木间韧皮部扁长椭圆状或条带状，常与射线相交，细胞壁薄，非木化，内含棕色树脂；其间散有少数纤维，有的薄壁细胞含草酸钙柱晶。△☆

（5）主成分：含挥发油及树脂。挥发油中含沉香螺萜醇（agarospirol）、白木香酸及白木香醛，具有镇静作用。苍术醇是沉香螺萜醇的差向异构体，具有抗胃溃疡的作用。△☆

9. 通草

（1）来源：为五加科植物通脱木 Tetrapanax papyrifer（Hook.）K. Koch 的干燥茎髓。

（2）主产地：产于贵州、云南、四川、湖北等省。

（3）性状鉴别：呈圆柱形，长 20～40cm，直径 1～2.5cm。表面白色或淡黄色，有浅纵沟纹。体轻，质松软，稍有弹性，易折断，断面平坦，显银白色光泽，中部有直径 0.3～1.5cm 的空心或半透明的薄膜，纵剖面呈梯状排列，实心者少见。气微，味淡。

（4）显微鉴别：横切面：全部为薄壁细胞，椭圆形、类圆形或近多角形，外侧的细胞较小，纹孔明显，有的细胞含草酸钙簇晶，直径 15～64μm。△☆

10. 钩藤

（1）来源：为茜草科植物钩藤 Unacaria rhynchophylla（Miq.）Miq.ex Havil.、大叶钩藤 Uncaria macrophylla Wall.、毛钩藤 Uncaria hirsuta Havil.、华钩藤 Uncaria sinensis（Oliv.）Havil. 或无柄果钩藤 Uncaria sessilifructus Roxb. 的干燥带钩茎枝。

（2）主产地：钩藤主产于广西、广东、湖北、湖南等省区；大叶钩藤主产于广西、广东、云南等省区；华钩藤主产于广西、贵州、湖南、湖北等省区；毛钩藤主产于福建、广东、广西、台湾等省区；无柄果钩藤主产于广东、广西、云南等省区。

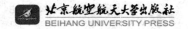

（3）性状鉴别：茎枝呈圆柱形或类方柱形，长 2 ～ 3cm，直径 0.2 ～ 0.5cm。表面红棕色至紫红色者具细纵纹，光滑无毛；黄绿色至灰褐色者有的可见白色点状皮孔，被黄褐色柔毛。多数枝节上对生两个向下弯曲的钩（不育花序梗），或仅一侧有钩，另一侧为突起的瘢痕；钩略扁或稍圆，先端细尖，基部较阔；钩基部的枝上可见叶柄脱落后的窝点状痕迹和环状的托叶痕。质坚韧，断面黄棕色，皮部纤维性，髓部黄白色或中空。气微，味淡。

（4）显微鉴别

①钩藤粉末淡黄棕色至红棕色。韧皮薄壁细胞成片，细胞延长，界限不明显，次生壁常与初生壁脱离，呈螺旋状或不规则扭曲状。纤维成束或单个散在，多断裂，直径 10 ～ 26μm，壁厚 3 ～ 11μm。具缘纹孔导管多破碎，直径可达 56μm，纹孔排列较密。表皮细胞棕黄色，表面观呈多角形或稍延长，直径 11 ～ 34μm。草酸钙砂晶存在于长圆形的薄壁细胞中，密集，有的含砂晶细胞连接成行。

②华钩藤与钩藤相似。

③大叶钩藤：单细胞非腺毛多见，多细胞非腺毛 2 ～ 15 细胞。

④毛钩藤非腺毛 1 ～ 5 细胞。

⑤无柄果钩藤少见非腺毛，1 ～ 7 细胞。可见厚壁细胞，类长方形，长 41 ～ 121μm，直径 17 ～ 32μm。△☆

（5）主成分：茎和根含钩藤碱、异钩藤碱（此二者为降血压的有效成分）、去氢钩藤碱、去氢异钩藤碱等。

历年考点串讲

茎木类中药的内容是考试必考内容。重点复习茎木类中药性状鉴别和显微鉴别的特点。常见的考题方式：药材及饮片的形态、质地、断面、组织结构、粉末特征等。

常考的细节有：

1. 茎类中药，包括木本植物的藤茎、茎枝、茎刺、茎髓、茎的翅状附属物等。

2. 木类中药，指木本植物茎形成层以内的部分，通称木材。木材又分边材和心材。

3. 一般应注意其形状、大小、粗细、表面、颜色、质地、折断面及气味，如是带叶的茎枝，其叶则按叶类中药的要求进行观察。

4. 茎木中药，一般应制成横切片、纵切片、解离组织片、粉末制片等，观察其组织特征时应注意周皮或表皮、皮层、韧皮部、形成层、木质部、髓部等。

第四节　皮类中药

一、皮类中药概述

皮类中药通常是指来源于被子植物（其中主要是双子叶植物）和裸子植物的茎干、枝和根的形成层以外部分的药材。它由外向内依次为周皮、皮层、初生和次生韧皮部。其中大多为木本植物茎干的皮，少数为根皮或枝皮。

1. 性状鉴别

（1）药材：皮类中药因植物来源、取皮部位、采集和加工干燥方法不同，形成性状上的不同。

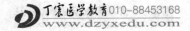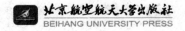

①形状：由粗大老树上剥的皮，大多粗大而厚，呈长条状或板片状；枝皮则呈细条状或卷筒状；根皮多数呈短片状或短小筒状。一般描述语有：

a. 平坦状：皮片呈板片状，较平整，如杜仲、黄柏。

b. 弯曲状：皮片多向内弯曲，通常为取自枝干或较小茎干的皮，易收缩而成弯曲状。由于弯曲程度不同又分为反曲状、槽状或半管状、管状或筒状、单卷状、双卷筒状、复卷筒状。

②外表面：多为灰黑色、灰褐色、棕褐色或棕黄色等，有的树干皮外表面常有斑片状的地衣、苔藓等物附生。有的常有片状剥离的落皮层和纵横深浅不同的裂纹，多数树皮尚可见到皮孔，皮孔的形状、颜色、分布的密度，常是鉴别皮类中药的特征之一。少数有刺毛，或有钉状物，部分皮类中药，木栓层已除去或部分除去而较光滑。

③内表面：颜色各不相同。有些含油的皮类中药，刻划出现油痕，可根据油痕的情况并结合气味等判断该药材的质量，一般较平滑或具粗细不同的纵向皱纹，有的显网状纹理。

④折断面：皮类中药横向折断面的特征和皮各组织的组成和排列方式有密切关系，因此是皮类中药的重要鉴别特征，折断面的性状主要有：

a. 平坦状：组织中富有薄壁细胞而无石细胞群或纤维束的皮，折断面较平坦，无显著突起物。

b. 颗粒状：组织中富有石细胞群的皮，折断面常呈颗粒状突起。

c. 纤维状：组织中富含纤维的皮，折断面多显细的纤维状物或刺状物突出。

d. 层状：组织构造中的纤维束和薄壁组织成环带状间隔排列，折断时形成明显的层片状。

有些皮的断面外层较平坦或颗粒状，内层显纤维状，说明纤维主要存在于韧皮部，有的皮类中药在折断时有胶质丝状物相连，亦有些皮在折断时有粉尘出现，这些皮的组织较疏松，含有较多的淀粉。

⑤各种皮的外形有时很相似，但其气味却完全不同。如香加皮和地骨皮，前者有特殊香气，味苦而有刺激感，后者气味均较微弱。

（2）饮片：常为横切卷曲的丝状，或为弯曲的条片状。断面常现层状裂隙，可层层剥离。有的成分具香气。

2. 显微鉴别△ ☆

（1）组织特征：一般可分为周皮、皮层、韧皮部来进行观察。首先观察横切面各部分组织的界限和宽厚度，然后再进行各部分组织的详细观察和描述，各部位在观察时应注意的特征分述如下：

①周皮：包括木栓层、木栓形成层与栓内层三部分。木栓层细胞多整齐地排列成行，细胞呈扁平形，切向延长，壁薄，栓化或木化。有的木栓细胞壁均匀地或不均匀地增厚并木化。木栓形成层细胞常为扁平的薄壁细胞，在一般的皮类药材中不易区别。栓内层存在于木栓形成层的内侧，径向排列成行，细胞壁木栓化，少数含叶绿体而显绿色，又称绿皮层。栓内层较发达时，其内部距木栓形成层较远的细胞形态，多为不规则形，此时常不易与皮层细胞区别。

②皮层：细胞大多是薄壁性的，略切向延长，常可见细胞间隙，靠近周皮部分常分化成厚角组织。皮层中常可见到纤维、石细胞和各种分泌组织。常见的细胞内含物有淀粉粒和草酸钙结晶。

③韧皮部：包括韧皮部束和射线两部分。

a. 韧皮部束外方，为初生韧皮部，其筛管群常呈颓废状而皱缩，最外方常有厚壁组织如纤维束、石细胞群形成环带或断续的环带（过去也称为中柱鞘纤维）。次生韧皮部占大部分，除筛管和伴胞外，常有厚壁组织、分泌组织等，应注意其分布位置、分布特点和细胞特征。有些薄壁细胞内常见到各种结晶体或淀粉粒。

b. 射线可分为髓射线和韧皮射线两种。髓射线较长，常弯曲状，外侧渐宽成喇叭口状；韧皮射线较短，两者都由薄壁细胞构成，不木化，细胞中常含有淀粉粒和草酸钙结晶。射线的宽度和形状在鉴别时较为重要。

（2）粉末特征：粉末的显微观察，在鉴定皮类中药时经常应用，如各种细胞的形状、长度、宽度，

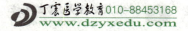 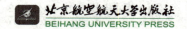

细胞壁的性质、厚度、壁孔和壁沟的情况及层纹清楚否，都是鉴定的重要依据。

二、常用皮类中药的鉴定

1. 桑白皮

（1）来源：为桑科植物桑 Morus alba L. 的干燥根皮。

（2）主产地：主产于河南、安徽、浙江、江苏、湖南、四川等省。

（3）采收加工：秋末叶落时至次春发芽前采挖根部，刮去黄棕色粗皮，纵向剖开，剥取根皮，晒干。☆

（4）性状鉴别：呈扭曲的卷筒状、槽状或板片状，长短宽窄不一，厚 1～4mm。外表面白色或淡黄白色，较平坦，有的残留橙黄色或棕黄色鳞片状粗皮；内表面黄白色或灰黄色，有细纵纹。体轻，质韧，纤维性强，难折断，易纵向撕裂，撕裂时有粉尘飞扬。气微，味微甘。

2. 牡丹皮

（1）来源：为毛茛科植物牡丹 Paeonia suffruticosa Andr. 的干燥根皮。

（2）主产地：主产于安徽、四川、河南、山东等省。

（3）采收加工：秋季采挖根部，除去细根和泥沙，剥取根皮，晒干或刮去粗皮，除去木心，晒干。前者习称连丹皮，后者习称刮丹皮。☆

（4）性状鉴别

①连丹皮：呈筒状或半筒状，有纵剖开的裂缝，略向内卷曲或张开，长 5～20cm，直径 0.5～1.2cm，厚 0.1～0.4cm。外表面灰褐色或黄褐色，有多数横长皮孔样突起和细根痕，栓皮脱落处粉红色；内表面淡灰黄色或浅棕色，有明显的细纵纹，常见发亮的结晶。质硬而脆，易折断，断面较平坦，淡粉红色，粉性。气芳香，味微苦而涩。

②刮丹皮：外表面有刮刀削痕，外表面红棕色或淡灰黄色，有时可见灰褐色斑点状残存外皮。

（5）显微鉴别：粉末淡红棕色。淀粉粒甚多，单粒类圆形或多角形，直径 3～16μm，脐点点状、裂缝状或飞鸟状；复粒由 2～6 分粒组成。草酸钙簇晶直径 9～45μm，有时含晶细胞连接，簇晶排列成行，或一个细胞含数个簇晶。连丹皮可见木栓细胞长方形，壁稍厚，浅红色。△☆

（6）主成分：主含酚类化合物，如丹皮酚、牡丹酚苷等；萜类化合物，如芍药苷等；挥发油；苯甲酸及植物甾醇等。△☆

（7）理化鉴别

①取粉末进行微量升华，升华物在显微镜下呈长柱形、针状、羽状结晶，于结晶上滴加氯化铁醇溶液，则结晶溶解而显暗紫色（检查丹皮酚）。

②取本品粉末 1g，加乙醚 10ml，密封，振摇 10 分钟，滤过，滤液挥干，残渣加丙酮 2ml 使溶解，作为供试品溶液。另取丹皮酚对照品，加丙酮制成每 1ml 含 2mg 的溶液，作为对照品溶液。照薄层色谱法试验，吸取上述两种溶液各 10μl，分别点于同一硅胶 G 薄层板上，以环己烷 - 乙酸乙酯 - 冰醋酸（4：1：0.1）为展开剂，展开，取出，晾干，喷以 2% 香草醛硫酸乙醇溶液（1→10），在 105℃加热至斑点显色清晰。供试品色谱中，在与对照品色谱相应的位置上，显相同颜色的斑点。☆

（8）含量测定：照高效液相色谱法测定，按干燥品计算，含丹皮酚（$C_9H_{10}O_3$）不得少于 1.2%。☆

3. 厚朴

（1）来源：为木兰科植物厚朴 Magnolia officinalis Rehd. et Wils. 或凹叶厚朴 Magnolia officinalis Rehd. et Wils. var. bilobaRehd. et Wils. 的干燥干皮、根皮及枝皮。

（2）主产地：主产于四川、湖北、浙江、江西等省。

（3）采收加工：4～6月份剥取，根皮和枝皮直接阴干；干皮置沸水中微煮后，堆置阴湿处，"发

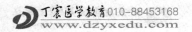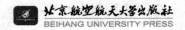

汗"至内表面变紫褐色或棕褐色时，蒸软，取出，卷成筒状，干燥。☆

（4）性状鉴别

①干皮：呈卷筒状或双卷筒状，长30～35cm，厚0.2～0.7cm，习称"筒朴"；近根部的干皮一端展开如喇叭口，长13～25cm，厚0.3～0.8cm，习称"靴筒朴"。外表面灰棕色或灰褐色，粗糙，有时呈鳞片状，较易剥落，有明显椭圆形皮孔和纵皱纹，刮去粗皮者显黄棕色。内表面紫棕色或深紫褐色，较平滑，具细密纵纹，划之显油痕。质坚硬，不易折断，断面颗粒性，外层灰棕色，内层紫褐色或棕色，有油性，有的可见多数小亮星。气香，味辛辣、微苦。

②根皮（根朴）：呈单筒状或不规则块片；有的弯曲似鸡肠，习称"鸡肠朴"。质硬，较易折断，断面纤维性。

③枝皮（枝朴）：呈单筒状，长10～20cm，厚0.1～0.2cm。质脆，易折断，断面纤维性。

（5）显微鉴别△☆

①横切面：木栓层为10余列细胞；有的可见落皮层。皮层外侧有石细胞环带，内侧散有多数油细胞和石细胞群。韧皮部射线宽1～3列细胞，纤维多数个成束，亦有油细胞散在。

②粉末棕色：纤维甚多，直径15～32μm，壁甚厚，有的呈波浪形或一边呈锯齿状，木化，孔沟不明显。石细胞类方形、椭圆形、卵圆形或不规则分枝状，直径11～65μm，有时可见层纹。油细胞椭圆形或类圆形，直径50～85μm，含黄棕色油状物。

（6）主成分：挥发油，油中主含 α、β-桉油醇（有镇静作用）；含厚朴酚（有抗菌作用）及其异构体和厚朴酚。此外尚含三羟基厚朴酚；生物碱类成分，如木兰箭毒碱；鞣质。△☆

（7）理化鉴别：取本品粉末0.5g，加甲醇5ml，密封，振摇30分钟，滤过，取滤液作为供试品溶液。另取厚朴酚对照品、和厚朴酚对照品，加甲醇制成每1ml各含1mg的混合溶液，作为对照品溶液。照薄层色谱法试验，吸取上述两种溶液各5μl，分别点于同一硅胶G薄层板上，以甲苯-甲醇（17∶1）为展开剂，展开，取出，晾干，喷以1%香草醛硫酸溶液，在100℃加热至斑点显色清晰。供试品色谱中，在与对照品色谱相应的位置上，显相同颜色的斑点。☆

（8）含量测定：照高效液相色谱法测定，按干燥品计算：

①药材含厚朴酚（$C_{18}H_{18}O_2$）与和厚朴酚（$C_{18}H_{18}O_2$）的总量不得少于2.0%。

②饮片含厚朴酚（$C_{18}H_{18}O_2$）与和厚朴酚（$C_{18}H_{18}O_2$）的总量不得少于1.6%。☆

4. 肉桂

（1）来源：为樟科植物肉桂 Cinnamomum cassia Presl 的干燥树皮。

（2）主产地：主产于广东、广西等省区，云南、福建等省亦产。多为栽培。

（3）采收加工：多于秋季剥取，阴干。☆

（4）性状鉴别：呈槽状或卷筒状，长30～40cm，宽或直径3～10cm，厚0.2～0,8cm。外表面灰棕色，稍粗糙，有不规则的细皱纹和横向突起的皮孔，有的可见灰白色的斑纹；内表面红棕色，略平坦，有细纵纹，划之显油痕。质硬而脆，易折断，断面不平坦，外层棕色而较粗糙，内层红棕色而油润，两层间有1条黄棕色的线纹。气香浓烈，味甜、辣。

（5）显微鉴别△☆

①横切面：木栓细胞数列，最内层细胞外壁增厚，木化。皮层散有石细胞和分泌细胞。中柱鞘部位有石细胞群，断续排列成环，外侧伴有纤维束，石细胞通常外壁较薄。韧皮部射线宽1～2列细胞，含细小草酸钙针晶，纤维常2～3个成束，油细胞随处可见。薄壁细胞含淀粉粒。

②粉末红棕色：纤维大多单个散在，长梭形，长195～920μm，直径约至50μm，壁厚，木化，纹孔不明显。石细胞类方形或类圆形，直径32～88μm，壁厚，有的一面菲薄。油细胞类圆形或长圆形，直径45～108μm。草酸钙针晶细小，散在于射线细胞中。木栓细胞多角形，含红棕色物质。△☆

（6）主成分

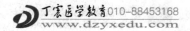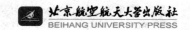

①挥发油，油中主成分为桂皮醛约 85% 及乙酸桂皮酯。

②含香豆素类化合物。

③含少量的苯甲醛、桂皮酸（为肉桂的镇静、镇痛、解热作用的有效成分）等。△☆

（7）理化鉴别：取本品粉末 0.5g，加乙醇 10ml，冷浸 20 分钟，时时振摇，滤过，取滤液作为供试品溶液。另取桂皮醛对照品，加乙醇制成每 1ml 含 1μl 的溶液，作为对照品溶液。照薄层色谱法试验，吸取供试品溶液 2 ～ 5μl、对照品溶液 2μl，分别点于同一硅胶 G 薄层板上，以石油醚（60 ～ 90℃）-乙酸乙酯（17：3）为展开剂，展开，取出，晾干，喷以二硝基苯肼乙醇试液。供试品色谱中，在与对照品色谱相应的位置上，显相同颜色的斑点。☆

（8）含量测定

①照挥发油测定法测定，含挥发油不得少于 1.2%（ml/g）。

②照高效液相色谱法测定。按干燥品计算，含桂皮醛（C_9H_8O）不得少于 1.5%。☆

5. 杜仲

（1）来源：为杜仲科植物杜仲 Eucommia ulmoides Oliv. 的干燥树皮。

（2）主产地：主产于湖北、四川、贵州、云南等省。多为栽培。

（3）采收加工：4 ～ 6 月份剥取，刮去粗皮，堆置"发汗"至内皮呈紫褐色，晒干。☆

（4）性状鉴别：呈板片状或两边稍向内卷，大小不一，厚 3 ～ 7mm。外表面淡棕色或灰褐色，有明显的皱纹或纵裂槽纹，有的树皮较薄，未去粗皮，可见明显的皮孔。内表面暗紫色，光滑。质脆，易折断，断面有细密、银白色、富弹性的橡胶丝相连。气微，味稍苦。

（5）显微鉴别：粉末棕色。橡胶丝成条或扭曲成团，表面显颗粒性。石细胞甚多，大多成群，类长方形、类圆形、长条形或形状不规则，长约至 180μm，直径 20 ～ 80μm，壁厚，有的胞腔内含橡胶团块。木栓细胞表面观多角形，直径 15 ～ 40μm，壁不均匀增厚，木化，有细小纹孔；侧面观长方形，壁三面增厚，一面薄，孔沟明显。△☆

（6）主成分：木质素类成分，如松脂醇二葡萄糖苷（降压成分）；环烯醚萜苷类，如京尼平苷等；三萜类成分，如 β- 谷甾醇、白桦脂醇等；杜仲胶，为一种硬质橡胶。△☆

（7）含量测定：照高效液相色谱法测定，含松脂醇二葡萄糖苷（$C_{32}H_{42}O_{16}$）不得少于 0.10%。☆

6. 黄柏

（1）来源：为芸香科植物黄皮树 Phellodendron chinense Schneid. 的干燥树皮。

（2）主产地：主产于四川、贵州、陕西、湖北、云南等省。

（3）采收加工：剥取树皮后，除去粗皮，晒干。☆

（4）性状鉴别：呈板片状或浅槽状，长宽不一，厚 1 ～ 6mm。外表面黄褐色或黄棕色，平坦或具纵沟纹，有的可见皮孔痕及残存的灰褐色粗皮；内表面暗黄色或淡棕色，具细密的纵棱纹。体轻，质硬，断面纤维性，呈裂片状分层，深黄色。气微，味极苦，嚼之有黏性。

（5）显微鉴别：粉末鲜黄色。纤维鲜黄色，直径 16 ～ 38μm，常成束，周围细胞含草酸钙方晶，形成晶纤维；含晶细胞壁木化增厚。石细胞鲜黄色，类圆形或纺锤形，直径 35 ～ 128μm，有的呈分枝状，枝端锐尖，壁厚，层纹明显；有的可见大型纤维状的石细胞，长可达 900μm。草酸钙方晶众多。△☆

（6）主成分：含多种生物碱，三萜类及甾醇类，黏液质等。生物碱中主要有小檗碱、黄柏碱、掌叶防己碱及木兰碱等。三萜类中有黄柏酮、黄柏内酯。△☆

（7）含量测定：照高效液相色谱法测定，按干燥品计：含小檗碱以盐酸小檗碱（$C_{20}H_{17}NO_4 \cdot HCl$）计，不得少于 3.0%；含黄柏碱以盐酸黄柏碱（$C_{20}H_{23}NO_4 \cdot HCl$）计，不得少于 0.34%。☆

7. 关黄柏

（1）来源：为芸香科植物黄檗 Phellodendron amurense Rupr. 的干燥树皮。

（2）主产地：主产于吉林、辽宁等省，内蒙古、河北、黑龙江等省区亦产，以辽宁产量最大。

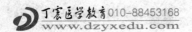
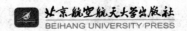

（3）采收加工：剥取树皮，除去粗皮，晒干。☆

（4）性状鉴别：呈板片状或浅槽状，长宽不一，厚 2～4mm。外表面黄绿色或淡棕黄色，较平坦，有不规则的纵裂纹，皮孔痕小而少见，偶有灰白色的粗皮残留；内表面黄色或黄棕色。体轻，质较硬，断面纤维性，有的呈裂片状分层，鲜黄色或黄绿色。气微，味极苦，嚼之有黏性。

（5）显微鉴别：粉末绿黄色或黄色。纤维鲜黄色，直径 16～38μm，常成束，周围细胞含草酸钙方晶，形成晶纤维；含晶细胞壁木化增厚。石细胞鲜黄色，类圆形或纺锤形，直径 35～80μm，有的呈分枝状，壁厚，层纹明显。草酸钙方晶直径约 24μm。△☆

（6）主成分：含生物碱，主要为小檗碱、巴马汀等，并含少量黄柏碱，木兰碱，掌叶防己碱、药根碱等。另含黄柏酮，黄柏内酯等。△☆

（7）含量测定：照高效液相色谱法测定，按干燥品计算，含盐酸小檗碱（$C_{20}H_{17}NO_4 \cdot HCl$）不得少于 0.60%，盐酸巴马汀（$C_{21}H_{21}NO_4 \cdot HCl$）不得少于 0.30%。☆

8. 白鲜皮

（1）来源：为芸香科植物白鲜 Dictamnus dasycarpus Turcz. 的干燥根皮。

（2）主产地：主产于辽宁、河北、山东等省。

（3）采收加工：春、秋二季采挖根部，除去泥沙和粗皮，剥取根皮，干燥。☆

（4）性状鉴别：呈卷筒状，长 5～15cm，直径 1～2cm，厚 0.2～0.5cm。外表面灰白色或淡灰黄色，具细纵皱纹和细根痕，常有突起的颗粒状小点；内表面类白色，有细纵纹。质脆，折断时有粉尘飞扬，断面不平坦，略呈层片状，剥去外层，迎光可见闪烁的小亮点。有羊膻气，味微苦。

（5）主成分：主含梣酮、黄柏酮、白鲜碱等成分。△☆

9. 苦楝皮

（1）来源：为楝科植物川楝 Melia toosendan Sieb. et Zucc. 或楝 Melia azedarach L. 的干燥树皮和根皮。

（2）主产地

①川楝主产于四川、云南、贵州、甘肃等省。

②楝主产于山西、甘肃、山东、江苏等省，野生或栽培。

（3）采收加工：春、秋二季剥取，晒干，或除去粗皮，晒干。☆

（4）性状鉴别：呈不规则板片状、槽状或半卷筒状，长宽不一，厚 2～6mm。外表面灰棕色或灰褐色，粗糙，有交织的纵皱纹和点状灰棕色皮孔，除去粗皮者淡黄色；内表面类白色或淡黄色。质韧，不易折断，断面纤维性，呈层片状，易剥离。气微，味苦。

10. 五加皮

（1）来源：为五加科植物细柱五加 Acanthoppanax gracilistylus W. W. Smith. 的干燥根皮。

（2）主产地：主产于湖北、河南、四川、湖南等省。

（3）采收加工：夏、秋二季采挖根部，洗净，剥取根皮，晒干。☆

（4）性状鉴别：呈不规则卷筒状，长 5～15cm，直径 0.4～1.4cm，厚约 0.2cm。外表面灰褐色，有稍扭曲的纵皱纹和横长皮孔样瘢痕；内表面淡黄色或灰黄色，有细纵纹。体轻，质脆，易折断，断面不整齐，灰白色。气微香，味微辣而苦。

（5）主成分：含挥发油，油中有 4-甲氧基水杨酸等。另含树脂及紫丁香苷。△☆

11. 秦皮

（1）来源：为木犀科植物苦枥白蜡树 Fraxinus rhynchophylla Hance、白蜡树 Fraxinus chinensis Roxb.、尖叶白蜡树 Fraxinus szaboana Lingelsh. 或宿柱白蜡树 Fraxinus stylosa Lingelsh. 的干燥枝皮或干皮。

（2）主产地：苦枥白蜡树主产于东北三省；白蜡树主产于四川。尖叶白蜡树、宿柱白蜡树主产于陕西。

（3）采收加工：春、秋二季剥取，晒干。☆

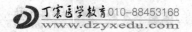
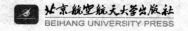

（4）性状鉴别

①枝皮：呈卷筒状或槽状，长 10 ～ 60cm，厚 1.5 ～ 3mm。外表面灰白色、灰棕色至黑棕色或相间呈斑状，平坦或稍粗糙，并有灰白色圆点状皮孔及细斜皱纹，有的具分枝痕。内表面黄白色或棕色，平滑。质硬而脆，断面纤维性，黄白色。气微，味苦。

②干皮：为长条状块片，厚 3 ～ 6mm。外表面灰棕色，具龟裂状沟纹及红棕色圆形或横长的皮孔。质坚硬，断面纤维性较强。

（5）主成分：苦枥白蜡树皮含香豆素类化合物，主要为秦皮甲素和秦皮乙素等。宿柱白蜡树尚含丁香苷、突柱白蜡苷等。△☆

（6）理化鉴别：取本品粉末 1g，加甲醇 10ml，加热回流 10 分钟，放冷，滤过，取滤液作为供试品溶液。另取秦皮甲素对照品、秦皮乙素对照品及秦皮素对照品，加甲醇制成每 1ml 各含 2mg 的混合溶液，作为对照品溶液。照薄层色谱法试验，吸取上述两种溶液各 1μl，分别点于同一硅胶 G 薄层板或 GF254 薄层板上，以三氯甲烷 - 甲醇 - 甲酸（6：1：0.5）为展开剂，展开，取出，晾干，硅胶GF254 板置紫外光灯（254nm）下检视；硅胶 G 板置紫外光灯（365nm）下检视。供试品色谱中，在与对照品色谱相应的位置上，显相同颜色的斑点或荧光斑点；硅胶 GF254 板喷以三氯化铁试液 - 铁氰化钾试液（1：1）的混合溶液，斑点变为蓝色。☆

（7）含量测定：照高效液相色谱法测定，按干燥品计算：

①药材含秦皮甲素（$C_{15}H_{16}O_9$）和秦皮乙素（$C_9H_6O_4$）的总量，不得少于 1.0%。

②饮片含秦皮甲素（$C_{15}H_{16}O_9$）和秦皮乙素（$C_9H_6O_4$）的总量，不得少于 0.80%。☆

12. 香加皮

（1）来源：为萝摩科植物杠柳 Periploca sepium Bge. 的干燥根皮。

（2）主产地：主产于山西、河南、河北、山东等省。

（3）采收加工：春、秋二季采挖，剥取根皮，晒干。☆

（4）性状鉴别：呈卷筒状或槽状，少数呈不规则的块片状，长 3 ～ 10cm，直径 1 ～ 2cm，厚 0.2 ～ 0.4cm。外表面灰棕色或黄棕色，栓皮松软常呈鳞片状，易剥落。内表面淡黄色或淡黄棕色，较平滑，有细纵纹。体轻，质脆，易折断，断面不整齐，黄白色。有特异香气，味苦。

（5）主成分：含挥发油，主要成分为 4- 甲氧基水杨酸，为香气成分之一。另含洋地黄醇苷类成分杠柳毒苷等，属强心苷类。△☆

（6）含量测定：照高效液相色谱法测定，于 60℃干燥 4 小时，含 4- 甲氧基水杨醛（$C_8H_8O_3$）不得少于 0.20%。☆

13. 地骨皮

（1）来源：为茄科植物枸杞 Lycium chinense Mill. 或宁夏枸杞 Lycium barbarum L. 的干燥根皮。

（2）主产地：枸杞主产于河北、河南、山西、陕西等省，多为野生，以河南、山西产量较大，江苏、浙江地骨皮品质较好；宁夏枸杞主产于宁夏、甘肃等地区。

（3）采收加工：春初或秋后采挖根部，洗净，剥取根皮，晒干。☆

（4）性状鉴别：呈筒状或槽状，长 3 ～ 10cm，宽 0.5 ～ 1.5cm，厚 0.1 ～ 0.3cm。外表面灰黄色至棕黄色，粗糙，有不规则纵裂纹，易成鳞片状剥落。内表面黄白色至灰黄色，较平坦，有细纵纹。体轻，质脆，易折断，断面不平坦，外层黄棕色，内层灰白色。气微，味微甘而后苦。

（5）主成分：含有机酸类，如桂皮素、蜂花酸、亚油酸等。另含酚类，如柳杉酚。还含甜菜碱、东莨菪内酯、大黄素甲醚等。△☆

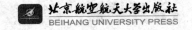

历年考点串讲

皮类中药的内容是考试必考内容。重点复习皮类中药性状鉴别和显微鉴别的特点。常见的考题方式：药材及饮片的形态、质地、断面、组织结构、粉末特征等。

常考的细节有：

1. 皮类中药通常是指来源于被子植物（其中主要是双子叶植物）和裸子植物的茎干、枝和根的形成层以外部分的药材。

2. 皮类中药因植物来源、取皮部位、采集和加工干燥方法不同，形成性状上的不同。

3. 皮类中药组织特征一般可分为周皮、皮层、韧皮部来进行观察。

4. 皮类中药粉末的显微观察，在鉴定皮类中药时经常应用，如各种细胞的形状、长度、宽度，细胞壁的性质、厚度、壁孔和壁沟的情况及层纹清楚否，都是鉴定的重要依据。

第五节　叶类中药

一、叶类中药的概述

叶类中药一般多用完整而已长成的干燥叶，也有只用嫩叶的，如苦竹叶。大多为单叶，仅少数是用复叶的小叶，如番泻叶。有的还带有部分嫩枝，如侧柏叶等。

1. **性状鉴别**　叶类中药的鉴定首先应观察大量叶片的颜色和状态，如是完整的还是破碎的，是单叶还是复叶的小叶片。由于叶类中药的质地多数较薄，经过采制、干燥、包装和运输等过程，一般均皱缩或破碎，观察特征时常需将其浸泡在水中使湿润展开后才能识别。一般应注意叶的形状、大小、长度及宽度；叶端、叶缘及叶基的情况；叶片上下表面的色泽及有无毛茸和腺点；叶脉的类型、凹凸和分布情况；叶片的质地；叶柄的有无及长短；叶翼、叶轴、叶鞘、托叶及茎枝的有无；气味等。在观察叶的表面特征时，可借助解剖镜或放大镜仔细观察，或对光透视。

2. **显微鉴别**　主要观察叶的表皮、叶肉及叶中脉三个部分的特征。通常除作叶中脉部分的横切片外，同时还应作叶片的上下表面制片或粉末制片。△☆

（1）表皮：分上下表皮，多为一层排列整齐的细胞，外壁稍厚，上表皮外平周壁具角质层。亦有表皮为多层细胞的，称"复表皮"。禾本科植物叶的上表皮细胞有较大的运动细胞；桑科植物如桑叶的表皮细胞较大，内含葡萄状钟乳体，而爵床科穿心莲叶的表皮细胞内含螺旋状的钟乳体；唇形科薄荷叶的表皮细胞内含簇状橙皮苷结晶体；豆科番泻叶表皮细胞内则含黏液质等。

（2）叶肉：通常分为栅栏组织和海绵组织两部分。

①栅栏组织：由一至数列长柱形细胞组成，一般分布在上表皮细胞下方，细胞内含大量叶绿体，形成异面叶。也有上下表皮内方均有栅栏细胞，形成等面叶者。栅栏细胞一般不通过主脉，有些叶类中药的栅栏组织通过主脉。

②海绵组织：常占叶肉组织的大部分，内有侧脉维管束分布，叶肉组织中是否有结晶体，有无分泌组织，其形状及分布等都是重要的鉴别特征。

（3）中脉：叶片中脉横切面上、下表皮的凹凸程度在叶类的鉴定上有其特殊性。一般叶的中脉上、下表皮内方大多有数层厚角组织，但亦有少数叶的中脉部分有栅栏组织通过。中脉维管束通常为一外韧型维管束，木质部位于上方，排列呈槽状或新月形至半月形。韧皮部在木质部的下方。有的叶中脉维管束分裂成2～3个或更多个，维管束的外围有时有纤维等厚壁组织包围，有的为双韧维管束。

二、常用叶类中药的鉴定

1. 石韦

（1）来源：为水龙骨科植物庐山石韦 Pyrrosia sheareri（Bak.）Ching、石韦 Pyrrosia lingua（Thunb.）Farwell 或有柄石韦 Pyrrosia petiolosa（Christ）Ching 的干燥叶。

（2）主产地

①庐山石韦主产于江西、湖南、贵州、四川。

②石韦主产于长江以南各省。

③有柄石韦主产于东北、华东、华中等省区。

（3）性状鉴别

①庐山石韦：叶片略皱缩，展平后呈披针形，长 10～25cm，宽 3～5cm。先端渐尖，基部耳状偏斜，全缘，边缘常向内卷曲；上表面黄绿色或灰绿色，散布有黑色圆形小凹点；下表面密生红棕色星状毛，有的侧脉间布满棕色圆点状的孢子囊群。叶柄具四棱，长 10～20cm，直径 1.5～3mm，略扭曲，有纵槽。叶片革质。气微，味微涩苦。

②石韦：叶片披针形或长圆披针形，长 8～12cm，宽 1～3cm。基部楔形，对称。孢子囊群在侧脉间，排列紧密而整齐。叶柄长 5～10cm，直径约 1.5mm。

③有柄石韦：叶片多卷曲呈筒状，展平后呈长圆形或卵状长圆形，长 3～8cm，宽 1～2.5cm。基部楔形，对称；下表面侧脉不明显，布满孢子囊群。叶柄长 3～12cm，直径约 1mm。

（4）显微鉴别：粉末黄棕色。星状毛体部 7～12 细胞，辐射状排列成上、下两轮，每个细胞呈披针形，顶端急尖，有的表面有纵向或不规则网状纹理；柄部 1～9 细胞。孢子囊环带细胞，表面观扁长方形。孢子极面观椭圆形，赤道面观肾形，外壁具疣状突起。叶下表皮细胞多角形，垂周壁连珠状增厚，气孔类圆形。纤维长梭形，胞腔内充满红棕色或棕色块状物。△☆

（5）主成分

①庐山石韦：含芒果苷、异芒果苷、香草酸、绿原酸、延胡索酸、原儿茶醛等。

②石韦：含绿原酸、山奈素、槲皮素、异槲皮素、三叶豆苷、里白烯、芒果苷等。

③有柄石韦：含绿原酸、里白烯、木犀草素、棉皮素、山奈素等。△☆

2. 蓼大青叶

（1）来源：为蓼科植物蓼蓝 Polygonum tinctorium Ait. 的干燥叶。

（2）主产地：主产于河北、山东、辽宁、陕西等省。

（3）性状鉴别：多皱缩、破碎，完整者展平后呈椭圆形，长 3～8cm，宽 2～5cm。蓝绿色或黑蓝色，先端钝，基部渐狭，全缘。叶脉浅黄棕色，于下表面略突起。叶柄扁平，偶带膜质托叶鞘。质脆。气微，味微涩而稍苦。

（4）显微鉴别：叶表面观：表皮细胞多角形，垂周壁平直或微波状弯曲；气孔平轴式，少数不等式。腺毛头部 4～8 细胞；柄 2 个细胞并列，亦有多细胞构成多列的。非腺毛多列性，壁木化增厚，常见于叶片边缘和主脉处。叶肉组织含多量蓝色至蓝黑色色素颗粒。草酸钙簇晶多见，直径 12～80μm。△☆

（5）主成分：主含靛青苷、靛蓝、靛玉红、色氨酮等成分。△☆

（6）理化鉴别：取三氯甲烷溶液 10ml，浓缩至 1ml，作为供试品溶液。另取靛蓝对照品，加三氯甲烷制成每 1ml 含 1mg 的溶液，作为对照品溶液。吸取上述两种溶液各 5μl，分别点于同一硅胶 G 薄层板上，以苯 - 三氯甲烷 - 丙酮（5：4：1）为展开剂，展开，取出，晾干。供试品色谱中，在与对照品色谱相应的位置上，显相同的蓝色斑点。☆

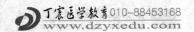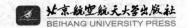

3. 淫羊藿

（1）来源：为小檗科植物淫羊藿 Epimedium brevicornum Maxim.、箭叶淫羊藿 Epimedium sagittatum（Sieb.et Zucc.）Maxim.、柔毛淫羊藿 Epimedium pubescens Maxim. 或朝鲜淫羊藿 Epimedium koreanum Nakai 的干燥叶。

（2）主产地

①淫羊藿主产于陕西、山西、河南、广西。

②箭叶淫羊藿主产于湖北、四川、浙江。

③柔毛淫羊藿主产于四川。

④朝鲜淫羊藿主产于东北。

（3）性状鉴别

①淫羊藿：三出复叶；小叶片卵圆形，长 3～8cm，宽 2～6cm；先端微尖，顶生小叶基部心形，两侧小叶较小，偏心形，外侧较大，呈耳状，边缘具黄色刺毛状细锯齿；上表面黄绿色，下表面灰绿色，主脉 7～9 条，基部有稀疏细长毛，细脉两面突起，网脉明显；小叶柄长 1～5cm。叶片近革质。气微，味微苦。

②箭叶淫羊藿：三出复叶，小叶片长卵形至卵状披针形，长 4～12cm，宽 2.5～5cm；先端渐尖，两侧小叶基部明显偏斜，外侧呈箭形。下表面疏被粗短伏毛或近无毛。叶片革质。

③柔毛淫羊藿：叶下表面及叶柄密被绒毛状柔毛。

④朝鲜淫羊藿：小叶较大，长 4～10cm，宽 3.5～7cm，先端长尖。叶片较薄。

（4）主成分△☆

①淫羊藿：含淫羊藿苷，淫羊藿次苷 I、II 及淫羊藿新苷。此外，尚含挥发油、蜡醇、三十一烷、植物甾醇等。

②箭叶淫羊藿：含淫羊藿苷、淫羊藿次苷、异槲皮素、淫羊藿 3-0-α- 鼠李糖苷、金丝桃苷及箭叶淫羊藿苷 A、B、C 和箭叶淫羊藿素 A、B 等。

③柔毛淫羊藿：含淫羊藿苷、淫羊藿次苷、淫羊藿新苷 C 及宝藿苷 I、VI 和柔藿苷、金丝桃苷等。

④朝鲜淫羊藿含：淫羊藿苷，淫羊藿新苷 A、B、C，朝鲜淫羊藿苷 I、II 和槲皮素等。

（5）理化鉴别：取本品粉末 0.5g，加乙醇 10ml，温浸 30 分钟，滤过，滤液蒸干，残渣加乙醇 1ml 使溶解，作为供试品溶液。吸取供试品溶液和对照品溶液各 10μl，分别点于同一硅胶 H 薄层板上，以乙酸乙酯 - 丁酮 - 甲酸 - 水（10：1：1：1）为展开剂，展开，取出，晾干，置紫外光灯（365nm）下检视。供试品色谱中，在与对照品色谱相应的位置上，显相同的暗红色斑点；喷以三氯化铝试液，再置紫外光灯（365nm）下检视，显相同的橙红色荧光斑点。☆

（6）含量测定☆

①总黄酮：用紫外 - 可见分光光度法，按干燥品计算，含总黄酮以淫羊藿苷计，不得少于 5.0%。

②淫羊藿苷：用高效液相色谱法测定，按干燥品计算，药材含淫羊藿苷不得少于 0.50%，饮片含淫羊藿苷不得少于 0.40%。

③淫羊藿苷和宝藿苷 I：用高效液相色谱法测定，总量不得少于 0.60%。

4. 大青叶

（1）来源：为十字花科植物菘蓝 Isatis indigotica Fort. 的干燥叶。

（2）主产地：主产于河北、陕西、江苏、安徽等省，大多为栽培品。

（3）性状鉴别：多皱缩卷曲，有的破碎。完整叶片展平后呈长椭圆形至长圆状倒披针形，长 5～20cm，宽 2～6cm；上表面暗灰绿色，有的可见色较深稍突起的小点；先端钝，全缘或微波状，基部狭窄下延至叶柄呈翼状；叶柄长 4～10cm，淡棕黄色。质脆。气微，味微酸、苦、涩。

（4）显微鉴别：粉末绿褐色。下表皮细胞垂周壁稍弯曲，略成连珠状增厚；气孔不等式；副卫细

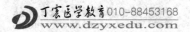 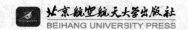

胞 3～4 个。叶肉组织分化不明显；叶肉细胞中含蓝色细小颗粒状物，亦含橙皮苷样结晶。△☆

（5）主成分：主含靛玉红、靛蓝。另含色氨酮、芥苷、黑芥子苷等。△☆

（6）理化鉴别：取本品粉末 0.5g，加三氯甲烷 20ml，加热回流 1 小时，滤过，滤液浓缩至 1ml，作为供试品溶液。另取靛蓝对照品、靛玉红对照品，加三氯甲烷制成每 1ml 各含 1mg 的混合溶液，作为对照品溶液。吸取上述两种溶液各 5μl，分别点于同一硅胶 G 薄层板上，以环己烷 - 三氯甲烷 - 丙酮（5：4：2）为展开剂，展开，取出，晾干。供试品色谱中，在与对照品色谱相应的位置上，分别显相同的蓝色斑点和浅紫红色斑点。☆

（7）含量测定：用高效液相色谱法测定，按干燥品计算，含靛玉红不得少于 0.020%。☆

5. 枇杷叶

（1）来源：为蔷薇科植物枇杷 Eriobotrya japonica（Thunb.）Lindl. 的干燥叶。

（2）主产地：主产于广东、广西、江苏等地。以江苏产量为大，广东质量佳。

（3）性状鉴别：呈长圆形或倒卵形，长 12～30cm，宽 4～9cm。先端尖，基部楔形，边缘有疏锯齿，近基部全缘。上表面灰绿色、黄棕色或红棕色，较光滑；下表面密被黄色绒毛，主脉于下表面显著突起，侧脉羽状。叶柄极短，被棕黄色绒毛。革质而脆，易折断。气微，味微苦。

（4）显微鉴别：横切面：上表皮细胞扁方形，外被厚角质层；下表皮有多数单细胞非腺毛，常弯曲，近主脉处多弯成人字形，气孔可见。栅栏组织为 3～4 列细胞，海绵组织疏松，均含草酸钙方晶和簇晶。主脉维管束外韧型，近环状；束鞘纤维束排列成不连续的环，其周围薄壁细胞含草酸钙方晶，形成晶纤维；薄壁组织中散有黏液细胞，并含草酸钙方晶。△☆

（5）主成分：含苦杏仁苷、枇杷叶 I、熊果酸、齐墩果酸、酒石酸、苹果酸、以及皂苷、鞣质、糖类、维生素等成分。△☆

（6）理化鉴别：取本品粉末 1g，加甲醇 20ml，超声处理 20 分钟，滤过，滤液蒸干，残渣加甲醇 5ml 使溶解，作为供试品溶液。另取枇杷叶对照药材 1g，同法制成对照药材溶液。再取熊果酸对照品，加甲醇制成每 1ml 含 1mg 的溶液，作为对照品溶液。用薄层色谱法试验，吸取上述三种溶液各 1 μl，分别点于同一硅胶 G 薄层板上，以甲苯 - 丙酮（5：1）为展开剂，展开，取出，晾干，喷以 10% 硫酸乙醇溶液，在 105℃加热至斑点显色清晰。供试品色谱中，在与对照药材色谱和对照品色谱相应的位置上，显相同颜色的斑点。☆

（7）含量测定：用高效液相色谱法测定，按干燥品计算，含齐墩果酸和熊果酸的总量不得少于 0.70%。☆

6. 番泻叶

（1）来源：为豆科植物狭叶番泻 Cassia angustifolia Vahl 或尖叶番泻 Cassia acutifolia Delile 的干燥小叶。

（2）主产地

①狭叶番泻主产于红海以东至印度一带，现盛栽于印度南端丁内未利，故商品又名印度番泻叶或丁内未利番泻叶，现埃及和苏丹亦产。

②尖叶番泻主产于埃及的尼罗河中上游地方，由亚历山大港输出，故商品又称埃及番泻叶或亚历山大番泻叶。现我国广东省、海南省及云南西双版纳等地均有栽培。

（3）性状鉴别

①狭叶番泻：呈长卵形或卵状披针形，长 1.5～5cm，宽 0.4～2cm，叶端急尖，叶基稍不对称，全缘。上表面黄绿色，下表面浅黄绿色，无毛或近无毛，叶脉稍隆起。革质。气微弱而特异，味微苦，稍有黏性。

②尖叶番泻：呈披针形或长卵形，略卷曲，叶端短尖或微突，叶基不对称，两面均有细短毛茸。

（4）显微鉴别：粉末淡绿色或黄绿色。晶纤维多，草酸钙方晶直径 12～15μm。非腺毛单细胞，

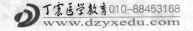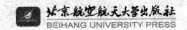

长 100 ～ 350μm，直径 12 ～ 25μm，壁厚，有疣状突起。草酸钙簇晶存在于叶肉薄壁细胞中，直径 9 ～ 20μm。上下表皮细胞表面观呈多角形，垂周壁平直；上下表皮均有气孔，主为平轴式，副卫细胞大多为 2 个，也有 3 个。△☆

（5）主成分△☆

①均含二蒽酮苷类化合物，主要为番泻叶苷 A、B、C、D 及芦荟大黄素双蒽酮。

②游离蒽醌及其苷：大黄酸、芦荟大黄素、大黄酸葡萄糖苷、芦荟大黄素葡萄糖苷等。

③黏液质等。

（6）理化鉴别☆

①取本品粉末 25mg，加水 50ml 和盐酸 2ml，置水浴中加热 15 分钟，放冷，加乙醚 40ml，振摇提取，分取醚层，通过无水硫酸钠层脱水，滤过，取滤液 5ml，蒸干，放冷，加氨试液 5ml，溶液显黄色或橙色，置水浴中加热 2 分钟后，变为紫红色。

②粉末遇碱液显红色。

（7）含量测定：用高效液相色谱法测定，按干燥品计算，含番泻苷 A（$C_{42}H_{38}O_{20}$）和番泻苷 B（$C_{42}H_{38}O_{20}$）的总量，不得少于 1.1%。☆

7. 枸骨叶

（1）来源：为冬青科植物枸骨 Ilex cornuta Lindl.ex Paxt. 的干燥叶。

（2）主产地：主产于长江中、下游各省。

（3）性状鉴别：呈类长方形或矩圆状长方形，偶有长卵圆形，长 3 ～ 8cm，宽 1.5 ～ 4cm。先端具 3 枚较大的硬刺齿，顶端 1 枚常反曲，基部平截或宽楔形，两侧有时各具刺齿 1 ～ 3 枚，边缘稍反卷；长卵圆形叶常无刺齿。上表面黄绿色或绿褐色，有光泽，下表面灰黄色或灰绿色。叶脉羽状，叶柄较短。革质，硬而厚。气微，味微苦。

（4）显微鉴别：叶片近基部横切面：上表皮细胞类方形，壁厚，外被厚的角质层，主脉处有单细胞非腺毛；下表皮细胞略小，可见气孔。栅栏组织为 2 ～ 4 列细胞，海绵组织疏松；主脉处上、下表皮内为 1 至数列厚角细胞。主脉维管束外韧型，其上、下方均具木化纤维群。叶缘表皮内常依次为厚角细胞和石细胞半环带，再内为木化纤维群；叶缘近叶柄处仅有数列厚角细胞，近基部以上渐无厚角组织。叶缘表皮内和主脉处下表皮内厚角组织中偶有石细胞，韧皮部下方的纤维群外亦偶见。薄壁组织和下表皮细胞常含草酸钙簇晶。△☆

（5）主成分：含三萜皂苷类成分，如苦丁茶苷 A、B、C、D，地榆苷 I、II，冬青苷 A、B，熊果酸、齐墩果酸、咖啡因、鞣质、苦味素等成分。△☆

8. 紫苏叶

（1）来源：为唇形科植物紫苏 Perilla frutescens（L.）Britt. 的干燥叶（或带嫩枝）。

（2）主产地：主产于江苏、浙江、河南等省，多为栽培。

（3）性状鉴别：叶片多皱缩卷曲、破碎，完整者展平后呈卵圆形，长 4 ～ 11cm，宽 2.5 ～ 9cm。先端长尖或急尖，基部圆形或宽楔形，边缘具圆锯齿。两面紫色或上表面绿色，下表面紫色，疏生灰白色毛，下表面有多数凹点状的腺鳞。叶柄长 2 ～ 7cm，紫色或紫绿色。质脆。带嫩枝者，枝的直径 2 ～ 5mm，紫绿色，断面中部有髓。气清香，味微辛。

（4）显微鉴别：粉末棕绿色。非腺毛 1 ～ 7 细胞，直径 16 ～ 346μm，表面具线状纹理，有的细胞充满紫红色或粉红色物质。腺毛头部多为 2 细胞，直径 17 ～ 36μm，柄单细胞。腺鳞常破碎，头部 4 ～ 8 细胞。上、下表皮细胞不规则形，垂周壁波状弯曲，气孔直轴式，下表皮气孔较多。草酸钙簇晶细小，存在于叶肉细胞中。△☆

（5）主成分：主含挥发油，有紫苏醛、柠檬烯、β-丁香烯、紫苏酮、紫苏烯、紫苏苷等成分。△☆

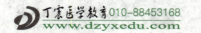 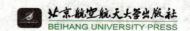

9. 艾叶

（1）来源：为菊科植物艾 Artemisia argyi levl. et Vant. 的干燥叶。

（2）主产地：全国大部分地区均有分布。主产于山东、安徽、湖北、河北等省。

（3）性状鉴别：多皱缩、破碎，有短柄。完整叶片展平后呈卵状椭圆形，羽状深裂，裂片椭圆状披针形，边缘有不规则的粗锯齿；上表面灰绿色或深黄绿色，有稀疏的柔毛和腺点；下表面密生灰白色绒毛。质柔软。气清香，味苦。

（4）显微鉴别：粉末绿褐色。非腺毛有两种：一种为 T 形毛，顶端细胞长而弯曲，两臂不等长，柄 2～4 细胞；另一种为单列性非腺毛，3～5 细胞，顶端细胞特长而扭曲，常断落。腺毛表面观鞋底形，由 4、6 细胞相对叠合而成，无柄。草酸钙簇晶，直径 3～7μm，存在于叶肉细胞中。△☆

（5）主成分：叶含挥发油。有种成分为水芹烯、杜松烯、樟脑、龙脑、松油烯-4-醇、α-松油醇、蒿醇等。尚含黄酮类物质。△☆

（6）理化鉴别：取本品粉末 2g，加石油醚（60～90℃）25ml，置水浴上加热回流 30 分钟，滤过，滤液挥干，残渣加正己烷 1ml 使溶解，作为供试品溶液。另取艾叶对照药材 1g，同法制成对照药材溶液。用薄层色谱法试验，吸取上述两种溶液各 2～5μl，分别点于同一硅胶 G 薄层板上，以石油醚（60～90℃）-甲苯-丙酮（10：8：0.5）为展开剂，展开，取出，晾干，喷以 1% 香草醛硫酸溶液，在 105℃加热至斑点显色清晰。供试品色谱中，在与对照药材色谱相应的位置上，显相同颜色的主斑点。☆

（7）含量测定：用气相色谱法测定，按干燥品计算，含桉油精不得少于 0.050%。☆

历年考点串讲

　　叶类中药的内容是考试必考内容。重点复习叶类中药性状鉴别和显微鉴别的特点。常见的考题方式：药材及饮片的形态、质地、表面特征、组织结构、粉末特征等。

　　常考的细节有：

　　1. 叶类中药一般多用完整而已长成的干燥叶，也有只用嫩叶的，如苦竹叶。大多为单叶，仅少数是用复叶的小叶，如番泻叶。有的还带有部分嫩枝，如侧柏叶等。

　　2. 性状鉴别一般应注意叶的形状、大小、长度及宽度；叶端、叶缘及叶基的情况；叶片上下表面的色泽及有无毛茸和腺点；叶脉的类型、凹凸和分布情况；叶片的质地；叶柄的有无及长短；叶翼、叶轴、叶鞘、托叶及茎枝的有无；气味等。

　　3. 主要观察叶的表皮、叶肉及叶中脉各个部分的特征。通常除作叶中脉部分的横切片外，同时还应作叶片的上下表面制片或粉末制片。

第六节　花类中药

一、花类中药的概述

　　花（flos）类中药通常包括完整的花、花序或花的某一部分。完整的花分为已开放的花，如洋金花、红花；尚未开放的花蕾如辛夷、丁香、金银花、槐米；花序亦有用未开放的如头状花序款冬花和已开放的如菊花、旋覆花；花的某一部分，雄蕊如莲须，花柱如玉米须，柱头如番红花，花粉粒如松花粉

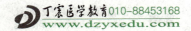
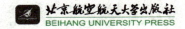

和蒲黄等。

1. **性状鉴别**　花类中药由于经过采制、干燥，因此常干缩、破碎而改变了形状，完整者常见的有圆锥状、棒状、团簇状、丝状、粉末状等；鉴别时，以花朵入药者，要注意观察花托、萼片、花瓣、雄蕊和雌蕊的数目及其着生位置、形状、颜色、被毛与否、气味等；如以花序入药，除单朵花的观察外，需注意花序类别、总苞片或苞片等。

2. **显微鉴别**　花类中药的显微鉴别除花梗和膨大花托制作横切片外，一般只作表面制片和粉末观察。△☆

（1）苞片和萼片：与叶片构造相类似，通常叶肉组织分化不明显，故鉴定时以观察表面观为主。

（2）花瓣：花瓣构造变异较大，上表皮细胞常呈乳头状或毛茸状突起，无气孔；下表皮细胞的垂周壁常呈波状弯曲，有时有毛茸及少数气孔存在。相当于叶肉的部分，由数层排列疏松的大型薄壁细胞组成，有时可见分泌组织及贮藏物质，如丁香有油室，红花有管状分泌组织，内贮红棕色物质。维管束细小，仅见少数螺纹导管。

（3）雄蕊：雄蕊包括花丝和花药两部分。花丝构造简单，有时被毛茸，如闹羊花花丝下部被两种非腺毛。花药主为花粉粒，内壁细胞的壁常不均匀地增厚，如网状、螺旋状、环状或点状，且大多木化。花粉粒的形状、大小、外表纹理、萌发孔的类型、数目等常因植物品种不同而异，有鉴定意义。如金银花的花粉粒形状为圆球形、丁香的花粉粒形状为三角形，表面有的光滑，有的有刺状突起，或有辐射状纹理、网状纹理等。但镜检时，常因观察面（极面观或赤道面观）的不同，花粉粒的形态和萌发孔数而有不同，应注意区别。雄蕊中有的药隔上端还有附属物。

（4）雌蕊：由子房、花柱和柱头组成。子房的表皮多为薄壁细胞，有的表皮细胞则分化成多细胞束状毛，如闹羊花。花柱表皮细胞无特殊变化，少数分化成毛状物，如红花。柱头表皮细胞常呈乳头状突起，如金银花；或分化成毛茸如西红花，也有不作毛茸状突起的如洋金花。

（5）花梗和花托：有些花类中药常带有部分花梗和花托。横切面构造与茎相似，注意表皮、皮层、内皮层、维管束及髓部是否明显，有无厚壁组织、分泌组织存在，有无草酸钙结晶、淀粉粒等。

二、常用花类中药的鉴定

1. 松花粉

（1）来源：为松科植物马尾松 Pinus massoniana Lamb.、油松 Pinus tabulieformis Carr. 或同属数种植物的干燥花粉。

（2）主产地：马尾松主产于长江流域各省区；油松主产于东北、华北和西北各省区，山东亦有栽培。

（3）性状鉴别：为淡黄色的细粉。体轻，易飞扬，手捻有滑润感。气微，味淡。

（4）显微鉴别：粉末淡黄色。花粉粒椭圆形，长 45 ～ 55μm，直径 29 ～ 40μm，表面光滑，两侧各有一膨大的气囊，气囊有明显的网状纹理，网眼多角形。△☆

（5）主成分：主要含脂肪油和色素。并有甾醇及黄酮类成分。△☆

2. 辛夷

（1）来源：为木兰科植物望春花 Magnolia biondii Pamp.、玉兰 Magnolia denudata Desr. 或武当玉兰 Magnolia sprengeri Pamp. 的干燥花蕾。

（2）主产地：望春花主产于河南及湖北，质量最佳，销往全国并出口；武当玉兰主产于湖北、陕西；玉兰多为庭园栽培，主产安徽安庆，称"安春花"，质较次。

（3）性状鉴别

①望春花：呈长卵形，似毛笔头，长 1.2 ～ 2.5cm，直径 0.8 ～ 1.5cm。基部常具短梗，长约

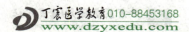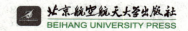

5mm，梗上有类白色点状皮孔。苞片2～3层，每层2片，两层苞片间有小鳞芽，苞片外表面密被灰白色或灰绿色茸毛，内表面类棕色，无毛。花被片9，棕色，外轮花被片3，条形，约为内两轮长的1/4，呈萼片状，内两轮花被片6，每轮3，轮状排列。雄蕊和雌蕊多数，螺旋状排列。体轻，质脆。气芳香，味辛凉而稍苦。

②玉兰：长1.5～3cm，直径1～1.5cm。基部枝梗较粗壮，皮孔浅棕色。苞片外表面密被灰白色或灰绿色茸毛。花被片9，内外轮同型。

③武当玉兰：长2～4cm，直径1～2cm。基部枝梗粗壮，皮孔红棕色。苞片外表面密被淡黄色或淡黄绿色茸毛，有的最外层苞片茸毛已脱落而呈黑褐色。花被片10～12（15），内外轮无显著差异。

（4）显微鉴别：粉末灰绿色或淡黄绿色。非腺毛甚多，散在，多碎断；完整者2～4细胞，亦有单细胞，壁厚4～13μm，基部细胞短粗膨大，细胞壁极度增厚似石细胞。石细胞多成群，呈椭圆形、不规则形或分枝状，壁厚4～20μm，孔沟不甚明显，胞腔中可见棕黄色分泌物。油细胞较多，类圆形，有的可见微小油滴。苞片表皮细胞扁方形，垂周壁连珠状。△☆

（5）主成分：主含木兰脂素等木质素类成分和挥发油类成分。△☆

（6）理化鉴别：取本品粗粉1g，加三氯甲烷10ml，密塞，超声处理30分钟，滤过，滤液蒸干，残渣加三氯甲烷2ml使溶解，作为供试品溶液。另取木兰脂素对照品，加甲醇制成每1ml含1mg的溶液，作为对照品溶液。用薄层色谱法试验，吸取上述两种溶液各2μl，分别点于同一硅胶H薄层板上，以三氯甲烷-乙醚（5：1）为展开剂，展开，取出，晾干，喷以10%硫酸乙醇溶液，在90℃加热至斑点显色清晰。供试品色谱中，在与对照品色谱相应的位置上，显相同的紫红色斑点。☆

（7）含量测定☆

①挥发油测定法测定，挥发油不得少于1.0%（ml/g）。

②高效液相色谱法测定，按干燥品计算，含木兰脂素（$C_{23}H_{28}O_7$）不得少于0.40%。

3. 槐花

（1）来源：为豆科植物槐SophorajaponicaL.的干燥花及花蕾。

（2）主产地：主产于辽宁、河北、河南、山东等省。

（3）性状鉴别

①槐花：皱缩而卷曲，花瓣多散落。完整者花萼钟状，黄绿色，先端5浅裂；花瓣5，黄色或黄白色，1片较大，近圆形，先端微凹，其余4片长圆形。雄蕊10，其中9个基部连合，花丝细长。雌蕊圆柱形，弯曲。体轻。气微，味微苦。

②槐米：呈卵形或椭圆形，长2～6mm，直径约2mm。花萼下部有数条纵纹。萼的上方为黄白色未开放的花瓣。花梗细小。体轻，手捻即碎。气微，味微苦涩。

（4）显微鉴别：粉末黄绿色。花粉粒类球形或钝三角形，直径14～19μm。具3个萌发孔。萼片表皮表面观呈多角形；非腺毛1～3细胞，长86～660μm。气孔不定式，副卫细胞4～8个。草酸钙方晶较多。△☆

（5）主成分：主含芦丁等黄酮类成分。△☆

（6）理化鉴别：取本品粉末0.2g，加甲醇5ml，密塞，振摇10分钟，滤过，取滤液作为供试品溶液。另取芦丁对照品，加甲醇制成每1ml含4mg的溶液，作为对照品溶液。用薄层色谱法试验，吸取上述两种溶液各10μl，分别点于同一硅胶G薄层板上，以乙酸乙酯-甲酸-水（8：1：1）为展开剂，展开，取出，晾干，喷以三氯化铝试液，待乙醇挥干后，置紫外光灯（365nm）下检视。供试品色谱中，在与对照品色谱相应的位置上，显相同颜色的荧光斑点。☆

（7）含量测定☆

①分光光度法测定，按干燥品计算，含总黄酮以芦丁（$C_{27}H_{30}O_{16}$）计，槐花不得少于8.0%；槐

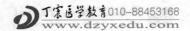
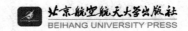

米不得少于 20.0%。

②高效液相色谱法测定，按干燥品计算，含芦丁（$C_{27}H_{30}O_{16}$）槐花不得少于 6.0%；槐米不得少于 15.0%。

4. 丁香

（1）来源：为桃金娘科植物丁香 Eugenia caryophyllata Thunb. 的干燥花蕾。

（2）主产地：主产于坦桑尼亚的桑给巴尔岛以及马来西亚、印度尼西亚等地。现我国海南、广西和云南南部有引种栽培。

（3）性状鉴别：略呈研棒状，长 1～2cm。花冠圆球形，直径 0.3～0.5cm，花瓣 4，覆瓦状抱合，棕褐色或褐黄色，花瓣内为雄蕊和花柱，搓碎后可见众多黄色细粒状的花药。萼筒圆柱状，略扁，有的稍弯曲，长 0.7～1.4cm，直径 0.3～0.6cm，红棕色或棕褐色，上部有 4 枚三角状的萼片，十字状分开。质坚实，富油性。气芳香浓烈，味辛辣、有麻舌感。

（4）显微鉴别△☆

①萼筒中部横切面：表皮细胞 1 列，有较厚角质层。皮层外侧散有 2～3 列径向延长的椭圆形油室，长 150～200μm；其下有 20～50 个小型双韧维管束，断续排列成环，维管束外围有少数中柱鞘纤维，壁厚，木化。内侧为数列薄壁细胞组成的通气组织，有大型腔隙。中心轴柱薄壁组织间散多数细小维管束，薄壁细胞含众多细小草酸钙簇晶。

②粉末暗红棕色。纤维梭形，顶端钝圆，壁较厚。花粉粒众多，极面观三角形，赤道表面观双凸镜形，具 3 副合沟。草酸钙簇晶众多，直径 4～26μm，存在于较小的薄壁细胞中。油室多破碎，分泌细胞界限不清，含黄色油状物。

（5）主成分：主含挥发油，油中主要成分为丁香酚、β-丁香烯、乙酰基丁香酚等。△☆

（6）理化鉴别：取本品粉末 0.5g，加乙醚 5ml，振摇数分钟，滤过，滤液作为供试品溶液。另取丁香酚对照品，加乙醚制成每 1ml 含 16μl 的溶液，作为对照品溶液。用薄层色谱法试验，吸取上述两种溶液各 5μl，分别点于同一硅胶 G 薄层板上，以石油醚（60～90℃）-乙酸乙酯（9∶1）为展开剂，展开，取出，晾干，喷以 5% 香草醛硫酸溶液，在 105℃加热至斑点显色清晰。供试品色谱中，在与对照品色谱相应的位置上，显相同颜色的斑点。☆

（7）含量测定：用气相色谱法测定，含丁香酚（$C_{10}H_{12}O_2$）不得少于 11.0%。☆

5. 洋金花

（1）来源：为茄科植物白花曼陀罗 Datura metel L. 的干燥花。

（2）主产地：主产于江苏、浙江、福建、广东等省。多为栽培。

（3）性状鉴别：多皱缩成条状，完整者长 9～15cm。花萼呈筒状，长为花冠的 2/5，灰绿色或灰黄色，先端 5 裂，基部具纵脉纹 5 条，表面微有茸毛；花冠呈喇叭状，淡黄色或黄棕色，先端 5 浅裂，裂片有短尖，短尖下有明显的纵脉纹 3 条，两裂片之间微凹；雄蕊 5，花丝贴生于花冠筒内，长为花冠的 3/4；雌蕊 1，柱头棒状。烘干品质柔韧，气特异；晒干品质脆，气微，味微苦。

（4）显微鉴别：粉末淡黄色。花粉粒类球形或长圆形，直径 42～65μm，表面有条纹状雕纹。花萼非腺毛 1～3 细胞，壁具疣突；腺毛头 1～5 细胞，柄 1～5 细胞。花冠裂片边缘非腺毛 1～10 细胞，壁微具疣突。花丝基部非腺毛粗大，1～5 细胞，基部直径约至 128μm，顶端钝圆。花萼、花冠薄壁细胞中有草酸钙砂晶、方晶及簇晶。△☆

（5）主成分：主含东莨菪碱、莨菪碱及阿托品等。△☆

（6）理化鉴别：取本品粉末 1g，加浓氨试液 1ml，混匀，加三氯甲烷 25ml，摇匀，放置过夜，滤过，滤液蒸干，残渣加三氯甲烷 1ml 使溶解，作为供试品溶液。另取硫酸阿托品对照品、氢溴酸东莨菪碱对照品，加甲醇制成每 1ml 各含 4mg 的混合溶液，作为对照品溶液。用薄层色谱法试验，吸取上述两种溶液各 10μl，分别点于同一硅胶 G 薄层板上，以乙酸乙酯-甲醇-浓氨试液（17∶2∶1）为展

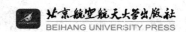

开剂，展开，取出，晾干，喷以稀碘化铋钾试液。供试品色谱中，在与对照品色谱相应的位置上，显相同颜色的斑点。☆

6. 金银花

（1）来源：为忍冬科植物忍冬 Lonicera japonica Thunb. 的干燥花蕾或带初开的花。

（2）主产地：主产于山东、河南，全国大部地区均产。

（3）性状鉴别：呈棒状，上粗下细，略弯曲，长 2～3cm，上部直径约 3mm，下部直径约 1.5mm。表面黄白色或绿白色（贮久色渐深），密被短柔毛。偶见叶状苞片。花萼绿色，先端 5 裂，裂片有毛，长约 2mm。开放者花冠筒状，先端二唇形；雄蕊 5，附于筒壁，黄色；雌蕊 1，子房无毛。气清香，味淡、微苦。

（4）显微鉴别：粉末浅黄棕色或黄绿色。腺毛较多，头部倒圆锥形、类圆形或略扁圆形，4～33 细胞，成 2～4 层，直径 30～64～108μm，柄部 1～5 细胞，长可达 700μm。非腺毛有两种：一种为厚壁非腺毛，单细胞，长可达 900μm，表面有微细疣状或泡状突起，有的具螺纹；另一种为薄壁非腺毛，单细胞，甚长，弯曲或皱缩，表面有微细疣状突起。草酸钙簇晶直径 6～45μm。花粉粒类圆形或三角形，表面具细密短刺及细颗粒状雕纹，具 3 个孔沟。△☆

（5）主成分：忍冬花蕾含黄酮类，为木犀草及木犀草苷、忍冬苷、金丝桃苷。并含肌醇、绿原酸、异绿原酸、皂苷及挥发油，油中主含双花醇、芳樟醇等。金银花的抗菌有效成分以绿原酸和异绿原酸为主。△☆

（6）理化鉴别：取本品粉末 0.2g，加甲醇 5ml，放置 12 小时，滤过，取滤液作为供试品溶液。另取绿原酸对照品，加甲醇制成每 1ml 含 1mg 的溶液，作为对照品溶液。用薄层色谱法试验，吸取供试品溶液 10～20μl、对照品溶液 10μl，分别点于同一硅胶 H 薄层板上，以乙酸丁酯 - 甲酸 - 水（7：2.5：2.5）的上层溶液为展开剂，展开，取出，晾干，置紫外光灯（365nm）下检视。供试品色谱中，在与对照品色谱相应的位置上，显相同颜色的荧光斑点。☆

（7）含量测定：高效液相色谱法测定，按干燥品计算，含绿原酸（$C_{16}H_{18}O_9$）不得少于 1.5%；含木犀草苷（$C_{21}H_{20}O_{11}$）不得少于 0.050%。☆

7. 旋覆花

（1）来源：为菊科植物旋覆花 Inula japonica Thunb. 或欧亚旋覆花 Inula Britannica L. 的干燥头状花序。

（2）主产地：主产于河南、河北、江苏、浙江等省。

（3）性状鉴别：呈扁球形或类球形，直径 1～2cm。总苞由多数苞片组成，呈覆瓦状排列，苞片披针形或条形，灰黄色，长 4～11mm；总苞基部有时残留花梗及花梗表面被白色茸毛，舌状花 1 列，黄色，长约 1cm，多卷曲，常脱落，先端 3 齿裂；管状花多数，棕黄色，长约 5mm，先端 5 齿裂；子房顶端有多数白色冠毛，长 5～6mm。有的可见椭圆形小瘦果。体轻，易散碎。气微，味微苦。

（4）显微鉴别：表面观：苞片非腺毛 1～8 细胞，多细胞者基部膨大，顶端细胞特长；内层苞片另有 2～3 细胞并生的非腺毛。冠毛为多列性非腺毛，边缘细胞稍向外突出。子房表皮细胞含草酸钙柱晶，长约至 48μm，直径 2～5μm；子房非腺毛 2 列性，1 列为单细胞，另列通常 2 细胞，长 90～220μm。苞片、花冠腺毛棒槌状，头部多细胞，多排成 2 列，围有角质囊，柄部多细胞，2 列。花粉粒类球形，直径 22～33μm，外壁有刺，长约 3μm，具 3 个萌发孔。△☆

（5）主成分

①旋覆花：含旋覆花次内酯、旋覆花内酯。

②欧亚旋覆花：含天人菊内酯、槲皮素、槲皮素黄苷、异槲皮苷、槲皮万寿菊苷。△☆

（6）理化鉴别：取本品粉末 2g，置具塞锥形瓶中，加石油醚（60～90℃）30ml，密塞，冷浸 1 小时，加热回流 30 分钟，放冷，滤过，滤液浓缩至近干，残渣加石油醚（60～90℃）2ml 使溶解，作为供试品溶液。另取旋覆花对照药材 2g，同法制成对照药材溶液。用薄层色谱法试验，吸取上述两种溶液各 5μl，分别点于同一硅胶 G 薄层板上，以石油醚（60～90℃）- 乙酸乙酯（5：1）为展开剂，

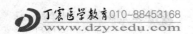
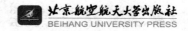

展开，取出，晾干，喷以 5% 香草醛硫酸溶液，加热至斑点显色清晰。供试品色谱中，在与对照药材色谱相应的位置上，显相同颜色的主斑点。☆

8. 款冬花

（1）来源：为菊科植物款冬 Tussilago farfara L. 的干燥花蕾。

（2）主产地：主产于河南、甘肃、山西、陕西等省。

（3）性状鉴别：呈长圆棒状。单生或 2～3 个基部连生，长 1～2.5cm，直径 0.5～1cm。上端较粗，下端渐细或带有短梗，外面被有多数鱼鳞状苞片。苞片外表面紫红色或淡红色，内表面密被白色絮状茸毛。体轻，撕开后可见白色茸毛。气香，味微苦而辛。

（4）显微鉴别：粉末棕色。非腺毛较多，单细胞，扭曲盘绕成团，直径 5～24μm。腺毛略呈棒槌形，头部 4～8 细胞，柄部细胞 2 列。花粉粒细小，类球形，直径 25～48μm，表面具尖刺，3 萌发孔。冠毛分枝状，各分枝单细胞，先端渐尖。分泌细胞类圆形或长圆形，含黄色分泌物。△☆

（5）主成分：花蕾含款冬二醇、山金车二醇、降香醇、蒲公英黄色素。千里光碱、金丝桃苷等。此外，尚含三萜皂苷、挥发油、鞣质等。△☆

（6）理化鉴别：取本品粉末 1g，加乙醇 20ml，超声处理 1 小时，滤过，滤液蒸干，残渣加乙酸乙酯 1ml 使溶解，作为供试品溶液。另取款冬花对照药材 1g，同法制成对照药材溶液。另取款冬酮对照品，加乙酸乙酯制成每 1ml 含 1mg 的溶液，作为对照品溶液。用薄层色谱法试验，吸取供试品溶液和对照药材溶液各 2～5μl、对照品溶液 2μl，分别点于同一硅胶 GF254 薄层板上，以石油醚（60～90℃）- 丙酮（6：1）为展开剂，展开，取出，晾干，再以同一展开剂展开，取出，晾干，置紫外光灯（254nm）下检视。供试品色谱中，在与对照药材色谱和对照品色谱相应的位置上，显相同颜色的斑点。☆

9. 菊花

（1）来源：为菊科植物菊 Chrysanthemum morifolium Ramat. 的干燥头状花序。

（2）主产地：主产于安徽、浙江、江苏、河南等省。多栽培。

（3）性状鉴别

①亳菊：呈倒圆锥形或圆筒形，有时稍压扁呈扇形，直径 1.5～3cm，离散。总苞碟状；总苞片 3～4 层，卵形或椭圆形，草质，黄绿色或褐绿色，外面被柔毛，边缘膜质。花托半球形，无托片或托毛。舌状花数层，雌性，位于外围，类白色，劲直，上举，纵向折缩，散生金黄色腺点；管状花多数，两性，位于中央，为舌状花所隐藏，黄色，顶端 5 齿裂。瘦果不发育，无冠毛。体轻，质柔润，干时松脆。气清香，味甘、微苦。

②滁菊：呈不规则球形或扁球形，直径 1.5～2.5cm。舌状花类白色，不规则扭曲，内卷，边缘皱缩，有时可见淡褐色腺点；管状花大多隐藏。

③贡菊：呈扁球形或不规则球形，直径 1.5～2.5cm。舌状花白色或类白色，斜升，上部反折，边缘稍内卷而皱缩，通常无腺点；管状花少，外露。

④杭菊：呈碟形或扁球形，直径 2.5～4cm，常数个相连成片。舌状花类白色或黄色，平展或微折叠，彼此粘连，通常无腺点；管状花多数，外露。

⑤怀菊：呈不规则球形或扁球形，直径 1.5～2.5cm。多数为舌状花，舌状花类白色或黄色，不规则扭曲，内卷，边缘皱缩，有时可见腺点；管状花大多隐藏。

（4）显微鉴别：粉末黄白色。花粉粒类球形，直径 32～37μm，表面有网孔纹及短刺，具 3 孔沟。T 形毛较多，顶端细胞长大，两臂近等长，柄 2～4 细胞。腺毛头部鞋底状，6～8 细胞两两相对排列。草酸钙簇晶较多，细小。△☆

（5）主成分：含绿原酸、3,5-O- 二咖啡酰基奎宁酸。挥发油约 0.13%，油中主要为龙脑、龙脑乙酸酯等。黄酮类如木犀草苷、大波斯菊苷等。△☆

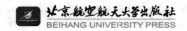

（6）理化鉴别：取本品 1g，剪碎，加石油醚（30～60℃）20ml，超声处理 10 分钟，弃去石油醚，药渣挥干，加稀盐酸 1ml 与乙酸乙酯 50ml，超声处理 30 分钟，滤过，滤液蒸干，残渣加甲醇 2ml 使溶解，作为供试品溶液。另取菊花对照药材 1g，同法制成对照药材溶液。再取绿原酸对照品，加乙醇制成每 1ml 含 0.5mg 的溶液，作为对照品溶液。用薄层色谱法试验，吸取上述三种溶液各 0.5～1μl，分别点于同一聚酰胺薄膜上，以甲苯 - 乙酸乙酯 - 甲酸 - 冰醋酸 - 水（1：15：1：1：2）的上层溶液为展开剂，展开，取出，晾干，置紫外光灯（365nm）下检视。供试品色谱中，在与对照药材色谱和对照品色谱相应的位置上，显相同颜色的荧光斑点。☆

10. 红花

（1）来源：为菊科植物红花 Carthamus tinctorius L. 的干燥花。

（2）主产地：主产于河南、河北、浙江、四川、新疆等省区。均为栽培。

（3）性状鉴别：为不带子房的管状花，长 1～2cm。表面红黄色或红色。花冠筒细长，先端 5 裂，裂片呈狭条形，长 5～8mm；雄蕊 5，花药聚合成筒状，黄白色；柱头长圆柱形，顶端微分叉。质柔软。气微香，味微苦。

（4）显微鉴别：粉末橙黄色。花冠、花丝、柱头碎片多见，有长管状分泌细胞常位于导管旁，直径约至 66μm，含黄棕色至红棕色分泌物。花冠裂片顶端表皮细胞外壁突起呈短绒毛状。柱头和花柱上部表皮细胞分化成圆锥形单细胞毛，先端尖或稍钝。花粉粒类圆形、椭圆形或橄榄形，直径约至 60μm，具 3 个萌发孔，外壁有齿状突起。草酸钙方晶存在于薄壁细胞中，直径 2～6μm。△☆

（5）主成分：花含红花苷、红花醌苷及新红花苷。不同成熟期的红花所含成分有差异，淡黄色花主含新红花苷，微量红花苷。黄色花主含红花苷。橘红色花柱含红花苷或红花醌苷。另含红花素、红花黄色素、羟基红花黄色素 A、山柰素二十九烷、β- 谷甾醇、棕榈酸、肉豆蔻酸、月桂酸等。△☆

（6）理化鉴别：取本品粉末 0.5g，加 80% 丙酮溶液 5ml，密塞，振摇 15 分钟，静置，取上清液作为供试品溶液。另取红花对照药材 0.5g，同法制成对照药材溶液。用薄层色谱法试验，吸取上述两种溶液 5μl，分别点于同一硅胶 H 薄层板上，以乙酸乙酯 - 甲酸 - 水 - 甲醇（7：2：3：0.4）为展开剂，展开，取出，晾干。供试品色谱中，在与对照药材色谱相应的位置上，显相同颜色的斑点。☆

（7）含量测定：用高效液相色谱法测定，按干燥品计算，含羟基红花黄色素 A（$C_{27}H_{32}O_{16}$）不得少于 1.0%。；含山柰素（$C_{15}H_{10}O_6$）不得少于 0.050%。△☆

11. 蒲黄

（1）来源：为香蒲科植物水烛香蒲 Typha angustifolia L.、东方香蒲 Typha orientalis Presl 或同属植物的干燥花粉。

（2）主产地：水烛香蒲主产于江苏、浙江、山东、安徽等省；东方香蒲主产于贵州、山东、山西及东北各省。

（3）性状鉴别：为黄色粉末。体轻，放水中则飘浮水面。手捻有滑腻感，易附着手指上。气微，味淡。

（4）显微鉴别：粉末黄色。花粉粒类圆形或椭圆形，直径 17～29μm，表面有网状雕纹，周边轮廓线光滑，呈凸波状或齿轮状，具单孔，不甚明显。△☆

（5）主成分：主要含黄酮类化合物，如异鼠李素 -3～0- 新橙皮苷、香蒲新苷、芸香苷、槲皮素、异鼠李素等。△☆

（6）理化鉴别：取本品 2g，加 80% 乙醇 50ml，冷浸 24 小时，滤过，滤液蒸干，残渣加水 5ml 使溶解，滤过，滤液加水饱和的正丁醇振摇提取 2 次，每次 5ml，合并正丁醇液，蒸干，残渣加乙醇 2ml 使溶解，作为供试品溶液。另取异鼠李素 -3-O- 新橙皮苷对照品、香蒲新苷对照品，加乙醇分别制成每 1ml 各含 1mg 的溶液，作为对照品溶液。照薄层色谱法试验，吸取上述三种溶液各 2μl，分别点于同一聚酰胺薄膜上，以丙酮 - 水（1：2）为展开剂，展开，取出，晾干，喷以三氯化铝试液，置紫外光灯（365nm）下检视。供试品色谱中，在与对照品色谱相应的位置上，显相同颜色的荧光斑点。☆

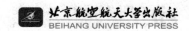

12. 西红花

（1）来源：为鸢尾科植物番红花 Crocus sativus L. 的干燥柱头。

（2）主产地：主产于西班牙、希腊、法国、伊朗及原苏联中亚西亚一带。我国浙江、江苏、上海、北京等地有少量栽培。

（3）性状鉴别：呈线形，三分枝，长约3cm。暗红色，上部较宽而略扁平，顶端边缘显不整齐的齿状，内侧有一短裂隙，下端有时残留一小段黄色花柱。体轻，质松软，无油润光泽，干燥后质脆易断。气特异，微有刺激性，味微苦。

（4）显微鉴别：粉末橙红色。表皮细胞表面观长条形，壁薄，微弯曲，有的外壁凸出呈乳头状或绒毛状，表面隐约可见纤细纹理。柱头顶端表皮细胞绒毛状，直径 26 ～ 56μm，表面有稀疏纹理。草酸钙结晶聚集于薄壁细胞中，呈颗粒状、圆簇状、梭形或类方形，直径 2 ～ 14μm。△☆

（5）主成分：西红花苷 I ～ IV、红花苦苷、西红花单甲酯、α-胡萝卜素、西红花酸等成分。含挥发油，主要成分为西红花醛，其次为蒎烯等。△☆

（6）理化鉴别

①取本品浸水中，可见橙黄色成直线下降，并逐渐扩散，水被染成黄色，无沉淀。柱头呈喇叭状，有短缝；在短时间内，用针拨之不破碎。

②取本品少量，置白瓷板上，加硫酸1滴，酸液显蓝色经紫色缓缓变为红褐色或棕色。

③取吸光度项下的溶液，紫外-可见分光光度法，在458nm的波长处测定吸光度，458nm 与 432nm 波长处的吸光度的比值应为 0.85 ～ 0.90。

④取本品粉末20mg，加甲醇1ml，超声处理10分钟，放置使澄清，取上清液作为供试品溶液。另取西红花对照药材20mg，同法制成对照药材溶液。用薄层色谱法试验，吸取上述两种溶液各3 ～ 5μl，分别点于同一硅胶 G 薄层板上，以乙酸乙酯-甲醇-水（100∶16.5∶13.5）为展开剂，展开，取出，晾干，分别置日光和紫外光灯（365nm）下检视。供试品色谱中，在与对照药材色谱相应的位置上，显相同颜色的斑点或荧光斑点（避光操作）。☆

（7）含量测定：避光操作。用高效液相色谱法测定，按干燥品计算，含西红花苷-I（$C_{44}H_{64}O_{24}$）和西红花苷-II（$C_{38}H_{54}O_{19}$）的总量不得少于 10.0%。☆

历年考点串讲

花类中药的内容是考试必考内容。重点复习花类中药性状鉴别和显微鉴别的特点。常见的考题方式：药材及饮片的形态、质地、表面特征、组织结构、粉末特征等。

常考的细节有：

1. 花类中药由于经过采制、干燥，因此常干缩、破碎而改变了形状，完整者常见的有圆锥状、棒状、团簇状、丝状、粉末状等；鉴别时，以花朵入药者，要注意观察花托、萼片、花瓣、雄蕊和雌蕊的数目及其着生位置、形状、颜色、被毛与否、气味等；如以花序入药，除单朵花的观察外，需注意花序类别、总苞片或苞片等。

2. 花类中药的显微鉴别除花梗和膨大花托制作横切片观察外，还要观察苞片和萼片、花瓣、雄蕊、雌蕊、花梗和花托等。

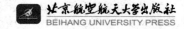

第七节　果实及种子类中药

一、果实类中药概述

果实类中药多是采用成熟或将近成熟的果实，也有少数是未成熟果实或幼果。果实入药多数为完整的果实，少数为完整的果穗，也有的为果实的一部分。

1. 性状鉴别　通常观察其形状、大小、颜色、顶端、基部、表面、质地、破碎面及气味等。并注意是完整的果实还是果实的某一部分。注意果实的顶端有柱基等附属物，下部有无果柄或果柄脱落的痕迹。有的带有宿存的花被。完整的果实，观察外形后，还应该剖开果皮观察内部的种子，注意其数目和生长部位。

一些果实类中药常具有特殊的气味，如枳壳、吴茱萸等具有香气；枸杞子味甜，鸦胆子味极苦，乌梅极酸，五味子酸、甘、苦、辛、咸等，剧毒中药如巴豆、马钱子等，口尝时应特别注意。

2. 显微鉴别　果实由果皮及种子组成，果皮的构造包括外果皮、中果皮及内果皮部分。△☆

(1) 外果皮：与叶的下表皮相当。通常为一列表皮细胞，外被角质层，偶见气孔。表皮细胞有时被毛茸，如吴茱萸。有的被腺鳞，如蔓荆子。有的表皮细胞中含有色素物质，如川花椒。有的表皮细胞间嵌有油细胞，如五味子。

(2) 中果皮：与叶肉组织相当，通常较厚，大多由薄壁细胞组成，在中部有细小的维管束散在细胞中有时含淀粉粒，如五味子。有时可能有石细胞、油细胞、油室或油管等存在，例如荜澄茄的中果皮内部有石细胞与油细胞分布。小茴香的中果皮内可见油管。

(3) 内果皮：与叶的上表皮相当，大多由1列薄壁细胞组成。也有的内果皮细胞全为石细胞，如胡椒，有些核果的内果皮，则由多层石细胞组成，有的以5～8个狭长的薄壁细胞互相并列为一群，各群以斜角联合呈镶嵌状，称为"镶嵌细胞"。

二、种子类中药概述

种子类中药大多是采用成熟种子，少数为未成熟的种子。种子入药多数为完整的种子，少数为种子的一部分，还有一些是以种子为原料的加工品。

1. 形状鉴别　注意观察种子的形状、大小、颜色、表面纹理、种脐、合点和种脊的位置及形态，以及质地、纵横剖面、气与味等。形状大多呈不规则圆球形、类圆球形或扁圆球形，少数种子呈线形、纺锤形或心形。种皮的表面常有各种纹理。表面除常有的种脐、合点和种脊外，少数种子有种阜存在。剥去种皮可见种仁部分，有的种子具发达的胚乳，无胚乳的种子子叶常特别肥厚。

2. 显微鉴别　种子的构造包括种皮、胚乳和胚三个部分，主要鉴别特征为种皮。△☆

(1) 种皮：种子通常只有一层种皮，但有的种子有两层种皮，即有内、外种皮的区分。种皮常由下列一种或数种组织组成。

①表皮层：多由1列薄壁细胞组成。

②栅状细胞层：有些种子的表皮下方，有栅状细胞层，由1～3列狭长的细胞排列而成，壁多木化增厚，如决明子。有的内壁和侧壁增厚，而外壁菲薄，如白芥子。在栅状细胞的外缘处，有时可见一条折光率很强的亮带，称为光辉带，如牵牛子、菟丝子。

③油细胞层：有的种子的表皮层下有油细胞层，内贮挥发油，如白豆蔻、砂仁等。

④色素层：具有颜色的种子，除表皮层含色素物质外，内层细胞或者内种皮细胞中也含色素物质，如白豆蔻等。

⑤石细胞：除种子的表皮有时为石细胞外，有的表皮层以内几乎全为石细胞，如瓜蒌仁；或内种皮为石细胞层，如白豆蔻。

⑥营养层：多数种子的种皮中，常有数列贮有淀粉粒的薄壁细胞，为营养层。在种子发育过程中，淀粉已被消耗，故成熟的种子，营养层往往成为扁缩颓废的薄层。有的营养层中尚包括一层含糊粉粒的细胞。

（2）胚乳：通常由贮藏大量脂肪油和糊粉粒的薄壁细胞组成，有时细胞中含淀粉粒，大多数种子具内胚乳。在无胚乳的种子中，也可见到 1～2 列残存的内胚乳细胞。胚乳细胞中有时含草酸钙结晶。有时糊粉粒中也有小簇晶存在，如小茴香。少数种子有发达的外胚乳，或外胚乳成颓废组织而残留，也有少数种子的种皮内层与外胚乳的折合层，不规则地伸入内胚乳中，形成错入组织，如槟榔。也有外胚乳伸入内胚乳中而形成错入组织者，如肉豆蔻。

（3）胚：是种子中未发育的幼体，包括胚根、胚茎、胚芽及子叶四部分。胚乳和胚中贮藏的营养物质，主要为脂肪油、蛋白质和淀粉粒。其中以蛋白质的存在最为特殊。种子中贮藏的蛋白质，可能呈非晶形状态，也可能成为具有特殊形状的颗粒——糊粉粒。在植物器官中只有种子含有糊粉粒。因此糊粉粒是确定种子类粉末中药的主要标志。糊粉粒的形状、大小及构造常依植物种类而异，在中药鉴定中有重要的意义。

三、常用果实种子类中药的鉴定

1. 地肤子

（1）来源：为藜科植物地肤 Kochia scoparia（L.）Schrad. 的干燥成熟果实。

（2）主产地：主产于山东、江苏、河南、河北等省。

（3）采收加工：秋季果实成熟时采收植株，晒干，打下果实，除去杂质。☆

（4）性状鉴别：呈扁球状五角星形，直径 1～3mm。外被宿存花被，表面灰绿色或浅棕色，周围具膜质小翅 5 枚，背面中心有微突起的点状果梗痕及放射状脉纹 5～10 条；剥离花被，可见膜质果皮，半透明。种子扁卵形，长约 1mm，黑色。气微，味微苦。

（5）显微鉴别：粉末棕褐色。花被表皮细胞多角形，气孔不定式，薄壁细胞中含草酸钙簇晶。果皮细胞呈类长方形或多边形，壁薄，波状弯曲，含众多草酸钙小方晶。种皮细胞棕褐色，呈多角形或类方形，多皱缩。△☆

2. 五味子

（1）来源：为木兰科植物五味子 Schisandra chinensis（Turcz.）Baill. 的干燥成熟果实。

（2）主产地：主产于辽宁、吉林、黑龙江等省，河北亦产。

（3）采收加工：秋季果实成熟时采摘，晒干或蒸后晒干，除去果梗和杂质。☆

（4）性状鉴别：呈不规则的球形或扁球形，直径 5～8mm。表面红色、紫红色或暗红色，皱缩，显油润；有的表面呈黑红色或出现"白霜"。果肉柔软，种子 1～2 枚，肾形，表面棕黄色，有光泽，种皮薄而脆。果肉气微，味酸；种子破碎后，有香气，味辛、微苦。

（5）显微鉴别△☆

①横切面：外果皮为 1 列方形或长方形细胞，壁稍厚，外被角质层，散有油细胞；中果皮薄壁细胞 10 余列，含淀粉粒，散有小型外韧型维管束；内果皮为 1 列小方形薄壁细胞。种皮最外层为 1 列径向延长的石细胞，壁厚，纹孔和孔沟细密；其下为数列类圆形、三角形或多角形石细胞，纹孔较大；石细胞层下为数列薄壁细胞，种脊部位有维管束；油细胞层为 1 列长方形细胞，含棕黄色油滴；再下为 3～5 列小形细胞；种皮内表皮为 1 列小细胞，壁稍厚，胚乳细胞含脂肪油滴及糊粉粒。

②粉末：暗紫色，种皮表皮石细胞表面观呈多角形或长多角形，直径 18～50μm，壁厚，孔沟

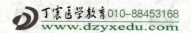 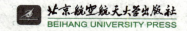

极细密，胞腔内含深棕色物。种皮内层石细胞呈多角形、类圆形或不规则形，直径约至 83μm，壁稍厚，纹孔较大。果皮表皮细胞表面观类多角形，垂周壁略呈连珠状增厚，表面有角质线纹；表皮中散有油细胞。中果皮细胞皱缩，含暗棕色物，并含淀粉粒。

（6）主成分：木脂类成分：如五味子甲素、乙素、丙素，五味子素，五味子醇甲、醇乙，五味子酯甲、酯乙等。挥发油：主含柠檬醛， α - 依兰烯等。有机酸：如柠檬酸、苯甲酸、酒石酸等，糖类，维生素类。△☆

（7）理化鉴别：取本品粉末 1g，加三氯甲烷 20ml，加热回流 30 分钟，滤过，滤液蒸干，残渣加三氯甲烷 1ml 使溶解，作为供试品溶液。另取五味子对照药材 1g，同法制成对照药材溶液。再取五味子甲素对照品，加三氯甲烷制成每 1ml 含 1mg 的溶液，作为对照品溶液。照薄层色谱法试验，吸取上述三种溶液各 2μl，分别点于同一硅胶 GF254 薄层板上，以石油醚（30 ～ 60℃）- 甲酸乙酯 - 甲酸（15：5：1）的上层溶液为展开剂，展开，取出，晾干，置紫外光灯（254nm）下检视。供试品色谱中，在与对照药材色谱和对照品色谱相应的位置上，显相同颜色的斑点。☆

（8）含量测定：照高效液相色谱法测定，含五味子醇甲（$C_{24}H_{32}O_7$）不得少于 0.40%。☆

3. 肉豆蔻

（1）来源：为肉豆蔻科植物肉豆蔻 Myristica fragrans Houtt. 的干燥种仁。

（2）主产地：主产于马来西亚、印度尼西亚、斯里兰卡等国。此外西印度群岛亦产。

（3）性状鉴别：呈卵圆形或椭圆形，长 2 ～ 3cm，直径 1.5 ～ 2.5cm。表面灰棕色或灰黄色，有时外被白粉（石灰粉末）。全体有浅色纵行沟纹和不规则网状沟纹。种脐位于宽端，呈浅色圆形突起，合点呈暗凹陷。种脊呈纵沟状，连接两端。质坚，断面显棕黄色相杂的大理石花纹，宽端可见干燥皱缩的胚，富油性。气香浓烈，味辛。

（4）显微鉴别：横切面：外层外胚乳组织，由 10 余列扁平皱缩细胞组成，内含棕色物，偶见小方晶，错入组织有小维管束，暗棕色的外胚乳深入于浅黄色的内胚乳中，形成大理石样花纹，内含多数油细胞。内胚乳细胞壁薄，类圆形，充满淀粉粒、脂肪油及糊粉粒，内有疏散的浅黄色细胞。淀粉粒多为单粒，直径 10 ～ 20μm，少数为 2 ～ 6 分粒组成的复粒，直径 25 ～ 30μm，脐点明显。以碘液染色，甘油装置立即观察，可见在众多蓝黑色淀粉粒中夹有较大的糊粉粒。以水合氯醛装置观察，可见脂肪油常呈块片状、鳞片状，加热即成油滴状。△☆

4. 葶苈子

（1）来源：为十字花科植物播娘蒿 Descurainia sophia（L.）Webb. ex Prantl. 或独行菜 Lepidium apetalum Willd. 的干燥成熟种子。

（2）主产地：独行菜以华北、东北为主要产区。播娘蒿主产于华东、中南等地区。

（3）采收加工：夏季果实成熟时采割植株，晒干，搓出种子，除去杂质。☆

（4）性状鉴别

①南葶苈子：呈长圆形略扁，长 0.8 ～ 1.2mm，宽约 0.5mm。表面棕色或红棕色，微有光泽，具纵沟 2 条，其中 1 条较明显。一端钝圆，另一端微凹或较平截，种脐类白色，位于凹入端或平截处。气微，味微辛、苦，略带黏性。

②北葶苈子：呈扁卵形，长 1 ～ 1.5mm，宽 0.5 ～ 1mm。一端钝圆，另一端尖而微凹，种脐位于凹入端。味微辛辣，黏性较强。

（5）显微鉴别

①南葶苈子：粉末黄棕色。种皮外表皮细胞为黏液细胞，断面观类方形，内壁增厚向外延伸成纤维素柱，纤维素柱长 8 ～ 18μm，顶端钝圆、偏斜或平截，周围可见黏液质纹理。种皮内表皮细胞为黄色，表面观呈长方多角形，直径 15 ～ 42μm，壁厚 5 ～ 8μm。

②北葶苈子：种皮外表皮细胞断面观略呈类长方形，纤维素柱较长，长 24 ～ 34μm，种皮内表皮

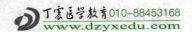
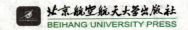

细胞表面观长方多角形或类方形。△☆

（6）主成分

①北葶苈子：芥子苷，脂肪油，蛋白质，糖类，生物碱，挥发油及强心成分。

②南葶苈子：黄酮类成分如槲皮素 -3-O-β-D- 葡萄糖 -7-O-β-D- 龙胆双糖苷。挥发油，油中含异硫氰酸苄酯、异硫氰酸烯丙酯、丁烯腈等。脂肪油为油酸、亚麻酸、白芥酸等。强心成分为葶苈子苷、毒毛旋花子苷元、卫矛苷等。△☆

（7）理化鉴别：南葶苈子，取本品粉末 1g，加 70% 甲醇 20ml，加热回流 1 小时，滤过，取滤液作为供试品溶液。另取槲皮素 -3-O-β-D- 葡萄糖 -7-O-β-D- 龙胆双糖苷对照品，加30% 甲醇制成每1ml 含 90μg 的溶液，作为对照品溶液。照薄层色谱法试验，吸取上述两种溶液各 1μl，分别点于同一聚酰胺薄膜上，以乙酸乙酯 - 甲醇 - 水（7：2：1）为展开剂，展开，取出，晾干，喷以 2% 三氯化铝乙醇溶液，热风吹干，置紫外光灯（365nm）下检视。供试品色谱中，在与对照品色谱相应的位置上，显相同的黄色荧光斑点。☆

（8）含量测定：南葶苈子，照高效液相色谱法测定，按干燥品计算，药材含槲皮素 -3-O-β-D- 葡萄糖 -7-O-β-D- 龙胆双糖苷（$C_{33}H_{40}O_{22}$）不得少于 0.075%，饮片含槲皮素 -3-O-β-D- 葡萄糖 -7-O-β-D- 龙胆双糖苷（$C_{33}H_{40}O_{22}$）不得少于 0.080%。☆

5. 覆盆子

（1）来源：为蔷薇科植物华东覆盆子 Rubus chingii Hu 的干燥果实。

（2）主产地：主产于浙江、湖北、江西、福建等省。

（3）采收加工：夏初果实由绿变绿黄时采收，除去梗、叶，置沸水中略烫或略蒸，取出，干燥。☆

（4）性状鉴别：为聚合果，由多数小核果聚合而成，呈圆锥形或扁圆锥形，高 0.6～1.3cm，直径 0.5～1.2cm。表面黄绿色或淡棕色，顶端钝圆，基部中心凹入。宿萼棕褐色，下有果梗痕。小果易剥落，每个小果呈半月形，背面密被灰白色茸毛，两侧有明显的网纹，腹部有突起的棱线。体轻，质硬。气微，味微酸涩。

（5）显微鉴别：粉末棕黄色。非腺毛单细胞，长 60～450μm，直径 12～20μm，壁甚厚，木化，大多数具双螺纹，有的体部易脱落，足部残留而埋于表皮层，表面观圆多角形或长圆形，直径约至 23μm，胞腔分枝，似石细胞状。草酸钙簇晶较多见，直径 18～50μm。果皮纤维黄色，上下层纵横或斜向交错排列。△☆

6. 木瓜

（1）来源：为蔷薇科植物贴梗海棠 Chaenomeles speciosa（Sweet）Nakai 的干燥近成熟果实。

（2）主产地：主产于安徽、湖北、四川、浙江等省。以安徽宣城木瓜为上品，现多为栽培。

（3）采收加工：夏、秋二季果实绿黄时采收，置沸水中烫至外皮灰白色，对半纵剖，晒干。☆

（4）性状鉴别：长圆形，多纵剖成两半，长 4～9cm，宽 2～5cm，厚 1～2.5cm。外表面紫红色或红棕色，有不规则的深皱纹；剖面边缘向内卷曲，果肉红棕色，中心部分凹陷，棕黄色；种子扁长三角形，多脱落。质坚硬。气微清香，味酸。

（5）显微鉴别：粉末黄棕色至棕红色。石细胞较多，成群或散在，无色、淡黄色或橙黄色，圆形、长圆形或类多角形，直径 20～82μm，层纹明显，孔沟细，胞腔含棕色或橙红色物。外果皮细胞多角形或类多角形，直径 10～35μm，胞腔内含棕色或红棕色物。中果皮薄壁细胞，淡黄色或浅棕色，类圆形，皱缩，偶含细小草酸钙方晶。△☆

（6）主成分：果实含三萜类化合物，如齐墩果酸、熊果酸等。有机酸类，如苹果酸、枸橼酸等。还含有皂苷类、黄酮类等成分。△☆

（7）理化鉴别：取本品粉末 1g，加三氯甲烷 10ml，超声处理 30 分钟，滤过，滤液蒸干，残渣加

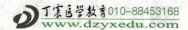
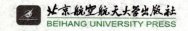

甲醇 - 三氯甲烷（1：3）混合溶液 2ml 使溶解，作为供试品溶液。另取木瓜对照药材 1g，同法制成对照药材溶液。再取熊果酸对照品，加甲醇制成每 1ml 含 0.5mg 的溶液，作为对照品溶液。照薄层色谱法试验，吸取上述三种溶液各 1～2μl，分别点于同一硅胶 G 薄层板上，以环己烷 - 乙酸乙酯 - 丙酮 - 甲酸（6：0.5：1：0.1）为展开剂，展开，取出，晾干，喷以 10% 硫酸乙醇溶液，在 105℃加热至斑点显色清晰，分别置日光和紫外光灯（365nm）下检视。供试品色谱中，在与对照药材色谱相应的位置上，显相同颜色的斑点和荧光斑点；在与对照品色谱相应的位置上，显相同的紫红色斑点和橙黄色荧光斑点。☆

（8）含量测定：照高效液相色谱法测定，按干燥品计算，含齐墩果酸（$C_{30}H_{48}O_3$）和熊果酸（$C_{30}H_{48}O_3$）的总量不得少于 0.50%。☆

7. 山楂

（1）来源：为蔷薇科植物山里红 Crataegus pinnatifida Bge.var.major N.E.Br. 或山楂 Crataegus pinnatifida Bge. 的干燥成熟果实。

（2）主产地：主产于山东、河北、河南、辽宁等省。

（3）采收加工：秋季果实成熟时采收，切片，干燥。☆

（4）性状鉴别：为圆形片，皱缩不平，直径 1～2.5cm，厚 0.2～0.4cm。外皮红色，具皱纹，有灰白色小斑点。果肉深黄色至浅棕色。中部横切片具 5 粒浅黄色果核，但核多脱落而中空。有的片上可见短而细的果梗或花萼残迹。气微清香，味酸、微甜。

（5）显微鉴别：粉末暗红棕色至棕色。石细胞单个散在或成群，无色或淡黄色，类多角形、长圆形或不规则形，直径 19～125μm，孔沟及层纹明显，有的胞腔内含深棕色物。果皮表皮细胞表面观呈类圆形或类多角形，壁稍厚，胞腔内常含红棕色或黄棕色物。草酸钙方晶或簇晶存于果肉薄壁细胞中。△☆

8. 苦杏仁

（1）来源：为蔷薇科植物山杏 Prunus armeniaca L.var.ansu Maxim.、西伯利亚杏 Prunus sibirica L.、东北杏 Prunus mandshurica（Maxim.）Koehne 或杏 Prunus armeniaca L. 的干燥成熟种子。

（2）主产地

①山杏：主产于辽宁、河北、内蒙古、山东等省区，多野生，亦有栽培。

②西伯利亚杏主产于东北、华北地区，系野生。

③东北杏主产于东北各地，系野生。

④杏主产于东北、华北及西北等地区，系栽培。

（3）采收加工：夏季采收成熟果实，除去果肉和核壳，取出种子，晒干。☆

（4）性状鉴别：呈扁心形，长 1～1.9cm，宽 0.8～1.5cm，厚 0.5～0.8cm。表面黄棕色至深棕色，一端尖，另端钝圆，肥厚，左右不对称，尖端一侧有短线形种脐，圆端合点处向上具多数深棕色的脉纹。种皮薄，子叶 2，乳白色，富油性。气微，味苦。

（5）显微鉴别：种皮表面观：种皮石细胞单个散在或数个相连，黄棕色至棕色，表面观类多角形、类长圆形或贝壳形，直径 25～150μm。种皮外表皮细胞浅橙黄色至棕黄色，常与种皮石细胞相连，类圆形，壁常皱缩。△☆

（6）主成分：含苦杏仁苷、脂肪油、苦杏仁酶为多种酶的混合物，包括苦杏仁苷酶、樱苷酶、醇腈酶以及可溶性蛋白质。苦杏仁苷水解后产生氢氰酸、苯甲醛及葡萄糖。△☆

（7）理化鉴别：取本品粉末 2g，置索氏提取器中，加二氯甲烷适量，加热回流 2 小时，弃去二氯甲烷液，药渣挥干，加甲醇 30ml，加热回流 30 分钟，放冷，滤过，滤液作为供试品溶液。另取苦杏仁苷对照品，加甲醇制成每 1ml 含 2mg 的溶液，作为对照品溶液。照薄层色谱法试验，吸取上述两种溶液各 3μl，分别点于同一硅胶 G 薄层板上，以三氯甲烷 - 乙酸乙酯 - 甲醇 - 水（15：40：22：10）

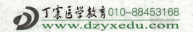
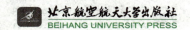

5～10℃放置12小时的下层溶液为展开剂，展开，取出，立即用0.8%磷钼酸的15%硫酸乙醇溶液浸板，在105℃加热至斑点显色清晰。供试品色谱中，在与对照品色谱相应的位置上，显相同颜色的斑点。☆

（8）含量测定：照高效液相色谱法测定，药材含苦杏仁苷（$C_{20}H_{27}NO_{11}$）不得少于3.0%，饮片含苦杏仁苷（$C_{20}H_{27}NO_{11}$）不得少于2.4%。☆

9. 桃仁

（1）来源：为蔷薇科植物桃 Prunus persica（L.）Batsch 或山桃 Prunus davidiana（Carr.）Franch. 的干燥成熟种子。

（2）主产地：全国大部分地区均产，主产于四川、陕西、河北、山东等省。

（3）采收加工：果实成熟后采收，除去果肉和核壳，取出种子，晒干。☆

（4）性状鉴别

①桃仁：呈扁长卵形，长1.2～1.8cm，宽0.8～1.2cm，厚0.2～0.4cm。表面黄棕色至红棕色，密布颗粒状突起。端尖，中部膨大，另端钝圆稍偏斜，边缘较薄。尖端侧有短线形种脐，圆端有颜色略深不甚明显的合点，自合点处散出多数纵向维管束。种皮薄，子叶2枚，类白色，富油性。气微，味微苦。

②山桃仁：呈类卵圆形，较小而肥厚，长约0.9cm，宽约0.7cm，厚约0.5cm。

（5）显微鉴别：种皮粉末（或解离）片：桃仁石细胞黄色或黄棕色，侧面观贝壳形、盔帽形、弓形或椭圆形，高54～153μm，底部宽约至18μm，壁一边较厚，层纹细密；表面观类圆形、圆多角形或类方形，底部壁上纹孔大而较密。山桃仁石细胞淡黄色、橙黄色或橙红色，侧面观贝壳形、矩圆形、椭圆形或长条形，高81～198（279）μm，宽约至128（198）μm；表面观类圆形、类六角形、长多角形或类方形，底部壁厚薄不匀，纹孔较小。△☆

（6）主成分：含腈苷类（苦杏仁苷、野樱苷）、甾体及其糖苷（柠檬甾二烯醇）、有机酸（绿原酸）、脂肪油等成分。△☆

（7）理化鉴别：取本品粗粉2g，加石油醚（60～90℃）50ml，加热回流1小时，滤过，弃去石油醚液，药渣再用石油醚25ml洗涤，弃去石油醚，药渣挥干，加甲醇30ml，加热回流1小时，放冷，滤过，取滤液作为供试品溶液。另取苦杏仁苷对照品，加甲醇制成每1ml含2mg的溶液，作为对照品溶液。照薄层色谱法试验，吸取上述两种溶液各5μl，分别点于同一硅胶G薄层板上，以三氯甲烷-乙酸乙酯-甲醇-水（15：40：22：10）5～10℃放置12小时的下层溶液为展开剂，展开，取出，立即喷以磷钼酸硫酸溶液（磷钼酸2g，加水20ml使溶解，再缓缓加入硫酸30ml，混匀），在105℃加热至斑点显色清晰。供试品色谱中，在与对照品色谱相应的位置上，显相同颜色的斑点。☆

（8）含量测定：照高效液相色谱法测定，按干燥品计算，含苦杏仁苷（$C_{20}H_{27}NO_{11}$）不得少于2.0%。☆

10. 乌梅

（1）来源：为蔷薇科植物梅 Prunus mume（Sieb.）Sieb. et Zucc. 的干燥近成熟果实。

（2）主产地：主产于四川、浙江、福建、广东等省。

（3）采收加工：夏季果实近成熟时采收，低温烘干后闷至色变黑。☆

（4）性状鉴别：呈类球形或扁球形，直径1.5～3cm。表面乌黑色或棕黑色，皱缩不平，基部有圆形果梗痕。果核坚硬，椭圆形，棕黄色，表面有凹点；种子扁卵形，淡黄色。气微，味极酸。

（5）显微鉴别：粉末红棕色。内果皮石细胞极多，单个散在或数个成群，几无色或淡绿黄色，类多角形、类圆形或长圆形，直径10～72μm，壁厚，孔沟细密，常内含红棕色物。非腺毛单细胞，稍弯曲或做钩状，胞腔多含黄棕色物。种皮石细胞棕黄色或棕红色，侧面观呈贝壳形、盔帽形或类长方形，底部较宽，外壁呈半月形或圆拱形，层纹细密。果皮表皮细胞淡黄棕色，表面观类多角形，壁稍

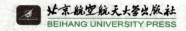

厚，非腺毛或毛茸脱落后的痕迹多见。△☆

11. 沙苑子

（1）来源：为豆科植物扁茎黄芪 Astragalus complanatus R. Br. 的干燥成熟种子。

（2）主产地：主产于陕西（潼关），又名"潼蒺藜"。河北、辽宁、山西、内蒙古等省区亦产。

（3）采收加工：秋末冬初果实成熟尚未开裂时采割植株，晒干，打下种子，除去杂质，晒干。☆

（4）性状鉴别：略呈肾形而稍扁，长 2～2.5mm，宽 1.5～2mm，厚约 1mm。表面光滑，褐绿色或灰褐色，边缘一侧微凹处具圆形种脐。质坚硬，不易破碎。子叶 2 枚，淡黄色，胚根弯曲，长约 1mm。气微，味淡，嚼之有豆腥味。

（5）显微鉴别：粉末灰白色。种皮栅状细胞断面观 1 列，外被角质层；近外侧 1/5～1/8 处有一条光辉带；表面观呈多角形，壁极厚，胞腔小，孔沟细密。种皮支持细胞侧面观呈短哑铃形；表面观呈 3 个类圆形或椭圆形的同心环。子叶细胞含脂肪油。△☆

12. 决明子

（1）来源：为豆科植物决明 Cassia obtusifolia L. 或小决明 Cassia tora L. 的干燥成熟种子。

（2）主产地：主产于安徽、江苏、浙江、广东等省。全国大部分地区均有栽培。

（3）采收加工：秋季采收成熟果实，晒干，打下种子，除去杂质。☆

（4）性状鉴别

①决明：略呈菱方形或短圆柱形，两端平行倾斜，长 3～7mm，宽 2～4mm。表面绿棕色或暗棕色，平滑有光泽。一端较平坦，另一端斜尖，背腹面各有 1 条突起的棱线，棱线两侧各有 1 条斜向对称而色较浅的线形凹纹。质坚硬，不易破碎。种皮薄，子叶 2 枚，黄色，呈"S"形折曲并重叠。气微，味微苦。

②小决明：呈短圆柱形，较小，长 3～5mm，宽 2～3mm。表面棱线两侧各有 1 片宽广的浅黄棕色带。

（5）显微鉴别：粉末黄棕色。种皮栅状细胞无色或淡黄色，侧面观细胞 1 列，呈长方形，排列稍不平整，长 42～53μm，壁较厚，光辉带 2 条；表面观呈类多角形，壁稍皱缩。种皮支持细胞表面观呈类圆形，直径 10～35（55）μm，可见两个同心圆圈；侧面观呈哑铃状或葫芦状。角质层碎片厚 11～19μm。草酸钙簇晶众多，多存在于薄壁细胞中，直径 8～21μm。△☆

（6）主成分△☆

①决明，含游离羟基蒽醌衍生物，为大黄酚、大黄素、大黄素甲醚、决明素、决明苷等。

②小决明：含大黄酚、大黄素甲醚、决明素、橙黄决明素、黄决明素、红镰霉素、去甲红镰霉素。另含芦荟大黄素、大黄酸、决明子内脂。此外尚含决明子内脂、决明酮。

（7）理化鉴别：取本品粉末 1g，加甲醇 10ml，浸渍 1 小时，滤过，滤液蒸干，残渣加水 10ml 使溶解，再加盐酸 1ml，置水浴上加热 30 分钟，立即冷却，用乙醚提取 2 次，每次 20ml，合并乙醚液，蒸干，残渣加三氯甲烷 1ml 使溶解，作为供试品溶液。另取橙黄决明素对照品、大黄酚对照品，加无水乙醇-乙酸乙酯（2：1）制成每 1ml 各含 1mg 的混合溶液，作为对照品溶液。照薄层色谱法试验，吸取上述两种溶液各 2μl，分别点于同一硅胶 H 薄层板上，以石油醚（30～60℃）-丙酮（2：1）为展开剂，展开，取出，晾干。供试品色谱中，在与对照品色谱相应的位置上，显相同颜色的斑点；置氨蒸气中熏后，斑点变为亮黄色（橙黄决明素）和粉红色（大黄酚）。☆

（8）含量测定：照高效液相色谱法测定，按干燥品计算，含大黄酚（$C_{15}H_{10}O_4$）不得少于 0.20%，含橙黄决明素（$C_{17}H_{14}O_7$）不得少于 0.080%。☆

13. 补骨脂

（1）来源：为豆科植物补骨脂 Psoralea corylifolia L. 的干燥成熟果实。

（2）主产地：除东北、西北地区外，全国各地均产。

（3）采收加工：秋季果实成熟时采收果序，晒干，搓出果实，除去杂质。☆

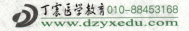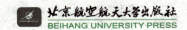

（4）性状鉴别：呈肾形，略扁，长 3～5mm，宽 2～4mm，厚约 1.5mm。表面黑色、黑褐色或灰褐色，具细微网状皱纹。顶端圆钝，有一小突起，凹侧有果梗痕。质硬。果皮薄，与种子不易分离；种子 1 枚，子叶 2 枚，黄白色，有油性。气香，味辛、微苦。

（5）显微鉴别：粉末灰黄色。种皮栅状细胞侧面观有纵沟纹，光辉带 1 条，位于上侧近边缘处，顶面观多角形，胞腔极小，孔沟细，底面观呈圆多角形，胞腔含红棕色物。支持细胞侧面观哑铃形，表面观类圆形。壁内腺（内生腺体）多破碎，完整者类圆形，由十数个至数十个纵向延长呈放射状排列的细胞构成。草酸钙柱晶细小，成片存在于中果皮细胞中。△☆

（6）主成分：含挥发油、香豆素、黄酮类、单萜酚、脂类化合物、树脂及豆甾醇等。香豆素衍生物主要为补骨脂素、异补骨脂素、补骨脂定、异补骨脂定、双羟异补骨脂定，以及苯骈呋喃香豆素。黄酮类有补骨脂甲素、补骨脂乙素、补骨脂甲素甲醚、异补骨脂甲素、异补骨脂乙素甲醚等、新补骨脂异黄酮、补骨脂色烯素等。△☆

（7）理化鉴别：取本品粉末 0.5g，加乙酸乙酯 20ml，超声处理 15 分钟，滤过，滤液蒸干，残渣加乙酸乙酯 1ml 使溶解，作为供试品溶液。另取补骨脂素对照品、异补骨脂素对照品，加乙酸乙酯制成每 1ml 各含 2mg 的混合溶液，作为对照品溶液。照薄层色谱法试验，吸取上述两种溶液各 2～4μl，分别点于同一硅胶 G 薄层板上，以正己烷 - 乙酸乙酯（4：1）为展开剂，展开，取出，晾干，喷以 10% 氢氧化钾甲醇溶液，置紫外光灯（365nm）下检视。供试品色谱中，在与对照品色谱相应的位置上，显相同的两个荧光斑点。☆

（8）含量测定：照高效液相色谱法测定，按干燥品计算，含补骨脂素（$C_{11}H_6O_3$）和异补骨脂素（$C_{11}H_6O_3$）的总量不得少于 0.70%。☆

14. 枳壳

（1）来源：为芸香科植物酸橙 Citrus aurantium L. 及其栽培变种的干燥未成熟果实。

（2）主产地：产于江西、四川、湖北、贵州等省。多系栽培。以江西清江、新干所产最为闻名，商品习称"江枳壳"。

（3）采收加工：7 月份果皮尚绿时采收，自中部横切为两半，晒干或低温干燥。☆

（4）性状鉴别：呈半球形，直径 3～5cm。外果皮棕褐色至褐色，有颗粒状突起，突起的顶端有凹点状油室；有明显的花柱残基或果梗痕。切面中果皮黄白色，光滑而稍隆起，厚 0.4～1.3cm，边缘散有 1～2 列油室，瓤囊 7～12 瓣，少数至 15 瓣，汁囊干缩呈棕色至棕褐色，内藏种子。质坚硬，不易折断。气清香，味苦、微酸。

（5）显微鉴别：粉末黄白色或棕黄色。中果皮细胞类圆形或形状不规则，壁大多呈不均匀增厚。果皮表皮细胞表面观多角形、类方形或长方形，气孔环式，直径 16～34μm，副卫细胞 5～9 个；侧面观外被角质层。汁囊组织淡黄色或无色，细胞多皱缩，并与下层细胞交错排列。草酸钙方晶存在于果皮和汁囊细胞中，呈斜方形、多面体形或双锥形，直径 3～30μm。螺纹导管、网纹导管及管胞细小。△☆

（6）主成分：酸橙枳壳含挥发油及黄酮类成分。油中主要为右旋柠檬烯约 90%、枸橼醛、右旋芳樟醇和邻氨基苯甲酸甲酯等。黄酮类成分有柚皮苷、橙皮苷、新橙皮苷、柚苷及苦味成分苦橙苷、苦橙酸。尚含辛弗林和 N- 甲基酪胺。△☆

（7）理化鉴别：取本品粉末 0.2g，加甲醇 10ml，超声处理 30 分钟，滤过，滤液蒸干，残渣加甲醇 5ml 使溶解，作为供试品溶液。另取柚皮苷对照品、新橙皮苷对照品，加甲醇制成每 1ml 各含 0.5mg 的混合溶液，作为对照品溶液。照薄层色谱法试验，吸取上述供试品溶液 10μl、对照品溶液 20μl，分别点于同一硅胶 G 薄层板上，以三氯甲烷 - 甲醇 - 水（13：6：2）下层溶液为展开剂，展开，取出，晾干，喷以 3% 三氯化铝乙醇溶液，在 105℃加热约 5 分钟，置紫外光灯（365nm）下检视。供试品色谱中，在与对照品色谱相应的位置上，呈相同颜色的荧光斑点。☆

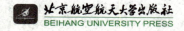

（8）含量测定：照高效液相色谱法测定，按干燥品计算，含柚皮苷（$C_{27}H_{32}O_{14}$）不得少于 4.0%，新橙皮苷（$C_{28}H_{34}O_{15}$）不得少于 3.0%。☆

15．香橼

（1）来源：为芸香科植物枸橼 Citrus medica L. 或香圆 Citrus wilsonii Tanaka 的干燥成熟果实。

（2）主产地：枸橼产于云南、四川、福建等省；香圆产于江苏、浙江、安徽、江西等省。

（3）采收加工：秋季果实成熟时采收，趁鲜切片，晒干或低温干燥。香圆亦可整个或对剖两半后，晒干或低温干燥。☆

（4）性状鉴别

①枸橼：本品呈圆形或长圆形片，直径 4～10cm，厚 0.2～0.5cm。横切片外果皮黄色或黄绿色，边缘呈波状，散有凹入的油点；中果皮厚 1～3cm，黄白色或淡棕黄色，有不规则的网状突起的维管束；瓤囊 10～17 室。纵切片中心柱较粗壮。质柔韧。气清香，味微甜而苦辛。

②香圆：本品呈类球形，半球形或圆片，直径 4～7cm。表面黑绿色或黄棕色，密被凹陷的小油点及网状隆起的粗皱纹，顶端有花柱残痕及隆起的环圈，基部有果梗残基。质坚硬。剖面或横切薄片，边缘油点明显；中果皮厚约 0.5cm；瓤囊 9～11 室，棕色或淡红棕色，间或有黄白色种子。气香，味酸而苦。

16．陈皮

（1）来源：为芸香科植物橘 Citrus reticulata Blanco 及其栽培变种的干燥成熟果皮。

（2）主产地：主产于广东、福建、四川、江苏等省，均为栽培品。

（3）采收加工：采摘成熟果实，剥取果皮，晒干或低温干燥。☆

（4）性状鉴别

①陈皮：常剥成数瓣，基部相连，有的呈不规则的片状，厚 1～4mm。外表面橙红色或红棕色，有细皱纹和凹下的点状油室；内表面浅黄白色，粗糙，附黄白色或黄棕色筋络状维管束。质稍硬而脆。气香，味辛、苦。

②广陈皮：常 3 瓣相连，形状整齐，厚度均匀，约 1mm。点状油室较大，对光照视，透明清晰。质较柔软。

（5）显微鉴别：粉末黄白色至黄棕色。中果皮薄壁组织众多，细胞形状不规则，壁不均匀增厚，有的成连珠状。果皮表皮细胞表面观多角形、类方形或长方形，垂周壁稍厚，气孔类圆形，直径 18～26μm，副卫细胞不清晰；侧面观外被角质层，靠外方的径向壁增厚。草酸钙方晶成片存在于中果皮薄壁细胞中，呈多面体形、菱形或双锥形，直径 3～34μm，长 5～53μm，有的一个细胞内含有由两个多面体构成的平行双晶或 3～5 个方晶。橙皮苷结晶大多存在于薄壁细胞中，黄色或无色，呈圆形或无定形团块，有的可见放射状条纹。螺纹导管、孔纹导管和网纹导管及管胞较小。△☆

17．化橘红

（1）来源：为芸香科植物化州柚 Citrus grandis 'Tomentosa' 或柚 Citrus grandis（L.）Osbeck 的未成熟或近成熟的干燥外层果皮。

（2）主产地：主产于广东化县、广西玉林地区。多为栽培。

（3）采收加工：夏季果实未成熟时采收，置沸水中略烫后，将果皮割成 5 瓣或 7 瓣，除去果瓤和部分中果皮，压制成形，干燥。☆

（4）性状鉴别

①化州柚：呈对折的七角或展平的五角星状，单片呈柳叶形。完整者展平后直径 15～28cm，厚 0.2～0.5cm 外表面黄绿色，密布茸毛，有皱纹及小油室；内表面黄白色或淡黄棕色，有脉络纹。质脆，易折断，断面不整齐，外缘有 1 列不整齐的下凹的油室，内侧稍柔而有弹性。气芳香，味苦、微辛。

②柚：外表面黄绿色至黄棕色，无毛。

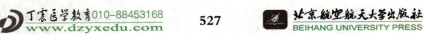

（5）显微鉴别：粉末暗绿色至棕色。中果皮薄壁细胞形状不规则，壁不均匀增厚，有的作连珠状或在角隅处特厚。果皮表皮细胞表面观多角形、类方形或长方形，垂周壁增厚，气孔类圆形，直径18～31μm，副卫细胞5～7个，侧面观外被角质层，靠外方的径向壁增厚。偶见碎断的非腺毛，碎段细胞多至十数个，最宽处直径约33μm，具壁疣或外壁光滑、内壁粗糙，胞腔内含淡黄色或棕色颗粒状物。草酸钙方晶成片或成行存在于中果皮薄壁细胞中，呈多面形、菱形、棱柱形、长方形或形状不规则，直径1～32μm，长5～40μm。导管为螺纹导管和网纹导管。偶见石细胞及纤维。△☆

18. 佛手

（1）来源：为芸香科植物佛手 Citrus medica L.var.sarcodactylis Swingle 的干燥果实。

（2）主产地：主产于广东高要，集散于肇庆市。

（3）采收加工：秋季果实尚未变黄或变黄时采收，纵切成薄片，晒干或低温干燥。☆

（4）性状鉴别：为类椭圆形或卵圆形的薄片，常皱缩或卷曲，长6～10cm，宽3～7cm，厚0.2～0.4cm。顶端稍宽，常有3～5个手指状的裂瓣，基部略窄，有的可见果梗痕。外皮黄绿色或橙黄色，有皱纹和油点。果肉浅黄白色或浅黄色，散有凹凸不平的线状或点状维管束。质硬而脆，受潮后柔韧。气香，味微甜后苦。

（5）显微鉴别：粉末淡棕黄色。中果皮薄壁组织众多，细胞呈不规则形或类圆形，壁不均匀增厚。果皮表皮细胞表面观呈不规则多角形，偶见类圆形气孔。草酸钙方晶成片存在于多角形的薄壁细胞中，呈多面形、菱形或双锥形。△☆

19. 吴茱萸

（1）来源：为芸香科植物吴茱萸 Euodia rutaecarpa（Juss.）Benth.、石虎 Euodia rutaecarpa（Juss.）Benth. var. officinalis（Dode）Huang 或疏毛吴茱萸 Euodia rutaecarpa（Juss.）Benth. var. bodinieri（Dode）Huang 的干燥近成熟果实。

（2）主产地：主产于贵州、广西、湖南、云南等省区。多系栽培。

（3）采收加工：8～11月份果实尚未开裂时，剪下果枝，晒干或低温干燥，除去枝、叶、果梗等杂质。☆

（4）性状鉴别：呈球形或略呈五角状扁球形，直径2～5mm。表面暗黄绿色至褐色，粗糙，有多数点状突起或凹下的油点。顶端有五角星状的裂隙，基部残留被有黄色茸毛的果梗。质硬而脆，横切面可见子房5室，每室有淡黄色种子1粒。气芳香浓郁，味辛辣而苦。

（5）显微鉴别：粉末褐色。非腺毛2～6细胞，长140～350μm，壁疣明显，有的胞腔内含棕黄色至棕红色物。腺毛头部7～14细胞，椭圆形，常含黄棕色内含物；柄2～5细胞。草酸钙簇晶较多，直径10～25μm；偶有方晶。石细胞类圆形或长方形，直径35～70μm，胞腔大。油室碎片有时可见，淡黄色。△☆

（6）主成分：含挥发油，油中主要成分为吴茱萸烯，为油的香气成分。并含吴茱内脂、罗勒烯。含生物碱：如吴茱萸碱、吴茱萸次碱、羟基吴茱萸碱等。△☆

（7）理化鉴别：取本品粉末0.4g，加乙醇10ml，静置30分钟，超声处理30分钟，滤过，取滤液作为供试品溶液。另取吴茱萸次碱对照品、吴茱萸碱对照品，加乙醇分别制成每1ml含0.2mg和1.5mg的溶液，作为对照品溶液。照薄层色谱法试验，吸取上述三种溶液各2μl，分别点于同一硅胶G薄层板上，以石油醚（60～90℃）-乙酸乙酯-三乙胺（7：3：0.1）为展开剂，展开，取出，晾干，置紫外光灯（365nm）下检视。供试品色谱中，在与对照品色谱相应的位置上，显相同颜色的荧光斑点。☆

（8）含量测定：照高效液相色谱法测定，按干燥品计算，含吴茱萸碱（$C_{19}H_{17}N_3O$）和吴茱萸次碱（$C_{18}H_{13}N_3O$）的总量不得少于0.15%，柠檬苦素（$C_{26}H_{30}O_8$）不得少于0.20%。☆

20. 鸦胆子

（1）来源：为苦木科植物鸦胆子 Brucea javanica（L.）Merr. 的干燥成熟果实。

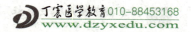
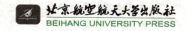

（2）主产地：主产于广西及广东等省区。

（3）采收加工：秋季果实成熟时采收，除去杂质，晒干。☆

（4）性状鉴别：呈卵形，长 6～10mm，直径 4～7mm。表面黑色或棕色，有隆起的网状皱纹，网眼呈不规则的多角形，两侧有明显的棱线，顶端渐尖，基部有凹陷的果梗痕。果壳质硬而脆，种子卵形，长 5～6mm，直径 3～5mm，表面类白色或黄白色，具网纹；种皮薄，子叶乳白色，富油性。气微，味极苦。

（5）显微鉴别：果皮粉末棕褐色。表皮细胞多角形，含棕色物。薄壁细胞多角形，含草酸钙簇晶和方晶，簇晶直径约至 30μm。石细胞类圆形或多角形，直径 14～38μm。种子粉末黄白色。种皮细胞略呈多角形，稍延长。胚乳和子叶细胞含糊粉粒。△☆

21. 巴豆

（1）来源：为大戟科植物巴豆 Croton tiglium L. 的干燥成熟果实。

（2）主产地：主产于四川、贵州、云南、广西等省区。多系栽培。

（3）采收加工：秋季果实成熟时采收，堆置 2～3 天，摊开，干燥。☆

（4）性状鉴别：呈卵圆形，一般具三棱，长 1.8～2.2cm，直径 1.4～2cm。表面灰黄色或稍深，粗糙，有纵线 6 条，顶端平截，基部有果梗痕。破开果壳，可见 3 室，每室含种子 1 粒。种子呈略扁的椭圆形，长 1.2～1.5cm，直径 0.7～0.9cm，表面棕色或灰棕色，一端有小点状的种脐和种阜的瘢痕，另一端有微凹的合点，其间有隆起的种脊；外种皮薄而脆，内种皮呈白色薄膜；种仁黄白色，油质。气微，味辛辣。

（5）显微鉴别：横切面：外果皮为表皮细胞 1 列，外被多细胞星状毛。中果皮外侧为 10 余列薄壁细胞，散有石细胞、草酸钙方晶或簇晶；中部有约 4 列纤维状石细胞组成的环带；内侧为数列薄壁细胞。内果皮为 3～5 列纤维状厚壁细胞。种皮表皮细胞由 1 列径向延长的长方形细胞组成，其下为 1 列厚壁性栅状细胞，胞腔线性，外端略膨大。△☆

（6）主成分：含巴豆油 34%～57%，蛋白质约 18%。巴豆油中主要为巴豆树脂，系巴豆醇、甲酸、丁酸及巴豆油酸结合而成的酯，有强烈的致泻作用。油中尚含强刺激性成分和致癌成分，为亲水性的巴豆醇的 10 多种双酯化合物。此外，尚含一种毒性球蛋白巴豆毒素、巴豆苷、二萜及脂类、生物碱、氨基酸和酶等。△☆

（7）理化鉴别：取本品种仁，研碎，取 0.1g，加石油醚（30～60℃）10ml，超声处理 20 分钟，滤过，滤液作为供试品溶液。另取巴豆对照药材 0.1g，同法制成对照药材溶液。照薄层色谱法试验，吸取供试品溶液 10μl、对照药材溶液 4μl，分别点于同一硅胶 G 薄层板上，以石油醚（60～9℃）- 乙酸乙酯 - 甲酸（10：1：0.5）为展开剂，展开，取出，晾干，喷以 10% 硫酸乙醇溶液，在 105℃加热至斑点显色清晰。供试品色谱中，在与对照药材色谱相应的位置上，显相同颜色的斑点。☆

（8）含量测定☆

①脂肪油：照重量法测定，按干燥品计算，含脂肪油不得少于 22.0%。

②巴豆苷：照高效液相色谱法测定，按干燥品计算，含巴豆苷（$C_{10}H_{13}N_5O_5$）不得少于 0.80%。

22. 酸枣仁

（1）来源：为鼠李科植物酸枣 Ziziphus jujuba Mill. var. spinosa（Bunge）Hue ex H.F.Chou 的干燥成熟种子。

（2）主产地：主产于河北、陕西、辽宁、河南等省。

（3）采收加工：秋末冬初采收成熟果实，除去果肉和核壳，收集种子，晒干。☆

（4）性状鉴别：呈扁圆形或扁椭圆形，长 5～9mm，宽 5～7mm，厚约 3mm。表面紫红色或紫褐色，平滑有光泽，有的有裂纹。有的两面均呈圆隆状突起；有的一面较平坦，中间有 1 条隆起的纵线纹；另一面稍突起。一端凹陷，可见线形种脐；另端有细小突起的合点。种皮较脆，胚乳白色，子叶 2 枚，浅黄色，富油性。气微，味淡。

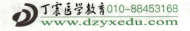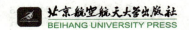

（5）显微鉴别：粉末棕红色。种皮栅状细胞棕红色，表面观多角形，直径约 15μm，壁厚，木化，胞腔小；侧面观呈长条形，外壁增厚，侧壁上、中部甚厚，下部渐薄；底面观类多角形或圆多角形。种皮内表皮细胞棕黄色，表面观长方形或类方形，垂周壁连珠状增厚，木化。子叶表皮细胞含细小草酸钙簇晶和方晶。△☆

23．胖大海

（1）来源：为梧桐科植物胖大海 Sterculia lychnophora Hance 的干燥成熟种子。

（2）主产地：主产越南、泰国、印度尼西亚和马来西亚等国，以越南产的品质最佳。

（3）性状鉴别：呈纺锤形或椭圆形，长 2～3cm，直径 1～1.5cm。先端钝圆，基部略尖而歪，具浅色的圆形种脐。表面棕色或暗棕色，微有光泽，具不规则的干缩皱纹。外层种皮极薄，质脆，易脱落。中层种皮较厚，黑褐色，质松易碎，遇水膨胀成海绵状。断面可见散在的树脂状小点。内层种皮可与中层种皮剥离，稍革质，内有 2 片肥厚胚乳，广卵形；子叶 2 枚，菲薄，紧贴于胚乳内侧，与胚乳等大。气微，味淡，嚼之有黏性。

（4）显微鉴别：粉末棕褐色。种皮表皮细胞表面观类方形或五角形，含淡棕黄色物，垂周壁呈连珠状增厚，气孔平轴式。种皮薄壁细胞呈不规则星形，具单纹孔，有的含淡棕黄色物。腺毛较多，头部呈扇形或腺鳞状，8～20 个细胞，含棕色分泌物，柄单细胞极短。内种皮栅状细胞淡黄色，表面观呈多角形，胞腔内含棕黄色物。△☆

24．小茴香

（1）来源：为伞形科植物茴香 Foeniculum vulgare Mill. 的干燥成熟果实。

（2）主产地：我国各地均有栽培。原产欧洲。

（3）采收加工：秋季果实初熟时采割植株，晒干，打下果实，除去杂质。☆

（4）性状鉴别：为双悬果，呈圆柱形，有的稍弯曲，长 4～8mm，直径 1.5～2.5mm。表面黄绿色或淡黄色，两端略尖，顶端残留有黄棕色突起的柱基，基部有时有细小的果梗。分果呈长椭圆形，背面有纵棱 5 条，接合面平坦而较宽。横切面略呈五边形，背面的四边约等长。有特异香气，味微甜、辛。

（5）显微鉴别：分果横切面：外果皮为 1 列扁平细胞，外被角质层。中果皮纵棱处有维管束，其周围有多数木化网纹细胞；背面纵棱间各有大的椭圆形棕色油管 1 个，接合面有油管 2 个，共 6 个。内果皮为 1 列扁平薄壁细胞，细胞长短不一。种皮细胞扁长，含棕色物。胚乳细胞多角形，含多数糊粉粒，每个糊粉粒中含有细小草酸钙簇晶。△☆

（6）主成分：果实中含挥发油 3%～8%，称茴香油。油中主要成分为反式茴香脑 50%～78%、α - 茴香酮 18%～20%、甲基胡椒酚约 10% 以及 α - 蒎烯、茴香醛、柠檬烯等，另含黄酮类化合物槲皮素、7- 羟基香豆素及甾类化合物。△☆

（7）理化鉴别：取本品粉末 2g，加乙醚 20ml，超声处理 10 分钟，滤过，滤液挥干，残渣加三氯甲烷 1ml 使溶解，作为供试品溶液。另取茴香醛对照品，加乙醇制成每 1ml 含 1μl 的溶液，作为对照品溶液。照薄层色谱法试验，吸取供试品溶液 5μl、对照品溶液 1μl，分别点于同一硅胶 G 薄层板上，以石油醚（60～90℃）- 乙酸乙酯（17：2.5）为展开剂，展至 8cm，取出，晾干，喷以二硝基苯肼试液。供试品色谱中，在与对照品色谱相应的位置上，显相同的橙红色斑点。☆

（8）含量测定☆

①挥发油：照挥发油测定法测定，含挥发油不得少于 1.5%（ml/g）。

②反式茴香脑：照气相色谱法测定，药材含反式茴香脑（$C_{10}H_{12}O$）不得少于 1.4%，饮片含反式茴香脑（$C_{10}H_{12}O$）不得少于 1.3%。

25．蛇床子

（1）来源：为伞形科植物蛇床 Cnidium monnieri（L.）Cuss. 的干燥成熟果实。

（2）主产地：主产于河北、山东、广西、浙江等省区。

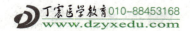
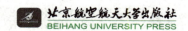

（3）采收加工：夏、秋二季果实成熟时采收，除去杂质，晒干。☆

（4）性状鉴别：为双悬果，呈椭圆形，长 2 ～ 4mm，直径约 2mm。表面灰黄色或灰褐色，顶端有 2 枚向外弯曲的柱基，基部偶有细梗。分果的背面有薄而突起的纵棱 5 条，接合面平坦，有 2 条棕色略突起的纵棱线。果皮松脆，揉搓易脱落。种子细小，灰棕色，显油性。气香，味辛凉，有麻舌感。

（5）显微鉴别：粉末黄绿色。油管多破碎，内壁有金黄色分泌物，可见类圆形油滴。内果皮镶嵌层细胞浅黄色，表面观细胞长条形，壁呈连珠状增厚。薄壁细胞类方形或类圆形，无色，壁条状或网状增厚。草酸钙簇晶或方晶，直径 3 ～ 6μm，内胚乳细胞多角形，细胞内含有糊粉粒和细小草酸钙簇晶。△☆

26. 山茱萸

（1）来源：为山茱萸科植物山茱萸 Cornus officinalis Sieb.et Zucc. 的干燥成熟果肉。

（2）主产地：主产于浙江临安、淳安及河南、陕西、安徽等省。浙江产者，品质优，有"杭萸肉""淳萸肉"之称。以河南产量最大。

（3）采收加工：秋末冬初果皮变红时采收果实，用文火烘或置沸水中略烫后，及时除去果核，干燥。☆

（4）性状鉴别：呈不规则的片状或囊状，长 1 ～ 1.5cm，宽 0.5 ～ 1cm。表面紫红色至紫黑色，皱缩，有光泽。顶端有圆形宿萼痕，基部有果梗痕。质柔软。气微，味酸、涩、微苦。

（5）显微鉴别：粉末红褐色。果皮表皮细胞橙黄色，表面观多角形或类长方形，直径 16 ～ 30μm，垂周壁连珠状增厚，外平周壁颗粒状角质增厚，胞腔含淡橙黄色物。中果皮细胞橙棕色，多皱缩。草酸钙簇晶少数，直径 12 ～ 32μm。石细胞类方形、卵圆形或长方形，纹孔明显，胞腔大。△☆

（6）主成分：果实含山茱萸苷、番木鳖苷、莫诺苷、7-0-甲基莫诺苷、山茱萸新苷等。此外尚含熊果酸、酒石酸、没食子酸、獐牙菜皂苷约 13% 以及鞣质 1，2，3-三 -0-没食子酰 -β-D-葡萄糖，维生素 A 等。△☆

（7）理化鉴别：取本品粉末 0.5g，加乙酸乙酯 10ml，超声处理 15 分钟，滤过，滤液蒸干，残渣加无水乙醇 2ml 使溶解，作为供试品溶液。另取熊果酸对照品，加无水乙醇制成每 1ml 含 1mg 的溶液，作为对照品溶液。照薄层色谱法试验，吸取上述两种溶液各 5μl，分别点于同一硅胶 G 薄层板上，以甲苯 - 乙酸乙酯 - 甲酸（20：4：0.5）为展开剂，展开，取出，晾干，喷以 10% 硫酸乙醇溶液，在 105℃ 加热至斑点显色清晰。供试品色谱中，在与对照品色谱相应的位置上，显相同的紫红色斑点；置紫外光灯（365nm）下检视，显相同的橙黄色荧光斑点。☆

（8）含量测定：照高效液相色谱法测定，按干燥品计算，药材含莫诺苷（$C_{17}H_{26}O_{11}$）和马钱苷（$C_{17}H_{26}O_{10}$）的总量不得少于 1.2%，饮片含莫诺苷（$C_{17}H_{26}O_{11}$）和马钱苷（$C_{17}H_{26}O_{10}$）的总量不得少于 0.70%。☆

27. 连翘

（1）来源：为木犀科植物连翘 Forsythia suspensa（Thunb.）Vahl 的干燥果实。

（2）主产地：主产于山西、陕西、河南等省。多为野生。

（3）采收加工☆

①秋季果实初熟尚带绿色时采收，除去杂质，蒸熟，晒干，习称"青翘"。

②果实熟透时采收，晒干，除去杂质，习称"老翘"。

（4）性状鉴别：呈长卵形至卵形，稍扁，长 1.5 ～ 2.5cm，直径 0.5 ～ 1.3cm。表面有不规则的纵皱纹和多数突起的小斑点，两面各有 1 条明显的纵沟。顶端锐尖，基部有小果梗或已脱落。青翘多不开裂，表面绿褐色，突起的灰白色小斑点较少；质硬；种子多数，黄绿色，细长，一侧有翅。老翘自顶端开裂或裂成两瓣，表面黄棕色或红棕色，内表面多为浅黄棕色，平滑，具一纵隔；质脆；种子棕

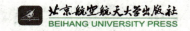

色，多已脱落。气微香，味苦。

（5）显微鉴别：果皮横切面：外果皮为 1 列扁平细胞，外壁及侧壁增厚，被角质层。中果皮外侧薄壁组织中散有维管束；中果皮内侧为多列石细胞，长条形、类圆形或长圆形，壁厚薄不一，多切向镶嵌状排列。内果皮为 1 列薄壁细胞。△☆

（6）主成分：含木脂素类，如连翘苷、连翘苷原、牛蒡子苷元、连翘脂素。苯乙醇苷类，如连翘酯苷 A 等。黄酮类，如芦丁、槲皮素等。萜类如齐墩果酸等，以及连翘酚等成分。△☆

（7）理化鉴别：取本品粉末 1g，加石油醚（30～60℃）20ml，密塞，超声处理 15 分钟，滤过，弃去石油醚液，残渣挥干石油醚，加甲醇 20ml，密塞，超声处理 20 分钟，滤过，滤液蒸干，残渣加甲醇 5ml 使溶解，作为供试品溶液。另取连翘对照药材 1g，同法制成对照药材溶液。再取连翘苷对照品，加甲醇制成每 1ml 含 0.25mg 的溶液，作为对照品溶液。照薄层色谱法试验，吸取上述三种溶液各 3μl，分别点于同一硅胶 G 薄层板上，以三氯甲烷 - 甲醇（8：1）为展开剂，展开，取出，晾干，喷以 10% 硫酸乙醇溶液，在 105℃加热至斑点显色清晰。供试品色谱中，在与对照药材色谱和对照品色谱相应的位置上，显相同颜色的斑点。☆

（8）含量测定☆
①连翘苷：照高效液相色谱法测定，按干燥品计算，含连翘苷（$C_{27}H_{34}O_{11}$）不得少于 0.15%。
②连翘酯苷 A 照高效液相色谱法测定，按干燥品计算，含连翘酯苷 A（$C_{29}H_{36}O_{15}$）不得少于 0.25%。

28. 女贞子

（1）来源：为木犀科植物女贞 Ligustrum lucidum Ait. 的干燥成熟果实。

（2）主产地：主产于浙江、江苏、福建、湖南等省。

（3）采收加工：冬季果实成熟时采收，除去枝叶，稍蒸或置沸水中略烫后，干燥；或直接干燥。☆

（4）性状鉴别：呈卵形、椭圆形或肾形，长 6～8.5mm，直径 3.5～5.5mm。表面黑紫色或灰黑色，皱缩不平，基部有果梗痕或具宿萼及短梗。体轻。外果皮薄，中果皮较松软，易剥离，内果皮木质，黄棕色，具纵棱，破开后种子通常为 1 粒，肾形，紫黑色，油性。气微，味甘、微苦涩。

（5）显微鉴别：粉末灰棕色或黑灰色。果皮表皮细胞（外果皮）断面观略呈扁圆形，外壁及侧壁呈圆拱形增厚，腔内含黄棕色物。内果皮纤维无色或淡黄色，上下数层纵横交错排列，直径 9～35μm。种皮细胞散有类圆形分泌细胞，淡棕色，直径 40～88μm，内含黄棕色分泌物及油滴。△☆

29. 马钱子

（1）来源：为马钱科植物马钱 Strychnos nux-vomica L. 的干燥成熟种子。

（2）主产地：主产于印度、越南、泰国等国。

（3）采收加工：冬季采收成熟果实，取出种子，晒干。☆

（4）性状鉴别：呈纽扣状圆板形，常一面隆起，一面稍凹下，直径 1.5～3cm，厚 0.3～0.6cm。表面密被灰棕或灰绿色绢状茸毛，自中间向四周呈辐射状排列，有丝样光泽。边缘稍隆起，较厚，有突起的珠孔，底面中心有突起的圆点状种脐。质坚硬，平行剖面可见淡黄白色胚乳，角质状，子叶心形，叶脉 5～7 条。气微，味极苦。

（5）显微鉴别：粉末灰黄色。非腺毛单细胞，基部膨大似石细胞，壁极厚，多碎断，木化。胚乳细胞多角形，壁厚，内含脂肪油及糊粉粒。△☆

（6）主成分：主含生物碱，如士的宁、马钱子碱、番木鳖次碱、伪番木鳖碱、伪马钱子碱等。萜类、甾体及其苷类如番木鳖苷、马钱子苷。有机酸类，如绿原酸、棕榈酸。脂肪油、蛋白质、多糖等成分。△☆

（7）理化鉴别：取本品粉末 0.5g，加三氯甲烷 - 乙醇（10：1）混合溶液 5ml 与浓氨试液 0.5ml，密塞，振摇 5 分钟，放置 2 小时，滤过，取滤液作为供试品溶液。另取士的宁对照品、马钱子碱对照

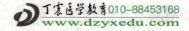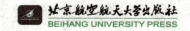

品，加三氯甲烷制成每 1ml 各含 2mg 的混合溶液，作为对照品溶液。照薄层色谱法试验，吸取上述两种溶液各 10μl 分别点于同一硅胶 G 薄层板上，以甲苯 - 丙酮 - 乙醇 - 浓氨试液（4：5：0.6：0.4）为展开剂，展开，取出，晾干，喷以稀碘化铋钾试液。供试品色谱中，在与对照品色谱相应的位置上，显相同颜色的斑点。☆

（8）含量测定：照高效液相色谱法测定，按干燥品计算，含士的宁（$C_{21}H_{22}N_2O_2$）应为 1.20% ～ 2.20%，马钱子碱（$C_{23}H_{26}N_2O_4$）不得少于 0.80%。☆

30. 菟丝子

（1）来源：为旋花科植物南方菟丝子 Cuscuta australis R.Br. 或菟丝子 Cuscuta chinensis Lam. 的干燥成熟种子。

（2）主产地：主产于江苏、辽宁、吉林、河北等省。

（3）采收加工：秋季果实成熟时采收植株，晒干，打下种子，除去杂质。☆

（4）性状鉴别：呈类球形，直径 1 ～ 2mm。表面灰棕色至棕褐色，粗糙，种脐线形或扁圆形。质坚实，不易以指甲压碎。气微，味淡。

（5）显微鉴别

①粉末黄褐色或深褐色。种皮表皮细胞断面观呈类方形或类长方形，侧壁增厚；表面观呈圆多角形，角隅处壁明显增厚。种皮栅状细胞成片，断面观 2 列，外列细胞较内列细胞短，具光辉带，位于内侧细胞的上部；表面观呈多角形，皱缩。胚乳细胞呈多角形或类圆形，胞腔内含糊粉粒。子叶细胞含糊粉粒及脂肪油滴。

②取本品少量，加沸水浸泡后，表面有黏性；加热煮至种皮破裂时，可露出黄白色卷旋状的胚，形如吐丝。△☆

31. 牵牛子

（1）来源：为旋花科植物裂叶牵牛 Pharbitis nil（L.）Choisy 或圆叶牵牛 Pharbitis purpurea（L.）Voigt 的干燥成熟种子。

（2）主产地：主产于辽宁省。此外全国各省均有野生或栽培。

（3）采收加工：秋未果实成熟，果壳未开裂时采割植株，晒干，打下种子，除去杂质。☆

（4）性状鉴别：似橘瓣状，长 4 ～ 8mm，宽 3 ～ 5mm。表面灰黑色或淡黄白色，背面有一条浅纵沟，腹面棱线的下端有一点状种脐，微凹。质硬，横切面可见淡黄色或黄绿色皱缩折叠的子叶，微显油性。气微，味辛、苦，有麻感。

（5）显微鉴别△☆

①粉末淡黄棕色。种皮表皮细胞深棕色，形状不规则，壁波状。非腺毛单细胞，黄棕色，稍弯曲，长 50 ～ 240μm。子叶碎片中有分泌腔，圆形或椭圆形，直径 35 ～ 106μm。草酸钙簇晶直径 10 ～ 25μm。栅状组织碎片和光辉带有时可见。

②取本品，加水浸泡后种皮呈龟裂状，手捻有明显的黏滑感。

32. 夏枯草

（1）来源：为唇形科植物夏枯草 Prunella vulgaris L. 的干燥果穗。

（2）主产地：主产于江苏、安徽、河南等省，全国各地均产。

（3）采收加工：夏季果穗呈棕红色时采收，除去杂质，晒干。☆

（4）性状鉴别：呈圆柱形，略扁，长 1.5 ～ 8cm，直径 0.8 ～ 1.5cm；淡棕色至棕红色。全穗由数轮至 10 数轮宿萼与苞片组成，每轮有对生苞片 2 片，呈扇形，先端尖尾状，脉纹明显，外表面有白毛。每一苞片内有花 3 朵，花冠多已脱落，宿萼二唇形，内有小坚果 4 枚，卵圆形，棕色，尖端有白色突起。体轻。气微，味淡。

（5）显微鉴别：粉末灰棕色。非腺毛单细胞多见，呈三角形；多细胞者有时可见中间几个细胞缢

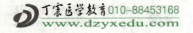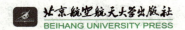

缩，表面具细小疣状突起。腺毛有两种：一种单细胞头，双细胞柄；另一种双细胞头，单细胞柄，后者有的胞腔内充满黄色分泌物。腺鳞顶面观头部类圆形，4 细胞，直径 39 ～ 60μm，有的内含黄色分泌物。宿存花萼异形细胞表面观垂周壁深波状弯曲，直径 19 ～ 63μm，胞腔内有时含淡黄色或黄棕色物。△☆

33. 枸杞子

（1）来源：为茄科植物宁夏枸杞 Lycium barbarum L. 的干燥成熟果实。

（2）主产地：主产于宁夏、新疆、内蒙古、青海等省区，以宁夏的中宁和中卫县枸杞子量大质优。

（3）采收加工：夏、秋二季果实呈红色时采收，热风烘干，除去果梗，或晾至皮皱后，晒干，除去果梗。☆

（4）性状鉴别：呈类纺锤形或椭圆形，长 6 ～ 20mm，直径 3 ～ 10mm。表面红色或暗红色，顶端有小突起状的花柱痕，基部有白色的果梗痕。果皮柔韧，皱缩；果肉肉质，柔润。种子 20 ～ 50 粒，类肾形，扁而翘，长 1.5 ～ 1.9mm，宽 1 ～ 1.7mm，表面浅黄色或棕黄色。气微，味甜。

（5）显微鉴别：粉末黄橙色或红棕色。外果皮表皮细胞表面观呈类多角形或长多角形，垂周壁平直或细波状弯曲，外平周壁表面有平行的角质条纹。中果皮薄壁细胞呈类多角形，壁薄，胞腔内含橙红色或红棕色球形颗粒。种皮石细胞表面观不规则多角形，壁厚，波状弯曲，层纹清晰。△☆

（6）主成分：含枸杞多糖、甜菜碱等成分。△☆

（7）理化鉴别：取本品 0.5g，加水 35ml，加热煮沸 15 分钟，放冷，滤过，滤液用乙酸乙酯 15ml 振摇提取，分取乙酸乙酯液，浓缩至 1ml，作为供试品溶液。另取枸杞子对照药材 0.5g，同法制成对照药材溶液。照薄层色谱法试验，吸取上述两种溶液各 5μl，分别点于同一硅胶 G 薄层板上，以乙酸乙酯 - 三氯甲烷 - 甲酸（3：2：1）为展开剂，展开，取出，晾干，置紫外光灯（365nm）下检视。供试品色谱中，在与对照药材色谱相应的位置上，显相同颜色的荧光斑点。☆

（8）含量测定☆

①枸杞多糖：照紫外 - 可见分光光度法测定，按干燥品计算，含枸杞多糖以葡萄糖（$C_6H_{12}O_6$）计，不得少于 1.8%。

②甜菜碱：照薄层色谱法测定，按干燥品计算，含甜菜碱（$C_5H_{11}NO_2$）不得少于 0.30%。

34. 栀子

（1）来源：为茜草科植物栀子 Gardenia jasminoides Ellis 的干燥成熟果实。

（2）主产地：主产于湖南、江西、湖北、浙江等省。

（3）采收加工：9 ～ 11 月份果实成熟呈红黄色时采收，除去果梗和杂质，蒸至上气或置沸水中略烫，取出，干燥。☆

（4）性状鉴别：呈长卵圆形或椭圆形，长 1.5 ～ 3.5cm，直径 1 ～ 1.5cm。表面红黄色或棕红色，具 6 条翅状纵棱，棱间常有 1 条明显的纵脉纹，并有分枝。顶端残存萼片，基部稍尖，有残留果梗。果皮薄而脆，略有光泽；内表面色较浅，有光泽，有 2 ～ 3 条隆起的假隔膜。种子多数，扁卵圆形，集结成团，深红色或红黄色，表面密具细小疣状突起。气微，味微酸而苦。

（5）显微鉴别：粉末红棕色。内果皮石细胞类长方形、类圆形或类三角形，常上下层交错排列或与纤维连结，直径 14 ～ 34μm，长至 75μm，壁厚 4 ～ 13μm；胞腔内常含草酸钙方晶。内果皮纤维细长，梭形，直径约 10μm，长约至 110μm，常交错、斜向镶嵌状排列。种皮石细胞黄色或淡棕色，长多角形、长方形或形状不规则，直径 60 ～ 112μm，长至 230μm，壁厚，纹孔甚大，胞腔棕红色。草酸钙簇晶直径 19 ～ 34μm。△☆

（6）主成分：含环烯醚萜类成分，如栀子苷、羟异栀子苷等。另含藏红花酸、藏红花素等色素。△☆

（7）理化鉴别：取本品粉末 1g，加 50% 甲醇 10ml，超声处理 40 分钟，滤过，取滤液作为供试品溶液。另取栀子对照药材 1g，同法制成对照药材溶液。再取栀子苷对照品，加乙醇制成每 1ml 含 4mg 的溶液，

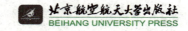

作为对照品溶液。照薄层色谱法试验，吸取上述三种溶液各 2μl，分别点于同一硅胶 G 薄层板上，以乙酸乙酯 - 丙酮 - 甲酸 - 水（5：5：1：1）为展开剂，展开，取出，晾干。供试品色谱中，在与对照药材色谱相应的位置上，显相同颜色的黄色斑点；再喷以 10% 硫酸乙醇溶液，在 110℃加热至斑点显色清晰。供试品色谱中，在与对照药材色谱和对照品色谱相应的位置上，显相同颜色的斑点。☆

（8）含量测定：照高效液相色谱法测定，按干燥品计算，药材含栀子苷（$C_{17}H_{24}O_{10}$）不得少于 1.8%，饮片药材含栀子苷（$C_{17}H_{24}O_{10}$）不得少于 1.5%。☆

35. 瓜蒌

（1）来源：为葫芦科植物栝楼 Trichosanthes kirilowii Maxim. 或双边栝楼 Trichosanthes rosthornii Harms 的干燥成熟果实。

（2）主产地

①栝楼主产于山东长清、肥城等地。河北、山西、陕西等省亦产。

②双边栝楼主产于江西、湖北、湖南等省。

（3）采收加工：秋季果实成熟时，连果梗剪下，置通风处阴干。☆

（4）性状鉴别：呈类球形或宽椭圆形，长 7 ~ 15cm，直径 6 ~ 10cm。表面橙红色或橙黄色，皱缩或较光滑，顶端有圆形的花柱残基，基部略尖，具残存的果梗。轻重不一。质脆，易破开，内表面黄白色，有红黄色丝络，果瓤橙黄色，黏稠，与多数种子粘结成团。具焦糖气，味微酸、甜。

（5）显微鉴别：粉末黄棕色至棕褐色。石细胞较多，数个成群或单个散在，黄绿色或淡黄色，呈类方形，圆多角形，纹孔细密，孔沟细而明显。果皮表皮细胞，表面观类方形或类多角形，垂周壁厚度不一。种皮表皮细胞表面观类多角形或不规则形，平周壁具稍弯曲或平直的角质条纹。厚壁细胞较大，多单个散在，棕色，形状多样。螺纹导管、网纹导管多见。△☆

36. 车前子

（1）来源：为车前科植物车前 Plantago asiatica L. 或平车前 Plantago depressa Willd. 的干燥成熟种子。

（2）主产地：车前产于全国各地。平车前产于东北、华北及西北等地。

（3）采收加工：夏、秋二季种子成熟时采收果穗，晒干，搓出种子，除去杂质。☆

（4）性状鉴别：呈椭圆形、不规则长圆形或三角状长圆形，略扁，长约 2mm，宽约 1mm。表面黄棕色至黑褐色，有细皱纹，一面有灰白色凹点状种脐。质硬。气微，味淡。

（5）显微鉴别△☆

①车前：粉末深黄棕色。种皮外表皮细胞断面观类方形或略切向延长，细胞壁黏液质化。种皮内表皮细胞表面观类长方形，直径 5 ~ 19μm，长约至 83μm，壁薄，微波状，常作镶嵌状排列。内胚乳细胞壁甚厚，充满细小糊粉粒。

②平车前：种皮内表皮细胞较小，直径 5 ~ 15μm，长 11 ~ 45μm。

37. 牛蒡子

（1）来源：为菊科植物牛蒡 Arctium lappa L. 的干燥成熟果实。

（2）主产地：主产于东北及浙江等地。四川、湖北、河北、河南等省亦产。

（3）采收加工：秋季果实成熟时采收果序，晒干，打下果实，除去杂质，再晒干。☆

（4）性状鉴别：呈长倒卵形，略扁，微弯曲，长 5 ~ 7mm，宽 2 ~ 3mm。表面灰褐色，带紫黑色斑点，有数条纵棱，通常中间 1 ~ 2 条较明显。顶端钝圆，稍宽，顶面有圆环，中间具点状花柱残迹；基部略窄，着生面色较淡。果皮较硬，子叶 2 枚，淡黄白色，富油性。气微，味苦后微辛而稍麻舌。

（5）显微鉴别：粉末灰褐色。内果皮石细胞略扁平，表面观呈尖棱形、长椭圆形或尖卵圆形，长 70 ~ 224μm，宽 13 ~ 70μm，壁厚约至 20μm，木化，纹孔横长，侧面观类长方形或长条形，侧弯。中果皮网纹细胞横断面观类多角形，垂周壁具细点状增厚；纵断面观细胞延长，壁具细密交叉的网状纹理。草酸钙方晶直径 3 ~ 9μm，成片存在于黄色的中果皮薄壁细胞中，含晶细胞界限不分明。子叶

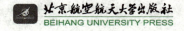

细胞充满糊粉粒，有的糊粉粒中有细小簇晶，并含脂肪油滴。△☆

38. 薏苡仁

（1）来源：为禾本科植物薏苡 Coix lacryma-jobi L.var.ma-yuen（Roman.）Stapf 的干燥成熟种仁。

（2）主产地：主产于河北、福建、辽宁等省。其他各省亦产。均系栽培。

（3）采收加工：秋季果实成熟时采割植株，晒干，打下果实，再晒干，除去外壳、黄褐色种皮和杂质，收集种仁。☆

（4）性状鉴别：呈宽卵形或长椭圆形，长 4 ～ 8mm，宽 3 ～ 6mm。表面乳白色，光滑，偶有残存的黄褐色种皮；一端钝圆，另端较宽而微凹，有 1 淡棕色点状种脐；背面圆凸，腹面有 1 条较宽而深的纵沟。质坚实，断面白色，粉性。气微，味微甜。

（5）显微鉴别：粉末淡类白色。主为淀粉粒，单粒类圆形或多面形，直径 2 ～ 20μm，脐点星状；复粒少见，一般由 2 ～ 3 分粒组成。△☆

（6）主成分：含甘油三酯、薏苡仁酯等成分。△☆

（7）理化鉴别☆

①取本品粉末 1g，加石油醚（60 ～ 90℃）30ml，超声处理 30 分钟，滤过，取滤液，作为供试品溶液。另取薏苡仁油对照提取物，加石油醚（60 ～ 90℃）制成每 1ml 含 2mg 的溶液，作为对照提取物溶液。照薄层色谱法试验，吸取上述两种溶液各 2μl，分别点于同一硅胶 G 薄层板上，以石油醚（60 ～ 90℃）-乙醚 - 冰醋酸（83：17：1）为展开剂，展开，取出，晾干，喷以 5% 香草醛硫酸溶液，在 105℃加热至斑点显色清晰。供试品色谱中，在与对照色谱相应的位置上，显相同颜色的斑点。

②取薏苡仁油对照提取物、甘油三脂对照品，加〔含量测定〕项下的流动相分别制成每 1ml 含 1mg、0.14mg 的溶液，作为对照提取物、对照品溶液。照〔含量测定〕项下的色谱条件试验，分别吸取〔含量测定〕项下的供试品溶液、对照品溶液和上述对照提取物、对照品溶液各 10μl，注入液相色谱仪。供试品色谱图中，应呈现与对照品色谱峰保留时间一致的色谱峰；并呈现与对照提取物色谱峰保留时间一致的 7 个主要色谱峰。

（8）含量测定：照高效液相色谱法测定，按干燥品计算，含甘油三酯（$C_{57}H_{104}O_6$），不得少于 0.50%，饮片含甘油三油酸酯不得少于 0.40%。☆

39. 槟榔

（1）来源：为棕榈科植物槟榔 ArecacatechuL. 的干燥成熟种子。

（2）主产地：主产于海南、云南、广东等省。

（3）采收加工：春末至秋初采收成熟果实，用水煮后，干燥，除去果皮，取出种子，干燥。☆

（4）性状鉴别：呈扁球形或圆锥形，高 1.5 ～ 3.5cm，底部直径 1.5 ～ 3cm。表面淡黄棕色或淡红棕色，具稍凹下的网状沟纹，底部中心有圆形凹陷的珠孔，其旁有 1 明显瘢痕状种脐。质坚硬，不易破碎，断面可见棕色种皮与白色胚乳相间的大理石样花纹。气微，味涩、微苦。

（5）显微鉴别：横切面：种皮组织分内、外层，外层为数列切向延长的扁平石细胞，内含红棕色物，石细胞形状、大小不一，常有细胞间隙；内层为数列薄壁细胞，含棕红色物，并散有少数维管束。外胚乳较狭窄，种皮内层与外胚乳常插入内胚乳中，形成错入组织；内胚乳细胞白色，多角形，壁厚，纹孔大，含油滴和糊粉粒。△☆

（6）主成分：含 6 种与鞣质结合而存在的生物碱，即槟榔碱、槟榔次碱、去甲基槟榔碱及异去甲基槟榔次碱等。△☆

（7）理化鉴别：取本品粉末 1g，加乙醚 50ml，再加碳酸盐缓冲液（取碳酸钠 1.91g 和碳酸氢钠 0.56g，加水使溶解成 100ml，即得）5ml，放置 30 分钟，时时振摇，加热回流 30 分钟，分取乙醚液，挥干，残渣加甲醇 1ml 使溶解，置具塞离心管中，静置 1 小时，离心，取上清液作为供试品溶液。另取槟榔对照药材 1g，同法制成对照药材溶液。再取氢溴酸槟榔碱对照品，加甲醇制成每 1ml 含 1.5mg 的溶液，

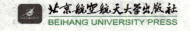

作为对照品溶液。照薄层色谱法试验，吸取上述三种溶液各 5μl，分别点于同一硅胶 G 薄层板上，以环己烷 - 乙酸乙酯 - 浓氨试液（7.5：7.5：0.2）为展开剂，置氨蒸气预饱和的展开缸内，展开，取出，晾干，置碘蒸气中熏至斑点清晰。供试品色谱中，在与对照药材色谱和对照品色谱相应的位置上，显相同颜色的斑点。☆

（8）含量测定：照高效液相色谱法测定，按干燥品计算，含槟榔碱（C8H13NO2）不得少于 0.20%。☆

40. 砂仁

（1）来源：为姜科植物阳春砂 Amomum villosum Lour.、绿壳砂 Amomum villosum our.var. xanthioides T.L.Wu et Senjen 或海南砂 Amomum longiligulare T.L.Wu 的干燥成熟果实。

（2）主产地

①阳春砂主产于广东省，以阳春、阳江产者最著名。广西亦产，多为栽培。

②绿壳砂主产于云南南部临沧、文山、景洪等地。海南砂主产于海南等省。

（3）采收加工：夏、秋二季果实成熟时采收，晒干或低温干燥。☆

（4）性状鉴别

①阳春砂、绿壳砂：呈椭圆形或卵圆形，有不明显的三棱，长 1.5～2cm，直径 1～1.5cm。表面棕褐色，密生刺状突起，顶端有花被残基，基部常有果梗。果皮薄而软。种子集结成团，具三钝棱，中有白色隔膜，将种子团分成 3 瓣，每瓣有种子 5～26 粒。种子为不规则多面体，直径 2～3mm；表面棕红色或暗褐色，有细皱纹，外被淡棕色膜质假种皮；质硬，胚乳灰白色。气芳香而浓烈，味辛凉、微苦。

②海南砂：呈长椭圆形或卵圆形，有明显的三棱，长 1.5～2cm，直径 0.8～1.2cm。表面被片状、分枝的软刺，基部具果梗痕。果皮厚而硬。种子团较小，每瓣有种子 3～24 粒；种子直径 1.5～2mm。气味稍淡。

（5）显微鉴别△☆

①阳春砂种子横切面：假种皮有时残存。种皮表皮细胞 1 列，径向延长，壁稍厚；下皮细胞 1 列，含棕色或红棕色物。油细胞层为 1 列油细胞，长 76～106μm，宽 16～25μm，含黄色油滴。色素层为数列棕色细胞，细胞多角形，排列不规则。内种皮为 1 列栅状厚壁细胞，黄棕色，内壁及侧壁极厚，细胞小，内含硅质块。外胚乳细胞含淀粉粒，并有少数细小草酸钙方晶。内胚乳细胞含细小糊粉粒和脂肪油滴。

②粉末灰棕色。内种皮厚壁细胞红棕色或黄棕色，表面观多角形，壁厚，非木化，胞腔内含硅质块；断面观为 1 列栅状细胞，内壁及侧壁极厚，胞腔偏外侧，内含硅质块。种皮表皮细胞淡黄色，表面观长条形，常与下皮细胞上下层垂直排列；下皮细胞含棕色或红棕色物。色素层细胞皱缩，界限不清楚，含红棕色或深棕色物。外胚乳细胞类长方形或不规则形，充满细小淀粉粒集结成的淀粉团，有的包埋有细小草酸钙方晶。内胚乳细胞含细小糊粉粒和脂肪油滴。油细胞无色，壁薄，偶见油滴散在。

（6）主成分：含挥发油。油的主要成分为龙脑、右旋樟脑、乙酸龙脑酯、芳樟醇、橙花叔醇等。又含皂苷。△☆

（7）理化鉴别：取〔含量测定〕项下的挥发油，加乙醇制成每 1ml 含 20μl 的溶液，作为供试品溶液。另取乙酸龙脑酯对照品，加乙醇制成每 1ml 含 10μl 的溶液，作为对照品溶液。照薄层色谱法试验，吸取上述两种溶液各 1μl，分别点于同一硅胶 G 薄层板上，以环己烷 - 乙酸乙酯（22：1）为展开剂，展开，取出，晾干，喷以 5% 香草醛硫酸溶液，加热至斑点显色清晰。供试品色谱中，在与对照品色谱相应的位置上，显相同的紫红色斑点。☆

（8）含量测定☆

①挥发油：照挥发油测定法测定。阳春砂、绿壳砂种子团含挥发油不得少于 3.0%（ml/g）；海南

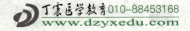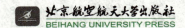

砂种子团含挥发油不得少于 1.0%（ml/g）。

②乙酸龙脑酯：照气相色谱法测定，按干燥品计算，含乙酸龙脑酯（$C_{12}H_{20}O_2$）不得少于 0.90%。

41. 草果

（1）来源：为姜科植物草果 Amomum tsao-ko Crevost et Lemaire 的干燥成熟果实。

（2）主产地：主产于云南、广西、贵州等省区。多为栽培。

（3）采收加工：秋季果实成熟时采收，除去杂质，晒干或低温干燥。

（4）性状鉴别：呈长椭圆形，具三钝棱，长 2～4cm，直径 1～2.5cm。表面灰棕色至红棕色，具纵沟及棱线，顶端有圆形突起的柱基，基部有果梗或果梗痕。果皮质坚韧，易纵向撕裂。剥去外皮，中间有黄棕色隔膜，将种子团分成 3 瓣，每瓣有种子多为 8～11 粒。种子呈圆锥状多面体，直径约 5mm；表面红棕色，外被灰白色膜质的假种皮，种脊为一条纵沟，尖端有凹状的种脐；质硬，胚乳灰白色。有特异香气，味辛、微苦。

（5）显微鉴别：种子横切面：假种皮薄壁细胞含淀粉粒。种皮表皮细胞棕色，长方形，壁较厚；下皮细胞 1 列，含黄色物；油细胞层为 1 列油细胞，类方形或长方形，切向 42～162μm，径向 48～68μm，含黄色油滴；色素层为数列棕色细胞，皱缩。内种皮为 1 列栅状厚壁细胞，棕红色，内壁与侧壁极厚，胞腔小，内含硅质块。外胚乳细胞含淀粉粒和少数细小草酸钙簇晶及方晶。内胚乳细胞含糊粉粒和淀粉粒。△☆

42. 豆蔻

（1）来源：为姜科植物白豆蔻 Amomurn kravanh Pierre ex Gagnep. 或爪哇白豆蔻 Amomum compactum Soland ex Maton 的干燥成熟果实。

（2）主产地：白豆蔻由柬埔寨、泰国、越南、缅甸等国进口。海南省和云南南部有少量栽培。

（3）性状鉴别

①白豆蔻：呈类球形，直径 1.2～1.8cm。表面黄白色至淡黄棕色，有 3 条较深的纵向槽纹，顶端有突起的柱基，基部有凹下的果柄痕，两端均具浅棕色绒毛。果皮体轻，质脆，易纵向裂开，内分 3 室，每室含种子约 10 粒；种子呈不规则多面体，背面略隆起，直径 3～4mm，表面暗棕色，有皱纹，并被有残留的假种皮。气芳香，味辛凉略似樟脑。

②印尼白蔻：个略小。表面黄白色，有的微显紫棕色。果皮较薄，种子瘦瘪。气味较弱。

（4）显微鉴别：粉末灰棕色至棕色。种皮表皮细胞淡黄色，表面观呈长条形，常与下皮细胞上下层垂直排列。下皮细胞含棕色或红棕色物。色素层细胞多皱缩，内含深红棕色物。油细胞类圆形或长圆形，含黄绿色油滴。内种皮厚壁细胞黄棕色、红棕色或深棕色，表面观多角形，壁厚，胞腔内含硅质块；断面观为 1 列栅状细胞。外胚乳细胞类长方形或不规则形，充满细小淀粉粒集结成的淀粉团，有的含细小草酸钙方晶。△☆

（5）主成分：含挥发油及脂肪油、皂苷、淀粉、蛋白质等。油中主要成分为 1，8- 桉油精、β- 蒎烯、α- 蒎烯、右旋龙脑及右旋樟脑等。△☆

（6）理化鉴别：照薄层色谱法试验，吸取〔含量测定〕桉油精项下的供试品溶液和对照品溶液各 10μl，分别点于同一硅胶 G 薄层板上，以环己烷 - 二氯甲烷 - 乙酸乙酯（15：5：0.5）为展开剂，展开，取出，晾干，喷以 5% 香草醛硫酸溶液，在 105℃加热至斑点显色清晰，立即检视。供试品色谱中，在与对照品色谱相应的位置上，显相同颜色的斑点。☆

（7）含量测定☆

①挥发油：照挥发油测定法测定原豆蔻仁含挥发油不得少于 5.0%（ml/g）；印尼白蔻仁不得少于 4.0%（ml/g）。

②桉油精：照气相色谱法测定，按干燥品计算，豆蔻仁含桉油精（$C_{10}H_{18}O$）不得少于 3.0%。

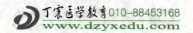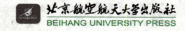

43. 红豆蔻

（1）来源：为姜科植物大高良姜 Alpinia galanga Willd. 的干燥成熟果实。

（2）主产地：主产于广东、广西、海南、云南等省区。

（3）采收加工：秋季果实变红时采收，除去杂质，阴干。☆

（4）性状鉴别：呈长球形，中部略细，长 0.7 ～ 1.2cm，直径 0.5 ～ 0.7cm。表面红棕色或暗红色，略皱缩，顶端有黄白色管状宿萼，基部有果梗痕。果皮薄，易破碎。种子 6 枚，扁圆形或三角状多面形，黑棕色或红棕色，外被黄白色膜质假种皮，胚乳灰白色。气香，味辛辣。

（5）显微鉴别：种子横切面：假种皮细胞 4 ～ 7 列，圆形或切向延长，壁稍厚。种皮的外层为 1 ～ 5 列非木化厚壁纤维，呈圆形或多角形，直径 13 ～ 45μm，其下为 1 列扁平的黄棕色或深棕色色素细胞；油细胞 1 列，方形或长方形，直径 16 ～ 54μm；色素层细胞 3 ～ 5 列，含红棕色物；内表皮为 1 列栅状厚壁细胞，长约 65μm，宽约 30μm，黄棕色或红棕色，内壁及靠内方的侧壁极厚，胞腔偏外侧，内含硅质块。外胚乳细胞充满淀粉粒团，偶见草酸钙小方晶。内胚乳细胞含糊粉粒和脂肪油滴。△☆

44. 草豆蔻

（1）来源：为姜科植物草豆蔻 Alpinia katsumadai Hayata 的干燥近成熟种子。

（2）主产地：主产于广东、广西等省区。

（3）采收加工：夏、秋二季采收，晒至九成干，或用水略烫，晒至半干，除去果皮，取出种子团，晒干。☆

（4）性状鉴别：为类球形的种子团，直径 1.5 ～ 2.7cm。表面灰褐色，中间有黄白色的隔膜，将种子团分成 3 瓣，每瓣有种子多数，粘连紧密，种子团略光滑。种子为卵圆状多面体，长 3 ～ 5mm，直径约 3mm，外被淡棕色膜质假种皮，种脊为一条纵沟，一端有种脐；质硬，将种子沿种脊纵剖两瓣，纵断面观呈斜心形，种皮沿种脊向内伸入部分约占整个表面积的 1/2；胚乳灰白色。气香，味辛、微苦。

（5）显微鉴别△☆

①横切面：假种皮有时残存，为多角形薄壁细胞。种皮表皮细胞类圆形，壁较厚；下皮为 1 ～ 3 列薄壁细胞，略切向延长；色素层为数列棕色细胞，其间散有类圆形油细胞 1 ～ 2 列，直径约 50μm；内种皮为 1 列栅状厚壁细胞，棕红色，内壁与侧壁极厚，胞腔小，内含硅质块。外胚乳细胞含淀粉粒和草酸钙方晶及少数细小簇晶。内胚乳细胞含糊粉粒。

②粉末黄棕色。种皮表皮细胞表面观呈长条形，直径约至 30μm，壁稍厚，常与下皮细胞上下层垂直排列；下皮细胞表面观长多角形或类长方形。色素层细胞皱缩，界限不清楚，含红棕色物，易碎裂成不规则色素块。油细胞散生于色素层细胞间，呈类圆形或长圆形，含黄绿色油状物。内种皮厚壁细胞黄棕色或红棕色，表面观多角形，壁厚，非木化，胞腔内含硅质块；断面观细胞 1 列，栅状，内壁及侧壁极厚，胞腔偏外侧，内含硅质块。外胚乳细胞充满淀粉粒集结成的淀粉团，有的包埋有细小草酸钙方晶。内胚乳细胞含糊粉粒和脂肪油滴。

45. 益智

（1）来源：为姜科植物益智 Alpinia oxyphylla Miq. 的干燥成熟果实。

（2）主产地：主产于海南省山区，广东雷州半岛、广西等地亦产。

（3）采收加工：夏、秋间果实由绿变红时采收，晒干或低温干燥。☆

（4）性状鉴别：呈椭圆形，两端略尖，长 1.2 ～ 2cm，直径 1 ～ 1.3cm。表面棕色或灰棕色，有纵向凹凸不平的突起棱线 13 ～ 20 条，顶端有花被残基，基部常残存果梗。果皮薄而稍韧，与种子紧贴，种子集结成团，中有隔膜将种子团分为 3 瓣，每瓣有种子 6 ～ 11 粒。种子呈不规则的扁圆形，略有钝棱，直径约 3mm，表面灰褐色或灰黄色，外被淡棕色膜质的假种皮；质硬，胚乳白色。有特异香气，味辛、微苦。

（5）显微鉴别△☆

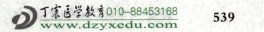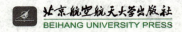

①种子横切面：假种皮薄壁细胞有时残存。种皮表皮细胞类圆形、类方形或长方形，略径向延长，壁较厚；下皮为1列薄壁细胞，含黄棕色物；油细胞1列，类方形或长方形，含黄色油滴；色素层为数列黄棕色细胞，其间散有较大的类圆形油细胞1～3列，含黄色油滴；内种皮为1列栅状厚壁细胞，黄棕色或红棕色，内壁与侧壁极厚，胞腔小，内含硅质块。外胚乳细胞充满细小淀粉粒集结成的淀粉团。内胚乳细胞含糊粉粒和脂肪油滴。

②粉末黄棕色。种皮表皮细胞表面观呈长条形，直径约至29μm，壁稍厚，常与下皮细胞上下层垂直排列。色素层细胞皱缩，界限不清楚，含红棕色或深棕色物，常碎裂成不规则色素块。油细胞类方形、长方形，或散列于色素层细胞间。内种皮厚壁细胞黄棕色或棕色，表面观多角形，壁厚，非木化，胞腔内含硅质块；断面观细胞1列，栅状，内壁和侧壁极厚，胞腔偏外侧，内含硅质块。外胚乳细胞充满细小淀粉粒集结成的淀粉团。内胚乳细胞含糊粉粒和脂肪油滴。

历年考点串讲

果实及种子类中药类的内容是考试必考内容。重点复习果实及种子类中药性状鉴别和显微鉴别的特点。常见的考题方式：药材及饮片的形态、质地、表面特征、组织结构、粉末特征等。

常考的细节有：

1. 果实类中药多是采用成熟或将近成熟的果实，也有少数是未成熟果实或幼果。

2. 通常观察其形状、大小、颜色、顶端、基部、表面、质地、破断面及气味等。

3. 果实由果皮及种子组成，果皮的构造包括外果皮、中果皮及内果皮部分。

4. 种子类中药大多是采用成熟种子，少数为未成熟的种子。

5. 注意观察种子的形状、大小 颜色、表面纹理、种脐、合点和种脊的位置及形态，以及质地、纵横剖面、气与味等。

6. 种子的构造包括种皮、胚乳和胚三个部分，主要鉴别特征为种皮。

第八节　全草类中药

一、常用全草类中药的概述

1. **性状鉴别**　全草类药材的鉴定，应按所包括的器官，如根、茎、叶、花、果实、种子等分别处理，这些器官的性状鉴别与显微鉴别（草质茎除外）已在前面各章中分别进行了论述，这里不再重复。这类药材主要是由草本植物的全株或地上的某些器官直接干燥而成的，因此，依靠原植物形态与植物分类的鉴定更为重要。原植物的形态特征一般反映了药材性状的特征，但要注意其颜色和形状的改变情况。

2. **显微鉴别△**

（1）双子叶植物草质茎的组织构造从外向内分为表皮、皮层和维管柱三部分。表皮为一层扁平长方形、排列整齐、无细胞间隙的细胞组成。观察时应注意有无各式毛茸、气孔、角质层、蜡被等附属物。皮层主要由薄壁细胞组成，细胞大，壁薄，排列疏松。靠近表皮部分的细胞常具叶绿体，故嫩茎呈绿色。有的具厚角组织（排列成环形，亦有分布在茎的棱角处）。观察时应注意有无纤维、石细胞、分泌组织等。维管柱占较大比例，大多数草本植物茎维管束之间距离较大，即束间区域较宽，呈环状排列，髓部发达，髓射线较宽。

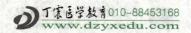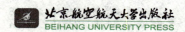

（2）单子叶植物草质茎的组织构造最外为表皮，向内是基本薄壁组织，其中散布多数有限外韧型维管束，无皮层和髓及髓射线之分；观察时应注意有无厚壁组织、草酸钙晶体及分泌组织等。

（3）全草类药材的粉末鉴别，通常应注意观察下列特征：茎、叶的保护组织及毛（非腺毛、腺毛）、气孔轴式、叶肉组织等，全草中的机械组织、厚壁组织、分泌组织、后含物（草酸钙、碳酸钙晶体、淀粉粒等）或带花药材的花粉粒等情况。

二、全草类中药鉴定

1. 麻黄

（1）来源：为麻黄科植物草麻黄 Ephedra sinica Stapf、中麻黄 Ephedra intermedia Schrenk et C.A.Mey. 或木贼麻黄 Ephedra equisetina Bge. 的干燥草质茎。

（2）主产地：主产于内蒙古、山西、陕西、宁夏等省区。

（3）性状鉴别

①草麻黄：呈细长圆柱形，少分枝，直径 1～2mm。有的带少量棕色木质茎。表面淡绿色至黄绿色，有细纵脊线，触之微有粗糙感。节明显，节间长 2～6cm。节上有膜质鳞叶，长 3～4mm；裂片 2（稀3），锐三角形，先端灰白色，反曲，基部联合成筒状，红棕色。体轻，质脆，易折断，断面略呈纤维性，周边绿黄色，髓部红棕色，近圆形。气微香，味涩、微苦。

②中麻黄：多分枝，直径 1.5～3mm，有粗糙感。节上膜质鳞叶长 2～3mm，裂片 3（稀2），先端锐尖。断面髓部呈三角状圆形。

③木贼麻黄：较多分枝，直径 1～1.5mm，无粗糙感。节间长 1.5～3cm。膜质鳞叶长 1～2mm；裂片 2（稀3），上部为短三角形，灰白色，先端多不反曲，基部棕红色至棕黑色。

（4）显微鉴别△☆

①草麻黄：表皮细胞外被厚的角质层；脊线较密，有蜡质疣状突起，两脊线间有下陷气孔。下皮纤维束位于脊线处，壁厚，非木化。皮层较宽，纤维成束散在。中柱鞘纤维束新月形。维管束外韧型，8～10 个。形成层环类圆形。木质部呈三角状。髓部薄壁细胞含棕色块；偶有环髓纤维。表皮细胞外壁、皮层薄壁细胞及纤维均有多数微小草酸钙砂晶或方晶。

②中麻黄：维管束 12～15 个。形成层环类三角形。环髓纤维成束或单个散在。

③木贼麻黄：维管束 8～10 个。形成层环类圆形。无环髓纤维。

（5）主成分：三种麻黄均含生物碱，主要存在于麻黄草质茎的髓部。草麻黄含生物碱主要为左旋麻黄碱、右旋伪麻黄碱。尚含微量左旋甲基麻黄碱、右旋甲基伪麻黄碱、左旋去甲基麻黄碱、右旋去甲基伪麻黄碱等。另外，尚含挥发性的苄甲胺、儿茶酚、鞣质以及少量挥发油。木贼麻黄中生物碱含量最高，并含甲基麻黄碱等。中麻黄中生物碱含量最低。△☆

（6）理化鉴别

①取本品粉末 0.2g，加水 5ml 与稀盐酸 1～2 滴，煮沸 2～3 分钟，滤过。滤液置分液漏斗中，加氨试液数滴使呈碱性，再加三氯甲烷 5ml，振摇提取。分取三氯甲烷液，置两支试管中，一管加氨制氯化铜试液与二硫化碳各 5 滴，振摇，静置，三氯甲烷层显深黄色；另一管为空白，以三氯甲烷 5 滴代替二硫化碳 5 滴，振摇后三氯甲烷层无色或显微黄色。

②取本品粉末 1g，加浓氨试液数滴，再加三氯甲烷 10ml，加热回流 1 小时，滤过，滤液蒸干，残渣加甲醇 2ml 充分振摇，滤过，取滤液作为供试品溶液。另取盐酸麻黄碱对照品，加甲醇制成每 1ml 含 1mg 的溶液，作为对照品溶液。照薄层色谱法试验，吸取上述两种溶液各 5μl，分别点于同一硅胶 G 薄层板上，以三氯甲烷 - 甲醇 - 浓氨试液（20：5：0.5）为展开剂，展开，取出，晾干，喷

以茚三酮试液，在105℃加热至斑点显色清晰。供试品色谱中，在与对照品色谱相应的位置上，显相同的红色斑点。☆

（7）含量测定：照高效液相色谱法测定，按干燥品计算，含盐酸麻黄碱（$C_{10}H_{15}NO \cdot HCl$）和盐酸伪麻黄碱（$C_{10}H_{15}NO \cdot HCl$）的总量不得少于0.80%。☆

2. 槲寄生

（1）来源：为桑寄生科植物槲寄生 Viscum coloratum（Komar.）Nakai 的干燥带叶茎枝。

（2）主产地：主产于东北、华北各省。陕西、甘肃、山东、河南等省亦产。

（3）性状鉴别：茎枝呈圆柱形，2～5叉状分枝，长约30cm，直径0.3～1cm；表面黄绿色、金黄色或黄棕色，有纵皱纹；节膨大，节上有分枝或枝痕；体轻，质脆，易折断，断面不平坦，皮部黄色，木部色较浅，射线放射状，髓部常偏向一边。叶对生于枝梢，易脱落，无柄；叶片呈长椭圆状披针形，长2～7cm，宽0.5～1.5cm；先端钝圆，基部楔形，全缘；表面黄绿色，有细皱纹，主脉5出，中间3条明显；革质。气微，味微苦，嚼之有黏性。

（4）显微鉴别

①茎横切面：表皮细胞长方形，外被黄绿色角质层，厚19～80μm。皮层较宽广，纤维数十个成束，微木化；老茎石细胞甚多，单个散在或数个成群，韧皮部较窄，老茎散有石细胞。形成层不明显。木质部散有纤维束；导管周围纤维甚多，并有少数异形细胞。髓明显。薄壁细胞含草酸钙簇晶和少数方晶。

②茎粉末淡黄色。表皮碎片黄绿色，细胞类长方形，可见气孔。纤维成束，直径10～34μm，壁较厚，略成波状，微木化。异形细胞形状不规则，壁较厚，微木化，胞腔大。草酸钙簇晶直径17～45μm；方晶较少，直径8～30μm。石细胞类方形、类多角形或不规则形，直径42～102μm。△☆

（5）主成分：含齐墩果酸、β-香树脂醇乙酸酯、内消旋肌醇、紫丁香苷、羽扇豆醇、肉豆蔻酸及黄酮类化合物黄槲寄生苷A、B，高黄槲寄生苷B。△☆

（6）理化鉴别：取本品粉末1.5g，加乙醇30ml，加热回流30分钟，放冷，滤过，滤液蒸干，残渣加无水乙醇1ml使溶解，作为供试品溶液。另取槲寄生对照药材1.5g，同法制成对照药材溶液。再取齐墩果酸对照品，加无水乙醇制成每1ml含1mg的溶液，作为对照品溶液。照薄层色谱法试验，吸取供试品溶液和对照药材溶液各4μl、对照品溶液2μl，分别点于同一硅胶G薄层板上，以环己烷-乙酸乙酯-冰醋酸（20：6：1）为展开剂，展开，取出，晾干，喷以10%硫酸乙醇溶液，在80℃加热至斑点显色清晰。供试品色谱中，在与对照药材色谱和对照品色谱相应的位置上，显相同颜色的斑点；再置紫外光灯（365nm）下检视，显相同颜色的荧光斑点。☆

（7）含量测定：照高效液相色谱法测定，按干燥品计算，含紫丁香苷（$C_{17}H_{24}O_9$）不得少于0.040%。☆

3. 仙鹤草

（1）来源：为蔷薇科植物龙芽草 Agrimonia pilosa Ledeb. 的干燥地上部分。

（2）主产地：主产于浙江、江苏、湖北，销往全国并出口。全国大部分地区亦产。

（3）性状鉴别：长50～100cm，全体被白色柔毛。茎下部圆柱形，直径4～6mm，红棕色，上部方柱形，四面略凹陷，绿褐色，有纵沟和棱线，有节；体轻，质硬，易折断，断面中空。单数羽状复叶互生，暗绿色，皱缩卷曲；质脆，易碎；叶片有大小2种，相间生于叶轴上，顶端小叶较大，完整小叶片展平后呈卵形或长椭圆形，先端尖，基部楔形，边缘有锯齿；托叶2，抱茎，斜卵形。总状花序细长，花萼下部呈筒状，萼筒上部有钩刺，先端5裂，花瓣黄色。气微，味微苦。

（4）显微鉴别：叶的粉末暗绿色。上表皮细胞多角形；下表皮细胞壁波状弯曲，气孔不定式或不等式。非腺毛单细胞，长短不一，壁厚，木化，具疣状突起，少数有螺旋纹理。小腺毛头部1～4细胞，卵圆形，柄1～2细胞；另有少数腺鳞，头部单细胞，直径约至68μm，含油滴，柄单细胞。草酸钙簇晶甚多，直径9～50μm。△☆

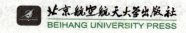

4. 紫花地丁

（1）来源：为堇菜科植物紫花地丁 Viola yedoensis Makino 的干燥全草。

（2）主产地：主产于江苏、浙江、西北及东北等地。

（3）性状鉴别：多皱缩成团。主根长圆锥形，直径 1～3mm；淡黄棕色，有细纵皱纹。叶基生，灰绿色，展平后叶片呈披针形或卵状披针形，长 1.5～6cm，宽 1～2cm；先端钝，基部截形或稍心形，边缘具钝锯齿，两面有毛；叶柄细，长 2～6cm，上部具明显狭翅。花茎纤细；花瓣 5，紫堇色或淡棕色；花距细管状。蒴果椭圆形或 3 裂，种子多数，淡棕色。气微，味微苦而稍黏。

（4）显微鉴别：叶横切面：上表皮细胞较大，切向延长，外壁较厚，内壁黏液化，常膨胀呈半圆形；下表皮细胞较小，偶有黏液细胞；上、下表皮有单细胞非腺毛，长 32～240μm，直径 24～32μm，具角质短线纹。栅栏细胞 2～3 列；海绵细胞类圆形，含草酸钙簇晶，直径 11～40μm。主脉维管束外韧型，上、下表皮内方有厚角细胞 1～2 列。△☆

（5）主成分：全草含苷类、黄酮类、黏液质及对羟基苯甲酸、二十四酰对羟基苯乙胺等。△☆

（6）理化鉴别：取本品粉末 2g，加甲醇 20ml，超声处理 20 分钟，滤过，滤液蒸干，残渣加热水 10ml，搅拌使溶解，滤过，滤液蒸干，残渣加甲醇 1ml 使溶解，作为供试品溶液。另取紫花地丁对照药材 2g，同法制成对照药材溶液。照薄层色谱法试验，吸取供试品溶液 5～10μl、对照药材溶液 5μl，分别点于同一硅胶 G 薄层板上，以甲苯 - 乙酸乙酯 - 甲酸（5：3：1）的上层溶液为展开剂，展开，取出，晾干，置紫外光灯（365nm）下检视。供试品色谱中，在与对照药材色谱相应的位置上，显 3 个相同颜色的荧光主斑点。☆

5. 金钱草

（1）来源：为报春花科植物过路黄 Lysimachia christinae Hance 的干燥全草。

（2）主产地：主产于四川省，长江流域及山西、陕西、云南、贵州等省亦产。

（3）性状鉴别：常缠结成团，无毛或被疏柔毛。茎扭曲，表面棕色或暗棕红色，有纵纹，下部茎节上有时具须根，断面实心。叶对生，多皱缩，展平后呈宽卵形或心形，长 1～4cm，宽 1～5cm，基部微凹，全缘；上表面灰绿色或棕褐色，下表面色较浅，主脉明显突起，用水浸后，对光透视可见黑色或褐色条纹；叶柄长 1～4cm。有的带花，花黄色，单生叶腋，具长梗。蒴果球形。气微，味淡。

（4）显微鉴别△☆

①茎横切面：表皮细胞外被角质层，有时可见腺毛，头部单细胞，柄部 1～2 细胞。栓内层宽广，细胞中有的含红棕色分泌物；分泌道散在，周围分泌细胞 5～10 个，内含红棕色块状分泌物；内皮层明显。中柱鞘纤维断续排列成环，壁微木化。韧皮部狭窄。木质部连接成环。髓常成空腔。薄壁细胞含淀粉粒。

②叶表面观：腺毛红棕色，头部单细胞，类圆形，直径 25μm，柄单细胞。分泌道散在于叶肉组织内，直径 45μm，含红棕色分泌物。被疏毛者茎、叶表面可见非腺毛，1～17 细胞，平直或弯曲，有的细胞呈缢缩状，长 59～1070μm，基部直径 13～53μm，表面可见细条纹，胞腔内含黄棕色物。

（5）主成分：主含槲皮素、山奈素等黄酮类成分。△☆

（6）理化鉴别：取本品粉末 1g，加 80% 甲醇 50ml，加热回流 1 小时，放冷，滤过，滤液蒸干，残渣加水 10ml 使溶解，用乙醚振摇提取 2 次，每次 10ml，弃去乙醚液，水液加稀盐酸 10ml，置水浴中加热 1 小时，取出，迅速冷却，用乙酸乙酯振摇提取 2 次，每次 20ml，合并乙酸乙酯液，用水 30ml 洗涤，弃去水液，乙酸乙酯液蒸干，残渣加甲醇 1ml 使溶解，作为供试品溶液。另取槲皮素对照品、山奈素对照品，加甲醇制成每 1ml 各含 0.5mg 的溶液，作为对照品溶液。照薄层色谱法试验，吸取供试品溶液 5μl、对照品溶液各 2μl，分别点于同一硅胶 G 薄层板上，以甲苯 - 甲酸乙酯 - 甲酸（10：8：1）为展开剂，展开，取出，晾干，喷以 3% 三氯化铝乙醇溶液，在 105℃加热数分钟，置紫外光灯（365nm）下检视。供试品色谱中，在与对照品色谱相应的位置上，显相同颜色的荧光斑点。☆

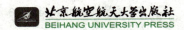

（7）含量测定：照高效液相色谱法测定，按干燥品计算，含槲皮素（$C_{15}H_{10}O_7$）和山柰素（$C_{15}H_{10}O_6$）的总量不得少于 0.10%。☆

6. 广藿香

（1）来源：为唇形科植物广藿香 Pogostemon cablin（Blanco）Benth. 的干燥地上部分。

（2）主产地：主产于广东省广州市的石牌，海南、台湾、广西、云南等省区亦有栽培。

（3）性状鉴别：茎略呈方柱形，多分枝，枝条稍曲折，长 30～60cm，直径 0.2～0.7cm；表面被柔毛；质脆，易折断，断面中部有髓；老茎类圆柱形，直径 1～1.2cm，被灰褐色栓皮。叶对生，皱缩成团，展平后叶片呈卵形或椭圆形，长 4～9cm，宽 3～7cm；两面均被灰白色绒毛；先端短尖或钝圆，基部楔形或钝圆，边缘具大小不规则的钝齿；叶柄细，长 2～5cm，被柔毛。气香特异，味微苦。

（4）显微鉴别：叶片粉末淡棕色。叶表皮细胞呈不规则形，气孔直轴式。非腺毛 1～6 细胞，平直或先端弯曲，长约至 590μm，壁具疣状突起，有的胞腔含黄棕色物。腺鳞头部 8 细胞，直径 37～70μm；柄单细胞，极短。间隙腺毛存在于叶肉组织的细胞间隙中，头部单细胞，呈不规则囊状，直径 13～50μm，长约至 113μm；柄短，单细胞。小腺毛头部 2 细胞；柄 1～3 细胞，甚短。草酸钙针晶细小，散在于叶肉细胞中，长约至 27μm。△☆

（5）主成分：地上部分主含的挥发油有广藿香酮（抗真菌成分）、百秋李醇（α-、β- 及 γ- 百秋李醇）等。△☆

（6）理化鉴别：取本品粗粉适量，照挥发油测定法测定，分取挥发油 0.5ml，加乙酸乙酯稀释至 5ml，作为供试品溶液。另取百秋李醇对照品，加乙酸乙酯制成每 1ml 含 2mg 的溶液，作为对照品溶液。照薄层色谱法试验，吸取上述两种溶液各 1～2μl，分别点于同一硅胶 G 薄层板上，以石油醚（30～60℃）- 乙酸乙酯 - 冰醋酸（95：5：0.2）为展开剂，展开，取出，晾干，喷以 5% 三氯化铁乙醇溶液。供试品色谱中显一黄色斑点，加热至斑点显色清晰，供试品色谱中，在与对照品色谱相应的位置上，显相同的紫蓝色斑点。☆

（7）含量测定：照气相色谱法测定，按干燥品计算，含百秋李醇（$C_{15}H_{26}O$）不得少于 0.10%。☆

7. 半枝莲

（1）来源：为唇形科植物半枝莲 Scutellaria barbata D.Don 的干燥全草。

（2）主产地：主产于河北、河南、山西、陕西等地。

（3）性状鉴别：长 15～35cm，无毛或花轴上疏被毛。根纤细。茎丛生，较细，方柱形；表面暗紫色或棕绿色。叶对生，有短柄；叶片多皱缩，展平后呈三角状卵形或披针形，长 1.5～3cm，宽 0.5～1cm；先端钝，基部宽楔形，全缘或有少数不明显的钝齿；上表面暗绿色，下表面灰绿色。花单生于茎枝上部叶腋，花萼裂片钝或较圆；花冠二唇形，棕黄色或浅蓝紫色，长约 1.2cm，被毛。果实扁球形，浅棕色。气微，味微苦。

8. 荆芥

（1）来源：为唇形科植物荆芥 Schizonepeta tenuifolia Briq. 的干燥地上部分。

（2）主产地：主产于江苏、浙江、河南、河北等省。多为栽培。

（3）性状鉴别：茎呈方柱形，上部有分枝，长 50～80cm，直径 0.2～0.4cm；表面淡黄绿色或淡紫红色，被短柔毛；体轻，质脆，断面类白色。叶对生，多已脱落，叶片 3～5 羽状分裂，裂片细长。穗状轮伞花序顶生，长 2～9cm，直径约 0.7cm。花冠多脱落，宿萼钟状，先端 5 齿裂，淡棕色或黄绿色，被短柔毛；小坚果棕黑色。气芳香，味微涩而辛凉。

（4）显微鉴别：粉末黄棕色。宿萼表皮细胞垂周壁深波状弯曲。腺鳞头部 8 细胞，直径 96～112μm，柄单细胞，棕黄色。小腺毛头部 1～2 细胞，柄单细胞。非腺毛 1～6 细胞，大多具壁疣。外果皮细胞表面观多角形，壁黏液化，胞腔含棕色物；断面观细胞类方形或类长方形，胞腔小。内果皮石细胞淡棕色，表面观垂周壁深波状弯曲，密具纹孔。纤维直径 14～43μm，壁平直或微波状。△☆

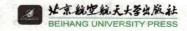

（5）主成分：全草含挥发油，主要成分为胡薄荷酮等。荆芥穗含单萜类成分荆芥苷 A、B、C、D、E，荆芥醇，荆芥二醇；黄酮类成分橙皮苷，香叶木素等。荆芥花梗中尚含三种具有抗感染活性的苯并呋喃类化合物。△☆

（6）理化鉴别：取本品粗粉 0.8g，加石油醚（60～90℃）20ml，密塞，时时振摇，放置过夜，滤过，滤液挥至 1ml，作为供试品溶液。另取荆芥对照药材 0.8g，同法制成对照药材溶液。照薄层色谱法试验，吸取上述两种溶液各 10μl，分别点于同一硅胶 H 薄层板上，以正己烷 - 乙酸乙酯（17：3）为展开剂，展开，取出，晾干，喷以 5% 香草醛的 5% 硫酸乙醇溶液，在 105℃加热至斑点显色清晰。供试品色谱中，在与对照药材色谱相应的位置上，显相同颜色的斑点。☆

（7）含量测定☆

①挥发油照挥发油测定法测定，药材含挥发油不得少于 0.60%（ml/g），饮片含挥发油不得少于 0.30%（ml/g）。

②胡薄荷酮：照高效液相色谱法测定，药材按干燥品计算，含胡薄荷酮（$C_{10}H_{16}O$）不得少于 0.020%，饮片胡薄荷酮（$C_{10}H_{16}O$）不得少于 0.020%。

9. 益母草

（1）来源：为唇形科植物益母草 Leonurus ja ponicus Houtt. 的新鲜或干燥地上部分。

（2）主产地：全国各地均有野生或栽培。

（3）性状鉴别

①鲜益母草：幼苗期无茎，基生叶圆心形，5～9 浅裂，每裂片有 2～3 钝齿。花前期茎呈方柱形，上部多分枝，四面凹下成纵沟，长 30～60cm，直径 0.2～0.5cm；表面青绿色；质鲜嫩，断面中部有髓。叶交互对生，有柄；叶片青绿色，质鲜嫩，揉之有汁；下部茎生叶掌状 3 裂，上部叶羽状深裂或浅裂成 3 片，裂片全缘或具少数锯齿。气微，味微苦。

②干益母草：茎表面灰绿色或黄绿色；体轻，质韧，断面中部有髓。叶片灰绿色，多皱缩、破碎，易脱落。轮伞花序腋生，小花淡紫色，花萼筒状，花冠二唇形。切段者长约 2cm。

（4）显微鉴别：茎横切面：表皮细胞外被角质层，有茸毛；腺鳞头部 4、6 细胞或 8 细胞，柄单细胞；非腺毛 1～4 细胞。下皮厚角细胞在棱角处较多。皮层为数列薄壁细胞；内皮层明显。中柱鞘纤维束微木化。韧皮部较窄。木质部在棱角处较发达。髓部薄壁细胞较大。薄壁细胞含细小草酸钙针晶和小方晶。鲜品近表皮部分皮层薄壁细胞含叶绿体。△☆

（5）主成分：地上部分含：生物碱，如益母草碱、水苏碱、芸香碱等。还含有多种有机酸，如亚麻酸、苯甲酸、延胡索酸等。△☆

（6）理化鉴别：取盐酸水苏碱〔含量测定〕项下的供试品溶液 10ml，蒸干，残渣加无水乙醇 1ml 使溶解，离心，取上清液作为供试品溶液（鲜品干燥后粉碎，同法制成）。另取盐酸水苏碱对照品，加无水乙醇制成每 1ml 含 1mg 的溶液，作为对照品溶液。照薄层色谱法试验，吸取上述两种溶液各 5～10μl，分别点于同一硅胶 G 薄层板上，以丙酮 - 无水乙醇 - 盐酸（10：6：1）为展开剂，展开，取出，晾干，在 105℃加热 15 分钟，放冷，喷以稀碘化铋钾试液 - 三氯化铁试液（10：1）混合溶液至斑点显色清晰。供试品色谱中，在与对照品色谱相应的位置上，显相同颜色的斑点。☆

（7）含量测定☆

①干益母草：盐酸水苏碱照高效液相色谱法测定，药材按干燥品计算，含盐酸水苏碱（$C_7H_{13}NO_2 \cdot HCl$）不得少于 0.50%，饮片含盐酸水苏碱（$C_7H_{13}NO_2 \cdot HCl$）不得少于 0.40%。

②盐酸益母草碱：照高效液相色谱法测定，药材按干燥品计算，含盐酸益母草碱（$C_{14}H_{21}O_5N_3 \cdot HCl$）不得少于 0.050%，饮片含盐酸益母草碱（$C_{14}H_{21}O_5N_3 \cdot HCl$）不得少于 0.040%。

10. 薄荷

（1）来源：为唇形科植物薄荷 Mentha haplocalyx Briq. 的干燥地上部分。

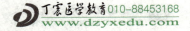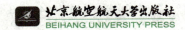

（2）主产地：主产于江苏的太仓及浙江、湖南等省。江苏省为薄荷的主产区。

（3）性状鉴别：茎呈方柱形，有对生分枝，长 15 ～ 40cm，直径 0.2 ～ 0.4cm；表面紫棕色或淡绿色，棱角处具茸毛，节间长 2 ～ 5cm；质脆，断面白色，髓部中空。叶对生，有短柄；叶片皱缩卷曲，完整者展平后呈宽披针形、长椭圆形或卵形，长 2 ～ 7cm，宽 1 ～ 3cm；上表面深绿色，下表面灰绿色，稀被茸毛，有凹点状腺鳞。轮伞花序腋生，花萼钟状，先端 5 齿裂，花冠淡紫色。揉搓后有特殊清凉香气，味辛凉。

（4）显微鉴别：**叶表面观：腺鳞头部 8 细胞，直径约至 90μm，柄单细胞；小腺毛头部及柄部均为单细胞。**非腺毛 1 ～ 8 细胞，常弯曲，壁厚，微具疣突。下表皮气孔多见，直轴式。△☆

（5）主成分：茎和叶主含挥发油，油中主含薄荷脑，其次为 l- 薄荷酮、异薄荷酮、胡薄荷酮及薄荷酯等。叶尚含苏氨酸、丙氨酸、谷氨酸、天冬酰胺等多种游离氨基酸。△☆

（6）理化鉴别☆

①取本品叶的粉末少量，经微量升华得油状物，加硫酸 2 滴及香草醛结晶少量，初显黄色至橙黄色，再加水 1 滴，即变紫红色。

②取本品粉末 0.5g，加石油醚（60 ～ 90℃）5ml，密塞，振摇数分钟，放置 30 分钟，滤过，滤液挥至 1ml，作为供试品溶液。另取薄荷对照药材 0.5g，同法制成对照药材溶液。再取薄荷脑对照品，加石油醚（60 ～ 90℃）制成每 1ml 含 2mg 的溶液，作为对照品溶液。照薄层色谱法试验，吸取供试品溶液 10 ～ 20μl、对照药材溶液和对照品溶液各 10μl，分别点于同一硅胶 G 薄层板上，以甲苯 - 乙酸乙酯（19：1）为展开剂，展开，取出，晾干，喷以香草醛硫酸试液 - 乙醇（1：4）的混合溶液，在 100℃加热至斑点显色清晰。供试品色谱中，在与对照药材色谱和对照品色谱相应的位置上，显相同颜色的斑点。

（7）含量测定：照挥发油测定法测定，药材含挥发油不得少于 0.80%（ml/g），饮片含挥发油不得少于 0.40%（ml/g）。☆

11．泽兰

（1）来源：为唇形科植物毛叶地瓜儿苗 Lycopus lucidus Turcz. var. hirtus Regel 的干燥地上部分。

（2）主产地：全国大部分地区均产。

（3）性状鉴别：**茎呈方柱形，少分枝，四面均有浅纵沟，长 50 ～ 100cm，直径 0.2 ～ 0.6cm；表面黄绿色或带紫色，节处紫色明显，有白色茸毛；质脆，断面黄白色，髓部中空。**叶对生，有短柄或近无柄；叶片多皱缩，展平后呈披针形或长圆形，长 5 ～ 10cm；上表面黑绿色或暗绿色，下表面灰绿色，密具腺点，两面均有短毛；先端尖，基部渐狭，边缘有锯齿。轮伞花序腋生，花冠多脱落，苞片和花萼宿存，小苞片披针形，有缘毛，花萼钟形，5 齿。气微，味淡。

（4）显微鉴别：叶表面观：上表皮细胞垂周壁近平直，非腺毛较多，由 1 ～ 5 细胞组成，表面有疣状突起。下表皮细胞垂周壁波状弯曲，角质线纹明显，气孔直轴式，主脉和侧脉上非腺毛较多，由 3 ～ 6 细胞组成，表面有疣状突起。腺鳞头部类圆形，8 细胞，直径 66 ～ 83μm。△☆

12．香薷

（1）来源：为唇形科植物石香薷 Mosla chinensis Maxim. 或江香薷 Mosla chinensis 'Jiangxiangru' 的干燥地上部分。

（2）主产地：石香薷主产于广东、广西、福建、湖南等地；江香薷主产于江西、浙江。

（3）性状鉴别

①青香薷：长 30 ～ 50cm，基部紫红色，上部黄绿色或淡黄色，全体密被白色茸毛。茎方柱形，基部类圆形，直径 1 ～ 2mm，节明显，节间长 4 ～ 7cm；质脆，易折断。叶对生，多皱缩或脱落，叶片展平后呈长卵形或披针形，暗绿色或黄绿色，边缘有 3 ～ 5 疏浅锯齿。穗状花序顶生及腋生，苞片圆卵形或圆倒卵形，脱落或残存；花萼宿存，钟状，淡紫红色或灰绿色，先端 5 裂，密被茸毛。小

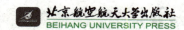

坚果 4，直径 0.7～1.1mm，近圆球形，具网纹。气清香而浓，味微辛而凉。

②江香薷：长 55～66cm。表面黄绿色，质较柔软。边缘有 5～9 疏浅锯齿。果实直径 0.9～1.4mm，表面具疏网纹。

（4）显微鉴别△☆

①青香薷：本品叶表面观：上表皮细胞多角形，垂周壁被状弯曲，略增厚；下表皮细胞壁不增厚，气孔直轴式，以下表皮为多。腺鳞头部 8 细胞，直径约 36～80μm，柄单细胞。上下表皮具非腺毛，多碎断，完整者 1～6 细胞，上部细胞多弯曲呈钩状，疣状突起较明显。小腺毛少见，头部圆形或长圆形，1～2 细胞，柄甚短，1～2 细胞。

②江香薷：上表皮腺鳞直径约 90μm，柄单细胞，非腺毛多由 2～3 细胞组成，下部细胞长于上部细胞，疣状突起不明显，非腺毛基足细胞 5～6，垂周壁连珠状增厚。

13. 肉苁蓉

（1）来源：为列当科植物肉苁蓉 Cistanche deserticola Y.C.Ma 或管花肉苁蓉 Cistanche tubulosa（Schenk）Wight 的干燥带鳞叶的肉质茎。

（2）主产地

①肉苁蓉：主产于内蒙古、新疆、陕西、甘肃等省区。以内蒙古产最最大。

②管花肉苁蓉：主产于新疆。

（3）性状鉴别

①肉苁蓉：呈扁圆柱形，稍弯曲，长 3～15cm，直径 2～8cm。表面棕褐色或灰棕色，密被覆瓦状排列的肉质鳞叶，通常鳞叶先端已断。体重，质硬，微有柔性，不易折断，断面棕褐色，有淡棕色点状维管束，排列成波状环纹。气微，味甜、微苦。

②管花肉苁蓉：呈类纺锤形、扁纺锤形或扁柱形，稍弯曲，长 5～25cm，直径 2.5～9cm。表面棕褐色至黑褐色。断面颗粒状，灰棕色至灰褐色，散生点状维管束。

14. 锁阳

（1）来源：为锁阳科植物锁阳 Cynomorium songaricum Rupr. 的干燥肉质茎。

（2）主产地：主产于内蒙古、宁夏、新疆、甘肃等省区。

（3）性状鉴别：呈扁圆柱形，微弯曲，长 5～15cm，直径 1.5～5cm。表面棕色或棕褐色，粗糙，具明显纵沟和不规则凹陷，有的残存三角形的黑棕色鳞片。体重，质硬，难折断，断面浅棕色或棕褐色，有黄色三角状维管束。气微，味甘而涩。

（4）显微鉴别：粉末黄棕色。淀粉粒极多，常存在于含棕色物的薄壁细胞中，或包埋于棕色块中；单粒类球形或椭圆形，直径 4～32μm，脐点十字状、裂缝状或点状，大粒层纹隐约可见。栓内层细胞淡棕色，表面观呈类方形或类长方形，壁多细波状弯曲，有的表面有纹理。导管黄棕色或近无色，主为网纹导管，也有螺纹导管，有的导管含淡棕色物。棕色块形状不一，略透明，常可见圆孔状腔隙。△☆

15. 穿心莲

（1）来源：为爵床科植物穿心莲 Andrographis paniculata（Burm.f.）Nees 的干燥地上部分。

（2）主产地：主要栽培于广东、广西、福建等省区。现云南、四川、江西、江苏等省也有栽培。

（3）性状鉴别：茎呈方柱形，多分枝，长 50～70cm，节稍膨大，质脆，易折断。单叶对生，叶柄短或近无柄；叶片皱缩、易碎，完整者展平后呈披针形或卵状披针形，长 3～12cm，宽 2～5cm，先端渐尖，基部楔形下延，全缘或波状；上表面绿色，下表面灰绿色，两面光滑。气微，味极苦。

（4）显微鉴别△☆

①叶横切面：上表皮细胞类方形或长方形，下表皮细胞较小，上、下表皮均有含圆形、长椭圆形或棒状钟乳体的晶细胞；并有腺鳞，有的可见非腺毛。栅栏组织为 1～2 列细胞，贯穿于主脉上方；

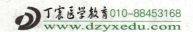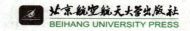

海绵组织排列疏松。主脉维管束外韧型，呈凹槽状，木质部上方亦有晶细胞。

②叶表面观：上下表皮均有增大的晶细胞，内含大型螺状钟乳体，直径约至 36μm，长约至 180μm，较大端有脐样点痕，层纹波状。下表皮气孔密布，直轴式，副卫细胞大小悬殊，也有不定式。腺鳞头部扁球形，4、6（8）细胞，直径至 40μm，柄极短。非腺毛 1～4 细胞，长约至 160μm，基部直径约至 40μm，表面有角质纹理。

（5）主成分：含大量苦味素，为二萜内脂类化合物，主要为穿心莲内酯、14-去氧穿心莲内酯、新穿心莲内酯和脱水穿心莲内酯等。△☆

（6）理化鉴别：取穿心莲对照药材 0.5g，加乙醇 30ml，超声处理 30 分钟，滤过，滤液浓缩至 5ml，作为对照药材溶液。再取脱水穿心莲内酯对照品、穿心莲内酯对照品，加无水乙醇制成每 1ml 各含 1mg 的混合溶液，作为对照品溶液。照薄层色谱法试验，吸取〔含量测定〕项下的供试品溶液、上述对照药材溶液各 6μl 和对照品溶液 4μl，分别点于同一硅胶 GF254 薄层板上，以三氯甲烷-乙酸乙酯-甲醇（4：3：0.4）为展开剂，展开，取出，晾干，置紫外光灯（254nm）下检视。供试品色谱中，在与对照药材色谱和对照品色谱相应的位置上，分别显相同颜色的斑点；喷以 2% 3,5-二硝基苯甲酸乙醇溶液 -2mol/L 氢氧化钾溶液（1：1）混合溶液（临用配制），立即在日光下检视。供试品色谱中，在与对照药材色谱和对照品色谱相应的位置上，分别显相同颜色的斑点。☆

（7）含量测定：照高效液相色谱法测定，按干燥品计算，含穿心莲内酯（$C_{20}H_{30}O_5$）和脱水穿心莲内酯（$C_{20}H_{28}O_4$）的总量不得少于 0.80%。☆

16. 佩兰

（1）来源：为菊科植物佩兰 Eupatorium fortunei Turcz. 的干燥地上部分。

（2）主产地：主产于河北、山东、江苏、浙江等省。

（3）性状鉴别：茎呈圆柱形，长 30～100cm，直径 0.2～0.5cm；表面黄棕色或黄绿色，有的带紫色，有明显的节和纵棱线；质脆，断面髓部白色或中空。叶对生，有柄，叶片多皱缩、破碎，绿褐色；完整叶片 3 裂或不分裂，分裂者中间裂片较大，展平后呈披针形或长圆状披针形，基部狭窄，边缘有锯齿；不分裂者展平后呈卵圆形、卵状披针形或椭圆形。气芳香，味微苦。

（4）显微鉴别：叶表面观：上表皮细胞垂周壁略弯曲；下表皮细胞垂周壁波状弯曲，偶见非腺毛，由 3～6 细胞组成，长可达 105μm；叶脉上非腺毛较长，由 7～8 细胞组成，长 120～160μm。气孔不定式。△☆

17. 豨莶草

（1）来源：为菊科植物豨莶 Siegesbeckia orientalis L.、腺梗豨莶 Siegesbeckia Pubescens Makino 或毛梗豨莶 Siegesbeckia glabrescens Makino 的干燥地上部分。

（2）主产地：全国大部分地区有产，主产于湖南、福建、湖北、江苏等省。

（3）性状鉴别：茎略呈方柱形，多分枝，长 30～110cm，直径 0.3～1cm；表面灰绿色、黄棕色或紫棕色，有纵沟和细纵纹，被灰色柔毛；节明显，略膨大；质脆，易折断，断面黄白色或带绿色，髓部宽广，类白色，中空。叶对生，叶片多皱缩、卷曲，展平后呈卵圆形，灰绿色，边缘有钝锯齿，两面皆有白色柔毛，主脉 3 出。有的可见黄色头状花序，总苞片匙形。气微，味微苦。

（4）显微鉴别：粉末黄绿色。叶上表皮细胞垂周壁略平直，可见少数气孔；下表皮细胞垂周壁呈波状弯曲，气孔不定式。叶上、下表皮多见非腺毛，常断裂，完整者 1～8 细胞，有的细胞缢缩。头状大腺毛，头部类圆形或半圆形，由数十个至百余个细胞组成；柄部常断裂，细胞排成 3～7 列。叶下表皮可见双列细胞小腺毛，顶面观长圆形或类圆形，两两相对排列似气孔。花粉粒类圆形，直径 18～32μm，表面有刺状纹饰，具 3 孔沟。△☆

18. 茵陈

（1）来源：为菊科植物滨蒿 Artemisia scoparia Waldst. et Kit. 或茵陈蒿 Artemisia capillaris Thunb.

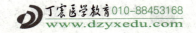

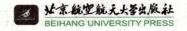

的干燥地上部分。

（2）主产地

①滨蒿主产于东北地区及河北、山东等省。

②茵陈蒿主产于陕西、山西、安徽等省，以陕西产者（名西茵陈）质量最佳。

（3）性状鉴别

①绵茵陈：多卷曲成团状，灰白色或灰绿色，全体密被白色茸毛，绵软如绒。茎细小，长 1.5～2.5cm，直径 0.1～0.2cm，除去表面白色茸毛后可见明显纵纹；质脆，易折断。叶具柄；展平后叶片呈一至三回羽状分裂，叶片长 1～3cm，宽约 1cm；小裂片卵形或稍呈倒披针形、条形，先端锐尖。气清香，味微苦。

②花茵陈：茎呈圆柱形，多分枝，长 30～100cm，直径 2～8mm；表面淡紫色或紫色，有纵条纹，被短柔毛；体轻，质脆，断面类白色。叶密集，或多脱落；下部叶二至三回羽状深裂，裂片条形或细条形，两面密被白色柔毛；茎生叶一至二回羽状全裂，基部抱茎，裂片细丝状。头状花序卵形，多数集成圆锥状，长 1.2～1.5mm，直径 1～1.2mm，有短梗；总苞片 3～4 层，卵形，苞片 3 裂；外层雌花 6～10 个，可多达 15 个，内层两性花 2～10 个。瘦果长圆形，黄棕色。气芳香，味微苦。

（4）显微鉴别：绵茵陈粉末灰绿色。非腺毛"T"字形，长 600～1700μm，中部略折成"V"字形，两臂不等长，细胞壁极厚，胞腔多呈细缝状，柄 1～2 细胞。△☆

19. 青蒿

（1）来源：为菊科植物黄花蒿 Artemisia annua L. 的干燥地上部分。

（2）主产地：分布于全国各地。

（3）性状鉴别：茎呈圆柱形，上部多分枝，长 30～80cm，直径 0.2～0.6cm，表面黄绿色或棕黄色，具纵棱线；质略硬，易折断，断面中部有髓。叶互生，暗绿色或棕绿色，卷缩易碎，完整者展平后为三回羽状深裂，裂片和小裂片矩圆形或长椭圆形，两面被短毛。气香特异，味微苦。

（4）主成分：含多种倍半萜内酯，如青蒿素、青蒿乙素、青蒿酸、黄花蒿内酯、青蒿醇等。另含挥发油、香豆素和黄酮类成分。青蒿素为抗疟有效成分。△☆

（5）理化鉴别：取本品粉末 3g，加石油醚（60～90℃）50ml，加热回流 1 小时，滤过，滤液蒸干，残渣加正己烷 30ml 使溶解，用 20% 乙腈溶液振摇提取 3 次，每次 10ml，合并乙腈液，蒸干，残渣加乙醇 0.5ml 使溶解，作为供试品溶液。另取青蒿素对照品，加乙醇制成每 1ml 含 1mg 的溶液，作为对照品溶液。照薄层色谱法试验，吸取上述两种溶液各 5μl，分别点于同一硅胶 G 薄层板上，以石油醚（60～90℃）- 乙醚（4：5）为展开剂，展开，取出，晾干，喷以 2% 香草醛的 10% 硫酸乙醇溶液，在 105℃加热至斑点显色清晰，置紫外光灯（365nm）下检视。供试品色谱中，在与对照品色谱相应的位置上，显相同颜色的荧光斑点。☆

20. 大蓟

（1）来源：为菊科植物蓟 Cirsium japonicum Fisch.ex DC. 的干燥地上部分。

（2）主产地：主产于江苏、浙江、四川等省。

（3）性状鉴别：茎呈圆柱形，基部直径可达 1.2cm；表面绿褐色或棕褐色，有数条纵棱，被丝状毛；断面灰白色，髓部疏松或中空。叶皱缩，多破碎，完整叶片展平后呈倒披针形或倒卵状椭圆形，羽状深裂，边缘具不等长的针刺；上表面灰绿色或黄棕色，下表面色较浅，两面均具灰白色丝状毛。头状花序顶生，球形或椭圆形，总苞黄褐色，羽状冠毛灰白色。气微，味淡。

（4）显微鉴别：叶表面观：上表皮细胞多角形；下表皮细胞类长方形，垂周壁波状弯曲。气孔不定式或不等式，副卫细胞 3～5 个。非腺毛 4～18 细胞，顶端细胞细长而扭曲，直径约 7μm，壁具交错的角质纹理。△☆

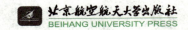

21. 蒲公英

（1）来源：为菊科植物蒲公英 Taraxacum mongolicum Hand.-Mazz.、碱地蒲公英 Taraxacum borealisinense Kitam. 或同属数种植物的干燥全草。

（2）主产地：主产于山西、河北、山东及东北各地。

（3）性状鉴别：呈皱缩卷曲的团块。根呈圆锥状，多弯曲，长 3～7cm；表面棕褐色，抽皱；根头部有棕褐色或黄白色的茸毛，有的已脱落。叶基生，多皱缩破碎，完整叶片呈倒披针形，绿褐色或暗灰绿色，先端尖或钝，边缘浅裂或羽状分裂，基部渐狭，下延呈柄状，下表面主脉明显。花茎1至数条，每条顶生头状花序，总苞片多层，内面一层较长，花冠黄褐色或淡黄白色。有的可见多数具白色冠毛的长椭圆形瘦果。气微，味微苦。

（4）显微鉴别：叶表面观：上下表皮细胞垂周壁波状弯曲，表面角质纹理明显或稀疏可见。上下表皮均有非腺毛，3～9细胞，直径17～34μm，顶端细胞甚长，皱缩呈鞭状或脱落。下表皮气孔较多，不定式或不等式，副卫细胞3～6个，叶肉细胞含细小草酸钙结晶。叶脉旁可见乳汁管。根横切面：木栓细胞数列，棕色。韧皮部宽广，乳管群断续排列成数轮。形成层成环。木质部较小，射线不明显；导管较大，散列。△☆

22. 淡竹叶

（1）来源：为禾本科植物淡竹叶 Lophatherum gracile Brongn. 的干燥茎叶。

（2）主产地：产于浙江、江苏、湖南、湖北等省。

（3）性状鉴别：长 25～75cm。茎呈圆柱形，有节，表面淡黄绿色，断面中空。叶鞘开裂。叶片披针形，有的皱缩卷曲，长 5～20cm，宽 1～3.5cm；表面浅绿色或黄绿色。叶脉平行，具横行小脉，形成长方形的网格状，下表面尤为明显。体轻，质柔韧。气微，味淡。

（4）显微鉴别：叶表面观：上表皮细胞长方形或类方形，垂周壁波状弯曲，其下可见圆形栅栏细胞。下表皮长细胞与短细胞交替排列或数个相连，长细胞长方形，垂周壁波状弯曲；短细胞为哑铃形的硅质细胞和类方形的栓质细胞，于叶脉处短细胞成串；气孔较多，保卫细胞哑铃形，副卫细胞近圆三角形，非腺毛有三种：一种为单细胞长非腺毛；一种为单细胞短非腺毛，呈短圆锥形；另一种为双细胞短小毛茸，偶见。△☆

23. 石斛

（1）来源：为兰科植物金钗石斛 Dendrobium nobile Lindl、鼓槌石斛 Dendrobium chrysotoxum Lindl. 或流苏石斛 Dendrobium fimbriatum Hook. 的栽培品及其同属植物近似种的新鲜或干燥茎。

（2）主产地：主产于广西、贵州、广东、云南等省区。

（3）性状鉴别

①鲜石斛：呈圆柱形或扁圆柱形，长约30cm，直径 0.4～1.2cm。表面黄绿色，光滑或有纵纹，节明显，色较深，节上有膜质叶鞘。肉质多汁，易折断。气微，味微苦而回甜，嚼之有黏性。

②金钗石斛：呈扁圆柱形，长 20～40cm，直径 0.4～0.6cm，节间长 2.5～3cm。表面金黄色或黄中带绿色，有深纵沟。质硬而脆，断面较平坦而疏松。气微，味苦。

③鼓槌石斛：呈粗纺锤形，中部直径 1～3cm，具 3～7节。表面光滑，金黄色，有明显凸起的棱。质轻而松脆，断面海绵状。气微，味淡，嚼之有黏性。

④流苏石斛等：呈长圆柱形，长 20～150cm，直径 0.4～1.2cm，节明显，节间长 2～6cm。表面黄色至暗黄色，有深纵槽。质疏松，断面平坦或呈纤维性。味淡或微苦，嚼之有黏性。

（4）显微鉴别△☆

①粉末灰绿色或灰黄色。角质层碎片黄色；表皮细胞表面观呈长多角形或类多角形，垂周壁连珠状增厚。束鞘纤维成束或离散，长梭形或细长，壁较厚，纹孔稀少，周围具排成纵行的含硅质块的小细胞。木纤维细长，末端尖或钝圆，壁稍厚。网纹导管、梯纹导管或具缘纹孔导管直径 12～50μm。

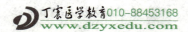 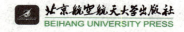

草酸钙针晶成束或散在。

②横切面

a. 金钗石斛：表皮细胞1列，扁平，外被鲜黄色角质层。基本组织细胞大小较悬殊，有壁孔，散在多数外韧型维管束，排成7～8圈。维管束外侧纤维束新月形或半圆形，其外侧薄壁细胞有的含类圆形硅质块，木质部有1～3个导管直径较大。含草酸钙针晶细胞多见于维管束旁。

b. 鼓槌石斛：表皮细胞扁平，外壁及侧壁增厚，胞腔狭长形；角质层淡黄色。基本组织细胞大小差异较显著。多数外韧型维管束略排成10～12圈。木质部导管大小近似。有的可见含草酸钙针晶束细胞。

c. 流苏石斛：表皮细胞扁圆形或类方形，壁增厚或不增厚。基本组织细胞大小相近或有差异，散列多数外韧型维管束，略排成数圈。维管束外侧纤维束新月形或呈帽状，其外缘小细胞有的含硅质块；内侧纤维束无或有，有的内外侧纤维束连接成鞘。有的薄壁细胞中含草酸钙针晶束和淀粉粒。

（5）主成分：草质茎主含石斛碱、石斛次碱等生物碱类成分。鼓吹石斛尚含抗癌成分毛兰素。△☆

（6）理化鉴别

①金钗石斛：取本品（鲜品干燥后粉碎）粉末1g，加甲醇10ml，超声处理30分钟，滤过，滤液作为供试品溶液。另取石斛碱对照品，加甲醇制成每1ml含1mg的溶液，作为对照品溶液。照薄层色谱法试验，吸取供试品溶液20μl、对照品溶液5μl，分别点于同一硅胶G薄层板上，以石油醚（60～90℃）-丙酮（7∶3）为展开剂，展开，取出，晾干，喷以碘化铋钾试液。供试品色谱中，在与对照品色谱相应的位置上，显相同颜色的斑点。

②鼓槌石斛：取鼓槌石斛[含量测定]项下的续滤液25ml，蒸干，残渣加甲醇5ml使溶解，作为供试品溶液。另取毛兰素对照品，加甲醇制成每1ml含0.2mg的溶液，作为对照品溶液。照薄层色谱法试验，吸取供试品溶液5～10μl、对照品溶液5μl，分别点于同一高效硅胶G薄层板上，以石油醚（60～90℃）-乙酸乙酯（3∶2）为展开剂，展开，展距8cm，取出，晾干，喷以10%硫酸乙醇溶液，在105℃加热至斑点显色清晰。供试品色谱中，在与对照品色谱相应的位置上，显相同颜色的斑点。

③流苏石斛等：取本品（鲜品干燥后粉碎）粉末0.5g，加甲醇25ml，超声处理45分钟，滤过，滤液蒸干，残渣加甲醇5ml使溶解，作为供试品溶液。另取石斛酚对照品，加甲醇制成每1ml含0.2mg的溶液，作为对照品溶液。照薄层色谱法试验，吸取上述供试品溶液5～10μl、对照品溶液5μl，分别点于同一高效硅胶G薄层板上，以石油醚（60～90℃）-乙酸乙酯（3∶2）为展开剂，展开，展距8cm，取出，晾干，喷以10%硫酸乙醇溶液，在105℃加热至斑点显色清晰。供试品色谱中，在与对照品色谱相应的位置上，显相同颜色的斑点。☆

（7）含量测定☆

①金钗石斛：照气相色谱法测定，按干燥品计算，含石斛碱（$C_{16}H_{25}NO_2$）不得少于0.40%。

②鼓槌石斛：照高效液相色谱法测定，按干燥品计算，含毛兰素（$C_{18}H_{22}O_5$）不得少于0.030%。

历年考点串讲

全草类中药类的内容是考试必考内容。重点复习全草类中药性状鉴别和显微鉴别的特点。

常见的考题方式：药材及饮片的形态、质地、表面特征、组织结构、粉末特征等。

常考的细节有：

1. 全草类中药主要是由草本植物的全株或地上的某些器官直接干燥而成的，因此，依靠原植物形态与植物分类的鉴定更为重要。

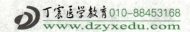 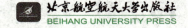

2．显微鉴别要分清双子叶植物、单子叶植物。

3．全草类药材的粉末鉴别通常应注意观察茎、叶的保护组织及毛、气孔轴式、叶肉组织等特征，全草中的机械组织、厚壁组织、分泌组织、后含物或带花药材的花粉粒等情况。

第九节 藻、菌、地衣类中药

一、藻、菌、地衣类中药概述

1．藻类中药 藻类是植物界中一群最原始的低等植物。在植物学上常把藻类植物称为原植体植物。主要生活在水中植物体大小不一，形态各异，有的个体很小，直径只有几微米；大的可长达百米以上。

（1）藻类植物分类：藻类植物含有各种色素，大多含叶绿素，能进行光合作用。依据藻类光合作用色素的种类、贮存养分的种类、细胞壁的成分、鞭毛着生的位置和类型、生殖方式和生活史等不同，通常将其分为八个门，即蓝藻门、裸藻门、绿藻门、轮藻门、金藻门、甲藻门、红藻门和褐藻门。其中与药用关系密切的藻类主要集中在褐藻门和红藻门，少数在绿藻门及蓝藻门。

（2）藻类中药含有成分：常含多聚糖、精醇、糖醛酸、氨基酸及其衍生物、胆碱、蛋白质、甾醇，另含叶绿素、藻蓝素、藻褐素、藻红素等色素，以及碘、钾、钙、铁等无机元素。其药用历史悠久，《中华本草》中记载的药用藻类达 50 余种。现代研究结果表明，藻类植物具有抗肿瘤、抗病毒、抗菌等作用。

2．菌类中药 菌类中药主要是菌丝较发达的高等真菌以子实体、菌核或子座与菌核共同入药，其中又以子囊菌纲和担子菌纲真菌居多，如灵芝、马勃等以子实体入药，茯苓、猪苓、雷丸等以菌核入药，冬虫夏草则以子座与幼虫尸体（菌核）的复合体入药。

（1）菌类营养方式及分类：菌类中药一般不含有光合作用色素，不能进行光合作用，营养方式为异养、营寄生、腐生或附生。通常分为细菌、黏菌和真菌，主要以真菌入药。

（2）真菌：通常有细胞核，细胞壁大多具有几丁质，少数含有纤维素。真菌的菌丝体是由分枝或不分枝、分隔或不分隔的菌丝交织在一起组成的。贮藏的营养物质是肝糖、油脂和菌蛋白，不含淀粉。

（3）药用真菌分布：集中在子囊菌纲及担子菌纲。子囊菌纲真菌主要靠子囊中形成的子囊孢子来繁殖，如冬虫夏草、鲜花、竹黄等；担子菌纲真菌则主要靠担子上形成担孢子来繁殖，如马勃、灵芝、猪苓、茯苓、雷丸等。

（4）药用真菌成分：常含多糖、氨基酸、生物碱、蛋白质、蛋白酶、甾醇和抗生素等成分。其中多糖类如灵芝多糖、茯苓多糖、银耳多糖、猪苓多糖、云芝多糖等有增强免疫及抗肿瘤作用。

（5）菌类中常见的名词术语

①菌丝：组成真菌的每一根细丝或一个分枝称为菌丝。

②菌丝体：组成一个真菌菌体的菌丝总称菌丝体。

③疏丝组织：组成菌丝体的菌丝为长形细胞，且菌丝或多或少相互平行排列，这种菌丝组织称为疏丝组织。

④拟薄壁组织：组成菌丝体的菌丝细胞为椭圆形、近圆形或近多角形，这种菌丝组织称为拟薄壁组织。

⑤菌核：由疏丝组织和拟薄壁组织组成的坚硬团块，为抵抗外界不良环境的休眠体，当条件良好时能萌发产生子实体，如茯苓。

⑥子实体：真菌（多为高等真菌）具有一定的形状和大小，经过有性过程，形成能产生孢子的菌丝体，称子实体，如灵芝。

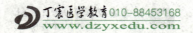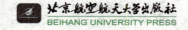

⑦子座：容纳子实体的菌丝褥座。子座形成后，常在其上或其内产生子实体。

3. 地衣类中药　地衣是由一种藻类和一种真菌高度结合的共生复合体，它们在形态、构造、生理和遗传上都已经形成了一类单独的生物类型。组成地衣的真菌绝大多数为子囊菌，少数为担子菌。组成地衣的藻类是蓝藻及绿藻。

二、藻、菌、地衣类中药鉴定

1. 海藻

（1）来源：为马尾藻科植物海蒿子 Sargassum pallidum（Turn.）C.Ag. 或羊栖菜 Sargassum fusiforme（Harv.）Setch. 的干燥藻体。前者习称"大叶海藻"，后者习称"小叶海藻"。

（2）主产地：羊栖菜主产于浙江、福建、广东、海南沿海各省；海蒿子主产于山东、辽宁等沿海各省。

（3）采收加工：夏、秋二季采捞，除去杂质，洗净，晒干。☆

（4）性状鉴别

①大叶海藻：皱缩卷曲，黑褐色，有的被白霜，长 30～60cm。主干呈圆柱状，具圆锥形突起，主枝自主干两侧生出，侧枝自主枝叶腋生出，具短小的刺状突起。初生叶披针形或倒卵形，长 5～7cm，宽约 1cm，全缘或具粗锯齿；次生叶条形或披针形，叶腋间有着生条状叶的小枝。气囊黑褐色，球形或卵圆形，有的有柄，顶端钝圆，有的具细短尖。质脆，潮润时柔软；水浸后膨胀，肉质，黏滑。气腥，味微咸。

②小叶海藻：较小，长 15～40cm。分枝互生，无刺状突起。叶条形或细匙形，先端稍膨大，中空。气囊腋生，纺锤形或球形，囊柄较长。质较硬。

（5）主成分：含藻胶酸、粗蛋白、甘露醇、钾、碘及马尾藻多糖。△☆

（6）理化鉴别：取本品 1g，剪碎，加水 20ml，冷浸数小时，滤过，滤液浓缩至 3～5ml，加三氯化铁试液 3 滴，生成棕色沉淀。☆

（7）含量测定：照紫外 - 可见分光光度法测定，按干燥品计算，含海藻多糖以岩藻糖（$C_6H_{12}O_5$）计，不得少于 1.70%。☆

2. 冬虫夏草

（1）来源：为麦角菌科真菌冬虫夏草菌 Cordyceps sinensis（BerK.）Sacc. 寄生在蝙蝠蛾科昆虫幼虫上的子座和幼虫尸体的干燥复合体。

（2）主产地：主产于四川、青海、西藏、云南、甘肃等省区。

（3）采收加工：夏初子座出土、孢子未发散时挖取，晒至六七成干，除去似纤维状的附着物及杂质，晒干或低温干燥。☆

（4）性状鉴别：由虫体与从虫头部长出的真菌子座相连而成。虫体似蚕，长 3～5cm，直径 0.3～0.8cm；表面深黄色至黄棕色，有环纹 20～30 个，近头部的环纹较细；头部红棕色；足 8 对，中部 4 对较明显；质脆，易折断，断面略平坦，淡黄白色。子座细长圆柱形，长 4～7cm，直径约 0.3cm；表面深棕色至棕褐色，有细纵皱纹，上部稍膨大；质柔韧，断面类白色。气微腥，味微苦。

（5）显微鉴别△☆

①子座头部横切面：子座周围 1 列子囊壳，子囊壳卵形至椭圆形，下半部埋于凹陷的子座内。子囊壳内有多数线形子囊，每个子囊内又有 2～8 个线形的子囊孢子。子座中央充满菌丝，其间有裂隙。具不育顶端（子座先端无子囊壳部分）。

②虫体横切面：不规则形，四周为虫体的躯壳，其上着生长短不一的锐利毛和长绒毛，有的似分枝状。躯壳内为大量菌丝，其间有裂隙。

（6）主成分：主含粗蛋白（水解得多种氨基酸）、D- 甘露醇（虫草酸）、核苷类（腺苷等）、麦角

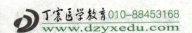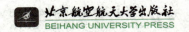

甾醇、虫草多糖、生物碱。腺苷与虫草酸是虫草的主要活性成分。△☆

（7）理化鉴别☆

①取本品粉末 2g，加乙醇 30ml，加热回流 30 分钟，滤过，滤液蒸干，残渣加甲醇 2ml 使溶解，作为供试品溶液。另取灵芝对照药材 2g，同法制成对照药材溶液。照薄层色谱法试验，吸取上述两种溶液各 4μl，分别点于同一硅胶 G 薄层板上，以石油醚（60～90℃）- 甲酸乙酯 - 甲酸（15：5：1）的上层溶液为展开剂，展开，取出，晾干，置紫外光灯（365nm）下检视。供试品色谱中，在与对照药材色谱相应的位置上，显相同颜色的荧光斑点。

②取本品粉末 1g，加水 50ml，加热回流 1 小时，趁热滤过，滤液置蒸发皿中，用少量水分次洗涤容器，合并洗液并入蒸发皿中，置水浴上蒸干，残渣用水 5ml 溶解，置 50ml 离心管中，缓缓加入乙醇 25ml，不断搅拌，静置 1 小时，离心（转速为每分钟 4000 转），取沉淀物，用乙醇 10ml 洗涤，离心，取沉淀物，烘干，放冷，加 4mol/L 三氟乙酸溶液 2ml，置 10ml 安瓿瓶或顶空瓶中，封口，混匀，在 120℃水解 3 小时，放冷，水解液转移至 50ml 烧瓶中，用 2ml 水洗涤容器，洗涤液并入烧瓶中，60℃减压蒸干，用 70% 乙醇 2ml 溶解，置离心管中，离心，取上清液作为供试品溶液。另取半乳糖对照品、葡萄糖对照品、甘露糖对照品和木糖对照品适量，精密称定，加 70% 乙醇制成每 1ml 各含 0.1mg 的混合溶液，作为对照品溶液。照薄层色谱法试验，吸取上述两种溶液各 3μl，分别点于同一高效硅胶 G 薄层板上，以正丁醇 - 丙酮 - 水（5：1：1）为展开剂，展开，取出，晾干，喷以对氨基苯甲酸溶液（取 4- 氨基苯甲酸 0.5g，溶于冰醋酸 9ml 中，加水 10ml 和 85% 磷酸溶液 0.5ml，混匀），在 105℃加热约 10 分钟，在紫外光灯（365nm）下检视。供试品色谱中，在与对照品色谱相应的位置上，显相同颜色的荧光斑点。其中最强荧光斑点为葡萄糖，甘露糖和半乳糖荧光斑点强度相近，位于葡萄糖斑点上、下两侧，木糖斑点在甘露糖上，荧光斑点强度最弱。

（8）含量测定：照高效液相色谱法测定，含腺苷（$C_{10}H_{13}N_5O_4$）不得少于 0.010%。☆

3. 灵芝

（1）来源：为多孔菌科真菌赤芝 Ganoderma lucidum（Leyss. ex Fr.）Karst. 或紫芝 Ganoderma sinense Zhao，Xu et Zhang 的干燥子实体。

（2）主产地：赤芝产于华东、西南及河北、山西、江西、广西等省区。紫芝产于浙江、江西、湖南、广西等省区。

（3）采收加工：全年采收，除去杂质，剪除附有朽木、泥沙或培养基质的下端菌柄，阴干或在 40～50℃烘干。☆

（4）性状鉴别

①赤芝：外形呈伞状，菌盖肾形、半圆形或近圆形，直径 10～18cm，厚 1～2cm。皮壳坚硬，黄褐色至红褐色，有光泽，具环状棱纹和辐射状皱纹，边缘薄而平截，常稍内卷。菌肉白色至淡棕色。菌柄圆柱形，侧生，少偏生，长 7～15cm，直径 1～3.5cm，红褐色至紫褐色，光亮。孢子细小，黄褐色。气微香，味苦涩。

②紫芝：皮壳紫黑色，有漆样光泽。菌肉锈褐色。菌柄长 17～23cm。

③栽培品：子实体较粗壮、肥厚，直径 12～22cm，厚 1.5～4cm。皮壳外常被有大量粉尘样的黄褐色孢子。

（5）显微鉴别：粉末浅棕色、棕色至紫褐色。菌丝散在或粘结成团，无色或淡棕色，细长，稍弯曲，有分枝，直径 2.5～6.5μm。孢子褐色，卵形，顶端平截，外壁无色，内壁有疣状突起，长 8～12μm，宽 5～8μm。△☆

（6）主成分：主要含有多糖、三萜类成分，如灵芝多糖、灵芝酸。还含有核苷类、氨基酸类、蛋白质类。△☆

（7）理化鉴别☆

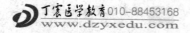 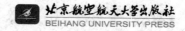

①本品粉末灰白色。不规则颗粒状团块和分枝状团块无色，遇水合氯醛液渐溶化。菌丝无色或淡棕色，细长，稍弯曲，有分枝，直径 3 ～ 8μm，少数至 16μm。

②取本品粉末少量，加碘化钾 - 碘试液 1 滴，显深红色。

③取本品粉末 1g，加乙醚 50ml，超声处理 10 分钟，滤过，滤液蒸干，残渣加甲醇 1ml 使溶解，作为供试品溶液。另取茯苓对照药材 1g，同法制成对照药材溶液。照薄层色谱法试验，吸取上述两种溶液各 2μl，分别点于同一硅胶 G 薄层板上，以甲苯 - 乙酸乙酯 - 甲酸（20 ：5 ：0.5）为展开剂，展开，取出，晾干，喷以 2% 香草醛硫酸溶液 - 乙醇（4 ：1）混合溶液，在 105℃加热至斑点显色清晰。供试品色谱中，在与对照药材色谱相应的位置上，显相同颜色的主斑点。

（8）含量测定：照紫外 - 可见分光光度法测定，按干燥品计算，含灵芝多糖以无水葡萄糖（$C_6H_{12}O_6$）计，不得少于 0.90%，含三萜及甾醇以齐墩果酸（$C_{30}H_{48}O_3$）计，不得少于 0.50%。☆

4. 茯苓

（1）来源：为多孔菌科真菌茯苓 Poria cocos（Schw.）Wolf 的干燥菌核。

（2）主产地：主产于湖北、安徽、云南和贵州等省。栽培或野生，栽培者以湖北、安徽产量大，野生者以云南产者质优，称"云苓"。

（3）采收加工：多于 7 ～ 9 月份采挖，挖出后除去泥沙，堆置"发汗"后，摊开晾至表面干燥，再"发汗"，反复数次至现皱纹、内部水分大部散失后，阴干，称为"茯苓个"；或将鲜茯苓按不同部位切制，阴干，分别称为"茯苓块"和"茯苓片"。☆

（4）性状鉴别

①茯苓个：呈类球形、椭圆形、扁圆形或不规则团块，大小不一。外皮薄而粗糙，棕褐色至黑褐色，有明显的皱缩纹理。体重，质坚实，断面颗粒性，有的具裂隙，外层淡棕色，内部白色，少数淡红色，有的中间抱有松根。气微，味淡，嚼之粘牙。

②茯苓块：为去皮后切制的茯苓，呈立方块状或方块状厚片，大小不一。白色、淡红色或淡棕色。

③茯苓片：为去皮后切制的茯苓，呈不规则厚片，厚薄不一。白色、淡红色或淡棕色。

（5）显微鉴别：粉末灰白色。不规则颗粒状团块和分枝状团块无色，遇水合氯醛液渐溶化。菌丝无色或淡棕色，细长，稍弯曲，有分枝，直径 3 ～ 8μm，少数至 16μm。△☆

（6）主成分：含多糖和三萜类成分。多糖中的 β - 茯苓聚糖水解后生成茯苓次聚糖，亦称茯苓多糖。三萜类中含茯苓酸等成分。此外，尚含氨基酸及微量元素等。△☆

（7）理化鉴别：取本品粉末 1g，加甲醇 20ml，超声处理 30 分钟，滤过，取滤液作为供试品溶液。取麦角甾醇对照品，加甲醇制成每 1ml 含 1mg 的溶液，作为对照品溶液。照薄层色谱法试验，吸取供试品溶液 20μl、对照品溶液 4μl，分别点于同一硅胶 G 薄层板上，以石油醚（60 ～ 90℃）- 乙酸乙酯（3 ：1）为展开剂，展开，取出，晾干，喷以 2% 香草醛硫酸溶液，在 105℃加热至斑点显色清晰。供试品色谱中，在与对照品色谱相应的位置上，显相同颜色的斑点。☆

（8）含量测定：照高效液相色谱法测定，按干燥品计算，药材含麦角甾醇（$C_{28}H_{44}O$）不得少于 0.070%，饮片含麦角甾醇（$C_{28}H_{44}O$）不得少于 0.050%。△☆

5. 猪苓

（1）来源：为多孔菌科真菌猪苓 Polyporus umbellatus（Pers.）Fries 的干燥菌核。

（2）主产地：主产于陕西、云南、河南、山西等省。野生，人工栽培已获成功。

（3）采收加工：春、秋二季采挖，除去泥沙，干燥。☆

（4）性状鉴别：呈条形、类圆形或扁块状，有的有分枝，长 5 ～ 25cm，直径 2 ～ 6cm。表面黑色、灰黑色或棕黑色，皱缩或有瘤状突起。体轻，质硬，断面类白色或黄白色，略呈颗粒状。气微，味淡。

（5）显微鉴别：切面全体由菌丝紧密交织而成。外层厚 27 ～ 54μm，菌丝棕色，不易分离；内部菌丝无色，弯曲，直径 2 ～ 10μm，有的可见横膈，有分枝或呈结节状膨大。菌丝间有众多草酸钙方晶，

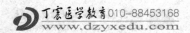
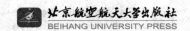

大多呈正方八面体形、规则的双锥八面体形或不规则多面体，直径 3 ～ 60μm，长至 68μm，有时数个结晶集合。△☆

（6）主成分：主含多聚糖和甾醇类成分，如猪苓多糖、麦角甾醇等。△☆

6. 雷丸

（1）来源：为白蘑科真菌雷丸 Omphalia lapidescens Schroet. 的干燥菌核。

（2）主产地：主产于四川、云南、广西、陕西等省区。

（3）采收加工：秋季采挖，洗净，晒干。☆

（4）性状鉴别：为类球形或不规则团块，直径 1 ～ 3cm。表面黑褐色或棕褐色，有略隆起的不规则网状细纹。质坚实，不易破裂，断面不平坦，白色或浅灰黄色，常有黄白色大理石样纹理。气微，味微苦，嚼之有颗粒感，微带黏性，久嚼无渣。断面色褐呈角质样者，不可供药用。

（5）显微鉴别：粉末灰黄色、棕色或黑褐色。菌丝黏结成大小不一的不规则团块，无色，少数黄棕色或棕红色。散在的菌丝较短，有分枝，直径约 4μm。草酸钙方晶细小，直径约至 8μm，有的聚集成群。加硫酸后可见多量针状结晶。△☆

（6）理化鉴别：取本品粉末 6g，加乙醇 30ml，超声处理 30 分钟，滤过，滤液蒸干，残渣加甲醇 0.5ml 使溶解，作为供试品溶液。另取麦角甾醇对照品，加甲醇制成每 1ml 含 2mg 的溶液，作为对照品溶液。照薄层色谱法试验，吸取上述两种溶液各 10μl，分别点于同一硅胶 G 薄层板上，使成条状，以石油醚（60 ～ 90℃）- 乙酸乙酯 - 甲酸（7：4：0.3）为展开剂，展开，取出，晾干，喷以 10% 磷钼酸乙醇溶液，在 140℃加热至斑点显色清晰。供试品色谱中，在与对照品色谱相应的位置上，显相同颜色的斑点。☆

（7）含量测定：照紫外 - 可见分光光度法测定，按干燥品计算，含雷丸素以牛血清白蛋白计，不得少于 0.60%。☆

7. 马勃

（1）来源：为灰包科真菌脱皮马勃 Lasiosphaera fenzlii Reich.、大马勃 Calvatia gigantea（Batsch ex Pers.）Lloyd 或紫色马勃 Calvatia lilacina（Mont.et Berk.）Lloyd 的干燥子实体。

（2）主产地：脱皮马勃主产于辽宁、甘肃、江苏、安徽等省。大马勃主产于内蒙古、青海、河北、甘肃等省区。紫色马勃主产于广东、广西、江苏、湖北等省区。

（3）采收加工：夏、秋二季子实体成熟时及时采收，除去泥沙，干燥。☆

（4）性状鉴别

①脱皮马勃：呈扁球形或类球形，无不孕基部，直径 15 ～ 20cm。包被灰棕色至黄褐色，纸质，常破碎呈块片状，或已全部脱落，孢体灰褐色或浅褐色，紧密，有弹性，用手撕之，内有灰褐色棉絮状的丝状物。触之则孢子呈尘土样飞扬，手捻有细腻感。臭似尘土，无味。

②大马勃：不孕基部小或无。残留的包被由黄棕色的膜状外包被和较厚的灰黄色的内包被所组成，光滑，质硬而脆，成块脱落。孢体浅青褐色，手捻有润滑感。

③紫色马勃：呈陀螺形，或已压扁呈扁圆形，直径 5 ～ 12cm，不孕基部发达。包被薄，两层，紫褐色，粗糙，有圆形凹陷，外翻，上部常裂成小块或已部分脱落。孢体紫色。

（5）理化鉴别☆

①取本品置火焰上，轻轻抖动，即可见微细的火星飞扬，熄灭后，发生大量白色浓烟。

②取本品碎块 1g，加乙醇与（0.1mol/L 氢氧化钠溶液各 8ml，浸湿，低温烘干，缓缓炽灼于 700℃，使完全灰化，放冷，残渣加水 10ml 使溶解，滤过，滤液显磷酸盐的鉴别反应。

③取本品粉末 1g，加二氯甲烷 40ml，加热回流 1 小时，放冷，滤过，滤液蒸干，残渣加二氯甲烷 1ml 使溶解，作为供试品溶液。另取马勃对照药材 1g，同法制成对照药材溶液。照薄层色谱法试验，吸取上述两种溶液各 5μl，分别点于同一硅胶 G 薄层板上，以环己烷 - 丙酮 - 乙醚（10：1：2）为

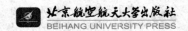

展开剂，展开，取出，晾干，置紫外光灯（365mn）下检视。供试品色谱中，在与对照药材色谱相应的位置上，显相同颜色的荧光主斑点。

8. 松萝

（1）来源：为松萝科植物松萝 Usnea diffracta Vain. 或长松萝 Usnea longissima Ach. 的干燥地衣体。

（2）主产地：松萝主产于湖北、湖南、贵州、四川等省；长松萝主产于广西、四川、云南等省区。

（3）采收加工：全年可采，去杂质，晒干。☆

（4）性状鉴别

①松萝：地衣体长 10～40cm，呈二叉状分枝，基部直径 0.8～1.5mm。表面灰绿色或黄绿色，粗枝表面有明显的环状裂纹。质柔韧，略有弹性，不易折断，断面可见中央有线状强韧的中轴。气微，味酸。

②长松萝：地衣体呈丝状，长可达 1.3m，主轴单一，两侧侧枝密生，侧枝长 0.3～1.5cm，似蜈蚣足状。

历年考点串讲

　　藻、菌、地衣类中药的内容是考试必考内容。重点复习藻、菌、地衣类中药性状鉴别和显微鉴别的特点。常见的考题方式：药材及饮片的形态、质地、表面特征、组织结构、粉末特征等。

　　常考的细节有：

　　1. 藻类是植物界中一群最原始的低等植物，主要生活在水中，植物体大小不一，形态各异，有的个体很小，直径只有几微米；大的可长达百米以上。

　　2. 菌类中药主要是菌丝较发达的高等真菌以于实体、菌核或子座与菌核共同入药，其中又以子囊菌纲和担子菌纲真菌居多。

　　3. 地衣是由一种藻类和一种真菌高度结合的共生复合体，它们在形态、构造、生理和遗传上都已经形成了一类单独的生物类型。组成地衣的真菌绝大多数为子囊菌，少数为担子菌。组成地衣的藻类是蓝藻及绿藻。

第十节　树脂类中药

一、树脂类中药概述

　　1. 树脂类中药的化学组成和分类　树脂类中药是一类较常用的药物，它们是植物的分泌物或渗出物或经提取、精制而成的树脂。树脂是一类化学组成比较复杂的物质，一般认为，树脂是由植物体内的挥发油成分如萜类，经过复杂的化学变化如氧化、聚合、缩合等作用而形成的。

　　树脂主要由树脂酸、树脂醇、树脂酯、树脂烃等多种成分组成。树脂酸是分子量大、构造复杂的不挥发性成分，多游离存在，如松香酸、乳香酸等；树脂醇在树脂中呈游离状态或与芳香酸结合成酯存在；树脂酯是树脂醇与树脂酸或芳香酸结合的酯，其中的芳香酸又称香脂酸，多为香树脂的活性成分；树脂烃是一类化学性质较稳定的高分子环状化合物。在树脂中常混有挥发油、树胶及游离芳香酸

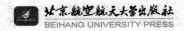

等成分。药用树脂通常是根据其中所含的主要化学组成分为下列各类：

（1）单树脂类：一般不含或极少含挥发油及树胶的树脂。通常又可分为以下几类：

①酸树脂：主成分为树脂酸，如松香。

②酯树脂：主成分为树脂酯，如枫香脂、血竭。

③混合树脂：无明显主成分，如洋乳香。

（2）胶树脂类：主成分为树脂和树胶，如藤黄。

（3）油胶树脂：主成分为树脂、挥发油和树胶，如乳香、没药、阿魏。

（4）油树脂类：主成分为树脂和挥发油，如油松脂、加拿大松油树脂。

（5）香树脂类：主成分为树脂、游离芳香酸、挥发油，如苏合香、安息香。

2. 树脂类中药的通性　树脂一般认为是植物组织的正常代谢产物或分泌物，常和挥发油并存于植物的分泌细胞、树脂道或导管中。大多为无定形固体，少数为半固体，质硬而脆。它们不溶于水，也不吸水膨胀；在碱性溶液中能部分或完全溶解，在酸性溶液中不溶；易溶于乙醇、乙醚、氯仿等有机溶剂；加热软化而后熔融，冷却后质硬脆，燃烧时有浓烟及明亮的火焰，并发出特殊的香气或臭气。将树脂的乙醇溶液蒸干，可形成薄膜状物质。

二、常用树脂类中药的鉴定

1. 苏合香

（1）来源：为金缕梅科植物苏合香树 Liquidimibar orientalis Mill. 的树干渗出的香树脂经加工精制而成。

（2）主产地：主产于土耳其南部以及叙利亚、埃及、索马里等国。现我国广西、云南有引种。

（3）性状鉴别：为半流动性的浓稠液体。棕黄色或暗棕色，半透明。质黏稠。气芳香。

（4）主成分：油状液体中含有苯乙烯、乙酸桂皮素、肉桂酸、桂皮醛、桂皮醇酯、肉桂酸苯丙酯、香草醛及游离桂皮酸等。△☆

（5）理化鉴别☆

①取本品 1g 与细沙 3g 混合后，置试管中，加高锰酸钾试液 5ml，微热，即产生显著的苯甲醛香气。

②取本品 1g，加乙醚 10ml 溶解，上清液作为供试品溶液。另取桂皮醛、肉桂酸对照品，加乙醚制成每 1ml 各含 1mg 的溶液，作为对照品溶液。照薄层色谱法试验，吸取上述供试品溶液 2μl、对照品溶液各 1μl，分别点于同一硅胶 GF254 薄层板上，以石油醚（30～60℃）- 正己烷 - 甲酸乙酯 - 甲酸（10：30：15：1）为展开剂，在 10～15℃展开，取出，晾干，置紫外光灯（254nm）下检视。供试品色谱中，在与对照品色谱相应的位置上，显相同颜色的斑点。

（6）含量测定：照高效液相色谱法测定，按干燥品计算，含肉桂酸（$C_9H_8O_2$）不得少于5.0%。☆

2. 乳香

（1）来源：为橄榄科植物乳香树 Boswellia carterii Birdw. 及同属植物 Boswellia bhawdajiana Birdw. 树皮渗出的树脂。

（2）主产地：主产于索马里、埃塞俄比亚及阿拉伯半岛南部。

（3）性状鉴别：呈长卵形滴乳状、类圆形颗粒或粘合成大小不等的不规则块状物。大者长达 2cm（乳香珠）或 5cm（原乳香）。表面黄白色，半透明，被有黄白色粉末，久存则颜色加深。质脆，遇热软化。破碎面有玻璃样或蜡样光泽。具特异香气，味微苦。

（4）主成分：主含树脂 60%～70%，如 α- 乳香酸、β- 乳香酸，α- 香树脂酮等。还有树胶

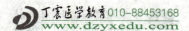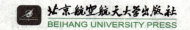

27%～35% 及挥发油 3%～8%。△☆

（5）理化鉴别☆

①本品燃烧时显油性，冒黑烟，有香气；加水研磨成白色或黄白色乳状液。

②索马里乳香：取〔含量测定〕项下挥发油适量，加无水乙醇制成每 1ml 含 2.5mg 的溶液，作为供试品溶液。另取 α-蒎烯对照品，加无水乙醇制成每 1ml 含 0.8mg 的溶液，作为对照品溶液。照气相色谱法试验，以聚乙二醇（PEG-20M）毛细管柱，程序升温；初始温度 50℃，保持 3 分钟，以每分钟 25℃的速率升温至 200℃，保持 1 分钟；进样口温度为 200℃，检测器温度为 220℃，分流比为 20∶1。理论板数按 α-蒎烯峰计算应不低于 7000，分别取对照品溶液与供试品溶液各 1μl，注入气相色谱仪。供试品溶液色谱中应呈现与对照品溶液色谱峰保留时间相一致的色谱峰。

③埃塞俄比亚乳香：取乙酸辛酯对照品，加无水乙醇制成每 1ml 含 0.8mg 的溶液，作为对照品溶液。同索马里乳香鉴别方法试验，供试品溶液色谱中应呈现与对照品溶液色谱峰保留时间相一致的色谱峰。

（6）含量测定：照挥发油测定法测定，索马里乳香含挥发油不得少于 6.0%（ml/g），埃塞俄比亚乳香含挥发油不得少于 2.0%（ml/g）。☆

3．没药

（1）来源：为橄榄科植物地丁树 Commiphora myrrha Engl. 或哈地丁树 Commiphora molmol Engl. 的干燥树脂。

（2）主产地：主产于非洲东北部的索马里、埃塞俄比亚、阿拉伯半岛南部及印度等地。以索马里所产没药最佳。

（3）性状鉴别

①天然没药：呈不规则颗粒性团块，大小不等，大者直径长达 6cm 以上。表面黄棕色或红棕色，近半透明部分呈棕黑色，被有黄色粉尘。质坚脆，破碎面不整齐，无光泽。有特异香气，味苦而微辛。

②胶质没药：呈不规则块状和颗粒，多黏结成大小不等的团块，大者直径长达 6cm 以上，表面棕黄色至棕褐色，不透明，质坚实或疏松，有特异香气，味苦而有黏性。

（4）主成分：含树脂 25%～35%，树脂中含有 α-、β-、γ-没药脂酸、次没药脂酸及 α-、β-罕没药脂酚、乙酸异芳香脂、β-乙酸异芳香脂、没药萜醇等。含树胶 57%～61%，类似阿拉伯树胶，水解后得阿拉伯糖、木糖、半乳糖等。含挥发油 7%～17%，油中含丁香酚、间甲基苯酚、桂皮醛等。△☆

（5）理化鉴别☆

①取本品粉末 0.1g，加乙醚 3ml，振摇，滤过，滤液置蒸发皿中，挥尽乙醚，残留的黄色液体滴加硝酸，显褐紫色。

②取本品粉末少量，加香草醛试液数滴，天然没药立即显红色，继而变为红紫色，胶质没药立即显紫红色，继而变为蓝紫色。

③取〔含量测定〕项下的挥发油适量，加环己烷制成每 1ml 含天然没药 10mg 或胶质没药 50mg 的溶液，作为供试品溶液。另取天然没药对照药材或胶质没药对照药材各 2g，照挥发油测定法加环己烷 2ml，缓缓加热至沸，并保持微沸约 2.5 小时，放置后，取环己烷溶液作为对照药材溶液。照薄层色谱法试验，吸取上述两种溶液各 4μl，分别点于同一硅胶 G 薄层板上，以环己烷-乙醚（4∶1）为展开剂，展开，取出，晾干，立即喷以 10% 硫酸乙醇溶液，在 105℃加热至斑点显色清晰。供试品色谱中，在与对照药材色谱相应的位置上，显相同颜色的斑点。

（6）含量测定：照挥发油测定法测定，药材含挥发油天然没药不得少于 4.0%（ml/g），胶质没药不得少于 2.0%（ml/g），饮片含挥发油不得少于 2.0%（ml/g）。☆

4．阿魏

（1）来源：为伞形科植物新疆阿魏 Ferula sinkiangensis K. M. Shen 或阜康阿魏 Ferula fukanensis K.

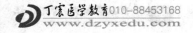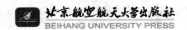

M. Shen 的树脂。

（2）主产地：主产于新疆伊犁州、阜康等地。

（3）性状鉴别：呈不规则的块状和脂膏状。颜色深浅不一，表面蜡黄色至棕黄色。块状者体轻，质地似蜡，断面稍有孔隙；新鲜切面颜色较浅，放置后色渐深。脂膏状者黏稠，灰白色。具强烈而持久的蒜样特异臭气，味辛辣，嚼之有灼烧感。

（4）主成分：含挥发油 3% ～ 19.5%，主要成分为萜烯及多种二硫化物；硫化物含量约 16.4%，其中仲丁基丙烯基二硫化物是本品具蒜臭的原因。含树脂约 24.4%，主含阿魏树脂鞣醇、阿魏内酯等。尚含树胶约 25%，以及游离阿魏酸约 1.3% 等。△☆

（5）理化鉴别：取本品粉末 0.5g，加稀盐酸 20ml，超声处理 10 分钟，取上清液（必要时离心）用乙醚（40ml、20ml）振摇提取 2 次，合并乙醚液，挥干，残渣加无水乙醇 1ml 使溶解，作为供试品溶液。另取阿魏酸对照品，加乙醇 -5% 冰醋酸（1：4）的混合溶液，制成每 1ml 含 1mg 的溶液，作为对照品溶液。照薄层色谱法试验，吸取上述两种溶液各 2μl，分别点于同一硅胶 G 薄层板上，以环己烷 - 二氯甲烷 - 冰醋酸（8：8：1）为展开剂，展开，取出，晾干，喷以 1% 三氯化铁乙醇溶液 -1% 铁氰化钾溶液（1：1）混合溶液（临用配制）。供试品色谱中，在与对照品色谱相应的位置上，显相同颜色的斑点。☆

（6）含量测定：照挥发油测定法测定，含挥发油不得少于 10.0%（ml/g）。☆

5. 安息香

（1）来源：为安息香科植物白花树 Styrax tonkinensis（Pierre）Craib ex Hart. 的干燥树脂。

（2）主产地：主产于广西、云南、广东等省区，进口安息香主产于印度尼西亚、泰国。

（3）性状鉴别：为不规则的小块，稍扁平，常黏结成团块。表面橙黄色，具蜡样光泽（自然出脂）；或为不规则的圆柱状、扁平块状。表面灰白色至淡黄白色（人工割脂）。质脆，易碎，断面平坦，白色，放置后逐渐变为淡黄棕色至红棕色。加热则软化熔融。气芳香，味微辛，嚼之有沙粒感。

（4）主成分：含树脂 70% ～ 80%，其中总香脂酸约 28%，游离香脂酸约 15.8%。主成分为泰国树脂酸、苯甲酸松柏醇酯，并含苯甲酸 11.7%、苯甲酸桂皮醇酯 2.3%、香草醛 0.3%，不含肉桂酸。△☆

（5）理化鉴别☆

①取本品约 0.25g，置干燥试管中，缓缓加热，即发生刺激性香气，并产生多数棱柱状结晶的升华物。

②取本品约 0.1g，加乙醇 5ml 研磨，滤过，滤液加 5% 三氯化铁乙醇溶液 0.5ml，即显亮绿色，后变为黄绿色。

③取本品粉末 0.1g，加甲醇 2ml，超声处理 5 分钟，取上清液作为供试品溶液。另取安息香对照药材 0.1g，同法制成对照药材溶液。再取苯甲酸对照品，加甲醇制成每 1ml 含 4mg 的溶液，作为对照品溶液。照薄层色谱法试验，吸取上述三种溶液各 5μl，分别点于同一硅胶 GF254 薄层板上，以石油醚（60 ～ 90℃）- 正己烷 - 乙酸乙酯 - 冰醋酸（6：4：3：0.5）为展开剂，展开，取出，晾干，置紫外光灯（254nm）下检视。供试品色谱中，在与对照药材色谱和对照品色谱相应的位置上，显相同颜色的斑点。

（6）含量测定：照高效液相色谱法测定，含总香脂酸以苯甲酸（$C_7H_6O_2$）计，不得少于 27.0%。☆

6. 血竭

（1）来源：为棕榈科植物麒麟竭 Daemonorops draco Bl. 果实渗出的树脂经加工制成。

（2）主产地：麒麟竭主产于印度尼西亚的加里曼丹和苏门答腊及印度、马来西亚等国。

（3）性状鉴别：略呈类圆四方形或方砖形，表面暗红，有光泽，附有因摩擦而成的红粉。质硬而脆，破碎面红色，研粉为砖红色。气微，味淡。在水中不溶，在热水中软化。

（4）主成分：主含红色树脂酯约 57%，从中分离出结晶形红色素如血竭素、血竭红素、去甲基血竭红素、（2S)-5- 甲氧基黄烷 -7- 醇等。红色树脂为血竭树脂鞣质与苯甲酸及苯甲酰乙酸的化合物。其次，

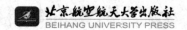

含有机酸，如松脂酸、异松脂酸、去氢松香酸等。△☆

（5）理化鉴别☆

①取本品粉末 0.1g，加乙醚 10ml，密塞，振摇 10 分钟，滤过，取滤液作为供试品溶液。另取血竭对照药材 0.1g，同法制成对照药材溶液。照薄层色谱法试验，吸取供试品溶液、对照药材溶液及〔含量测定〕项下血竭素高氯酸盐对照品溶液各 10 ～ 20μl，分别点于同一硅胶 G 薄层板上，以三氯甲烷 -甲醇（19 : 1）为展开剂，展开，取出，晾干。供试品色谱中，在与对照药材色谱和对照品色谱相应的位置上，显相同的橙色斑点。

②取本品粉末 0.5g，加乙醇 10ml，密塞，振摇 10 分钟，滤过，滤液加稀盐酸 5ml，混匀，析出棕黄色沉淀，放置后逐渐凝成棕黑色树脂状物。取树脂状物，用稀盐酸 10ml 分次充分洗涤，弃去洗液，加 20% 氢氧化钾溶液 10ml，研磨，加三氯甲烷 5ml 振摇提取，三氯甲烷层显红色，取三氯甲烷液作为供试品溶液。另取血竭对照药材 0.5g，同法制成对照药材溶液。照薄层色谱法试验，吸取上述两种溶液各 10 ～ 20μl，分别点于同一硅胶 G 薄层板上，以三氯甲烷 - 甲醇（19 : 1）为展开剂，展开，取出，晾干。供试品色谱中，在与对照药材色谱相应的位置上，显相同的橙色斑点。

（6）含量测定：照高效液相色谱法测定，血竭素（$C_{17}H_{14}O_3$）不得少于 1.0%。☆

历年考点串讲

树脂类中药类的内容是考试必考内容。重点复习树脂类中药性状鉴别和显微鉴别的特点。常见的考题方式：药材及饮片的形态、质地、表面特征、组织结构、粉末特征等。

常考的细节有：

1. 树脂是一类化学组成比较复杂的物质，一般认为，树脂是由植物体内的挥发油成分如萜类，经过复杂的化学变化如氧化、聚合、缩合等作用而形成的。

2. 树脂主要由树脂酸、树脂醇、树脂酯、树脂烃等多种成分组成。

3. 树脂一般认为是植物组织的正常代谢产物或分泌物，常和挥发油并存于植物的分泌细胞、树脂道或导管中。

第十一节　其他类中药

一、常用其他类中药概述☆

1. **药用部位**　其他类中药主要是以植物体的加工制品、分泌物或蕨类植物的孢子等入药的一类特殊中药，虽然种类较少，但有些仍为临床常用品种，如冰片、青黛、海金沙、神曲等。本类中药主要包括：

（1）以植物体的某部分或间接使用植物的某些制品为原料，经过不同的加工处理所得到的产品，如冰片、芦荟、青黛等。

（2）蕨类植物的成熟孢子，如海金沙。

（3）植物器官因昆虫的寄生而形成的虫瘿，如五倍子。

（4）植物体分泌或渗出的非树脂类混合物，如天竺黄。

2. **鉴别要点**　鉴于本类中药来源复杂，其鉴别方法可根据具体品种而异。一般不具有动植物构

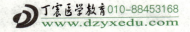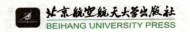

造组织的，可采用性状鉴别法和理化鉴别法；如具有植物或动物结构组织的，除进行性状鉴别和理化鉴别外，尚可进行显微鉴别。

二、常用其他类中药鉴定

1. 海金沙

（1）来源：为海金沙科植物海金沙 Lygodium japonicum（Thunb.）Sw. 的干燥成熟孢子。

（2）主产地：主产于广东、浙江、江苏、湖北、湖南等省。

（3）性状鉴别：呈粉末状，棕黄色或浅棕黄色。体轻，手捻有光滑感，置手中易由指缝滑落。气微，味淡。

（4）显微鉴别：粉末棕黄色或浅棕黄色。孢子为四面体、三角状圆锥形，顶面观三面锥形，可见三叉状裂隙，侧面观类三角形，底面观类圆形，直径 60～85μm，外壁有颗粒状雕纹。△☆

（5）主成分：含水溶性成分海金沙素；其次为脂肪酸，包括油酸、亚油酸、棕榈酸和肉豆蔻酸等；此外，尚含反式-对-香豆酸、咖啡酸等。△☆

（6）理化鉴别

①取本品少量，撒于火上，即发出轻微爆鸣及明亮的火焰。

②本品粉末棕黄色或浅棕黄色。孢子为四面体、三角状圆锥形，顶面观三面锥形，可见三叉状裂隙，侧面观类三角形，底面观类圆形，直径 60～85μm，外壁有颗粒状雕纹。

③取本品 1g，加甲醇 25ml，超声处理 30 分钟，滤过，滤液蒸干，残渣加甲醇 0.5ml 使溶解，作为供试品溶液。另取海金沙对照药材 1g，同法制成对照药材溶液。照薄层色谱法试验，吸取上述两种溶液各 5μl，分别点于同一聚酰胺薄膜上，以甲醇-冰醋酸-水（4:1:5）为展开剂，展开，取出，晾干，喷以三氯化铝试液，晾干，置紫外光灯（365nm）下检视。供试品色谱中，在与对照药材色谱相应的位置上，显相同颜色的荧光斑点。☆

2. 青黛

（1）来源：为爵床科植物马蓝 Baphicacanthus cusia（Nees）Bremek.、蓼科植物蓼蓝 Polygonum tinctorium Ait. 或十字花科植物菘蓝 Isatis indigotica Fort. 的叶或茎叶经加工制得的干燥粉末、团块或颗粒。

（2）主产地：主产于福建、河北、江苏、云南、安徽等省。

（3）性状鉴别：为深蓝色的粉末，体轻，易飞扬；或呈不规则多孔性的团块、颗粒，用手搓捻即成细末。微有草腥气，味淡。

（4）主成分：含靛玉红和靛蓝。马蓝制成的青黛尚含异靛蓝、靛黄、靛棕等。蓼蓝制成的青黛尚含靛苷、菘蓝苷、色氨酸、青黛酮等。菘蓝制成的青黛尚含靛红等。△☆

（5）理化鉴别☆

①取本品少量，用微火灼烧，有紫红色的烟雾产生。

②取本品少量，滴加硝酸，产生气泡并显棕红色或黄棕色。

③取本品 50mg，加三氯甲烷 5ml，充分搅拌，滤过，滤液作为供试品溶液。另取靛蓝对照品、靛玉红对照品，加三氯甲烷分别制成每 1ml 含 1mg 和 0.5mg 的溶液，作为对照品溶液。照薄层色谱法试验，吸取上述三种溶液各 5μl，分别点于同一硅胶 G 薄层板上，以甲苯-三氯甲烷-丙酮（5:4:1）为展开剂，展开，取出，晾干。供试品色谱中，在与对照品色谱相应的位置上，显相同的蓝色和浅紫红色的斑点。

（6）含量测定：照高效液相色谱法测定，按干燥品计算，含靛蓝（$C_{16}H_{10}N_2O_2$）不得少于 2.0%，含靛玉红（$C_{16}H_{10}N_2O_2$）不得少于 0.13%。☆

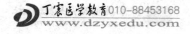
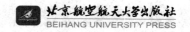

3. 儿茶

（1）来源：为豆科植物儿茶 Acacia catechu（L.f.）Willd. 去皮枝、干的干燥煎膏。

（2）主产地：主产于云南西双版纳傣族自治州一带。

（3）性状鉴别：呈方形或不规则块状，大小不一。表面棕褐色或黑褐色，光滑而稍有光泽。质硬，易碎，断面不整齐，具光泽，有细孔，遇潮有黏性。气微，味涩、苦，略回甜。

（4）显微鉴别：粉末棕褐色。可见针状结晶及黄棕色块状物。△☆

（5）主成分：含儿茶鞣质 20% ～ 50%、儿茶素 2% ～ 20%、表儿茶素及儿茶鞣红等。此外，尚含槲皮素、树胶及低聚糖等。△☆

（6）理化鉴别☆

①取火柴杆浸于本品水浸液中，使轻微着色，待干燥后，再浸入盐酸中立即取出，置火焰附近烘烤，杆上即显深红色。

②取本品粉末 0.5g，加乙醚 30ml，超声处理 10 分钟，滤过，滤液蒸干，残渣加甲醇 5ml 使溶解，作为供试品溶液。另取儿茶素对照品、表儿茶素对照品，加甲醇制成每 1ml 各含 0.2mg 的混合溶液，作为对照品溶液。照薄层色谱法试验，吸取供试品溶液 5μl、对照品溶液 2μl，分别点于同一纤维素预制板上，以正丁醇 - 醋酸 - 水（3：2：1）为展开剂，展开，取出，晾干，喷以 10% 硫酸乙醇溶液，加热至斑点显色清晰。供试品色谱中，在与对照品色谱相应的位置上，显相同的红色斑点。

（7）含量测定：用高效液相色谱法测定，含儿茶素（$C_{15}H_{14}O_6$）和表儿茶素（$C_{15}H_{14}O_6$）的总量不得少于 21.0%。☆

4. 冰片

（1）来源

①冰片（合成龙脑）是由樟脑、松节油等经化学方法合成的结晶，又名"机制冰片"。

②天然冰片（右旋龙脑）为樟科植物樟 Cinnamomum camphora（L.）Presl 的新鲜枝、叶经提取加工制成。

（2）性状鉴别：为无色透明或白色半透明的片状松脆结晶；气清香，味辛、凉；具挥发性，点燃发生浓烟，并有带光的火焰。

（3）主成分：主含消旋龙脑及异龙脑等。△☆

（4）理化鉴别☆

①取本品 10mg，加乙醇数滴使溶解，加新制的 1% 香草醛硫酸溶液 1 ～ 2 滴，即显紫色。

②取本品 3g，加硝酸 10ml，即产生红棕色的气体，待气体产生停止后，加水 20ml，振摇，滤过，滤渣用水洗净后，有樟脑臭。

（5）含量测定：用气相色谱法测定，冰片含龙脑（$C_{10}H_{18}O$）不得少于 55.0%，天然冰片含右旋龙脑（$C_{10}H_{18}O$）不得少于 96.0%。☆

5. 五倍子

（1）来源：为漆树科植物盐肤木 Rhus chinensis Mill.、青麸杨 Rhus potaninii Maxim. 或红麸杨 Rhus punjabensis Stew. var. sinica（Diels）Rehd. et Wils. 叶上的虫瘿，主要由五倍子蚜 Melaphis chinensis（Bell）Baker 寄生而形成。

（2）主产地：主产于四川、贵州、云南、陕西等省。

（3）性状鉴别

①肚倍：呈长圆形或纺锤形囊状，长 2.5 ～ 9cm，直径 1.5 ～ 4cm。表面灰褐色或灰棕色，微有柔毛。质硬而脆，易破碎，断面角质样，有光泽，壁厚 0.2 ～ 0.3cm，内壁平滑，有黑褐色死蚜虫及灰色粉状排泄物。气特异，味涩。

②角倍：呈菱形，具不规则的钝角状分枝，柔毛较明显，壁较薄。

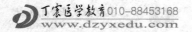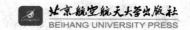

（4）主成分：含五倍子鞣质，习称五倍子鞣酸，含量 50% ～ 70%。尚含没食子酸 2% ～ 4%、脂肪、树脂及蜡质等。△☆

（5）理化鉴别：取本品粉末 0.5g，加甲醇 5ml，超声处理 15 分钟，滤过，滤液作为供试品溶液。另取五倍子对照药材 0.5g，同法制成对照药材溶液。再取没食子酸对照品，加甲醇制成每 1ml 含 1mg 的溶液，作为对照品溶液。照薄层色谱法试验，吸取上述三种溶液各 2μl，分别点于同一硅胶 GF254 薄层板上，以三氯甲烷 - 甲酸乙酯 - 甲酸（5∶5∶1）为展开剂，展开，取出，晾干，置紫外光灯（254nm）下检视。供试品色谱中，在与对照药材色谱和对照品色谱相应的位置上，显相同颜色的斑点。☆

（6）含量测定☆

①用鞣质含量测定法测定，按干燥品计算，含鞣质不得少于 50.0%。

②用高效液相色谱法测定。按干燥品计算，含鞣质以没食子酸（$C_7H_6O_5$）计，不得少于 50.0%。

6. 芦荟

（1）来源：为百合科植物库拉索芦荟 Aloe barbadensis Miller、好望角芦荟 Aloe ferox Miller 或其他同属近缘植物叶的汁液浓缩干燥物。

（2）主产地：主产于南美洲的库拉索、阿律巴、博内耳等小岛及西印度群岛，我国南方部分省区有引种。

（3）性状鉴别

①库拉索芦荟呈不规则块状，常破裂为多角形，大小不一。表面呈暗红褐色或深褐色，无光泽。体轻，质硬，不易破碎，断面粗糙或显麻纹。富吸湿性。有特殊臭气，味极苦。

②好望角芦荟：表面呈暗褐色，略显绿色，有光泽。体轻，质松，易碎，断面玻璃样而有层纹。

（4）主成分：主含芦荟苷、异芦荟苷、芦荟大黄素等。△☆

（5）理化鉴别☆

①取本品粉末 0.5g，加水 50ml，振摇，滤过，取滤液 5ml，加硼砂 0.2g，加热使溶解，取溶液数滴，加水 30ml，摇匀，显绿色荧光，置紫外光灯（365nm）下观察，显亮黄色荧光；再取滤液 2ml，加硝酸 2ml，摇匀，库拉索芦荟显棕红色，好望角芦荟显黄绿色；再取滤液 2ml，加等量饱和溴水，生成黄色沉淀。

②取本品粉末 0.5g，加甲醇 20ml，置水浴上加热至沸，振摇数分钟，滤过，滤液作为供试品溶液。另取芦荟苷对照品，加甲醇制成每 1ml 含 5mg 的溶液，作为对照品溶液。照薄层色谱法试验，吸取上述两种溶液各 5μl，分别点于同一硅胶 G 薄层板上，以乙酸乙酯 - 甲醇 - 水（100∶17∶13）为展开剂，展开，取出，晾干，喷以 10% 氢氧化钾甲醇溶液，置紫外光灯（365nm）下检视。供试品色谱中，在与对照品色谱相应的位置上，显相同颜色的荧光斑点。

（6）含量测定：用高效液相色谱法测定，按干燥品计算，库拉索芦荟含芦荟苷（$C_{21}H_{22}O_9$）不得少于 16.0%，好望角芦荟含芦荟苷不得少于 6.0%。☆

7. 天竺黄

（1）来源：为禾本科植物青皮竹 Bambusa textilis McClure 或华思劳竹 Schizostachyum chinese Rendle 等秆内的分泌液干燥后的块状物。

（2）主产地：主产于云南省，广东、广西等省区亦产。

（3）性状鉴别：为不规则的片块或颗粒，大小不一。表面灰蓝色、灰黄色或灰白色，有的洁白色，半透明，略带光泽。体轻，质硬而脆，易破碎，吸湿性强。气微，味淡。

（4）主成分：含二氧化硅约 90%，另含微量胆碱、甜菜碱、氰苷、核酸酶、尿囊酶、解朊酶、糖化酶、乳化酶以及氧化铅、氢氧化钾、氧化铁、氧化钙等。△☆

（5）理化鉴别☆

①取本品适量，炽灼灰化后，残渣加醋酸 2 滴使湿润，滴加钼酸铵试液 1 滴与硫酸亚铁试液 1 滴，

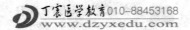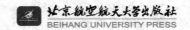

残渣即显蓝色。

②取本品粉末 2g，加盐酸 10ml，振摇 2 分钟，滤过，取滤液备用。取滤纸 1 片，加亚铁氰化钾试液 1 滴，待干后，同一斑点上滴加滤液 1 滴，再缓缓滴加水 10 滴、0.1% 茜素红的乙醇溶液 1 滴，置氨蒸气中熏后，滤纸上可见紫色或蓝紫色环，环中显红色。

③取本品粉末 1g，置 20ml 气相顶空进样瓶或其他耐压容器中，加 6mol/L 盐酸溶液 10ml，加盖密封，置水浴中加热 2 小时，取出，放冷，离心，取上清液，蒸干，残渣加稀乙醇 2ml 使溶解，作为供试品溶液。另取天竺黄对照药材 1g，同法制成对照药材溶液。再取亮氨酸对照品、丙氨酸对照品，分别加稀乙醇制成每 1ml 各含 0.5mg 的溶液，作为对照品溶液。照薄层色谱法试验，吸取上述四种溶液各 2μl，分别点于同一硅胶 G 薄层板上，以正丁醇 - 冰醋酸 - 水（19：5：5）为展开剂，展开，取出，晾干，喷以茚三酮试液，在 105℃加热至斑点显色清晰，在日光下检视。供试品色谱中，在与对照药材色谱及对照品色谱相应的位置上，显相同颜色的斑点。

历年考点串讲

其他类中药类的内容是考试必考内容。重点复习其他类中药性状鉴别和显微鉴别的特点。
常见的考题方式：药材及饮片的形态、质地、表面特征、组织结构、粉末特征等。

常考的细节有：

1. 其他类中药主要包括：

（1）以植物体的某部分或间接使用植物的某些制品为原料，经过不同的加工处理所得到的产品。

（2）蕨类植物的成熟孢子。

（3）植物器官因昆虫的寄生而形成的虫瘿。

（4）植物体分泌或渗出的非树脂类混合物。

2. 其他类中药一般不具有动植物构造组织的，可采用性状鉴别法和理化鉴别法。

3. 其他类中药如具有植物或动物结构组织的，除进行性状鉴别和理化鉴别外，尚可进行显微鉴别。

第十二节　动物类中药

一、动物类中药概述

1. 药用动物的分类　和植物界一样，动物界也划分为若干个等级，如门、纲、目、科、属、种，而以种为分类的基本单位。动物的分类主要是根据动物细胞的分化、胚层的形成、体腔的有无、对称的形式、体节的分化、骨骼的性质、附肢的特点及其他器官系统的发生、发展等基本特征而划分为若干动物类群。在动物分类系统中与药用动物有关的有 10 门，它们是原生动物门；多孔动物门，又称海绵动物门，药用动物如脆针海绵；腔肠动物门，药用动物如海蜇、珊瑚等；扁形动物门；线形动物门；环节动物门，药用动物如蚯蚓、水蛭等；软体动物门，药用动物如石决明、牡蛎、乌贼等；节肢动物门，药用动物如东南亚钳蝎、蜈蚣、土鳖虫、南方大斑蝥等；棘皮动物门，药用动物如海参、海胆；脊索动物门，药用动物如海马、蟾蜍、乌梢蛇、黑熊、梅花鹿、林麝、牛等。

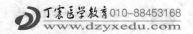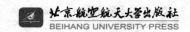

动物类中药药用种类较多的有脊索动物门、节肢动物门和软体动物门，其次是环节动物门和棘皮动物门。

2. **动物类中药的分类** 现代动物类中药的分类有多种方法。有的根据药用动物在自然界的分类地位，按动物类中药在各门中的分布情况，由低等动物到高等动物进行分类；有的按药用部位进行分类；有的按动物药所含不同的化学成分分类；有的按药理作用进行分类或按不同的功效进行分类等。按药用部位分类的常用动物类中药有：

（1）**动物的干燥全体**：如水蛭、全蝎、蜈蚣、斑蝥、土鳖虫、虻虫、九香虫等。

（2）**除去内脏的动物体**：如蚯蚓、蛤蚧、乌梢蛇、蕲蛇、金钱白花蛇等。

（3）**动物体的某一部分**：角类如鹿茸、鹿角、羚羊角、水牛角等，鳞、甲类如穿山甲、龟甲、鳖甲等，骨类如豹骨、狗骨、猴骨等，贝壳类如石决明、牡蛎、珍珠母、海螵蛸、蛤壳、瓦楞子等，脏器类如哈蟆油、鸡内金、紫河车、鹿鞭、海狗肾、水獭肝、刺猬皮等。

（4）**动物的生理产物**：分泌物如麝香、蟾酥、熊胆粉、虫白蜡、蜂蜡等，动物的排泄物如五灵脂、蚕砂、夜明砂等，以及其他生理产物如蝉蜕、蛇蜕、蜂蜜、蜂房等。

（5）**动物的病理产物**：如珍珠、僵蚕、牛黄、马宝、猴枣、狗宝等。

（6）**动物体某一部分的加工品**：如阿胶、鹿角胶、鹿角霜、龟甲胶、血余炭、水牛角浓缩粉等。

二、常用动物类中药的鉴定

1. 地龙

（1）来源：为钜蚓科动物参环毛蚓 Pheretima aspergillum（E.Perrier）、通俗环毛蚓 Pheretima vulgaris Chen、威廉环毛蚓 Pheretima guillelmi（Michaelsen）或栉盲环毛蚓 Pheretima pectinifera Michaelsen 的干燥体。

（2）主产地：广地龙主产于广东、广西、福建；沪地龙主产于上海、浙江、江苏。现在商品为野生与人工养殖。

（3）采收加工：广地龙春季至秋季捕捉，沪地龙夏季捕捉，及时剖开腹部，除去内脏和泥沙，洗净，晒干或低温干燥。☆

（4）性状鉴别

①广地龙：呈长条状薄片，弯曲，边缘略卷，长 15～20cm，宽 1～2cm。全体具环节，背部棕褐色至紫灰色，腹部浅黄棕色；第 14～16 环节为生殖带，习称"白颈"，较光亮。体前端稍尖，尾端钝圆，刚毛圈粗糙而硬，色稍浅。雄生殖孔在第 18 环节腹侧刚毛圈一小孔突上，外缘有数环绕的浅皮褶，内侧刚毛圈隆起，前面两边有横排（一排或二排）小乳突，每边 10～20 个。受精囊孔 2 对，位于 7/8 至 8/9 环节间一椭圆形突起上，约占节周 5/11。体轻，略呈革质，不易折断，气腥，味微咸。

②沪地龙：长 8～15cm，宽 0.5～1.5cm。全体具环节，背部棕褐色至黄褐色，腹部浅黄棕色；第 14～16 环节为生殖带，较光亮。第 18 环节有一对雄生殖孔。通俗环毛蚓的雄交配腔能全部翻出，呈花菜状或阴茎状；威廉环毛蚓的雄交配腔孔呈纵向裂缝状；栉盲环毛蚓的雄生殖孔内侧有 1 或多个小乳突。受精囊孔 3 对，在 6/7 至 8/9 环节间。

（5）显微鉴别：粉末淡灰色或灰黄色。斜纹肌纤维无色或淡棕色，肌纤维散在或相互绞结成片状，多稍弯曲，直径 4～26μm，边缘常不平整。表皮细胞呈棕黄色，细胞界限不明显，有暗棕色的色素颗粒。刚毛少见，常破碎散在，淡棕色或黄棕色，直径 24～32μm，先端多钝圆，有的表面可见纵裂纹。△☆

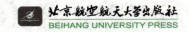

（6）主成分：主含蛋白质，其组成中含 18～20 种氨基酸；脂类成分，均含有 18 种脂肪酸，其中油酸、硬脂酸和花生烯酸的含量最高，占总脂肪酸量的 50% 左右，品种间各组分含量有显著差异。另含琥珀酸、次黄嘌呤、蚯蚓解热碱、蚯蚓素、地龙毒素等。△☆

（7）理化鉴别☆

①取本品粉末 1g，加水 10ml，加热至沸，放冷，离心，取上清液作为供试品溶液。另取赖氨酸对照品、亮氨酸对照品、缬氨酸对照品，加水制成每 1ml 各含 1mg、1mg 和 0.5mg 的溶液，作为对照品溶液。照薄层色谱法试验，吸取上述四种溶液各 3μl，分别点于同一硅胶 G 薄层板上，以正丁醇 - 冰醋酸 - 水（4：1：1）为展开剂，展开，取出，晾干，喷以茚三酮试液，在 105℃加热至斑点显色清晰。供试品色谱中，在与对照品色谱相应的位置上，显相同颜色的斑点。

②取本品粉末 1g，加三氯甲烷 20ml，超声处理 20 分钟，滤过，滤液蒸干，残渣加三氯甲烷 1ml 使溶解，作为供试品溶液。另取地龙对照药材 1g，同法制成对照药材溶液。照薄层色谱法试验，吸取上述两种溶液各 5μl，分别点于同一硅胶 G 薄层板上，以甲苯 - 丙酮（9：1）为展开剂，展开，取出，晾干，置紫外光灯（365nm）下检视。供试品色谱中，在与对照药材色谱相应的位置上，显相同颜色的荧光斑点。

2. 水蛭

（1）来源：为水蛭科动物蚂蟥 Whitmania pigra Whitman、水蛭 Hirudo nipponica Whitman 或柳叶蚂蟥 Whitmania acranulata Whitman 的干燥全体。

（2）主产地：蚂蟥及水蛭产于全国各地。柳叶蚂蟥产于河北、安徽、江苏、福建等省。

（3）采收加工：夏、秋二季捕捉，用沸水烫死，晒干或低温干燥。☆

（4）性状鉴别

①蚂蟥：呈扁平纺锤形，有多数环节，长 4～10cm，宽 0.5～2cm。背部黑褐色或黑棕色，稍隆起，用水浸后，可见黑色斑点排成 5 条纵纹；腹面平坦，棕黄色。两侧棕黄色，前端略尖，后端钝圆，两端各具 1 吸盘，前吸盘不显著，后吸盘较大。质脆，易折断，断面胶质状。气微腥。

②水蛭：扁长圆柱形，体多弯曲扭转，长 2～5cm，宽 0.2～0.3cm。

③柳叶蚂蟥：狭长而扁，长 5～12cm，宽 0.1～0.5cm。

（5）主成分：含蛋白质及肝素、抗凝血酶等抗凝血物质。△☆

（6）含量测定：每 1g 含抗凝血酶活性水蛭应不低于 16.0U；蚂蟥、柳叶蚂蟥应不低于 3.0U。☆

3. 石决明

（1）来源：为鲍科动物杂色鲍 Haliotis diversicolor Reeve、皱纹盘鲍 Haliotis discus hannai Ino、羊鲍 Haliotis ovina Gmelin、澳洲鲍 Haliotis ruber（Leach）、耳鲍 Haliotis asinina Linnaeus 或白鲍 Haliotis laevigata（Donovan）的贝壳。

（2）主产地

①杂色鲍产于我国福建以南沿海，越南、印度尼西亚、菲律宾等国均有分布。

②皱纹盘鲍产于我国辽宁、山东、江苏等沿海，朝鲜、日本均有分布。

③羊鲍、耳鲍产于我国台湾、海南、西沙群岛，澳大利亚、印度尼西亚、菲律宾等国均有分布。

④澳洲鲍产于澳洲、新西兰。

（3）采收加工：夏、秋二季捕捞，去肉，洗净，干燥。☆

（4）性状鉴别

①杂色鲍：呈长卵圆形，内面观略呈耳形，长 7～9cm，宽 5～6cm，高约 2cm。表面暗红色，有多数不规则的螺肋和细密生长线，螺旋部小，体螺部大，从螺旋部顶处开始向右排列有 20 余个疣状突起，末端 6～9 个开孔，孔口与壳面平。内面光滑，具珍珠样彩色光泽。壳较厚，质坚硬，不易破碎。气微，味微咸。

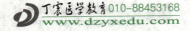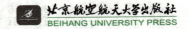

②皱纹盘鲍：呈长椭圆形，长 8 ～ 12cm，宽 6 ～ 8cm，高 2 ～ 3cm。表面灰棕色，有多数粗糙而不规则的皱纹，生长线明显，常有苔藓类或石灰虫等附着物，末端 4 ～ 5 个开孔，孔口突出壳面，壳较薄。

③羊鲍：近圆形，长 4 ～ 8cm，宽 2.5 ～ 6cm，高 0.8 ～ 2cm。壳顶位于近中部而高于壳面，螺旋部与体螺部各占 1/2，从螺旋部边缘有 2 行整齐的突起，尤以上部较为明显，末端 4 ～ 5 个开孔，呈管状。

④澳洲鲍：呈扁平卵圆形，长 13 ～ 17cm，宽 11 ～ 14cm，高 3.5 ～ 6cm。表面砖红色，螺旋部约为壳面的 1/2，螺肋和生长线呈波状隆起，疣状突起 30 余个，末端 7 ～ 9 个开孔，孔口突出壳面。

⑤耳鲍：狭长，略扭曲，呈耳状，长 5 ～ 8cm，宽 2.5 ～ 3.5cm，高约 1cm。表面光滑，具翠绿色、紫色及褐色等多种颜色形成的斑纹，螺旋部小，体螺部大，末端 5 ～ 7 个开孔，孔口与壳平，多为椭圆形，壳薄，质较脆。

⑥白鲍：呈卵圆形，长 11 ～ 14cm，宽 8.5 ～ 11cm，高 3 ～ 6.5cm。表面砖红色，光滑，壳顶高于壳面，生长线颇为明显，螺旋部约为壳面的 1/3，疣状突起 30 余个，末端 9 个开孔，孔口与壳平。

4. 珍珠

（1）来源：为蚌科动物三角帆蚌 Hyriopsis cumingii（Lea）、褶纹冠蚌 Cristaria plicata（Leach）或珍珠贝科动物马氏珍珠贝 Pteria martensii（Dunker）的贝壳。

（2）主产地

①马氏珍珠贝所产的珍珠称海珠，主产于广东廉江，广西合浦、北海，海南及台湾。

②三角帆蚌和褶纹冠蚌所产的珍珠称淡水珠，多为人工培养，主产于浙江、江苏、江西、湖南等省.

（3）采收加工：自动物体内取出，洗净，干燥。☆

（4）性状鉴别：呈类球形、长圆形、卵圆形或棒形，直径 1.5 ～ 8mm。表面类白色、浅粉红色、浅黄绿色或浅蓝色，半透明，光滑或微有凹凸，具特有的彩色光泽。质坚硬，破碎面显层纹。气微，味淡。

（5）显微鉴别△

①粉末类白色。不规则碎块，半透明，具彩虹样光泽。表面显颗粒性，由数层至十数薄层重叠，片层结构排列紧密，可见致密的成层线条或极细密的微波状纹理。

②磨片具同心层纹。

（6）理化鉴别☆

①取本品粉末，加稀盐酸，即产生大量气泡，滤过，滤液显钙盐的鉴别反应。

②取本品，置紫外光灯（365nm）下观察，显浅蓝紫色或亮黄绿色荧光，通常环周部分较明亮。

5. 牡蛎

（1）来源：为牡蛎科动物长牡蛎 Ostrea gigas Thunberg、大连湾牡蛎 Ostrea talienwhanensis Crosse 或近江牡蛎 Ostrea rivularis Gould 的贝壳。

（2）主产地

①长牡蛎主产于山东以北至东北沿海。

②大连湾牡蛎主产于辽宁、河北、山东等省沿海。

③近江牡蛎主产地较广，北起东北，南至广东省、海南省沿海。

（3）采收加工：全年均可捕捞，去肉，洗净，晒干。☆

（4）性状鉴别

①长牡蛎：呈长片状，背腹缘几平行，长 10 ～ 50cm，高 4 ～ 15cm。右壳较小，鳞片坚厚，层状或层纹状排列。壳外面平坦或具数个凹陷，淡紫色、灰白色或黄褐色；内面瓷白色，壳顶二侧无小齿。左壳凹陷深，鳞片较右壳粗大，壳顶附着面小。质硬，断面层状，洁白。气微，味微咸。

②大连湾牡蛎：呈类三角形，背腹缘呈八字形。右壳外面淡黄色，具疏松的同心鳞片，鳞片起伏

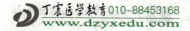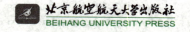

成波浪状，内面白色。左壳同心鳞片坚厚，自壳顶部放射肋数个，明显，内面凹下呈盒状，铰合面小。

③近江牡蛎：呈圆形、卵圆形或三角形等。右壳外面稍不平，有灰、紫、棕、黄等色，环生同心鳞片，幼体者鳞片薄而脆，多年生长后鳞片层层相叠，内面白色，边缘有时淡紫色。

（5）显微鉴别：粉末灰白色。珍珠层呈不规则碎块，较大碎块呈条状或片状，表面隐约可见细小条纹。棱柱层少见，断面呈棱柱状，断端平截，长 29 ～ 130μm；宽 10 ～ 36μm，有的一端渐尖，亦可见数个并列成排；表面观呈类多角形、方形或三角形。△☆

（6）理化鉴别：取本品粉末 2g，加稀盐酸 15ml，即产生大量气泡，滤过，滤液用氢氧化钠试液调节 pH 至 10，静置，离心（转速为每分钟 12000 转）10 分钟，取沉淀置 15ml 安瓿中，加 6.0mol/L 盐酸 10ml，150℃水解 1 小时。水解液蒸干，残渣加 10% 异丙醇 -0.1mol/L 盐酸溶液 1ml 使溶解，作为供试品溶液。另取牡蛎对照药材 2g，同法制成对照药材溶液。照薄层色谱法试验，吸取上述两种溶液各 2μl，分别点于同一硅胶 G 薄层板上，以正丁醇 - 冰醋酸 - 水 - 丙酮 - 无水乙醇 -0.5% 茚三酮丙酮溶液（40 ∶ 14 ∶ 12 ∶ 5 ∶ 4 ∶ 4）为展开剂，展开，取出，晾干，在 105℃加热至斑点显色清晰。供试品色谱中，在与对照药材色谱相应的位置上，显相同颜色的斑点。☆

6. 海螵蛸

（1）来源：为乌贼科动物无针乌贼 Sepiella maindroni de Rochebrune 或金乌贼 Sepia esculenta Hoyle 的干燥内壳。

（2）主产地

①无针乌贼产于浙江、江苏和广东等省。

②金乌贼主产于辽宁、山东等省。

（3）采收加工：收集乌贼鱼的骨状内壳，洗净，干燥。☆

（4）性状鉴别

①无针乌贼：呈扁长椭圆形，中间厚，边缘薄，长 9 ～ 14cm，宽 2.5 ～ 3.5cm，厚约 1.3cm。背面有磁白色脊状隆起，两侧略显微红色，有不甚明显的细小疣点；腹面白色，自尾端到中部有细密波状横层纹；角质缘半透明，尾部较宽平，无骨针。体轻，质松，易折断，断面粉质，显疏松层纹。气微腥，味微咸。

②金乌贼：长 13 ～ 23cm，宽约 6.5cm。背面疣点明显，略呈层状排列；腹面的细密波状横层纹占全体大部分，中间有纵向浅槽；尾部角质缘渐宽，向腹面翘起，末端有 1 骨针，多已断落。

（5）显微鉴别：粉末类白色。角质层碎块类四边形，表面具横裂纹和细密纵纹交织成的网状纹理，亦可见只有纵纹的碎块。石灰质碎块呈条形、正方形或不规则状，多具细条纹或分枝状蛇形笈道。△☆

7. 全蝎

（1）来源：为钳蝎科动物东亚钳蝎 Buthus martensii Karsch 的干燥体。

（2）主产地：主产于河南、山东等地。河北、辽宁、安徽、湖北等省亦产。

（3）采收加工：春末至秋初捕捉，除去泥沙，置沸水或沸盐水中，煮至全身僵硬，捞出，置通风处，阴干。☆

（4）性状鉴别：头胸部与前腹部呈扁平长椭圆形，后腹部呈尾状，皱缩弯曲，完整者体长约 6cm。头胸部呈绿褐色，前面有 1 对短小的螯肢和 1 对较长大的钳状脚须，形似蟹螯，背面覆有梯形背甲，腹面有足 4 对，均为 7 节，末端各具 2 爪钩；前腹部由 7 节组成，第 7 节色深，背甲上有 5 条隆脊线。背面绿褐色，后腹部棕黄色，6 节，节上均有纵沟，末节有锐钩状毒刺，毒刺下方无距。气微腥，味咸。

（5）显微鉴别：粉末黄棕色或淡棕色。体壁碎片外表皮表面观呈多角形网格样纹理，表面密布细小颗粒，可见毛窝、细小圆孔和淡棕色或近无色的瘤状突起；内表皮无色，有横向条纹，内、外表皮纵贯较多长短不一的微细孔道。刚毛红棕色，多碎断，先端锐尖或钝圆，具纵直纹理，髓腔细窄。横

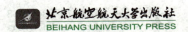

纹肌纤维多碎断，明带较暗带宽，明带中有一暗线，暗带有致密的短纵纹理。△☆

（6）主成分：主含蝎毒素，为一种含碳、氢、氧、氮、硫等元素的毒性蛋白，与蛇的神经毒素类似，但含硫量较高。△☆

8. 蜈蚣

（1）来源：为蜈蚣科动物少棘巨蜈蚣 Scolopendra subspinipes mutilansL.Koch 的干燥体。

（2）主产地：主产于浙江、湖北、江苏、安徽等省。野生，现多为家养。

（3）采收加工：春、夏二季捕捉，用竹片插入头尾，绷直，干燥。☆

（4）性状鉴别：呈扁平长条形，长 9～15cm，宽 0.5～1cm。由头部和躯干部组成，全体共 22 个环节。头部暗红色或红褐色，略有光泽，有头板覆盖，头板近圆形，前端稍突出，两侧贴有颚肢一对，前端两侧有触角一对。躯干部第一背板与头板同色，其余 20 个背板为棕绿色或墨绿色，具光泽，自第四背板至第二十背板上常有两条纵沟线；腹部淡黄色或棕黄色，皱缩；自第二节起，每节两侧有步足一对；步足黄色或红褐色，偶有黄白色，呈弯钩形，最末一对步足尾状，故又称尾足，易脱落。质脆，断面有裂隙。气微腥，有特殊刺鼻的臭气，味辛、微咸。

（5）主成分：主含组胺样物质和溶血蛋白质，两种均是类似蜂毒的有毒成分。△☆

9. 土鳖虫

（1）来源：为鳖蠊科昆虫土鳖虫 Eupolyphaga sinensis Walker 或冀土鳖虫 Steleophaga plancyi（Boleny）的雌虫干燥体。

（2）主产地：土鳖虫主产于江苏、安徽、河南、湖北等省；冀土鳖虫主产于河北、北京、山东、浙江等省市，野生或饲养。

（3）采收加工：捕捉后，置沸水中烫死，晒干或烘干。☆

（4）性状鉴别

①土鳖：呈扁平卵形，长 1.3～3cm，宽 1.2～2.4cm。前端较窄，后端较宽，背部紫褐色，具光泽，无翅。前胸背板较发达，盖住头部；腹背板 9 节，呈覆瓦状排列。腹面红棕色，头部较小，有丝状触角 1 对，常脱落，胸部有足 3 对，具细毛和刺。腹部有横环节。质松脆，易碎。气腥臭，味微咸。

②冀土鳖：长 2.2～3.7cm，宽 1.4～2.5cm。背部黑棕色，通常在边缘带有淡黄褐色斑块及黑色小点。

（5）显微鉴别：粉末灰棕色。体壁碎片深棕色或黄色，表面有不规则纹理，其上着生短粗或细长刚毛，常可见刚毛脱落后的圆形毛窝，直径 5～32μm；刚毛棕黄色或黄色，先端锐尖或钝圆，长 12～270μm，直径 10～32μm，有的具纵直纹理。横纹肌纤维无色或淡黄色，常碎断，有细密横纹，平直或呈微波状，明带较暗带为宽。△☆

（6）理化鉴别：取本品粉末 1g，加甲醇 25ml，超声处理 30 分钟，滤过，滤液蒸干，残渣加甲醇 5ml 使溶解，作为供试品溶液。另取土鳖虫对照药材 1g，同法制成对照药材溶液。照薄层色谱法试验，吸取上述两种溶液各 10μl，分别点于同一硅胶 G 薄层板上，以甲苯 - 二氯甲烷 - 丙酮（5：5：0.5）为展开剂，展开，取出，晾干，置紫外光灯（365nm）下检视。供试品色谱中，在与对照药材色谱相应的位置上，显相同颜色的荧光斑点；喷以香草醛硫酸试液，在 105℃加热至斑点显色清晰，显相同颜色的斑点。☆

10. 桑螵蛸

（1）来源：为螳螂科昆虫大刀螂 Tenodera sinensis Saussure、小刀螂 Statilia maculata（Thunberg）或巨斧螳螂 Hierodula patellifera（Serville）的干燥卵鞘。

（2）采收加工：深秋至次春收集，除去杂质，蒸至虫卵死后，干燥。☆

（3）性状鉴别

①团螵蛸：略呈圆柱形或半圆形，由多层膜状薄片叠成，长 2.5～4cm，宽 2～3cm。表面浅黄褐色，上面带状隆起不明显，底面平坦或有凹沟。体轻，质松而韧，横断面可见外层为海绵状，内层为许多

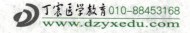
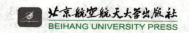

放射状排列的小室，室内各有一细小椭圆形卵，深棕色，有光泽。气微腥，味淡或微咸。

②长螵蛸：略呈长条形，一端较细，长 2.5～5cm，宽 1～1.5cm。表面灰黄色，上面带状隆起明显，带的两侧各有一条暗棕色浅沟和斜向纹理。质硬而脆。

③黑螵蛸：略呈平行四边形，长 2～4cm，宽 1.5～2cm。表面灰褐色，上面带状隆起明显，两侧有斜向纹理，近尾端微向上翘。质硬而韧。

（4）显微鉴别：粉末浅黄棕色。斯氏液装片，卵黄颗粒较多，淡黄色，类圆形，直径 40～150μm，表面具不规则颗粒状物或凹孔。水合氯醛装片，卵鞘外壁碎片不规则，淡黄棕色至淡红棕色，表面具大小不等的圆形空腔，并有少量枸橼酸钙柱晶；卵鞘内层碎片淡黄色或淡黄棕色，密布大量枸橼酸钙柱晶，柱晶直径 2～10μm，长至 20μm。△☆

（5）主成分：主含磷脂类成分。△☆

11. 蝉蜕

（1）来源：为蝉科昆虫黑蚱 Cryptotympana pustulata Fabricius 的若虫羽化时脱落的皮壳。

（2）主产地：主产于浙江、山东、江苏、河北等省。

（3）采收加工：夏、秋二季收集，除去泥沙，晒干。☆

（4）性状鉴别：略呈椭圆形而弯曲，长约 3.5cm，宽约 2cm。表面黄棕色，半透明，有光泽。头部有丝状触角 1 对，多已断落，复眼突出。额部先端突出，口吻发达，上唇宽短，下唇伸长成管状。胸部背面呈十字形裂开，裂口向内卷曲，脊背两旁具小翅 2 对；腹面有足 3 对，被黄棕色细毛。腹部钝圆，共 9 节。体轻，中空，易碎。气微，味淡。

（5）主成分：主含氨基酸和甲壳质。△☆

12. 斑蝥

（1）来源：为芫青科昆虫南方大斑蝥 Mylabris phalerata Pallas 或黄黑小斑蝥 Mylabri s cichorii Linnaeus 的干燥体。

（2）主产地：全国大部分地区皆产，以河南、广西、安徽、云南为多。

（3）采收加工：夏、秋二季捕捉，闷死或烫死，晒干。☆

（4）性状鉴别

①南方大斑蝥：呈长圆形，长 1.5～2.5cm，宽 0.5～1cm。头及口器向下垂，有较大的复眼及触角各 1 对，触角多已脱落。背部具革质鞘翅 1 对，黑色，有 3 条黄色或棕黄色的横纹；鞘翅下面有棕褐色薄膜状透明的内翅 2 片。胸腹部乌黑色，胸部有足 3 对。有特殊的臭气。

②黄黑小斑蝥：体型较小，长 1～1.5cm。

（5）主成分：主含斑蝥素，羟基斑蝥素、脂肪、树脂、蚁酸、色素等。斑蝥素是抗癌有效成分，但毒性性大。△☆

（6）理化鉴别：取本品粉末 2g，加三氯甲烷 20ml，超声处理 15 分钟，滤过，滤液蒸干，残渣用石油醚（30～60℃）洗 2 次，每次 5ml，小心倾去上清液，残渣加三氯甲烷 1ml 使溶解，作为供试品溶液。另取斑蝥素对照品，加三氯甲烷制成每 1ml 含 5mg 的溶液，作为对照品溶液。照薄层色谱法试验，吸取上述两种溶液各 5μl，分别点于同一硅胶 G 薄层板上，以三氯甲烷 - 丙酮（49：1）为展开剂，展开，取出，晾干，喷以 0.1% 溴甲酚绿乙醇溶液，加热至斑点显色清晰。供试品色谱中，在与对照品色谱相应的位置上，显相同颜色的斑点。☆

（7）含量测定：照高效液相色谱法测定，药材含斑蝥素（$C_{10}H_{12}O_4$）不得少于 0.35%，饮片含斑蝥素（$C_{10}H_{12}O_4$）应为 0.25%～0.65%。☆

13. 僵蚕

（1）来源：为蚕蛾科昆虫家蚕 Bombyx mori Linnaeus 4～5 龄的幼虫因感染（或人工接种）白僵菌 Beauveria bassiana（Bals.）Vuillant 而致死的干燥体。

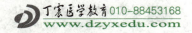 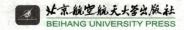

（2）主产地：主产于江苏、浙江、四川、广东等省。

（3）采收加工：多于春、秋季生产，将感染白僵菌病死的蚕干燥。☆

（4）性状鉴别：略呈圆柱形，多弯曲皱缩。长 2～5cm，直径 0.5～0.7cm。表面灰黄色，被有白色粉霜状的气生菌丝和分生孢子。头部较圆，足 8 对，体节明显，尾部略呈二分枝状。质硬而脆，易折断，断面平坦，外层白色，中间有亮棕色或亮黑色的丝腺环 4 个。气微腥，味微咸。

（5）显微鉴别：粉末灰棕色或灰褐色。菌丝体近无色，细长卷曲缠结在体壁中。气管壁碎片略弯曲或呈弧状，具棕色或深棕色的螺旋丝。表皮组织表面具网格样皱缩纹理以及纹理突起形成的小尖突，有圆形毛窝，边缘黄色；刚毛黄色或黄棕色，表面光滑，壁稍厚。未消化的桑叶组织中大多含草酸钙簇晶或方晶。△

（6）主成分：主含蛋白质、氨基酸和草酸铵。△☆

14. 蜂蜜

（1）来源：为蜜蜂科昆虫中华蜜蜂 Apis cerana Fabricius 或意大利蜂 Apis mellifera Linnaeus 所酿的蜜。

（2）主产地：各地均产，以广东、云南、福建、江苏等省产量较大。均为人工养殖生产。

（3）采收加工：春至秋季采收，滤过。☆

（4）性状鉴别：为半透明、带光泽、浓稠的液体，白色至淡黄色或橘黄色至黄褐色，放久或遇冷渐有白色颗粒状结晶析出。气芳香，味极甜。

（5）主成分：主含葡萄糖和果糖，并含少量蔗糖、糊精、有机酸、蛋白质、挥发油、蜡、维生素、淀粉酶、转化酶、过氧化物酶、酯酶、生长刺激素、乙酰胆碱。△☆

15. 海马

（1）来源：为海龙科动物线纹海马 Hippocampus kelloggi Jordan et Snyder、刺海马 Hippocampus histrix Kaup、大海马 Hippocampus kuda Bleeker、三斑海马 Hippocampus trimaculatus Leach 或小海马（海蛆）Hippocampus japonicus Kaup 的干燥体。

（2）主产地：主产于广东、福建及台湾等省。

（3）采收加工：夏、秋二季捕捞，洗净，晒干；或除去皮膜和内脏，晒干。☆

（4）性状鉴别

①线纹海马：呈扁长形而弯曲，体长约 30cm。表面黄白色。头略似马头，有冠状突起，具管状长吻，口小，无牙，两眼深陷。躯干部七棱形，尾部四棱形，渐细卷曲，体上有瓦楞形的节纹，并具短棘。体轻，骨质，坚硬。气微腥，味微咸。

②刺海马：体长 15～20cm。头部及体上环节间的棘细而尖。

③大海马：体长 20～30cm。黑褐色。

④三斑海马：体侧背部第 1、4、7 节的短棘基部各有 1 黑斑。

⑤小海马（海蛆）体形小，长 7～10cm。黑褐色。节纹和短棘均较细小。

（5）显微鉴别：粉末白色或黄白色。横纹肌纤维多碎断，有明暗相间的细密横纹；横断面观类长方形或长卵圆形，表面平滑，可见细点或裂缝状空隙。胶原纤维相互缠绕成团。皮肤碎片表面观细胞界线不清，可见棕色颗粒状色素物。骨碎片不规则形，骨陷窝呈长条形或裂缝状。△☆

（6）主成分：主含蛋白质、氨基酸、甾体类化合物、脂肪酸。△☆

16. 海龙

（1）来源：为海龙科动物刁海龙 Solenognathus hardwickii（Gray）、拟海龙 Syngnathoides biaculeatus（Bloch）或尖海龙 Syngnathus acus Linnaeus 的干燥体。

（2）主产地：刁海龙、拟海龙主产于广东、福建沿海。尖海龙产于我国各沿海省区。

（3）采收加工：多于夏、秋二季捕携，刁海龙、拟海龙除去皮膜，洗净，晒干；尖海龙直接洗净，晒干。☆

 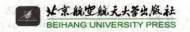

（4）性状鉴别

①刁海龙：体狭长侧扁，全长 30～50cm。表面黄白色或灰褐色。头部具管状长吻，口小，无牙，两眼圆而深陷，头部与体轴略呈钝角。躯干部宽 3cm，五棱形，尾部前方六棱形，后方渐细，四棱形，尾端卷曲。背棱两侧各有 1 列灰黑色斑点状色带。全体被以具花纹的骨环和细横纹，各骨环内有突起粒状棘。胸鳍短宽，背鳍较长，有的不明显，无尾鳍。骨质，坚硬。气微腥，味微咸。

②拟海龙：体长平扁，躯干部略呈四棱形，全长 20～22cm。表面灰黄色。头部常与体轴成一直线。

③尖海龙：体细长，呈鞭状，全长 10～30cm，未去皮膜。表面黄褐色。有的腹面可见育儿囊，有尾鳍。质较脆弱，易撕裂。

（5）主成分：主含蛋白质、氨基酸、甾体类化合物、脂肪酸。

17. 蟾酥

（1）来源：为蟾蜍科动物中华大蟾蜍 Bufo bufo gargarizans Cantor 或黑眶蟾蜍 Bufo melanostictus Schneider 的干燥分泌物。

（2）主产地：主产于辽宁、山东、江苏、河北、广东、安徽、浙江等省。

（3）采收加工：多于夏、秋二季捕捉蟾蜍，洗净，挤取耳后腺和皮肤腺的白色浆液，加工，干燥。☆

（4）性状鉴别：**呈扁圆形团块状或片状。棕褐色或红棕色。团块状者质坚，不易折断，断面棕褐色，角质状，微有光泽；片状者质脆，易碎，断面红棕色，半透明。**气微腥，味初甜而后有持久的麻辣感，粉末嗅之作嚏。

（5）主成分：强心甾类化合物，主要为华蟾酥毒基、脂蟾毒配基、蟾毒灵、羟基华蟾毒基、蟾毒配基、远华蟾毒基、海蟾蜍精等。还含吲哚类生物碱，主要为蟾酥碱、蟾酥甲碱、去氢蟾酥碱、蟾酥硫碱等。△☆

（6）理化鉴别☆

①取本品粉末 0.1g，加甲醇 5ml，浸泡 1 小时，滤过，滤液加对二甲氨基苯甲醛固体少量，滴加硫酸数滴，即显蓝紫色。

②取本品粉末 0.1g，加三氯甲烷 5ml，浸泡 1 小时，滤过，滤液蒸干，残渣加醋酐少量使溶解，滴加硫酸，初显蓝紫色，渐变为蓝绿色。

③取本品粉末 0.2g，加乙醇 10ml，加热回流 30 分钟，滤过，滤液置 10ml 量瓶中，加乙醇至刻度，摇匀，作为供试品溶液。另取蟾酥对照药材 0.2g，同法制成对照药材溶液。再取脂蟾毒配基对照品、华蟾酥毒对照品，加乙醇分别制成每 1ml 含 1μg 的溶液，作为对照品溶液。照薄层色谱法试验，吸取上述四种溶液各 10μl，分别点于同一硅胶 G 薄层板上，以环己烷 - 三氯甲烷 - 丙酮（4∶3∶3）为展开剂，展开，取出，晾干，喷以 10% 硫酸乙醇溶液，加热至斑点显色清晰。供试品色谱中，在与对照药材色谱相应的位置上，显相同颜色的斑点；在与对照品色谱相应的位置上，显相同的一个绿色及一个红色斑点。

（7）含量测定：照高效液相色谱法测定，按干燥品计算，含华蟾酥毒基（$C_{26}H_{34}O_6$）和脂蟾毒配基（$C_{24}H_{32}O_4$）的总量不得少于 6.0%。☆

18. 蛤蟆油

（1）来源：为蛙科（Ranidae）动物中国林蛙 Rana temporaria chensinensis David 雌蛙的干燥输卵管。

（2）主产地：主产于黑龙江、吉林、辽宁等省。

19. 龟甲

（1）来源：为龟科动物乌龟 Chinemys reevesii（Gray）的背甲及腹甲。

（2）主产地：主产于浙江、安徽、湖北、湖南等省。野生和家养均有。

（3）采收加工：全年均可捕捉，以秋、冬二季为多，捕捉后杀死，或用沸水烫死，剥取背甲和腹

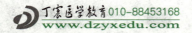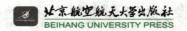

甲，除去残肉，晒干。☆

（4）性状鉴别：背甲及腹甲由甲桥相连，背甲稍长于腹甲，与腹甲常分离。背甲呈长椭圆形拱状，长 7.5～22cm，宽 6～18cm；外表面棕褐色或黑褐色，脊棱 3 条；颈盾 1 块，前窄后宽；椎盾 5 块，第 1 椎盾长大于宽或近相等，第 2～4 椎盾宽大于长；肋盾两侧对称，各 4 块；缘盾每侧 11 块；臀盾 2 块。腹甲呈板片状，近长方椭圆形，长 6.4～21cm，宽 5.5～17cm；外表面淡黄棕色至棕黑色，盾片 12 块，每块常具紫褐色放射状纹理，腹盾、胸盾和股盾中缝均长，喉盾、肛盾次之，肱盾中缝最短；内表面黄白色至灰白色，"血板"不脱皮，有的略带血迹或残肉；"烫板"色稍深，有脱皮的痕迹。除净后可见骨板 9 块，呈锯齿状嵌接；前端钝圆或平截，后端具三角形缺刻，两侧残存呈翼状向斜上方弯曲的甲桥。质坚硬。气微腥，味微咸。

（5）主成分：主含多种氨基酸、甾体类化合物、角蛋白和锶、锌等微量元素。△☆

（6）理化鉴别：取本品粉末 1g，加甲醇 10ml，超声处理 30 分钟，滤过，滤液蒸干，残渣加甲醇 1ml 使溶解，作为供试品溶液。另取龟甲对照药材 1g，同法制成对照药材溶液。再取胆固醇对照品，加甲醇制成每 1ml 含 1mg 的溶液，作为对照品溶液。照薄层色谱法试验，吸取供试品溶液和对照药材溶液各 10～20μl、对照品溶液 5～10μl，分别点于同一硅胶 G 薄层板上，以甲苯 - 乙酸乙酯 - 甲醇 - 甲酸（15：2：1：0.6）为展开剂，展开 16cm，取出，晾干，喷以硫酸无水乙醇溶液（1→10），在 105℃加热至斑点显色清晰。供试品色谱中，在与对照药材色谱和对照品色谱相应的位置上，显相同颜色的斑点。☆

20. 鳖甲

（1）来源：为鳖科动物鳖 Trionyx sinensis Wiegmann 的背甲。

（2）主产地：主产于湖北、安徽、江苏、河南等省。现多为人工饲养。

（3）采收加工：全年均可捕捉，以秋、冬二季为多，捕捉后杀死，置沸水中烫至背甲上的硬皮能剥落时，取出，剥取背甲，除去残肉，晒干。☆

（4）性状鉴别：呈椭圆形或卵圆形，背面隆起，长 10～15cm，宽 9～14cm。外表面黑褐色或墨绿色，略有光泽，具细网状皱纹和灰黄色或灰白色斑点，中间有一条纵棱，两侧各有左右对称的横凹纹 8 条，外皮脱落后，可见锯齿状嵌接缝。内表面类白色，中部有突起的脊椎骨，颈骨向内卷曲，两侧各有肋骨 8 条，伸出边缘。质坚硬。气微腥，味淡。

（5）主成分：主含动物胶、角蛋白和多种氨基酸。△☆

21. 蛤蚧

（1）来源：为壁虎科动物蛤蚧 Gekko gecko Linnaeus 的干燥体。

（2）主产地：主产于广西龙津、大新、百色、容县等地。

（3）采收加工：全年均可捕捉，除去内脏，拭净，用竹片撑开，使全体扁平顺直，低温干燥。

（4）性状鉴别：呈扁片状，头颈部及躯干部长 9～18cm，头颈部约占 1/3，腹背部宽 6～11cm，尾长 6～12cm。头略呈扁三角状，两眼多凹陷成窟窿，口内有细齿，生于颚的边缘，无异形大齿。吻部半圆形，吻鳞不切鼻孔，与鼻鳞相连，上鼻鳞左右各 1 片，上唇鳞 12～14 对，下唇鳞（包括颏鳞）21 片。腹背部呈椭圆形，腹薄。背部呈灰黑色或银灰色，有黄白色、灰绿色或橙红色斑点散在或密集成不显著的斑纹，脊椎骨和两侧肋骨突起。四足均具 5 趾；趾间仅具蹼迹，足趾底有吸盘。尾细而坚实，微显骨节，与背部颜色相同，有 6～7 个明显的银灰色环带，有的再生尾较原生尾短，且银灰色环带不明显。全身密被圆形或多角形微有光泽的细鳞。气腥，味微咸。

（5）显微鉴别：粉末淡黄色或淡灰黄色。横纹肌纤维侧面观有波峰状或稍平直的细密横纹；横断面观三角形、类圆形或类方形。鳞片近无色，表面可见半圆形或类圆形的隆起，略作覆瓦状排列，布有极细小的粒状物，有的可见圆形孔洞。皮肤碎片表面可见棕色或棕黑色色素颗粒。骨碎片呈不规则碎块状，表面有细小裂缝状或针状空隙；可见裂缝状骨陷窝。△☆

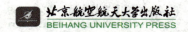

（6）主成分：主要含肌肽、胆碱、肉毒碱和鸟嘌呤等成分。△☆

（7）理化鉴别：取本品粉末 0.4g，加 70% 乙醇 5ml，超声处理 30 分钟，滤过，滤液作为供试品溶液。另取蛤蚧对照药材 0.4g，同法制成对照药材溶液。照薄层色谱法试验，吸取上述两种溶液各 5 ～ 8μl，分别点于同一硅胶 G 薄层板上，以正丁醇 - 冰醋酸 - 水（3：1：1）为展开剂，展开 15cm，取出，晾干，喷以茚三酮试液，在 105℃加热至斑点显色清晰。供试品色谱中，在与对照药材色谱相应的位置上，显相同颜色的斑点。☆

22. 金钱白花蛇

（1）来源：为眼镜蛇科动物银环蛇 Bungarus multicinctus Blyth 的幼蛇干燥体。

（2）主产地：主产于广东、广西、海南。广东、江西等省有养殖。

（3）采收加工：夏、秋二季捕捉，剖开腹部，除去内脏，擦净血迹，用乙醇浸泡处理后，盘成圆形，用竹签固定，干燥。☆

（4）性状鉴别：呈圆盘状，盘径 3 ～ 6cm，蛇体直径 0.2 ～ 0.4cm。头盘在中间，尾细，常纳口内，口腔内上颌骨前端有毒沟牙 1 对，鼻间鳞 2 片，无颊鳞，上下唇鳞通常各为 7 片。背部黑色或灰黑色，有白色环纹 45 ～ 58 个，黑白相间，白环纹在背部宽 1 ～ 2 行鳞片，向腹面渐增宽，黑环纹宽 3 ～ 5 行鳞片，背正中明显突起一条脊棱，脊鳞扩大呈六角形，背鳞细密，通身 15 行，尾下鳞单行。气微腥，味微咸。

（5）显微鉴定△

①背鳞外表面：鳞片无色或黄白色，具众多细密纵直条纹，间距 1.1 ～ 1.7μm，沿鳞片基至先端方向径向排列。

②背鳞横切面：内、外表皮均较平直，真皮不向外方突出，真皮中色素较少。

（6）主成分：蛇体主药含蛋白质、脂肪、鸟嘌呤核苷等。头部蛇毒中含三磷酸腺苷酶、磷脂酶等多种酶。另含 α- 环蛇毒、β- 环蛇毒、γ- 环蛇毒及神经生长因子等。△☆

23. 蕲蛇

（1）来源：为蝰科动物五步蛇 Agkistrodon acutus（Güenther）的干燥体。

（2）主产地：主产于浙江的温州、丽水、金华。江西、福建、湖南、广东等省亦产。

（3）采收加工：多于夏、秋二季捕捉，剖开蛇腹，除去内脏，洗净，用竹片撑开腹部，盘成圆盘状，干燥后拆除竹片。☆

（4）性状鉴别：卷呈圆盘状，盘径 17 ～ 34cm，体长可达 2m。头在中间稍向上，呈三角形而扁平，吻端向上，习称"翘鼻头"。上腭有管状毒牙，中空尖锐。背部两侧各有黑褐色与浅棕色组成的"V"形斑纹 17 ～ 25 个，其"V"形的两上端在背中线上相接，习称"方胜纹"，有的左右不相接，呈交错排列。腹部撑开或不撑开，灰白色，鳞片较大，有黑色类圆形的斑点，习称"连珠斑"；腹内壁黄白色，脊椎骨的棘突较高，呈刀片状上突，前后椎体下突基本同形，多为弯刀状，向后倾斜，尖端明显超过椎体后隆面。尾部骤细，末端有三角形深灰色的角质鳞片 1 枚，习称"佛指甲"。气腥，味微咸。

（5）显微鉴别△

①背鳞外表面：鳞片呈深棕色或黄棕色，密布乳头状突起，乳突呈类三角形、类卵形或不规则形，内含颗粒状色素。

②背鳞横切面：部分真皮和表皮向外乳头状突出，使外表面呈波浪形，突起部的真皮含较多色素。内表面较平直，无乳头状突起。

（6）主成分：蛇体主含蛋白质、脂肪、氨基酸等。头部毒腺中含多量出血性毒，少量神经性毒，微量的溶血成分及促进血液凝固成分。△☆

24. 乌梢蛇

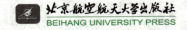

（1）来源：为游蛇科动物乌梢蛇 Zaocys dhumnades（Cantor）的干燥体。

（2）主产地：主产于浙江、江苏、安徽、江西等省。

（3）采收加工：多于夏、秋二季捕捉，剖开腹部或先剥皮留头尾，除去内脏，盘成圆盘状，干燥。☆

（4）性状鉴别：呈圆盘状，盘径约16cm。表面黑褐色或绿黑色，密被菱形鳞片；背鳞行数成双，背中央2～4行鳞片强烈起棱，形成两条纵贯全体的黑线。头盘在中间，扁圆形，眼大而下凹陷，有光泽。上唇鳞8枚，第4、5枚入眶，颊鳞1枚，眼前下鳞1枚，较小，眼后鳞2枚。脊部高耸成屋脊状。腹部剖开边缘向内卷曲，脊肌肉厚，黄白色或淡棕色，可见排列整齐的肋骨。尾部渐细而长，尾下鳞双行。剥皮者仅留头尾之皮鳞，中段较光滑。气腥，味淡。

（5）显微鉴别△☆

①背鳞外表面：鳞片呈黄棕色，具纵直条纹，条纹间距13.7～27.4μm，沿鳞片基部至先端方向径向排列，内含色素斑。

②背鳞横切面：内、外表皮均较平直，真皮不向外方突出，真皮中色素较多。

（6）主成分：**主含蛋白质。脂肪及钙、磷、镁、铁、锌、锶等元素。**△☆

25. 鸡内金

（1）来源：为雉科动物家鸡 Callus gallus domesticus Brisson 的干燥沙囊内壁。

（2）主产地：全国各地均产。

（3）采收加工：杀鸡后，取出鸡肫，立即剥下内壁，洗净，干燥。☆

（4）性状鉴别：为不规则卷片，厚约2mm。表面黄色、黄绿色或黄褐色，薄而半透明，具明显的条状皱纹。质脆，易碎，断面角质样，有光泽。气微腥，味微苦。

（5）主成分：主含谷氨酸、天冬氨酸等多种氨基酸。△☆

26. 穿山甲

（1）来源：为鲮鲤科动物穿山甲 Manis pentadactyla Linnaeus 的鳞甲。

（2）主产地：产于长江流域及其以南各省区，以广西、云南和贵州产量较大，广西产品质量为好。

（3）采收加工：收集鳞甲，洗净，晒干。☆

（4）性状鉴别：呈扇面形、三角形、菱形或盾形的扁平片状或半折合状，中间较厚，边缘较薄，大小不一，长宽各为0.7～5cm。外表面黑褐色或黄褐色，有光泽，宽端有数十条排列整齐的纵纹及数条横线纹；窄端光滑。内表面色较浅，中部有一条明显突起的弓形横向棱线，其下方有数条与棱线相平行的细纹。角质，半透明，坚韧而有弹性，不易折断。气微腥，味淡。

（5）显微鉴定：粉末灰色或淡灰褐色。不规则碎块大小不等，大多呈柴片状，边缘不整齐，层叠状，淡灰白色至深灰色。表面不平整，有的表面布有灰棕色色素颗粒，有的可见同方向交错排列的细长梭形纹理，有长梭形小孔。△☆

（6）理化鉴别：**取本品粗粉1g，加三氯甲烷60ml，加热回流4小时，放冷，滤过，滤液蒸干，残渣加三氯甲烷1ml使溶解，作为供试品溶液。另取穿山甲对照药材1g，同法制成对照药材溶液。**照薄层色谱法试验，吸取上述两种溶液各1μl，分别点于同一硅胶G薄层板上，以甲苯-丙酮（20：1）为展开剂，展开，取出，晾干，喷以醋酐-硫酸（9：1）混合溶液，在80℃加热数分钟，分别置日光和紫外光灯（365nm）下检视。供试品色谱中，在与对照药材色谱相应的位置上，显相同颜色的斑点或荧光斑点。☆

27. 熊胆粉

（1）来源：为熊科（Ursidae）动物黑熊 Selenarctos thibetanus G. Cuvier 经胆囊手术引流胆汁而得的干燥品。

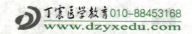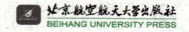

（2）主产地：主产于四川、云南、陕西等省及东北。

（3）主成分：含胆汁酸类成分，主要为牛磺熊去氧胆酸、牛磺鹅去氧胆酸及少量牛磺胆酸、牛磺去氧胆酸等。△☆

28. 阿胶

（1）来源：为马科动物驴 Equus asinus L. 的干燥皮或鲜皮，经煎煮、浓缩制成的固体胶。

（2）主产地：主产于山东东阿及浙江等地。此外，河北、北京、天津、辽宁等省市亦产。

（3）性状鉴别：呈长方形块、方形块或丁状。棕色至黑褐色，有光泽。质硬而脆，断面光亮，碎片对光照视呈棕色半透明状。气微，味微甘。

29. 麝香

（1）来源：为鹿科动物林麝 Moschus berezovskii Flerov、马麝 Moschus sifanicus Przewalski 或原麝 Moschus moschiferus Linnaeus 成熟雄体香囊中的干燥分泌物。

（2）主产地：主产于四川、西藏及云南等省区。

（3）采收加工：野麝多在冬季至次春猎取，猎获后，割取香囊，阴干，习称"毛壳麝香"；剖开香囊，除去囊壳，习称"麝香仁"。家麝直接从其香囊中取出麝香仁，阴干或用干燥器密闭干燥。☆

（4）性状鉴别

①毛壳麝香：为扁圆形或类椭圆形的囊状体，直径 3 ～ 7cm，厚 2 ～ 4cm。开口面的皮革质，棕褐色，略平，密生白色或灰棕色短毛，从两侧围绕中心排列，中间有 1 小囊孔。另一面为棕褐色略带紫色的皮膜，微皱缩，偶显肌肉纤维，略有弹性；剖开后，可见中层皮膜呈棕褐色或灰褐色，半透明，内层皮膜呈棕色，内含颗粒状、粉末状的麝香仁和少量细毛及脱落的内层皮膜（习称"银皮"）。

②麝香仁：野生者质软，油润，疏松；其中不规则圆球形或颗粒状者习称"当门子"，表面多呈紫黑色，油润光亮，微有麻纹，断面深棕色或黄棕色；粉末状者多呈棕褐色或黄棕色，并有少量脱落的内层皮膜和细毛。饲养品呈颗粒状、短条形或不规则的团块；表面不平，紫黑色或深棕色，显油性，微有光泽，并有少量毛和脱落的内层皮膜。气香浓烈而特异，味微辣、微苦带咸。

（5）显微鉴别：麝香仁粉末棕褐色或黄棕色。由多数不定形颗粒状物集成，半透明或透明团块，淡黄色或淡棕色；团块中包埋或散在有方形、柱状、八面体或不规则形的晶体；并可见圆形油滴，偶见毛和内皮层膜组织。△☆

（6）主成分：含大环酮类，如麝香酮；生物碱类，如麝香吡啶、羟基麝香吡啶 A 和羟基麝香吡啶 B；甾族化合物，如雄性酮等。△☆

（7）理化鉴别☆

①取毛壳麝香，用特制槽针从囊孔插入，转动槽针，提取麝香仁，立即检视，槽内的麝香仁应有逐渐膨胀高出槽面的现象，习称"冒槽"。麝香仁油润，颗粒疏松，无锐角，香气浓烈。不应有纤维等异物或异常气味。

②取麝香仁粉末少量，置手掌中，加水润湿，用手搓之能成团，再用手指轻揉即散，不应粘手、染手、顶指或结块。

③取麝香仁少量，撒于炽热的坩埚中灼烧，初则迸裂，随即融化膨胀起泡似珠，香气浓烈四溢，应无毛、肉焦臭，无火焰或火星出现。灰化后，残渣呈白色或灰白色。

④麝香粉末加五氯化锑共研，香气消失，再加氨水少许共研，香气恢复。

（8）含量测定：照气相色谱法测定，按干燥品计算，含麝香酮（$C_{16}H_{30}O$）不得少于 2.0%。☆

30. 鹿茸

（1）来源：为鹿科动物梅花鹿 Cervus Nippon Temminck 或马鹿 Cervus elaphus Linnaeus 的雄鹿未骨化密生茸毛的幼角。

（2）主产地

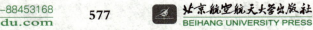

①花鹿茸主产于吉林，辽宁、黑龙江、河北、四川等省亦产，品质优。

②马鹿茸主产于黑龙江、吉林、内蒙古、新疆、青海、四川等省区。

（3）采收加工：夏、秋二季锯取鹿茸，经加工后，阴干或烘干。☆

（4）性状鉴别

①花鹿茸：呈圆柱状分枝，具一个分枝者习称"二杠"，主枝习称"大挺"，长 17～20cm，锯口直径 4～5cm，离锯口约 1cm 处分出侧枝，习称"门庄"，长 9～15cm，直径较大挺略细。外皮红棕色或棕色，多光润，表面密生红黄色或棕黄色细茸毛，上端较密，下端较疏；分岔间具 1 条灰黑色筋脉，皮茸紧贴。锯口黄白色，外围无骨质，中部密布细孔。具 2 个分枝者，习称"三岔"，大挺长 23～33cm，直径较二杠细，略呈弓形，微扁，枝端略尖，下部多有纵棱筋及突起疙瘩；皮红黄色，茸毛较稀而粗。体轻。气微腥，味微咸。

②二茬茸与头茬茸相似，但挺长而不圆或下粗上细，下部有纵棱筋。皮灰黄色，茸毛较粗糙，锯口外围多已骨化。体较重。无腥气。

③马鹿茸：较花鹿茸粗大，分枝较多，侧枝一个者习称"单门"，二个者习称"莲花"，三个者习称"三岔"，四个者习称"四岔"或更多。按产地分为"东马鹿茸"和"西马鹿茸"。

④东马鹿茸"单门"大挺长 25～27cm，直径约 3cm。外皮灰黑色，茸毛灰褐色或灰黄色，锯口面外皮较厚，灰黑色，中部密布细孔，质嫩；"莲花"大挺长可达 33cm，下部有棱筋，锯口面蜂窝状小孔稍大；"三岔"皮色深，质较老；"四岔"茸毛粗而稀，大挺下部具棱筋及疙瘩，分枝顶端多无毛，习称"捻头"。

⑤西马鹿茸大挺多不圆，顶端圆扁不一，长 30～100cm。表面有棱，多抽缩干瘪，分枝较长且弯曲，茸毛粗长，灰色或黑灰色。锯口色较深，常见骨质。气腥臭，味咸。

（5）主成分：含溶血磷脂酰胆碱、次黄嘌呤、尿嘧啶、尿嘧啶核苷、精脒、精胺、腐胺、雌酮、雌二醇、神经鞘磷脂、氨基酸等成分。△☆

（6）理化鉴别☆

①取本品粉末 0.1g，加水 4ml，加热 15 分钟，放冷，滤过，取滤液 1ml，加茚三酮试液 3 滴，摇匀，加热煮沸数分钟，显蓝紫色；另取滤液 1ml，加 10% 氢氧化钠溶液 2 滴，摇匀，滴加 0.5% 硫酸铜溶液，显蓝紫色。

②取本品粉末 0.4g，加 70% 乙醇 5ml，超声处理 15 分钟，滤过，取滤液作为供试品溶液。另取鹿茸对照药材 0.4g，同法制成对照药材溶液。再取甘氨酸对照品，加 70% 乙醇制成每 1ml 含 2mg 的溶液，作为对照品溶液。照薄层色谱法试验，吸取供试品溶液和对照药材溶液各 8μl、对照品溶液 1μl，分别点于同一硅胶 G 薄层板上，以正丁醇 - 冰醋酸 - 水（3：1：1）为展开剂，展开，取出，晾干，喷以 2% 茚三酮丙酮溶液，在 105℃ 加热至斑点显色清晰。供试品色谱中，在与对照药材色谱相应的位置上，显相同颜色的主斑点；在与对照品色谱相应的位置上，显相同颜色的斑点。

31. 牛黄

（1）来源：为牛科动物牛 Bos taurus domesticus Gmelin 的干燥胆结石。

（2）主产地：主产于西北、华北、东北、西南等地区。

（3）采收加工：宰牛时，如发现有牛黄，即滤去胆汁，将牛黄取出，除去外部薄膜，阴干。☆

（4）性状鉴别：多呈卵形、类球形、三角形或四方形，大小不一，直径 0.6～3（4.5）cm，少数呈管状或碎片。表面黄红色至棕黄色，有的表面挂有一层黑色光亮的薄膜，习称"乌金衣"，有的粗糙，具疣状突起，有的具龟裂纹。体轻，质酥脆，易分层剥落，断面金黄色，可见细密的同心层纹，有的夹有白心。气清香，味先苦而后甘，入口有清凉感，嚼之易碎，不粘牙。

（5）主成分：主含胆色素 72%～76%，主要为胆红素及其钙盐。含胆汁酸 7%～10%，包括胆酸、去氧胆酸、鹅去氧胆酸等及其盐类。△☆

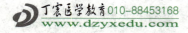 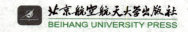

（6）理化鉴别☆

①取本品少量，加清水调和，涂于指甲上，能将指甲染成黄色，习称"挂甲"。

②取本品少许，用水合氯醛试液装片，不加热，置显微镜下观察：不规则团块由多数黄棕色或棕红色小颗粒集成，稍放置，色素迅速溶解，并显鲜明金黄色，久置后变绿色。

③取本品粉末 10mg，加三氯甲烷 20ml，超声处理 30 分钟，滤过，滤液蒸干，残渣加乙醇 1ml 使溶解，作为供试品溶液。另取胆酸对照品、去氧胆酸对照品，加乙醇制成每 1ml 各含 2mg 的混合溶液，作为对照品溶液。照薄层色谱法试验，吸取上述两种溶液各 2μl，分别点于同一硅胶 G 薄层板上，以异辛烷 - 乙酸乙酯 - 冰醋酸（15：7：5）为展开剂，展开，取出，晾干，喷以 10% 硫酸乙醇溶液，在 105℃加热至斑点显色清晰，置紫外光灯（365nm）下检视。供试品色谱中，在与对照品色谱相应的位置上，显相同颜色的荧光斑点。

（7）含量测定☆

①照薄层色谱扫描法测定，干燥品计算，含胆酸（$C_{24}H_{40}O_5$）不得少于 4.0%。

②照紫外—可见分光光度法测定，按干燥品计算，含胆红素（$C_{33}H_{36}N_4O_6$）不得少于 35.0%。

32. 羚羊角

（1）来源：为牛科动物赛加羚羊 Saiga tatarica Linnaeus 的角。

（2）主产地：主产于西伯利亚及小亚细亚一带。新疆北部边境地区亦产。

（3）采收加工：猎取后锯取其角，晒干。☆

（4）性状鉴别：呈长圆锥形，略呈弓形弯曲，长 15～33cm；类白色或黄白色，基部稍呈青灰色。嫩枝对光透视有"血丝"或紫黑色斑纹，光润如玉，无裂纹，老枝则有细纵裂纹。除尖端部分外，有 10～16 个隆起环脊，间距约 2cm，用手握之，四指正好嵌入凹处。角的基部横截面圆形，直径 3～4cm，内有坚硬质重的角柱，习称"骨塞"，骨塞长约占全角的 1/2 或 1/3，表面有突起的纵棱与其外面角鞘内的凹沟紧密嵌合，从横断面观，其结合部呈锯齿状。除去"骨塞"后，角的下半段成空洞，全角呈半透明，对光透视，上半段中央有一条隐约可辨的细孔道直通角尖，习称"通天眼"。质坚硬。气微，味淡。

（5）显微鉴定：横切面可见组织构造多少呈波浪状起伏。角顶部组织波浪起伏最为明显，在峰部往往有束存在，束多呈三角形；角中部稍呈波浪状，束多呈双凸透镜形；角基部波浪形不明显，束呈椭圆形至类圆形。髓腔的大小不一，长径 10～50（80）μm，以角基部的髓腔最大。束的皮层细胞扁梭形，3～5 层，束间距离较宽广，充满着近等径性多边形、长菱形或狭长形的基本角质细胞。皮层细胞或基本角质细胞均显无色透明，其中不含或仅含少量细小浅灰色色素颗粒，细胞中央往往可见一个折光性强的圆粒或线状物。△☆

（6）主成分：主含角蛋白、多种氨基酸、脂类和无机元素等。△☆

历年考点串讲

动物类中药的内容是考试必考内容。重点复习动物类中药性状鉴别和显微鉴别的特点。常见的考题方式：药材及饮片的形态、药用部位、表面特征、组织结构、粉末特征等。

常考的细节有：

1. 动物的分类主要是根据动物细胞的分化、胚层的形成、体腔的有无、对称的形式、体节的分化、骨骼的性质、附肢的特点及其他器官系统的发生、发展等基本特征而划分为若干动物类群。

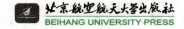

2. 动物类中药药用种类较多的有脊索动物门、节肢动物门和软体动物门，其次是环节动物门和棘皮动物门。

3. 按药用部位分类的常用动物类中药有动物的干燥全体、除去内脏的动物体、动物体的某一部分、动物的生理产物、动物的病理产物、动物体某一部分的加工品等。

第十三节　矿物类中药

一、矿物类中药的概述

1. 矿物的性质　矿物除少数是自然元素以外，绝大多数是自然化合物，大部分是固态，少数是液态如水银（Hg），或气态如硫化氢（H_2S）。每一种固体矿物具有一定的物理和化学性质，这些性质取决于它们内部结构尤其是结晶物质和化学成分。常常利用这些性质的不同，来鉴别不同种类的矿物。

（1）结晶形状：由结晶质（晶体）组成的矿物都具有固定的结晶形状。晶体（结晶质）和非晶体（非晶质）本质上的区别，在于组成物质的质点是否作有规律的排列，凡是质点呈规律排列者为晶体，反之为非晶体。

（2）结晶习性：一般是指晶体的外观形态。含水矿物有一系列特征，如比重小、硬度低，大多为外生成因等。水在矿物中存在的形式，直接影响到矿物的性质。按其存在形式，矿物中的水，可分为两大类：一是不加入晶格的吸附水或自由水；一是加入晶格组成的，包括以水分子（H_2O）形式存在的结晶水，如胆矾 $CuSO_4 \cdot 5H_2O$，和以 H^+，OH^- 等离子形式存在的结晶水，如滑石 $[Mg_3(Si_4O_{10})(OH)_2]$。

（3）透明度：矿物透光能力的大小称为透明度。矿物磨至 0.03mm 标准厚度时比较其透明度，分为三类：

①透明矿物，能容许绝大部分光线通过，隔着它可以清晰地透视另一物体，如无色水晶、云母等。

②半透明矿物，能通过一部分光线，隔着它不能看清另一物体，如辰砂、雄黄等。

③不透明矿物，光线几乎完全不能通过，即使是在边缘部分或薄片，也不透光，如代赭石、滑石等。

透明度是鉴定矿物的特征之一。在显微镜下鉴定时，通常透明矿物利用透射偏光显微镜鉴定；不透明矿物利用反射偏光显微镜鉴定。

（4）颜色：矿物的颜色，主要是矿物对光线中不同波长的光波均匀吸收或选择吸收所表现的性质。一般分三类：

①本色：矿物的成分和内部构造所决定的颜色（矿物中含有色离子），如朱红色的辰砂。

②外色：由混入的有色物质污染等原因形成的颜色，与矿物本身的成分和构造无关。外色的深浅，除与带色杂质的量有关外，还与分散的程度有关，如紫石英、大青盐等。

③假色：某些矿物中，有时可见变彩现象，这是由于投射光受晶体内部裂缝、解理面及表面的氧化膜的反射所引起光波的干涉作用而产生的颜色，如云母。

矿物在白色毛瓷板上划过后所留下的粉末痕迹称为条痕，粉末的颜色称为条痕色。条痕色比矿物表面的颜色更为固定，因而具有鉴定意义。

（5）光泽：矿物表面对于投射光线的反射能力称为光泽。反射能力的强弱，也就是光泽的强度。矿物的光泽由强至弱分为：金属光泽、半金属光泽、金刚光泽、玻璃光泽等。如果矿物的断口或集合体表面不平滑，并有细微的裂缝、小孔等，使一部分反射光发生散射或相互干扰，则可形成一些特殊的光泽。主要有油脂光泽、绢丝光泽、珍珠光泽、土状光泽等。

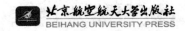

（6）比重：为在温度 4℃时矿物与同体积水的重量比。各种矿物的比重在一定条件下为一常数。如石膏为 2.3，朱砂为 8.09～8.20 等。

（7）硬度：矿物抵抗某种外来机械作用的能力称为硬度。一般鉴别矿物硬度常用摩氏硬度计。摩氏硬度计多由十种不同的矿物组成，按其硬度由小到大分为十级，前面的矿物可以被后面的矿物刻划，但它们之间的等级是极不均衡的，不是成倍数或成比例的关系。

（8）解理、断口：矿物受力后沿一定结晶方向裂开成光滑平面的性能称为解理，所裂成的平面称为解理面。解理是结晶物质特有的性质，其形成和晶体构造的类型有关，所以是矿物的主要鉴定特征。如云母可完全解理；方解石可完全解理；而石英实际上没有解理。矿物受力后不是沿一定结晶方向断裂，断裂面是不规则和不平整的，这种断裂面称为断口。非晶质矿物也可产生断口。断口面的形态有平坦状、贝壳状、锯齿状、参差状等。

（9）矿物的力学性质：矿物受压轧、锤击、弯曲或拉引等力作用时所呈现的力学性质。

①脆性：指矿物容易被击破或压碎的性质。如自然铜、方解石等。

②延展性：指矿物能被压成薄片或抽成细丝的性质。如金、铜等。

③挠性：指矿物在外力作用下趋于弯曲而不发生折断，除去外力后不能恢复原状的性质。如滑石等。

④弹性：指矿物在外力作用下变形，外力取消后，在弹性限度内，能恢复原状的性质。如云母等。

⑤柔性：指矿物易受外力切割并不发生碎裂的性质。如石膏等。

（10）磁性：指矿物可以被磁铁或电磁吸引或其本身能够吸引物体的性质。有极少数矿物具有显著的磁性，如磁铁矿等。矿物的磁性与其化学成分中含有磁性元素 Fe、Co、Ni、Mn、Cr 等有关。

（11）气味：有些矿物具有特殊的气味，尤其是矿物受锤击、加热或湿润时较为明显。如雄黄灼烧有砷的蒜臭；胆矾具涩味；石盐具咸味等。

（12）发光性：有些矿物受外界能量的激发，呈现发光现象，称为发光性。如方解石产生鲜红色荧光，硅酸矿产生微带黄色的鲜绿色磷光等。

（13）其他：少数矿物药材具有吸水分的能力，因此，它可以吸粘舌头或润湿双唇，有助于鉴别。如龙骨、龙齿、软滑石（高岭石）等。

2. 矿物类中药的分类

（1）按阳离子的种类进行分类：因为阳离子通常是对药效起着较重要的作用。一般分汞化合物类：如朱砂、轻粉等；铁化合物类：如自然铜、赭石等；铅化合物类：如密陀僧、铅丹等；铜化合物类：如胆矾、铜绿等；铝化合物类：如白矾、赤石脂等；砷化合物类：如雄黄、信石等；矽化合物类：如白石英、玛瑙等；镁化合物类：如滑石等；钙化合物类：如石膏、寒水石等；钠化合物类：如硼砂等；其他类：如炉甘石、硫黄等。

（2）按阴离子的种类进行分类：矿物在矿物学上的分类，通常是以阴离子为依据而进行分类的。2015 年版《中国药典》就采用了此法，把朱砂、雄黄、自然铜等归为硫化合物类；石膏、芒硝、白矾归为硫酸盐类；磁石、赭石、信石归为氧化物类；炉甘石、鹅管石等归为碳酸盐类；轻粉归为卤化物类等。

3. 矿物类中药的鉴别方法

（1）性状鉴定：外形明显的中药，首先应根据矿物的一般性质进行鉴定，除了外形、颜色、条痕、质地、气味等检查外，还应检查其硬度、解理、断口、有无磁性及比重等。

（2）显微鉴别：在矿物的显微鉴别中，利用透射偏光显微镜或反射偏光显微镜观察透明的或不透明的药用矿物的光学性质。这两种显微镜都要求矿物磨片后才能观察。

（3）目前仍沿用一般的物理、化学分析方法对矿物药的成分进行定性和定量分析。随着现代科学技术的迅速发展，国内外对矿物药的鉴定已采用了许多快速准确的新技术，主要有 X 射线衍射分析法、热分析法、原子发射光谱分析法、荧光分析法和电感耦合等离子体质谱法。还可用固定荧光法和比色

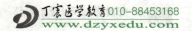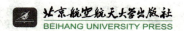

法测定矿物药中放射性元素如龙骨中铀的含量。

二、矿物类中药鉴定

1. 朱砂

（1）来源：为硫化物类矿物辰砂族辰砂。

（2）主产地：主产于湖南、贵州、四川等省。

（3）性状鉴别：为粒状或块状集合体，呈颗粒状或块片状。鲜红色或暗红色，条痕红色至褐红色，具光泽。体重，质脆，片状者易破碎，粉末状者有闪烁的光泽。气微，味淡。

（4）主成分：主含硫化汞（HgS）。

（5）理化鉴别☆

①取本品粉末，用盐酸湿润后，在光洁的铜片上摩擦，铜片表面显银白色光泽，加热烘烤后，银白色即消失。

②取本品粉末 2g，加盐酸 - 硝酸（3：1）的混合溶液 2ml 使溶解，蒸干，加水 2ml 使溶解，滤过，滤液显汞盐与硫酸盐的鉴别反应。

（6）含量测定：照银量法测定 HgS 的含量，本品含硫化汞（HgS）不得少于 96.0%。☆

2. 雄黄

（1）来源：为硫化物类矿物雄黄族雄黄。

（2）主产地：主产于湖南、贵州、云南等省。

（3）性状鉴别：为块状或粒状集合体，呈不规则块状。深红色或橙红色，条痕淡橘红色，晶面有金刚石样光泽。质脆，易碎，断面具树脂样光泽。微有特异的臭气，味淡。精矿粉为粉末状或粉末集合体，质松脆，手捏即成粉，橙黄色，无光泽。

（4）主成分：主含二硫化二砷（As_2S_2）。

（5）理化鉴别☆

①取本品粉末 10mg，加水润湿后，加氯酸钾饱和的硝酸溶液 2ml，溶解后，加氯化钡试液，生成大量白色沉淀。放置后，倾出上层酸液，再加水 2ml，振摇，沉淀不溶解。

②取本品粉末 0.2g，置坩埚内，加热熔融，产生白色或黄白色火焰，伴有白色浓烟。取玻片覆盖后，有白色冷凝物，刮取少量，置试管内加水煮沸使溶解，必要时滤过，溶液加硫化氢试液数滴，即显黄色，加稀盐酸后生成黄色絮状沉淀，再加碳酸铵试液，沉淀复溶解。

（6）含量测定：照碘量法测定，本品含砷量以二硫化二砷（As_2S_2）计，不得少于 90.0%。☆

3. 自然铜

（1）来源：为硫化物类矿物黄铁矿族黄铁矿。

（2）主产地：主产于四川、广东、云南等省。

（3）性状鉴别：晶形多为立方体，集合体呈致密块状。表面亮淡黄色，有金属光泽；有的黄棕色或棕褐色，无金属光泽。具条纹，条痕绿黑色或棕红色。体重，质坚硬或稍脆，易砸碎，断面黄白色，有金属光泽；或断面棕褐色，可见银白色亮星。

（4）主成分：主含二硫化铁（FeS_2）。

（5）理化鉴别：取本品粉末 1g，加稀盐酸 4ml，振摇，滤过，滤液加亚铁氰化钾试液，即生成深蓝色沉淀分离，沉淀在稀盐酸中不溶，加氢氧化钠试液后，即分解成棕色沉淀。☆

4. 磁石

（1）来源：为氧化物类矿物尖晶石族磁铁矿。

（2）主产地：主产于河北、山东、辽宁等省。

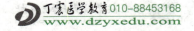 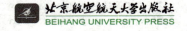

（3）性状鉴别：为块状集合体，呈不规则块状，或略带方形，多具棱角。灰黑色或棕褐色，条痕黑色，具金属光泽。体重，质坚硬，断面不整齐。具磁性。有土腥气，味淡。

（4）主成分：主含四氧化三铁（Fe_3O_4）。

（5）理化鉴别：取本品粉末约0.1g，加盐酸2ml溶解后，溶液呈橙黄色，加亚铁氰化钾试液数滴，产生深蓝色沉淀，分离，沉淀在稀盐酸中不溶，但加氢氧化钠试液，即分解产生棕色沉淀（铁盐的鉴别反应）☆

（6）含量测定：本品含铁（Fe）不得少于50.0%。☆

5. 赭石

（1）来源：为氧化物类矿物刚玉族赤铁矿。

（2）主产地：主产于河北、山西、广东等省。

（3）性状鉴别：为鲕状、豆状、肾状集合体，多呈不规则的扁平块状。暗棕红色或灰黑色，条痕樱红色或红棕色，有的有金属光泽。一面多有圆形的突起，习称"钉头"；另一面与突起相对应处有同样大小的凹窝。体重，质硬，砸碎后断面显层叠状。气微，味淡。

（4）主成分：主含三氧化二铁（Fe_2O_3）。

（5）理化鉴别：取本品粉末0.1g，加盐酸2ml，振摇，滤过，取滤液2滴，加硫氰酸铵试液2滴，溶液即显血红色；另取滤液2滴，加亚铁氰化钾试液1～2滴，即生成蓝色沉淀；再加25%氢氧化钠溶液5～6滴，沉淀变成棕色。☆

（6）含量测定：照磁石〔含量测定〕项下的方法测定，本品含铁（Fe）不得少于45.0%。☆

6. 红粉

（1）来源：为红氧化汞（HgO）。

（2）主产地：主产于天津、湖北武汉、湖南湘潭等地。

（3）性状鉴别：为橙红色片状或粉状结晶，片状的一面光滑略具光泽，另一面较粗糙。粉末橙色。质硬，性脆；遇光颜色逐渐变深。气微。

（4）主成分：主含氧化汞（HgO），不得少于99.0%另含硝酸汞等。

（5）理化鉴别：取粉末0.5g，加水10ml，搅匀，缓缓滴加适量的盐酸溶解后，取溶液加氢氧化钠试液，即发生黄色沉淀另取溶液调至中性，加碘化钾试液，即产生猩红色的沉淀，沉淀能在过量的碘化钾试液中溶解。☆

（6）含量测定：本品含氧化汞（HgO）不得少于99.0%。☆

7. 信石

（1）来源：为天然的砷华矿石，或由毒砂（硫砷铁矿，FeAsS）、雄黄加工制造而成。

（2）主产地：主产于江西、湖南、广东等省。

（3）性状鉴别

①红信石（红砒）：呈不规则的块状，大小不一。粉红色，具黄色与红色彩晕，略透明或不透明，具玻璃样光泽或无光泽、质脆，易砸碎，断面凹凸不平或呈层状纤维样的结构，无臭本品极毒，不能口尝。

②白信石（白砒）：为无色或白色，其余特征同上。

（4）主成分：主含三氧化二砷（As_2O_3）。常含Fe、S等杂质，故呈红色。

8. 轻粉

（1）来源：为氯化亚汞（Hg_2Cl_2）

（2）主产地：主产于湖北、天津、湖南等地。

（3）性状鉴别：为白色有光泽的鳞片状或雪花状结晶，或结晶性粉末；遇光颜色缓缓变暗。气微。

（4）主成分：主含氯化亚汞（Hg_2Cl_2）。

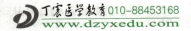
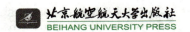

（5）含量测定：本品含氯化亚汞（Hg_2Cl_2）不得少于 99.0%。☆

9. 炉甘石

（1）来源：为碳酸盐类矿物方解石族菱锌矿。

（2）主产地：主产于湖南、广西、四川等省区。

（3）性状鉴别：为块状集合体，呈不规则的块状。灰白色或淡红色，表面粉性，无光泽，凹凸不平，多孔，似蜂窝状。体轻，易碎。气微，味微涩。

（4）主成分：主含碳酸锌（$ZnCO_3$）。

（5）理化鉴别☆

①取本品粗粉 1g，加稀盐酸 10ml，即泡沸，发生二氧化碳气，导入氢氧化钙试液中，即生成白色沉淀。

②取本品粗粉 1g，加稀盐酸 10ml 使溶解，滤过，滤液加亚铁氰化钾试液，即生成白色沉淀，或杂有微量的蓝色沉淀。

（6）含量测定：本品按干燥品计算，含氧化锌（ZnO）不得少于 40.0%。☆

10. 赤石脂

（1）来源：为硅酸盐类矿物多水高岭石族多水高岭石。

（2）主产地：主产于福建、河南、江苏等省。

（3）性状鉴别：为块状集合体，呈不规则的块状。粉红色、红色至紫红色，或有红白相间的花纹。质软，易碎，断面有的具蜡样光泽。吸水性强。具黏土气，味淡，嚼之无沙粒感。

（4）主成分：主含四水硅酸铝〔$Al_4(Si_4O_{10})(OH)_8 \cdot 4H_2O$〕。

11. 青礞石

（1）来源：为变质岩类黑云母片岩或绿泥石化云母碳酸盐片岩。

（2）主产地：主产于河北、河南、湖南等省。

（3）性状鉴别

①黑云母片岩主为鳞片状或片状集合体。呈不规则扁块状或长斜块状，无明显棱角。褐黑色或绿黑色，具玻璃样光泽。质软，易碎，断面呈较明显的层片状。碎粉主为绿黑色鳞片（黑云母），有似星点样的闪光。气微，味淡。

②绿泥石化云母碳酸盐片岩为鳞片状或粒状集合体。呈灰色或绿灰色，夹有银色或淡黄色鳞片，具光泽。质松，易碎，粉末为灰绿色鳞片（绿泥石化云母片）和颗粒（主为碳酸盐），片状者具星点样闪光。遇稀盐酸产生气泡，加热后泡沸激烈。气微，味淡。

（4）主成分：黑云母片岩主要含铁、镁、铝的硅酸盐。绿泥石化云母碳酸盐片岩主要含铁、镁、铝的硅酸盐及钙、镁的碳酸盐。

12. 滑石

（1）来源：为硅酸盐类矿物滑石族滑石。

（2）主产地：主产于山东、江苏、陕西等省。

（3）性状鉴别：多为块状集合体。呈不规则的块状。白色、黄白色或淡蓝灰色，有蜡样光泽。质软，细腻，手摸有滑润感，无吸湿性，置水中不崩散。气微，味淡。

（4）主成分：主含含水硅酸镁〔$Mg_3(Si_4O_{10})(OH)_2$〕

（5）理化鉴别☆

①取本品粉末 0.2g，置铂坩埚中，加等量氟化钙或氟化钠粉末，搅拌，加硫酸 5ml，微热，立即将悬有 1 滴水的铂坩埚盖盖上，稍等片刻，取下铂坩埚盖，水滴出现白色浑浊。

②取本品粉末 0.5g，置烧杯中，加入盐酸溶液（4→10）10ml，盖上表面皿，加热至微沸，不时摇动烧杯，并保持微沸 40 分钟，取下，用快速滤纸滤过，用水洗涤残渣 4～5 次。取残渣约 0.1g，

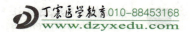 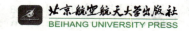

置铂坩埚中，加入硫酸（1→2）10滴和氢氟酸5ml，加热至冒三氧化硫白烟时，取下冷却后，加水10ml使溶解，取溶液2滴。加镁试剂（取对硝基偶氮间苯二酚0.01g溶于4%氢氧化钠溶液1000ml中）1滴，滴加氢氧化钠溶液（4→10）使成碱性，生成天蓝色沉淀。

13. 石膏
（1）来源：为硫酸盐类矿物硬石膏族石膏。

（2）主产地：主产于湖北省应城。

（3）性状鉴别：为纤维状的集合体，呈长块状、板块状或不规则块状。白色、灰白色或淡黄色，有的半透明。体重，质软，纵断面具绢丝样光泽。气微，味淡。

（4）主成分：主要为含水硫酸钙（$CaSO_4 \cdot 2H_2O$）。

（5）理化鉴别☆

①取本品一小块（约2g），置具有小孔软木塞的试管内，灼烧，管壁有水生成，小块变为不透明体。

②取本品粉末约0.2g加稀盐酸10ml，加热使溶解，溶液显钙盐与硫酸盐的鉴别反应。

（6）含量测定：本品含含水硫酸钙（$CaSO_4 \cdot 2H_2O$）不得少于95.0%。☆

14. 芒硝
（1）来源：为硫酸盐类矿物芒硝族芒硝，经加工精制而成的结晶体。

（2）主产地：全国大部分地区均有生产，多产于海边碱土地区，矿泉、盐场附近及潮湿的山洞中。

（3）性状鉴别：为棱柱状、长方形或不规则块状及粒状。无色透明或类白色半透明。质脆，易碎，断面呈玻璃样光泽。气微，味咸。

（4）主成分：主含硫酸钠（$Na_2SO_4 \cdot 10H_2O$），常夹杂微量氯化钠。

（5）含量测定：本品按干燥品计算，含硫酸钠（Na_2SO_4）不得少于99.0%。☆

15. 胆矾
（1）来源：为天然的胆矾矿石或为人工制成的含水硫酸铜。

（2）主产地：主产于云南、山西等省。

（3）性状鉴别：呈不规则的块状结晶体，大小不一。深蓝色或淡蓝色，微带浅绿，晶体具玻璃光泽，半透明至透明，质脆，易碎，碎块呈棱柱状，断面光亮，条痕无色或带浅蓝色，断口贝壳状，无臭，味酸涩。

（4）主成分：主含硫酸铜（$CuSO_4 \cdot 5H_2O$）。

16. 硫磺
（1）来源：为自然元素类矿物硫族自然硫或含硫矿物加工制得。

（2）主产地：主产于山西、河南、山东等省。

（3）性状鉴别：呈不规则块状，大小不一，黄色或略呈绿黄色，表面不平坦，有脂肪光泽，常有多数小孔。用手握紧置于耳旁，可闻轻微的爆裂声。体轻，质松易碎，断面常呈针状结晶形，具特异的臭气，味淡。

（4）主成分：主含硫（S）。常含碲、硒，有时杂有沥青、黏土等。△☆

17. 龙骨
（1）来源：为古代哺乳动物如三趾马、犀类、鹿类、牛类、象类等的骨骼化石或象类门齿的化石。

（2）主产地：主产于山西、内蒙古、陕西等省区。

（3）性状鉴别

①龙骨：材呈骨骼状或已破碎呈不规则块状，大小不一。表面白色，灰白色，多较光滑，有的具纵纹裂隙或棕色条纹和斑点，质硬，不易破碎，断面不平坦，有的中空，吸湿性强，舔之黏舌，无臭，

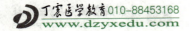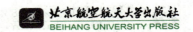

无味。

②五花龙骨：骨呈不规则块状，大小不一；全体呈淡灰白色或淡黄棕色，夹有红、白、黄、蓝、棕、黑或深浅粗细不同的纹理，表面光滑，略有光泽，有的有小裂隙，质硬，较酥脆，易片状剥落，吸湿性强，舐之黏舌无臭、无味。

（4）主成分：主要含碳酸钙（$CaCO_3$）、磷酸钙 [$Ca_3(PO_4)_2$]，并含少量的铁、钾、钠等。

历年考点串讲

矿物类中药的内容是考试必考内容。重点复习矿物类中药性状鉴别和显微鉴别的特点。常见的考题方式：药材及饮片的形态、化学成分、表面特征、条痕颜色等。

常考的细节有：

1. 矿物类中药不同性质的分类为结晶形状、结晶习性、透明度、颜色、光泽、比重、硬度、解理、断口、矿物的力学性质、磁性等。

2. 按阳离子的种类进行分类为汞化合物类、铁化合物类、铅化合物类、铜化合物类、铝化合物类、铝化合物类、矽化合物类、镁化合物类、钙化合物类、钠化合物类等。

3. 按阴离子的种类进行分类为硫化合物类、硫酸盐类、氧化物类、碳酸盐类、卤化物类等。

4. 性状鉴别：外形明显的中药，首先应根据矿物的一般性质进行鉴定，除了外形、颜色、条痕、质地、气味等检查外，还应检查其硬度、解理、断口、有无磁性及比重等。

5. 显微鉴别：在矿物的显微鉴别中，利用透射偏光显微镜或反射偏光显微镜观察透明的或不透明的药用矿物的光学性质。

（靳夏飞）

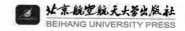

第九章 中药药剂学

第一节 绪 论

一、中药药剂学性质与常用术语

1. 中药药剂学的性质 中药药剂学系指一门以中医药理论为指导，运用现代科学技术，研究中药药剂的配制理论、生产技术、质量控制与合理应用等内容的综合性应用技术科学。它不仅与中药学专业的各门基础课、专业课有纵向和横向的联系，而且与生产实践和临床用药也紧密相关。

2. 剂型选择的基本原则 中药剂型的选择与给药途径密切相关。同一药物，由于剂型不同，即使其含量相同，给药途径不变，疗效和不良反应仍会有差异。在遴选和设计药物剂型时，一般应依据下述原则综合考虑。

（1）根据防治疾病的需要选择剂型：同一药物因剂型、给药方式不同，会出现不同的药理作用，而且不同给药途径，其起效时间快慢也不同：静脉注射＞吸入给药＞肌内注射＞皮下注射＞直肠或舌下给药＞口服液体制剂＞口服固体制剂＞皮肤给药。

（2）根据药物性质选择剂型：药物的理化性质、配伍规律和生物学特性是剂型选择的重要依据。在符合临床用药要求的前提下，应充分考虑所设计剂型对主要药物活性成分溶解性、稳定性和刺激性的影响。

（3）根据五方便要求选择剂型：根据服用、携带、生产、运输、贮藏五方便的要求来选择适当的剂型，才能符合现代人群需求。

3. 中药药剂的常用术语

（1）药物与药品：凡用于治疗、预防及诊断疾病的物质总称为药物，包括原料药和药品。药品则指原料药物经过加工制成可直接应用的成品。

（2）剂型：将原料药加工制成适合于医疗或预防应用的形式，称为剂型。剂型是药物各种应用形式的统称，比如散剂、颗粒剂、丸剂、片剂、注射剂等。

（3）制剂：根据药典、部颁标准或其他规定的处方，将原料药物加工制成具有一定规格，可直接用于临床的药品，称为制剂。

（4）调剂：调剂系指按医师处方专为某一患者配制的，并注明其用法、用量的药剂的调配操作。

（5）中成药：中成药系指以中药材为原料，在中医药理论指导下，按规定的处方和制法大量生产，有特有名称，并标明功能主治、用法用量和规格的药品。包括处方药和非处方药。

（6）处方药和非处方药：凡必须凭医师处方才可配制、购买和使用的药品称为处方药；无须医生处方，消费者可自行判断、购买和使用的药品称为非处方药（简称 OTC）。非处方药主要用于患者自我诊断和治疗的常见轻微疾病。

二、药物剂型的分类

1. 按物态分类 按剂型的物理状态将其分为液体剂型、半固体剂型、固体剂型和气体剂型。这种分类方法对于制备、贮藏和运输较有意义，但过于简单，不能反映给药途径及对剂型的要求。

丁震医学教育 010-88453168
www.dzyxedu.com

北京航空航天大学出版社
BEIHANG UNIVERSITY PRESS

2. **按制法分类**　将采用同样方法制备的剂型归为一类。这种分类方法带有归纳不全的局限性。

3. **按分散系统分类**　按剂型的分散特性将剂型分为真溶液类剂型、胶体溶液类剂型、乳浊液类剂型、混悬液类剂型等。该分类方法便于应用物理化学的原理说明各类剂型的特点，但不能反映给药途径与用药方法对剂型的要求。

4. **按给药途径与方法分类**　将相同给药途径和方法的剂型列为一类。这种分类方法与临床用药联系很好，能反映给药途径与方法对剂型制备的工艺要求，但同一剂型往往有多种给药途径，可能会出现在不同分类的给药剂型中。

三、中药药剂工作的依据

1. **药典的性质**　药典系指一个国家记载药品标准、规格的法典，一般由国家药典委员会组织编纂，并由政府颁布执行，具有法律约束力。药典收载的品种是疗效确切、副作用小、质量稳定的常用药品及其制剂，并明确规定了其质量标准、制备要求、检验方法等。

2. **中国药典的版次**　我国是世界上最早颁布国家药典的国家。唐代的《新修本草》又称《唐新修本草》或《唐本草》是我国由政府颁布的第一部药典，也是世界上最早的一部国家药典。新中国建立以来，已颁布施行的《中华人民共和国药典》（简称《中国药典》）有 10 个版次，现行为 2015 年版。《中国药典》2015 年版包括凡例、正文、索引、通则等几部分。

3. **局颁标准**　国家食品药品监督管理局药品标准，简称《局颁药品标准》，收载《中国药典》未收载的品种，包括中药局颁标准。局颁标准原由卫生部药典委员会编撰并颁布执行，称为部颁标准，其性质与《中国药典》相似，具有法律的约束力，作为药物生产、供应、使用等监督部门检验质量的法定依据。

历年考点串讲

剂型选择的基本原则、药典的定义及其作用是考试必考内容。重点复习剂型选择的基本原则、药典的定义、药典的颁布时间。

常考的细节有：

1. 剂型选择的基本原则。

2. 药典的定义。

3. 唐代的《新修本草》又称《唐新修本草》或《唐本草》是我国由政府颁布的第一部药典，也是世界上最早的一部国家药典。

4. 新中国成立以来，已颁布施行的《中华人民共和国药典》（简称《中国药典》）有 10 个版次。现行 2015 版。

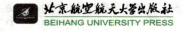

第二节　制药卫生

一、制药卫生标准

1. 药品卫生标准　《中国药典》对各类中药制剂的微生物限度标准做出了规定，是当前药品生产和质量控制的基本要求和法规文件。《中国药典》2015 年版四部通则规定了中药药品的微生物标准，包括以下制剂：

（1）口服给药制剂：包括不含药材原粉的制剂、含药材原粉的制剂、含发酵原粉的制剂。

（2）局部给药制剂：用于手术、烧伤或严重创伤的局部给药制剂：应符合无菌检查法规定；用于表皮或黏膜不完整的含药材原粉的局部给药制剂；用于表皮或黏膜完整的含药材原粉的局部给药制剂；耳、鼻及呼吸道吸入给药制剂；阴道、尿道给药制剂；直肠给药制剂；其他局部给药制剂。

（3）含动物组织（包括脏器提取物）及动物类原药材（蜂蜜、蜂王浆、动物角、阿胶除外）的口服给药制剂：每 10g 或 10ml 不得检出沙门菌。

（4）有兼用途径的制剂：应符合各给药途径的标准。

（5）霉变、长螨者：有霉变、长螨者以不合格论。

（6）中药提取物及辅料：中药提取物及辅料参照相应制剂的微生物限度标准执行。

2. 预防中药制剂污染的措施　中药制剂在生产、运输、贮存等过程中都有可能被微生物污染。污染的途径主要有：环境、空气、物料、人员、设备、运输与贮藏等。△☆

二、制药环境的卫生管理

1. 洁净室的等级及适用范围　根据 GMP 所规定的要求将洁净区分为 A、B、C、D 四个级别。

（1）A 级（相当于 100 级）：高风险操作区。

（2）B 级（相当于 100 级动态）：无菌配制和灌装等高风险操作 A 级洁净区所处的背景区域。

（3）C 级（相当于 10000 级）和 D 级（相当于 100 000 级）：无菌药品生产过程中重要程度较低的洁净区。

2. 空气洁净技术与应用　空气洁净度是指洁净环境中空气的含尘（微粒）程度。空气洁净技术是能够创造洁净空气环境的各种技术的总称。主要通过空气过滤（包括处理）、气流组织和气压控制三种措施达到空气净化的目的。☆

三、灭菌方法与无菌操作

灭菌方法是指用适当的物理或化学手段将物品中活的微生物杀灭或除去，从而使物品残存活微生物的概率下降至预期的无菌保证水平的方法。与灭菌方法相关的操作包括：灭菌、防腐、消毒。

1. 物理灭菌法的分类与适用范围　物理灭菌法系指采用加热、射线和过滤方法杀灭或除去微生物的技术。

（1）干热灭菌法：系指利用火焰或干热空气进行灭菌的方法。

①火焰灭菌法：系指用火焰直接灼烧以达到灭菌目的的方法。适用于镊子、剪刀、玻璃棒、搪瓷盘、不锈钢桶等各种耐火焰灼烧的金属、玻璃或瓷器的灭菌。

②干热空气灭菌法：系指利用干热空气达到杀灭微生物或消除热原物质的方法。灭菌条件一般为：160～170℃ 120min 以上、170～180℃ 60 分钟以上或 250℃ 45 分钟以上，也可采用其他温度和时间参数。干热空气灭菌法灭菌温度较高，但由于干热空气穿透力弱，温度不易均匀。适用于耐高温的

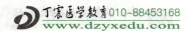
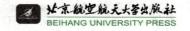

玻璃、金属设备、器具、粉末药品、以及不允许湿热穿透的油脂类材料（如注射用油、油性软膏基质等），不适用于橡胶、塑料及大部分药品。

（2）湿热灭菌法：本法是利用饱和水蒸气或沸水进行灭菌的方法。分为热压灭菌法、流通蒸气灭菌法、煮沸灭菌法和低温间歇灭菌法。

①热压灭菌法系指在热压灭菌器内，利用高压饱和水蒸气杀灭微生物的方法。该法是公认的最可靠的湿热灭菌方法。一般热压灭菌所需的温度和与之相对应的压力与时间见表9-1。

表 9-1　热压灭菌所需的温度、压力与时间

温度（℃）	表压力（kPa）	时间（min）
115	68.6	30
121.5	98.0	20
126.5	137.2	15

②流通蒸气灭菌法和煮沸灭菌法：系指在常压下用100℃的水蒸气或用水煮沸以杀灭微生物的方法。灭菌时间一般为30～60分钟，可杀灭繁殖型细菌，但不一定能完全杀灭芽胞。适于含有抑菌剂药液的灭菌，1～2ml的注射剂及耐热品种的灭菌。

③低温间歇灭菌法：适用于必须采用加热灭菌但又不耐较高温度的物料和制剂的灭菌。不足之处是工效低、灭菌效果差，加入适量抑菌剂可提高灭菌效率。

（3）紫外线灭菌法：一般用于灭菌的紫外线波长是220～290nm，其中254～257nm的紫外线灭菌力最强。一般只用于空气灭菌、表面灭菌以及纯化水的灭菌。

（4）辐射灭菌法：辐射灭菌法可用于密封和整箱已包装的药物的灭菌，灭菌效果可靠。

2. 滤过除菌法的分类与适用范围　过滤除菌法指利用细菌不能通过致密具孔滤材的原理以除去气体或液体中微生物的方法。常用于气体、热不稳定的药品溶液或原料的除菌。滤过除菌法适于不耐热的低黏度药物溶液，尤其是一些生化制剂。目前常用的除菌过滤器有微孔滤膜滤器、垂熔玻璃滤器和砂滤棒。

3. 化学灭菌法的分类与适用范围　化学灭菌法是用化学药品杀灭微生物达到灭菌目的的方法。包括化学气体灭菌法和消毒剂消毒法。

（1）化学气体灭菌法：气体灭菌法系指使用能形成气体或产生的蒸气的化学药品达到灭菌目的的方法。

①环氧乙烷灭菌法

②蒸气熏蒸灭菌法：采用乳酸、甲醛、臭氧或气态过氧化氢等化学品，通过加热产生蒸气可进行空气环境的灭菌。

（2）浸泡与表面消毒法：浸泡与表面消毒法指以化学药品作为消毒剂，采用喷雾、涂抹或浸泡以达到消毒目的的方法。

4. 无菌操作法的灭菌要点　无菌操作法指整个过程控制在无菌条件下进行的一种操作方法，对于不能用加热灭菌或不宜采用其他方法灭菌的无菌制剂的制备，均需采用无菌操作法。无菌操作必须在无菌操作室或无菌操作柜内进行，所用的一切用具、材料以及环境应严格灭菌。

5. 防腐　防腐剂系指能抑制微生物生长繁殖的化学物品，也称抑菌剂。常用的防腐剂有：

（1）羟苯酯类：商品名为尼泊金类，包括对羟基苯甲酸甲酯、乙酯、丙酯和丁酯，一般用量为0.01%～0.25%。可在酸性、中性及弱碱性药液中发挥防腐作用，酸性溶液中作用最强。羟苯酯类常

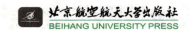

用作内服溶液防腐剂。

（2）苯甲酸与苯甲酸钠：常用量为 0.1% ～ 0.25%，最适 pH 值为 4。苯甲酸类防霉作用较尼泊金类弱，而防发酵能力则较尼泊金类强，二者配合特别适用于中药液体制剂的防发霉和发酵。苯甲酸与苯甲酸钠常用作内服和外用制剂的防腐剂。

（3）山梨酸与山梨酸钾：常用量为 0.15% ～ 0.2%，一般介质的 pH 值以 4.5 左右为宜，特别适用于含聚山梨酯的液体制剂防腐。

（4）其他：含 20% 以上乙醇和 30% 以上的甘油具有防腐作用。

历年考点串讲

药品卫生标准、制药环境的卫生管理、常用的灭菌方法、主要防腐剂的正确用法是考试必考内容。重点复习中药制剂的微生物限度标准、空气洁净技术与应用、各种灭菌法的特点和适用范围。

常考的细节有：

1. 各类制剂检出大肠埃希菌时应以不合格论，不再复验。

2. 根据 GMP 规定的要求，将洁净区分为 A、B、C、D 四个级别。

3. 紫外线灭菌法、过滤除菌法、干热空气灭菌法、热压灭菌法、气体灭菌法的适用范围。

4. 化学气体灭菌法指使用能形成气体或产生的蒸气的化学药品达到灭菌目的的方法。包括环氧乙烷灭菌法、蒸气熏蒸灭菌法（乳酸、甲醛、臭氧或气态过氧化氢）等。

5. 苯甲酸钠用作防腐剂时，药液的 pH 应为 4 以下。

第三节　粉碎、筛析与混合

一、粉　碎

1. 粉碎的目的　粉碎系指借机械力或其他方法将大块固体物料破碎成适宜程度的颗粒或粉末的操作过程。药物粉碎的目的：

（1）增加药物的表面积，促进药物的溶解与吸收，提高难溶性药物的生物利用度。

（2）有利于进一步制备多种药物剂型，如散剂、颗粒剂、胶囊剂、片剂、丸剂等。

（3）加速中药中有效成分的浸出和溶出。

（4）便于中药材的干燥和贮藏，便于调剂和服用。

2. 粉碎方法

（1）干法粉碎：干法粉碎系指将物料经过适当的干燥处理，使物料中的水分含量降低至一定限度（一般少于 5%）再进行粉碎的方法。中药一般均采用干法粉粹。主要包括混合粉碎和单独粉碎。

①混合粉碎系指将中药复方制剂中某些性质和硬度相似的药材全部或部分混合在一起进行粉碎的方法。

②单独粉碎系指将一味中药单独进行粉碎的方法。通常需要单独粉碎的药材有：

a. 贵重细料药（如牛黄、人参、麝香等，主要目的是避免损失）。

b. 毒性或刺激性药材（如马钱子、蟾酥、斑蝥、轻粉等,主要目的是避免损失和对其他药材的污染,

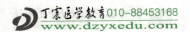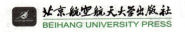

利于劳动保护）。

c．氧化或还原性强药物（如硫黄、雄黄、火硝等，主要目的是避免混合粉碎发生爆炸）。

d．质地坚硬不便与其他药材混合粉碎的中药（如磁石、赭石等）。

③特殊的混合粉碎方法还包括串料、串油、蒸罐等。

a．串料粉碎：先将处方中其他中药粉碎成粗粉，再将含有大量糖分、树脂、树胶、黏液质的中药陆续掺入，逐步粉碎成所需粒度。需要串料粉碎的中药有乳香、没药、黄精、玉竹、熟地黄等。

b．串油粉碎：先将处方中其他中药粉碎成粗粉，再将含有大量油脂类成分的中药陆续掺入、逐步粉碎成所需粒度，或将油脂类中药研成糊状再与其他药物粗粉混合粉碎成所需粒度。需串油粉碎的中药有桃仁、苦杏仁、紫苏子、酸枣仁、核桃仁等。

c．蒸罐粉碎：先将处方中其他中药粉碎成粗粉，再将用适当方法蒸制过的动物类或其他中药陆续掺入，经干燥，再粉碎成所需粒度。需蒸罐粉碎的中药有乌鸡、鹿胎等

（2）湿法粉碎：湿法粉碎系在药物中加入适量水或其他液体一起研磨粉碎的方法，樟脑、冰片等常用。

①粉碎麝香时常加入少量水俗称"打潮"，特别是到剩下麝香残渣时，"打潮"更易研碎。

②朱砂、珍珠、炉甘石等常用"水飞法"粉碎，将药物打成碎块，除去杂质，放入研钵中加适量水重力研磨，当有细粉形成时，旋转研钵使细粉混悬于水中倾泻出来，剩余药物再加水研磨、倾泻，直至全部研细为止，合并混悬液，沉降后收集沉淀，干燥，研细，即可得到极细的粉末。

（3）低温粉碎：低温粉碎系指将药物冷却后或在低温条件下进行粉碎的方法。低温粉碎多用于具有热塑性、强韧性、热敏性、挥发性及熔点低的药物。

（4）超微粉碎：超微粉碎又称超细粉碎，是指将粉粒物料磨碎到粒径为微米级以下的操作。常用于灵芝孢子等贵重药物。☆

3．粉碎的设备

（1）柴田式粉碎机：适用于黏软性、纤维性及坚硬的中药的粉碎，但对油性过多的药料不适用。

（2）万能磨粉机：适用于根、茎、皮类等中药、干燥的非组织性药物、结晶性药物及干浸膏的粉碎，不宜用于粉碎含大量挥发性成分、黏性强或软化点低且遇热发黏的药物。

（3）球磨机：适于粉碎结晶性药物、树胶、树脂及其他植物中药浸提物；对具有刺激性的药物可防止粉尘飞扬；对具有很大吸湿性的浸膏可防止吸潮；对具有挥发性的药物、贵重药物以及与铁易起作用的药物均可用球磨机粉碎。球磨机在无菌条件下，可以进行无菌药粉的粉碎和混合。

（4）其他设备：流能磨和振动磨。

二、筛　析

1．筛析的含义和目的　筛析是固体粉末的分离技术。筛即过筛，系指粉碎后的药料粉末通过网孔性工具，使粗粉与细粉分离的操作。析即离析，系指粉碎后的药料粉末借空气或液体（水）流动或旋转的力，使粗粉（重）与细粉（轻）分离的操作。筛析的目的是使粉末粗细分等，获得均匀的粒子群，保证制剂生产的顺利进行和药品的质量。此外，多种物料过筛还有混合的作用。

2．药筛的种类与规格　药筛系指按药典规定，全国统一用于药剂生产的筛。药筛分为编织筛和冲眼筛两种。

药筛的孔径大小用筛号表示。工业用标准筛常用"目"数表示筛号，即以每一英寸（2.54cm）长度上的筛孔数目表示。《中国药典》所用药筛，具体规定见表9-2。

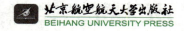

表 9-2 《中国药典》筛号、工业筛目、筛孔内径对照表

筛号	筛目（孔/2.54cm）	筛孔内径（μm）
一号筛	10	2000±70
二号筛	24	850±29
三号筛	50	355±13
四号筛	65	250±9.9
五号筛	80	180±7.6
六号筛	100	150±6.6
七号筛	120	125±5.8
八号筛	150	90±4.6
九号筛	200	75±4.1

3. 粉末分等 为了便于区别固体粒子的大小，《中国药典》把固体粉末分为六级，粉末分等如下：

（1）最粗粉：指能全部通过一号筛，但混有能通过三号筛不超过 20% 的粉末。

（2）粗粉：指能全部通过二号筛，但混有能通过四号筛不超过 40% 的粉末。

（3）中粉：指能全部通过四号筛，但混有能通过五号筛不超过 60% 的粉末。

（4）细粉：指能全部通过五号筛，并含能通过六号筛不少于 95% 的粉末。

（5）最细粉：指能全部通过六号筛，并含能通过七号筛不少于 95% 的粉末。

（6）极细粉：指能全部通过八号筛，并含能通过九号筛不少于 95% 的粉末。

三、混 合

1. 混合原则

（1）组分药物比例量：组分药物比例量相差悬殊时，不易混合均匀。这种情况可采用"等量递增法"混合。其方法是取量小的组分与等量的量大组分，同时置于混合器中混匀，再加入与混合物等量的量大组分稀释均匀，如此倍量增加至完全量大组分为止，混匀，过筛。

（2）组分药物的密度：组分药物的密度相差悬殊时，难混匀。应注意混合操作中的检测。

2. 混合方法 混合方法包括过筛混合、搅拌混合、研磨混合。

历年考点串讲

药材粉碎基本原理和方法、药材筛析的基本原理和方法、混合原则和方法等都是考试必考内容。重点复习单独粉碎、湿法粉碎、低温粉碎的方法和适用药物、药筛的规格、粉末的分等等。

常考的细节有：

1. 单独粉碎和低温粉碎的适用范围。

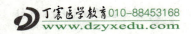

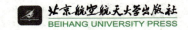

2. 串油、串料、蒸罐的适用范围。

3. 药筛的规格和粉末的分等。

4. 朱砂、珍珠、炉甘石等常用"水飞法"粉碎。

5. 筛析是固体粉末的分离技术。

6. 等量递增法的适用范围和操作方法。

第四节　散　剂

一、散剂的特点与质量要求

1. 散剂的含义　散剂系指原料药物或与适宜的辅料经粉碎、均匀混合制成的干燥粉末状制剂。

2. 散剂的特点

（1）散剂的优点

①比表面积较大，容易分散，药物溶出速度快，起效快，可用于急性病的治疗。

②制法简便，剂量易于控制，运输、携带、服用方便，尤其适合于幼儿服用，对外伤可起到保护、吸收分泌物、促进凝血和愈合的作用。

（2）散剂的不足之处

①因散剂比表面积大，也导致其异味、刺激性、吸湿性及化学活性相应增强，部分药物易起变化，挥发性成分易散失，因此刺激性强、易吸潮变质的药物一般不宜制成散剂。

②散剂的口感较差，剂量大的药物还会造成服用困难，使患者依从性差。

3. 散剂的分类

（1）按医疗用途：分为口服散剂和局部用散剂。

（2）药物组成：分为单味药散剂和复方散剂。

（3）按药物性质：分为普通散剂和特殊散剂。

（4）按剂量：分为单剂量散剂和多剂量散剂。

4. 散剂的质量要求　散剂应进行粒度、外观均匀度、水分、干燥失重、装量差异量、无菌及微生物限度等检查。散剂应干燥、疏松、混合均匀，色泽一致。除另有规定外，按《中国药典》要求，散剂一般应为细粉，儿科及外用散剂应为最细粉；眼用散剂为极细粉。中药散剂照水分测定法（《中国药典》2015年版第四部通则）测定，除另有规定外不得超过 9.0%。☆

二、散剂的制备

1. 一般散剂的制法　散剂制备的一般工艺流程：粉碎、过筛→混合→分剂量→质量检查、包装。

（1）粉碎与过筛：应根据药物的性质、用药要求等，选择适当的方法和设备对药物进行粉碎、过筛。

（2）混合：混合是制备散剂的关键工序，亦是制备颗粒剂、胶囊剂、片剂、丸剂等剂型的重要步骤。混合的目的是使散剂尤其是复方散剂各组分分散均匀，色泽一致，以保证剂量准确，用药安全。混合有搅拌、过筛及研磨等方法。当药物色泽相差悬殊或比例相差悬殊时，为达到混合均匀，常采用打底套色法或等量递增法等特殊的研磨混合方法。

①打底套色法：打底套色法是中药散剂等剂型对药粉进行混合的一种经验方法，即先将量少的、质重的、色深的药粉放入研钵中（放量少色深的药粉之前先用其他量多的药粉饱和研钵内表面）作为

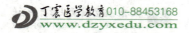
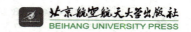

基础，即是"打底"；然后将量多的、质轻的、色浅的药粉逐渐分次加入研钵中，轻研混匀，即是"套色"。该法只侧重色泽，忽略了药粉等量容易混匀的机制。

②等量递增法：习称"配研法"，各组分比例量相差悬殊的复方散剂制备时经常采用的混合方法。即先取量小的组分及等量的量大组分，同时置于混合器中混合均匀，再加入与混合物等量的量大组分混匀，如此倍量增加直至加完全部量大组分为止的方法，工时少，混合效果好，但忽略了色泽，易出现"咬色"现象，适用于含毒性药物、贵重药、剂量小药物的散剂。

（3）分剂量：系指将混合均匀的药粉，按需要的剂量分成等重份数的过程。

（4）包装：散剂选用适宜的包装材料和贮藏条件以延缓散剂的吸湿。散剂贮藏的环境应阴凉干燥，且应分类保管定期检查。

2. 特殊散剂的制法

（1）含毒性药物的散剂

①制成倍散的目的：毒性药物的剂量小，不易准确称取，剂量不准易致中毒，为保证复方散剂中毒性药的含量准确，多采用单独粉碎再以配研法与其他药粉混匀。

②制备：单味化学毒剧药要添加一定比例量的稀释剂制成稀释散（或称倍散）。如剂量在 $0.01 \sim 0.1$ 者，可配制 $1：10$ 倍散，取药物1份加入赋形剂9份；如剂量在0.01g以下，则应配成 $1：100$ 或 $1：1000$ 倍散。倍散配制时应采用等量递增法稀释混匀后备用。稀释剂应选用无显著药理作用，与主药不发生反应，不影响主药含量测定的惰性物质。

（2）含可形成低共熔混合物散剂

①低共熔现象：系指两种或两种以上的固体药物在常温下混合后出现润湿或液化的现象。如樟脑与薄荷脑、薄荷脑与冰片等，都能产生低共熔现象。

②制备一般根据药物形成低共熔物后药理作用的变化而定，通常有以下几种情况：

a. 药物形成低共熔物后如药理作用增强或无明显变化，宜先形成低共熔物，再与方中其他药物混合。

b. 药物形成低共熔物后，如药理作用减弱，则应分别用其他组分稀释，避免出现低共熔现象。

（3）含液体药物的散剂：当处方中含有挥发油、非挥发性液体药物、流浸膏、药材煎液等液体组分时。应根据药物的性质、用量及处方中其他固体组分的量来处理。具体做法如下：

①当液体组分量较少时，可用方中的其他固体组分吸收后混匀。

②当液体组分较多，且方中其他固体组分不能完全将其吸收时，可加适宜辅料（如乳糖、淀粉、蔗糖、磷酸钙等）吸收直至不润湿为度。

③当液体组分过多，且属于非挥发性成分时，可采取加热等方法除去大部分水。使呈稠膏状，然后加方中其他固体组分或辅料，低温干燥，混匀。

（4）眼用散剂

①质量要求：一般眼用散剂粉末粒度一般为极细粉且通过九号筛，以减少对眼睛的机械刺激性。

②制备：一般采用水飞法或其他适宜的方法制成极细粉。配制用具应灭菌，并在清洁、避菌的条件下进行操作。必要时，成品应采用适宜的方法进行灭菌，密封保存。

历年考点串讲

散剂的质量要求、散剂的一般制备方法、特殊散剂等是考试必考内容。重点复习散剂的质量要求、打底套色法的方法和特点、特殊散剂的制备方法和原则等。

常考的细节有：

1. 除另有规定外，口服用散剂为细粉，儿科用及局部用散剂应为最细粉。

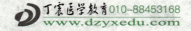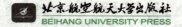

2. 眼用散剂一般应通过 9 号色，即 200 目筛。

3. 散剂照水分测定法除另有规定外不得超过 9.0%。

4. 散剂制备的工艺流程。

5. 打底套色法的操作方法。

6. 倍散的配制方法。

7. 配制时常见的可发生低共熔现象的药物种类包括樟脑与薄荷脑、薄荷脑与冰片等。

第五节　浸提、分离、浓缩与干燥

一、中药的浸提过程

浸提系指采用适当的溶剂和方法浸出中药材所含有效成分或有效部位的操作。中药材的浸提过程一般可分为浸润与渗透、解吸与溶解和扩散等几个相互联系的阶段。

1. **影响浸提的因素**　主要因素是中药粒度和浸提温度。

2. **浸提时间**　延长浸提时间能提高浸提效率，浸提时间过短会导致浸提不完全。

3. **浓度梯度**　浓度梯度是扩散的推动力，增大浓度梯度能够提高浸出效率。浸出过程中可采取不断搅拌、更换新鲜溶剂，或使浸出液强制循环，以及采用动态提取等措施增大浓度梯度。

4. **溶剂用量**　增加溶剂用量有利于扩散的进行，但用量过大给后续的浓缩等操作带来不便。

5. **溶剂 pH**　调节溶剂的 pH，可利于某些有效成分的提取。

6. **浸提压力**　提高浸提压力可加速溶剂对饮片的润湿与渗透，但加压对组织松软或易润湿饮片的浸出影响不显著。

二、常用浸提方法

（一）常用浸提溶剂

1. **水**　极性大，溶解范围广。药材中的苷类、有机酸盐、鞣质、蛋白质、色素、多糖类（果胶、黏液质、菊糖、淀粉等）以及酶和少量的挥发油均能被水浸提。

2. **乙醇**　能与水以任意比例混溶。乙醇作为浸提溶剂的最大优点是可通过调节乙醇的浓度，选择性地浸提药材中某些有效成分或有效部位：

（1）一般乙醇含量在 90% 以上时，适于浸提挥发油、有机酸、树脂、叶绿素等。

（2）乙醇含量在 50% ～ 70% 时，适于浸提生物碱、苷类等。

（3）乙醇含量在 50% 以下时，适于浸提苦味质、蒽醌苷类化合物等。

（4）乙醇含量在 40% 以上时，能延缓许多药物（如酯类、苷类等成分）的水解，增加制剂的稳定性。

（5）乙醇含量在 20% 以上时具有防腐作用。

3. **其他**　其他有机溶剂，如乙醚、氯仿、石油醚等。

4. **浸提辅助剂**　常用的浸提辅助剂有酸、碱及表面活性剂等。

（二）常用浸提方法的特点

1. **煎煮法**　将中药粗粉加水煮沸提取。煎煮法因只能以水为提取溶剂，故对亲脂性成分提取不

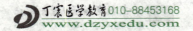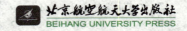

完全，且含挥发性成分及加热易破坏的成分不宜使用。采用水煎煮法时，应注意易出现糊化现象，提取液中水溶性杂质较多，水煎液放置时间过长容易发生霉变等问题。多糖类成分含量较高的中药，用水煎煮后药液黏度较大，过滤困难。

2. **浸渍法**　将中药粗粉装在适当容器中，加入溶剂浸渍药材一定时间，反复数次，合并浸渍液，减压浓缩即可。

浸渍法适用于黏性药材、无组织结构的药材、新鲜及易于膨胀的药材、芳香性药材。不适于贵重药材、毒性药材及高浓度的制剂。因为溶剂的用量大，且呈静止状态，溶剂的利用率较低，有效成分浸出不完全。即使采用重浸渍法，加强搅拌，或促进溶剂循环，只能提高浸提效果，不能直接制得高浓度的制剂。另外，浸渍法所需时间较长，不宜用水做溶剂，通常用不同浓度的乙醇或白酒，故浸渍过程中应密闭，以防止溶剂挥发损失。

浸渍法按浸提的温度和浸渍次数可分为冷浸渍法、热浸渍法、重浸渍法。

3. **渗漉法**　渗漉法是将中药粉末先装入渗漉器中用提取溶剂浸渍数小时，然后不断添加新溶剂，使其自上而下通过药物，从渗漉器下部流出，收集流出渗漉液。渗漉法不宜用水做溶剂，通常用不同浓度的乙醇或白酒，故应防止溶剂的挥发损失。

渗漉法适用于贵重药材、毒性药材及高浓度制剂，也可用于有效成分含量较低的药材的浸提。但对新鲜的及易膨胀的药材、无组织结构的药材不宜选用，因渗漉过程所需时间较长。渗漉法根据操作方法的不同，可分为单渗漉法、重渗漉法等。

（1）单渗漉法：操作步骤为：药材粉碎→润湿→装筒→排除气泡→浸渍→收集渗漉液。操作要点：

①饮片粉碎度应适宜，一般以粗粉或最粗粉为宜。

②药粉装筒前应先用适量浸提溶剂润湿，使之充分膨胀，避免在渗漉筒中药粉膨胀而造成堵塞。

③药粉装入渗漉筒时，桶底部装假底并铺垫适宜滤材，装入的药粉应松紧适宜，均匀压平，渗漉筒中药粉量装得不宜过多，一般装其容积的2/3，留一定的空间以存放溶剂，可连续渗漉，便于操作。上部用滤纸或纱布覆盖，并加少量重物，防加溶剂时药粉浮起。

④添加溶剂时应打开渗漉液出口的活塞，使溶剂从出口流出，以排除气泡，待溶剂浸没药粉表面数厘米时关闭渗漉液出口，一般浸渍24～48小时，使溶剂充分渗透扩散后开始渗漉。

⑤渗漉过程中应不断补充溶剂，使溶剂始终浸没药粉。

（2）重渗漉法：重渗漉法系将渗漉液重复用作新药粉的溶剂，进行多次渗漉以提高浸出液浓度的方法。

4. **回流提取法**　此法以有机溶剂为提取溶剂，在回流装置中加热进行，一般多采用反复回流法。此法提取效率高于渗漉法，但受热易破坏的成分不宜用。回流法可分为回流热浸法和回流冷浸法。

5. **连续回流提取法**　是回流提取法的发展，具有溶剂消耗量小，操作简便，提取效率高的特点。

6. **超声波提取法**　超声波提取法是指将中药置于超声提取器换能系统的超声场中，加入一定溶剂，超声作用一定时间，使中药所含成分在超声波作用下很快地溶解于溶剂之中，再经过滤过、分离，得到所需有效成分。超声波提取具有提取效率高、提取温度低、提取时间短、适应性广、能耗低、药液杂质少、操作简单等特点。

7. **超临界流体萃取法**　超临界流体萃取技术是指在不改变化学组成的条件下，利用压力和温度的改变对超临界流体溶解能力的影响而进行高效提取的方法。超临界流体萃取中药成分的主要优点包括：可以在接近室温下进行工作，防止某些对热不稳定的成分被破坏或逸散；萃取过程中几乎不用有机溶剂，萃取物中无有机溶剂残留，对环境无公害；提取效率高，节约能耗等。

8. **水蒸气蒸馏法**　水蒸气蒸馏法用于提取能随水蒸气蒸馏而不被破坏的难溶于水的成分。中药挥发油及某些具挥发性的小分子生物碱、小分子酚性物质等均可应用本法提取。水蒸气蒸馏法设备简单、易于操作且提取率高，但不适宜提取某些对热不稳定或对嗅味有特别要求的挥发油成分。

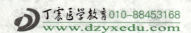
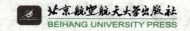

9. **其他提取方法**　包括微波提取法、生物提取法等。

三、浸提液的分离方法

将固体－液体非均相体系用适当方法分开的过程称为固－液分离。

1. **分离方法**　分离方法一般有三类：沉降分离法、离心分离法和滤过分离法。

（1）沉降分离法：系指固体物与液体介质密度相差悬殊，固体物靠自身重量自然下沉，用虹吸法吸取上层澄清液，使固体与液体分离的一种方法。适用于溶液中固体微粒多而质重的粗分离，对固体物含量少，粒子细而轻的浸出液不适用。

（2）离心分离法：离心分离法与沉降分离法皆是利用混合液密度差进行分离的方法。用沉降分离法和一般的滤过分离难以进行或不易分开时，可考虑进行离心分离。在制剂生产中遇到含水量较高、含不溶性微粒的粒径很小或黏度很大的滤浆时也可考虑选用离心分离法进行分离。

（3）滤过分离法：滤过分离法系指将固－液混悬液通过多孔介质，使固体粒子被介质截留，液体经介质孔道流出，从而实现固－液分离的方法。

滤过机制主要有过筛作用和深层滤过作用。影响滤过速度的因素有：

①滤渣层两侧的压力差：压力差越大，则滤速越快，故常用加压或减压滤过。

②滤器面积在滤过初期，滤过速度与滤器面积成正比。

③过滤介质或滤饼毛细管半径：滤饼半径越大，滤过速度越快，但在加压或减压时应注意避免滤渣层或滤材因受压而过于致密。常在料液中加入助滤剂以减小滤饼阻力。

④过滤介质或滤饼毛细管长度：滤饼毛细管长度愈长，则滤速愈慢。常采用预滤、减小滤渣层厚度、动态滤过等加以克服，同时操作时应先滤清液后滤稠液。

⑤料液黏度：黏稠性愈大，滤速愈慢。

因此，常采用趁热滤过或保温滤过。另外，添加助滤剂亦可降低黏度。

2. **滤过方法**　主要包括常压滤过法（常用玻璃漏斗、搪瓷漏斗、金属夹层保温漏斗等滤器，用滤纸或脱脂棉作滤过介质）、减压滤过法（常用布氏漏斗、垂熔玻璃滤器）、加压滤过法（常用压滤器、板框压滤机）、薄膜滤过。

四、常用精制方法

精制系采用适当的方法和设备除去中药提取液中杂质的操作。

1. **水提醇沉法**　常用的精制方法有水提醇沉淀法、醇提水沉淀法、大孔树脂吸附法、超滤法、盐析法、酸碱法、澄清剂法、透析法、萃取法等。水提醇沉法系指先以水为溶剂提取药材有效成分，再用不同浓度的乙醇沉淀去除提取液中杂质的方法。

水提醇沉法的工艺设计依据：

（1）根据药材成分在水和乙醇中的溶解性：通过水和不同浓度的乙醇交替处理，可保留生物碱盐类、苷类、氨基酸、有机酸等有效成分；去除蛋白质、糊化淀粉、黏液质、油脂、脂溶性色素、树脂、树胶、部分糖类等杂质。一般料液中含乙醇量达到 50% ～ 60 % 时，可去除淀粉等杂质，当含醇量达 75% 以上时，除鞣质、水溶性色素等少数无效成分外，其余大部分杂质均可沉淀而去除。

（2）根据工业生产的实际情况：因为中药材体积大，若用乙醇以外的有机溶剂提取，用量多，损耗大，成本高。

2. **膜分离法**　膜分离法系指以细微孔径的薄膜为滤过介质，使药液中的微粒或某些相对分子质量较大的成分被薄膜截留而使得药液精制的方法。△☆

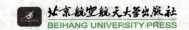

3. **树脂吸附分离**　大孔树脂吸附法系指利用多孔结构的大孔吸附树脂选择性吸附中药提取液中活性成分而使药液精制的方法。△☆

五、浓　缩

浓缩系指在沸腾状态下，经传热过程，利用汽化作用将挥发性大小不同的物质进行分离，从液体中除去溶剂得到浓缩液的工艺操作。蒸发是浓缩药液的重要手段，此外，还可以采用反渗透法、超滤法等使药液浓缩。蒸发包括常压蒸发、减压蒸发、薄膜蒸发、多效蒸发。

六、干　燥

干燥系指利用热能除去含湿的固体物质或膏状物中所含的水分或其他溶剂，获得干燥物品的工艺操作。生产中，由于被干燥物料的形态、性质各异，对干燥产品的要求也各不相同，应根据药料性质、产品要求选择适宜的干燥方法与设备。

1. **烘干法**　烘干法系指将湿物料摊放在烘盘内，利用热的干燥气流使湿物料水分汽化进行干燥的一种方法。由于物料处于静止状态，所以干燥速度较慢。

2. **减压干燥**　减压干燥，又称真空干燥，系指在负压条件下而进行干燥的一种方法。

3. **喷雾干燥**　喷雾干燥法是流态化技术用于浸出液干燥的一种较好方法，系直接将浸出液喷雾于干燥器内使之在与通入干燥器的热空气接触过程中，水分迅速汽化，从而获得粉末或颗粒的方法。最大特点是物料受热表面积大，传热传质迅速，水分蒸发极快，几秒钟内即可完成雾滴的干燥，且雾滴温度大约为热空气的湿球温度（一般为 50℃ 左右），特别适用于热敏性物料的干燥。此外，喷雾干燥制品质地松脆，溶解性能好，且保持原来的色香味。可根据需要控制和调节产品的粗细度和含水量等质量指标。

喷雾干燥法不足之处是能耗较高，进风温度较低时，热效率只有 30% ～ 40%；控制不当常出现干燥物黏壁现象，且成品收率较低；设备清洗较麻烦。

4. **沸腾干燥法**　沸腾干燥，又称流床干燥，系指利用热空气流使湿颗粒悬浮，呈流态化，似"沸腾状"。热空气在湿颗粒间通过，在动态下进行热交换，带走水汽而达到干燥的一种方法。

其特点是适于湿粒性物料；沸腾床干热利用率较高；干燥速度快，产品质量好，制品干湿度均匀，没有杂质带入；干燥时能自动出料，节省劳动力；适于大规模生产。但热能消耗大，清扫设备较麻烦，尤其是有色颗粒干燥后给清洁工作带来困难。

5. **冷冻干燥法**　冷冻干燥法系将浸出液浓缩至一定浓度后预先冻结成固体，在低温减压条件下将水分直接升华除去的干燥方法。其特点是物料在高度真空及低温条件下干燥，可避免成分因高热而分解变质，适用于极不耐热物品的干燥。

6. **其他方法**　红外线干燥、微波干燥、鼓式干燥法、吸湿干燥法、带式干燥法。

历年考点串讲

影响浸提的主要因素、常用的浸提溶剂和方法、常用浸提方法的特点、浸提液的分离方法、干燥的方法是考试必考内容。重点是浓度梯度对浸提的影响、乙醇作为浸提溶剂的优点、各种浸提方法的选用、分离方法的种类等。

常考的细节有：

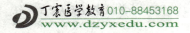
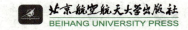

1. 浓度梯度是扩散的推动力，增大浓度梯度能够提高浸出效率。
2. 乙醇作为浸提溶剂的选用条件。
3. 煎煮法和浸渍法的适用范围。
4. 影响滤过速度的因素。
5. 水提醇沉法的工艺依据。
6. 单渗漉法的操作步骤。
7. 水蒸气蒸馏法用于提取能随水蒸气蒸馏而不被破坏的难溶于水的成分。
8. 蒸发包括常压蒸发、减压蒸发、薄膜蒸发、多效蒸发。
9. 烘干法、喷雾干燥法、沸腾干燥法和冷冻干燥法的特点。

第六节 浸出药剂

一、浸出药剂的特点与分类

1. 浸出药剂的特点

（1）浸出药剂的含义：浸出药剂系指用适宜的溶剂和方法，浸提饮片中有效成分而制成供内服或外用的一类制剂。

（2）浸出药剂的特点

①体现饮片中多种浸出成分的综合疗效。

②药效缓和、持久、不良反应小。

③服用量较少，使用方便。

2. 浸出药剂的分类 浸出药剂按所用浸提溶剂的不同分为：

（1）水浸出剂型：如汤剂、中药合剂等。

（2）含醇浸出剂型：如酒剂、酊剂、流浸膏剂等。

（3）含糖浸出剂型：如糖浆剂、煎膏剂等。

二、常用浸出药剂的种类与制法

1. 合剂的特点与制法

（1）合剂的含义：合剂系指饮片用水或其他溶剂，采用适宜方法提取制成的内服液体制剂。单剂量灌装者又称"口服液"。

（2）合剂的特点：中药合剂与口服液是在汤剂的基础上改进和发展而成的，具有浓度高、吸收快、服用剂量较小、可大量生产等特点。但合剂的组方固定，不能随证加减。

（3）合剂的制法：中药合剂与口服液的制备工艺流程为：浸提→精制→浓缩→配液→分装→灭菌。

2. 糖浆剂与煎膏剂的特点与制法

（1）糖浆剂

①糖浆剂的含义与特点：糖浆剂系指含有药物、饮片提取物或芳香物质的浓蔗糖水溶液。中药糖浆剂中含蔗糖量应不低于 45%（g/ml）。蔗糖的近饱和水溶液称为单糖浆，其蔗糖浓度为 85%（g/ml）或 64.71%（g/g）。

②糖浆剂的制备：糖浆剂的制备工艺流程为：浸提→精制→浓缩→配制→滤过→分装→成品。

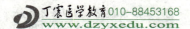 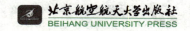

③药液中加入蔗糖的方法有三种：热溶法、冷溶法、混合法。

（2）煎膏剂

①煎膏剂的含义与特点：煎膏剂系指饮片用水煎煮，煎煮液浓缩后，加炼蜜或糖制成的半流体制剂。煎膏剂又称膏滋。煎膏剂多用于某些慢性疾病的治疗，具有药物浓度高、体积小、易保存、服用方便等优点。

②煎膏剂的制备：煎膏剂的制备工艺流程为：煎煮→浓缩→收膏→分装→成品。

3. 酒剂与酊剂的特点与制法

（1）酒剂与酊剂的含义与特点

①酒剂又名药酒，系指饮片用蒸馏酒浸提制成的澄清液体制剂。酒剂制备方便，易于保存。

②酊剂系指饮片用规定浓度的乙醇提取或溶解而制成的澄清液体制剂。含毒性药的酊剂每100ml相当于原饮片10g，其他酊剂每100ml相当于原饮片20g。

（2）酒剂的制法：冷浸法、热浸法、渗漉法、回流热浸法。

（3）酊剂的制法：溶解法、稀释法、浸渍法、渗漉法。

4. 流浸膏、浸膏剂和茶剂的特点与制法

（1）流浸膏剂的含义与特点：流浸膏剂系指饮片用适宜的溶剂提取有效成分，蒸去部分溶剂，调整浓度至规定标准的制剂。流浸膏剂每1ml相当于原饮片1g。流浸膏剂成品中应酌情加入20%～25%的乙醇作防腐剂。

（2）浸膏剂的含义与特点：浸膏剂系指原料药用适宜的溶剂提取有效成分，蒸去全部溶剂，调整浓度至规定标准的制剂。浸膏剂每1g相当于原料药2～5g。

（3）茶剂的含义与特点：茶剂系指饮片或提取物与茶叶或其他辅料混合制成的内服制剂，可分为块状茶剂、袋装茶剂、煎煮茶剂。

5. 浸出药剂的质量要求☆

（1）合剂与口服液在贮存期间不得有发霉、酸败、变色、产生气体或其他变质现象。药液应澄清，允许有少量摇之易散的沉淀。

（2）糖浆剂在贮存期间不得有发霉、酸败、产生气体或其他变质现象。糖浆剂应澄清，允许有少量摇之易散的沉淀。

（3）煎膏剂应无焦臭、异味，无糖的结晶析出。

（4）酒剂在贮存期间允许有少量摇之易散的沉淀。

（5）口服酊剂应检查甲醇量。

（6）流浸膏剂应检查乙醇量。

（7）不含糖块状茶剂、袋装茶剂、煎煮茶剂中水分不得超过12.0%，含糖块状茶剂中水分不得超过3.0%。

历年考点串讲

　　常用浸出药剂的种类、含义、特点与质量要求是考试必考内容。重点复习常用浸出药剂的含义与特点。

　　常考的细节有：

　　1. 中药合剂与口服液的制备工艺流程。

　　2. 中药糖浆剂中含蔗糖量应不低于45%（g/ml）。蔗糖的近饱和水溶液称为单糖浆，其蔗糖浓度为85%（g/ml）或64.71%（g/g）。

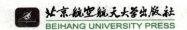

3．药液中加入蔗糖的方法。

4．含毒性药的酊剂每100ml相当于原饮片10g，其他酊剂每100ml相当于原饮片20g。

5．流浸膏剂每1ml相当于原饮片1g。流浸膏剂成品中应酌情加入20%～25%的乙醇作防腐剂。浸膏剂每1g相当于原料药2～5g。

6．不含糖块状茶剂、袋装茶剂、煎煮茶剂中水分不得超过12.0%，含糖块状茶剂中水分不得超过3.0%。

第七节　液体药剂

一、液体药剂的特点与分类

1．液体药剂的特点

（1）液体药剂：指药物在液体介质中制成的供内服或外用的一类制剂。

（2）液体药剂的特点：药物的分散度大，吸收快，作用较迅速；给药途径广泛；服用方便，易于分剂量，适于婴幼儿和老年患者；能减少某些药物的刺激性；固体药物制成液体制剂后能提高生物利用度。

2．液体药剂的分类

（1）按分散系统分类：分为溶液型、胶体溶液型、乳浊液型、混悬液型。

（2）按给药途径分类：内服液体药剂：如合剂、糖浆剂、口服乳剂等；外用液体药剂：如搽剂、洗耳剂、滴鼻剂、灌肠剂等。

二、表面活性剂

1．表面活性剂的含义组成与基本性质

（1）含义：凡能显著降低两相间表面张力（或界面张力）的物质，称为表面活性剂。

（2）组成：其分子具有极性的亲水基团和非极性的亲油基团。

（3）基本性质

①表面活性剂分子缔合形成胶束的最低浓度称为临界胶束浓度（CMC）。

②亲水亲油平衡值（HLB）：不同HLB值的表面活性剂有不同的用途，水溶液中增溶剂的HLB值最适范围为15～18以上；去污剂的HLB值为13～16；O/W型乳化剂的HLB值为8～16；润湿剂的HLB值为7～9；W/O型乳化剂的HLB值为3～8；大部分消泡剂的HLB值为0.8～3等。

起昙与昙点：某些表面活性剂当达到一定温度时，由澄清变成浑浊或分层的现象称为起昙。该转变温度称为昙点。

毒性：阳离子型表面活性剂＞阴离子型表面活性剂＞非离子型表面活性剂。

2．常用表面活性剂的种类与应用

（1）常用表面活性剂的种类：分为离子型和非离子型两大类，其中离子型表面活性剂又分为阴离子型、阳离子型和两性离子型三类。

①阴离子型表面活性剂主要包括肥皂类、硫酸化物、磺酸化物。

②阳离子型表面活性剂分子结构中含有一个五价氮原子，又称季铵化物。

③天然的两性离子型表面活性剂，如卵磷脂。

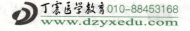 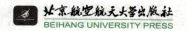

④非离子型表面活性剂，如脂肪酸山梨坦类（商品名为司盘）、聚山梨酯类（商品名为吐温）、聚氧乙烯脂肪酸酯类、聚氧乙烯脂肪醇醚类等，有的品种如普流罗尼克 F-68 可用作静脉注射用乳化剂。

（2）表面活性剂的应用

①阳离子表面活性剂可直接用于消毒、杀菌和防腐。

②其他类型表面活性剂常用于药物的增溶、油的乳化等，如增溶剂、乳化剂、润湿剂、起泡和消泡剂、去污剂、杀菌等。

三、增加药物溶解度的方法

1. **增溶**　在表面活性剂的作用下，难溶性药物在水中的溶解度增大并形成澄清溶液的过程称为增溶。

2. **助溶**　一些难溶于水的药物由于第二种物质的加入而使其在水中溶解度增加的现象，称为助溶，加入的第二种物质称为助溶剂。△☆

四、真溶液型药剂

1. **真溶液型药剂的特点**　溶液型药剂系指药物以分子或离子形式分散于溶剂中制成供内服或外用的均相液体药剂。常用的溶剂为水、乙醇、脂肪油等。

2. **各类真溶液型药剂的制法**

（1）溶液剂：溶解法、稀释法，如复方碘溶液（方中碘化钾为助溶剂）。

（2）芳香水剂与露剂：溶解法、稀释法，含挥发性成分的中药材常用水蒸气蒸馏法制备，如薄荷水。

（3）甘油剂：溶解法、化学反应法。

（4）醑剂：溶解法、蒸馏法。醑剂含乙醇量一般为 60% ～ 90%。

五、胶体溶液型药剂

1. **胶体溶液型药剂的分类与特点**

（1）胶体溶液型药剂系指质点大小在 1 ～ 100nm 范围的分散相分散于分散介质中的液体药剂。

（2）胶体溶液可分为高分子溶液（亲液胶体）和（疏液胶体）。

（3）高分子溶液属于均相体系，因此为热力学稳定体系。溶胶属于高度分散的热力学不稳定体系。

2. **胶体溶液型药剂的制法**　高分子溶液多采用溶解法制备。溶胶常采用分散法和凝聚法制备。

六、乳浊液型药剂

1. **乳浊液型药剂的分类与特点**

（1）乳浊液型药剂系指两种互不相溶的液体经乳化制成的非均相分散体系的液体药剂，又称为乳剂。

（2）乳剂由水相、油相和乳化剂组成。常用乳剂分为两种基本类型：水包油（O/W）型与油包水（W/O）型。

2. **乳化剂的分类与选用**

（1）常用的乳化剂分为天然、合成和半合成三类。

（2）如将几种乳化剂混合使用时，混合乳化剂的 HLB 值具有加和性，两种乳化剂的 HLB 值计算公式如下：HLB 混合 $=W_A \cdot HLB_A + W_B \cdot HLB_B / (W_A + W_B)$

3. **乳浊液型药剂的制法与稳定性**

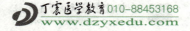
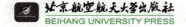

（1）乳浊液型药剂的制法：干胶法、湿胶法、新生皂法、两相交替加入法、机械法。

（2）乳剂不稳定现象：乳剂属于热力学不稳定体系，可出现分层、絮凝、转相、破裂、酸败等不稳定现象。☆

七、混悬液型药剂

1. 混悬液型药剂的特点

（1）液体药剂系指难溶性固体药物以微粒状态分散在液体介质中形成的非均相液体制剂。

（2）分散介质大多为水，也可用植物油。

2. 混悬液型药剂的常用附加剂 常用的稳定剂分为以下几类：润湿剂、助悬剂、絮凝与反絮凝剂。

3. 混悬液型药剂的制法 混悬液的制法分为分散法和絮凝法。

4. 稳定性不影响因素。☆

历年考点串讲

常用液体药剂的种类、含义、特点是考试必考内容。重点复习常用液体药剂的含义与特点。常考的细节有：

1. 液体药剂按分散系统分类：分为溶液型、胶体溶液型、乳浊液型、混悬液型。

2. 不同 HLB 值的表面活性剂有不同的用途，水溶液中增溶剂的 HLB 值最适范围为 15～18 以上；去污剂的 HLB 值为 13～16；O/W 型乳化剂的 HLB 值为 8～16；润湿剂的 HLB 值为 7～9；W/O 型乳化剂的 HLB 值为 3～8；大部分消泡剂的 HLB 值为 0.8～3 等。

3. 毒性：阳离子型表面活性剂＞阴离子型表面活性剂＞非离子型表面活性剂。

4. 表面活性剂分为离子型和非离子型两大类，其中离子型表面活性剂又分为阴离子型、阳离子型和两性离子型三类。

5. 如将几种乳化剂混合使用时，混合乳化剂的 HLB 值具有加和性，两种乳化剂的 HLB 值计算公式如下：$HLB_{混合} = W_A \cdot HLB_A + W_B \cdot HLB_B / (W_A + W_B)$。

6. 各类液体药剂的制法。

第八节 注射剂（附：眼用溶液）

一、概 述

1. 注射剂的特点

（1）注射剂的含义：注射剂系指药物与适宜的溶剂或分散介质制成的供注入人体内的溶液、乳状液或混悬液及供临用前配制或稀释成溶液或混悬液的粉末或浓溶液的无菌制剂。

（2）注射剂的优点

①药效迅速，作用可靠。

②适用于不宜口服的药物。

③适用于昏迷、不能吞咽或其他消化系统障碍的患者给药。

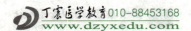
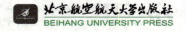

④可使某系药物发挥定时、定位、定向的药效。

⑤有的药物制成注射剂还能发挥缓释作用。

（3）注射剂的不足之处

①使用不便且注射时疼痛，使用不当有一定危险性。

②制备过程比较复杂，制剂技术和设备要求较高。

2. **注射剂的分类** 注射剂可分为注射液、注射用无菌粉末和注射用浓溶液。供静脉滴注用的大体积（除另有规定外，一般不小于 100ml）注射液也称静脉输液。

（1）按分散系统分类：溶液型、乳状液型、混悬型。

（2）按给药部位分类：皮内注射剂、皮下注射剂、肌内注射剂、静脉注射剂、脊椎腔注射剂等。

3. **注射剂的质量要求**

（1）无菌。

（2）无热原。

（3）澄明度应符合规定要求。

（4）一般注射剂要求 pH 为 4 ～ 9，脊椎腔注射剂要求 pH 为 5 ～ 8。

（5）注射剂要求由一定的渗透压。

（6）安全性试验。

（7）注射剂要求具有必要的化学稳定性、物理稳定性和生物稳定性，有明确的有效期。

二、热 原

热原是一种能引起恒温动物体温异常升高的致热物质，是微生物的代谢产物。热原由磷脂、脂多糖和蛋白质组成，多存在于细菌的细胞外膜。其中脂多糖（LPS）是热原活性的主要成分。热原主要由革兰阴性杆菌产生，且产生的热原致热作用最强。

1. **热原的基本性质**

（1）耐热性：在通常的灭菌条件下，热原往往不能被破坏，一般采用 180℃ 3 ～ 4 小时、250℃ 30 ～ 45 分钟或 650℃ 1 分钟等条件可彻底破坏热原。

（2）滤过性：热原直径为 1 ～ 5nm，可通过一般滤器，甚至是微孔滤膜，但孔径小于 1nm 的超滤膜可除去绝大部分甚至全部热原。

（3）水溶性：热原水溶性极强，其浓缩的水溶液带有乳光。

（4）不挥发性：热原具有不挥发性，但可溶于水蒸气所夹带的雾滴而带入蒸馏水中。

（5）被吸附性：热原可以被活性炭、离子交换树脂等吸附。

（6）热原能被强酸、强碱、强氧化剂、超声波等破坏。

2. **注射剂中污染热原的途径** 包括由原辅料、溶剂、容器与设备、制备过程污染及使用过程带入等。

3. **注射剂中除去热原的方法**

（1）除去注射液中热原的方法有：吸附法、超滤法、离子交换法、凝胶滤过法和反渗透法；除去容器或用具上热原的方法有高温法和酸碱法。

（2）吸附法：常用活性炭作为吸附剂，通常用量为 0.1% ～ 0.5%。经煮沸、搅拌 15 分钟后可除去大部分热原。

（3）超滤法：在常温条件下，相对分子质量较大的热原能被一定规格的超滤膜截留除去。

（4）高温法和酸碱法：常采用 180℃ 3 ～ 4 小时、250℃ 30 ～ 45 分钟等条件彻底破坏热原，或采用高锰酸钾硫酸溶液可除去容器或用具上的热原。

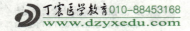

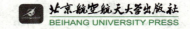

4. 热原的检查方法△☆

（1）热原检查：观察家兔体温升高的情况，以判定供试品中所含热原的限度是否符合规定。

（2）细菌内毒素检查：鲎试验法作为体外试验法，也用于热原的检测。容易出现假阳性，故不能完全代替家兔致热试验法。

三、注射剂的溶剂

注射剂的溶剂一般分为水性溶剂和非水性溶剂。最常用的水性溶剂为注射用水，还有 0.9% 氯化钠溶液等。常用的非水性溶剂为植物油，主要有供注射用的大豆油，还有乙醇、甘油、丙二醇、聚乙二醇等。

四、注射剂的附加剂

1. **增加主药溶解度附加剂的种类与应用**　常用于增加主药溶解度的附加剂或乳化剂有聚山梨酯 80、甘油、普流罗尼克、胆固醇和胆汁等。供静脉注射用的注射液应慎用增溶剂，脊椎腔注射用的注射液不得添加增溶剂。

2. **防止主药氧化附加剂的种类与应用**

（1）加入抗氧剂：常用的抗氧剂有亚硫酸钠、亚硫酸氢钠、焦亚硫酸钠和硫代硫酸钠，一般用量为 0.1% ～ 0.2%。

（2）加入金属离子络合物：如乙二胺四乙酸、乙二胺四乙酸二钠等。

（3）加入惰性气体：常用高纯度的氮或二氧化碳置换药液或容器中的空气。

（4）还可采用降低温度、避光、调节适宜的 pH 等措施。

3. **抑制微生物增殖附加剂的种类与应用**　常用抑菌剂为 0.5% 苯酚、0.3% 甲酚等。除另有规定外，一次注射量超过 15ml 的注射液，不得添加抑菌剂。静脉给药与脑池内、硬膜外、椎管内用的注射液均不得加抑菌剂。

4. **调整 pH 附加剂的种类与应用**　注射剂的 pH 一般要求在 4 ～ 9。常用调节 pH 的附加剂有盐酸、枸橼酸、氢氧化钠、氢氧化钾、碳酸氢钠、磷酸氢二钠、磷酸二氢钠等。

5. **调节渗透压附加剂种类与应用**

（1）渗透压与血浆渗透压相等的溶液称为等渗溶液。常用于调节渗透压的附加剂有氯化钠、葡萄糖等。

（2）调节渗透压的方法有冰点降低数据法、渗透压摩尔浓度测定法、氯化钠等渗当量法和溶血测定法。

（3）冰点降低数据法：一般情况下，血浆的冰点为 -0.52℃，故冰点降低为 -0.52℃的溶液即与血浆等渗。计算公式如下：

$$W = 0.52 - a/b$$

W 为配成 100ml 等渗溶液所需加入等渗调节剂的量，g/ml；a 为未经调整的药物溶液引起的冰点下降度；b 为 1%（g/ml）等渗调节剂溶液所引起的冰点下降度。

6. **减轻疼痛附加剂的种类与应用**　常用的止痛剂有苯甲醇、三氯叔丁醇、盐酸普鲁卡因等。

五、注射剂的制备△☆

1. **中药注射剂的提取与精制**

（1）中药注射用半成品基本要求

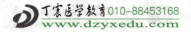
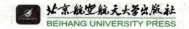

①中药注射用半成品通常包括从中药饮片中提取的有效成分、有效组分。

②以有效成分制成的中药注射剂，其有效成分的纯度应达到 90% 以上；以有效组分制备的中药注射剂，在测定其总固体量（mg/ml）基础上，明确成分的含量总和应不低于总固体量的 60%。

（2）中药注射用半成品的制备：常用于去除鞣质的方法有改良明胶法、醇溶液调 pH 法、聚酰胺吸附法。

2．**中药注射剂的工艺流程**　可灭菌小容量注射剂的制备：配制→滤过→灌封→灭菌和检漏→印字和包装。

六、输液剂

输液剂是指由静脉滴注输入体内的大剂量注射液，俗称大输液。输液剂的种类包括电解质输液、营养输液（糖类输液、氨基酸输液、脂肪乳输液等）和胶体输液。

七、眼用溶液剂

1．**眼用溶液剂的特点**

（1）眼用溶液剂系指直接用于眼部发挥局部或全身治疗作用的液体制剂。

（2）优点：药物可通过眼黏膜吸收与注射给药同样有效；可避免肝脏首过作用；适用于口服吸收不理想的蛋白质类、肽类药物。

2．**眼用溶液剂的质量要求**　眼用溶液剂应与泪液等渗，应检查 pH，除另有规定外，每个容器的装量应不超过 10ml。

3．**眼用溶液剂的附加剂**

（1）调整 pH 的附加剂：磷酸盐缓存液、硼酸缓冲液、硼酸盐缓冲液。

（2）调整渗透压的附加剂：氯化钠、硼酸、葡萄糖、硼砂等。

（3）抑菌剂。

（4）调节黏度的附加剂。

（5）其他附加剂：可酌情加入增溶剂（如聚山梨酯、泊洛沙姆等）、助溶剂、抗氧剂（如亚硫酸钠、EDTA）等。

历年考点串讲

常用注射剂的特点、热原、附加剂是考试必考内容。重点复习常用注射剂的热原与附加剂。

常考的细节有：

1．一般注射剂要求 pH4 ～ 9，脊椎腔注射剂要求 pH5 ～ 8。

2．热原的含义和基本性质。

3．注射剂中污染热原的途径。

4．注射剂中除去热原的方法。

5．各类附加剂的种类和应用。

6．冰点降低数据法：计算公式 $W=0.52 - a/b$。

7．去除鞣质的方法。

8．灭菌小容量注射剂的制备工艺。

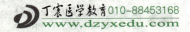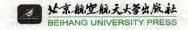

第九节　外用膏剂

一、概　述

1. 外用膏剂的含义　外用膏剂系指采用适宜的基质将原料药物制成专供外用的半固体或近似固体的剂型。

2. 外用膏剂的特点　外用膏剂易涂布或黏贴于皮肤、黏膜或创面上，起保护创面、润滑皮肤和局部治疗作用，或透过皮肤或黏膜起全身治疗作用。

3. 外用膏剂的分类　包括软膏剂、乳膏剂、膏药、贴膏剂（橡胶贴膏剂、凝胶贴膏剂）、眼用膏剂、鼻用膏剂等。

4. 药物的透皮吸收及其影响因素 ☆ △

（1）药物透皮吸收过程：药物的透皮吸收包括释放、穿透及吸收三个阶段。释放系指药物从基质中脱离并扩散到皮肤或黏膜表面；穿透系指药物通过表皮进入真皮、皮下组织，对局部起作用；吸收系指药物透过皮肤或黏膜通过血管或淋巴管进入体循环而产生全身作用。

（2）药物透皮吸收的途径

①完整表皮。

②皮肤的附属器，如毛囊、皮脂腺和汗腺。一般认为，药物透过完整表皮的角质层细胞及其细胞间隙是其吸收的主要途径，皮肤的附属器不是药物透皮吸收的主要途径。

（3）影响药物透皮吸收的因素

①皮肤生理因素种属与个体差异、皮肤的部位、皮肤的健康状况、皮肤的温度与湿度、皮肤的结合与代谢作用。

②药物性质：油水分配系数、分子大小、熔点。

③基质性质：基质的种类、基质对药物的亲和力、基质的pH。

（4）附加剂

①表面活性剂：自身可以渗入皮肤并与皮肤成分相互作用，促进药物穿透。通常非离子表面活性剂的作用大于阴离子表面活性剂，且刺激性较小。

②渗透促进剂：指能加速药物穿透皮肤的一类物质。它们能可逆地降低皮肤的屏障性能，增加药物的渗透性而不损害皮肤的其他功能。

常用的透皮吸收促进剂有表面活性剂、有机溶剂类、氮酮及其同系物、有机酸、角质保湿剂及萜烯类。氮酮，是一种新型透皮促进剂。对皮肤、黏膜的刺激性小，毒性小。本品对亲水性药物的渗透作用强于亲脂性药物。处方中的乙醇、丙二醇、油酸等能加强其促渗透作用。氮酮的促渗透作用具有浓度依赖性，有效浓度常在1%～6%，但促渗透作用常不随浓度提高而增加，最佳浓度应根据实验确定。

二、软膏剂

软膏剂系指原料药物与油脂性或水溶性基质混合制成的均匀的半固体外用制剂。

1. 软膏剂常用基质的种类与选用

（1）油脂性基质：油脂性基质包括动植物油脂类、类脂类及烃类等。

①油脂类：系从动物或植物得到的高级脂肪酸甘油酯及其混合物。常用的有动物油、植物油、氢化植物油等。

②类脂类：系高级脂肪酸与高级醇化合而成的酯类。常用的有羊毛脂、蜂蜡、鲸蜡。

③烃类：系石油分馏得到的各种烃的混合物，大部分为饱和烃类。常用的有凡士林、固体石蜡和

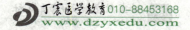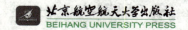

液状石蜡。

④硅酮类：为不同分子量的聚二甲基硅氧烷的总称，简称硅油。常用二甲聚硅与甲苯聚硅。本品对眼有刺激性，不宜用作眼膏基质。

（2）水溶性基质：水溶性基质由天然或合成的高分子水溶性物质组成。高分子物质溶解后形成凝胶，则属凝胶剂。目前常用的水溶性基质主要是聚乙二醇类。

（3）乳膏剂基质：乳膏剂基质是由水相、油相借乳化剂的作用在一定温度下乳化而成的半固体基质，可分为水包油型（O/W）和油包水型（W/O）两类乳膏剂基质。

O/W 型乳膏剂可促使药物与皮肤接触，药物释放穿透较快。通常 O/W 型乳膏剂由油相、水相和乳化剂（HLB 值为 8 ～ 16），以及保湿剂、防腐剂等附加剂组成；W/O 型乳膏剂由油相、水相和乳化剂（HLB 值为 3 ～ 8），以及防腐剂等附加剂组成。乳膏剂基质常用乳化剂及稳定剂如下：

① O/W 型乳剂基质

a. 一价皂：常用钠、钾、铵的氢氧化物或三乙醇胺等有机碱与脂肪酸（如硬脂酸）作用生成的新生皂配制软膏，为 O/W 型乳化剂。

b. 脂肪醇硫酸（酯）钠类：常用十二烷基硫酸（酯）钠。

c. 聚山梨酯类：商品名为吐温类，为 O/W 型乳化剂。为调节制品的 HLB 值（亲水亲油平衡值）与稳定性，常与其他乳化剂（如脂肪酸山梨坦、十二烷基硫酸钠）合用。

d. 聚氧乙烯醚的衍生物类

平平加 O：为 O/W 乳化剂，HLB 值为 15.9，在冷水中溶解度比热水中大，对皮肤无刺激性，有良好的乳化、分散性能。

柔软剂 SG：为硬脂酸聚氧乙烯酯，O/W 型乳化剂，可溶于水，pH 近中性，渗透性较大，常与平平加 O 等混合应用。

乳化剂 OP：为烷基酚聚氧乙烯醚类，O/W 型乳化剂，可溶于水，用量一般为油相总量的 2% ～ 10%。

② W/O 乳剂基质

a. 多价皂：由二价、三价金属如钙、镁、锌、铝与脂肪酸作用形成的多价皂，在水中溶解度小，形成的 W/O 型基质较一价皂形成的 O/W 型基质更稳定。

b. 脂肪酸山梨坦类商品：商品名为司盘类，为 W/O 型乳化剂。常与 O/W 型乳化剂如聚山梨酯类合用于 O/W 型基质中，用于调节 HLB 值并使之稳定；或与高级脂肪醇等合用于 W/O 型基质中，能吸收少量水分，对皮肤黏膜刺激性小。

c. 高级脂肪醇类及其他弱 W/O 乳化剂：主要作为 W/O 型乳化剂，有一定吸水作用，也常作为 O/W 型基质的辅助乳化剂，常用的品种有十六醇（鲸蜡醇）、十八醇（硬脂醇）、单硬脂酸甘油酯、蜂蜡、羊毛脂、胆甾醇等。

2. 软膏剂的制法

（1）软膏剂中基质的净化与灭菌：油脂性基质应先加热熔融，趁热滤过，除去杂质，再经 150℃ 干热空气灭菌 1 小时并除去水分。

（2）软膏剂中药物的处理及加入基质中的方法

①可溶性药物、水溶性药物与水溶性基质混合时，可直接将药物水溶液加入基质中；与油脂性基质混合时，一般应先用少量水溶解药物，以羊毛脂吸收，再与其余基质混匀；油溶性药物可直接溶解在熔化的油脂性基质中。

②不溶性固体药物应先制成细粉、极细粉，先与少量基质研匀，再逐渐加入其余基质并研匀，或将药物细粉加到不断搅拌下的熔融基质中，继续搅拌至冷凝。

③中药提取液可浓缩至稠浸膏，再与基质混合。

④共熔成分如樟脑、薄荷脑、麝香草酚等并存时，可先研磨使共熔后，再与冷至 40℃ 左右的基

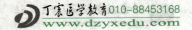
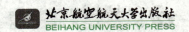

质混匀。

⑤挥发性或热敏性药物应在熔融基质降温至 40℃左右，再与药物混合均匀。

（3）软膏剂的制法

①研和法：系将药物细粉用少量基质研匀或用适宜液体研磨成细糊状，再递加其余基质研匀的制备方法。

②熔和法：系将基质先加热熔化，再将药物分次逐渐加入，边加边搅拌，直至冷凝的制备方法。

③乳化法：将油溶性组分混合加热熔化，另将水溶性组分加热至与油相温度相近（约 80℃）时，两液混合，边加边搅拌，待乳化完全，直至冷凝。

3. 眼膏剂的特点　眼膏剂系指由饮片提取物、饮片制成的直接用于眼部发挥治疗作用的半固体制剂。眼膏剂的原料药物与基质必须纯净。常用基质由凡士林、液状石蜡、羊毛脂（8∶1∶1）混合而成。☆

眼膏剂的制备应在清洁避菌条件下进行。基质用前必须加热滤过，并于 150℃干热灭菌 1 小时灭菌，必要时可酌加适宜抑菌剂和抗氧剂等。基质与药物的混合方法基本同软膏剂、乳膏剂或凝胶剂。

三、黑膏药

1. 黑膏药原料的处理　供制备黑膏药的饮片应适当碎断，按各品种项下规定的方法加食用植物油炸枯。含挥发性成分的饮片、矿物药以及贵重药应研成细粉，于摊涂前加入，温度应不超过 70℃。

2. 黑膏药的基质

（1）植物油：应选用质地纯净、沸点低、熬炼时泡沫少、制成品软化点及黏着力适当的植物油。以麻油最好，棉籽油、豆油、菜油、花生油等亦可应用，但炼制时易产生泡沫。

（2）红丹：又称章丹、黄丹、铅丹、陶丹，为橘红色粉末，质重，主要成分为四氧化三铅，含量应在 95% 以上。红丹使用前应炒除水分，过五号筛。

3. 黑膏药的制法　黑膏药的制法分为药料提取→炼油→下丹收膏→去"火毒"→摊涂等过程。

（1）药料提取：一般饮片采用油炸方法。

（2）炼油：将去渣后的药油继续加热熬炼，使油脂在高温条件下氧化、聚合、增稠。熬炼过"老"，则制成的膏药松脆，黏着力小，贴于皮肤时易脱落；如太"嫩"，则制成的膏药质软，贴于皮肤后容易移动。

（3）下丹收膏：系指在炼成的油液中加入红丹，反应生成脂肪酸铅盐的过程。下丹时油温应在 320℃左右，以保证与油充分反应，药油由棕褐色进而成为黑色的稠膏状物，为检查膏药的老、嫩程度，可取少量滴于水中，数秒钟后取出。膏黏手，表示太嫩；膏不粘手，又稠度适当，表示合格；膏发脆，表示过老。

（4）去"火毒"：膏药若直接应用，常对局部产生刺激，轻者出现红斑、瘙痒，重者发泡、溃疡，这种刺激反应俗称"火毒"。所谓"火毒"，可能是在高温时氧化及分解生成的具刺激性的低分子产物，如醛、酮、脂肪酸等。在水中浸泡或阴凉处久贮可以除去。

（5）摊涂：取膏药团块置适宜的容器中，在水浴上熔融，挥发性药物、矿物药、贵重类药，如乳香、没药、冰片、樟脑等可先研成细粉，摊涂前加入已熔化的膏药中混匀；贵重饮片，如麝香等可研成细粉，待膏药摊涂后撒布于表面，搅匀。用竹签蘸取规定量的膏药，摊于纸或布等裱背材料上，包装，置阴凉处贮藏。

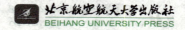

四、贴膏剂

贴膏剂系指将原料药物与适宜的基质制成膏状物、涂布于背衬材料上供皮肤贴敷、可产生全身性或局部作用的一种薄片状制剂。包括橡胶贴膏（原橡胶膏剂）与凝胶贴膏（原巴布剂或凝胶贴膏剂）。

1. 橡胶贴膏

（1）概念：橡胶贴膏剂系指原料药物与橡胶等基质混匀后涂布于背衬材料上制成的贴膏剂。橡胶贴膏剂黏着力强，与黑膏药相比可直接贴于皮肤，对衣物污染较轻，携带使用均方便。常用于治疗风湿痛、跌打损伤等；不含药者又称胶布，可保护伤口、防止皮肤皴裂。橡胶贴膏剂由于膏层薄，容纳药物量少，维持时间相对较短。

（2）组成：膏料层、背衬材料、盖衬材料。

（3）制法：常用制法有溶剂法与热压法。工艺流程为：药料处理→制备胶浆→涂膏→回收溶剂→切割加衬与包装。

2. 凝胶贴膏剂

（1）特点：凝胶贴膏剂原称巴布膏剂（简称巴布剂），系指原料药物与适宜的亲水性基质混匀后，涂布于背衬材料上制成的贴膏剂。凝胶贴膏剂与传统中药黑膏药和橡胶贴膏剂相比，具有以下特点：

①与皮肤生物相容性好。

②载药量大，尤其适于中药浸膏。

③释药性能好，有利于药物透皮吸收，与皮肤亲和性强，可提高角质层的水化作用。

④使用方便，不污染衣物，易洗除，反复揭贴仍能保持黏性。

（2）组成：由背衬材料、盖衬材料、膏体（由基质和药物构成）。

（3）制法：凝胶贴膏剂的制备工艺主要包括原料药物前处理、基质成型与制剂的成型三部分。基质原料类型及其比例，基质与药物的比例，配制程序等均影响凝胶贴膏剂的成型。

历年考点串讲

软膏剂的含义、软膏剂基质种类和性质、黑膏药的基质和制法是考试必考内容。重点是药物透皮吸收的过程、影响药物透皮吸收的因素、软膏剂基质的分类和制备方法、眼膏剂的基质、黑膏药特殊原料的处理、黑膏药的基质和制法。

常考的细节有：

1. 药物透皮吸收的过程、途径。

2. 氮酮的应用。

3. 软膏剂的含义和基质分类。

4. 软膏基质中，药物吸收速度O/W型＞W/O型＞动物性脂肪＞凡士林。

5. 油脂性基质和水溶性基质的种类。

6. 类脂类的含义和种类。

7. 一价皂的种类和作用。

8. 研和法的含义和操作方法。

9. 眼膏剂常用基质由凡士林、液状石蜡、羊毛脂（8∶1∶1）混合而成。

10. 黑膏药的基质、制法和原料的处理。

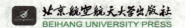

第十节 栓 剂

一、栓剂的特点与作用机制

1. **栓剂的含义** 栓剂系指饮片提取物或饮片细粉与适宜基质制成，供肛门、阴道等腔道给药的固体制剂。

2. **栓剂的分类** 栓剂因施用腔道的不同，分为直肠栓、阴道栓和尿道栓。

3. **栓剂的作用特点**

（1）药物不受或少受胃肠道 pH 或酶的破坏。

（2）避免药物对胃黏膜的刺激性。

（3）经中、下直肠静脉吸收可避免肝脏首过作用。

（4）适宜于不能或不愿口服给药的患者。

（5）可在腔道起润滑、抗菌、杀虫、收敛、止痛、止痒等局部作用。

4. **栓剂中药物的吸收途径** 直肠给药栓剂中药物的主要吸收途径有：☆

（1）药物通过直肠上静脉，经门静脉进入肝脏，代谢后，再由肝脏进入大循环。

（2）药物通过直肠下静脉和肛门静脉，经髂内静脉绕过肝脏，从下腔静脉直接进入大循环起全身作用。

（3）药物通过直肠淋巴系统吸收。

二、栓剂的基质

1. **栓剂基质的要求为**

（1）室温时应有适当的硬度，在体温下易软化、熔化或溶解。

（2）不与主药起反应，不影响主药的含量测定。

（3）对黏膜无刺激性，无毒性，无过敏性。

（4）理化性质稳定，在贮藏过程中不易霉变，不影响生物利用度等。

（5）具有润湿及乳化的性质，能混入较多的水。

2. **栓剂基质的种类**

（1）油脂性基质包括可可豆脂、半合成或全合成脂肪酸甘油酯。

（2）水溶性与亲水性基质包括甘油、明胶和聚乙二醇类。

三、栓剂的制法

1. **栓剂的制备方法与选用** 栓剂的制法一般有搓捏法、冷压法及热溶法。油脂性基质栓剂可任选其中一种方法制备，而水溶性基质栓剂制备多采用热溶法。

（1）搓捏法：适用于临时小量制备脂肪性基质栓剂。

（2）冷压法：适用于大量生产脂肪性基质栓剂。

（3）热溶法：该法应用最为广泛，油脂性基质及水溶性基质的栓剂均可用此法制备。其制备工艺流程为：熔融基质→加入药物（混匀）→注模→冷却→刮削→取出→包装→成品。

2. **润滑剂的种类与选用**

（1）油脂性基质的栓剂常用肥皂、甘油各 1 份与 90% 乙醇 5 份制成的醇溶液为润滑剂。

（2）水溶性或亲水性基质的栓剂常用油性润滑剂，如液体石蜡、植物油等。

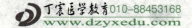 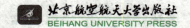

3.　栓剂的质量要求

（1）栓剂中的药物与基质应混合均匀，栓剂外形要完整光滑，塞入腔道后应无刺激性，应能融化、软化或溶化，并与分泌液混合，逐渐释放出药物，产生局部或全身作用，并应有适宜的硬度，以免在包装或贮存时变形。

（2）栓剂应检查

①重量差异：要求超出重量差异限度的不得多于 1 粒，且不得超出重量差异限度的 1 倍。

②融变时限：除另有规定外，脂肪性基质的栓剂应在 30 分钟内全部融化、软化和触压时无硬芯；水溶性基质的栓剂应在 60 分钟内全部溶解。

③微生物限度

历年考点串讲

栓剂的作用特点、栓剂中药物的吸收途径、栓剂基质的种类、栓剂的制法是考试必考内容。重点复习栓剂的作用特点与栓剂中药物的吸收途径。

常考的细节有：

1. 栓剂的作用特点和制法。
2. 栓剂中药物的吸收途径。
3. 栓剂基质的种类。
4. 融变时限检查项。

第十一节　胶剂 ☆

一、胶剂的含义、特点与种类

胶剂系指以动物皮、骨、甲或角用水煎取胶质，浓缩成稠胶状，经干燥后制成的固体块状内服制剂。胶剂的主要成分为动物胶原蛋白及其水解产物，尚含多种微量元素。按原料来源不同，胶剂可分为：

1. **皮胶类**　原料为动物皮。如今将用驴皮制成的胶称为阿胶；用牛皮制成的胶称为黄明胶；用猪皮制成的胶称为新阿胶。

2. **角胶类**　主要指鹿角胶，原料为雄鹿骨化的角。

3. **骨胶类**　原料为动物的骨骼，有豹骨、犬骨及鱼骨等。

4. **甲胶类**　原料为乌龟的背甲及腹甲或鳖的背甲，经提取浓缩制成，前者称龟甲胶，后者称鳖甲胶。

5. **其他胶类**　原料为含有蛋白质的动物类中药。

胶剂应为色泽均匀，无异常臭味，呈半透明固体状。胶剂应密闭贮存，防止受潮。胶剂通常要求检查总灰分、重金属、砷盐、溶化物、异物、装量、微生物限度，水分不得超过 15.0%

二、胶剂的原辅料和制法

1. 胶剂原辅料的种类与选择

（1）原料的选择与处理：原料的优劣直接影响产品的质量和出胶率，各种原料均应取自健康强壮

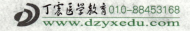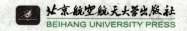

的动物。主要包括皮类、角类、龟甲和鳖甲、骨类。

（2）辅料的种类与选择：为了矫味矫臭、沉淀杂质、辅助成型，胶剂制备过程中常加入糖、油、酒、明矾等辅料。

①糖类：以色白洁净无杂质的冰糖为佳。目的是增加胶剂的透明度和硬度，并有矫味作用，如无冰糖，也可用白糖代替。

②油类：以纯净新制者为佳，常用品种有花生油、豆油、麻油。目的是降低胶的黏度以便于切胶，且在浓缩收胶时可使锅内气泡易于逸散。

③酒类：多为黄酒，且以绍兴酒为佳。目的是矫味矫臭，且出胶前喷入，有利于锅内气泡逸散。

④明矾：以色白洁净者为佳。目的是沉淀胶液中的杂质，提高透明度。

⑤阿胶：某些胶剂熬制时常加少量阿胶。目的是增加黏度使易于凝固成型，并可在药理上发挥协同作用。

⑥水：选用去离子水或低硬度的淡水。

2. 胶剂的制备　胶剂制备的工艺包括原辅料的选择、原料的处理、煎取胶液、滤过澄清、浓缩收胶、胶凝与切胶、干燥与包装等过程。

历年考点串讲

胶剂的含义和种类、胶剂原辅料的种类与选择是考试必考内容，重点复习胶剂的种类、辅料种类的选择。

常考的细节有：

1. 胶剂的含义和种类。
2. 胶剂中加入糖类的目的。
3. 胶剂中加入明矾的目的。

第十二节　胶囊剂

一、胶囊剂的含义、分类和特点

1. 胶囊剂的分类与特点

（1）胶囊剂的分类：胶囊剂系指原料药物或与适宜辅料充填于空心胶囊或密封于软质囊材中制成的固体制剂，可分为硬胶囊、软胶囊（胶丸）、缓释胶囊、控释胶囊和肠溶胶囊，主要供口服用。

①硬胶囊剂系指采用适宜的制剂技术，将原料药物或加适宜辅料制成的均匀粉末、颗粒、小片、小丸、半固体或液体等，充填于空心胶囊中的胶囊剂。

②软胶囊剂系指将一定量的液体原料药物直接包封，或将固体原料药物溶解或分散在适宜的辅料中制备成溶液、混悬液、乳状液或半固体，密封于软质囊材中的胶囊剂。

③肠溶胶囊剂系指用肠溶材料包衣的颗粒或小丸充填于胶囊而制成的硬胶囊，或用适宜的肠溶材料制备而得的硬胶囊或软胶囊。

（2）胶囊剂的特点

①外观光洁，美观，且可掩盖药物的不良气味，便于服用。

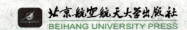

②药物生物利用度高，与片剂、丸剂相比，在胃肠道中崩解较快，故显效也较快。

③提高药物的稳定性，因药物被装于胶囊中，与光线、空气、和湿气隔离。

④可制成定时定位释放药物的制剂。

药物的水溶液、稀乙醇液及刺激性较强、易溶性、风化性、吸湿性的药物均不宜制成胶囊剂。

2. 空胶囊的规格与选用　空胶囊共有八种规格，由大到小依次为 000、00、0、1、2、3、4、5 号，常用的为 0 ～ 3 号。

二、胶囊剂的制备

1. 硬胶囊剂的制备

（1）硬胶囊的囊材与制备

①空胶囊的囊材：明胶是制备空胶囊的主要原料，还应根据需要加入适当的辅料，以保证其质量。常选用的辅料有：

　a. 增塑剂，如甘油可增加胶囊的韧性及弹性，羧甲基纤维素钠可增加明胶液的黏度及其可塑性。

　b. 增稠剂，如琼脂可增加胶液的凝结力。

　c. 遮光剂，如 2% ～ 3% 的二氧化钛，可防止光对药物的氧化。

　d. 着色剂，如柠檬黄、胭脂红等，可增加美观，易于识别。

　e. 防腐剂，如尼泊金类，可防止胶液在制备胶囊的过程中发生霉变。

　f. 芳香性矫味剂，如 0.1% 的乙基香草醛，可调整胶囊剂的口感。

②空胶囊制备的工艺流程：溶胶→蘸胶制坯→干燥→拔壳 →截割→ 整理。

（2）药物的处理

①剂量小的药物或细料药可直接粉碎成细粉，过六号筛，混匀后填充。

②剂量大的药物可部分或全部提取制成稠膏或干浸膏，再将剩余的药物细粉与之混合，干燥，研细，过筛，混匀后填充。

③挥发油应先用吸收剂或方中其他药物细粉吸收后再填充，或包合后再填充。

④易引湿或混合后发生共熔的药物可分别加适量稀释剂稀释混匀后再填充。

⑤疏松性药物可加适量乙醇或液体石蜡混匀后填充。

⑥麻醉药、毒剧药应稀释后填充。

2. 软胶囊（胶丸）的制备　软胶囊的囊材主要由胶料（明胶或阿拉伯胶）、增塑剂（甘油、山梨醇或两者的混合物）、附加剂（防腐剂、遮光剂、色素、芳香剂等）和水组成，具弹性和可塑性，是软胶囊的特点和形成基础，其弹性与明胶、增塑剂和水三者比例有关。软胶囊的制法采用压制法和滴制法。

三、胶囊剂的质量评定 ☆ △

1. 胶囊剂应整洁，不得有黏结、变形、渗漏或囊壳破裂现象，并应无异臭。其内容物应干燥、疏松、混合均匀；小剂量药物，应先用适宜稀释剂稀释并混合均匀。

2. 水分：中药硬胶囊剂应进行水分检查。取供试品内容物，照水分测定法（《中国药典》2015年版第四部通则）测定，除另有规定外，供试品内容物水分不得超过 9.0%。硬胶囊内容物为液体或半固体者不检查水分。

3. 装量差异：检查法除另有规定外，照《中国药典》2015 年版四部制剂通则胶囊剂部分进行测定。凡规定检查含量均匀度的胶囊剂，一般不再进行装量差异的检查。

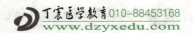
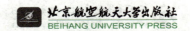

4．崩解时限：除另有规定外，照《中国药典》2015 年版四部通则崩解时限检查法检查，均应符合规定。凡规定检查溶出度或释放度的胶囊剂，一般不再进行崩解时限的检查。

5．微生物限度。

历年考点串讲

硬胶囊剂、软胶囊剂的含义、特点和制法是考试必考内容，重点复习胶囊剂的含义、分类和特点、硬胶囊剂和软胶囊的制备。

常考的细节有：

1．胶囊剂的含义、分类和特点。

2．空胶囊的规格和选用。

3．空囊材的囊材的组成。

4．硬胶囊药物的处理。

5．胶囊剂质量检查。

第十三节　丸　剂

一、丸剂的特点

丸剂系原料药与适宜的辅料制成的球形或类球形制剂。根据制备方法和辅料不同，分为蜜丸、水蜜丸、水丸、糊丸、蜡丸、浓缩丸、滴丸等多种类型，主要供内服。

1．丸剂的特点

（1）传统丸剂药效作用迟缓。

（2）有些新型丸剂可起速效作用。

（3）可缓和某些药物的毒副作用。

（4）可减缓药物成分挥发或掩盖异味。

（5）丸剂的缺点：生产过程中控制不足时，易导致制剂微生物超标。

2．丸剂的分类

（1）根据赋形剂分类：可分为蜜丸、水丸、水蜜丸、浓缩丸、糊丸、蜡丸等。

（2）根据制法分类：可分为泛制丸、塑制丸、滴制丸。

二、水　丸

1．水丸常用赋形剂的选用　水丸系指饮片细粉以水（或根据制法用黄酒、醋、稀药汁、糖液等）为黏合剂制成的丸剂。

（1）水：水丸应用最广的赋形剂。

（2）酒：常用的有黄酒（含醇量 12% ～ 15%）和白酒（含醇量 50% ～ 70%）。

（3）醋：常用米醋（酒醋），含醋酸 3% ～ 5%。

（4）药汁：处方中某些药物不易粉碎或体积过大，可以榨汁或提取的药液作赋形剂。以下几类药

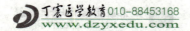
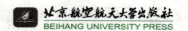

物可用此法：

①纤维性强的药物（如大腹皮、丝瓜络）、质地坚硬的矿物药（如代赭石、自然铜等），经浸提制成浸提液供泛丸用。

②树脂类药物（如乳香、没药等）、浸膏、胶类、可溶性盐等，均可取其浸提液或直接溶解后作黏合剂。

③乳汁、胆汁、竹沥等可加水适当稀释后使用。

④鲜药（如生姜、大蒜等）可榨汁用。

2. 药粉的要求　除另有规定外，供制丸剂用的药粉应为细粉或极细粉。

3. 水丸的制法　水丸采用泛制法制备。其工艺流程为原料的准备→起模→成型→盖面→干燥→选丸→质检→包装。

（1）原料的准备：根据药物的性质，采用适宜的方法粉碎、过筛、混合制得药物细粉，过五～六号筛，起膜用粉或盖面包衣用粉过六～七号筛。部分饮片可经提取、浓缩作为赋形剂应用。

（2）起模：系将药粉制成直径 0.5～1mm 大小丸粒的过程。起模时应注意：

①起模用粉应选用黏性适中的药粉、黏性过强或无黏性的药粉均不利于起模。

②起模常用水作为润湿剂。

（3）成型：系指将已经筛选合格的丸模，逐渐加大至接近成品的操作。

（4）盖面：系指将适当材料（清水、清浆或处方中部分药物的极细粉）泛制于筛选合格的成型丸粒上至成品大小，使丸粒表面致密、光洁、色泽一致的操作。常用的盖面方法有干粉盖面、清水盖面、清浆盖面等。

（5）干燥：盖面后的丸粒应及时干燥。干燥温度一般控制在 60～80℃，含挥发性或热敏性成分的药丸应控制在 60℃以下。

（6）选丸：系将制成的水丸进行筛选，除去过大、过小及不规则的丸粒，使成品大小均一的操作。大量生产可用振动筛、滚筒筛及检丸器等。

根据医疗需要，将水丸表面包裹衣层的过程称为包衣或上衣，包衣后的丸剂称为"包衣丸剂"。质检，包装即得。

三、蜜　丸

1. 蜜丸的特点　蜜丸系指饮片细粉以蜂蜜为黏合剂制成的丸剂。

2. 蜜丸的选择与炼制

（1）蜂蜜的选择：通常以白荆条花、刺槐花、荔枝花、椴树花粉酿的蜜为佳；梨花、芝麻花蜜较佳；苜蓿花、枣花、油菜花等蜜较次，乌桕花及杂花蜜则更次，为二等蜜；荞麦花及桉树花蜜为等外品；乌头花、曼陀罗花、雪上一枝蒿等花蜜有毒，切勿药用。

（2）炼蜜的目的

①除去悬浮性、不溶性杂质及蜡质。

②杀灭微生物，破坏酶。

③除去部分水分以增加黏性。

（3）蜂蜜的炼制多采用常压炼制。

3. 炼蜜的规格及选用　根据炼制程度，炼蜜的规格有嫩蜜、中蜜和老蜜。

（1）嫩蜜，炼蜜温度在 105～115℃，含水量水达 17%～20%，相对密度为 1.34 左右，色泽无明显变化，略有黏性，适用于含淀粉、黏液质、胶质、糖类及脂肪较多的药物。

（2）中蜜，炼蜜温度在 116～118℃，含水量达 14%～16%，相对密度为 1.37 左右，呈浅红色，适用于黏性适中的药粉制丸。

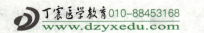
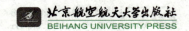

（3）老蜜，炼蜜温度在 119～122℃，含水量小于 10%，相对密度为 1.40 左右，呈红棕色，用于黏性差的矿物药或富含纤维的药粉制丸。

4. **蜜丸的制法** 蜜丸常采用塑制法制备，其工艺流程为：物料的准备→制丸块→制丸条→分粒→搓圆→干燥→整丸→质量检查→包装。

（1）物料的准备

①饮片经炮制后粉碎成细粉，混匀过六号筛。

②蜂蜜按处方中饮片的性质，炼制成适宜程度的炼蜜。

（2）制丸块：也称和药，系将混匀的药粉与适宜的炼蜜混合成软硬适宜、可塑性较大的丸块的操作，是塑制蜜丸的关键工序。一般用热蜜和药。

①含有较多树脂、胶类、糖、黏液质类的药物如乳香、没药、血竭、阿胶、白及、熟地黄等有较强的黏性，以 60～80℃温蜜和药为宜。

②含有芳香挥发性药物如冰片、麝香等，也宜温蜜和药，以防药物挥散。

③处方中药物粉末黏性很小的，则用老蜜趁热和药。

药粉与蜂蜜的比例一般是 1：1～1：1.5。一般含糖类、胶类及油脂类的药粉，用蜜量宜少；含纤维质较多或质轻而黏性差的药粉，用蜜量宜多，可高达 1：2 以上。

（3）制丸条：丸块应制成粗细适当的丸条以便于分粒，丸条要求粗细均匀一致，表面光滑，内部充实而无空隙。

（4）分粒与搓圆。

（5）干燥与整丸。

（6）质检与包装。

四、浓缩丸和水蜜丸

1. **浓缩丸的特点与制法** 浓缩丸系指饮片或部分饮片提取浓缩后，与适宜的辅料或其余饮片细粉，以水、蜂蜜或蜂蜜和水为黏合剂制成的丸剂。由于部分或全部饮片经过提取、浓缩，减少了服用剂量增强了疗效，且提高了卫生学标准，携带、贮藏均方便。浓缩丸分为浓缩水丸、浓缩蜜丸、浓缩水蜜丸。浓缩丸可用塑制法或泛制法制备。方中膏多粉少时，常用塑制法；膏少粉多时，常用泛制法。

2. **水蜜丸的特点与制法** 水蜜丸系指饮片细粉以蜂蜜和水为黏合剂制成的丸剂。水蜜丸常以蜜水为加大成型的赋形剂，经泛制而成丸。水蜜丸中蜂蜜含有丰富的营养成分，具有滋补、矫味、润肺止咳、润肠通便和解毒作用。蜂蜜中含有大量的还原糖，能防止药物细粉中有效成分氧化。水蜜丸常用泛制法制备。

五、糊丸和蜡丸

1. **糊丸** 糊丸系指饮片细粉以米糊或面糊等为黏合剂制成的丸剂。常用赋形剂为米糊或面糊等。常用塑制法和泛制法制备。

2. **蜡丸** 系指饮片细粉以蜂蜡为黏合剂制成的丸剂。

（1）蜡丸的常用赋形剂：纯蜂蜡。入药前常采用漂蜡、煮蜡等方法除去杂质。另外须注意，川白蜡、石蜡等均不能作为蜡丸的赋形剂。

（2）蜡丸的制法：常采用塑制法制备。

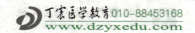
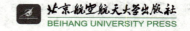

六、滴　丸

1. **滴丸**　系指将饮片提取物与基质用适宜方法混匀后，滴入不相混溶的冷却液中，收缩冷凝而制成的球形或类球形制剂。滴丸的主要特点为：

（1）生物利用度高，疗效迅速，尤其是难溶性药物，在水溶性基质中分散度高，溶出速度快。

（2）剂量准确，药物在基质中均匀分散，丸重差异小。

（3）生产设备简单，生产周期短，自动化程度高，生产成本低。

（4）液体药物可制成固体滴丸。

2. **常用基质的种类与选用**　滴丸常用的基质有水溶性和水不溶性两种。常用的水溶性基质有聚乙二醇 6000 或 4000、硬脂酸钠、甘油明胶等。水不溶性的基质有硬脂酸、单硬脂酸甘油酯、虫蜡、蜂蜡、氢化油及植物油等。可根据处方药物性质及其释药要求选择适宜的基质。

3. **冷却剂的种类与选用**　制备时应根据滴丸基质的性质选择相应的冷却剂，即水溶性基质的滴丸常选用液状石蜡、甲基硅油或植物油等作为冷却剂；非水溶性基质的滴丸常选用水或不同浓度的乙醇等作冷却剂。

历年考点串讲

　　水丸、蜜丸、浓缩丸和水蜜丸、糊丸和蜡丸的制备方法、常用基质的选用与种类、冷却剂的选用是考试必考内容。重点复习水丸、蜜丸、浓缩丸和水蜜丸、糊丸和蜡丸的制备方法、常用基质的选用与种类、冷却剂的选用。

　　常考的细节有：

1. 选用药液做赋形剂的药物种类。

2. 水丸采用泛制法制备。

3. 根据药物的性质，采用适宜的方法粉碎、过筛、混合制得药物细粉，过五～六号筛，起膜用粉或盖面包衣用粉过六～七号筛。

4. 炼蜜的规格。

5. 用蜜量的要求。

6. 浓缩丸的制备方法。

7. 糊丸的常用赋形剂。

8. 蜡丸的常用赋形剂。

9. 滴丸的水溶性基质、冷却剂的选择和主要特点。

第十四节　颗粒剂

一、颗粒剂的分类及特点

1. **颗粒剂的特点**　颗粒剂系指药材提取物与适宜的辅料或药材细粉制成具有一定粒度的颗粒状剂型。颗粒剂原称冲剂或冲服剂，其中单剂量颗粒加适宜润滑剂压制而成的块状物习称为块状冲剂。其特点是：

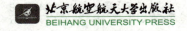

（1）保持了汤剂吸收较快、作用迅速的特点，又克服了汤剂临用时煎煮不便、服用量大、易霉败变质等缺点。

（2）制备工艺适于工业生产，且产品质量较稳定。

（3）剂量较小，携带、贮藏、运输较方便。

（4）为提高产品的稳定性或达到相应的释药目的，可将颗粒包衣或制成缓释制剂。

（5）某些品种具一定吸湿性，包装不严易吸湿结块，影响产品质量，应予以注意。

（6）成本相对较高。

2．颗粒剂的分类　按溶解性能和溶解状态，颗粒剂分为可溶颗粒、混悬颗粒和泡腾颗粒三类。

（1）可溶颗粒：又可分为水溶性颗粒剂和酒溶性颗粒剂两类。水溶性颗粒加水冲溶药液澄清；酒溶性颗粒溶于白酒，服用前加一定量的饮用酒溶解成药酒饮用。

（2）混悬颗粒：含有水不溶性药物原料细粉或中药材细粉制成的颗粒，加水冲服呈均匀混悬状。

（3）泡腾颗粒：因加入适量泡腾崩解剂（如枸橼酸或酒石酸与适量碳酸氢钠），冲服时遇水产生大量的二氧化碳气体，促使颗粒快速崩散溶解的颗粒剂。

此外还有无糖型颗粒剂，指不含蔗糖的颗粒剂。

二、颗粒剂的制法与质量要求

1．颗粒剂的制法　颗粒剂的制备工艺流程：原辅料的处理→制颗粒→干燥→整粒→包装。

（1）原辅料的处理

①原料的处理：因不同中药的有效成分不同，不同类型颗粒剂对溶解性的要求也不同，可采用不同的溶剂和方法进行提取和精制。

②辅料的选择：目前最常用的辅料为糖粉和糊精。此外还可根据应用需要选择使用 β - 环糊精和泡腾崩解剂。

泡腾崩解剂的辅料系由有机酸与碳酸氢钠或碳酸钠等无机碱组成。常用的有机酸有枸橼酸、酒石酸、苹果酸等。

（2）制颗粒：目前常用的有湿法制粒和干法制粒等方法。以湿法制粒方法为例。

①挤出制粒法：将药物细粉或稠膏与辅料置适宜的容器内混匀，加入润湿剂制成"手捏成团，压之即散"的软材，再以挤压方式通过 14 ～ 22 目筛网（板），制成均匀的颗粒。一般稠膏、糖粉、糊精的比例为 1：3：1。小量制备可用手工制粒筛，大生产多用摇摆式颗粒机或旋转式制粒机。

颗粒质量与软材的质量、过筛条件等因素密切相关。若软材过软，制粒时易黏附在筛网中或压出来的颗粒成条状物；若软材过黏则形成团块不易压过筛网；若软材太干，黏性不足，通过筛网后则会呈疏松的粉粒或造成细粉过多。

②流化喷雾制粒：又称沸腾制粒和"一步制粒"，目前多用于无糖型或低糖型颗粒剂的制备。该法系将药物粉末与辅料置于流化喷雾制粒设备的流化室通入适宜温度的气流，使物料在流化状态下混合均匀，然后将液体黏合剂以雾状均匀喷入，使粉末被润湿而聚结成粒，经过反复的喷雾和干燥，直至颗粒大小符合要求时停止喷雾，一般形成的颗粒外形圆整，流动性好。

③喷雾干燥制粒：将药材浸提液经喷雾于干燥床内，经热气流干燥后制成的干浸膏粉。制粒过程在喷雾干燥器内完成。

（3）干燥：颗粒制成后，应及时干燥。干燥温度一般以 60 ～ 80℃为宜。干燥时温度应逐渐上升，否则颗粒的表面干燥过快，易结成一层硬壳而影响内部水分的蒸发；且颗粒中的糖粉骤遇高温时会熔化，使颗粒变得坚硬。

（4）整粒：湿颗粒干燥后，可能会有部分结块、粘连。因此，干颗粒冷却后须再过筛。一般过

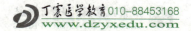 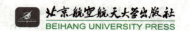

12～14目筛（一号筛）筛除粗大颗粒，然后过60目（五号筛）筛除去细粉，使颗粒均匀。筛下的细粉可重新制粒，或并入下次同一批号药粉中，混匀制粒。

处方中的芳香挥发性成分，可选用：

①溶于适量乙醇中，雾化喷洒于干燥颗粒，密闭放置一定时间，待挥发油渗透均匀后包装。

②可制成 β-CD 包合物后混入。

（5）包装。

2. 颗粒剂的质量要求

（1）外观性状：颗粒剂外观应色泽一致，颗粒大小均匀，无吸潮、结块、潮解等现象。

（2）溶化性：取供试品 10g，加热水 200ml，搅拌 5 分钟，不含药材原粉的可溶性颗粒应全部溶化，允许有轻微浑浊。

（3）水分：不得超过 6.0%。

（4）粒度：除另有规定外，取供试品 30g，称定重量，置药筛中，保持水平状态过筛，左右往返，边筛动边拍打 3 分钟。不能通过一号筛与能通过五号筛的总和不得超过供试量的 15%。

（5）微生物限度：照"微生物限度检查法"（《中国药典》附录）检查，应符合规定。

历年考点串讲

颗粒剂的分类、特点及制备工艺是考试必考内容，重点复习颗粒剂的分类、特点及制备工艺。常考的细节有：

1. 颗粒剂的制备工艺流程。

2. 颗粒剂最常用的辅料。

3. 泡腾型颗粒剂的制法。

4. 水溶性颗粒剂的制法。

第十五节　片　剂

一、概　述

1. 片剂的特点　

药物与适宜赋形剂混匀压制而成的圆片状或异型片状剂型，称为片剂。

（1）特点

①剂量准确，药物含量均匀。

②质量稳定，易氧化变质或潮解的药物可借助包衣加以保护。

③服用、携带、运输和贮存较方便。

④可实现机械化大生产、产量大，成本低。

⑤通常片剂的溶出度和生物利用度较丸剂好。

⑥品种丰富，可满足医疗、预防用药的不同需求。

（2）不足之处

①制备或贮藏不当会影响片剂的崩解、吸收，含挥发性成分的片剂贮存较久时含量下降。

②儿童和昏迷患者不易吞服。

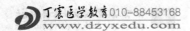

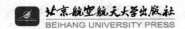

③片剂中药物的溶出度和生物利用度较胶囊剂、散剂稍差。

2. **片剂的分类**　按给药途径结合制法与作用，分类如下：

（1）口服片

①普通压制法（素片）：指药物与赋形剂混合后，经压制而成的片剂。一般不包衣的片剂多属此类。如暑症片。

②包衣片：指在压制片（常称片心）外包有衣膜的片剂。如糖衣片、薄膜衣片、肠溶衣片等。如盐酸黄连素片。

③咀嚼片：指在口腔内嚼碎后咽下的片剂。多用于维生素类及治疗胃部疾病的药物。如干酵母片。

④泡腾片：指含有碳酸氢钠和有机酸，遇水可产生气体而呈泡腾状的片剂。如清开灵泡腾片、大山楂泡腾片等。

⑤分散片：指在水中能迅速崩解并均匀分散的片剂。如阿莫西林克拉维酸钾分散片。

⑥口崩片：指在口腔内不需要用水即能迅速崩解或溶解的片剂。如伪麻黄碱口腔速崩片。

⑦多层片：指由两层或多层组成的片剂。各层含不同药物，或各层药物相同而辅料不同。这类片剂有两种，一种分上下两层或多层；另一种是先将一种颗粒压成片芯，再将另一种颗粒包压在片芯之外，形成片中有片的结构。

⑧缓释片：指在规定的释放介质中缓慢地恒速释放药物的片剂。具有服药次数少、作用时间长的优点。

⑨控释片：指在规定的释放介质中缓慢地非恒速释放药物的片剂。具有血药浓度平稳、服药次数少、作用时间长的优点。

（2）口腔用片剂

①含片：系指含在颊腔内缓缓溶解而发挥作用的压制片。

②舌下片：指置于舌下使用的片剂。本类片剂药物由舌下黏膜直接吸收而呈现全身治疗作用、可避免药物的首过作用。如硝酸甘油片。

（3）外用片

①阴道用片：置于阴道内产生治疗作用的压制片。如鱼腥草素泡腾片。

②外用溶液片：指加适量水或缓冲液即可溶解，制成一定浓度的溶液后供外用的片剂。常作消毒、洗涤及漱口用。如复方硼砂漱口片等。

（4）此外，还有可供外用的微囊片、植入片等。

二、片剂的赋形剂

1. **稀释剂与吸收剂**

（1）淀粉：最常用的稀释剂、吸收剂和崩解剂。

（2）预胶化淀粉（又称可压性淀粉）：有良好的可压性、流动性和自身润滑性，并兼有黏合和崩解性能。尤适于粉末直接压片。

（3）糊精：常与淀粉合用作为片剂的填充剂，兼有黏合剂作用。

（4）乳糖：有良好的流动性、可压性，制成的片剂光洁美观，硬度适宜，不影响药物的溶出，对主药的含量测定影响小，久贮不延长片剂的崩解时限，尤适用于吸湿性药物；质量稳定，与大多数药物配伍，是一种优良的填充剂。喷雾干燥乳糖可作粉末直接压片辅料。

（5）糖粉：为片剂优良的稀释剂，兼有矫味和黏合作用。不宜与酸性或强碱性药物配伍使用。

（6）硫酸钙。

（7）磷酸氢钙。

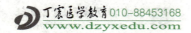
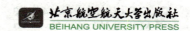

（8）其他：氧化镁、碳酸钙、碳酸镁等均可作为吸收剂。

2. 润湿剂与黏合剂

（1）润湿剂：本身无黏性，但能润湿并诱发药粉黏性的液体，适用于具有一定黏性的药料制粒压片。常用的润湿剂有水和乙醇。

（2）黏合剂：本身具有黏性，能增加药粉间的黏合作用，以利于制粒和压片的辅料，适于没有黏性或黏性不足的药料制粒压片。黏合剂分为固体和液体两种类型，一般液体黏合剂的黏性较大，如淀粉浆、糖浆等；固体黏合剂（也称"干燥黏合剂"）往往兼有稀释剂作用。

（3）常用黏合剂有淀粉浆（糊）；糖浆、液状葡萄糖、饴糖、炼蜜；阿拉伯胶浆、明胶浆；聚维酮；微晶纤维素。

3. 崩解剂　与润滑剂能促使片剂在胃肠液中迅速崩解成小粒子而更利于药物溶出的辅料。除口含片、舌下片、缓释片、咀嚼片等外，一般片剂均需要加崩解剂。中药半浸膏片因含有中药饮片细粉，其本身遇水后能缓缓崩解，故一般可不另加崩解剂。

（1）片剂的崩解机制

①毛细血管作用：片剂具有许多毛细管和孔隙，与水接触后水即从这些亲水性通道进入片剂内部，促使片剂崩解。如淀粉及其衍生物、纤维素及其衍生物。

②膨胀作用：吸水后充分膨胀，自身体积显著增大，使片剂的粘结力瓦解而崩解。如羧甲基淀粉钠、取代羟丙基纤维素。

③产气作用：泡腾崩解剂遇水产生气体，借气体的膨胀而使片剂崩解。如碳酸氢钠与枸橼酸或酒石酸组成。

④酶解作用：对片剂中的某些辅料有作用，当它们配制在同一片剂时，遇水即能崩解。如淀粉酶、纤维素酶、半纤维素酶。

（2）常用的崩解剂

①干燥淀粉：适用于不溶性或微溶性的片剂。崩解作用依靠毛细管和吸水膨胀。

②羧甲淀粉钠（CMS-Na）：有较强的吸水性和膨胀性。流动性好，用量少，可以直接压片，不影响片剂的可压性。

③低取代羟丙纤维素（L-HPC）：有较强的吸水性。膨润度大，有崩解和粘结作用。

④泡腾崩解剂（碳酸氢钠、酒石酸、枸橼酸）：产气作用。

⑤交联聚维酮、交联羧甲基纤维素钠：高效崩解剂吸水性强、膨润度大。

⑥崩解辅助剂增加药物的润湿性：常用聚山梨酯80。

（3）常用润滑剂

①硬脂酸镁、硬脂酸、硬脂酸锌、硬脂酸钙：润滑性强、助流性差、具疏水性。

②滑石粉。

③聚乙二醇：水溶性润滑剂，适用于可溶片或泡腾片。

④月桂醇硫酸镁（钠）：水溶性表面活性剂，良好的润滑作用，改善片剂的崩解和药物的溶出。

⑤微粉硅胶：不溶于水，亲水性强。有良好的流动性、可压性和附着性。

三、片剂的制备

（一）制颗粒

片剂的制法可分为颗粒压片法和直接压片法两大类，目前以颗粒压片法应用最多。颗粒压片法又可分为湿法制粒压片法和干法制粒压片法。

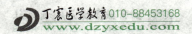
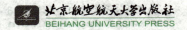

1. **制颗粒**

制粒的目的

（1）增加物料的流动性。

（2）减少细粉吸附和容存的空气，以减少药片的松裂。

（3）避免粉末分层。

（4）避免细粉飞扬。

针对不同原料的制粒方法可分为提纯物制粒法、药材全粉末制粒法、药材细粉与稠浸膏混合制粒法、全浸膏制粒法。

2. **制粒方法**　分为湿法制粒和干法制粒法。

（1）湿法制粒：将药料加入润湿剂或黏合剂制成软材，制颗粒的方法。大致分为挤出制粒法、滚转制粒法、流化喷雾制粒法和喷雾干燥制粒法等。

湿颗粒应及时干燥，以免结块或受压变形。干燥温度视原料性质而定，一般为 60 ～ 80℃。含挥发性及苷类成分或遇热不稳定的药物干燥温度应控制在 60℃以下。

（2）干法制粒：不用润湿剂或液态黏合剂而制成颗粒的方法。其特点是：物料不经过湿和热的处理，既可缩短工时，又可提高对湿、热敏感药物产品的质量。分为滚压法和重压法。

干颗粒的质量要求：

① 主药含量：该片剂成品的检验方法进行测定。

② 含水量：一般为 3% ～ 5%；化学药干颗粒含水量为 1% ～ 3%，但个别品种例外。

③ 颗粒大小、松紧度：颗粒过硬，压片易产生麻面；颗粒过松易裂碎成细粉，压片时产生松片、裂片等现象。

（3）压片前干颗粒的处理

① 整粒：指干颗粒再次通过筛网使之分散成均匀干粒的操作。

② 配粒：又称总混，是将处方中的挥发性成分、其他液体成分及崩解剂、润滑剂等加入颗粒中混匀的操作。

③ 加挥发油、挥发性药物及液体物料：从干颗粒中用五号筛筛出部分细粉或细粒吸收挥发油或液体药物，再以等量递增法与颗粒混匀。

（二）压片

中药片剂的制备工艺流程如下：中药材→洁净、炮制、粉碎、提取→加辅料混合→加润湿剂或黏合剂制软材→制颗粒→干燥→整粒加润滑剂压片→（包衣）质量检查→包装。

1. **压片方法分类**　根据制粒与否，或制粒方法的不同，压片方法一般分为湿法制粒压片法、干法制粒压片法和全粉末直接压片法。这里补充介绍粉末直接压片法。

全粉末直接压片法系指将药物粉末与适宜的辅料混匀后，不经过制颗粒而直接压片的方法。其优点是：省去制粒、干燥等工序，降低了成本，有利于自动化连续化生产；无湿热过程，提高了药物的稳定性。

2. **压片过程中可能发生的问题及解决办法**

（1）松片

① 润湿剂或黏合剂品种不当或用量不足，致使压片物料细粉过多；含纤维、角质类、矿物类药量多，缺乏黏性或具弹性，致使颗粒松散不易压片；颗粒疏松，流动性差，致填充量不足而产生松片。可加入干燥黏合剂，或另选黏性较强的黏合剂或适当增加其用量重新制粒。

② 药料中含挥发油、脂肪油等成分较多，易引起松片。

③ 制剂工艺不当。如制粒时乙醇浓度过高；润滑剂、黏合剂不适；药液浓缩时温度过高，使部分浸膏炭化，黏性降低；或浸膏粉碎不细，黏性减小等。

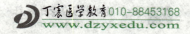 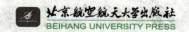

④冲头长短不齐，颗粒受压力不同等。

⑤片剂置露过久，吸湿膨胀而松片。

（2）黏冲

①颗粒太潮，浸膏易潮湿，室内温度、湿度过高等均易产生黏冲。应重新干燥。

②润滑剂用量不足或选用不当，应增加润滑剂用量。

③冲模表面粗糙或冲头刻字（线）太深，应更换冲模，或将冲头表面擦净。

（3）裂片

①制粒时黏合剂或润湿剂选择不当或用量不足，可选择合适的黏合剂或加入干燥黏合剂。

②颗粒中油类成分较多或药物含纤维成分较多时易引起裂片，可分别加吸收剂或糖粉解决。

③颗粒过分干燥，可喷洒适量稀乙醇润湿，或与含水量较大的颗粒掺和，或在地上洒水使颗粒从空气中吸收适当水分后压片。

④冲模不合要求。

⑤压力过大或车速过快，可调节压力或减慢车速克服。

（4）片重差异超限

①颗粒粗细相差悬殊，或黏性、引湿性强的药物流动性差，致使片重差异增大，可重新制粒，或筛去过多的细粉，调节颗粒至合适的含水量。

②润滑剂用量不足或混合不匀，可使颗粒的流速不一，致片重差异变大，应适量增加润滑剂，并充分混匀。

（5）崩解超限

①崩解剂的品种及加入方法不当，用量不足，或干燥不够均可影响片剂的崩解。应调整崩解剂的品种或用量，改进加入方法，如采用崩解剂内外加入法，有利于崩解。

②黏合剂黏性太强或用量过多，或疏水性润滑剂用量太多等，应选用适宜的黏合剂或润滑剂，并调整用量，或适当增加崩解剂用量。

（6）变色或表面斑点

①中药浸膏制成的颗粒过硬；有色颗粒松紧不匀；或润滑剂未混均等，可将颗粒重新粉碎，用合适的润湿剂重新制粒，润滑剂细筛后加入，与颗粒充分混均。

②上冲润滑油过多落入颗粒产生油斑，可在上冲头装一橡皮圈防止油垢滴入颗粒。

（7）引湿受潮

①干浸膏中加入适量辅料，如磷酸氢钙、氢氧化铝凝胶粉、淀粉、活性炭等。

②提取液加乙醇沉淀，除去部分水溶性杂质。

③片剂包糖衣、薄膜衣，可减少引湿性。

④改进包装，在包装容器中放 1 小包干燥剂。

四、片剂的包衣

片剂的包衣一般分为糖衣、薄膜衣、肠溶衣三种。

1. 糖衣

糖衣料包括：糖浆、有色糖浆、胶浆、滑石粉、白蜡。

包糖衣工序为：包隔离层→粉衣层→糖衣层→有色糖衣层→打光。◇△

2. 薄膜衣　薄膜衣料：包括成膜材料和增塑剂、着色剂、溶剂和掩蔽剂。常用薄膜衣材料包括纤维素及其衍生物、丙烯酸树脂类聚合物、聚乙烯吡咯烷酮、水溶性增塑剂如甘油、聚乙二醇、丙二醇，以及非水溶性增塑剂如蓖麻油、乙酰单甘油酸酯、邻苯二甲酸酯等。

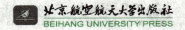

3. 肠溶衣　常用的肠溶衣物料主要包括丙烯酸树脂Ⅱ号、Ⅲ号；虫胶；羟丙基甲基纤维素酞酸酯、乙基纤维素。

五、片剂的质量检查☆△

崩解时限　按《中国药典》一部附录崩解时限检查法检查。除另有规定外，供试品6片检查结果应符合：药材原粉片30分钟内应全部崩解；浸膏（半浸膏）片、糖衣片、薄膜衣片各片均应在1小时内全部崩解。肠溶衣片先在盐酸溶液（9→1000）中检查2小时，每片均不得有裂缝、崩解或软化现象；再在磷酸盐缓冲液（pH6.8）中进行检查，1小时内应全部崩解。泡腾片分别置盛有200ml水（水温为15～25℃）的烧杯中，有许多气泡放出，当片剂或碎片周围的气体停止逸出时，片剂应溶解或分散在水中，无聚集的颗粒剩留，除另有规定外，各片均应在5分钟内崩解。

历年考点串讲

片剂的特点及分类、各种赋形剂、制备方法、片剂包衣物料的种类及崩解时限是考试必考内容，应重点复习片剂的各种赋形剂、制备方法、片剂包衣物料的种类及崩解时限。

常考的细节有：

1. 片剂的崩解时限和包衣物料的种类。
2. 泡腾片的含义。
3. 包糖衣的工序。
4. 淀粉浆（糊）的作用。
5. 薄膜衣料的种类。
6. 松片和黏冲产生的原因。
7. 淀粉的作用。

第十六节　气雾剂☆

一、气雾剂的分类

气雾剂系指药材提取物或药材细粉与适宜的抛射剂装在具有特制阀门系统的耐压严封容器中，使用时借助抛射剂的压力将内容物呈细雾状或其他形态喷出的剂型。

1. 气雾剂的分类如下

（1）按内容物组成分：溶液型、乳剂型、混悬型气雾剂。

（2）按给药途径分：呼吸道吸入气雾剂、皮肤或黏膜给药气雾剂、空间消毒气雾剂等。

（3）按相的组成分

①二相气雾剂（气相与液相）：由抛射剂的气相和药物与抛射剂混溶的液相所组成。

②三相气雾剂（气相、液相、固相或液相）

a. 混悬型气雾剂：内容物包括抛射剂气相、液化抛射剂相和固体药物微粒。

b. 乳剂型气雾剂：内容物包括抛射剂气相、乳浊液的内相和外相。分为水包油型的乳剂型气雾剂（抛

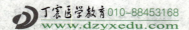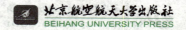

射剂为内相），油包水型的乳剂型气雾剂（抛射剂为外相）。

2. **吸入气雾剂的吸收特点**　起全身作用的气雾剂，药物吸收是在呼吸器官，主要通过肺吸收。影响吸收的因素主要包括药物性质、雾粒大小及呼吸情况等。

（1）药物性质：药物在肺部的吸收速度，与药物的脂溶性成正比，与药物的分子量成反比。

（2）药物肺部给药：一般认为，肺内沉积量是反映药物能否发挥药效的重要指标，而进入呼吸道的药物颗粒大小及形状则是影响肺内沉积量的重要因素。一般若要在呼吸道起局部作用，粒子以 $3 \sim 10\mu m$ 大小为宜；但若要迅速吸收发挥全身作用，则粒径最好控制在 $1 \sim 3\mu m$。

（3）呼吸情况：粒子的沉积量与呼吸量成正比，与呼吸频率成反比。

二、气雾剂的组成

气雾剂由药物与附加剂、抛射剂、耐压容器和阀门系统四部分组成。

1. **药物与附加剂**

（1）药物：除另有规定外，中药材应进行提取、纯化、浓缩，制成处方规定量的药液。

（2）附加剂：附加剂应对呼吸道、皮肤或黏膜无刺激性。常用的附加剂有：

①潜溶剂：如乙醇、丙二醇、聚乙二醇等。

②表面活性剂：如润湿剂、分散剂、乳化剂等。

③其他附加剂：抗氧剂、混悬剂、防腐剂、矫味剂等。

2. **抛射剂**　抛射剂是气雾剂的重要组成部分，在耐压容器中主要负责产生压力。抛射剂同时也作为气雾剂的溶剂和稀释剂。抛射剂主要是一些液化气体，适用于气雾剂的抛射剂须具备沸点低、常温下蒸气压大于大气压这两个基本条件。

3. **耐压容器**　气雾剂的容器用于盛装药物、抛射剂及附加剂，应能耐压，对内容物稳定。理想的容器应具有稳定、耐压、耐腐蚀、不易破碎、美观价廉等特点。目前主要以玻璃、塑料和金属为容器材料。

4. **阀门系统**　阀门系统是气雾剂的重要组成部分。其基本功能是调节药物和抛射剂从容器中定量流出。

三、气雾剂的制备与质量检查

1. **气雾剂的制备**　气雾剂的制备应根据药物性质及不同类型气雾剂的要求，选择适宜的附加剂、抛射剂，在避菌环境下制备气雾剂的制备工艺流程如下：

容器、阀门系统的处理与装配→中药的提取、配制与分装→填充抛射剂→质检、成品

2. **气雾剂的质量检查**　吸入气雾剂除符合气雾剂项下要求外，还应符合吸入制剂（《中国药典》2015 年版第四部通则 0111）相关项下要求；鼻用气雾剂除符合气雾剂项下要求外，还应符合鼻用制剂（《中国药典》2015 年版第四部通则 0106）相关项下要求。

历年考点串讲

气雾剂的含义、种类、气雾剂的吸收特点、气雾剂的组成等都是考试必考内容。重点是气雾剂的种类、气雾剂的吸收特点、气雾剂的组成、气雾剂的制备工艺。

常考的细节有：

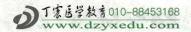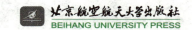

1．气雾剂的分类、组成和吸收特点。
2．二相气雾剂的组成。
3．乳剂型气雾剂的组成和分类。
4．在避菌环境下制备气雾剂的制备工艺流程。

第十七节 膜剂 ☆

膜剂系指药物与适宜的成膜材料经加工制成的膜状剂型。膜剂厚度一般为 0.1 ～ 1 mm。其大小和形状可根据临床需要及用药部位而定。

一、膜剂的特点

1．膜剂的特点
（1）制备工艺简单，易于掌握。
（2）生产时无粉尘飞扬，有利于劳动保护。
（3）药物含量准确，质量稳定，疗效好。
（4）使用方便，适合多种给药途径应用。
（5）采用不同的成膜材料可制成不同释药速度的膜剂。
（6）多层复方膜剂可避免药物间的配伍禁忌和分析时药物成分的相互干扰。
（7）重量轻，体积小，便于携带、运输和贮存。
2．膜剂的主要缺点 不适用于剂量较大的药物，应用品种受到一定的限制。
3．膜剂的分类
（1）按结构类型可分为单层、多层和夹心膜剂。
（2）按给药途径可分为口服膜剂、口腔用膜剂（包括口含膜、口腔贴膜、舌下膜等）、眼用膜剂、鼻用膜剂、阴道用膜剂、植入膜剂和皮肤外用膜剂等。

二、膜剂原辅料与制备

用于制作膜剂原辅料的质量规格必须符合药用标准规格。
1．成膜材料
（1）理想成膜材料的要求
①无毒无刺激性。
②性质稳定，与药物不起作用。
③用于皮肤、黏膜、创伤、溃疡或炎症部位，应不妨碍组织愈合，吸收后不影响机体正常的生理功能，在体内能被代谢或排泄，不影响药效。长期使用无致癌、致畸、致突变等不良反应。
④成膜性和脱膜性良好，成膜后具有一定的机械强度、柔性和弹性。
⑤价格便宜，来源丰富。
（2）常用成膜材料
①天然高分子材料：淀粉、糊精、纤维素、明胶、虫胶、阿拉伯胶、琼脂、海藻酸、玉米朊、白及胶等。
②合成高分子材料：聚乙烯醇（PVA）、纤维素衍生物、聚乙烯胺类、乙烯－醋酸乙烯共聚物（EVA）、

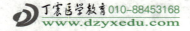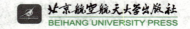

聚维酮（PVP）、CMC-Na 等。其中聚乙烯醇的成膜性能及膜的抗拉强度、柔韧性、吸湿性和水溶性最佳，为最常用。

2. **增塑剂**　常用的有甘油、三醋酸甘油酯、山梨醇等。能使制得的膜柔软并具有一定的抗拉强度。

3. **其他辅料**

（1）着色剂：常用食用色素。

（2）遮光剂：常用二氧化钛（TiO_2）。

（3）矫味剂：蔗糖、甜叶菊糖苷等。

（4）填充剂：有碳酸钙（$CaCO_3$）、二氧化硅（SiO_2）、淀粉等。

（5）表面活性剂：聚山梨酯 -80、十二烷基硫酸钠、豆磷脂等。

4. **膜剂的制备**　膜剂的制备方法国内主要采用涂膜法，其工艺流程为：溶浆→加药、匀浆（脱泡）→涂膜→干燥、灭菌→分剂量、包装。

历年考点串讲

膜剂的特点、膜剂辅料的种类是考试必考内容。重点是膜剂的优缺点、膜剂的成膜材料和增塑剂等。

常考的细节有：

1. 膜剂的特点。

2. 膜剂常用成膜材料和增塑剂。

第十八节　药物制剂新技术 ☆

一、β - 环糊精包合技术

1. **β - 环糊精包合的作用**

（1）β - 环糊精包合技术的含义：将药物分子包合或嵌入环糊精（CD）的筒状结构内形成超微囊分散物的技术称为环糊精包合技术。这种超微囊状分散物称为环糊精包合物。环糊精以 β -CD 最为常用。

（2）β - 环糊精包合的作用：增加药物的稳定性；增加药物的溶解性；液体药物粉末化；掩盖不良气味，减少刺激性；调节释药速度。

2. **包合物的制备方法**　包括饱和水溶液法、研磨法、冷冻干燥法、喷雾干燥法及超声法。

二、微型包囊技术

微型包囊技术系指利用天然的或合成的高分子材料为囊材，将固体或液体药物作囊心物包裹而成微小胶囊的过程，简称微囊化。

1. **特点**　药物经微囊化后可提高药物的稳定性，掩盖不良气味及口感；防止药物在胃内失活和减少对胃的刺激性；减少复方的配伍变化；使药物达到控释或靶向作用；改善某些药物的物理特性（如流动性，可压性），将液体药物粉末化等。

2. **常用包囊材料**　包囊材料分为天然的、半合成或合成的高分子材料。常用的有天然高分子材料，

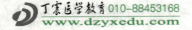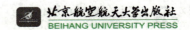

如明胶、阿拉伯胶等。

（1）半合成高分子材料，如羧甲基纤维素钠（CMC-Na）、甲基纤维素（MC）等。

（2）合成高分子材料，如聚乙烯醇（PVA）、聚乙二醇（PEG）、聚维酮（PVP）等。

3. 相分离－凝聚法制备微囊的工艺流程　微型包囊的方法有物理化学法、化学法、物理机械法三类。其中相分离-凝聚法最为常用。影响高分子囊材胶凝的主要因素是浓度、温度和电解质。

（1）单凝聚法：单凝聚法系指将药物分散于囊材的水溶液中，以电解质或强亲水性非电解质为凝聚剂，使囊材凝聚包封于药物表面而形成微囊。常用的囊材为明胶。

（2）复凝聚法：复凝聚法系指利用两种以上具有相反电荷的高分子材料作囊材，将囊心物分散在囊材的水溶液中，在适当条件下（如改变 pH 或温度），使得相反电荷的高分子材料相互交联后，溶解度降低并产生相分离，自溶液中凝聚析出成囊。以明胶-阿拉伯胶作囊材。

三、固体分散技术

1. 固体分散　固体分散技术系指药物与载体混合制成的高度分散的固体分散物的技术方法。

将难溶性药物制成固体分散体，可增加比表面积，改善药物的溶解性能，加快溶出速度，提高生物利用度。也可将药物以水不溶性载体、肠溶性材料、脂质材料等为载体制备固体分散体，制成肠溶型或缓释型固体分散体，延缓释药速度或达到定位释药。

2. 常用载体的种类　水溶性载体、水不溶性载体、肠溶性载体。

3. 固体分散体的制法　熔融法、溶剂法、溶剂-熔融法、研磨法、喷雾干燥法或冷冻干燥法。

历年考点串讲

β-环糊精包合的含义和作用、包合物的制备方法；微型包囊的含义与特点、微型包囊的制备方法；固体分散体的含义和特点是考试必考内容。重点复习 β-环糊精包合的含义和作用、包合物的制备方法；微型包囊的含义与特点、微型包囊的制备方法。

常考的细节有：

1. β-环糊精包合技术的含义。

2. β-环糊精包合的作用。

3. 包合物的制备方法。

4. 常用包囊材料。

5. 相分离-凝聚法制备微囊的工艺流程。

6. 固体分散体的含义与特点。

第十九节　中药制剂的稳定性△☆

一、影响中药制剂稳定性的因素及稳定性方法

1. 影响中药制剂稳定性的因素　制剂工艺、水分、空气（氧）、温度、pH、光线对中药制剂稳定性均有影响。

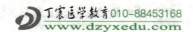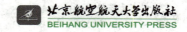

2. 延缓药物水解的方法　酯类、酰胺类和苷类药物易水解，可采用以下方法延缓水解：调节pH、降低温度、改变溶剂、制成干燥同体。

3. 防止药物氧化的方法　具有酚羟基的药物易被氧化，以及含有不饱和碳链的油脂、挥发油等药物在光线、氧气、水分、金属离子以及微生物等影响下，都能产生氧化反应。防止药物氧化的方法如下：降低温度、避免光线、驱逐氧气、添加抗氧剂、控制微量金属离子、调节适宜的pH。

二、药剂稳定性的试验方法

药剂稳定性的试验方法，一般分为留样观察法和加速试验法。稳定性试验的目的是考察原料药或药物制剂在温度、湿度、光线等因素的影响下随时间变化的规律，为药品的生产、包装、运输、贮藏条件提供依据，并通过试验数据分析确定药品的有效期。

历年考点串讲

影响中药制剂稳定性的因素及稳定性方法是考试必考内容。重点复习影响中药制剂稳定性的因素、延缓药物水解的方法、防止药物氧化的方法。

常考的细节有：

1. 影响中药制剂稳定性的因素。
2. 延缓水解的方法。
3. 防止药物氧化的方法。

第二十节　中药制剂的生物有效性评价 ☆

1. 生物药剂学的研究内容　生物药剂学是通过研究药物及其制剂在体内吸收、分布、代谢、排泄过程的研究，阐明药物剂型因素、生物因素与药效之间关系的科学。其中吸收系指药物自给药部位向循环系统（血液）转运的过程。分布系指吸收入血的药物转运至体内各脏器组织（包括靶组织）的过程。代谢系指药物在血液或肝脏等组织转化为活性或无活性代谢产物的过程。排泄系指药物由尿及其他分泌物（粪、呼气、汗、唾液等）形式排出体外的过程。

2. 生物利用度的含义　生物利用度是指药物被吸收进入血液循环的速度和程度。生物利用度是体内评价制剂生物有效性的方法，也是保证制剂内在质拉的重要指标。

（1）生物利用的速度（RBA）：指与标准制剂的比较，供试剂中药物被吸收速度的相对比值。

（2）生物利用的程度（EBA）：指与标准制剂的比较，供试剂中被吸收的药物总量的相对比值。

3. 溶出度的含义与理论依据　药物溶出速度指药物从片剂或胶囊剂等固体制剂在规定介质中的溶出速度和程度。

历年考点串讲

生物利用度与溶出度是考试必考内容。重点复习生物利用度的含义。

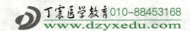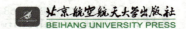

常考的细节有：
生物利用度的含义。

第二十一节　药物制剂的配伍变化☆

1. 研究药物配伍变化的目的　药物配伍变化又称药物配伍相互作用，系指药物配伍后在理化性质或生理效应方面产生的变化。而配伍禁忌仅指在一定条件下，产生的不利于生产、应用和治疗的配伍变化。

2. 配伍变化的类型　药理学的配伍变化是指药物合并使用后，发生协同作用、拮抗作用或毒副作用。协同作用系指两种以上药物合并使用后，使药物作用增加；拮抗作用系指两种以上药物合并使用后，使作用减弱或消失；此外还可能产生毒副作用，则属于药理学的配伍禁忌。

3. 药剂学的配伍变化

（1）物理配伍变化：物理的配伍变化系指药物配伍后在制备、贮存过程中，发生分散状态或物理性质的改变，影响到制剂的外观或内在质量。

物理配伍变化包括溶解度的改变；吸湿、潮解、液化与结块；粒径或分散状态的改变。

（2）化学配伍变化：化学配伍变化系指药物之间发生了化学反应（氧化、还原、分解、水解、取代、聚合等）而导致药物成分的改变，产生沉淀、变色、产气、发生爆炸等现象，以致影响到药物制剂的外观、质量和疗效，或产生毒副作用。

历年考点串讲

药剂学的配伍变化是考试必考内容。重点复习物理配伍变化和化学配伍变化。
常考的细节有：
1. 物理配伍变化的含义。
2. 化学配伍变化的含义。

（刘红娟　刘建海　孙文丽）

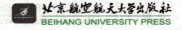

第十章　中药调剂学

第一节　中药处方与处方应付

一、组方原则

1．广义的处方：指载有药品名称、数量等内容和制备任何一种制剂的书面文件。

2．狭义的处方：指由注册的执业医师或执业助理医师在诊疗活动中为患者开具的、由药学专业技术人员审核、调配、核对，并作为发药凭证的医疗用药的医疗文书。

3．中药处方：载有中药名称、数量、煎服用法等内容和制备任何中药制剂的书面文书，是医师辨证论治的书面记录和凭证，反映了医师的辨证理法和用药要求。它既是医师给中药调剂人员的书面通知，又是中药调剂工作的依据，也是计价、统计的凭证，具有法律意义，同时又具有技术上和经济上的意义。

4．一张处方的组成，除在辨证论治的基础上选择合适的药物外，还必须严格遵循配伍组成的原则。通常应包括君、臣、佐、使四个方面。

（1）君药：处方中不可缺少的主要部分。

（2）臣药：处方中的辅助部分。

（3）佐药

①佐助药。

②佐制药：即用以消除或减弱君、臣药的毒性，或制约其峻烈之性的药物。

③反佐药。

5．使药：引经药、调和药

6．处方配伍规律：药物的功能各有所长，也各有所偏，通过合理的配伍，增强或改变其原有的功能，调其偏性，制其毒性，消除或减缓其对人体的不利因素，使各具特性的药物发挥综合作用。

二、处方类型

1．处方在技术、经济及法律上具有重要意义。

2．经方：指《黄帝内经》《伤寒杂病论》《金匮要略》等经典著作中所记载的方剂。

3．时方：泛指从清代至今出现的方剂，它在经方基础上有很大发展。

4．秘方：医疗上有独特疗效、不轻易外传（多系祖传）的药方。

5．单方：指配伍比较简单而有良好药效的方剂。

6．验方：指民间积累的经验方，简单而有效。

7．法定处方：国家药典、局颁标准中所收载的处方，它具有法律的约束力。

8．协定处方：由医院药房根据经常性医疗需要，与医师协商制定的方剂。

9．医师处方：又称医师临症处方，指医师根据辨证论治，临时所拟的处方。

10．医师处方可分为麻醉药品处方、精神药品处方、普通处方、急诊处方、儿科处方等。处方由

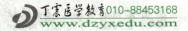
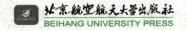

各医疗机构按规定的格式统一印刷。麻醉药品处方、急诊处方、儿科处方、普通处方的印刷用纸应分别为淡红色、淡黄色、淡绿色、白色。并在处方右上角以文字注明。

三、处方格式

完整的处方一般必须包括　前记、正文、后记。

1. **前记**　包括医疗、预防、保健机构名称，处方编号，费别、患者姓名、性别、年龄、门诊或住院病历号，科别或病室和床位号、临床诊断、开具日期等，并可添列专科要求的项目。

2. **正文**　是处方的重要部分，分列药品名称、规格、数量、用法用量。中药饮片处方应分列饮片名称、数量、煎煮方法和用法用量。

3. **后记**　医师签名和（或）加盖专用签章，药品金额以及审核、调配、核对、发药的药学专业技术人员签名。

四、处方常用术语

1. **附加术语**　医师在书写处方时，除写正式名称或一些别名外，常在药名前附加术语。也有隐于药名之内的，构成处方中的药物全名，以表达对药物炮制、品种、质量等方面的不同要求。

（1）要求炮制类：炮制方法包括炒、炙、煅、蒸、煨、煮等。如麸炒枳壳、土炒山药、蜜炙桑叶等。

（2）要求修治类：修治方法有筛选、漂洗、除皮等。如厚朴、杜仲去皮；桃仁去壳等。

（3）要求产地类：药物产地对药物疗效有密切关系。如内蒙古的黄芪、甘肃的当归、宁夏的枸杞等。

（4）要求产时、新陈类：药材质量与采收季节相关。如绵茵陈、陈皮、鲜芦根等。

（5）要求颜色、气味类：药材的颜色和气味与药物的质量也有联系。如香白芷、苦杏仁、苦桔梗等。

2. **药引的作用**　引药归经；协助药物。

3. **药引的分类**

（1）药物类药引：防风、羌活、藁本、甘草、生姜、大枣等。

（2）食物类药引：粳米、蛋黄、蛋清、蜂蜜、西瓜汁等。

（3）其他类药引：酒、醋、盐、茶叶、灯心草、荷梗、荷叶等。

4. **处方脚注**

（1）先煎

①矿石类、贝壳类、动物角甲类饮片因质地坚硬，有效成分不易煎出。如生石膏、生磁石、生赭石、生紫石英、生龙骨、生龙齿、生瓦楞子、生石决明、生牡蛎、生珍珠母、龟甲、鳖甲、水牛角片、鹿角霜等。

②有些有毒饮片须先煎，以降低毒性或消除毒性。如制川乌、制草乌等。

（2）后下

①气味芳香、含挥发性成分的饮片不宜煎煮时间过久，以免有效成分散失。如薄荷、砂仁、豆蔻、降香、鱼腥草等。

②含久煎后有效成分易破坏的饮片。如钩藤、苦杏仁、徐长卿、大黄等。

③一些质地松泡的药材。如香薷、青蒿、茵陈、浮萍、葱白。

（3）包煎

①含黏液质较多的饮片，如车前子、葶苈子等。

②富含绒毛的饮片，如旋覆花、辛夷、枇杷叶、石韦、骨碎补等。

③花粉等微小饮片，如蒲黄、海金沙、蛤粉等。

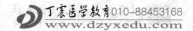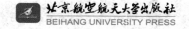

④有特殊气味的饮片，如五灵脂、儿茶等。

（4）另煎：一些贵重中药，为使其有效成分充分煎出及减少有效成分被其他药渣吸附引起的损失，需另煎。如人参、西洋参、西红花、羚羊角等。

（5）冲服：一些用量少、贵重的中药宜研成粉末用药液冲服，如三七、鹿茸、羚羊角粉、紫河车、沉香等。一些液体类药材，如生姜汁、蜂蜜、糖浆等需要兑服。

（6）烊化：一些胶类、蜜膏类中药不宜与群药同煎，如阿胶、鹿角胶、鳖甲胶、龟板胶、龟鹿二仙胶、饴糖等。

（7）泡服：主要是指花叶类及部分易浸出有效成分的药材，如金银花、菊花、竹叶、薄荷、胖大海、桔梗、麦冬等。

五、处方管理制度

1. **处方管理制度制定依据**　根据《执业医师法》《药品管理法》《医疗机构管理条例》《麻醉药品和精神药品管理条例》等有关法律、法规制定。

2. **处方**　指由注册的执业医师或执业助理医师在诊疗活动中为患者开具的、由取得药学专业技术职务任职资格的药学专业技术人员审核、调配、核对，并作为患者用药凭证的医疗文书。

3. **处方原则**　遵循安全、有效、经济地原则。

4. **处方书写规定**

（1）处方按规定格式用钢笔（蓝黑墨水）或毛笔书写，要求字迹清楚，不得涂改。处方如有变动，应由处方医师在修改处另行签字或盖章，并注明修改日期才能生效。

（2）一般应按照药品说明书中的常用剂量使用，特殊情况需超剂量使用时应注明原因并再次签名。

（3）处方开具当日有效。特殊情况下需延长有效期的，由开具处方的医师注明有效期限，但有效期最长不得超过3天。

5. **处方限量规定**　急诊处方限3日量，门诊处方普通药最多不超过7日量。如确有慢性病、老年病或特殊情况，处方用量可适当延长，但医师必须注明理由。

6. **麻醉和一类精神药品处方**

（1）医疗用毒性药品每张处方不得超过2日剂量；第一类精神药品处方每次不得超过3常用量，第二类精神药品每次不得超过7日常用量；麻醉药品注射剂每次不得超过2日常用量，片剂、酊剂、糖浆剂等不得超过3日常用量，连续使用不得超过7天，再次开处方必须至少间隔10天，开具麻醉药品处方时应有病历记录。

（2）为住院患者开具的麻醉药品和第一类精神药品处方应当逐日开具，每张处方为一日常用量。

7. **处方调剂规定**　药品调剂人员调剂处方时必须做到"四查十对"：查处方，对科别、姓名、年龄；查药品，对药名、规格、数量、剂型；查配伍禁忌，对药品性状、用法用量；查用药合理性，对临床诊断。

8. **处方保管规定**　处方由调剂处方药品的医疗机构妥善保存。普通处方、急诊处方、儿科处方保存期限为1年，医疗用毒性药品、第二类精神药品处方保留2年，麻醉药品和第一类精神药品处方保留3年。

六、处方药品的规范化名称

1. 处方药品的正名与应付常规

（1）直接写药物的正名或炒制时，即付清炒或炒的品种：郁李仁、白果、紫苏子、火麻仁、芥子、蔓荆子、王不留行、苍耳子、牛蒡子、决明子、酸枣仁等。

（2）直接写药物的正名或炒制时，即付盐炙的品种：知母、补骨脂、荔枝核、菟丝子、橘核、车前子、小茴香、益智仁等。

（3）直接写药物的正名或炒制时，即付蜜炙的品种：麻黄、白薇、瓜蒌、黄芪、桑白皮、枇杷叶、紫菀、款冬花等。

（4）直接写药物的正名或炒制时，即付醋炙的品种：香附、乳香、没药、五灵脂、延胡索、五味子等。

（5）直接写药物的正名或炒制时，即付滑石粉炒制的品种：狗脊、刺猬皮、水蛭等。

（6）直接写药物的正名或炒制时，即付炒炭的品种：艾叶、地榆、炮姜、侧柏叶、蒲黄、血余、棕榈等。

（7）直接写药物的正名或炒制时，即付煅制的品种：龙骨、龙齿、牡蛎、磁石、赭石、海浮石、瓦楞子、自然铜等。

（8）直接写药物的正名或炒制时，即付砂烫、蛤粉烫的品种：龟板、鳖甲、穿山甲、阿胶、狗脊、骨碎补、马钱子等。

（9）直接写药物的正名或炒制时，即付姜汁制的品种：竹茹、厚朴、草果等。

（10）直接写药物的正名或炒制时，即付酒炙的品种：熟地黄、肉苁蓉、黄精、女贞子、乌梢蛇、蕲蛇等。

（11）直接写药物的正名或炒制时，即付炒黄的品种：麦芽、谷芽、山楂、牵牛子、紫苏子、莱菔子、王不留行、苍耳子、白芥子、酸枣仁等。

（12）直接写药物的正名或炒制时，即付漂去咸味的品种：昆布、海藻、海螵蛸等。

2. 合写 也称"并开"：医师将疗效基本相似，或起协同作用的两种或两种以上药物合成一个药名书写。如二乌指制川乌、制草乌；二活指羌活、独活；二地指生地黄、熟地黄；二母指知母、浙贝母；二芽指炒谷芽、炒麦芽；二丑指黑丑、百丑；焦三仙指焦神曲、焦麦芽、焦山楂；焦四仙指焦神曲、焦麦芽、焦山楂、焦槟榔。

3. 中药别名应付 在调配处方时，常遇到一味药物具有多个名称的现象。如土茯苓别名仙遗粮；大血藤别名红藤；生大黄别名大黄、川大黄、锦纹、川锦纹、川军，应付规格生大黄片；牛蒡子别名牛子、牛蒡、鼠黏子、恶实、大力子，应付炒牛蒡子；益母草别名坤草；拳参别名草河车。

历年考点串讲

处方的概念、分类及意义，处方格式，常用处方术语，处方管理，药品的规范化名称等都是考试必考内容。重点复习中药处方的相关内容，处方分类，处方正文内容，处方脚注的相关内容，处方保存期限及规范化名称等。

常考的细节有：

1. 中药处方既是医师给中药调剂人员的书面通知，又是中药调剂工作的依据。

2. 佐制药：即用以消除或减弱君、臣药的毒性，或制约其峻烈之性的药物。

3. 处方在技术、经济及法律上具有重要意义。

4. 经方：指《黄帝内经》《伤寒杂病论》《金匮要略》等经典著作中所记载的方剂。

5. 秘方：医疗上有独特疗效、不轻易外传（多系祖传）的药方。

6. 协定处方：由医院药房根据经常性医疗需要，与医师协商制订的方剂。

7. 完整的处方一般必须包括的内容：前记、正文、后记。处方的正文内容包括药品名称、规格、数量、用法用量。

8. 药物类药引：防风、羌活、藁本、甘草、生姜、大枣等。

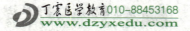
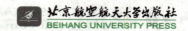

9. 处方脚注

（1）需要先煎的中药：如生石膏、生磁石、生赭石、生紫石英、生龙骨、生龙齿、生瓦楞子、生石决明、生牡蛎、生珍珠母、龟甲、鳖甲、水牛角片、鹿角霜、制川乌、制草乌等。

（2）需要后下的中药：薄荷、砂仁、豆蔻、降香、鱼腥草、钩藤、苦杏仁、徐长卿、大黄、香薷、青蒿、茵陈、浮萍、葱白。

（3）需要包煎的中药：车前子、葶苈子、旋覆花、辛夷、枇杷叶、石韦、骨碎补、蒲黄、海金沙、蛤粉、五灵脂、儿茶等。

（4）需要另煎的中药：人参、西洋参、西红花、羚羊角等。

（5）需要冲服的中药：三七、鹿茸、羚羊角粉、紫河车、沉香等。

（6）需要烊化的中药：阿胶、鹿角胶、鳖甲胶、龟板胶、龟鹿二仙胶、饴糖等。

10. 处方管理制度

（1）普通处方、急诊处方、儿科处方保存期限为1年，医疗用毒性药品、第二类精神药品处方保留2年，麻醉药品和第一类精神药品处方保留3年。

（2）处方开具当日有效。特殊情况下需延长有效期的，由开具处方的医师注明有效期限，但有效期最长不得超过3天。

11. 处方规范化名称

（1）大血藤的别名是红藤；生大黄别名大黄、川大黄、锦纹、川锦纹、川军，应付规格生大黄片；白花蛇为蕲蛇的别名，应付酒炙蕲蛇；骨碎补的别名是申姜；萝卜子是莱菔子的别名；牛蒡子别名牛子、牛蒡、鼠黏子、恶实、大力子，应付炒牛蒡子；芡实的别名是鸡头米；大贝、象贝是浙贝的别名；千金子的别名是续随子；地骨皮的别名是枸根皮等。

（2）直接写药物的正名或炒制时，即付砂烫、蛤粉烫的品种：龟甲、鳖甲、穿山甲、阿胶、狗脊、骨碎补、马钱子等。

（3）直接写药物的正名或炒制时，即付炒黄的品种：麦芽、谷芽、山楂、牵牛子、紫苏子、莱菔子、王不留行、苍耳子、白芥子、酸枣仁等。

（4）直接写药物的正名或炒制时，即付醋炙的品种：香附、乳香、没药、五灵脂、延胡索、五味子等。

（5）直接写药物的正名或炒制时，即付清炒或炒的品种：郁李仁、白果、紫苏子、火麻仁、芥子、蔓荆子、王不留行、苍耳子、牛蒡子、决明子、酸枣仁等。

（6）二乌指制川乌、制草乌；二活指羌活、独活；二地指生地黄、熟地黄；二母指知母、浙贝母；二芽指炒谷芽、炒麦芽；二丑指黑丑、百丑；焦三仙指焦神曲、焦麦芽、焦山楂；焦四仙指焦神曲、焦麦芽、焦山楂、焦槟榔；二冬指天冬、麦冬；二决明指生石决明、炒决明子。

第二节　中药配伍及用药禁忌

一、中药配伍

1. **配伍**　根据治疗的需要和药物的性能，有选择地将两种或两种以上的药物合理地配合起来，以适应复杂的病情。◇

2. **临床意义**　药物之间通过配伍实现互相作用关系，可协调药物的偏性，增强药物的疗效，或抑制药物的毒副作用。但配伍不当，也会影响疗效，甚至产生不良反应。◇

3．"七情" 即单行、相须、相使、相畏、相杀、相恶、相反。

（1）单行：即用一味药治疗疾病。如马齿苋治疗痢疾等。

（2）相须：即用两种以上功效相似的药物配伍使用，以发挥协同作用，增强疗效。如党参配黄芪；大黄配芒硝。

（3）相使：辅药配合主药，互相增强作用。如黄芪配茯苓；麻黄配杏仁。

（4）相畏：即一种药物的毒性或副作用，能被另一种药物减轻或消除。如生半夏、生南星畏生姜等。△☆

（5）相反：即两种药物合用，能产生毒性反应或者副作用。如乌头反半夏，甘草反甘遂等。△☆

（6）**相恶**：即两种药物的合用能互相抑制、降低或丧失药效。如人参恶莱菔子，生姜恶黄芩等。△☆

（7）相杀：即一种药物能消除或减轻另一种药物的毒性或副作用。

（8）**相反、相恶属于配伍禁忌。**

（9）配伍关系：相须、相使的配伍关系；相畏、相杀的配伍关系；相恶的配伍关系；相反的配伍关系。

二、用药禁忌

1．**判断是否有配伍禁忌的法定依据** 《中国药典》《部颁药品标准》《局颁药品标准》。若病情需要同用时，必须经处方医师重新签字后才能调配。

2．**"十八反"**

（1）"十八反"歌诀：本草明言十八反，半蒌贝蔹及攻乌。藻戟芫遂俱战草，诸参辛芍叛藜芦。

（2）乌指乌头（包括川乌、草乌、附子以及附子一系列加工品），反半夏（包括生半夏、法半夏、清半夏、姜半夏、半夏曲、竹沥半夏）、瓜蒌（瓜蒌子、瓜蒌皮、瓜蒌霜、天花粉）、贝母（川贝母、浙贝母、伊贝母、平贝母、湖北贝母）、白蔹、白及。

（3）甘草（包括炙甘草）反海藻、京大戟、红大戟、芫花、甘遂。

（4）藜芦反诸参（包括人参、人参叶、红参、西洋参、党参、丹参、玄参、苦参、南沙参、北沙参）、细辛、赤芍、白芍。

3．**"十九畏"**

（1）"十九畏"歌诀：硫黄原是火中精，朴硝一见便相争。水银莫与砒霜见，狼毒最怕密陀僧。巴豆烈性最为上，偏与牵牛不顺情。丁香莫与郁金见，牙硝难合荆三棱。川乌草乌不顺犀，人参最怕五灵脂。官桂善能调冷气，若逢石脂便相欺。大凡修合看顺逆，炮爁炙煿莫相依。

（2）巴豆、巴豆霜不宜与牵牛子同用。

（3）丁香不宜与郁金同用。

（4）芒硝不宜与三棱同用。

（5）肉桂（官桂）不宜与赤石脂同用。

（6）狼毒不宜与密陀僧同用。

4．**妊娠用药禁忌**

（1）妊娠禁忌药分为妊娠禁用药、妊娠慎用药。

（2）妊娠禁用药：马钱子、天仙子、轻粉、斑蝥、雄黄、三棱、莪术、水蛭、关木通、土鳖虫、川牛膝、千金子（霜）、巴豆（霜）、甘遂、芫花、京大戟、牵牛子、商陆、丁公藤、芒硝（玄明粉）、阿魏、猪牙皂、益母草、麝香、附子、虻虫、天山雪莲花、鳖甲胶、陆英。

（3）妊娠慎用药：蟾酥、华山参、硫黄、干漆片、姜黄、急性子、瞿麦、制川乌、制草乌、番泻叶、白附子、枳实、三七、大黄、王不留行、西红花、红花、肉桂、苏木、虎杖、卷柏、漏芦、禹州

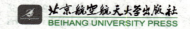

漏芦、穿山甲、桃仁、凌霄花、牛膝、蒲黄、郁李仁、枳壳、天南星、冰片、禹余粮、草乌叶、常山、赭石、关白附、干蟾、菊三七。

5. 中药注射液的配伍禁忌与中西药物合用配伍禁忌☆

（1）桂附地黄丸不宜与赤石脂及其制剂同时服用。

（2）牛黄解毒丸含有雄黄，不宜大量或长期服用。

历年考点串讲

七情的相关内容，十八反及十九畏的内涵、妊娠禁忌药等均是考试的必考内容，重点复习七情的含义及举例，"十八反""十九畏"的具体内容等。

常考的细节有：

1. 相畏即一种药物的毒性或副作用，能被另一种药物减轻或消除。如生半夏、生南星畏生姜等。

2. 配伍关系：相须、相使的配伍关系；相畏、相杀的配伍关系；相恶的配伍关系；相反的配伍关系。

3. 黄芪配茯苓属于相使；石膏配知母属于相须。

4. 相反、相恶属于配伍禁忌。人参恶莱菔子、生姜恶黄芩为配伍禁忌。

5. "十八反"歌诀：本草明言十八反，半蒌贝蔹及攻乌。藻戟芫遂俱战草，诸参辛芍叛藜芦。

6. 乌指乌头（包括川乌、草乌、附子以及附子一系列加工品），反半夏（包括生半夏、法半夏、清半夏、姜半夏、半夏曲、竹沥半夏）、瓜蒌（瓜蒌子、瓜蒌皮、瓜蒌霜、天花粉）、贝母（川贝母、浙贝母、伊贝母、平贝母、湖北贝母）、白蔹、白及。

7. 藜芦反诸参（包括人参、人参叶、红参、西洋参、党参、丹参、玄参、苦参、南沙参、北沙参）、细辛、赤芍、白芍。

8. 丁香不宜与郁金同用；芒硝不宜与三棱同用；肉桂（官桂）不宜与赤石脂同用。

9. 妊娠禁用药：马钱子、天仙子、轻粉、斑蝥、雄黄、三棱、莪术、水蛭、关木通、土鳖虫、川牛膝、千金子（霜）、巴豆（霜）、甘遂、芫花、京大戟、牵牛子、商陆、丁公藤、芒硝（玄明粉）、阿魏、猪牙皂、益母草、麝香、附子、虻虫、天山雪莲花、鳖甲胶、陆英。

10. 桂附地黄丸不宜与赤石脂及其制剂同时服用；牛黄解毒丸含有雄黄，不宜大量或长期服用。

第三节　合理用药

一、合理用药概述

1. 合理用药　指运用医药学综合知识及管理学知识指导用药，在充分了解疾病和药物的基础上，安全、有效、简便、经济地使用药物，达到以最小的投入，取得最大的医疗和社会效益的目的。

2. 合理用药的意义　合理用药是在充分考虑患者用药后获得的效益与承担的风险后所做的最佳选择。即使药效得到充分发挥，不良反应降至最低水平，药品费用更为合理。合理用药涉及广大群众

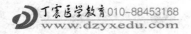 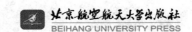

的切身利益，是用药安全、有效、简便、经济地保障。可以充分有效地利用卫生资源，取得最大的医疗和社会效益，避免浪费。

3. **合理用药的基本原则**　安全、有效、简便、经济。

4. **合理用药的目的**　发挥最大的效能，防止或减轻不良反应，使患者用最少的支出得到最好的治疗效果，有效地利用卫生资源，减少浪费。

5. **临床上不合理用药的主要表现**　用药指征不明确、违反禁忌证、给药剂量过大或过小、疗程过长或过短、给药途径不适宜、给药方法不当、合并用药过多、盲目选用贵重药等。

二、合理用药指导

合理用药的指导内容：正确"辨证"，合理用药；针对患者具体情况合理选用药物及制订给药剂量；针对病情选择合理的给药途径；针对病情制订合理给药时间及疗程；合理配伍组方；注意用药禁忌；指导患者合理用药；确定最佳治疗方案。

三、中药不良反应监测

1. **药品不良反应监测**　是对合格药品在正常用法、用量时出现与用药目的无关的或意外的有害反应进行的监督和考察。

2. **药品不良反应监测报告范围**

（1）个例药品不良反应：新药监测期内的国产药品应当报告该药品的所有不良反应；其他国产药品，报告新的和严重的不良反应。

进口药品自首次获准进口之日起 5 年内，报告该进口药品的所有不良反应；满 5 年的，报告新的和严重的不良反应。

（2）药品群体不良事件：药品生产、经营企业和医疗机构获知或者发现药品群体不良事件后，应当立即报所在地的县级药品监督管理部门、卫生行政部门和药品不良反应监测机构，必要时可以越级报告；同时填写《药品群体不良事件基本信息表》，对每一病历还应当及时填写《药品不良反应／事件报告表》，通过国家药品不良反应监测信息网络报告。

（3）境外发生的严重药品不良反应：自获知之日起 30 日内报送国家药品不良反应监测中心。

3. **药品不良反应监测工作程序**　监测报告、调查、评价管理、存档。

四、中药不良反应与药源性疾病△☆

1. **药源性疾病**：指因药物不良反应致使机体某几个器官或局部组织产生功能性或器质性损害而出现的一系列临床症状与体征。包括药物正常用法用量情况下所产生的不良反应，也包括因超量、超时、误服、错用以及不正常使用药物所引起的疾病。

2. **中药不良反应监测方法**：志愿报告系统、集中监测系统。

3. **中药不良反应**：指合格药品在正常用法、用量时出现与用药目的无关的或意外的有害反应，包括中成药和中药饮片引起的不良反应。☆

4. 不良反应包括副作用、毒性作用、后遗效应、过敏反应、继发反应、特异性遗传因素等。

5. **中药不良反应及药源性疾病的分类**：按病因学分类、按临床表现分类、按病理学分类。☆

6. **引起中药不良反应的常见原因**：剂量过大或疗程过长；用药不当；药材品种混乱，炮制（制剂）质量欠佳；配伍应用不合理；个体差异；管理不完善。☆

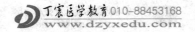 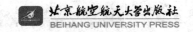

7. 中药不良反应的防治原则☆：提高对中医药的正确认识；合理用药；保证药品的质量；合理配伍用药；注意药物的给药途径及加工方法；合理慎重应用中药注射剂；加强中医药市场管理。

五、中西药相互作用☆

1．意义　中西药合用降低西药的不良反应；中西药合用有协同增效作用；减少药物剂量；减少禁忌，扩大适应范围。

2．不合理配伍后果　产生络合物妨碍吸收、降低疗效；产生毒性；产生沉淀、降低药物的疗效；药理作用相互影响。

六、药物经济学☆

1. **药物经济学**　以卫生经济学为基础发展而来的一门新型边缘学科。
2. **药物经济学的意义**　完善药物评价内容；更新用药指导思想；加强对新药开发指导，重新评价老药；完善药物治疗方案。
3. **药物经济学评价方法**　最小成本分析、成本效果分析、成本效用分析、成本效益分析。

历年考点串讲

　　临床不合理用药的主要表现，合理用药的基本原则，不良反应的概念及其监测报告范围是考试的必考内容，需重点复习。

　　常考的细节有：

　　1．临床上不合理用药的主要表现：用药指征不明确、违反禁忌证、给药剂量过大或过小、疗程过长或过短、给药途径不适宜、给药方法不当、合并用药过多、盲目选用贵重药等。

　　2．合理用药的基本原则：安全、有效、简便、经济。

　　3．合理用药：指运用医药学综合知识及管理学知识指导用药，在充分了解疾病和药物的基础上，安全、有效、简便、经济地使用药物，达到以最小的投入，取得最大的医疗和社会效益的目的。

　　4．药物不良反应的报告范围分为报告药品引起的所有可疑不良反应和药品引起的严重罕见或新的不良反应，其分界年限为5年。

　　5．中药不良反应：指合格药品在正常用法、用量时出现与用药目的无关的或意外的有害反应，包括中成药和中药饮片引起的不良反应。

　　6．不良反应包括副作用、毒性作用、后遗效应、过敏反应、继发反应、特异性遗传因素等。

第四节　特殊中药的调剂与管理

一、麻醉中药的调剂与管理

1. **麻醉中药**　指连续使用后易产生身体依赖性、能成瘾癖的一类中药。
2. **麻醉中药的品种**　中药罂粟壳、罂粟秆浓缩物。

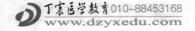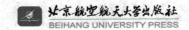

3．麻醉中药的使用

（1）麻醉中药罂粟壳每张处方不超过 3 日常用量（3～6g/d），即总共 18g，且不得单包，必须混入群药，防止变相套购。连续使用不得超过 7 天。处方由经营或使用单位留存 3 年备查。

（2）罂粟壳应设专账管理，用具备一定安全设施的专库保存，其出、入库均需两人清点复核。

（3）无麻醉药品处方权的医师在夜班急救需给患者使用罂粟壳时，可限开 1 次量，事后需由处方医师所在科室负责人签字，方可销账。

（4）使用罂粟壳的患者必须建立病历。开具罂粟壳需使用专业处方。

4．麻醉中药处方管理制度

（1）为门（急）诊患者开具的麻醉药品注射剂，每张处方为一次常用量；控缓释制剂，每张处方不得超过 7 日常用量；其他剂型，每张处方不得超过 3 日常用量。

（2）为门（急）诊癌症疼痛患者和中、重度慢性疼痛患者开具的麻醉药品注射剂，每张处方不得超过 3 日常用量；控缓释制剂，每张处方不得超过 15 日常用量；其他剂型，每张处方不得超过 7 日常用量。

（3）为住院患者开具的麻醉药品处方应当逐日开具，每张处方为 1 日常用量。

（4）麻醉药品处方保存期限为 3 年。

二、毒性中药的调剂与管理

1．毒性中药：指毒性剧烈、治疗量与中毒量相近，使用不当会致人中毒或死亡的一类中药。

2．医疗用毒性中药的品种：砒石、砒霜、水银、生马钱子、生川乌、生草乌、生白附子、生附子、生半夏、生南星、生巴豆、斑蝥、青娘虫、红娘虫、生甘遂、生狼毒、生藤黄、生千金子、生天仙子、闹羊花、雪上一枝蒿、红升丹、白降丹、蟾酥、洋金花、红粉、轻粉、雄黄。

3．毒性中药的分类：大毒、有毒、小毒。其中大毒的中药有川乌、马钱子、天仙子、巴豆、巴豆霜、红粉、闹羊花、草乌、斑蝥、马钱子粉。砒石、砒霜、水银为一类毒性中药，其余为二类毒性中药。

4．毒性中药需专柜加锁保管，有专人专账管理。

5．毒性中药的用法用量见表 10-1。

表 10-1　毒性中药的用法用量

药物名称		用法用量
水银		不可内服，外用不宜过多、久用；孕妇忌用；不宜与砒石、砒霜同用
生川乌、生草乌		生品内服宜慎；一般炮制后用；不宜与贝母、半夏、白及、白蔹、天花粉、瓜蒌同用
斑蝥		内服 0.03～0.06g
生马钱子		内服 0.3～0.6g
砒霜		0.002～0.004g
蟾酥		0.015～0.03g
雄黄		0.05～0.1g
天仙子		内服 0.06～0.6g

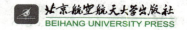

（续　表）

药物名称	用法用量
洋金花	内服 0.3～0.6g
红娘虫	内服 0.1～0.3g
生甘遂	内服 0.5～1.5g
生半夏	内服 3～9g

6. 毒性中药处方管理制度

（1）医疗单位供应和调配毒性药品，需凭医生签名的正式处方。每次处方剂量不得超过 2 日剂量。

（2）医疗用毒性药品处方保存期为 2 年。

7. 常见中药中毒反应和处理基本原则△☆

（1）马钱子及含马钱子的中成药：中毒首先兴奋中枢神经系统，引起脊髓强直性痉挛，继则兴奋呼吸中枢及血管运动中枢，并能提高大脑感觉中枢的功能。

（2）黄药子、壮骨关节丸及含黄药子的其他制剂：长期或大量服用对肝脏有损害，如黄疸、肝功能异常、肝硬化、肝性脑病等，严重时可引起死亡。

（3）雄黄以及砷、砒霜等制剂：中毒会造成口干、烧灼感、口中有金属味、流涎、剧烈恶心呕吐、腹痛腹泻等。如牛黄解毒丸等。

历年考点串讲

　　麻醉中药及毒性中药的概念、使用及处方管理制度，医疗用毒性中药的品种，常见中药中毒反应等均是考试必考内容，重点复习罂粟壳的用法用量，麻醉处方的管理制度，毒性中药品种，服用含马钱子、黄药子、雄黄等中成药或制剂的中毒反应。

　　常考的细节有：

　　1. 麻醉中药：指连续使用后易产生身体依赖性、能成瘾癖的一类中药。

　　2. 麻醉中药罂粟壳每张处方不超过 3 日常用量（3～6g/d），即总共 18g，且不得单包，必须混入群药。连续使用不得超过 7 天。

　　3. 麻醉药品处方保存期限为 3 年。

　　4. 麻醉药品片剂每张处方量不得超过 3 日常用量。

　　5. 无麻醉药品处方权的医师在夜班急救需给患者使用罂粟壳时，可限开 1 次量，事后需由处方医师所在科室负责人签字，方可销账。

　　6. 医疗用毒性中药的品种：砒石、砒霜、水银、生马钱子、生川乌、生草乌、生白附子、生附子、生半夏、生南星、生巴豆、斑蝥、青娘虫、红娘虫、生甘遂、生狼毒、生藤黄、生千金子、生天仙子、闹羊花、雪上一枝蒿、红升丹、白降丹、蟾酥、洋金花、红粉、轻粉、雄黄。

　　7. 毒性中药需专柜加锁保管，有专人专账管理。

　　8. 服用含有马钱子的中成药可引起脊髓强直性痉挛。长期或大量服用含黄药子的制剂对肝脏有损害，如黄疸、肝功能异常、肝硬化、肝性脑病等。服用含雄黄的制剂后，会造成口干、烧灼感、口中有金属味。

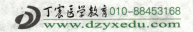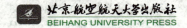

第五节 中药用量与剂量

一、中药用量

1. **中药用量** 又称中药剂量，是指医师临床处方中每味干品中药，水煎内服，成人一日常用剂量。
2. **确定中药用量的原则** 药物的性质与用量的关系；剂型、配伍与用量的关系；患者性别、年龄、体质与用量的关系。
3. **临床处方的用药规律**
（1）一般药物：干品 3～9g，如黄芩等；鲜品 15～60g，如鲜生地黄等。
（2）质地较轻的药物：常用量 1.5～4.5g，如木蝴蝶、灯心草等。
（3）质地较重的药物：常用量 9～45g，如龙骨、石决明等。
（4）有毒药物：常用量 0.03～0.6g，如斑蝥等。
（5）贵重药物：常用量 0.3～1g，如羚羊角等。

二、中药计量与计量工具

1. **中药计量单位的换算** 按十两为一斤的市制的一钱等于 5g；十六两一斤的市制的一钱等于 3g，尾数不计。
2. **常用中药计量工具**
（1）在中药调剂工作中常用的计量工具：戥子、分厘戥、盘秤、钩秤、台秤、天平、字盘秤，乃至现代电子秤的使用。
（2）戥秤的构造：戥秤主要由戥杆、秤盘、秤砣组成。
3. **戥子的使用**
（1）提拿戥秤时不宜过远或过近，太高或太低。在称量时，左手握戥杆，稳住砣线，右手抓药放入戥盘内，提起戥纽，目视戥星，左手将砣线在戥杆上移动至欲称量的指数位置上随即放开，当戥星的指数和戥杆取得平衡时，即是所称药物的重量。
（2）称重 1g 以下的药物，需选用分厘戥。其称重范围在 200mg 至 50g，主要用于调配细料、贵重和毒剧药处方。
（3）戥秤用过后，戥盘应擦净，戥砣放在戥盘中，并挂在适当的位置，防潮防锈，以免影响准确度。

历年考点串讲

调剂用具及其使用是考试的必考内容，熟悉戥秤的使用方法。
常考的细节有：
1. 在中药调剂工作中常用的计量工具：戥子、分厘戥、盘秤、钩秤、台秤、天平、字盘秤，乃至现代电子秤的使用。
2. 在称量时，左手握戥杆稳住砣线，右手抓药放入戥盘内，提起戥纽。
3. 十六两为一斤的市制计量单位，一钱等于3g，一分等于0.3g。

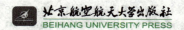

第六节　中药调剂设施及工作制度

一、基本设施

1. **中药调剂室的基本设施**　饮片斗柜、毒性中药柜、贵重药柜、成药柜、调剂台、包装台、药架等设施以及戥、碾、钵、筛等调剂工具。

2. **常用调剂工具**　戥秤、分厘戥、研钵、铜冲钵、铁碾船、药筛、药刷、药匙等。最常用的称量工具为戥秤，常用电子秤来检查调剂质量。

3. **常用调剂工具的用途**　戥秤、分厘戥用来称量饮片；研钵、铜冲钵、铁碾船用于初步粉碎饮片；药刷用于清洁、清理调剂器具等。

二、斗谱排列原则

1. **斗谱编排的目的**　便于调剂操作、减轻劳动强度、避免差错事故、提高调剂质量、确保患者用药的安全。

2. **斗谱的编排方式**

（1）按药物配伍编排：如党参、黄芪；当归、川芎；麻黄、桂枝；荆芥、防风等。

（2）按处方"并开"药物编排：如二术（苍术、白术）；二活（羌活、独活）；乳没（乳香、没药）等。

（3）按药物功用相似编排：如枳壳、陈皮；白芍、赤芍；川牛膝、怀牛膝；谷芽、麦芽等。

（4）按同一药物的不同炮制品编排：如生地黄、熟地黄；生大黄、熟大黄；生山楂、炒山楂；生白术、炒白术等。

（5）按常用方剂编排：如四物汤（熟地黄、白芍、当归、川芎）；四君子汤（党参、白术、茯苓、甘草）等。

（6）按药用部位或来源编排：如果实、种子、矿物、动物等。

3. **斗谱编排原则**

（1）常用饮片放在斗架的中上层，便于调剂时称取。如当归、白芍与川芎，黄芪、党参与甘草等。

（2）质地较轻且用量较少的饮片放在斗架的高层。如月季花、白梅花与佛手花，玫瑰花、玳瑁花与厚朴花，络石藤、海风藤与青风藤，密蒙花、谷精草与木贼草等。

（3）质重饮片（矿石类、化石类、贝壳类）和容易造成污染的饮片（炭药类）放在斗架的底层。如磁石、赭石与紫石英，龙骨、龙齿与牡蛎等，炭类药如藕节炭、茅根炭与地榆炭等。

（4）质地松泡且用量较大的饮片放在最下层的大药斗内。如灯心草与通草，芦根与茅根，茵陈与金钱草，白花蛇舌草与半枝莲，竹茹与丝瓜络，薄荷与桑叶等。

4. **特殊中药的存放**

（1）形状类似的饮片不宜放在一起。如山药片与天花粉片、炙甘草片与炙黄芪片、天南星片与白附子片、血余炭与干漆炭、韭菜子与葱子等。

（2）配伍相反的饮片不宜放在一起。主要依据是"十八反"。

（3）配伍相畏的饮片不宜放在一起。主要依据是"十九畏"。

（4）易于被污染或掺入杂质的饮片不宜放在一般的药斗内。如龙眼肉、青黛、玄明粉、马勃、乳香面、没药面、儿茶面、生蒲黄、血竭面等，以存放在加盖的瓷罐中，以保持清洁卫生。

（5）细料饮片（价格昂贵或稀少的中药），不存放在一般的药斗内，应设专柜存放，由专人管理，每天清点账物。如人参、西洋参、牛黄、麝香、西红花、羚羊角、鹿茸、三七粉、各种胶类等。

（6）毒性中药和麻醉中药，决不能放在一般药斗内，必须专柜、专账，由专人管理。

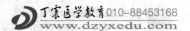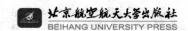

三、调剂用药的供应

1. **饮片的供应** 主要包括查斗、装斗、调剂与保管，此外还有中成药的分类等。

（1）查斗：检查时主要记录的内容：检查药名是否相符及短缺品种；检查日间消耗量；检查药品的清洁度、有无生虫变质等情况。

（2）装斗：装斗需注意；药斗装量不可过满；对补充的饮片，应事先进行整理；对细粉或细小种子药品，须垫纸盛装。外观相似的饮片，一定要核准名签；掌握先入者先出的原则。

2. **装斗是确保调剂质量的重要环节。**

3. **药品调剂供应中的注意事项**△ ☆

（1）药房药品储存量。

（2）药房药品补充原则。

（3）药品进入药房时药检要求。

（4）药房药品供应原则。

（5）药房的药品检验内容。

4. **查斗、装斗、调配、保管的关系** 必须相互配合协作，才能提高工作效率，保证供应及时无缺，且能发现饮片的品质变异情况。

历年考点串讲

斗谱的编排方式、编排原则及特殊中药的存放均是考试的重点。重点复习按药物配伍编排和按功用相似编排的药物、斗谱的编排原则、特殊中药存放的注意事项。了解常用的调剂工具及其作用，查斗时记录的内容及装斗的注意事项。

1. 调剂室内常用的称量工具有戥秤、分厘戥、电子秤等。药碾是研磨工具。

2. 按药物配伍编排：如党参、黄芪；当归、川芎；麻黄、桂枝；荆芥、防风等。

3. 按药物功用相似编排：如桔梗、前胡等。

4. 质地较轻且用量较少的饮片放在斗架的高层。如玫瑰花、玳玳花与厚朴花，密蒙花、谷精草与木贼草等。

5. 质地松泡且用量较大的饮片放在最下层的大药斗内。如茵陈与金钱草等。

6. 形状类似的饮片不宜放在一起。如山药片与天花粉片、炙甘草片与炙黄芪片等。

7. 生蒲黄、血竭面等易被污染或掺入杂质，不宜放在一般的药斗内。

8. 检查时主要记录的内容：检查药名是否相符及短缺品种；检查日间消耗量；检查药品的清洁度、有无生虫变质等情况。

第七节　饮片调剂操作规程

一、收　方

1. 中药调剂按工作流程分为审方、计价、调配、复核和发药五个环节，但在实际工作中，审方往往不单独设岗，计价、调配和复核人员都负有审方的责任。审方贯穿整个中药调剂工作的全过程。

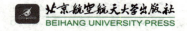

2．审方是调剂工作的第一个关键环节。

3．收方与审方的审查内容

（1）收方时对处方的形式审查：包括四个方面：患者基本信息；医师签名情况；处方内容；处方日期。处方日期超过 3 日的应请处方医师重新签字。经审查无误后方可计价。

（2）收方时对处方的内容审查：如发现处方中药味或剂量字迹不清时，不可主观猜测以免错配；发现配伍禁忌、超剂量用药、超时间用药、服用方法有误、毒麻药使用有违反规定等方面的疑问，都应与处方医师联系，请处方医师更改或释疑后重新签字，否则可拒绝计价和调配。

（3）对委托加工处方的审查。

（4）询问煎煮计划。

（5）拒绝调剂处方。

（6）缺药或自备药向患者声明：对于处方中的缺味药，在审方时应先告知患者，并征得医生调换药味后配方。

（7）收方及审方人员无权涂改医师处方。

二、计　价

1．物价涉及国家政策，不得任意太高药价，必须明码实价，计算准确无误。

2．计价原则：计价标准、计价要求、计价字迹、非现金票据审查、计价明细、计价用笔、计价员签名。

3．计价方法分为汤剂计价、临方制剂计价。

三、调　配

1．调配是中药调剂工作中的主要环节。

2．主要调配流程：调配准备、审方、调配处方。

3．中药处方调配用具：根据处方药品的不同体积和重量，选用相应的衡器，一般选用克戥。

4．中药调配时的称量要求：一方多剂时按等量递减，逐剂复戥的原则分剂量，每一剂的重量误差应控制在 ±5% 以内。

5．称取贵重药和毒性药时要选用毫克戥或天平。

6．配方人员接到处方后，须再进行审阅，特别注意处方中有无配伍禁忌、需特殊管理的毒性药或麻醉药，是否有需临时炮制或捣碎药，别名、并开药名、剂量是否有误等，以提高配方质量，保证患者用药安全。

7．需临时捣碎的常用饮片

（1）果实和种子类：丁香、刀豆、大枣、川楝子、五味子、牛蒡子、白果、白扁豆、瓜蒌子、决明子、红豆蔻、豆蔻、芥子、青果、诃子、郁李仁、使君子、胡椒、荜茇、草豆蔻、草果、荔枝核、牵牛子、砂仁、桃仁、莱菔子、益智、预知子、猪牙皂、黑芝麻、榧子、酸枣仁、蔓荆子、橘核等。

（2）根及根茎类：山慈菇、平贝母等。

（3）矿物类：白矾、自然铜等。

（4）动物类：鹿角霜、穿山甲、鳖甲、龟甲等。

（5）其他类：儿茶、肉桂。

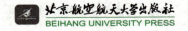

四、复　核

1. 复核是调剂工作的把关环节，为了保证患者用药安全，防止调剂错误和遗漏，对调配完的处方和药味，必须进行复核。

2. 复核原则：确保调配质量；人员要求；签名。

3. 复核的工作程序：药味复核→数量复核→质量复核→用法复核→配伍复核→代煎药复核→签字。

五、发　药

1. 发药是中药调剂工作的最后一个环节。

2. 发药应注意的事项

（1）坚持三对：对取药凭证、对姓名、对剂数。

（2）检查包装。

（3）检查种类。

（4）做好药嘱。

（5）提供用药咨询服务。

（6）发药人签名。

六、调剂质量管理

1. 配发药剂质量要点

（1）对中药调剂的产品——"药剂"的质量管理制度。

（2）调配"药剂"过程——药品供应、处方审核、划价、配方、复核、发出等工序的质量管理标准。

（3）对影响工序质量的人员素质、设备条件、环境卫生、制度与方法、药品材料等因素的质量管理标准。

2. 分帖准确率检查　检查可在调配时随机抽查，其实际分帖重量与处方帖重数量，分帖与分帖重量，总重量与处方总药量等误差在 ±5% 以内为正常误差。单包（包括毒剧药）误差不能超过 ±1%。

七、常用中药传统术语△☆

中药传统术语如方胜纹、乌金衣、当门子、怀中抱月、虎皮斑、金井玉栏、星点、通天眼、菊花心等。

历年考点串讲

调剂的工作流程及相关内容是考试的必考内容，重点复习审方的的内容，调配时的称量要求，临时需捣碎的药物，调配流程中各环节的地位。

常考的细节有：

1. 中药调剂按工作流程分为审方、计价、调配、复核和发药五个环节。计价、调配和复核人员都负有审方的责任。审方贯穿整个中药调剂工作的全过程。

2. 处方日期超过 3 日的应请处方医师重新签字。

3. 如发现处方中药味或剂量字迹不清时，不可主观猜测以免错配；发现配伍禁忌、超剂量用药、超时间用药、服用方法有误、毒麻药使用有违反规定等方面的疑问，都应与处方医师

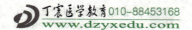
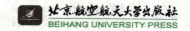

联系，请处方医师更改或释疑后重新签字，否则可拒绝计价和调配。

4．对于处方中的缺味药，在审方时应先告知患者，并征得医生调换药味后配方。

5．在调剂操作中，审方是关键环节。

6．物价涉及国家政策。

7．调配是中药调剂工作中的主要环节。

8．一方多剂时按等量递减，逐剂复戥的原则分剂量，每一剂的重量误差应控制在±5%以内。

9．调剂时需要临时捣碎的药物有：牛蒡子、桃仁、砂仁、鳖甲、龟甲、决明子、自然铜等。

10．需要临方配成制剂的，要按制剂工艺要求，对需要特殊处理的药物和贵重药单包，以方便配制和复核，然后交制剂室配制。

11．称取贵重药和毒性药时要选用毫克戥或天平。

12．调剂时，复核的内容一般不包括计价是否准确。

13．复核是调剂工作的把关环节、重要环节，为了保证患者用药安全，防止调剂错误和遗漏，对调配完的处方和药味，必须进行复核。

14．发药的注意事项

（1）坚持三对指对取药凭证、对姓名、对剂数。

（2）处方中需特殊处理的药物，或需另加"药引"，以及煎法、用法、服法，必须向患者说明，特别是有毒中药的处方。某些药物在服用上，需介绍服药期间的一般饮食禁忌。

15．常考的中药传统术语

（1）单门：指其有一个侧枝的马鹿茸。

（2）通天眼：指羚羊角的神经孔穿过角内顶端的角壳中心，向上呈一扁三角形的小孔直达角尖。

第八节　中成药调剂操作规程

一、中成药调剂操作规程

1．中成药调剂：指按医师处方调配各种中成药的专业操作。

2．中成药调剂操作规程：按审方、计价、调配、复核和发药程序进行。

3．中成药调剂人员应当对中成药处方用药的适宜性进行审核。包括以下内容：

（1）对规定必须做皮试的药物，处方医师是否注明过敏试验及结果的判定。

（2）处方用药与临床诊断的相符性。

（3）剂量、用法。常见含毒剧药的中成药如下：

①含川乌、草乌、附子、关白附等：玉真散、小活络丸、祛风舒筋丸、附子理中丸等。

②含雄黄：牛黄解毒丸、局方至宝丸、安宫牛黄丸等。

③含汞、朱砂等：磁朱丸、局方至宝散、蟾酥锭、牛黄解毒片等。

④含铅：黑锡丹、四胜散、珍珠散、狗皮膏等。

⑤含马钱子：九分散、舒筋散等。

⑥含巴豆、巴豆霜：七珍丸、小儿脐风散等。

⑦含蟾酥：六神丸、六应丸、喉症丸、蟾酥锭、蟾酥丸等。

（4）剂型与给药途径。

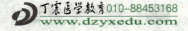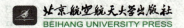

（5）是否有重复给药现象。

（6）是否有潜在临床意义的药物相互作用和配伍禁忌。

4．饮食"忌口"：服用含人参的中成药（人参健脾丸、人参养容丸等）不宜吃萝卜；服用含铁的中成药（磁朱丸、脑立清等）不宜喝茶、吃柿子；服用清热解毒类中成药（牛黄解毒片、清瘟解毒丸等）、清热泻火类中成药（牛黄上清丸、凉膈散等）不宜吃辛辣温热的食物，如油条、羊肉、虾、洋葱、韭菜、辣椒、花椒、生姜、白酒、咖啡等；服用祛寒类中成药（附子理中丸等）不宜吃寒凉的食物如鳖肉、鸭肉、驴肉、海带、紫菜、白菜、苦瓜、绿豆、西瓜等。总之，应交代患者用药期间不宜吃与药物性质相反的食物。

5．药品的有效期：指药品在一定的贮存条件下，能够保持质量的期限。有效期的药品必须在规定期限内使用，超过效期或作用降低或毒性增加，都不能继续使用。

二、中成药处方药

1．处方药简称 Rx，是指必须凭执业医师或执业助理医师处方才可调配、购买和使用的药品，即需在医师或其他医务人员指导下使用的药品。

2．常用中成药处方药的的注意事项

（1）孕妇慎用：防风通圣丸、安宫牛黄丸、复方丹参滴丸。

（2）孕妇禁用：牛黄解毒片、六神丸、麻仁润肠丸、人参再造丸、紫金锭、冠心苏合丸、金匮肾气丸、华佗再造丸、乳块消片、小活络丸、祛风止痛片、木瓜丸、开胸顺气丸、木香槟榔丸、香砂养胃丸、麝香保心丸。

三、中成药非处方药

1．非处方药，简称 OTC，是指经国家食品药品监督管理局批准，不需要凭执业医师或执业助理医师处方，消费者按药品说明书即可自行判断和使用的安全有效的药品。

2．非处方药的遴选原则：应用安全、疗效确切、质量稳定、使用方便。

3．根据药物的安全性评价，国家食品药品监督管理局将非处方药分为甲、乙两类。

4．常用中成药非处方药品种共分为 7 个科，即内科用药、外科用药、骨伤科用药、妇科用药、儿科用药、皮肤科用药、五官科用药。

四、医疗机构自制制剂△☆

1．医疗机构自制制剂（下称"医疗机构制剂"），是指医疗机构根据本单位临床需要而常规配制、自用的固定处方制剂。

2．医疗机构自制制剂按工艺划分，分为普通制剂和灭菌制剂。

3．医疗机构制剂的特点：规模小、品种少、剂型多、产量小、使用量不定、临床必需、贮存时间短、周转快等。

4．医疗机构自制制剂的适用范围

（1）临床常用而疗效确切的协定处方制剂。

（2）临床科研的处方制剂。

（3）制剂配制的品种必须是本单位临床需要、市场上没有供应的制剂，并取得正式制剂批准文号。

（4）医疗机构制剂是市场上短缺药品制剂的有益补充，只可自用，不得在市场上销售或者变相销

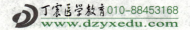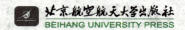

售，不得发布医疗机构制剂广告。

（5）医疗机构出于临床需要为个别患者开具的临时处方制剂，不属于医疗机构制剂管理范畴。

历年考点串讲

处方药及非处方药的含义，非处方药的遴选原则，孕妇禁用及慎用的中成药，医疗机构自制制剂的定义及适用范围均是考试的重点内容。

常考的细节有：

1. 药品的有效期：指药品在一定的贮存条件下，能够保持质量的期限。

2. 处方药简称 Rx，是指必须凭执业医师或执业助理医师处方才可调配、购买和使用的药品，即需在医师或其他医务人员指导下使用的药品。

3. 孕妇慎用中成药包括防风通圣丸。孕妇禁用中成药包括牛黄解毒片、麻仁润肠丸、人参再造丸、冠心苏合丸、木香槟榔丸、香砂养胃丸、麝香保心丸。

4. 非处方药，简称 OTC，是指经国家食品药品监督管理局批准，不需要凭执业医师或执业助理医师处方，消费者按药品说明书即可自行判断和使用的安全有效的药品。

5. 加味逍遥丸属于内科胃脘痛类非处方中成药。

6. 非处方药的遴选原则：应用安全、疗效确切、质量稳定、使用方便。

7. 医疗机构制剂配制的品种必须是本单位临床需要、市场上没有供应的制剂，并取得正式制剂批准文号。

8. 医疗机构制剂不得在市场上销售或者变相销售，不得发布医疗机构制剂广告。

第九节　中药煎服

一、煎　药

1. **煎药**　是中药汤剂在使用前的一种操作工序，是中药调剂的重要内容之一。

2. **汤剂**　又称汤液，是将药材饮片或粗粒加水煎煮或浸泡，去渣取汁服用的液体剂型。

3. **汤剂的类型**　按制备方法的不同分为煮剂、煎剂、煮散和沸水泡药四种类型。

4. **汤剂的特点**

（1）可根据病情变化对方剂中的药味进行加减化裁，适应中医辨证施治，随症加减的原则。

（2）汤剂多为复方，可按照中药配伍原则，使药物之间相互促进、相互制约，从而达到增强疗效、缓和药性的目的。

（3）汤剂为液体制剂、内服后吸收快，能迅速发挥药效。

（4）汤剂一般以水为溶媒，对人体的刺激性及副作用较低。

（5）汤剂溶媒来源广，制备简单易行。

5. **汤剂煎煮要求**

（1）煎煮的操作要求。

（2）煎药器具的选择：陶瓷砂锅为首选的煎药器具，不宜采用铜、铁器煎药。

（3）煎药用水及加水量。

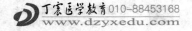
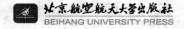

（4）煎药前的饮片浸泡。

（5）汤剂的煎煮次数。

（6）煎药的火候。

（7）煎药的时间：见表 10-2。

表 10-2　常用药物的煎药时间

汤剂类型		头煎煎药时间（分钟）	二煎煎药时间（分钟）
解表药		10 ～ 20	10 ～ 15
一般药		20 ～ 25	15 ～ 20
滋补调理药		30 ～ 35	20 ～ 25

二、服　药

中药汤剂的服法，包括服药的温度、时间、剂量及服药食忌等几个方面。

1. **服药方法**　一般药宜温服，特别是一些对胃肠道有刺激的药物，如瓜蒌仁、乳香、没药等，温服可和胃益脾，减轻对胃肠道的刺激。解表药宜热服，服药后应避风寒；祛寒药宜热服，有助于温通；呕吐患者或中毒患者服药均宜冷服。

2. **服药剂量**　成人服用量一般每次约 150ml，每天 2 次。儿童服用量一般每次 75ml，每天 2 次。

3. **服药时间**

（1）一般宜在饭后 30 ～ 60 分钟服药。

（2）补益药宜早晚空腹服，饭前 1 小时服药易于吸收。

（3）消食药宜饭后服，以助消化。

（4）肠胃刺激性较大的药物宜饭后立即服下，以减轻对胃肠的刺激。

（5）驱虫药、攻下药宜空腹服。空腹服药力集中，起效快。

（6）镇惊安神药宜睡前 1 小时服。

（7）治疗疟疾的药物宜在发作前 2 ～ 3 小时服，使之达到截疟目的。

（8）慢性病药必须服药定时，使体内保持一定的血液浓度。

（9）解表药煎后应趁热服下，覆盖衣被，令其微汗，促使汗解，表解即可停药。

（10）特殊方剂应遵医嘱服用。

4. **服药禁忌**

（1）服药时宜少食豆类、肉类、生冷及其他不易消化的食物，原则上忌饮浓茶。

（2）服清热药时不宜吃辛辣助热类的药物。

（3）服解表透疹药宜少食生冷酸味食物。

（4）服温中祛寒药时不宜吃生冷助寒类的药物。

（5）服健脾消食药时不宜吃油腻类不易消化的食物。

（6）服镇惊安神药时不宜吃辛辣、酒、浓茶等刺激和兴奋性的食物。

（7）服解毒、收敛药时不宜吃"发物"，如姜、椒、酒、鲤鱼等类的食物。

（8）服滋补药宜少饮茶，少食萝卜。

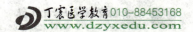
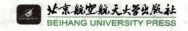

三、煎药工作制度及操作常规

1.汤剂的质量不但与煎药器具、煎药热源、饮片规格、加水量、煎煮次数、煎煮时间等有直接的关系，而且与煎药人员的工作责任心及专业技术水平有关。

2.煎药操作常规

（1）群药按一般煎药法煎煮，需特殊煎煮的饮片按特殊煎煮法处理。注意经常搅动并随时观察煎液量，使饮片充分煎煮，避免出现煎干、煎糊现象。

（2）每剂药煎好后应及时趁热滤出煎液，以免温度降低后影响煎液滤出及有效成分的含量。

3.评价汤剂质量标准的指标　气味、颜色、不溶物、相对密度。

4.煎煮工序质量评定

（1）浸泡：中药饮片得到充分浸润。

（2）煎煮：中药饮片得到充分煎煮，药渣无糊状块、无白心、无硬心，药汁收量符合要求（加水量的 1/4 ～ 1/3）。

（3）滤过：药渣经过压榨，药液得到充分利用，药液中无药渣及其他不溶物。

（4）包装：袋装汤剂封口完好且无药汁污染。

历年考点串讲

汤剂煎煮的要求，服药的时间，煎药操作常规均是考试的必考内容。重点复习煎煮器具的选择，煎药的时间，服药时间及禁忌。

常考的细节有：

1.汤剂的特点：适应中医辨证论治，随症加减；增强疗效和缓和药性；吸收快、迅速发挥药效；对人体刺激性和副作用较低；制备简单易行。

2.滋补药头煎 30 ～ 35 分钟，二煎 20 ～ 25 分钟。

3.陶瓷砂锅为首选的煎药器具，不宜采用铜、铁器煎药。

4.乳香、没药对胃肠道有刺激，宜温服。

5.驱虫药、攻下药宜空腹服；镇惊安神药宜睡前服；治疗疟疾的药物宜在发作前 2 ～ 3 小时服；解表药煎后应趁热服下；滋补药宜饭前服。

6.服健脾消食药时不宜吃油炸食物；服温中祛寒药时不宜吃生冷助寒类的药物；服清热药时不宜吃辛辣助热类的药物；服滋补药宜少饮茶，少食萝卜；服解表透疹药宜少食生冷酸味食物。

7.每剂药煎好后应及时趁热滤出煎液，以免温度降低后影响煎液滤出及有效成分的含量。

第十节　医院药品采购与供应△☆

一、药品采购管理

药品质量关乎人民群众用药是否安全、有效，关乎医疗机构的信誉和信任，是做好临床医疗和药品调剂工作的前提条件。

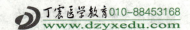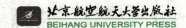

1．药品采购基本制度

（1）渠道规范：医院必须从规范的药品批发企业采购药品。

（2）质量第一：医院采购药品应本着质量第一的原则，重视药品质量。

（3）择优采购。

（4）按需采购。

（5）手续齐全。

（6）遵守法规。

（7）医院不得从事某些采购活动。

2．药品集中招标采购

（1）药品集中招标采购：指多个医疗机构通过药品集中招标采购组织，以招投标的形式购进所需药品的采购方式。

（2）原则：安全第一、质量优先、兼顾价格、理顺渠道、分步实施、逐步推开。

二、药品入、出库管理

1．中药饮片的验收

（1）采购中药饮片必须有真实、完整的购进验收记录，购进验收记录必须保存不得少于 2 年。

（2）购进验收记录的内容：购进日期、经销企业名称、药品名称、规格、数量、生产批号、生产单位名称、验收人及质检情况等。

（3）验收毒性中药饮片必须 2 人以上在场。

（4）中药饮片包装要求

①中药饮片内包装材料应采用与所包装的品种、性能相适应的牛皮纸、药用或食品用精制无纺布、塑料薄膜或复合膜等无毒、无污染的包装材料。

②对有毒性、挥发性、有污染、刺激性强的饮片，包装要根据中药饮片的特性和规格，选用可密封的包装材料。

③毒性中药饮片的包装需印毒性药品警示标记，标记"毒"字样，圆形，底色为全黑色，毒字为白字。

（5）中药饮片炮制品的杂质规定

①炒黄：生片、糊片不得超过 2%，药屑、杂质不得超过 1%。

②炒焦：生片、炭化片不得超过 3%，药屑、杂质不得超过 2%。

③炒炭：生片、完全炭化片不得超过 5%，药屑、杂质不得超过 3%，不允许炭化。

④麸炒：生片、糊片不得超过 2%，药屑、杂质不得超过 2%。

⑤土炒：生片、糊片不得超过 2%，药屑、杂质不得超过 3%。

⑥米炒：生片、糊片不得超过 2%，药屑、杂质不得超过 1%。

⑦蜜炙：生片、糊片不得超过 2%，药屑、杂质不得超过 0.5%，水分不得超过 15%。

⑧酒炙：生片、糊片不得超过 2%，药屑、杂质不得超过 1%，水分不得超过 13%。

⑨醋炙：生片、糊片不得超过 2%，药屑、杂质不得超过 1%，水分不得超过 13%。

⑩盐炙：生片、糊片不得超过 2%，药屑、杂质不得超过 1%，水分不得超过 13%。

⑪油炙：生片、糊片不得超过 2%，药屑、杂质不得超过 0.5%。

⑫姜汁炙：生片、糊片不得超过 2%，药屑、杂质不得超过 1%，水分不得超过 13%。

⑬米泔水炙：生片、糊片不得超过 2%，药屑、杂质不得超过 1%，水分不得超过 13%。

⑭烫制：生片、糊片不得超过 2%，药屑、杂质不得超过 3%，醋淬品水分不得超过 10%。

⑮蒸制：未蒸透的不得超过 3%，水分小于 13%。

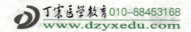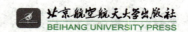

⑯ 煮制：未煮透的不得超过 2%，杂质不得超过 2%，水分不得超过 13%。

⑰ 煨制：未煨透和糊片不得超过 5%，杂质不得超过 3%。

⑱ 煅制：未煅透及灰化者不得超过 3%，杂质不得超过 2%。

⑲ 发芽类：发芽率不得低于 85%，芽超长者不得多于 20%。水分小于 13%，药屑杂质小于 1%。

⑳ 发酵类：不得检出黄曲霉、活螨等致病菌，水分小于 13%，药屑杂质小于 1%。

2．中成药的验收

（1）购进验收记录：医院采购中成药，药品购进验收记录必须保存至超过药品有效期 1 年，不得少于 2 年。

（2）药品批准文号格式：国药准字 +1 位字母 +8 位数字。

（3）批准文号中字母的含义：化学药品使用字母"H"，中药使用字母"Z"，通过国家食品药品监督管理局整顿的保健药品使用字母"B"，生物制品使用字母"S"，体外诊断试剂使用字母"T"，药用辅料使用字母"F"，进口分包装药品使用字母"J"。

历年考点串讲

药品采购的原则，中药饮片的包装要求，批准文号中字母的含义均是考试的必考内容。

常考的细节有：

1．医院采购药品应本着质量第一的原则，重视药品质量。

2．中药饮片内包装材料应采用与所包装的品种、性能相适应的牛皮纸、药用或食品用精制无纺布、塑料薄膜或复合膜等无毒、无污染的包装材料。

3．毒性中药饮片的包装需印毒性药品警示标记，标记"毒"字样，圆形，底色为全黑色，毒字为白字。

4．化学药品使用字母"H"，中药使用字母"Z"，通过国家食品药品监督管理局整顿的保健药品使用字母"B"，生物制品使用字母"S"，体外诊断试剂使用字母"T"，药用辅料使用字母"F"，进口分包装药品使用字母"J"。

5．蜜炙中药饮片，其杂质含量不得超过 0.5%；醋炙中药饮片，杂质含量不得超过 1%；煨制中药饮片，杂质含量不得超过 3%。

第十一节　中药品质变异

一、影响中药品质变异的因素

1．影响中药品质变异的因素

（1）中药变质的自身因素：中药的含水量；中药的化学成分。

（2）中药变质的环境因素：温度、湿度、空气、日光、霉菌和害虫。

2．中药变质的自身因素

（1）中药水分与质量的关系

①水分与虫害的关系：在一定条件下，中药的含水量越高，造成虫害越严重。相反，如果把含水量控制在一定标准下，就能抑制生虫或减少虫害的发生。

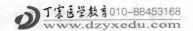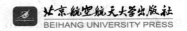

②水分与霉变的关系：水分越高，则霉菌新陈代谢的作用越强，其生长繁殖也愈快。

③水分与潮解的关系。

④水分与软化的关系。

⑤水分与风化的关系：在一般情况下，空气中的相对湿度和中药的风化成反比，即空气中相对湿度越低，风化现象越快。

⑥水分与走味的关系。

⑦水分与其他质变的关系：在空气中的温度升高而相对湿度下降，过于干燥后，中药所含的水分大量向空间散发，使其本身水分走失严重，中药就会发生干裂、脆化、变形现象。

（2）中药所含化学成分：生物碱类、苷类、鞣质类、油脂类、挥发油类、植物色素类。

3. 中药变质的环境因素

（1）温度：当温度升高时，中药水分蒸发，失去光泽，甚至干裂；氧化、水解反应加快；泛油、气味散失加快；动物胶类和部分树脂类，会发生变软、变形、黏结、融化等现象。

（2）湿度：若空气相对湿度在 70% 时，中药的绝对含水量不会有较大的改变。但是，当空气相对湿度在 70% 以上时，中药的含水量会随之增加，含糖质多的中药，如糖人参及蜜制品，会因吸潮发软发霉乃至虫蛀。盐制药物（盐附子等）及钠盐类的矿物药（如芒硝等）会潮解溶化。

当空气相对湿度在 60% 以下时，空气中的水蒸气含量即显著降低，中药的含水量又会减少，含结晶水较多的矿物药，如胆矾、芒硝则易风化。

（3）空气：空气成分与害虫有着直接的关系，改变空气成分又是防治仓虫的有效途径之一。

（4）日光：长时间日光照射会促使中药成分发生氧化、分解、聚合等光化反应，如油脂的酸败、苷类及维生素的分解、色素破坏等，而引起中药变质。

二、霉 变

1. **霉变** 又称发霉，是霉菌在中药表面或内部的滋生现象。

2. **中药发霉的原因**

（1）中药内部有养料可供霉菌的寄生。

（2）受潮湿影响。

（3）中药本身"发汗"。

（4）生虫后引起发霉。

（5）贮藏过程中，外界环境不清洁。

3. **预防中药霉变的措施**

（1）仓库保管措施：库内温度在 20℃以下，湿度 65% ～ 75% 以下。

（2）防治霉变的方法

①密封法：用生石灰、木炭、硅胶、氯化钙等吸潮剂吸潮法。

②通风法：气调养护（用充氮降氧、充二氧化碳降氧或抽真空降氧等方法）。

③冷藏法：控制贮藏温度在 0℃以上、10℃以下。

④化学药剂熏蒸。

三、虫 蛀

1. 中药被虫蛀之后，有的品种容易泛油（当归、党参等）引起进一步质变；花类中药容易散瓣；外形遭到破坏的药材，影响饮片的炮制质量。

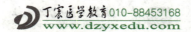 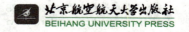

2．害虫蛀蚀的防治措施

（1）清洁卫生防治。

（2）密封防治：密封时，必须在气温较低、相对湿度不大时进行，一般以霉季前为宜。

（3）高温防治：害虫的致死温度为 50～60℃。

（4）低温冷藏防治：适于细贵和性质脆弱的中药。其优先是不变色、不走油、不走味、不干燥、不干裂等。

（5）对抗同贮防治：将花椒撒在有腥味的肉质蛤蚧、蛇类药材上防生虫。

（6）气调技术防治：人为地造成低氧状态或高二氧化碳状态，使药材在气调环境中，仓虫窒息或中毒死亡。

（7）化学药剂防治。

四、变　色

1．**中药的变色**　指中药在采收加工、贮藏过程中，由于保管养护不当而引起中药自身故有色泽改变的现象。

2．**变色的原因**　主要是中药所含化学成分不很稳定，或由于酶的作用而发生氧化、聚合、水解等反应而产生新的有色物质，使中药变色。

3．**易变色的品种**　尤其是一些色泽鲜艳的中药,如玫瑰花、月季花、梅花、款冬花、腊梅花、扁豆花、菊花、玳玳花、红花、山茶花、金银花、槐花（米）、莲须、莲子心、橘络、佛手片、通草、麻黄等。其中又以玫瑰花、款冬花、扁豆花、莲须、佛手片等最易变色。

五、泛　油

1．**泛油**　指某些含油中药的油质溢于中药表面的现象。含有脂肪油、挥发油、黏液质、糖类等较多的中药，在温度和湿度较高时出现的油润、发软、发黏、颜色变鲜等都被称为"走油"或"泛油"。

2．**易泛油中药的分类**按照中药泛油的程度，可分为极易泛油和较易泛油两类

（1）极易泛油的中药：天冬、麦冬、党参、牛膝（怀牛膝、川牛膝）、板蓝根、柏子仁、当归、胡桃仁、使君子仁、肉豆蔻、枸杞子、郁李仁、苦杏仁、桃仁、九香虫、狗肾、刺猬皮、哈士蟆油、壁虎、蛴螬、蟋蟀、斑蝥虫、牛虻虫、蜈蚣、红娘虫、青娘虫、乌梢蛇、蕲蛇、蛤蚧、水獭肝、鹿筋等。

（2）较易泛油的中药：太子参、北沙参、天葵子、九节菖蒲、巴戟天、防风、胡黄连、白术、红芽大戟、知母、桔梗、百部、紫菀、独活、锁阳、前胡、肉苁蓉、黄精、川芎、玉竹、云木香、苍术、火麻仁、巴豆、黑芝麻、千金子、榧子、薏仁、白果、橘核、大风子、枣仁、瓜蒌仁、莱菔子、豆蔻、砂仁、草豆蔻、金樱子、桑椹子、荜澄茄、槐角、全瓜蒌等。

以上两类易泛油中药都易发霉、其中除豆蔻、砂仁、草豆蔻、千金子、荜澄茄、大风子、巴豆外又都易生虫（火麻仁、薏仁等带硬壳的不会生虫），枸杞子还易变色。

六、气味散失

1．**气味散失**　指一些中药含有易挥发的成分（如含挥发油等),因贮藏保管不当而造成挥散损失,使得中药的气味发生改变的现象。

2．**气味散失的原因**　挥发油被氧化、分解或自然挥发。

3．易散失气味的中药

（1）根类药材如当归、木香、藁本、独活、白芷、防风。

（2）根茎类药材如川芎、生姜、羌活、苍术等。

（3）茎木类药材如檀香、降香、沉香等。

（4）皮类药材如厚朴、肉桂等。

（5）叶类药材如艾叶、紫苏叶等。

（6）花类药材如玫瑰花、丁香、番红花、金银花、月季花等。

（7）果实种子类药材如茴香、花椒、吴茱萸、香橼、枳壳、枳实、广陈皮、青皮、豆蔻、砂仁、肉豆蔻等。

（8）草类药材如藿香、薄荷、荆芥、茵陈、香薷等。

（9）此外，如樟脑、乳香、没药、苏合油、麝香、冰片、阿魏、龙涎香等药材，其香气也易挥散损失。

七、其他变异现象

1．升华 指药材遇到高温不经液化而直接气化的变异现象，如冰片、樟脑、薄荷脑等。

2．风化 是指含结晶水的盐类药物经风吹后，失去结晶水，变为非结晶状的无水物质，形成粉状现象。如硼砂、芒硝、明矾、胆矾、绿矾等。

3．潮解溶化 是指有些固体药物在潮湿空气中逐渐吸收水分，而发生溶解现象。易潮解的中药，矿物类如芒硝、绿矾、硼砂、硇砂、大青盐和秋石等等；糖、盐加工炮制品如糖参、全蝎（盐炙）、天冬；海产品如海藻、昆布；中成药有糖衣片、散剂、颗粒剂等。

4．粘连 指含糖胶、树脂、蜡质等成分的固态中药，在温度升高的影响下，自身变软，黏结成块，然后由固态变为浓厚黏臭的融流状态的变异现象。易产生粘连的中药有蜂蜡、阿魏、甘草浸膏、鸡血藤浸膏、乳香、芦荟及各种胶囊等。

5．腐烂 是指有些新鲜药物，因受气温影响而引起闷热，或存放过久，出现干枯、霉烂败坏的现象。如鲜生地黄、鲜生姜、鲜藿香、鲜荷叶等。

历年考点串讲

影响中药变质的环境因素，中药发霉的原因，害虫的防治措施及各种变异现象的举例均是考试的必考内容。重点复习水分含量对中药的影响，易变色、泛油的品种等。

常考的细节有：

1．中药材贮藏中常见的变质现象：霉变、虫蛀、变色、泛油、气味散失、升华、风化、潮解、粘连、腐烂等。

2．中药变质的环境因素：温度、湿度、空气、日光、霉菌和害虫。

3．适宜药材贮藏的相对湿度是60%～70%。空气相对湿度较大，中药材易生虫、霉变、潮解等，相对湿度较低时，易风化。

4．含色素的饮片受日光、空气的影响，促使中药成分发生氧化等反应。

5．中药发霉的原因：中药内部有养料可供霉菌的寄生；受潮湿影响；中药本身"发汗"；生虫后引起发霉；贮藏过程中，外界环境不清洁。

6．含有蛋白质、淀粉、糖类、黏液质等成分的中药，给霉菌的生长、繁殖提供了丰富的营养物质，易发生霉变。

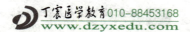 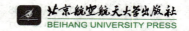

7. 害虫的致死温度为 50～60℃。

8. 细料药应低温冷藏，防止虫蛀。

9. 花类药材易变色。易变色的中药有玫瑰花、月季花、麻黄、金银花等，其中又以玫瑰花、款冬花、扁豆花、莲须、佛手片等最易变色。

10. 含有脂肪油、挥发油、黏液质、糖类等较多的中药，易引起泛油。

极易泛油的中药：天冬、麦冬、党参、当归、郁李仁、苦杏仁、桃仁、柏子仁等。

较易泛油的中药：太子参、北沙参、知母、桔梗、百部、肉苁蓉、玉竹、火麻仁、枣仁、砂仁、白果、千金子等。

11. 含挥发油成分的中药易散失气味。易散失气味的中药：玫瑰花、月季花、金银花、当归、肉桂。花类药材易散失气味又易变色。砂仁易散失气味又易泛油。

12. 易升华的药材：冰片、樟脑、薄荷脑等。易风化的药材：硼砂、芒硝、明矾、胆矾、绿矾等。易潮解的中药：芒硝、大青盐等。易粘连的中药：芦荟、乳香等、甘草浸膏等。易腐烂的中药：鲜生地黄、鲜生姜等。

第十二节　中药养护技术

一、干燥养护技术

干燥养护技术的种类及应用

1. **摊晾法**　也称阴干法。适用于芳香性叶类、花类、果皮类等。如陈皮、枣仁、知母、柏子仁、苦杏仁、火麻仁等药材，不宜曝晒，可放于日光不太强的处所或通风阴凉处加以摊晾，以免走油降低质量。

2. **高温烘燥法**　采用此法烘干的品种如：大黄、山药、川芎、千年健、延胡索、天冬、天花粉、白术、白芍、白芷、巴戟天、冬虫夏草、防风、当归、贝母、羌活、金果榄、沙参、独活、菖蒲、前胡、常山、苍术、锁阳、泽泻、紫丹参等。

3. **石灰烘干法**　适用于容易变色、价值贵重、质量娇嫩、容易走油、溢糖而生霉虫蛀、回潮后不宜曝晒或烘干的品种。如人参、枸杞子、鹿茸等。

4. **木炭干燥法**　适用于易潮易霉的中药。

5. **翻垛通风法**　一般在梅雨季节或发现药材含水量较高时采用之；并可用电风扇、鼓风机等机械装置加速通风。

6. **密封吸湿法**　密封前或封后当库内湿度较高，或因密闭程度不好，外界潮气不断侵入时，则可加入吸湿剂如石灰、氯化钙、硅胶等以吸潮，如此密封和吸湿结合应用，更能增强干燥防虫霉的效果。

二、冷藏养护技术

1. 低温指 0℃以上，10℃以下。

2. 主要用于贵重中药、特别容易霉蛀的药材以及无其他较好办法保管的中药。如人参、菊花、山药、陈皮、银耳、哈士蟆油等常用此法。

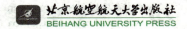

三、埋藏养护技术

埋藏养护技术的种类及应用

1. **石灰埋藏法** 适于肉性和部分昆虫类中药，如刺猬皮、熊掌、蟋蟀虫，因其在夏季稍遇湿气后容易走油变味、腐烂败坏。

2. **沙子埋藏法** 适于少数完整中药如党参、怀牛膝、板蓝根、白芷、山药等，目的是为了隔绝外界湿气侵入，防止生虫发霉。

3. **糠壳埋藏法** 用于阿胶、鹿角胶、龟板胶等。

4. **地下室贮藏法** 适用于一些怕光、怕热、怕冻的中药，如薄荷、细辛、荆芥、当归、川芎、木香等含挥发油的药材常用此法，可避免阳光照射和变色"走油"现象。

四、化学药剂养护技术

1. **药物防虫霉** 利用无机或有机化学药物来抑制霉、虫的生长和繁殖，通常分为防霉剂和杀虫剂。

2. **常用药物** 目前用于直接与中药接触的杀虫防霉剂有氯仿、四氯化碳、二硫化碳、有机氯、有机磷农药、硫黄、氯化苦、磷化铝、对硝基酚、α-萘酚、水杨酸、安息香酸及其钠盐、醋酸苯汞、氯酚、尼泊尔、福马林等。

3. **化学药剂养护的主要方法** 硫黄熏蒸法、磷化铝熏蒸法、氯化苦熏蒸法、氨水熏蒸、醋酸钠喷洒。

五、对抗同贮养护技术

1. **对抗同贮也称异性对抗驱虫养护** 是利用不同品种的中药所散发的特殊气味、吸潮性能或特有驱虫去霉化学成分的性质来防止另一种中药发生虫、霉变质等现象的一种贮藏养护方法。简言之，即是利用不同性能的中药具有相互制约虫害的作用来进行中药贮藏保管的一种养护方法。

2. **对抗同贮养护的应用** 泽泻、山药与丹皮同贮防虫保色；藏红花防冬虫夏草生虫；蜜拌桂圆、肉桂保味色；大蒜防芡实、薏苡仁生虫；细辛、花椒护鹿茸；姜防蜂蜜"涌潮"：传统中药蜂蜜于夏季易发酵上涌，俗称"涌潮"；荜澄茄驱除黄曲霉素；当归防麝香走气色；酒蒜养护土鳖虫

六、气调养护技术

1. 气调养护法即在密闭条件下，人为调整空气的组成，造成低氧的环境，抑制害虫和微生物的生长繁殖及中药自身的氧化反应，以保持中药品质的一种方法。

2. 气调养护技术的原理：将中药置于密闭容器内，对空气中的氧浓度进行有效的控制，人为地造成低氧状态，或人为地造成高浓度的二氧化碳或氮气状态，使中药在这样的环境中，新的害虫不能产生和侵入，原有的害虫窒息或中毒死亡，微生物的繁殖及中药自身呼吸需要的氧气都受到了抑制，并且阻隔了潮湿空气对中药的影响，从而保证了被贮藏的中药品质稳定，防止了中药的质变。

七、常用中药材的养护

1. **根及根茎类药材的养护**

（1）常见易发霉的中药有川牛膝、玉竹、天冬、黄精、甘草、当归、怀牛膝、百部、天花粉、白术、葛根、附片、山药、独活、知母、羌活、紫菀、麦冬、芦根、苍术、商陆、木香、山柰、黄芩、远志、白及、白茅根等。

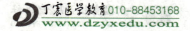
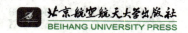

（2）易生虫的中药有独活、白芷（香白芷）、防风、川芎、藁本、泽泻、藕节、川乌（川乌头）、草乌（草乌头）、前胡、南沙参（泡参）、莪术（文术）、山药、黄芪、当归、党参、板蓝根、苎麻根、珠儿参、白附子、贝母（包括川贝、炉贝、生贝、平贝、浙贝）、天南星、半夏、郁金、甘草（甜甘草、粉草、甜草根）、桔梗（苦桔梗）、天花粉、防己（汉防己）、明党参、姜（包括生姜、干姜）、仙茅、北沙参、狼毒（白狼毒）、白蔹等。

2．叶、花、全草类药材的养护

（1）花类药材在贮藏中常发生褪色、发霉、虫蛀、走气、花冠脱落变形等现象。在贮藏时，应根据各类花药的特点，选用不同的方法贮藏。

（2）全草类药材在贮藏中，叶片或花穗易引起霉蛀或变色，因此需防潮、避光，置阴凉干燥处贮藏。

3．果实与种子类药材的养护　果实类药材易出现霉变、虫蛀。种子类药材在贮藏中极易出现回潮、发霉等变异。

4．茎皮类药材的养护

（1）茎类药材在贮藏中易发生霉蛀，应根据不同药材进行不同方法贮藏养护。

（2）皮类药材采收加工、贮藏不善时，易发生"走气"、虫蛀等变异现象，应根据不同情况加以合理地保管养护。

5．菌类药材的养护　菌类药材贮藏养护不当极易引起霉变和虫蛀。

6．动物类药材的养护　动物类药材在贮藏中易产生发霉、虫蛀、走气、变色、气味变哈等各种变化，故应防潮防热，选择干燥、避光、低温的环境贮藏养护。

7．贵细药的养护△☆

（1）贵细中药材是指来源不易，经济价值高，稀少而名贵，需特殊保管的品种。

（2）常用贵细中药有人参、鹿茸、麝香、哈士蟆油、牛黄、熊胆、海马、海龙、冬虫夏草、番红花、三七等。

8．鲜药的养护　常见的鲜药如鲜生地黄、鲜沙参、鲜石斛、鲜芦根、鲜藿香、鲜佩兰、鲜荷叶等。☆

八、中药饮片的养护

1．严格控制饮片中的水分在 9% ～ 13%。

2．饮片库房应保持通风、阴凉及干燥，避免日光的直接照射，室温应控制在 25℃ 以下，相对湿度保持在 75% 以下为宜。

3．饮片的贮藏容器必须合适，一般可贮存于木箱、纤维纸箱中，最好置严密封口的铁罐、铁桶中，以防止湿气的侵入。有些应置于陶瓷罐、缸或瓮中，并加入石灰或硅胶等干燥剂。至于量多者可暂时用竹篓、筐贮藏．但不宜久放，以免霉蛀。

4．对于含淀粉多的药材如泽泻、山药、葛根、白芍等，应及时干燥，并防止污染，应贮于通风、干燥、凉爽处防虫蛀。

5．含挥发油多的药材如薄荷、当归、木香、川芎、荆芥等，应置阴凉、干燥处贮养。

6．含糖分及黏液质较多的饮片如肉苁蓉、熟地黄、天冬、党参等，宜于通风干燥处贮藏养护。

7．种子类药材如紫苏子、莱菔子、薏苡仁、扁豆等，多贮存于缸、罐中封闭保管养护。

8．加酒炮制的饮片如当归、常山、大黄等，以及加醋炮制的饮片如芫花、大戟、香附、甘遂等均应贮于密闭容器中，置阴凉处。

9．盐炙的饮片如泽泻、知母、车前子、巴戟天等，应贮于密闭容器内，置通风干燥处，以防受潮。

10．蜜炙的饮片如款冬花、甘草、枇杷叶等，通常贮于缸、罐内，尽量密闭，以免吸潮；置通风、

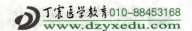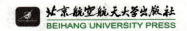

干燥、凉爽处保存养护。

11. 某些矿物类饮片如硼砂、芒硝等，应贮于密闭的缸、罐中，置于凉爽处养护。

12. 中药饮片的变异现象：虫蛀、发霉、泛油、变色、气味散失、风化、潮解溶化、粘连、挥发、腐烂。

九、中成药养护

1. 丸剂

（1）蜜丸：易遭受霉败和虫蛀，贮存时应防潮，防霉变、虫蛀，应置于室内阴凉干燥处，注意包装完好。

（2）水丸：因颗粒比较疏松，与空气接触面积较大，能迅速吸收空气中的水，易造成霉变、虫蛀、松碎等。通常以纸袋、塑料袋或玻璃瓶包装、密闭，可防变质，宜置于室内阴凉干燥处。

（3）糊丸：吸潮变软后即易发霉、虫蛀。

2. 片剂　极易吸潮、松片、裂片以致黏结、霉变等。宜于室内凉爽通风、干燥、遮光处保存养护。

3. 散剂　宜贮于室内阴凉干燥处养护。

4. 膏剂

（1）煎膏：可出现结皮、霉变、发酵、变酸、糖晶析出较多或有焦糊味者。

（2）膏药：置于干燥阴凉处，防潮、防热、避风。

（3）软膏：熔点较低，受热后易被熔化，质地变成稀薄，会出现外溢现象。

5. 胶剂　温度过高或受潮，会发软发黏，有时会发霉败坏。

6. 胶囊剂　会出现吸水膨胀、发霉、粘连、脆裂。

7. 丹剂　因接触空气或遇光，引起变色变质。

8. 颗粒剂　极易受潮结块、发霉。

9. 糖浆剂　易被霉菌、酵母菌等污染。

10. 注射剂　温度过高或降低，会出现沉淀、混浊等。注射剂应贮于中性硬质玻璃安瓿中，遮光、防冻结，防高热，置于室内阴凉干燥处。

11. 最常见的变质现象有虫蛀、霉变、酸败、挥发、沉淀等

（1）虫蛀：易发生虫蛀的剂型有蜜丸、水丸、散剂、茶曲剂等。

（2）霉变：易发生霉变的剂型有蜜丸、膏滋、片剂、糊丸、糖浆剂、散剂等。

（3）酸败：易发生酸败的剂型有合剂、酒剂、煎膏剂、糖浆剂、软膏剂等。

（4）挥发：是指在高温下中成药所含挥发油或乙醇散失。如芳香水剂、酊剂等。

（5）沉淀：是液体制剂的一种常见变质现象。中成药的液体制剂，在温度和 pH 的影响下易发生沉淀，例如药酒、口服液、针剂等。

历年考点串讲

各类养护法的原理、应用、目的，养护中药的化学药剂，中药炮制品及中成药的养护均是考试的必考内容。重点复习对抗同贮养护法的原理，气调养护技术的目的，中成药的变质现象等。

常考的细节有：

1. 含挥发油类药材的干燥方法宜首选摊晾法。

2. 长期储存的怕压商品应定期翻垛。

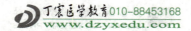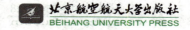

3．可作为密封吸湿法吸湿剂的是木炭、石灰、氯化钙、硅胶。

4．适宜用高温烘燥法干燥养护的药物是：延胡索、甘草。

5．适用冷藏法养护的中药人参、菊花、山药、陈皮、银耳、哈士蟆油等。

6．宜用沙土埋藏养护的药材是鲜生地黄。

7．常用养护中药的化学药剂有：硫黄、磷化铝、氯化苦、氨水、醋酸钠等。

8．对抗同贮养护法

（1）对抗驱虫法即对抗同贮法，其机理是运用一些有特殊气味，能起驱虫去霉作用的中药与易生虫发霉的中药一起同放共存，从而达到防止中药生虫霉变的目的。

（2）对抗同贮养护的应用：泽泻、山药与丹皮同贮防虫保色；藏红花防冬虫夏草生虫；蜜拌桂圆、肉桂保味色；大蒜防芡实、薏苡仁生虫；细辛、花椒护鹿茸；姜防蜂蜜"涌潮"；荜澄茄驱除黄曲霉素；当归防麝香走气色；酒蒜养护土鳖虫。

（3）"涌潮"：传统中药蜂蜜于夏季易发酵上涌。

9．气调养护技术

（1）气调养护法即在密闭条件下，人为调整空气的组成，造成低氧的环境，抑制害虫和微生物的生长繁殖及中药自身的氧化反应，以保持中药品质的一种方法。

（2）气调养护技术的目的：主要是降低氧的浓度，使中药在这样的环境中，新的害虫不能产生和侵入，原有的害虫窒息或中毒死亡，微生物的繁殖及中药自身呼吸需要的氧气都受到了抑制，并且阻隔了潮湿空气对中药的影响，从而保证了被贮藏的中药品质稳定，防止了中药的质变。

10．在中药饮片贮藏中，水分一般宜控制在9%～13%。

11．盐炙饮片在养护时宜防潮隔湿。蜜炙药物冷却时，需采用的贮存方法是密封贮藏法。

12．中成药的养护

（1）若养护不当，蜜丸易发霉、虫蛀。

（2）若养护不当，颗粒剂易结块、发霉。

（3）若养护不当，煎膏剂可出现结皮、霉变、发酵、变酸、糖晶析出较多或有焦楂味者。

（4）合剂、口服液贮存不当，易引起酸败、霉变、沉淀。

（5）水丸：因颗粒比较疏松，与空气接触面积较大，能迅速吸收空气中的水，易造成霉变、虫蛀、松碎等。

（6）在中成药养护中，散剂的吸湿性与风化性较显著。

第十三节　医院药检工作及药品质量管理△☆

1．**药材和饮片取样**

（1）从同批药材和饮片包件中抽取供检验用样品的原则：总包件数不足5件的，逐件取样；5～99件，随机抽5件取样；100～1000件，按5%比例取样；超过1000件的，超过部分按1%比例取样；贵重药材和饮片，不论包件多少均逐件取样。

（2）每一包件的取样量：一般药材和饮片抽取100～500g；粉末状药材和饮片抽取25～50g；贵重药材和饮片抽取5～10g。

2．**药材和饮片的检定项目**　性状、鉴别、检查、浸出物测定、含量测定等。

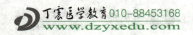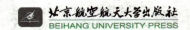

（1）性状：指药材和饮片的形状、大小、色泽、表面、质地、断面（包括折断面或切断面）及气味等特征。

（2）鉴别：指检验药材和饮片真实性的方法，包括经验鉴别、显微鉴别及理化鉴别。

（3）检查：指对药材和饮片的纯净程度、可溶性物质、有害或有毒物质进行的限量检查，包括水分、灰分、杂质、毒性成分、重金属及有害元素、农药残留、黄曲霉毒素等。

（4）浸出物测定：指用水或其他适宜的溶剂对药材和饮片中可溶性物质进行的测定。

（5）含量测定：指用化学、物理或生物的方法，对供试品含有的有关成分进行检测。

3．常用药品质量检验方法　分光光度法、色谱法、相对密度测定法、pH测定法、杂质检查法、水分测定法、灰分测定法、乙醇量测定法、浸出物测定法、崩解时限检查法、融变时限检查法、膏药软化点测定法、热源检查法、无菌检查法、微生物限度检查法。

4．水分测定法

（1）烘干法：本法适用于不含或少含挥发性成分的药品。

（2）甲苯法：本法适用于含挥发性成分的药品。

（3）减压干燥法：本法适用于含有挥发性成分的贵重药品。

（4）气相色谱法：本法适用于贵重药材及中成药的水分测定。

历年考点串讲

了解药材和饮片的取样原则及检定项目、水分测定的方法、药品质量检验方法。

（卞亚楠）

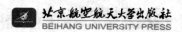

参考文献

[1] 国家药典委员会 . 中华人民共和国药典 [M]. 北京：中国医药科技出版社 ,2015.

[2] 国家中医药管理局专业技术资格考试专家委员会 . 中医药专业技术资格考试大纲与细则中药专业中级 [M]. 北京 . 中国中医药出版社 ,2016.

[3] 国家中医药管理局专业技术资格考试专家委员会 . 中医药专业技术资格考试大纲与细则中药专业初级士 [M]. 北京 . 中国中医药出版社 ,2016.

[4] 国家中医药管理局专业技术资格考试专家委员会 . 中医药专业技术资格考试大纲与细则中药专业初级师 [M]. 北京 . 中国中医药出版社 ,2017.

[5] 钟赣生 , 任艳玲 , 宋捷民 . 中药学 [M]. 北京 . 中国中医药出版社 ,2017.

[6] 唐德才 , 吴庆光 , 周祯祥 . 中药学 [M]. 北京 . 人民卫生出版社 ,2017.

[7] 国家中医药管理局专业技术资格考试专家委员会编写 . 全国中医药专业技术资格考试大纲与细则中药专业中级识别 [M]. 北京：中国中医药出版社 ,2016.

[8] 石任兵 , 邱峰 . 中药化学 [M]. 北京：人民卫生出版社 ,2016.

[9] 国家药典委员会 . 中华人民共和国药典 . 一部 .[M]. 北京：中国医药科技出版社 ,2015.

[10] 李冀 , 连建伟 . 方剂学 [M]. 北京：中国中医药出版社 ,2016.

[11] 谢鸣 . 方剂学 [M]. 北京：人民卫生出版社 ,2016.

[12] 谢宁 . 中医学基础 [M]. 北京：中国中医药出版社 ,2016.

[13] 高思华 . 中医学基础理论 [M]. 北京：人民卫生出版社 ,2016.

[14] 王永炎 . 中医内科学 [M]. 北京：人民卫生出版社 ,2010.

[15] 朱文峰 . 中医诊断学 [M]. 北京：中国中医药出版社 ,2011.

[16] 彭成 , 等 . 中药药理学 [M]. 北京：中国中医药出版社 ,2016.

[17] 沈映君 , 等 . 中药药理学 [M]. 北京：人民卫生出版社 ,2010.

[18] 田侃 ,《药事管理与法规》[M]. 上海：科学技术出版社 ,2015.

[19] 杨世民 ,《药事管理学第 6 版》[M]. 北京：人民卫生出版社 ,2016.

[20] 王克荣 ,《药事管理与法规》[M]. 北京：中国中医药出版社 ,2018

[21] 龚千锋 . 中药炮制学 [M]. 北京：中国中医药出版社 ,2016.

[22] 张兆旺 . 等 . 中药炮制现代研究 [M]. 武汉：湖北科学技术出版社 ,1992.

[23] 国家药典委员会 . 中华人民共和国药典 . 一部 .[M]. 北京：中国医药科技出版社 ,2015.

[24] 康廷国 . 中药鉴定学 [M]. 北京：中国中医药出版社 ,2016.

[25] 吴啟南 , 朱华 . 中药鉴定学 [M]. 北京：中国医药科技出版社 ,2015.

[26] 王喜军 . 中药鉴定学 [M]. 北京：人民卫生出版社 ,2012.

[27] 杨明 . 中药药剂学 ［M］. 北京：中国中医药出版社 ,2016.

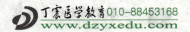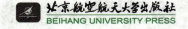

[28] 李范珠、李永吉. 中药药剂学［M］. 北京：人民卫生出版社 ,2016.

[29] 国家中医药管理局专业技术资格考试专家委员会. 全国中医药专业技术资格考试大纲与细则.[M].北京：中国中医药出版社 ,2016.

[30] 杨梓懿. 中药调剂与养护学 [M]. 北京：中国中医药出版社 ,2017.

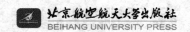